D1727321

Lauterbach • Lüngen • Schrappe

Gesundheitsökonomie, Management und Evidence-based Medicine

3. Auflage

Mit Beiträgen von

Elfriede Bollschweiler
Guido Büscher
Hans-Peter Dauben
Nicole Ernstmann
Andreas Gerber
Frank Grüne
Nicole Heussen
Ralf-Dieter Hilgers
Christiane Hillger
Wilhelm Kirch
Ina B. Kopp
Adem Koyuncu
Ludwig Kuntz
Karl W. Lauterbach
Walter Lehmacher
Bernhard Liebich
Heinz Lohmann
Markus Lüngen
Edmund Neugebauer
Oliver Ommen
Anna Marie Passon
Holger Pfaff
Verena Pick
Alric Rüther
Stefan Sauerland
Matthias Schrappe
Hans-Joachim Schubert
Ursula Schütte
Ingrid Seyfarth-Metzger
Martin Siegel
Stephanie Stock
Tanja Tecic
Alexander Volz
Maren Walgenbach
Nicole Wolfram
Monika Ziring

Gesundheitsökonomie, Management und Evidence-based Medicine

Handbuch für Praxis, Politik und Studium

Herausgegeben von **Karl W. Lauterbach**
Markus Lüngen
Matthias Schrappe

3., völlig neu bearbeitete und erweiterte Auflage

Mit 89 Abbildungen und 71 Tabellen

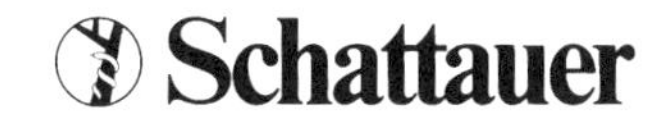

Prof. Dr. med. Dr. sc. (Harvard) Karl W. Lauterbach
Institut für Gesundheitsökonomie und Klinische Epidemiologie (IGKE)
Medizinische Fakultät der Universität zu Köln
Gleueler Straße 176–178
50935 Köln
E-Mail: karl.lauterbach@uk-koeln.de

Priv.-Doz. Dr. rer. pol. Markus Lüngen
Institut für Gesundheitsökonomie und Klinische Epidemiologie (IGKE)
Medizinische Fakultät der Universität zu Köln
Gleueler Straße 176–178
50935 Köln
E-Mail: markus.luengen@uk-koeln.de

Prof. Dr. med. Matthias Schrappe
Institut für Patientensicherheit
Medizinische Fakultät der Rheinischen Friedrich-Wilhelms-Universität Bonn
Stiftsplatz 12
53111 Bonn
E-Mail: matthias.schrappe@ukb.uni-bonn.de

Bibliografische Information der Deutschen Nationalbibliothek
Die Deutsche Nationalbibliothek verzeichnet diese Publikation in der Deutschen Nationalbibliografie; detaillierte bibliografische Daten sind im Internet über http://dnb.d-nb.de abrufbar.

E-Mail: info@schattauer.de
Internet: http://www.schattauer.de
Printed in Germany

Lektorat: mariscript Lektorat,
Marianne Schmidt M. A., Rottenburg
Satz: Satzpunkt Ursula Ewert GmbH, Bayreuth
Druck und Einband: Himmer AG, Augsburg

ISBN 978-3-7945-2576-8

Vorwort zur dritten Auflage

Das weite Gebiet der gesundheitlichen Versorgung ist einem rasanten Wandel unterworfen wie kaum ein anderes wissenschaftliches Gebiet. Unser Lehrbuch hat sich in den ersten zwei Auflagen erfreulicherweise als ein Standardwerk bei Studierenden und Interessierten in Fachverbänden, Medizin und Politik etabliert. Die Rückmeldungen zeigen, dass ein grundlegender Überblick über ökonomische Grundlagen in Bezug auf ärztliche Entscheidungen und deren Qualität weiterhin hohe Resonanz findet.

Für die nun notwendig gewordene dritte Auflage haben wir die aktuellen gesundheitspolitischen Entwicklungen integriert und darüber hinaus umfassende Umstrukturierungen vorgenommen. Der Bereich des Qualitätsmanagements wurde entsprechend seiner Bedeutung in der Praxis aufgewertet und in den weiteren Bereich des Managements integriert. Es hat sich gezeigt, das Fragen der Qualität der Versorgung ihrer Bedeutung gemäß auf einer hohen Führungsebene diskutiert und betreut werden müssen und daher auch nicht mehr von anderen Managementaufgaben zu trennen sind. Um dem gerecht zu werden, lautet jetzt der Titel der dritten Auflage „Gesundheitsökonomie, *Management* und Evidence-based Medicine".

Zudem wurden einzelne Themenbereiche in der neuen Auflage zu längeren Kapiteln ausgebaut, die den Leserinnen und Lesern einen fundierten Überblick aus einem Guss ermöglichen. Dem Fortschreiten der wissenschaftlichen Diskussion hin zu einem Grundkonsens an Standards und Methoden wird hierbei Rechnung getragen.

Des Weiteren wurde mit Herrn Markus Lüngen das Herausgeber-Team erweitert: Er hat insbesondere in den Bereichen der stationären Versorgung und Finanzierung seine Kenntnisse eingebracht.

Beibehalten wurde hingegen die Mischung aus Praxisbeispielen, fundierten Grundlagen und Anwendungen, die aus unserer Sicht unabdingbar ist, um den Leserinnen und Lesern einen raschen Einblick in die Zusammenhänge von Gesundheitsökonomie, Management und Evidence-based Medicine zu geben.

Wir danken allen Autorinnen und Autoren, die uns schnell und äußerst kooperativ mit ihrem Fachwissen geholfen haben, ein umfassendes und aktuelles Lehrbuch zu gestalten. Für die umfangreiche Lektoratsarbeit möchten wir uns herzlich bei Frau Claudia Ganter vom Schattauer Verlag und bei Frau Marianne Schmidt bedanken.

Wir wünschen allen Leserinnen und Lesern, dass ihnen das Buch die wichtigen Themen der gesundheitlichen Versorgung näherbringt und ihr Interesse stärkt. Es ist abschbar, dass wir auch in den nächsten Jahren eine offene und lebhafte Diskussion benötigen, um den oftmals noch bestehenden „Graben" zwischen medizinischen und ökonomischen Fragen zu „überbrücken". Diese Publikation soll dazu beitragen, die hierzu erforderlichen fachlichen Grundlagen zu verbreiten.

Köln und Bonn,
im November 2009

Karl W. Lauterbach
Markus Lüngen
Matthias Schrappe

Vorwort zur ersten Auflage

Das deutsche Gesundheitswesen befindet sich derzeit in einem tief greifenden Strukturwandel. Begrenzte finanzielle Ressourcen stehen einer verstärkten Inanspruchnahme medizinischer Leistungen gegenüber, die durch die Entwicklung der Altersstruktur und der medizinischen Innovation bedingt ist. Gesundheitsökonomische Methoden und Studien, insbesondere Kosten-Effektivitäts-Analysen haben im Zuge dieser Entwicklung stark an Bedeutung gewonnen, da sie der Allokation der begrenzten Ressourcen dienen können.

Gleichzeitig sehen sich die Institutionen des Gesundheitswesens einem verstärkten Druck ausgesetzt, ihre Strukturen den veränderten Rahmenbedingungen anzupassen: Organisationsentwicklung und Qualitätsmanagement sind zentrale und innovative Aufgaben geworden. Die Anreizbildung durch die Einführung neuer Entgeltsysteme, die eine vollständige Pauschalierung aller im Gesundheitswesen erbrachten Leistungen vorsehen, ist noch nicht klar abzuschätzen; sicher wird die Qualität der medizinischen Leistungserbringung in Zukunft eine größere Rolle spielen, der zunehmende Kostendruck birgt aber auch die Gefahr einer Qualitätsverschlechterung.

In diesem Kontext ist es unerlässlich, sich auf eine umfassende Darstellung ethischer Grundlagen zu beziehen, und diese sind daher an den Anfang des vorliegenden Buches gestellt. Der Darstellung ethischer Konzepte folgen ein methodischer Überblick über Statistik und Klinische Epidemiologie sowie ein vertiefendes und breit angelegtes Kapitel über Evidence-based Medicine. Diese Methode, die auf der expliziten Darlegung der Entscheidungsgrundlagen sowohl im klinischen als auch im institutionellen und gesundheitspolitischen Kontext beruht, ist erst vor einigen Jahren in die gesundheitspolitische Diskussion eingeführt worden und bedarf einer energischen und methodisch klar umrissenen Fortentwicklung. Insbesondere die Einbeziehung der Kritik der gesundheitsökonomischen Evaluationsstudien erscheint uns von großer Wichtigkeit.

Die genannten Entwicklungen auf dem Gebiet Gesundheitsökonomie, Qualitätsmanagement, Statistik und Evidence-based Medicine bilden sich bereits jetzt in einem zunehmenden Bedarf an Ausbildungs- und Weiterbildungsangeboten ab. So sind an mehreren Orten Studiengänge zur Gesundheitsökonomie eingerichtet worden, die sich teilweise auch auf die Gebiete Qualitätsmanagement und Evidence-based Medicine erstrecken. Parallel hat sich ein großes Angebot an Fort- und Weiterbildungsmöglichkeiten auf den Gebieten Krankenhausbetriebswirtschaftslehre und Qualitätsmanagement entwickelt. Das Studium der Gesundheitsökonomie der Universität Köln, die Ausbildung zum „Ärztlichen Qualitätsmanagement" der Ärztekammer Nordrhein und schließlich der Kölner Kurs „Evidence-based Medicine" sind als Keimzellen für das Zustandekommen des vorliegenden Lehrbuches anzusehen.

Das Buch versucht den Bogen von ethischen, epidemiologischen und erkenntnistheoretischen Grundlagen über die ökonomischen Bedingungen bis hin zur Umsetzung in den Institutionen (Qualitätsmanagement) zu spannen. Natürlich bleibt es bei der Breite der Thematik unausweichlich, dass einzelne Bereiche ausführlicher, andere knapper oder auch nur in Ausschnitten dargestellt werden. Wir waren jedoch bestrebt, die aus unserer Sicht zusammengehörenden Themenbereiche so darzustellen, dass ein kohärentes Bild entsteht. Zum einen war es dabei unsere Absicht, das an der Universitätsklinik Köln vorhandene Konzept und Know-how sowie die Erfahrungen aus der dort etablierten Praxis als „Kölner Konzept" hervorzuheben – zum anderen waren wir bemüht, Beiträge aus anderen wichtigen Institutionen mit einzubeziehen. In einzelnen Fällen haben wir erkennen müssen, dass das Vorgehen und die Nomenklatur noch sehr unterschiedlich sind. Doch wir haben die Beiträge nebeneinander stehen lassen, ohne eine vollständige Integration von Inhalt und Begrifflichkeit gleichsam zu erzwingen. Diese Erfahrung verstärkte allerdings unseren Eindruck, dass die Arbeit an gemeinsamen Konzepten und Begriffssystemen, eine klassische Aufgabe eines Lehrbuches, in Praxis und Lehre fortgesetzt und verstärkt werden muss.

Wir sind allen Autoren für ihre hervorragende Kooperation und ihre Einsicht in inhaltliche Vorgaben und zeitliche Limits dankbar. Unser Dank gilt außerdem Frau S. Kaschel, die die Beiträge technisch-organisatorisch sowie redaktionell begleitet hat.
Herrn Dr. W. Bertram danken wir für seine verlegerische Unterstützung, ohne die dieses Buch nicht hätte zustande kommen können.

Köln und Bonn,
im Frühjahr 2001

Karl W. Lauterbach
Matthias Schrappe

Anschriften der Autoren

Prof. Dr. med. Dipl.-Math.
Elfriede Bollschweiler
Klinik und Poliklinik für Allgemein-,
Viszeral- und Tumorchirurgie
Medizinische Fakultät
der Universität zu Köln
Kerpener Straße 62
50937 Köln
E-Mail: elfriede.bollschweiler@uk-koeln.de

Dipl.-Stat. Guido Büscher
Institut für Gesundheitsökonomie und
Klinische Epidemiologie (IGKE)
Medizinische Fakultät
der Universität zu Köln
Gleueler Straße 176–178
50935 Köln
E-Mail: guido.buescher@uk-koeln.de

Dr. med. Hans-Peter Dauben
Deutsches Institut für medizinische
Dokumentation und Information (DIMDI)
Waisenhausgasse 36–38a
50676 Köln
E-Mail: hans-peter.dauben@dimdi.de

Dr. rer. medic. Nicole Ernstmann
Institut für Medizinsoziologie,
Versorgungsforschung und
Rehabilitationswissenschaft (IMVR)
Humanwissenschaftliche und Medizinische
Fakultät der Universität zu Köln
und
Zentrum für Versorgungsforschung Köln
(ZVFK)
Medizinische Fakultät
der Universität zu Köln
Eupener Straße 129
50933 Köln
E-Mail: nicole.ernstmann@uk-koeln.de

Dipl.-Theol. Dr. med.
Andreas Gerber M. A., M. Sc.
Institut für Qualität und Wirtschaftlichkeit
im Gesundheitswesen (IQWiG)
Dillenburger Straße 27
51105 Köln
E-Mail: andreas.gerber@iqwig.de

Dr. med. Frank Grüne
Erasmus MC
Afd. Anesthesiologie, Centrumlocatie
Kamer H1283
Postbus 2040, 3000CA Rotterdam
Niederlande
E-Mail: f.grune@erasmusmc.nl

Dr. rer. medic. Nicole Heussen
Institut für Medizinische Statistik
Medizinische Fakultät der RWTH Aachen
Pauwelsstraße 30
52074 Aachen
E-Mail: nheussen@ukaachen.de

Prof. Dr. rer. nat. Ralf-Dieter Hilgers
Institut für Medizinische Statistik
Medizinische Fakultät der RWTH Aachen
Pauwelsstraße 30
52074 Aachen
E-Mail: rhilgers@ukaachen.de

Dr. rer. medic. Christiane Hillger
Forschungsverbund Public Health Sachsen
und Sachsen-Anhalt e. V.
Medizinische Fakultät der Technischen
Universität Dresden
Fetscherstraße 74
01307 Dresden
E-Mail: christiane.hillger@tu-dresden.de

Prof. Dr. med. Dr. med. dent. Wilhelm Kirch
Forschungsverbund Public Health Sachsen und Sachsen-Anhalt e. V.
Medizinische Fakultät der Technischen Universität Dresden
Fetscherstraße 74
01307 Dresden
E-Mail: wilhelm.kirch@tu-dresden.de

Prof. Dr. med. Ina B. Kopp
Institut für Medizinisches Wissensmanagement der AWMF
Medizinische Fakultät der Philipps-Universität Marburg
Karl-von-Frisch-Straße 1
35043 Marburg
E-Mail: kopp@awmf.org

Dr. jur. Dr. med. Adem Koyuncu
Rechtsanwaltskanzlei Mayer Brown LLP
Medizin- und Gesundheitsrecht
Im Mediapark 8
50670 Köln
E-Mail: akoyuncu@mayerbrown.com

Prof. Dr. rer. pol. Ludwig Kuntz
Seminar für ABWL und Management im Gesundheitswesen
Wirtschafts- und Sozialwissenschaftliche Fakultät der Universität zu Köln
Albertus-Magnus-Platz
50923 Köln
E-Mail: kuntz@wiso.uni-koeln.de

Prof. Dr. med. Dr. sc. (Harvard) Karl W. Lauterbach
Institut für Gesundheitsökonomie und Klinische Epidemiologie (IGKE)
Medizinische Fakultät der Universität zu Köln
Gleueler Straße 176–178
50935 Köln
E-Mail: karl.lauterbach@uk-koeln.de

Prof. Dr. rer. nat. Dr. med. habil. Walter Lehmacher
Institut für Medizinische Statistik, Informatik und Epidemiologie
Medizinische Fakultät der Universität zu Köln
Kerpener Straße 62
50937 Köln
E-Mail: walter.lehmacher@uni-koeln.de

Dipl.-Verwaltungsw. (FH) Bernhard Liebich
Medizet –
Medizinisches Dienstleistungszentrum
Städtisches Klinikum München GmbH
Kölner Platz 1
80804 München
E-Mail: bernhard.liebich@klinikum-muenchen.de

Prof. Heinz Lohmann
LOHMANN konzept GmbH
Beratung in der Gesundheitswirtschaft
Marienterrasse 12
22085 Hamburg
E-Mail: h.lohmann@lohmannkonzept.de

Priv.-Doz. Dr. rer. pol. Markus Lüngen
Institut für Gesundheitsökonomie und Klinische Epidemiologie (IGKE)
Medizinische Fakultät der Universität zu Köln
Gleueler Straße 176–178
50935 Köln
E-Mail: markus.luengen@uk-koeln.de

Prof. Dr. rer. nat. Prof. h. c. Edmund Neugebauer
Institut für Forschung in der Operativen Medizin (IFOM)
Fakultät für Medizin der Universität Witten/Herdecke
Ostmerheimer Str. 200
51109 Köln
E-Mail: edmund.neugebauer@uni-wh.de

Dr. med. Oliver Ommen MPH
Institut für Medizinsoziologie,
Versorgungsforschung und
Rehabilitationswissenschaft (IMVR)
Humanwissenschaftliche und Medizinische
Fakultät der Universität zu Köln
und
Zentrum für Versorgungsforschung Köln
(ZVFK)
Medizinische Fakultät
der Universität zu Köln
Eupener Straße 129
50933 Köln
E-Mail: oliver.ommen@uk-koeln.de

Dipl.-Volksw. Anna Marie Passon
Institut für Gesundheitsökonomie
und Klinische Epidemiologie (IGKE)
Medizinische Fakultät
der Universität zu Köln
Gleueler Straße 176–178
50935 Köln
E-Mail: anna.passon@uk-koeln.de

Prof. Dr. phil. Holger Pfaff
Institut für Medizinsoziologie,
Versorgungsforschung und
Rehabilitationswissenschaft (IMVR)
Humanwissenschaftliche und Medizinische
Fakultät der Universität zu Köln
und
Zentrum für Versorgungsforschung Köln
(ZVFK)
Medizinische Fakultät
der Universität zu Köln
Eupener Straße 129
50933 Köln
E-Mail: holger.pfaff@uk-koeln.de

Dipl.-Kff. Verena Pick
Seminar für ABWL und Management im
Gesundheitswesen
Wirtschafts- und Sozialwissenschaftliche
Fakultät der Universität zu Köln
Albertus-Magnus-Platz
50923 Köln
E-Mail: pick@wiso.uni-koeln.de

Dr. med. Alric Rüther
Institut für Qualität und Wirtschaftlichkeit
im Gesundheitswesen (IQWiG)
Dillenburger Straße 27
51105 Köln
E-Mail: alric.ruether@iqwig.de

Prof. Dr. med. Stefan Sauerland MPH
Institut für Forschung in der Operativen
Medizin (IFOM)
Fakultät für Medizin
der Universität Witten/Herdecke
Ostmerheimer Straße 200
51109 Köln
E-Mail: stefan.sauerland@ifom-uni-wh.de

Prof. Dr. med. Matthias Schrappe
Institut für Patientensicherheit
Medizinische Fakultät der Rheinischen
Friedrich-Wilhelms-Universität Bonn
Stiftsplatz 12
53111 Bonn
E-Mail: matthias.schrappe@ukb.uni-bonn.de

Prof. Dr. phil. Hans-Joachim Schubert
Hôpital St. Louis
B.P. 103
L-9002 Ettelbruck
Luxemburg
E-Mail: hans-joachim.schubert@hsl.lu

Dr. med. dent. Ursula Schütte
Deutsche Gesellschaft für Zahn-, Mund- und Kieferheilkunde
c/o Medizinische Fakultät der Technischen Universität Dresden
Fetscherstraße 74
01307 Dresden
E-Mail: ursula.schuette@tu-dresden.de

Dr. med. Ingrid Seyfarth-Metzger
Competence Center Qualitätsmanagement
Städtisches Klinikum München GmbH
Thalkirchner Straße 48
80337 München
E-Mail: ingrid.seyfarth-metzger@klinikum-muenchen.de

Dipl.-Volksw. Martin Siegel
Institut für Gesundheitsökonomie und Klinische Epidemiologie (IGKE)
Medizinische Fakultät
der Universität zu Köln
50935 Köln
E-Mail: martin.siegel@uk-koeln.de

Priv.-Doz. Dr. med. Stephanie Stock
Institut für Gesundheitsökonomie und Klinische Epidemiologie (IGKE)
Medizinische Fakultät
der Universität zu Köln
Gleueler Straße 176–178
50935 Köln
E-Mail: stephanie.stock@uk-koeln.de

Dipl.-Psych. Tanja Tecic
Institut für Forschung in der Operativen Medizin (IFOM)
Fakultät für Medizin
der Universität Witten/Herdecke
Ostmerheimer Str. 200
51109 Köln
E-Mail: tanja.tecic@uni-wh.de

Alexander Volz
Bereich Personalorganisation und -controlling
Städtisches Klinikum München GmbH
Thalkirchner Straße 48
80337 München
E-Mail: alexander.volz@klinikum-muenchen.de

Dipl.-Ges.-Ök. Maren Walgenbach
Institut für Forschung in der Operativen Medizin (IFOM)
Fakultät für Medizin
der Universität Witten/Herdecke
Ostmerheimer Str. 200
51109 Köln
E-Mail: maren.walgenbach@uni-wh.de

Dr. rer. medic. Nicole Wolfram M. A.
Abteilung Gesundheitsförderung
Gesundheitsamt Dresden
Georgenstraße 4
01097 Dresden
E-Mail: nwolfram@dresden.de

Dr. med. Monika Ziring MBA
Institut für medizinische Begutachtungen Mittelhessen GbR
Klingelgarten 49
35435 Wettenberg
E-Mail: ziring@gmx.de

Inhalt

III Management

I Grundlagen

1 Ethik – Utilitarismus und Kant

Karl W. Lauterbach

1.1 Der Einzug der Ökonomie

Weltweit ist in den Industriestaaten der Einzug der Ökonomie in die Medizin zu beobachten. Derweil ökonomische Aspekte dort bislang zumindest bei der unmittelbaren Patientenversorgung nur selten eine Rolle gespielt haben, hat die Betrachtung von Kosten-Nutzen-Verhältnissen bei der Förderung von Gesundheitsprogrammen in Entwicklungsländern schon eine lange Tradition und ist häufig sogar die Voraussetzung für deren Förderung durch die Regierungen der Industrieländer. Bis zum Ende der 1980er Jahre schien jedoch zu gelten, dass der Fortschritt in der Medizin zumindest in den industrialisierten Ländern ausschließlich durch die Geschwindigkeit wissenschaftlicher Entwicklungen bestimmt würde. Erst in den 1990er Jahren wurde der Öffentlichkeit klar, dass in Zukunft die ökonomischen Hindernisse für die Einführung von teuren, neuen Verfahren in die Versorgung bedeutsam werden könnten (dies geschah insbesondere durch die Publikation und Mediendiskussion spektakulärer Einzelfälle der Vorenthaltung notwendiger medizinischer Leistungen wie verweigerter Knochenmarktransplantationen bei Kindern). Im Prinzip ist es denkbar, dass langfristig die Medizin der höchsten Qualität so teuer sein wird, dass deren Einzug in die Routineversorgung in erster Linie durch ökonomische Faktoren und nicht durch technologische Hindernisse bestimmt sein wird.

1.2 Der Begriff der Rationierung

Die bisherige Diskussion dieses Themas hat sich sehr stark auf den Begriff der Rationierung konzentriert, wobei dieser jedoch sehr unterschiedlich verwendet wird. Ohne eine anderslautende Definition könnte man unter Rationierung jede Zuteilung medizinischer Ressourcen verstehen, womit der Begriff jedoch in einer von der gesundheitsökonomischen Literatur abweichenden Art und Weise verwendet werden würde, die auch nicht dem öffentlichen Verständnis von Rationierung entspricht. In der Regel wird damit in der Gesundheitssystemforschung die Vorenthaltung von medizinischen Leistungen angesprochen, welche einem Patienten mit akzeptabler Wahrscheinlichkeit einen aus seiner Sicht ausreichenden medizinischen Nutzen bringen würden und ihm ausschließlich aus ökonomischen Gründen verweigert werden. Dabei spielt es keine Rolle, ob der Patient nach einer Leistung verlangt oder von einer möglichen Leistung überhaupt keine Kenntnis hat. Nach dieser Definition ist auch dann eine Rationierung gegeben, wenn ein Arzt einem Patienten aus ökonomischen Gründen ein wenig wirksames Medikament verordnet, während der Patient von einer wirksameren und teureren Alternative nie erfährt.

In diesem Beitrag soll nicht analysiert werden, ob es in Deutschland bereits in einem großen Umfang Rationierung gibt. Es ist zwar davon auszugehen, dass auch in Deutschland bereits jetzt in vielen Einzelfällen im o.g. Sinne rationiert wird, jedoch steht dem auch in vielen anderen Bereichen eine Effizienzreserve gegenüber, die ohne Verlust von Versorgungsqualitäten herangezogen werden könnte, um die entsprechenden Rationierungen zumindest teilweise zu vermeiden. Zum jetzigen Zeitpunkt gibt es noch keine wissenschaftlich anerkannte Analyse zu der Frage, wie sich die Effizienzreserven zu einem noch nicht gedeckten Bedarf, einschließlich der beschriebenen Rationierungen, verhalten.

In jedem Fall wird sich der Einzug der Ökonomie in die Medizin weiter fortsetzen, und es ist abzusehen, dass auch unser Gesundheitssystem in Zukunft nicht mehr jede medizinisch mögliche Leistung jedem, der davon profitieren könnte, zur Verfügung stellen können wird. Dies geht auf den technischen Fortschritt zurück, der neben kostensenkenden Verfahren immer auch solche produziert, die hohe zusätzliche Kosten mit geringem zusätzlichen medizinischen Nutzen aufweisen. Eine Rationierung scheint also mittelfristig unausweichlich. Somit wird in der Zukunft nicht die Frage im Vordergrund stehen, ob Rationierung unethisch ist oder nicht, sondern, welche Art der Rationierung unethisch ist. Zum jetzigen Zeitpunkt ist es durchaus denkbar, dass Rationierung noch vermeidbar ist, sodass die Frage, ob jetzt stattfindende Rationierungen unethisch sind, durchaus sinnvoll ist. Sie steht aber nicht im Vordergrund der folgenden grundsätzlichen Erörterungen. Nach der o.g. Definition wäre eine vermeidbare Rationierung wesentlich problematischer als eine nicht vermeidbare. Neben der Frage, wie rationiert werden soll, muss also auch aus ethischer Perspektive geprüft werden, ob zum jetzigen Zeitpunkt rationiert werden sollte.

1.3 Die gesundheitsökonomische Perspektive des Einzelnen und die der Gesellschaft

Auch in der Vergangenheit haben betriebswirtschaftliche Aspekte in der medizinischen Praxis legitimerweise immer eine große Rolle gespielt, obwohl dies selten öffentlich diskutiert wurde. Allein der Hinweis auf diese Tatsache wird oft bereits als problematisch empfunden, weil häufig unterstellt wird, dass betriebswirtschaftliche Anreize prinzipiell im Konflikt zu den Interessen der Versicherten oder der Patienten stehen müssten. Dies ist jedoch in dieser Verallgemeinerung falsch. Eine unwirtschaftliche Erbringung medizinischer Leistungen ist aus ethischen Gründen nicht gerechtfertigt und hilft weder den Patienten noch den Leistungserbringern. Konflikte treten nur da auf, wo sich die Perspektive des Einzelnen und die der Gesellschaft bei der Bewertung der gleichen Leistung nicht decken. Dies bedeutet, dass es sich um die Vorenthaltung von Leistungen handelt, zu denen es für den Versicherten keine bessere Alternative gibt, die nicht wirtschaftlicher erbracht werden können als vorgesehen, aber aus der Sicht der Gesellschaft eine schlechte Kosten-Nutzen-Relation haben, z.B. weil geringen Lebensverlängerungen der Patienten hohe Kosten gegenüberstehen, während die Kosten-Nutzen-Relation der gleichen Leistung aus der Perspektive des betroffenen Patienten akzeptabel ist. Solche Leistungen stehen im Zentrum der Diskussion der ethischen Prinzipien von Rationierung. Beispiele sind Medikamente, die ohne Alternative sind, jedoch trotz sehr hoher Preise den Verlauf einer chronischen Krankheit nur geringfügig positiv beeinflussen. Müssten die Patienten diese Medikamente selbst bezahlen, wären sie dazu häufig nicht in der Lage oder nicht bereit zu dieser Leistung. Die Frage ist, ob

solche Medikamente solidarisch finanziert werden müssen oder auf der Grundlage einer schlechten Kosten-Nutzen-Relation vorenthalten werden dürfen, obgleich die so eingesparten Ressourcen nicht den Betroffenen, sondern anderen Versicherten zugute kommen werden, für die es Verfahren mit einer besseren Kosten-Nutzen-Relation gibt.
Neben diesen klassischen Formen der Rationierung ist der Konflikt der betriebswirtschaftlichen Perspektive des Leistungserbringers mit der ökonomischen Perspektive der Gesellschaft bedeutsam. Dieser geht in der Regel auf ineffiziente Vergütungsstrukturen für die Leistungserbringer einher. Im Vordergrund der öffentlichen Diskussion steht aber meistens der erste Konflikt, obgleich zweifelsfrei häufig indirekt die zweite, weniger sozial akzeptierte und im Prinzip behebbare Version des Konfliktes mit angesprochen ist. Der zweite Konflikt bedeutet z. B., dass ein Arzt oder ein Krankenhaus besonders schwere Fälle einer Erkrankung medizinisch optimal nicht kostendeckend behandeln kann und sich entscheiden muss, ob er bzw. es die damit verbundenen finanziellen Verluste bei der Behandlung selbst trägt oder an andere Patienten oder Versicherte weitergibt.

1.4 Ziele solidarisch eingezahlter Mittel im Gesundheitssystem

Um die Frage nach den Grenzen der Ansprüche der Versicherten klären zu können, muss eine breite Diskussion in der Öffentlichkeit darüber beginnen, was eigentlich die Ziele der solidarisch eingesetzten Mittel im Gesundheitssystem sind. Ohne eine solche Diskussion kann in der Bevölkerung nicht die notwendige Unterstützung der notwendigen Reform des Gesundheitssystems im Zeitalter des Einzugs der Ökonomie gewonnen werden. Diesbezüglich ist das deutsche Gesundheitssystem in der Situation, dass es sich wandeln muss, um zu bleiben, was es ist. Die in Deutschland im internationalen Vergleich bestehende große Zufriedenheit mit dem Gesundheitssystem wird verloren gehen, wenn es nicht gelingen wird, eine breite Akzeptanz für die Begrenzung der Versicherten-Ansprüche zu führen. Dabei muss insbesondere berücksichtigt werden, was die Opportunitätskosten der Ausweitung der Ausgaben für die Gesundheitsversorgung sind, d.h., welche anderen gesellschaftlichen Ziele mit den entsprechenden Mitteln verfolgt werden könnten. Damit diese Diskussion geführt werden kann, sollte ein theoretisches Grundverständnis der Alternativen geschaffen werden, mit denen die Leistungsansprüche zugunsten einer besseren Verwendung der in Frage stehenden Ressourcen begrenzt werden könnten. Zur Strukturierung der Debatte eignet sich die Frage nach dem normativen Ziel der im System der gesetzlichen Krankenkassen eingesetzten Mittel am besten. Da diese Mittel im Gegensatz zu jenen in der privaten Krankenversicherung und den von den Versicherten direkt erbrachten Zahlungen solidarisch finanziert werden, steht das Ziel der solidarischen Krankenversicherung zur Diskussion.
Die folgenden Ziele sind die wichtigsten möglichen Ziele für den Einsatz solidarisch finanzierter Mittel im Gesundheitssystem. Dabei ist zu beachten, dass diese Ziele miteinander kombiniert werden können, jedoch in ihrer maximalen Realisation z. T. nicht miteinander in Deckung zu bringen sind, d. h. sich z. T. gegenseitig ausschließen:

1. Maximierung der durchschnittlichen Lebenserwartung der Bevölkerung (max. LE)
2. Maximierung der durchschnittlichen Lebensqualität der Bevölkerung (max. LQ)
3. Maximierung der Lebenserwartung der sozialen Schichten mit der kürzesten Lebenserwartung (max. min. LE)

4. Angleichung der Lebenserwartung unterschiedlicher sozialer Schichten (flat LE)
5. Beseitigung von Zuständen mit besonders schlechter Lebensqualität (max. min. LQ)
6. Beseitigung von Krankheiten mit dem Risiko eines Todes in frühen Lebensphasen (max. min. LE)
7. ungesteuerte effektive Bedienung der Nachfrage nach medizinischen Leistungen (max. CS)[1]

Für die Frage, ob ein Verfahren mit schlechter Kosten-Nutzen-Relation dem nachfragenden Versicherten dennoch angeboten werden sollte, haben die genannten Versorgungsziele eine unmittelbare Bedeutung. So würde das Verfahren, wenn es sich nur auf die Lebensqualität auswirkt, ohne die Lebenserwartung positiv zu beeinflussen, unter der ersten Zielsetzung eine geringere Priorität besitzen als unter der zweiten Zielsetzung. Verteilungsaspekte würden unter Nutzung des dritten und vierten Prinzips berücksichtigt, würde es sich um einen Versicherten mit besonders schlechter Lebensqualität handeln, würde er unter Prinzip 5 besonders priorisiert. Prinzip 6 würde gehäuft früh auftretende tödliche Krankheiten in den Vordergrund stellen. Ist der Wunsch nach der Behandlung durch die Betroffenen besonders ausgeprägt, würde der Versicherte besonders von Prinzip 7 profitieren.

In der praktischen Umsetzung der Prinzipien könnte dies z.B. bedeuten, dass bei den jeweils priorisierten Verfahren auch solche Maßnahmen erstattet würden, die relativ teuer sind und nur geringen Zusatznutzen aufweisen, derweil dies für nicht zu priorisierende Bereiche nicht erfüllt werden würde. Dies könnte bei der Prüfung neuer Verfahren für den Leistungskatalog durchgeführt werden. Auf die technischen Möglichkeiten einer solchen Umsetzung kann hier nicht eingegangen werden. Es sind außerdem noch zahlreiche andere Umsetzungsformen denkbar. Wichtig ist, dass die derzeitige Debatte sich auf die mögliche Umsetzung von Priorisierungsverfahren konzentriert, und nicht, was Voraussetzung wäre, auf die Versorgungsziele, die durch diese erreicht werden sollen.

1.5 Utilitarismus und Kants Gerechtigkeitstheorie

In der medizinethischen Literatur gibt es keinen Konsens über die Ziele solidarisch eingezahlter Ressourcen. Dennoch lassen sich die 2 wichtigsten philosophischen Grundtheorien der sozial gerechten Verteilung von Ressourcen im Gesundheitswesen den einzelnen Priorisierungsstrategien grob zuordnen. Unter Annahme fixer Gesundheitsausgaben würde sich eine utilitaristische Theorie der sozialen Gerechtigkeit am besten mit den Zielen max. LE, max. LQ und max. CS in Einklang bringen lassen. Danach ist das Ziel des Gesundheitssystems die Maximierung der Gesundheit der Bevölkerung durch das Gesundheitssystem. Bei dieser Theorie ist die Verteilung der Gesundheitsgewinne auf Einzelne oder auf soziale Gruppen (wie Arme oder Alte) im Prinzip bedeutungslos. Überdies muss auf die Behebung besonders gravierender Einschränkungen der Lebensqualität Einzelner verzichtet werden, wenn sie nur mit hohem Aufwand erreicht werden könnte, derweil mit den gleichen Ressourcen Patienten mit bereits besserer Lebensqualität höhere Gewinne an

1 Zur Erläuterung: max. LE = maximize Life Expectancy; max LQ = maximize Quality of Life; max. min. LE = maximize Minimum Life Expectancy; flat LE = flatten Distribution of Life Expectancy; max. min. LQ = maximize Minimal Quality of Life; max. min. LE = maximize Minimum Life Expectancy; max. CS = maximize Consumer Satisfaction.

Lebensqualität gegeben werden könnten. Die Grundzüge der utilitaristischen Theorie in ihrer Anwendung auf das Gesundheitssystem lassen sich wie folgt zusammenfassen:
Unter Voraussetzung fixer Gesundheitsausgaben besteht das Ziel immer in der Maximierung eines Gesundheitsergebnisses. Der Utilitarismus im Gesundheitswesen ist daher ergebnisorientiert, nicht prozess- oder strukturorientiert. Es gibt innerhalb des Utilitarismus unterschiedliche Schulen. Die Frage, ob das entscheidende Ergebnis die subjektive Lebensqualität oder ein objektiv messbares Ergebnis sein sollte, wie z.B. die Anzahl der gewonnenen Lebensjahre oder die durchschnittliche Lebenserwartung, wird verschieden beantwortet. Es gibt auch Formen des Utilitarismus, die für die Messung der Ergebnisqualität die Maximierung einer Kombination objektiver und subjektiver Ergebnisse vorsehen. Die Verteilung der Gewinne an Gesundheit ist dabei grundsätzlich nur von sekundärer Bedeutung. Es wird jene Verteilung von Gewinnen an Ergebnisqualität bevorzugt, welche die größte Summe ergibt. Dabei zählt die Verbesserung der Gesundheit eines Einzelnen – immer unabhängig vom Ansehen der Person. Die gleiche Verbesserung der Gesundheit eines älteren Menschen zählt so viel wie die Verbesserung eines jüngeren Menschen, es gibt keine Diskriminierung auf der Grundlage von Alter, Geschlecht, Einkommen oder Ansehen in der Bevölkerung. Stehen jedoch beschränkte Ressourcen zur Verfügung, führt der Utilitarismus auf der Grundlage der Frage, welche Verteilung der Ressourcen die größte Summe an Ergebnisqualität bringen würde, unmittelbar in eine Rationierung.
Von der utilitaristischen Philosophie heben sich insbesondere die Theorien der sozialen Gerechtigkeit in der Tradition von Immanuel Kant ab, für die der Aspekt der Verteilung der Gesundheitsgewinne durch das Gesundheitssystem zentral ist. Die Ziele max. min. LE, max. min. LQ und flat. LE sind besser mit dieser philosophischen Tradition zu verbinden. Dies bedeutet, dass z.B. bei der Bewertung neuer Verfahren neben der Kosten-Nutzen-Relation im Vergleich zu anderen Verfahren berücksichtigt werden muss, ob es sich um Interventionen handelt, die Patientengruppen mit besonders schlechter Lebensqualität oder mit geringer Lebenserwartung betreffen. Dabei ist nicht die Restlebenserwartung angesprochen, sondern die gesamte Lebenserwartung. Lebensverlängernde Verfahren, welche bei 100 Jahre alten Patienten eingesetzt werden würden, wären anders zu bewerten als Verfahren, die bei 45 Jahre alten Menschen lebensverlängernd wirken, auch wenn jeweils die vom Verfahren zu erwartende Lebensverlängerung gleich wäre.
Die Theorien in der Tradition von Kant sind nicht ergebnisorientiert, sondern prozessorientiert. Dies bedeutet, dass im Vordergrund steht, welcher Prozess der Verteilung von Ressourcen im Gesundheitssystem gerecht ist. Das aus dieser Verteilung resultierende Gesamtergebnis wird als ethisch betrachtet, auch wenn es nicht das Maximum an Ergebnisqualität gebracht hat. Auch in der Tradition von Kant werden Gesundheitsressourcen ohne Ansehen der Person verteilt: Die Gesundheitsgewinne werden ohne Diskriminierung von Altersgruppen, Geschlecht oder persönlicher Merkmale bewertet. Jedoch richtet sich die gerechte Verteilung nach einer übergeordneten Maxime der sozialen Gerechtigkeit, die im Gesundheitssystem wie in anderen Sozialsystemen zu gelten hat. Diese Maxime, sehr stark vereinfachend ausgedrückt, besagt, dass der Einzelfall nach Prinzipien entschieden werden soll, die auf alle anderen auch angewendet und von vernünftigen Personen als gerecht akzeptiert werden können. Dies setzt einen Sinn für Gerechtigkeit bei vernünftigen Personen voraus. Die utilitaristische Verteilung von Gesundheitsressourcen ist

damit nicht vereinbar. Bei ihr kommt im Einzelfall gar kein Prinzip zum Tragen, weil der Einzelfall nicht bewertet wird. Die Verfahrensweise im Einzelfall ergibt sich im utilitaristischen Prinzip vielmehr allein aus der Frage, welchen Beitrag quantitativ die Verwendung der Ressourcen für den Betroffenen für die Summe des Gesamtergebnisses bringen würde.

In der Theorie nach Kant ergibt sich jedoch die Frage, welches Prinzip überhaupt zulässt, dass es von allen als vernünftig und gerecht akzeptiert werden könne und anwendbar sei. Einen Versuch der Definition vernünftiger und gerechter Prinzipien hat John Rawls in seinem 1971 publizierten Buch „A Theory of Justice“ (Rawls 1971) unternommen. Es ist dies das wohl einflussreichste Werk zur Theorie der sozialen Gerechtigkeit in der Tradition von Kant im 20. Jahrhundert. Rawls sagt, dass nur solche Prinzipien in Frage kommen, die die Mitglieder der Gesellschaft hinter einem sog. „Schleier der Unwissenheit“ gewählt hätten, d.h. ohne Wissen ihrer persönlichen Einkommensverhältnisse und gesundheitlicher Veranlagungen sowie ihrer Talente. Die Prinzipien der Verteilung von Gesundheitsressourcen (über die Rawls selbst nie ausführlich geschrieben hat) würden dann in Kenntnis dessen gewählt werden, was die Medizin im Vergleich zu der alternativen Verwendung der gleichen Ressourcen in anderen Bereichen leisten kann.

Aus dieser hypothetischen Überlegung lässt sich auch das Gesamtbudget für das Gesundheitswesen ableiten. Folgt man der Argumentation von Rawls, ergibt sich bereits aus der Perspektive der sozialen Gerechtigkeit die Notwendigkeit eines Gesamtbudgets für das Gesundheitswesen. Hinter dem Schleier der Unwissenheit wird entschieden, wie viel die Gesellschaft für Medizin unter Abwägung der alternativen Verwendung dieser Ressourcen für andere Bereiche ausgeben sollte. Auch die Bewertung einzelner Verfahren, die für die Gesellschaft zur Verfügung gestellt werden sollen, ist nach dieser Methode zu erreichen. Die leitende Frage muss lauten, ob sich die Gesellschaft hinter dem Schleier der Unwissenheit bezüglich des Verfahrens für die Einführung desselben entschieden hätte. Bei dieser Entscheidung stehen ihr alle Informationen zu der Wirksamkeit und zu den Kosten des jeweiligen Verfahrens im Vergleich zu seinen Alternativen zur Verfügung. Die Entscheidenden haben jedoch keine eigenen Interessen, weil sie nicht wissen, ob sie selbst irgendwann in eine Situation kommen werden, in denen ihnen dieses Verfahren entweder angeboten oder vorenthalten werden wird. Daher ist die Maxime der späteren Verteilung für jeden als vernünftige Wahl zu akzeptieren. Sie wäre, ohne entsprechende eigene Interessen, in einer voll informierten Entscheidungssituation gewählt worden. Die beste Interpretation der Philosophie von Rawls wurde in der Theorie zur gerechten Verteilung von Gesundheitsleistungen von Norman Daniels (Daniels 1985) geschrieben.

Die philosophischen Traditionen des Utilitarismus und von Kant bringen jeweils auch ungeliebte Konsequenzen mit sich. In der utilitaristischen Tradition kann der Einzelne, der nur ein schlechter „Responder“ auf die für ihn eingesetzten Ressourcen ist, zum Vorteil anderer in den Hintergrund geraten. In der Tradition von Kant kann aus Gründen der sozialen Gerechtigkeit unter Umständen eine Altersrationierung notwendig werden. Die Möglichkeit der Altersrationierung ergibt sich aus der Überlegung, dass vernünftige Personen bei der Wahl der Prioritäten in der Gesundheitsversorgung in Unkenntnis ihrer eigenen Veranlagungen mehr in den Schutz früher Lebensphasen investiert hätten als in den Schutz sehr später Lebensphasen. Es erscheint vernünftig und gerecht, mit der Gesundheitsversorgung den Versuch zu unternehmen, jedem Menschen eine faire Chance zur Verwirklichung seiner Lebenspläne zu er-

möglichen. Dahinter steht der Versuch zurück, die Lebensdauer über das physiologisch vorgegebene Maß auszudehnen.
Die Diskussion der utilitaristischen Theorie und der Theorie nach Kant kann hier nicht vertiefend geführt werden. Auch gibt es große Unterschiede in der Interpretation der beiden Traditionen in ihrer Anwendung auf das Gesundheitssystem. Dennoch soll folgender Hinweis gegeben werden: Das deutsche Sozialsystem, insbesondere das deutsche Gesundheitssystem befindet sich in der Tradition von Kant. Das Grundanliegen des Utilitarismus, das besagt, dass der Einzelne seine Ansprüche von der diesen zugrunde liegenden Verteilungsmaxime (die Maximierung eines Gesamtergebnisses) ableiten kann, wird sowohl in der Rechtstradition des deutschen Gesundheitssystems als auch in dem moralischen Empfinden der Bevölkerung abgelehnt. Es ist eine gänzlich andere Frage, ob diese Ablehnung vernünftig ist oder nicht. Der Utilitarismus ist in dem Sinne eine radikale Theorie. Denn er hat nicht den Anspruch, das moralische Empfinden der Bevölkerung zu beschreiben, sondern es zu verändern. Dem steht die Überzeugung von Rawls gegenüber, der zufolge das moralische Empfinden der Bevölkerung, wenn es losgelöst von eigenen Interessen angefragt wird, einen Sinn für Gerechtigkeit enthält, der seinerseits vernünftig ist.
Die beiden Theorien haben auch unmittelbare Konsequenzen auf die Art und Weise, wie gesundheitsökonomische Studien zu bewerten sind. Es wäre falsch zu sagen, dass die Berücksichtigung gesundheitsökonomischer Studien bei der Priorisierung von medizinischen Leistungen immer auch ein Zugeständnis an die utilitaristische Philosophie ist. Aber während sich in der utilitaristischen Anwendung von Informationen zu den Kosten eines neuen Verfahrens pro gewonnenem Lebensjahr unmittelbar die Frage ergibt, ob dieses neue Verfahren zur Maximierung der Ergebnisqualität beiträgt, ergibt sich in der Tradition von Kant nur eine Information, die unter den Idealbedingungen des Schleiers der Unwissenheit mit zu berücksichtigen wäre. Das Verfahren könnte auf der Grundlage von Verteilungsaspekten in jedem Fall auch dann gewählt werden, wenn es im Vergleich zur alternativen Verwendung der Mittel keinen Beitrag zur Maximierung des Gesamtergebnisses geleistet hätte.

1.6 Zusammenfassung

Während es unstrittig ist, dass die Versicherten einen Anspruch auf eine medizinisch ausreichende und wirtschaftlich erbrachte Versorgung haben, ist es in der Öffentlichkeit unklar, was damit genau gemeint ist. Besonders strittig ist die Frage, ob auch ein Anspruch auf Leistungen besteht, die selbst dann, wenn sie fachgerecht und so wirtschaftlich wie möglich erbracht werden, sehr teuer sind. Noch strittiger ist die Frage, ob dieser Anspruch auch dann besteht, wenn diese Leistungen im Vergleich zu ihren billigeren Alternativen nur einen geringen Zusatznutzen aufweisen, d.h. eine schlechte Kosten-Nutzen-Relation haben, oder der Zusatznutzen im Vergleich zur billigeren Alternative wissenschaftlich noch nicht eindeutig erwiesen ist. Die beschriebenen ethischen Theorien können die politische Diskussion dieser Fragen nur strukturieren helfen, aber nicht lösen. Eine Lösung ist allein schon deshalb nicht möglich, weil es weder in der politischen Philosophie noch in der Moraltheorie einen Konsens darüber gibt, ob für das Gesundheitssystem ethische Prinzipien aus der Tradition Kants oder aus der des Utilitarismus dominieren sollten. Darüber hinaus besteht die Frage nach der Legitimation des Staates, solche moraltheoretischen Überlegungen überhaupt zu berücksichtigen. In einer liberalen pluralistischen Gesellschaft gibt es keinen Wertekonsens. Eine Begründung prinzipieller politischer Entscheidungen auf der Grundlage moraltheoretischer Überlegungen würde große Probleme der politischen Legitimation mit sich bringen, selbst dann, wenn sie erreichbar wäre.

Ein wichtiger Grund für die in Zukunft zunehmende Nachfrage nach teuren Leistungen mit schlechter Kosten-Nutzen-Relation ist die steigende Transparenz des Leistungsangebots für die Patienten. Während Transparenz für die Versorgungsqualität der Patienten und die Qualität ihrer Selbstbestimmung in Gesundheitsfragen fast ausschließlich positive Wirkungen hat und auch in gesundheitsökonomischer Hinsicht durch das beschleunigte Ausscheiden wenig wirksamer Verfahren oder von Verfahren mit wesentlichen Nebenwirkungen attraktiv ist, kann sie die Nachfrage nach besonders aufwendigen neuen Verfahren deutlich beschleunigen. Der Patient erfährt, dass das teuerste Verfahren das für ihn beste ist. Aus seiner Sicht ist es unerheblich, dass der Zusatznutzen ein schlechtes Verhältnis zu den Zusatzkosten hat, weil diese in einem Versicherungssystem für ihn nicht anfallen.

Die Aufklärung der Patienten über die besten und teuersten Verfahren wird daher auch bereits gezielt im Rahmen der Markteinführung neuer pharmazeutischer Produkte oder medizinischer Hilfsmittel eingesetzt. Auch dieser Trend wird sich fortsetzen und durch das Internet gestärkt. Neben den bereits bestehenden Angeboten befinden sich zurzeit große kommerzielle Medizininformationszentren im Aufbau, in welchen Ärzte über das komplett zur Verfügung stehende Spektrum von Leistungen informieren werden. Es ist zu erwarten, dass z.B. gentechnisch hergestellte Medikamente in einer frühen Phase dieser Technologie hohe Zusatzkosten und in vielen Fällen unsicheren Zusatznutzen bringen werden. In den Vereinigten Staaten wurden daher sehr teure gentechnisch hergestellte Medikamente seit ihrer Einführung direkt den Betroffenen angeboten, deren Identität über behandelnde Ärzte und Selbsthilfegruppen in Erfahrung gebracht wurde. Somit konnte die Behandlung dieser Patienten z.T. auch dann erwirkt werden, wenn sich diese Medikamente nicht auf der Liste der durch die Managed-Care-Versicherung vorgesehenen Medikamente befanden.

Dies bedeutet, dass die grundsätzlich zu begrüßende und für die Verbesserung der Versorgungsqualität unbedingt notwendige Zunahme der Transparenz die Nebenwirkung mit sich bringt, dass die Eigeninteressen der Patienten im Rahmen der gesundheitspolitischen Auseinandersetzung stärker instrumentalisiert werden können. In den Vereinigten Staaten haben diese Nebenwirkungen einen sehr hohen Preis gefordert. In der Bevölkerung dominiert mittlerweile bei der Diskussion über das Gesundheitssystem die Frage, wie verhindert werden kann, dass neue und häufig besonders teure und aufwendige Verfahren ihren Eintritt in die Gesundheitsversorgung finden. Dabei wird vergessen, dass diese Verfahren nur einer sehr kleinen, in der Regel ohnehin gut versorgten Minderheit in der Bevölkerung zugute kommen, derweil gravierende Qualitätsmängel im Gesundheitssystem und die Tatsache, dass wesentliche Teile der Bevölkerung keine angemessene Versorgung mit Basisgesundheitsgütern haben, aus dem Blickpunkt der Öffentlichkeit geraten sind. Eine solche Entwicklung ist weder im Sinne des Utilitarismus noch in dem der Theorie von Kant und sollte unbedingt vermieden werden. Es sollte eine grundsätzliche Diskussion über die Ziele des Solidarsystems geführt werden, und es müssen Instrumente geschaffen werden, die zur Umsetzung dieser Ziele in transparenter und prinzipieller Form beitragen.

Literatur

Daniels N. Just Health Care. Cambridge: Cambridge University Press 1985.

Rawls J. A Theory of Justice. Cambridge: Harvard University Press 1971.

2 Statistik und Klinische Epidemiologie

Walter Lehmacher

In diesem Kapitel werden einige Grundlagen und Begriffe der medizinischen Statistik und der Klinischen Epidemiologie erläutert.

2.1 Statistik

Bei allen naturwissenschaftlichen Messungen treten zufällige Messfehler auf; daneben gibt es besonders bei biologischen und medizinischen Messungen zusätzlich inter- und intraindividuelle Variabilitäten. Daher sind zur Auswertung medizinischer Studien meistens statistische Methoden notwendig, um systematische Effekte von zufälligen Effekten trennen zu können.

Die moderne Biostatistik wird in 2 Arten angewandt: Die deskriptive Statistik beschreibt die Ergebnisse einer statistischen Erhebung; die inferenzielle Statistik schließt von den Ergebnissen einer vorhandenen Stichprobe auf tatsächliche, systematische Effekte in der Grundgesamtheit bzw. untersucht die Verallgemeinerungsfähigkeit der Studienergebnisse.

2.1.1 Deskriptive Statistik

Aus dem Bereich der deskriptiven Statistik werden im Folgenden einige Kenngrößen und Indizes beschrieben, die in der Ergebnisdarstellung medizinischer Studien häufig vorkommen.

Wird eine Stichprobe stetiger Daten $X_1, \ldots, X_N$ vom Umfang N erhoben, so wird für einen Wert der x-Achse die **Summenhäufigkeit** oder **kumulierte Häufigkeit** H(x) definiert als der Anteil der Werte X_n, die kleiner gleich x sind. Diese Summenhäufigkeitsfunktion H(x) kann somit nur Werte zwischen 0 und 1 annehmen. Ein **q-Perzentil** ist dann ein Wert x_q der x-Achse, für den gilt, dass ca. ein Anteil von q (100 %) der Stichprobenwerte kleiner (gleich) x_q bzw. ca. ein Anteil von (1 – q) (100 %) größer (gleich) x_q ist.

Der **Median** ist dann das 50er-Perzentil ($x_{0,5}$), also definiert als der Wert $x_{0,5}$ auf der x-Achse, für den gilt, dass (mindestens) die Hälfte der Messwerte kleiner (gleich) und (mindestens) die Hälfte größer (gleich) $x_{0,5}$ ist. Das untere bzw. obere **Quartil** ist dann definiert als das 25er- bzw. 75er-Perzentil ($x_{0,25}$ bzw. $x_{0,75}$).

Referenzbereiche sind oft definiert als diejenigen Werte, die innerhalb bestimmter Perzentilgrenzen liegen (z. B. unterhalb des 90er-Perzentils oder zwischen dem 5er- und dem 95er-Perzentil): Diese Referenzbereiche erlauben nur zu beurteilen, wo ein Patient relativ zu den Werten eines Standardkollektivs liegt, nicht aber, ob er gesund (normal) ist oder nicht. Deshalb wird der ältere Begriff **Normbereiche** inzwischen seltener verwendet.

Ist das zu messende Merkmal eine Zeitdauer, bis ein bestimmtes Ereignis eintritt, wie z. B. Tod, wird statt der Summenhäufigkeitsfunktion H(t) meist die sog. **Überlebenskurve** (Survival-Kurve) S(t) = 1 – H(t) angegeben, die anzeigt, welcher Anteil S(t) an Patienten zu einem Zeitpunkt t noch lebt. Patienten, deren exakte Überlebenszeit nicht bekannt ist, da sie im Laufe der Studie aus der Beobachtung fallen („Drop-outs") oder am Studienende noch leben, werden durch geeignete Techniken wie Kaplan-Meier-Verfahren oder Produkt-Limit-Verfahren mit der vorhandenen Teilinformation, dass man weiß, wie lange sie mindestens unter Beobachtung standen („zensierte Daten“), berücksichtigt. Die **mediane Überlebenszeit** ist dann der Zeitpunkt $t_{0,5}$, an dem die Hälfte der Studien-Patienten noch lebt.

■ **Lagemaße:** Die Lage einer Stichprobe wird oft über den **Mittelwert** $\bar{x} = \Sigma_n X_n/N$ charakterisiert. Enthält die Stichprobe Ausreißerwerte oder liegt eine schiefe Verteilung vor, wird oft der Median $x_{0,5}$ bevorzugt.

■ **Streuungsmaße:** Die Variabilität einer Stichprobe wird oft über die **Varianz**

$$s^2 = \Sigma_n(X_n - \bar{x})/(N - 1)$$

definiert bzw. meist über die **Standardabweichung** s angegeben. Die Standardabweichung hat dieselbe Dimensionalität wie die Messwerte X_n. Der **Interquartilsabstand** ist die Differenz zwischen oberem und unterem Quartil ($= x_{0,75} - x_{0,25}$).

2.1.2 Inferenzielle Statistik

Die inferenzielle (konfirmatorische, induktive, schließende) Statistik möchte schließen, welche in einer Stichprobe bzw. in einer Studie beobachteten Effekte unabhängig von der zugrunde liegenden zufälligen Variabilität auch generell auftreten: „Schluss von der Stichprobe auf die Grundgesamtheit“. Die beiden wichtigsten Konzepte sind Konfidenzintervalle und Signifikanztests.

Konfidenzintervalle

Konfidenzintervalle (KI) sind aus den Daten einer Stichprobe konstruierte Bereiche, die mit einer Wahrscheinlichkeit von mindestens $1 - \alpha$, der Konfidenz-, Sicherheits- oder Vertrauenswahrscheinlichkeit, einen bestimmten Parameter der Grundgesamtheit überdecken.

Im Weiteren werden exemplarisch einige Konfidenzintervalle angegeben.

■ **Mittelwert einer Stichprobe:** Aus den Daten einer Messreihe $X_1, \ldots, X_N$ wird ein approximatives oder „grobes“ 95-%-KI bestimmt mit der Regel $KI = \bar{x} \pm 2$ s.e.m., wobei der **Standardfehler** s.e.m. (Standard Error of the Mean) gegeben ist als $s/N^{1/2}$. Stammen die Daten X_n aus einer normal verteilten Population, so wird die obige 2 durch den dann exakten Wert $t_{n-1;\,0,975}$, nämlich durch das 0,975-Quantil einer t-Verteilung mit N – 1 Freiheitsgraden, ersetzt. Vereinfacht gesprochen, kann dann davon ausgegangen werden, dass mit einer Wahrscheinlichkeit von $1 - \alpha$ der gesuchte Populationserwartungswert μ, d.h. der tatsächliche, aber unbekannte Mittelwert der Grundgesamtheit, aus der die Stichprobe stammt, in diesem Intervall zu vermuten ist.

■ **Rate einer Stichprobe:** Aus den Daten einer Stichprobe vom Umfang N wird eine relative Häufigkeit (Rate, Proportion), z.B. eine Inzidenz oder Prävalenz einer Krankheit, von $r_I = a/N$ geschätzt. Das $(1 - \alpha)$-KI wird dann approximativ bestimmt durch

$$KI = r_I \pm z_{1-\alpha/2}\,[(a/N)\,(1 - a/N)]^{1/2},$$

wobei $z_{1-\alpha/2}$ das $(1 - \alpha/2)$-Quantil einer Standard-Normalverteilung ist (z. B. für

$1 - \alpha = 0{,}95$ ist $z_{97,5} = 1{,}96$).

■ **Vergleich zweier Raten:** Werden 2 Erfolgsraten $r_I = a/N_I$ aus einer Interventionsgruppe I bzw. $r_K = c/N_K$ aus einer Kontrollgruppe K geschätzt, so kann für die Differenz der beiden entsprechenden Wahrscheinlichkeiten ein approximatives $(1 - \alpha)$-KI konstruiert werden, und zwar mit der Regel:

$$KI = (r_I - r_K) \pm z_{1-\alpha/2}\,[r_I\,(1 - r_I)/N_I + r_K\,(1 - r_K)/N_K]^{1/2}$$

Die Interpretation ist, dass mit einer Konfidenzwahrscheinlichkeit von $1 - \alpha$ geschlossen werden darf, dass die Differenz der beiden tatsächlichen Erfolgsraten (Erfolgswahrscheinlichkeiten) $\pi_I - \pi_K$ in diesem KI liegt. Konfidenzintervalle sind generell so konstruiert, dass sie mit einer Wahrscheinlichkeit von (mindestens) $1 - \alpha$ so ausfallen, dass sie den gesuchten wahren Parameterwert der Grundgesamtheit überdecken. Das heißt aber auch, dass ein Anteil von α (100 %) aller derart konstruierten Intervalle falsch ist, da er den gesuchten Wert nicht beinhaltet. Die Breite eines KI ist ein Anhaltspunkt für die in einer Studie erreichte Präzision, d.h. es ist erkennbar, wie weit die empirisch beobachteten, mit Streuung behafteten Stichprobenwerte der Studie möglicherweise von den tatsächlichen Grundgesamtheitswerten entfernt liegen.

Statistische Tests

Statistische Tests sind statistische Entscheidungsverfahren, basierend auf den Daten einer Stichprobe zwischen einer Nullhypothese H_0 und einer Alternative H_1; diese Tests haben die Eigenschaft, die Wahrscheinlichkeit einer falschen Ablehnung von H_0 bzw. einer falschen Entscheidung für H_1 mit dem Signifikanzniveau (Niveau, Irrtumswahrscheinlichkeit) α zu begrenzen. Eine falsche Ablehnung von H_0 wird α-Fehler, Fehler erster Art oder auch – in der Ökonomie bzw. Medizin – Konsumenten- bzw. Patientenrisiko genannt. Eine falsche Annahme von H_0 wird β-Fehler, Fehler zweiter Art oder auch Produzentenrisiko genannt.
Im Folgenden wird exemplarisch ein Test zum Vergleich zweier Raten angegeben.
Werden von N_I Patienten einer Interventionsgruppe bzw. von N_K Patienten einer Kontrollgruppe die 2 Erfolgsraten $r_I = a/N_I$ bzw. $r_K = c/N_K$ verglichen, wird die Teststatistik wie folgt berechnet:

$$Z = (r_I - r_K)/[r_I (1 - r_I)/N_I + r_K (1 - r_K)/N_K]^{1/2}$$

Die Nullhypothese der Identität der tatsächlichen Erfolgsraten H_0: $\pi_I = \pi_K$ wird abgelehnt zugunsten der Alternative H_1: $\pi_I \neq \pi_K$ zum Signifikanzniveau α, wenn Z den kritischen Wert $z_{1-\alpha/2}$ überschreitet. Dieser Test ist approximativ; er kann auch in einer exakten Version durchgeführt werden (4-Felder-Test nach Fisher).
Der p-Wert eines statistischen Tests gibt das kleinste α-Niveau an, zu dem der Test noch zur Ablehnung der Nullhypothese geführt hätte. Ein kleiner p-Wert ist dann ein Maß dafür, wie wenig plausibel das Richtigsein von H_0 ist. Der p-Wert hängt aber auch sehr vom realisierten Stichprobenumfang ab; bereits kleine Effekte können bei hohen Fallzahlen beliebig kleine p-Werte erzeugen. Der p-Wert ist also kein Maß für die medizinische Relevanz eines Effektes, sondern beschreibt nur den Grad der geringen statistischen Sicherheit, mit der eine Nullhypothese H_0 noch als richtig betrachtet werden darf bzw. dann abgelehnt werden kann.
Grundsätzlich besteht folgender Zusammenhang zwischen Signifikanztests zum Niveau α und $(1 - \alpha)$-Konfidenzintervallen: Ein Test ist genau dann signifikant zum Niveau α, wenn das entsprechende $(1 - \alpha)$-Konfidenzintervall den Parameter der Nullhypothese H_0 nicht enthält. So wird z.B. beim Vergleich zweier Raten die Nullhypothese H_0: $\pi_I = \pi_K$ bzw. $\pi_I - \pi_K = 0$ beim oben skizzierten 4-Felder-Test zum Signifikanzniveau 5 % genau dann verworfen, wenn das 95-%-Konfidenzintervall für $\pi_I - \pi_K$ die 0 nicht überdeckt.
Signifikanztests können nur zwischen einer Nullhypothese und deren Alternative entscheiden. Dabei kontrollieren sie nur die Irrtumswahrscheinlichkeit α für falsche Ablehnungen der Nullhypothese H_0. Entscheidungen für H_0 sind dabei meist nicht möglich, nicht signifikante Tests sind somit kein

Nachweis eines fehlenden Effektes. Konfidenzintervalle bieten deshalb, falls sie konstruierbar sind, mehr Informationen als Tests. Die schließende Statistik kann ihre Qualitätseigenschaften bezüglich der Kontrolle von Irrtums- und Konfidenzwahrscheinlichkeiten nur einhalten, wenn ihre Verfahren auf *a priori* festgelegte Hypothesen angewandt werden. Werden diese Verfahren nach der Datenerhebung auf die Datensätze angewandt, besteht die Gefahr, dass sich Pseudo-Signifikanzen ergeben. Die Anwendung inferenzieller Verfahren kann dann zwar im Sinne der explorativen Statistik (z. B. bei der Analyse von Nebenzielvariablen oder bei Subgruppenanalysen) noch sinnvoll sein, aber ihre Ergebnisse dürfen nicht mehr als hypothesenabsichernd („signifikant"), sondern nur noch als hypothesengenerierend („statistisch auffällig") bzw. deskriptiv interpretiert werden (Everitt 1995; Glantz 1998; Harms 1998; Hilgers et al. 2006; Machin 2007; Sachs 2002; Trampisch u. Windeler 2000).

2.2 Klinische Epidemiologie

Die Epidemiologie untersucht die Verteilungen von Erkrankungen in Populationen und die Einflussfaktoren, die diese Verteilungsmuster bestimmen; die Anwendungen der Ergebnisse epidemiologischer Studien sollen als Basis zur Steuerung von Gesundheitsproblemen in der Bevölkerung dienen (Last 2001).

Die **Klinische Epidemiologie** stellt sich die Aufgabe, Methoden der bevölkerungsbezogenen Epidemiologie einschließlich der Medizinischen Statistik auf die Lösung spezifischer klinischer Fragestellungen anzuwenden. Insofern stellt die Klinische Epidemiologie auch einen großen Teil der Methodik-Basis der Evidence-based Medicine dar.

2.2.1 Studientypen

Die Epidemiologie hat bestimmte Studientypen („Studiendesigns") entwickelt, die mit jeweils bestimmter Methodik verschiedene Fragestellungen untersuchen können.

Ökologische Studien sind Studien, die auf der Analyse von aggregierten Daten beruhen, wie z. B. die Analyse des Zusammenhangs, ob in Krankenhäusern mit Klimaanlage auf den Stationen eine höhere Inzidenz an Infektionen auftritt als in Krankenhäusern ohne Klimaanlage.

Wichtiger sind Studien, die auf der Analyse von Individualdaten beruhen. Vereinfacht wird hier die Assoziation zwischen einer Exposition E und der Inzidenz einer Krankheit K untersucht; die Häufigkeiten werden bezeichnet mit a (= Anzahl der Exponierten mit der Krankheit), b (= Anzahl der Exponierten ohne Krankheit), c (= Anzahl der Nichtexponierten mit der Krankheit) und d (= Anzahl der Nichtexponierten ohne die Krankheit) (s. Tab. 2.2-1).

Bei **Kohortenstudien** (prospektiven Studien) werden N_e Exponierte bzw. N_n Nichtexponierte dahingehend untersucht, mit welchem Anteil a/N_e bzw. c/N_n jeweils die Krankheit auftritt. Bei diesem prospektiven Ansatz können also Inzidenzen bzw. Risiken ermittelt werden.

Bei **Querschnittstudien** (Prävalenzstudien) wird bei jedem der N Probanden aus der Stichprobe untersucht, ob die Exposition vorliegt oder nicht und ob die zu untersu-

Tab. 2.2-1 Zusammenhang zwischen einer Exposition E und einer Krankheit K

Exposition E	Krankheit K ja	Krankheit K nein	
ja	a	b	N_e
nein	c	d	N_n
	N_k	N_g	N

chende Krankheit vorliegt oder nicht. Wegen der Gleichzeitigkeit der Beobachtung von Exposition und Krankheit können im Allgemeinen keine Inzidenzen, sondern nur Prävalenzen ermittelt werden.

Bei **Fall-Kontroll-Studien** (retrospektiven Studien) werden N_k Kranke (Fälle) bzw. N_g Gesunde (Kontrollen) untersucht und der jeweilige Anteil Exponierter a/N_k bzw. b/N_g ermittelt. Bei diesem retrospektiven Ansatz können keine Risiken ermittelt werden.

Diese epidemiologischen Studien beobachten nur, ob eine Exposition vorhanden ist oder nicht. Anders als bei biologischen Experimenten kann nicht vom Untersucher beeinflusst werden, welche Individuen exponiert werden. Beobachtungsstudien enthalten somit grundsätzlich die Möglichkeit, dass bestimmte Formen der systematischen Verzerrung (Verfälschung, Bias) auftreten können. Dazu gehören u.a. das **Confounding**, wobei ein **Confounder** (Störvariable, Hintergrundvariable) sowohl auf die Exposition als auch auf die Krankheit einen Einfluss hat und eine „Scheinkorrelation" erzeugt. Ein solcher Effekt kann z.B. vorliegen, wenn eine Kohortenstudie zeigt, dass Vegetarier länger leben: Die Störvariable „allgemeines Gesundheitsbewusstsein" hat dabei einen Einfluss auf die Entscheidung, Vegetarier zu sein, sowie durch Vermeidung von Risiken wie Rauchen natürlich auch auf das längere Überleben. Weitere bei Beobachtungsstudien häufig auftretende Formen der Verzerrung sind das **Selektions-Bias** und das **Informations-Bias** (Fletcher u. Fletcher 2007; Ahlbohm u. Norell 1991; Beaglehole et al. 1997; Gordis 2001; Kreienbrock u. Schach 2000).

Die **randomisierte kontrollierte klinische Studie** basiert grundsätzlich auf dem Vergleich zweier Behandlungen, der zufälligen Zuordnung der Patienten zu den zu vergleichenden Behandlungen (Randomisation) und einer adäquaten inferenzstatistischen Beurteilung der Ergebnisse. Eindeutiger als bei Beobachtungsstudien kann bei einer gut durchgeführten randomisierten Studie kausal auf Effekte geschlossen werden, da sich die Vergleichsgruppen durch die Randomisation und eine möglichst weit gehende Verblindung durch keinen anderen systematischen Faktor als die vorhandene oder nicht vorhandene Exposition (Behandlung, Intervention) unterscheiden. Randomisierte Studien haben deshalb eine große interne Validität. Die externe Validität kann hingegen gering sein, wenn etwa durch eine bestimmte Auswahl von Patienten, kurze Beobachtungsphasen, Surrogatvariablen oder die Durchführung der Studie unter Idealbedingungen zwar ein Effekt einer Intervention gezeigt wird, aber deren Effektivität unter Praxisbedingungen offen sein kann.

Analog zu anderen Disziplinen hat diese biostatistisch fundierte experimentelle Studienform seit über 60 Jahren Einzug in die klinische Forschung gehalten. Wegen ihrer hohen Freiheit von Verzerrungseffekten ist sie die erkenntnistheoretisch bestmögliche Studienform und wird deshalb nach Möglichkeit gewählt. Besondere Entwicklungen und Verfeinerungen dieses Grundkonzeptes, etwa spezielle Studientypen wie Crossover-, Äquivalenz-, Sequenzial- oder Multicenter-Studien, werden in der Literatur zur Methodik klinischer Studien beschrieben (Schumacher u. Schulgen 2008; Senn 2007).

Neben den hohen methodischen Anforderungen werden heute auch spezielle Anforderungen an die praktische Durchführung der Studie gestellt, die sicherstellen sollen, dass alle Schritte einer Studie so durchgeführt werden, dass alle Aspekte von Dritten nachgeprüft werden können. Dieses Regelwerk der Good Clinical (Research) Practice (GCP) setzt zum einen Normen (Qualitätsstandards) und stellt zum anderen deren Einhaltung (Qualitätskontrolle) sicher. GCP-konforme Studien wurden ursprünglich von den Zulassungsbehörden erzwungen, um die Glaubwürdigkeit der Zulassungsunterlagen sicherzustellen. Inzwischen ist es aber allgemein unbestritten, dass nur methodisch gut geplante und technisch gut durchgeführte Studien zu validen Ergebnissen führen können – insofern verlangen Studien, die im Sinne der Evidence-based Medicine einen hohen Aussagewert haben sollen, die gleichen GCP-Standards (Schwarz 2000; Sickmüller 1998).

2.2.2 Risikomaße

In der Klinischen Epidemiologie bzw. im Bereich der Evidence-based Medicine haben sich bestimmte Erfolgs- bzw. Risikomaße eingebürgert. Hier wird vom Vergleich einer Intervention (Behandlung, Exposition) mit einer Kontrolle und dem beobachteten Erfolg ausgegangen (s. Tab. 2.2-2).

Das Risiko der N_I Behandelten bzw. der N_K Kontrollen ist dann der Anteil $R_I = b/(a + b)$ bzw. $R_K = d/(c + d)$. Die (absolute) Risikodifferenz $RD = R_K - R_I$ beschreibt dann den (absoluten) Gewinn der Erfolgsanteile der Behandlung gegenüber der Kontrolle.

Tab. 2.2-2 Risikovergleiche und Effektmaße

	Erfolg +	Erfolg –	
Behandlung	a	b	N_I
Kontrolle	c	d	N_k

Risikorate der Behandelten $R_I = b/(a + b)$

Risikorate der Kontrolle: $R_K = d/(c + d)$

Risikodifferenz: $RD = R_K - R_I$

relative Risikoreduktion: $RRR = RD/R_K$

relatives Risiko: $RR = R_I/R_K$

Odds Ratio: $OR = (a/b)/(b/c) = ad/bc$ ($\approx$ RR)

Number Needed to Treat:
$NNT = 1/RD = 1/R_K\ RRR$

Die „Number Needed to Treat" (NNT) ergibt sich dann aus dem Inversen der Risikodifferenz als $NNT = 1/RD$; sie kann interpretiert werden als Anzahl der Behandelten für einen Zusatzerfolg.

Die relative Risikoreduktion ist dann definiert als $RRR = RD/R_K$; sie kann interpretiert werden als der Anteil der Kontrollen, der von der Behandlung profitieren würde.

Relative Risiken wie $RR = R_I/R_K$ werden in der Epidemiologie besonders beim Vergleich sehr kleiner Risiken angewandt. Da die absoluten Risiken und damit auch das relative Risiko nur bei Kohorten- und selten bei Querschnittstudien, nicht aber bei Fall-Kontroll-Studien berechnet werden können, arbeitet man oft mit der Odds Ratio $OR = (a/b)/(c/d) = ad/bc$, die bei allen Studienformen (Kohorten-, Querschnitts- und Fall-Kontroll-Studien) berechnet werden kann. Sie kann bei kleinen Risiken als Näherungswert des relativen Risikos ($OR \approx RR$) interpretiert werden.

Analog zu den oben definierten Risiken können auch die entsprechenden Benefit-Raten definiert werden; daraus können dann analog absolute und relative Benefit-Zuwächse (Absolute Benefit Increase, BI) oder relative Benefit-Zuwächse (Relative Benefit Increase, RBI) definiert werden. Ebenfalls kann die „Number Needed to Harm" (NNH) definiert werden als das Inverse eines Risikozuwachses, etwa wenn unter der Behandlung mehr Nebenwirkungen auftreten als unter der Kontrolle. Prinzipiell beinhalten diese Maße – vom Vorzeichen abgesehen – das Gleiche wie die RD bzw. NNT und RRR.

Alle oben genannten Maße zum Vergleich von Risiken (oder Erfolgen) haben bei bestimmten Fragestellungen ihren Sinn. Relative Risiken werden traditionell in der bevölkerungsbezogenen Epidemiologie verwendet, wenn die Risiken klein sind, und Odds Ratios werden als Näherung für relative Risiken verwendet, da sie sowohl bei prospektiven als auch bei retrospektiven Studien berechnet werden können. Im Rahmen der Evidence-based Medicine und der Gesundheitsökonomie sind aber meist absolute Risikodifferenzen bzw. „Numbers Needed to Treat" wichtiger als relative Risikomaße, da absolute Differenzen die patientenbezogene Größenordnung messen und nicht nur den Anteil an Ereignissen, der durch eine Intervention reduziert werden kann (Guyatt u. Rennie 2002; Kunz et al. 2007).

2.2.3 Bewertung diagnostischer Tests

Bei der Bewertung diagnostischer Tests geht man vereinfachend davon aus, dass eine bestimmte Krankheit K vorliegt (+) oder nicht (–) und dass ein entsprechender diagnostischer Test T positiv (+) oder negativ (–) ausfällt. In der Tabelle 2.2-3 werden die Ergebnisse einer Studie durch die Anzahl der richtig-positiven (a), der falsch-positiven (b), der falsch-negativen (c) und der richtig-negativen Probanden (d) zusammengefasst.

Zur Evaluierung eines diagnostischen Tests benutzt man zunächst die Kenngrößen **Sensitivität**, definiert als der Anteil Testpositiver unter den tatsächlich Kranken, und die **Spezifität**, definiert als der Anteil Testnegativer unter den Gesunden. Bei praktischen Anwendungen in der Diagnostik ist es aber wichtig, vom Testergebnis auf das Vorliegen oder Nichtvorliegen der Krankheit zu schließen. Dazu ist der **positive prädiktive Wert** PW^+ nützlich, der den Anteil der tatsächlich Kranken unter den Testpositiven angibt, sowie der **negative prädiktive Wert** PW^-, der den Anteil der tatsächlich Gesunden unter den Testnegativen angibt.

Während die Sensitivität und Spezifität im Allgemeinen nur von der diagnostischen Qualität eines Tests abhängen, hängen die beiden prädiktiven Werte zusätzlich von der Prävalenz P, d. h. dem Anteil der Kranken im Kollektiv, ab. Über die Bayes-Formel ergeben sich die folgenden Zusammenhänge:

$$PW^+ = (P \cdot Se)/[P \cdot Se + (1-P)(1-Sp)]$$
$$PW^- = (1-P)\,Sp/[(1-P)\,Sp + P(1-Se)]$$

Tab. 2.2-3 Kenngrößen der Validierung diagnostischer Tests

Test	**Krankheit** +	**Krankheit** –
+	a (rp)	b (fp)
–	c (fn)	d (rn)

Sensitivität: Se = a/(a + c)

Spezifität: Sp = d/(b + d)

positiver prädiktiver Wert (Nachtest-Wahrscheinlichkeit): $PW^+ = a/(a + b)$

negativer prädiktiver Wert (Nachtest-Wahrscheinlichkeit): $PW^- = d/(c + d)$

Prävalenz P (Vortest-Wahrscheinlichkeit) = (a + b)/(a + b + c + d)

positives Wahrscheinlichkeitsverhältnis (Likelihood Ratio):
$LR^+ = Se/(1 - Sp) = [a/(a + c)]/[b/(b + d)]$

negatives Wahrscheinlichkeitsverhältnis: $LR^- = (1 - Se)/Sp = [c/(a + c)]/[d/(b + d)]$

Vortest-$Odds^+$ = Prävalenz/(1 – Prävalenz) = P/(1 – P) = (a + c)/(b + d)

Nachtest-$Odds^+$ = PW^+/(1 – Prävalenz) = a/b

diagnostische Odds Ratio: $DOR = LR^+/LR^- = ad/cb$

Hiermit können die aktuellen Vorhersagewerte eines diagnostischen Tests, dessen Sensitivität und Spezifität ja meist aus der Literatur bekannt sind, bei bestimmten klinischen Kollektiven unter der Annahme der jeweiligen kollektiveigenen Prävalenz P berechnet werden. Die Prävalenz P ist also zu interpretieren als die Vortest-Wahrscheinlichkeit, eine Krankheit K zu haben, und PW^+ als die entsprechende Nachtest-Wahrscheinlichkeit (nach positivem Test).

Gelegentlich werden die Begriffe **positives Wahrscheinlichkeitsverhältnis (Likelihood Ratio)** LR^+ = Sensitivität/(1 – Spezifität) und **negatives Wahrscheinlichkeitsverhältnis** LR^- = (1 – Sensitivität)/Spezifität in der EbM-Literatur benutzt; weiter werden die **Vortest-Odds**$^+$ = Prävalenz/(1 – Prävalenz) = P/(1 – P) und die **Nachtest-Odds** = Nachtest-Wahrscheinlichkeit/(1 – Nachtest-Wahrscheinlichkeit) bzw. **Nachtest-Odds**$^+$ = $PW^+/(1 - PW^+)$ bzw. analog die **negative Nachtest-Odds**$^-$ = $(1 - PW^-)/PW^-$ definiert. Mit diesen Begriffen ergeben sich die folgenden Zusammenhänge:

$$\text{Nachtest-Odds}^+ = \text{Vortest-Odds } LR^+$$
$$\text{Nachtest-Odds}^- = \text{Vortest-Odds } LR^-$$

Damit können die prädiktiven Werte auch folgendermaßen berechnet werden:

$$PW^+ = \text{Nachtest-Odds}^+/(\text{Nachtest-Odds}^+ + 1)$$
$$1 - PW^- = \text{Nachtest-Odds}^-/(\text{Nachtest-Odds}^- + 1)$$

Hat ein diagnostischer Test allgemein mehrere Ergebnisse, so ist für ein bestimmtes Ergebnis x das Wahrscheinlichkeitsverhältnis LR^x gegeben durch den Quotienten LR^x = (Anteil der Kranken mit Ergebnis x) / (Anteil der Gesunden mit Ergebnis x). Auch dann gilt:

$$\text{Nachtest-Odds}^x = \text{Vortest-Odds } LR^x$$

Zur praktischen Berechnung der Nachtest-Wahrscheinlichkeiten aus Vortest-Wahrscheinlichkeiten und Likelihood Ratios siehe Hellmich und Lehmacher (2005).

Die **diagnostische Odds Ratio** berechnet sich wie folgt:

$$DOR = LR^+/LR^- = [Se/(1 - Sp)]/[(1 - Se)/Sp] = ad/cb = [PW^+/(1 - PW^+)]/[(1 - PW^-)/PW^-]$$

Sie ist analog der üblichen Odds Ratio definiert und fasst die diagnostischen Kenngrößen Sensitivität und Spezifität zusammen; sie kann wie diese – unabhängig von den Prävalenzen in den Einzelstudien – für die Zusammenfassung der Ergebnisse mehrerer Studien über eine Metaanalyse verwandt werden (Knottnerus 2002).

Literatur

Ahlbohm A, Norell S. Einführung in die moderne Epidemiologie. München: MMV 1991.

Beaglehole R, Bonita R, Kjellström T. Einführung in die Epidemiologie. Bern: Huber 1997.

Everitt BS. The Cambridge Dictionary of Statistics in the Medical Sciences. Cambridge: Cambridge University Press 1995.

Fletcher RH, Fletcher SW. Klinische Epidemiologie. 2. Aufl. Bern: Huber 2007.

Glantz SA. Biostatistik. 4. Aufl. London: McGraw-Hill 1998.

Gordis L. Epidemiologie. Marburg: Kilian 2001.

Guyatt G, Rennie D (eds). Users' Guide to the Medical Literature. Chicago: AMA Press 2002.

Harms V. Biomathematik, Statistik und Dokumentation. 7. Aufl. Kiel: Harms 1998.

Hellmich M, Lehmacher W. A ruler for interpreting diagnostic test results. Meth Inf Med 2005; 44: 124–6.

Hilgers RD, Bauer P, Scheiber V. Einführung in die Medizinische Statistik. 2. Aufl. Berlin, Heidelberg, New York: Springer 2006.

Knottnerus A (Hrsg). The Evidence Base of Clinical Diagnosis. London: BMJ Books 2002.

Kreienbrock L, Schach S. Epidemiologische Methoden. 3. Aufl. Heidelberg: Spektrum 2000.

Kunz R, Ollenschläger G, Raspe H, Jonitz G, Kolkmann FW. Lehrbuch Evidenzbasierte Medizin in

Klinik und Praxis. 2. Aufl. Köln: Deutscher Ärzte-Verlag 2007.
Last JM. A Dictionary of Epidemiology. 4th ed. Oxford: Oxford University Press 2001.
Machin D, Campbell MJ, Walters SJ. Medical Statistics. 4th ed. Chichester: Wiley 2007.
Sachs L. Angewandte Statistik. 10. Aufl. Berlin, Heidelberg, New York: Springer 2002.
Schumacher M, Schulgen G. Methodik klinischer Studien. 3. Aufl. Berlin, Heidelberg, New York: Springer 2008.
Schwarz JA. Leitfaden Klinische Prüfungen. 2. Aufl. Aulendorf: Editio Cantor 2000.
Senn S. Statistical Issues in Drug Development. 2nd ed. New York: Wiley 2007.
Sickmüller B (Hrsg). Klinische Arzneimittelprüfungen in der EU. Aulendorf: Editio Cantor 1998.
Trampisch HJ, Windeler J. Medizinische Statistik. 2. Aufl. Berlin, Heidelberg, New York: Springer 2000.

3 Versorgungsforschung

Holger Pfaff, Oliver Ommen, Nicole Ernstmann und Matthias Schrappe

In den USA ist die Entwicklung der Versorgungsforschung (Health Services Research) gut dokumentiert. Die Berichte hierzu reichen über ein halbes Jahrhundert zurück. Der erste offizielle Anstoß zur Notwendigkeit des Ausbaus von Versorgungsforschung fand nach Ansicht von McCarthy und White (2000) durch eine Konferenz zur Gesundheits- und Versorgungsforschung statt, die 1952 an der University of North Carolina, Chapel Hill, abgehalten wurde. Die offizielle Bezeichnung „Health Services Research" entstand aber erst zwischen 1959 und 1960 im Rahmen einer Umbenennung von Studiengruppen des National Institute of Health (NIH). Mittlerweile wird die Versorgungsforschung in den USA neben der biomedizinischen und der klinischen Forschung als eine der 3 zentralen Dimensionen medizinischer Forschung verstanden und beschrieben (Vargas et al. 2004). Auch in Großbritannien wird Health Services Research als zentrale Forschungsdisziplin im Gesundheitswesen betrachtet (Black u. Davies 1999). In Deutschland wird Versorgungsforschung als eine der 4 Säulen der klinischen Forschung verstanden (Schrappe und Scriba 2006). Der Sachverständigenrat für die Beurteilung der Entwicklung im Gesundheitswesen hat seit den 1990er Jahren die Notwendigkeit von Versorgungsforschung angemahnt und dies vor allem in seinem Gutachten über die Unter-, Über- und Fehlversorgung im Jahre 2000/2001 erneut und deutlich bekräftigt. Darüber hinaus wurde die Fortentwicklung der Versorgungsforschung in Deutschland u.a. durch den Beschluss des 105. Deutschen Ärztetages im Jahre 2005 vorangetrieben, der die Absicht formulierte, Versorgungsforschung zukünftig durch die Bundesärztekammer zu fördern. Ein weiteres Beispiel für die Weiterentwicklung der Versorgungsforschung in Deutschland stellt die Gründung des Deutschen Netzwerks Versorgungsforschung im Jahr 2006 dar. Das Ziel dieses Netzwerkes besteht darin, die Versorgungsforschung durch den Dialog zwischen den wissenschaftlichen Disziplinen sowie zwischen Wissenschaft und Praxis zu gewährleisten (Pfaff u. Kaiser 2006; Pfaff 2006).

3.1 Definition

In der – international betrachtet – relativ langen Zeit der Entwicklung der Versorgungsforschung haben sich verschiedene Definitionen und Aufgabenbeschreibungen dieses Gebietes herausgebildet. So besteht zum Beispiel eine zentrale Aufgabe der Versorgungsforschung nach dem Selbstverständnis der US-amerikanischen Tradition darin, herauszufinden, wie Versorgungssysteme konkret und nachhaltig gestaltet werden können. Diese Sichtweise kommt in der Definition des Forschungsfeldes durch die AHRQ zum Ausdruck, die als zentrale staatliche Institution die Verbesserung der Gesundheitsversorgung in den USA als erklärtes Ziel hat:

„Health services research examines how people get access to health care, how much care costs, and what happens to patients as a result of the care they receive. The principal goals of health services research are to identify the most effective

> ways to organize, manage, finance, and deliver highquality care, reduce medical errors, and improve patient safety." (AHRQ 2009)

Lohr und Steinwachs stellen demgegenüber eine etwas umfassendere Definition vor, die vor allem für wissenschaftliche Zwecke gedacht ist. Sie ist zugleich die offizielle Definition der amerikanischen Fachgesellschaft für Versorgungsforschung („AcademyHealth"):

> „Health services research is the multidisciplinary field of scientific investigation that studies how social factors, financing systems, organisational structures and processes, health technologies, and personal behaviors affect access to health care, the quality and cost of health care, and ultimately our health and well-being. Its research domains are individuals, families, organizations, institutions, communities, and populations." (Lohr u. Steinwachs 2002, S. 16)

In dieser Definition werden verschiedene Forschungssettings festgeschrieben, zudem werden soziale Faktoren und individuelle Verhaltensaspekte als Einflussfaktoren auf das Versorgungsgeschehen mit einbezogen. Geht man von den 5 grundlegenden Funktionen der Wissenschaft aus, so kann Versorgungsforschung auch folgendermaßen gefasst werden:

> Versorgungsforschung kann definiert werden als ein fachübergreifendes Forschungsgebiet, das die Kranken- und Gesundheitsversorgung und ihre Rahmenbedingungen beschreibt und kausal erklärt, zur Entwicklung wissenschaftlich fundierter Versorgungskonzepte beiträgt, die Umsetzung neuer Versorgungskonzepte begleitend erforscht und die Wirksamkeit von Versorgungsstrukturen und -prozessen unter Alltagsbedingungen evaluiert. (Pfaff 2003, S. 13)

Die Untersuchung des Versorgungsbedarfs (Input), der Versorgungsstrukturen und -prozesse (Throughput), der erbrachten Versorgungsleistungen (Output) und des Zugewinns an Gesundheits- bzw. Lebensqualität (Outcome) sowie die unmittelbar gesundheitspolitische Entscheidungsrelevanz der Forschungsergebnisse sind Kennzeichen der Versorgungsforschung (Pfaff 2003). Auf diese Weise sollen die wissenschaftlichen Grundlagen für eine kontinuierliche Verbesserung der Kranken- und Gesundheitsversorgung gelegt und mittel- bis langfristig die 3 zentralen Ziele der Versorgung – Patientenorientierung, Qualität und Wirtschaftlichkeit – möglichst optimal verwirklicht werden.

3.2 Beteiligte Disziplinen

In der Versorgungsforschung lassen sich methodische Ansätze verschiedener Disziplinen abgrenzen. Diese Disziplinen weisen die folgenden unterschiedlichen Perspektiven und Fragestellungen auf:

- **Klinische Epidemiologie:** Bedingungen des Erkenntnisgewinns aus Studien hinsichtlich der Absicherung ihrer Aussage (**interne Validität**; Beispiel: Einfluss der Qualität der Randomisation auf das Ergebnis; s. Sacks et al. 1982) und ihrer Übertragbarkeit auf die Gesamtheit der Patienten (**externe Validität**; s. Heiat et al. 2002) sowie die Größe, die Ausgestaltung und die Einflussfaktoren der zu beobachtenden Differenz zwischen der absoluten Wirksamkeit (Efficacy) und der relativen Wirksamkeit (Effectiveness).

- **Public Health:** Einfluss des Gesundheitsversorgungssystems und der Eigenschaften der **Bevölkerung** auf die Gesundheit der Gesamtpopulation.
- **Gesundheitsökonomie:** Betrachtung der **Effizienz** – relative Wirksamkeit im Verhältnis zum Aufwand – einer Gesundheitsmaßnahme.
- **Qualitätsmanagement:** Methoden zur Leitung und Lenkung der Qualitätsentwicklung in der Gesundheitsversorgung. Qualitätsmanagement kann hierbei als Methode speziell die wissenschaftlich fundierte Selbstreflexion der Organisationen (z. B. Krankenhäuser) im Sinne des „Organisationslernens" fördern, gestützt vor allem durch institutionelle Leitlinien (Halber u. Schrappe 2004).
- **Medizinische Soziologie:** Einfluss der **Beziehungen** der Beteiligten (Individuen, Organisationen und Netzwerke) und der Bedingungen ihres Handelns auf das Versorgungsergebnis; systematische Organisationsentwicklung zur Verbesserung der Versorgungsqualität (Pfaff u. Klein 2002).
- **Klinische Fachgebiete:** Klinische **Relevanz** und die **Besonderheiten** der vorgenannten Aspekte hinsichtlich des betrachteten Fachgebiets, vor allem der Allgemeinmedizin mit ihrem integrativen Ansatz, aber auch bezüglich der Fachgebiete, die sich an der „psychosozialen Grenze" der klinischen Medizin befinden und sich mit den methodisch schwierigen Fragen der Lebensqualitätsforschung beschäftigen, wie z. B. die Psychosomatik.

Das spezifische Ziel der Versorgungsforschung ist die **Integration** dieser traditionell wenig verbundenen Disziplinen. Zu den relevanten Teilgebieten der Versorgungsforschung zählen unter anderem die Bedarfs-, die Inanspruchnahme- und die Organisationsforschung, das Health Technology Assessment (HTA), die Versorgungsökonomie und -epidemiologie sowie die Qualitätsforschung (s. Tab. 3.2-1).

Tab. 3.2-1 Teildisziplinen der Versorgungsforschung (Quelle: Pfaff 2003)

Teildisziplinen der Versorgungsforschung	Gegenstand der Betrachtung	Ansatzpunkt im systemtheoretischen Modell
Bedarfsforschung	• objektiver Bedarf • subjektiver Bedarf	• Input
Inanspruchnahmeforschung	• Inanspruchnahme	• Input
Organisationsforschung	• Versorgungsstrukturen • Versorgungsprozesse	• Throughput
HTA	• Versorgungstechnologien • Versorgungsmittel	• Throughput • Output • Outcome
Versorgungsökonomie	• Finanzierung • Kosten • Nutzen	• Input • Throughput • Output • Outcome
Versorgungsepidemiologie	• Gesundheit • Wohlbefinden	• Outcome
Qualitätsforschung	• Qualität	• Throughput • Output • Outcome

Die Bedarfsforschung beschäftigt sich schwerpunktmäßig mit der Ermittlung des subjektiven und objektiven Bedarfs und seiner Determinanten. Die Inanspruchnahmeforschung hat das Ziel, Kenntnisse darüber zu gewinnen, in welchem Umfang und in welcher Qualität Leistungen in Anspruch genommen werden und von welchen Faktoren dieses Verhalten beeinflusst wird. Die Organisationsforschung beschreibt und analysiert die Versorgungsstrukturen und -prozesse im Gesundheitssystem. Das HTA untersucht produkt- und verfahrensbezogene Versorgungstechnologien. Eine wichtige Aufgabe dieses Forschungszweiges besteht in der Erstellung von Gutachten zur Wirksamkeit von medizinischen Verfahren oder Techniken durch die Erstellung von sog. HTA-Berichten. Diese systematischen Übersichtsarbeiten, die nach definierten Regeln erstellt werden und den aktuellen Forschungsstand zu einem Thema aufarbeiten, dienen den politisch Verantwortlichen im Gesundheitssystem als Entscheidungsgrundlage. Die Versorgungsökonomie beschäftigt sich im Wesentlichen mit Finanzierungsfragen des Gesundheitssystems und ermittelt in diesem Zusammenhang zum Beispiel Kosten und Nutzen von Versorgungsstrukturen, -prozessen und -technologien. Die Versorgungsepidemiologie untersucht die Zusammenhänge zwischen dem Versorgungssystem und Outcome-Parametern mit dem Ziel, den Einfluss der Versorgungsstrukturen, -prozesse und -technologien auf Lebenserwartung, Gesundheit und Wohlbefinden der Patienten zu untersuchen. Hier spielt insbesondere die sog. Effectiveness-Forschung eine zunehmend wichtige Rolle, die die relative Wirksamkeit von Behandlungsmethoden und Verfahren mithilfe unterschiedlicher, insbesondere sozialwissenschaftlicher Methoden untersucht. Die Aufgabe der Qualitätsforschung besteht u. a. darin, Struktur-, Prozess- und Ergebnisqualität der Kranken- und Gesundheitsversorgung valide zu messen und zu beschreiben.

Aufgabe der Versorgungsforschung ist es, die Entwicklung von evidenzbasierten Versorgungsstrukturen und -prozessen sowie von Instrumenten zur Qualitätsmessung, -sicherung und -optimierung voranzutreiben. Hierbei arbeiten Organisationsforschung und Qualitätsforschung optimalerweise eng zusammen. Somit besteht eine zentrale Aufgabe der Versorgungsforschung darin, mit ihren Fragestellungen, Methoden und Lösungsansätzen Probleme aus dem Bereich der Qualitätssicherung bzw. des Qualitätsmanagements zu bearbeiten.

Beispiel: Akzeptanz der elektronischen Gesundheitskarte

Vor dem Hintergrund der bevorstehenden deutschlandweiten Einführung der elektronischen Gesundheitskarte (eGK) sowie des elektronischen Rezepts (e-Rezept) als eine erste Pflichtanwendung der neuen Technologie ist es eine Aufgabe der Versorgungsforschung, die Rahmenbedingungen für eine erfolgreiche Einführung und den Nutzen dieser neuen Technologie für Ärzte, andere Heilberufler und Patienten zu untersuchen. Ein Beispiel für eine solche Untersuchung stellt die Akzeptanzbefragung niedergelassener Ärzte dar. In dieser wurde untersucht, inwiefern soziodemografische, tätigkeitsbezogene und psychologische Faktoren signifikanten Einfluss auf den wahrgenommenen Nutzen der eGK und des e-Rezepts ausüben (Ernstmann et al. 2009; Ernstmann 2008). Zur Untersuchung der Fragestellung wurde ein spezieller Fragebogen entwickelt und in einem weiteren Schritt mithilfe qualitativer Methoden validiert. Daraufhin wurde der Fragebogen an einer Stichprobe von n = 188 niedergelassenen Ärzten eingesetzt. Die Ergebnisse der Auswertungen weisen darauf hin, dass sowohl die subjektive Nutzenbewertung der eGK als auch die subjektive Nutzenbewertung des e-Rezepts durch die psychologischen Faktoren des Einbezugs und der subjektiv wahrgenommenen EDV-Kompetenz vorhergesagt werden. Je mehr die niedergelassenen Ärzte sich in den Prozess der Entwicklung der Technologie einbezogen fühlen und je weniger Schulungs- und Einarbeitungsaufwand sie erwarten, desto höher schätzen sie den Nutzen der eGK und des e-Rezepts ein. Darüber hinaus leisten die Faktoren Geschlecht und Praxisgröße einen signifikanten Beitrag, um die Varianz der subjektiven Nutzenbewertung des e-Rezepts aufzuklären. Frauen versprechen sich dabei mehr Nutzen von der Technologie als Männer. Die Praxisgröße korreliert negativ mit der Nutzenbewertung: Je größer die Praxis, desto weniger Nutzen erwarten die Niedergelassenen durch die Einführung der Technologie.

Praktische Schlussfolgerungen aus dieser Versorgungsforschungsstudie ergeben sich für die ärztliche Selbstverwaltung, die Politik und die an der Entwicklung der Technologie beteiligte Industrie. Es gilt, die zukünftigen Nutzer und deren Bedürfnisse in den Prozess der Technologieentwicklung einzubeziehen und sie über die notwendigen Voraussetzungen und Vorbereitungen zu informieren. Wissenschaftliche Implikationen ergeben sich hinsichtlich zukünftiger Forschungsdesigns und Auswertungsmethoden. Es sollten prospektive, theoriegeleitete Forschungsansätze und komplexe Auswertungsmethoden zur Anwendung kommen, um die Hinweise, die sich aus dieser querschnittlich angelegten explorativen Studie ergeben haben, einem eingehenden Test zu unterziehen.

3.3 Ziele und Ausblick

Aus dem Selbstverständnis der Versorgungsforschung lassen sich die nachfolgenden Ziele ableiten:

- **Übertragung des aktuellen Stands der Forschung** und der wissenschaftlichen Erkenntnis in die Alltagsversorgung
- Sicherstellung, Dokumentation und Weiterentwicklung der **Qualität** der Versorgung im ambulanten, vorwiegend primärärztlichen Bereich, in der stationären Versorgung und im Bereich der sog. ambulant-stationären Schnittstelle
- Sichtbarmachung und Steuerung der **Anreizbildung** hinsichtlich der Versorgung in diesen Bereichen durch die unterschiedlichen Finanzierungssysteme (Fallpauschalen, „Gatekeeper"-Funktion des Hausarztes usw.)
- Stärkung der **Patientenorientierung** im Sinne einer Einbeziehung der Patienten als Kotherapeuten, insbesondere durch erleichterten Informationszugang (z.B. durch Internetangebote), und einer verbesserten Transparenz der Leistungen im Gesundheitswesen
- Integration **psychosozialer Aspekte** und der ganzheitlichen Betrachtung des Menschen in die Versorgungswirklichkeit

Die Verfolgung dieser anspruchsvollen Ziele ist mit erheblichem Aufwand verbunden und wird die Versorgungsforschung in Zukunft immer stärker beschäftigen. Dabei sind die Ziele nur zu erreichen, wenn die beteiligten Disziplinen eng zusammenarbeiten.

Literatur

AHRQ (2009). What is AHRQ? http://www.ahrq.gov/about/whatis.htm (19. November 2009).

Black N, Davies SC. Where do UK health services researchers publish their findings? J R Soc Med 1999; 92: 129–31.

Ernstmann N. Determinanten der subjektiven Nutzenbewertung der elektronischen Gesundheits-

karte und des elektronischen Rezepts. Berlin: LIT 2008.
Ernstmann N, Ommen O, Neumann M, Hammer A, Voltz R, Pfaff H. Primary care physician's attitude towards the German e-health card project – determinants and implications. J Med Syst 2009; 33: 181–8.
Halber M, Schrappe M. Krankenhausinterne Leitlinien am Beispiel der Kölner Leitlinien-Konferenz. In: Lauterbach KW, Schrappe M (Hrsg). Gesundheitsökonomie, Qualitätsmanagement und Evidence-based Medicine. Eine systematische Einführung. 2. Aufl. Stuttgart, New York: Schattauer 2004; 523–32.
Heiat A, Gross CP, Krumholz HM. Representation of the elderly, women, and minorities in heart failure clinical trials. Arch Intern Med 2002; 162: 1682–8.
Lohr KN, Steinwachs DM. Health services research: an envolving definition of the field. Health Serv Res 2002; 37: 15–7.
McCarthy T, White KL. Origins of health services research. Health Serv Res 2000; 35: 375–87.
Pfaff H. Versorgungsforschung – Begriffsbestimmung, Gegenstand und Aufgaben. In: Pfaff H, Schrappe M, Lauterbach KW, Engelmann U, Halber M. (Hrsg). Gesundheitsversorgung und Disease Management. Grundlagen und Anwendungen der Versorgungsforschung. Bern: Huber 2003; 13–23.
Pfaff H. Versorgungsforschung: die letzte Meile im Blick. Dtsch Med Wochenschr 2006; 131: 1488–90.
Pfaff H, Kaiser C. Stärkung der Versorgungsforschung durch Vernetzung: von der Ständigen Kongresskommission zum Deutschen Netzwerk für Versorgungsforschung. Z ärztl Fortbild Qual Gesundhwes 2006; 100: 603–7.
Pfaff H, Klein J. Organisationsentwicklung im Gesundheitswesen. Med Klin (Munich) 2002; 97: 309–15.
Sacks H, Chalmers TC, Smith H Jr. Randomized versus historical controls for clinical trials. Am J Med 1982; 72: 233–40.
Schrappe M, Scriba PC. Versorgungsforschung: Innovationstransfer in der Klinischen Forschung. Z ärztl Fortbild Qual Gesundhwes 2006; 100, 571–80.
Vargas RB, Landon BE, Shapiro MF. The future of health services research in academic medicine. Am J Med 2004; 116: 503–7.

4 Evidence-based Health Care (EbHC)

Matthias Schrappe und Markus Lüngen

4.1 Historische Entwicklung

Das Erscheinen des wegweisenden Buches von Ian Chalmers „Effective Care in Pregnancy and Childbirth" im Jahr 1989 (Chalmers et al. 1989) weckte rasch das Interesse von Entscheidungsträgern in der Gesundheitspolitik, bei den Krankenkassen und im Management von Leistungsanbietern. Auch heute noch besteht die Erwartung, dass die zur Verfügung stehende externe Information durch die Methodik der Evidence-based Medicine (EbM) nicht nur für medizinische Fragestellungen, sondern auch für politische und allokative Entscheidungen nutzbar gemacht werden. Man erhofft sich, dass diese Wissensbasis durch

- die systematische Form der **Informationsgewinnung**,
- die Überprüfung der **internen Validität** der Information und
- die **transparente Wertung** der Information hinsichtlich ihrer externen Validität und der jeweiligen Fragestellung

weniger anfällig für unterschiedliche Formen eines Bias (Verzerrung) ist, als dies bei Expertenmeinungen oder nicht systematisch erstellten Berichten bzw. Gutachten der Fall ist. Mit diesem Interesse verbindet sich eine Erweiterung des Erkenntnisgegenstandes: Es steht nicht mehr allein der einzelne zu behandelnde Patient im Mittelpunkt, sondern Gruppen von Patienten, Versichertenkollektive und Populationen sowie die Gesamtheit des Gesundheitssystems. Im Einzelnen werden folgende 3 Ebenen der Nutzung von Evidence-based Medicine unterschieden (Lohr 1998):

- **Mikroebene:** Entscheidungsfindung in der Behandlung individueller Patienten
- **Mesoebene:** Mittelallokation innerhalb des Gesundheitssystems
- **Makroebene:** gesundheitspolitische Entscheidungen auf gesamtgesellschaftlicher Ebene in Konkurrenz zu anderen gesellschaftlichen Bereichen (z.B. Schulbildung)

Da sich der Begriff der Evidence-based Medicine jedoch in erster Linie auf die Patientenbehandlung bezieht, verwendet man zunehmend den Begriff **„Evidence-based Health Care"** (EbHC) und bringt dadurch den erweiterten Fokus zum Ausdruck (Cochrane Collaboration 2008).
Die Neudefinition der Wissensbasis von Entscheidungen auf den genannten Ebenen gründet sich auf folgende Beobachtungen:

- anhaltende **Qualitätsdefizite** in der Versorgung (Über-, Unter- und Fehlversorgung; Schwartz et al. 2001)
- hohe **Varianz** der Versorgung, die nicht durch Morbidität erklärbar ist
- die Notwendigkeit, **Innovationen** so in das System zu integrieren, dass ein angemessenes Kosten-Nutzen-Verhältnis gewahrt ist

Im Ergebnis führen diese Erkenntnisprozesse zu innovativen Vorgehensweisen in den Institutionen des Gesundheitswesens und zum Einsatz neuer Instrumente in der Gesundheitspolitik:

- Das **Leistungsspektrum** und die **Leistungsfähigkeit** (Qualität, Menge und Kosten der Leistungen) des Gesundheitssystems werden explizit öffentlich diskutiert und Entscheidungen werden politisch herbeigeführt, wie es z.B. in Deutschland durch den Gemeinsamen Bundes-

ausschuss und den Gesundheitsfonds geschieht.
- Die **Koordination** der Behandlung wird durch nationale, z.T. sozialrechtlich relevante Leitlinien angestrebt, die von übergeordneten Institutionen (z.B. IQWiG) oder Fachgesellschaften erarbeitet werden.
- Instrumente zur **transsektoralen Versorgung** werden geschaffen (integrierte Versorgung, Case Management, Disease Management).
- Auf **institutioneller Ebene** werden interne Leitlinien und Behandlungspfade erarbeitet, um die Prozesse besser aufeinander abzustimmen.

Da somit das Prinzip der transparenten und gewichteten Informationsgewinnung auch auf komplexe Interventionen aus dem Public-Health-Bereich und der Gesundheitspolitik angewendet wird, ist die Evaluation der Informationsgewinnung auf Konzepte außerhalb der biomedizinischen Studienansätze auszudehnen; gleichzeitig ist die Bewertung der Information mittels anderer Kriterien vorzunehmen, als dies bei einer randomisierten Medikamentenstudie der Fall ist. In diesem Zusammenhang ist in Analogie zum Begriff der „Evidence-based Medicine" (EbM; s. Kap. 19f.) festzuhalten, dass sich EbHC primär als *Methode* der Informationsgewinnung, -synthese und -bewertung versteht und nicht als *Praxis* der evidenzgestützten Gesundheitsversorgung, wie sie ihrerseits durch die Begriffe **„Evidence-based Management"** oder **„Evidence-based Policy Making"** – je nach Schwerpunkt – beschrieben wird (Muir Gray 2004; Rychetnik et al. 2004).

4.2 Definition

Evidence-based Health Care (evidenzbasierte Gesundheitsversorgung) bezieht sich nicht nur auf die Versorgung individueller Patienten, sondern genauso auf Patientengruppen bzw. die Bevölkerung insgesamt und verfolgt das Ziel, die Gesundheitsversorgung der Bevölkerung zu verbessern. EbHC umfasst dabei die Integration von wissenschaftlich begründeten Interventionen mit den bestehenden Präferenzen der jeweiligen Patientengruppe bzw. Population, und zwar sowohl auf der Ebene medizinisch-pflegerischer Maßnahmen als auch auf der Ebene komplexer, den Versorgungskontext betreffender Interventionen. Die Cochrane Collaboration (2008) definiert:

> „Evidence-based health care is the conscientious use of current best evidence in making decisions about the care of individual patients or the delivery of health services. Current best evidence is up-to-date information from relevant, valid research about the effects of different forms of health care, the potential for harm from exposure to particular agents, the accuracy of diagnostic tests, and the predictive power of prognostic factors."

EbHC ist daher der Oberbegriff für methodische Ansätze zur Generierung, Synthese und Wertung der externen Informationsgrundlage sowohl auf der Patienten- als auch Populationsebene (Hicks 1997). Dabei werden 3 verschiedene Fragestellungen unterschieden (Fielding u. Briss 2006):
- Existiert Evidenz zur Beantwortung der Frage, ob etwas geschehen muss?
- Gibt es Belege für die Entscheidung darüber, welche Intervention zur Anwendung kommt („*what should be done*")?
- Gibt es externe Informationen zur Implementierung und zum Kontext der Intervention („*how something should be done*")?

Klarstellend ist darauf hinzuweisen, dass die externe Information nur die Basis für ent-

sprechende Entscheidungen darstellen kann, diese Entscheidungen selbst jedoch nicht ersetzen kann. Ähnlich wie der Kliniker die externe Evidenz auf die konkrete klinische und persönliche Situation der Patienten beziehen muss, muss der Entscheider im gesundheitspolitischen Bereich dabei die Bedürfnisse und Werte der Bevölkerung sowie andere Kontextfaktoren berücksichtigen.
Insgesamt beinhaltet die Definition von EbHC folgende Elemente:

- Es handelt sich um eine Methodik der Identifikation, Synthese und Wertung der externen Information.
- Die Methodik kommt sowohl auf der Ebene der individuellen Patientenbehandlung als auch auf der Ebene der Versorgung von Patientengruppen und Populationen zum Tragen.
- Bei der individuellen Patientenbehandlung betrifft sie insbesondere die relative Wirksamkeit (Umsetzung) der therapeutischen Maßnahmen.
- Auf der Ebene des Managements, der Kostenträger oder der Gesundheitspolitik beschreibt sie nicht nur therapeutische und diagnostische Verfahren, sondern vor allem komplexe Interventionen (Evidence-based Public Health).

Evidence-based Public Health stellt dabei den Begriff für die Methodik zur Evaluation der systembezogenen, komplexen Interventionen dar und ist somit neben der EbM ein Teil der EbHC (s. Abb. 4.2-1) (Rychetnik et al. 2004). Für die genannten methodischen Ansätze besteht eine enge Verwandtschaft mit der Technik des **Health Technology Assessment** (HTA) (s. Kap. 23). HTA fasst belastbare Kenntnisse über ein breites Spektrum von Einflussfaktoren zusammen, das von juristischen, ethischen und soziologischen Aspekten bis zur Erfassung der Präferenzen von Patienten, Gemeinschaften und Gesellschaft reicht, und bewertet diese in einem Bericht. Unterschiede zwischen EbHC und HTA erge-

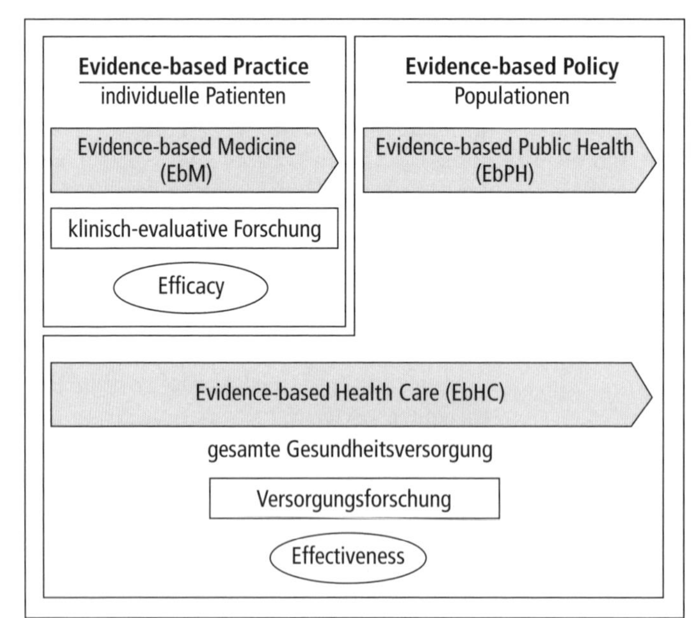

Abb. 4.2-1 EbHC, EbM und EbPH stellen jeweils methodische Ansätze dar, die die gesamte Gesundheitsversorgung, die Ebene der Versorgung individueller Patienten (Evidence-based Practice) und die Versorgung von Populationen bzw. das Gesundheitssystem (Evidence-based Policy) betreffen. Die absolute Wirksamkeit (Efficacy) bezieht sich auf die klinisch-evaluative Forschung, deren Validität durch EbM beschrieben wird (links oben). Die relative Wirksamkeit (Effectiveness) betrifft die Versorgungsforschung, deren Validität auf dem Gebiet der populationsbezogenen Evidence-based Policy durch das Methodenspektrum der EbPH kritisch gewertet wird.

ben sich in der Zielsetzung: Während EbHC den Einsatz von Methoden transparent gestaltet, geht HTA regelhaft von einer Policy Question aus und legt den Fokus auf die Abschätzung der Folgen des Einsatzes (Fielding u. Briss 2006; Gawlik u. Lühmann 2008; Perleth et al. 2008, Kap. 1). Davon abzugrenzen ist die Methode des **Health Impact Assessment**, das den Einfluss von Interventionen außerhalb des Gesundheitssystems auf die Gesundheitsversorgung und den Gesundheitszustand der Bevölkerung darstellt.

Der Horizont der **Versorgungsforschung** geht noch darüber hinaus, indem die jeweilige Gewichtung und Bedeutung der Einflussfaktoren in der Umsetzung der Innovation untersucht wird, wobei auch einzelne Einflussfaktoren gezielten Interventionen unterworfen werden mit der Fragestellung, wie sich die Umsetzung der Methoden dadurch verändert (s. Kap. 3).

Zusammenfassend stehen sich also folgende Begriffe gegenüber (s. Abb. 4.2-1; vgl. Schrappe u. Scriba 2006):

- auf der Ebene der **Praxis**: Evidence-based Practice (individuelle Patienten) der Evidence-based Policy (Populationen)
- auf der Ebene der **Methodik**: Evidence-based Medicine der Evidence-based Public Health
- auf der Ebene der **Forschung**: Klinisch-evaluative Forschung (Efficacy) der Versorgungsforschung (Effectiveness)

4.3 Untersuchungsgegenstand

Bezug nehmend auf Abbildung 4.2-1 können neben den klassischen Aufgabengebieten der EbM sowohl Einzelmethoden im Alltagseinsatz als auch komplexe Maßnahmen Gegenstand eines Evidence-based-Health-Care-Ansatzes sein (Auswahl):

- einzelne Untersuchungs- und Behandlungsmethoden im Versorgungsalltag (Effectiveness, z.B. von Medikamenten oder Medizinprodukten)
- komplexe medizinisch-pflegerische Verfahrensweisen (z.B. Fast-Track-Chirurgie)
- umfangreiche Strukturveränderungen auf der Mesoebene der Versorgung (z.B. populationsbezogene Versorgung)
- Auswirkungen von Finanzierungsinstrumenten (z.B. Einführung der DRGs)
- Methoden der Primär- und Sekundärprävention
- Veränderungen im Krankenversicherungssystem (z.B. Trennung von gesetzlicher und privater Krankenversicherung)
- steuerfinanzierte Transferleistungen (z.B. im Rahmen des Gesundheitsfonds)

Besonders bei Systematischen Reviews zu Themen aus dem Bereich der komplexen Systeminterventionen wird die im Vergleich zu klinischen Studien große Heterogenität der Studienansätze und -designs deutlich. Neben der Vielzahl von denkbaren Endpunkten, differierenden Interventionen mit unterschiedlichem Zeithorizont und verschiedenem Aufbau der Studien (s. S. 30f.) spielt das heterogene **Setting** der Studien eine große Rolle. Unter dem Begriff des Settings werden die Rahmenbedingungen z.B. auf der Ebene des Gesundheitssystems verstanden, unter denen diese Interventionen untersucht werden. So ist es ein Unterschied, ob eine Pay-for-Performance-Intervention in den USA, im englischen Gesundheitssystem oder in Deutschland untersucht wird. Miller und Luft fassen diese Gesichtspunkte in ihrem Review zu den Auswirkungen von Managed Care auf die Qualität der Gesundheitsversorgung exemplarisch zusammen (Miller u. Luft 2002):

„Literature analyses of HMO performance can be controversial. Unlike metaanalyses of randomized controlled trials with clear interventions, studies of HMO performance rarely involve randomization of subjects, and the interventions, endpoints, settings, and measures are highly variable. Thus, it is difficult to simply ,add' results together. Furthermore, whereas in a metaanalysis of controlled trials of similar patients it can make sense to give much more weight to a study with a larger sample size, it does not necessarily make sense to give proportional weight in a literature analysis to a study that happens to have many results, all of which may be affected by subtle issues of study design, the specific plans under investigation, or the regional or chronological setting of the study. On the other hand, a ,one study, one result' rule would ignore the fact that some studies contain far more information than others do. For example, a study that assesses quality differences for six different diseases conveys more information than does one examining just one disease."

Einige dieser Faktoren werden in der Folge besprochen. Als **Endpunkte** bewertet EbHC die Interventionen im Gegensatz zur EbM nicht nur nach ihrer *absoluten Wirksamkeit* (Efficacy), sondern auch nach Endpunkten aus dem Bereich der *relativen Wirksamkeit* unter Alltagsbedingungen (Effectiveness), die nach den Empfehlungen des Sachverständigenrates unter dem Begriff der Angemessenheit zusammengefasst werden (vgl. Wille et al. 2008, Nr. 579):

- Qualität entsprechend definierter Anforderungen
- Sicherheit (Risiko unerwünschter Ereignisse)
- Kosten-Nutzen-Relation (Nettozusatznutzen in Verhältnis zum Aufwand)
- sog. Patient-reported Outcomes (z.B. Lebensqualität)
- Entsprechung zur jeweiligen Patientenpräferenz
- ethische Akzeptanz
- soziale Kriterien wie Fairness und Gleichheit
- kulturelle Faktoren
- juristische Faktoren
- politische Umsetzbarkeit und Konsequenzen

Aus der Definition der EbHC geht hervor, dass es sich nicht nur um die Bewertung von Interventionen handelt, die sich auf die Behandlung einzelner Patienten beziehen, sondern speziell auch auf solche Interventionen, die auf Patientengruppen und Populationen gerichtet sind. Diese **Interventionen** unterscheiden sich von Behandlungsmethoden in der kurativen, auf den individuellen Patienten ausgerichteten Medizin durch mehrere Eigenschaften, sie sind insbesondere (Rychetnik et al. 2002):

- **pragmatisch:** Sie nehmen Bezug auf die herrschende Praxis der Versorgung.
- **komplex:** Sie bestehen in den seltensten Fällen lediglich aus einer einzigen Komponente, sondern kombinieren mehrere Elemente (z.B. wird ein Pay-for-Performance-System meist zusammen mit Public Disclosure eingeführt).
- **kontextsensibel:** EbHC-Interventionen müssen auf regionale Strukturen, normative Gegebenheiten und Einstellungen der Beteiligten abgestimmt sein.

Der Blickwinkel der klinisch-evaluativen Forschung, die durch die Methodik der Evidence-based Medicine und ihren Goldstandard des randomisierten Versuchs sowie der genauen, spezifischen Definition von Einschlusskriterien und Endpunkten charakterisiert ist, wird durch die EbHC-Methodik der Versorgungsforschung in zweierlei Hinsicht erweitert:

1. Die Ergebnisse spiegeln die absolute Wirksamkeit (Efficacy) wider, die unter den artifiziellen Bedingungen des randomisierten Versuchs generiert wurde, jedoch unter Alltagsbedingungen in ihrer relativen Wirksamkeit (Effectiveness) nicht zu reproduzieren ist.

2. Für Entscheidungen im Rahmen der Evidence-based Policy müssen komplexe Interventionen bewertet werden, die andere Methoden der Evaluation bedingen (s. S. 32 f.).

Diese Einschränkungen sind durch den Gegenstand bedingt und stellen – anders als häufig angenommen – keine Kritik an der hervorgehobenen Stellung des randomisierten Versuchs bei der Evaluation medizinischer Behandlungs- und Untersuchungsmethoden in der klinischen Studie dar. Die EbHC verlangt jedoch andere methodische Zugänge als EbM, weil

- sie niedrigere Effektmaße erwarten lässt, als es in der klinisch-evaluativen Forschung der Fall ist,
- sie andere Endpunkte zur Evaluation nutzen muss, die insbesondere soziale, kulturelle, finanzielle, politische und ethische Gesichtspunkte berücksichtigen,
- die anfängliche Überschätzung von neuen Methoden in der Evidence-based Policy weniger ausgeprägt ist als bei medizinischen Innovationen,
- die EbHC in der Synthese der externen Information weniger auf kontrollierte Studien zurückgreifen kann, als es der EbM im klinischen Zusammenhang möglich ist.

Aus folgenden Gründen ist der EbM-Ansatz allein für die Fragestellungen der Evidence-based Policy nicht hinreichend.

- **paternalistischer Ansatz:** Das Konzept der EbM schließt zwar die Information und die Beteiligung der Patienten mit ein, gleichwohl überwiegt die „externe Evidenz" der Metaanalyse bzw. des Systematischen Reviews gegenüber Meinung, Präferenz und Haltung des Patienten deutlich (Thomson et al. 2005).
- **Wahl der Kontrollgröße:** Klinisch-evaluative Studien werden vor allem bei Zulassungsstudien in vielen Fällen als Test des Wirkstoffs gegen Placebo statt gegen Standardtherapie durchgeführt und sind daher für Policy-Entscheidungen nicht relevant.
- **inadäquate Endpunkte:** In der klinisch-evaluativen Forschung wird gerade im Zulassungskontext die Auswirkung auf Surrogatmarker oder intermediäre Endpunkte statt auf relevante Endpunkte untersucht.
- **inadäquate Interventionen**: Die EbM-gestützte klinisch-evaluative Forschung favorisiert Interventionen medizinischer Natur gegenüber sozialen Interventionen und auf Individuen bezogene Maßnahmen gegenüber Interventionen, die auf Gemeinschaften bzw. Populationen gerichtet sind, und sie präferiert leicht zugängliche Bevölkerungsgruppen gegenüber vulnerablen Gruppen, da die langfristige Finanzierung hier aussichtsreicher erscheint (Gerhardus et al. 2008).
- **mangelnde externe Validität:** Die untersuchten Patienten stellen nicht das in der Versorgung relevante Patientenkollektiv dar.
- **Unterschätzung des Risikos:** Da die Beobachtungszeiträume gering sind, werden keine hinreichenden Aussagen zu Sicherheitsaspekten gemacht.
- **mangelnde Transparenz:** Trotz aller Bemühungen sind die Regelungen zu möglichen Conflicts of Interest nicht ausreichend.
- **Einfluss von Patientenverbänden:** Zunehmend nehmen Patientenverbände Einfluss, die von der Pharmaindustrie unterstützt werden und die Zugang auch zu Therapien mit „Imperfect Information" zu erzwingen versuchen.

In der Konsequenz sind die **Barrieren**, denen sich EbHC-gestützte Verfahren in ihrer Umsetzung gegenüber sehen, anderer Natur, als es bei der Umsetzung von EbM-basierten individuellen Behandlungsempfehlungen oder Leitlinien der Fall ist (vgl. Black 2001):

- Es besteht kein lineares Verhältnis zwischen Evidence bzw. Forschungsergebnissen auf der einen Seite und der politischen Entscheidungsfindung auf der anderen Seite.
- Auf der politischen Seite werden andere Ziele verfolgt als durch die Forschung; politische Ziele sind Forschern oft nicht verständlich und sie können daher ihre Forschungsergebnisse nicht adäquat vermitteln.
- Wissenschaft und Politik haben unterschiedliche Wertesysteme und Einstellungen (Gelijns et al. 2005).
- Die Varianz in Studienergebnissen ist für klinische Forscher, EbM- und Versorgungsforschungsspezialisten ein gut verständliches und nachvollziehbares Phänomen, für Politiker jedoch ein Zeichen mangelnder Validität der Studienergebnisse.
- Aus Sicht der politischen Entscheider sind auch nicht wissenschaftliche Erfahrungen und Einschätzungen von großer Bedeutung; diese konkurrieren mit den Ergebnissen aus der Versorgungsforschung.

Besonders deutlich wird dies bei Maßnahmen zur **Prävention**: Während durch die EbHC-gestützte Versorgungsforschung nachgewiesen werden kann, dass präventive Maßnahmen einen eindeutigen Nutzen bei z.T. hervorragendem Kosten-Nutzen-Verhältnis erbringen, werden sie von der Politik, den Leistungserbringern und den Patienten nicht mit entsprechender Priorität umgesetzt, weil Kosten, Aufwand und unerwünschte Effekte der Maßnahmen in der Gegenwart anfallen und der Nutzen sich erst in der Zukunft manifestiert. Die Wertung der entsprechenden Forschungsergebnisse wird daher aus einem anderen Blickwinkel vorgenommen.

4.4 Methodik

Die Methodik der Evidence-based Health Care bzw. der Versorgungsforschung muss dem Gegenstand und den Bedingungen der Evidence-based Policy gerecht werden. Aus den oben genannten Anforderungen zum Gegenstand der EbHC folgen zunächst grundsätzliche **Forderungen an die Qualität von Versorgungsforschungsstudien**, die in konkreten Entscheidungssituationen bewertet werden (Steinberg u. Luce 2005):

- Die interne Validität der Einzelstudie muss gegeben sein.
- Die Zahl der Studien sollte nicht zu gering sein.
- Die Studien zu gleichartigen Themen sollten eine gewisse Konsistenz, d.h. einen sichtbaren Grad der Übereinstimmung zwischen den Studien, aufweisen.
- Die Studien sollten in ihrer Gesamtheit ein sinnvolles Bild ergeben (Kohärenz).

Die infrage kommenden Studiendesigns der EbHC basieren ebenso wie die der EbM auf dem kontrollierten Versuch (möglichst randomisiert), weisen aber zusätzlich ein weitergehendes Methodenspektrum auf, das in der klinisch-evaluativen Forschung nicht so verbreitet ist und nachfolgend näher erläutert wird.

■ **Cluster-Randomisierung:** Bei komplexen Interventionen wie z.B. der Implementierung von Leitlinien ist es angebracht, nicht Patienten zu randomisieren, sondern Versorgungseinrichtungen (z.B. Stationen oder Krankenhäuser; Beispiel einer komplexen Intervention zur Einführung einer Leitlinie zur künstlichen Ernährung bei Doig et al. 2008).

■ **Quasi-experimentelles Design:** Die Form der Beobachtungsstudie verwendet präformierte Kontrollgruppen (z.B. Bewohner benachbarter Bundesstaaten), um den Einfluss von definierten Interventionen zu untersuchen (Beispiel zur Einführung von Public Disclosure bei Peterson et al. 1998). Die übrigen Charakteristika, die nicht die Intervention betreffen, werden ausführlich beschrieben und gewertet, allerdings ist es nicht möglich, solche Faktoren auszugleichen, über deren Existenz und Auswirkung nichts bekannt ist (sog. Confounder).

■ **Stepped-Wedge-Design:** Bei Interventionen, die einen großen Effekt versprechen, bei denen aus Praktikabilitäts- oder finanziellen Gründen eine gleichzeitige Einführung der Intervention für große Bevölkerungsgruppen jedoch nicht möglich ist, wird eine schrittweise Einführung vorgeschlagen, wobei die Gruppen, bei denen die Intervention noch nicht eingeführt ist, jeweils als Kontrolle für die Interventionsgruppen dienen (vgl. Brown et al. 2008; zu dem Beispiel einer Hepatitis-Impfung als Prävention des Leberzellkarzinoms vgl. Gambia Hepatitis Study Group 1987).

■ **Case-Control-Studien:** In den Fall-Kontroll-Studien wird unter sorgfältiger Balancierung möglicher Confounder retrospektiv untersucht, ob Patienten mit einem definierten positiven oder negativen Ereignis in eine bestimmte Behandlungs- oder Versorgungsintervention („Exposition") eingeschlossen worden waren (berechnet als Odds Ratio [OR]; Beispiel zur Antibiotikatherapie und Resistenzbildung bei Harris et al. 2002).

■ **Kohortenstudien:** In prospektiv beobachteten Populationen („Kohorten") wird untersucht, ob bestimmte Merkmale für das Auftreten definierter Ereignisse verantwortlich sind (Relatives Risiko [RR]; Beispiel zum optimalen Zeitpunkt der perioperativen Antibiotikagabe bei Classen et al. 1992).

■ **Historisch kontrollierte Beobachtungsstudien:** In der klassischen „Vorher-nachher-Studie" werden unter Alltagsbedingungen insbesondere komplexe Interventionen überprüft, wobei man untersucht, ob die nicht zur Intervention gehörenden Charakteristika in der Kontroll- und der Interventionsgruppe gleich verteilt sind – was nicht einfach ist, da beide Gruppen nicht zeitgleich untersucht werden (Beispiel zur Durchführung der Händedesinfektion bei Pittet et al. 2000).

■ **Qualitative Forschung:** Neben den kontrollierten Ansätzen gibt es in den letzten Jahren eine Renaissance von qualitativen Methoden, die sich per Interview, Illustration oder Interpretation mit den untersuchten Interventionen auseinandersetzen. Die Etablierung reproduzierbarer Qualitätsparameter für diese Designs ist im Gange (vgl. Greenhalgh et al. 2005).

Das Methodenarsenal der EbHC ist dabei multidisziplinärer und interdisziplinärer Natur und stellt somit eine Zusammenschau von Methoden aus der Medizin, Epidemiologie, den Sozialwissenschaften und der Ökonomie dar. Gegenwärtige Ansätze zu einer umfassenden Methodik der EbHC stammen aus folgenden Bereichen:

- **Versorgungsforschung:** Im Deutschen Netzwerk Versorgungsforschung (DNVF[1]) wird derzeit an dem sog. „Memorandum III" zur Methodik der Versorgungsforschung gearbeitet, das einen Überblick zu den verschiedenen methodischen Ansätzen und zur Beschreibung der methodischen Qualität von Studien zur Versorgungsforschung gibt.
- **Public-Health**-Bereich (Rychetnik et al. 2004)

1 Ein Zusammenschluss von 40 Fachgesellschaften und Institutionen zur Förderung der Versorgungsforschung, s. www.dnvf.de.

- **Health Technology Assessment:** In mehreren Arbeitsgruppen und in der Deutschen Agentur für Health Technology Assessment (DAHTA) des Deutschen Instituts für Medizinische Dokumentation und Information (DIMDI) werden Methoden zum HTA entwickelt, die viele Gemeinsamkeiten mit der EbHC aufweisen (vgl. Perleth et al. 2008, Kap. 6).
- internationale **Institutionen zur Nutzenbewertung:** Soweit Institutionen, die sich international mit der Nutzenbewertung, der Kosten-Nutzen-Bewertung und mit Allokationsfragen beschäftigen (z.B. Institut für Qualität und Wirtschaftlichkeit im Gesundheitswesen [IQWiG] in Deutschland, National Institute for Health and Clinical Excellence [NICE] in Großbritannien), in diesem Zusammenhang mit der EbHC als Methodik der Versorgungsforschung arbeiten, sind hier Konzepte und methodische Vorgehensweisen entwickelt worden.

Das Spektrum der einzelnen **Methoden** ist sehr breit, es können daher hier nur einige Punkte herausgegriffen werden.

■ **Gesundheitsökonomie:** Die Untersuchung der Effizienz von Maßnahmen aller Art ist eine der wichtigsten Aufgaben, die im Zusammenhang mit einer Evidence-based Policy zu bewältigen sind. Da die Gesundheitsökonomie nur den monetären Nutzen von Maßnahmen bewerten kann, stellt die Klärung der Frage, inwiefern diese Mittel auch tatsächlich aufgebracht werden sollten, einen Bestandteil der Angemessenheit dieser Maßnahme dar und bedarf daher der gewissenhaften Untersuchung der Präferenzen von Einzelpersonen sowie Gruppierungen, der ethischen und juristischen sowie letztlich der politischen Überprüfung.

■ **Lebensqualität:** Die Lebensqualität ist einer der wichtigsten Bestandteile der sog. Patient-reported Outcomes (PRO). Die Erhebung ist bereits so weit standardisiert, dass sie auch als Endpunkt für Studien dienen kann.

■ **Epidemiologische und Registerstudien:** Um den Versorgungsalltag und die Auswirkung von populationsbezogenen Interventionen abzuschätzen, müssen große Stichproben untersucht werden, unter Umständen in Rückgriff auf Datenregister mit Routine- bzw. administrativen Daten.

■ **Organisationswissenschaften und Soziologie:** Studien zu Innovationen und Änderungen im Versorgungsgeschehen bedürfen der organisatorischen Umsetzung und sind daher Gegenstand von soziologischen bzw. organisationstheoretischen Untersuchungen.

■ **Ethik:** Strukturwandel und Mittelallokation unter den Bedingungen begrenzter Ressourcen lassen ethische Fragestellungen bedeutsam erscheinen; diese spielen in der wissenschaftlichen Evaluation unter der Überschrift „Präferenzen und Umsetzung" eine große Rolle.

■ **Juristische Wertung und Recht:** Gleiches gilt für die rechtliche Wertung von Methoden und Verfahren, die ebenfalls durch EbHC abgesichert dargestellt werden muss.

Analog zum CONSORT-Statement (Consolidated Standard of Reporting Trials; s. Kap. 20.1, Abb. 20.1-1, S. 443) ist für nicht randomisierte Studien das Instrument TREND (Transparent Reporting of Evaluations with Non-Randomized Designs) entwickelt worden. Dieses Instrument gibt detailliert vor, wie die Studienpopulation und die Intervention beschrieben werden sollen, wie Confounder vermieden bzw. mögliche Bias dargelegt werden, wie die statistische Methodik angewendet werden soll und wie letztendlich die Ergebnisse zu interpretieren

sind. Wichtig ist die Darlegung der grundlegenden theoretischen Annahmen, auf denen die Studie aufbaut (z. B. Theorie des organisatorischen Lernens), und der Hypothese, auf der die Fragestellung beruht (DesJarlais et al. 2004).
Wie in den Kapiteln 19 und 20.2 zur EbM von Therapie- und diagnostischen Studien dargelegt, ist der inverse Zusammenhang zwischen Studienqualität und nachgewiesenem Effekt eines der wichtigsten Argumente pro EbM: Je höherwertig das Studiendesign, desto geringer fällt der Effekt aus. Es ist bislang unklar, inwieweit dies auch für Studien aus dem Gebiet der Versorgungsforschung gilt, die mittels EbHC bewertet werden. In einem Systematischen Review zur Effektivität von Pay-for-Performance-Programmen (P4P) auf die Qualität der Gesundheitsversorgung scheint dies jedoch möglicherweise vorzuliegen. Während in der Gesamtheit der 28 identifizierten Studien 21 (75 %) für eine Wirksamkeit von P4P sprachen, wiesen 12 von 12 historisch kontrollierten Studien („schwächstes" Design) positive Ergebnisse auf, aber nur eine von 3 Case-Control-Studien, 2 von 4 Studien mit quasiexperimentellem Design und 6 von 9 randomisierten Studien; allen 7 Studien mit „negativem" Ergebnis lag also ein höherwertiges Studiendesign zugrunde (Wille et al. 2008, Nr. 738). Auf der anderen Seite ist nicht von der Hand zu weisen, dass die Technik der Randomisierung nichtmedizinische Interventionen benachteiligt, sodass diese Beobachtung auch auf diesen Umstand zurückzuführen sein kann (Rychetnik et al. 2002).

4.5 Bedeutung im Innovationstransfer

Von besonderer Bedeutung ist EbHC als wissenschaftliche Methode, die den Innovationsprozess im Bereich der klinischen Forschung transparent gestaltet. Der Begriff des Innovationsprozesses umfasst den initialen Schritt der Erfindung, gefolgt von der Translation in die Versorgung (Innovation i. e. S.) und der Implementierung in der Breite der Versorgung. Arbeitsteilig orientierte Konzepte der klinischen Forschung werden zunehmend durch ein transferorientiertes Verständnis des Innovationsprozesses abgelöst. In der Einteilung der Deutschen Forschungsgemeinschaft (DFG) dominierte noch im Jahr 1999 der Widerspruch zwischen Grundlagen- bzw. laborbezogener Forschung und den patientenorientierten Ansätzen (DFG 1999):

„... die **grundlagenorientierte Forschung**, in deren Mittelpunkt der Erkenntnisgewinn in biologischen Systemen (Molekularbiologie, Genetik, Biochemie, Immunologie, Physiologie usw.) steht, der in der Folge zur Erforschung krankheitsrelevanter Fragestellungen beiträgt;
die **krankheitsorientierte Forschung**, die an Modellsystemen, zum Beispiel im Tierversuch oder in In-vitro-Systemen, mit den Methoden der modernen Biologie einen Einblick in die Pathophysiologie und die genetischen Ursachen von Krankheiten zu gewinnen versucht und Ansätze für mögliche therapeutische Maßnahmen erprobt. Krankheitsorientierte Forschung hat zum Ziel, die Pathogenese und die Behandlung von Krankheiten zu verstehen, benötigt dazu aber nicht den direkten Kontakt mit dem Patienten;
die **patientenorientierte Forschung**, die direkt am und mit dem Patienten oder Probanden durchgeführt wird. Hierunter fallen vor allem klinische Studien aller Phasen, und auch epidemiologische und Fall-Kontroll-Studien sowie weite Bereiche der Versorgungsforschung. Patientenorientierte Forschung erfordert den direkten Kontakt zwischen den Wissenschaftlern und den Patienten/Probanden."

Mittlerweile ist ausgehend von der Diskussion in den USA in den Jahren 2004 und 2005

(Zerhouni 2005) ein auf den Innovationstransfer ausgerichtetes Verständnis der klinischen Forschung in den Mittelpunkt gerückt (Schrappe u. Scriba 2006; s. Abb. 4.5-1), das folgende Bereiche umfasst:

- **grundlagenorientierte Forschung:** Erkenntnisgewinn in biologischen Systemen (wie DFG 1999)
- **krankheitsorientiert-translationale Forschung:** Transfer der Erkenntnisse aus der Basic Science in die klinische Evaluation und zurück
- **klinisch-evaluative Forschung:** Evaluation – basierend auf der klinischen Studie und der EbM – diagnostischer und therapeutischer Prinzipien aus der Grundlagenforschung und Transformation klinischer Fragestellungen aus der Krankenversorgung in Studien
- **Versorgungsforschung:** Umsetzung der Ergebnisse klinischer Studien in die Praxis der Gesundheitsversorgung hinsichtlich ihrer Wirkung auf Qualität und Effizienz in individueller und sozioökonomischer Perspektive

Aus **sozialrechtlicher Sicht**, die sich deutlich vom wissenschaftstheoretischen Blickwinkel unterscheidet, kann man grob folgende 4 Aspekte differenzieren:

- die Zulassung (typischerweise gegenüber Placebo oder anderen Therapieprinzipien)
- die Nettonutzenbewertung (gegenüber Standard)
- die Bewertung des Nutzens in der Alltagsversorgung
- die langfristige Überprüfung vor allem hinsichtlich Sicherheitsaspekten

Zur Zulassung und zur Nettonutzenbewertung werden im Allgemeinen Ergebnisse klinischer Studien im Sinne der klinisch-evaluativen Forschung herangezogen (absolute Wirksamkeit, in erster Linie randomisierte Studien). Unter Nettonutzen wird hierbei der Zuwachs an Gesundheit (Heilung, Linderung) gemindert um Risiken und unerwünschte Behandlungsergebnisse verstanden. Der Nachweis eines positiven Nettonutzens führt – sofern fachlich und wissenschaftlich begründet – zur Bestätigung eines sog. objektiven Bedarfs an einer Leistung (vgl. Schwartz et al. 2001, Nr. 19; Wille et al. 2008, Nr. 579). Die klinisch-evaluativen Studien werden hierzu durch das IQWiG nach § 139a SGB V in Systematischen Reviews zusammenfassend bewertet. Für Arzneimittel wird nach § 139a, Abs. 3 Satz 1 Nr. 5 SGB V in Verbindung mit § 35 Abs. 1b und § 35b Abs. 1 neben der Nutzenbewertung auch eine Kosten-Nutzen-Bewertung durchgeführt. Bei diesen Verfahren sind umfangreiche Anhörungen vorgeschrieben, die ebenso wie die Anhörungs- und Genehmigungsvorbehalte durch das Bundesministerium für Gesundheit (BMG) beim Ge-

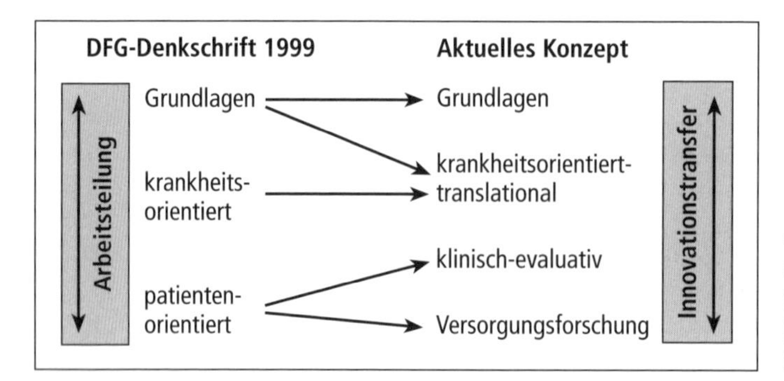

Abb. 4.5-1 Arbeitsteilige und am Innovationsprozess orientierte Konzepte der klinischen Forschung (nach Schrappe u. Scriba 2006)

meinsamen Bundesausschuss (GBA) als Korrelat für eine Diskussion der Angemessenheit zumindest auf der Ebene der Präferenzen der Patientenorganisationen, Fachgesellschaften und der politischen Entscheidungsfindung gelten können.
Der ambulante und stationäre Sektor weisen hinsichtlich des Innovationszugangs einen entscheidenden Unterschied auf, da im ambulanten Sektor neue Methoden vor der Nutzung durch den GBA genehmigt werden müssen (sog. Erlaubnisvorbehalt nach § 91 SGB V in Verbindung mit § 92 Abs. 1 Satz 2 Nr. 5), während im stationären Sektor ein Verbotsvorbehalt gilt. Im ambulanten Bereich dürfen neue Untersuchungs- und Behandlungsmethoden nach § 135 SGB V

„(1) (...) nur erbracht werden, wenn der Gemeinsame Bundesausschuss auf Antrag eines Unparteiischen nach § 91 Abs. 2 Satz 1, einer Kassenärztlichen Bundesvereinigung. einer Kassenärztlichen Vereinigung oder eines Spitzenverbandes der Krankenkassen in Richtlinien nach § 92 Abs. 1 Satz 2 Nr. 5 Empfehlungen abgegeben hat über

1. die Anerkennung des diagnostischen und therapeutischen Nutzens der neuen Methode sowie deren medizinische Notwendigkeit und Wirtschaftlichkeit – auch im Vergleich zu bereits zulasten der Krankenkassen erbrachten Methoden – nach dem jeweiligen Stand der wissenschaftlichen Erkenntnisse in der jeweiligen Therapierichtung,
2. die notwendige Qualifikation der Ärzte, die apparativen Anforderungen sowie Anforderungen an Maßnahmen der Qualitätssicherung, um eine sachgerechte Anwendung der neuen Methode zu sichern, und
3. die erforderlichen Aufzeichnungen über die ärztliche Behandlung."

Dagegen überprüft der GBA nach § 137c SGB V „Bewertung von Untersuchungs- und Behandlungsmethoden im Krankenhaus"

„(1) (...) auf Antrag des Spitzenverbandes Bund, der Deutschen Krankenhausgesellschaft oder eines Bundesverbandes der Krankenhausträger Untersuchungs- und Behandlungsmethoden, die zulasten der gesetzlichen Krankenkassen im Rahmen einer Krankenhausbehandlung angewandt werden oder angewandt werden sollen, daraufhin, ob sie für eine ausreichende, zweckmäßige und wirtschaftliche Versorgung der Versicherten unter Berücksichtigung des allgemein anerkannten Standes der medizinischen Erkenntnisse erforderlich sind."

Die Aufgabe der Versorgungsforschung ist es in diesem Zusammenhang, valide externe Informationen zur Angemessenheit der Versorgung beizusteuern, sodass diese in die Formulierung des objektiven Bedarfs einfließen können. Eine EbHC-gestützte Gesundheitsversorgung nutzt also Ergebnisse der Versorgungsforschung, die nach der Methodik der EbHC erarbeitet wurden und valide Aussagen zur Angemessenheit von Behandlungsmethoden und komplexen Interventionen zulassen, um ein umfassendes Bild des objektiven Bedarfs zu erhalten, der nicht nur auf Ergebnissen der absoluten Wirksamkeit von Verfahren beruht, sondern auch die Alltagswirksamkeit beinhaltet.

Literatur

Black N. Evidence based policy. Proceed with care. BMJ 2001; 323: 275–9.
Brown C, Hofer T, Johal A, Thomson R, Nicholl J, Franklin BD, Lilford RJ. An epistemology of patient safety research: a framework für study design and interpretation. Part 2. Study design. Qual Saf Health Care 2008; 17: 163–9.
Chalmers I, Enkin M, Keirse M. Effective Care in Pregnancy and Childbirth. Oxford: Oxford University Press 1989.
Classen DC, Evans RS, Pestotnik SL, Horn SD, Menlove RL, Burke JP. The timing of prophylactic administration of antibiotics and the risk of surgical-wound infection. N Engl J Med 1992; 326: 281–6.

Cochrane Collaboration. Evidence-based medicine and health care. 2008. http://www.cochrane.org/docs/ebm.htm (15. November 2009).

DesJarlais DC, Lyles C, Crepaz N, and the TREND Group. Improving the reporting quality on nonrandomized evaluations of behavioral and public health interventions: the TREND statement. Am J Publ Health 2004; 94: 361–6.

Deutsche Forschungsgemeinschaft (DFG). Denkschrift Klinische Forschung. Weinheim: Wiley-VCH 1999.

Doig GS, Simpson F, Finfer S, Delaney A, Davies AR, Mitchell I, Dobb G, for the Nutrition Guidelines Investigators of the ANZICS Clinical Trial Group. Effect of evidence-based feeding guidelines on mortality of critically ill adults. JAMA 2008; 300: 2731–41.

Fielding JE, Briss P. Promoting evidence-based public health policy: can we have more evidence and more action? Health Aff (Millwood) 2006; 25: 969–78.

Gambia Hepatitis Study Group. The Gambia Hepatitis Intervention Study. Cancer Res 1987; 47: 5782–7.

Gawlik C, Lühmann D. Beschreibung des Status von Technologien. In: Perleth M, Busse R, Gerhardus A, Gibis B, Lühmann D (Hrsg): Health Technology Assessment. Konzepte, Methoden, Praxis für Wissenschaft und Entscheidungsfindung. Berlin: MWV 2008; 65–85.

Gelijns AC, Brown LD, Magnell C, Ronchi E, Moskowitz AJ. Evidence, politics, and technological change. Health Aff (Millwood) 2005; 24: 29–40.

Gerhardus A, Breckenkamp J, Razum O. Evidence-Based Public Health. Prävention und Gesundheitsförderung im Kontext von Wissenschaft, Werten und Interessen. Med Klin (Munich) 2008; 103: 406–12.

Greenhalgh T, Russel J, Swinglehurst D. Narrative methods in quality improvement research. Qual Saf Health Care 2005; 14: 443–9.

Harris AD, Smith D, Johnson JA, Bradham DD, Roghmann M-C. Risk factors for imipenem-resistant pseudomonas aeruginosa among hospitalized patients. Clin Infect Dis 2002; 34: 340–5.

Hicks N. Evidence based healthcare. Bandolier 1997; 39: 9.

Lohr KN, Eleazer K, Mauskopf J. Health policy issues and applications for evidence-based medicine and clinical practice guidelines. Health Policy 1998; 46: 1–19.

Miller RH, Luft HS. HMO plan performance update: an analysis of the literature, 1997–2001. Health Aff (Millwood) 2002; 21: 63–81.

Muir Gray JA. Evidence based policy making. BMJ 2004; 329: 988–9.

Perleth M, Busse R, Gerhardus A, Gibis B, Lühmann D (Hrsg). Health Technology Assessment. Konzepte, Methoden, Praxis für Wissenschaft und Entscheidungsfindung. Berlin: MWV 2008.

Peterson ED, deLong ER, Jollis JG, Muhlbaier LH, Mark DB. The effects of New York's bypass surgery provider profiling on access to care and patient outcome in the elderly. J Am Coll Cardiol 1998; 32: 993–9.

Pittet D, Hugonnet S, Harbarth S, Mourouga P, Sauvan V, Touveneau S, Perneger TV, and members of the Infection Control Programme. Effectiveness of a hospital-wide programme to improve compliance with hand hygiene. Lancet 2000; 356: 1307–12.

Rychetnik L, Frommer M, Hawe P, Shiell A. Criteria for evaluating evidence on public health interventions. J Epidemiol Community Health 2002; 56: 119–27.

Rychetnik L, Hawe P, Waters E, Barratt A, Frommer M. A glossary for evidence based public health. J Epidemiol Community Health 58; 2004: 538–45.

Schrappe M, Scriba PC. Versorgungsforschung: Innovationstransfer in der Klinischen Forschung. Z ärztl Fortbild Qual Gesundhwes 2006; 100: 571–80.

Schwartz FW, Wille E, Fischer CG, Kuhlmey A, Lauterbach KW, Rosenbrock W, Scriba PC. Sachverständigenrat für die Konzertierte Aktion im Gesundheitswesen. Bedarfsgerechtigkeit und Wirtschaftlichkeit. Gutachten 2000/2001. Bd. I: Zielbildung, Prävention, Nutzerorientierung und Partizipation, Bd. II: Qualitätsentwicklung in Medizin und Pflege, Bd. III: Über-, Unter- und Fehlversorgung. http://www.svr-gesundheit.de (15. November 2009).

Steinberg EP, Luce BR. Evidence based? Caveat emptor! Health Aff (Millwood) 2005; 24: 80–92.

Thomson R, Murtagh M, Khaw FM. Tensions in public health policy: patient engagement, evidence-based public health and health inequalities. Qual Saf Health Care 2005; 14: 398–400.

Wille E, Scriba PC, Fischer GC, Glaeske G, Kuhlmey A, Rosenbrock R, Schrappe M. Kooperation und Verantwortung. Voraussetzungen für eine zielorientierte Gesundheitspolitik. Gutachten 2007 des Sachverständigenrates für die Begutachtung der Entwicklung im Gesundheitswesen. Bd. I u. II. Baden-Baden: Nomos 2008.

Zerhouni EA. Translational and clinical science: time for a new vision. N Engl J Med 2005; 353: 1621–3.

5 Evidence-based Policy Making

Markus Lüngen und Matthias Schrappe

Wie in Kapitel 4 bereits ausgeführt, bezieht sich Evidence-based Health Policy (EbHP) auf Populationen (und weniger auf die individuellen Behandlungsansätze eines Patientenfalles) sowie auf die tatsächlich erreichbare Effektivität einer Maßnahme (und weniger auf eine theoretisch erreichbare Effektivität unter optimalen Laborbedingungen, also die Efficacy).

5.1 Definition, Ziele und Horizont der Gesundheitspolitik

Gesundheitspolitik kann eng definiert werden als das Einwirken des Staates auf die Allokation und Distribution von Gesundheitsleistungen mithilfe von Vorgaben in der Gesetzgebung. Rosenbrock fasst seine Definition hingegen weiter:

> „[Gesundheitspolitik ist] die Gesamtheit der organisierten Anstrengungen und Auseinandersetzungen im Hinblick auf bevölkerungs- bzw. gruppenbezogene Zielformulierungen, Zielvorgaben und Maßnahmen zum Zwecke der Förderung, Erhaltung bzw. (Wieder-)Herstellung von Gesundheit, der Linderung individueller und sozialer Folgen von Krankheit sowie zur Gestaltung und Steuerung der damit befassten Institutionen und Berufsgruppen." (Rosenbrock u. Gerlinger 2004)

Seine Formulierung geht somit nicht nur über den Staat als Träger der Gesundheitspolitik hinaus, sondern bezieht auch schon die Ziele sowie nicht gesetzliche Maßnahmen (etwa Appelle) mit ein. Rosenbrock stellt zudem fest, dass sich Gesundheitspolitik (ebenso wie Gesundheitsökonomie) keineswegs auf die Eindämmung der Kosten beschränken darf.

Die historische Sichtweise zeigt, dass es jeweils **Schwerpunkte** der gesundheitspolitischen Aktivitäten (und der gesundheitsökonomischen Forschung) gegeben hat. Im Zeitablauf haben diese Veränderungsschwerpunkte eine Wandlung erfahren:

- Die ersten Anstrengungen der Gesundheitspolitik lagen in der **Verbesserung des Zugangs**. Große Anteile der Bevölkerung hatten keinerlei Anrecht auf medizinische Leistungen bzw. keine Krankenversicherung. In Deutschland wurden die größten Fortschritte bereits im 19. Jahrhundert erreicht, in anderen Ländern, wie beispielsweise den USA, ist die Thematik immer noch auf einer sehr grundlegenden Basis aktuell (Sloan et al. 1988).
- In Deutschland richtete sich der Blick der Gesundheitspolitik seit den 1980er Jahren auf die Kosten, was durch eine dichte Abfolge von Gesetzeswerken dokumentiert ist. Diese Phase der **Kostendämpfung** kann weiter unterteilt werden in eher stringente Deckelungen und in Versuche, die Effektivität in den Vordergrund zu stellen (Lauterbach et al. 2001). Wichtig ist, dass die Kostendämpfung in weiten Teilen durchgeführt wurde, ohne grundlegende Einschränkungen beim Zugang herbeiführen zu müssen. Dies kann sich (durch Zuzahlungen, Primärarztsysteme etc.) jedoch auch ändern.

- In jüngster Zeit steht die **Qualität der Versorgung** im Vordergrund. Dem liegt der Gedanke zugrunde, dass Qualität letztendlich auch Kosten senken kann, indem Überversorgung abgebaut wird und Unterversorgung mit späteren Folgekosten vermieden wird. Anstrengungen zur Einführung von Disease-Management-Programmen, Qualitätsberichten, die Einrichtung des Instituts für Qualität und Wirtschaftlichkeit im Gesundheitswesen (IQWiG) und das noch zu erwartende Präventionsgesetz sind Symbole dieser Entwicklung in Deutschland.

Überraschenderweise existiert weder in Deutschland noch international eine **umfassende Theorie** der Gesundheitspolitik, welche es erlauben würde, den Prozess der politischen Einflussnahme auf und Steuerung des Gesundheitswesens zu analysieren. In der Regel argumentieren Gesundheitsökonomen daher entweder mit dem Gedankengebäude der **Wirtschaftspolitik** und übertragen dieses von anderen Märkten auf den Markt für Gesundheitsleistungen oder aber sie ziehen sich auf die Steuerung des Gesundheitswesens über **Kosten-Effektivitäts-Analysen** zurück (Lüngen 2009). Letzteres bedeutet, dass Gesundheitspolitik als Entscheidungsproblem interpretiert wird. Wiederum andere Ansätze zur Erklärung von Gesundheitspolitik gehen von stärker soziologisch ausgerichteten Ansätzen aus, welche auch die korporatistischen Züge des Gesundheitswesens einbeziehen. Hierbei wird Gesundheitspolitik als (gesellschaftlicher) Prozess verstanden.

5.2 Gesundheitspolitik als Wirtschaftpolitik

Wird das Gesundheitswesen als Markt betrachtet, der generell dem Wettbewerb zugänglich ist, können auch die herkömmlichen Instrumente der Wirtschaftspolitik auf ihre Eignung zur Steuerung des Gesundheitssystems geprüft werden. Diese Verbindung ist keinesfalls so abwegig, wie es auf den ersten Blick für die an ein solidarisches Gesundheitswesen gewöhnten Europäer scheint. Insbesondere in Diskussionsbeiträgen der Industrie, der Arbeitspolitiker und auch von Ärzten wird oftmals weniger Regulierung im Gesundheitswesen gefordert. Da aber ein Weniger an Regulierung meist ein Mehr an Marktkräften bedeutet (ob dies nun so bezeichnet wird oder nicht), lohnt die nähere Betrachtung der Übertragbarkeit allgemeiner Wirtschaftspolitik auf das Gesundheitswesen.

Demnach würde sich Gesundheitspolitik zunächst auf die Modelle der Wirtschaftspolitik stützen, insbesondere auch auf die grundlegenden Annahmen zum Verhalten der Akteure. Dies sind insbesondere die Eigennützigkeit der Akteure, die Rationalität des Agierens mit Nutzenmaximierung unter begrenzt verfügbaren Informationen, das Handeln nach dem Opportunitätskostenprinzip sowie die Annahme eines weit verbreiteten risikoaversen Verhaltens (s. hierzu tiefer gehend v.d. Schulenburg 1998 u. Lüngen 2006). Eine Orientierung an der Wirtschaftspolitik ermöglicht konsequenterweise die Anwendung der Wettbewerbstheorie, der Theorie der Entscheidungen unter Unsicherheit, der ökonomischen Theorie der Politik, der Managementtheorie und der Transaktionskostentheorie auf das Gesundheitswesen (vgl. v.d. Schulenburg 1998).

Wesentliches Ziel einer solchermaßen verstandenen Gesundheitspolitik wäre die Begrenzung von Marktmacht und die Errichtung eines möglichst funktionierenden Marktes beziehungsweise Wettbewerbs um Effizienz. Effizienz wird hierbei verstanden als beste Allokation der zur Verfügung stehenden Mittel auf die Verwendungsformen. Beispielsweise sollte die ambulante Versorgung einer Erkrankung bevorzugt werden, sofern diese bei vergleichbaren Ergebnissen weniger Kosten verursacht als die stationäre Versorgung. Effiziente Allokation bedeutet keinesfalls die Verringerung der Kosten zulasten der Qualität (zur tieferen Diskussion s. z. B. Lüngen 2006).

Gleichzeitig bedeutet ein Rückgriff auf die Wirtschaftspolitik, dass ein Eingreifen der Gesundheitspolitik nur abgeleitet werden kann, sofern ein Marktversagen vorliegt. Diese Vorstellung ist insbesondere dann vielversprechend, wenn die scheinbar nicht enden wollende Reihe von Gesundheitsreformen und Gesetzesänderungen als Belastung empfunden wird. Gesundheitspolitik als Wirtschaftspolitik bietet die verlockende Perspektive, dass mit einem einmaligen Festlegen der Rahmenbedingungen ein ideales Gesundheitswesen im Sinne der Wohlfahrtsökonomie erstellt wird und anschließend dieses System wettbewerblich unter den Akteuren (Anbietern und Nachfragern) für einen Ausgleich sorgt und den Nutzen für die Gesellschaft maximiert. Die entsprechenden theoretischen Modelle, wie ein solches Gesundheitswesen aussehen müsste, existieren bereits (in der Theorie) und wurden über Jahrzehnte diskutiert und beschrieben (s. hierzu Kap. 8). Diese Marktmodelle sehen in der Regel vor, dass sich das Gesundheitswesen auf die Allokation der Mittel entsprechend der Zahlungsbereitschaft und der Zahlungsfähigkeit beschränkt. Sofern ein Patient nicht über genügend finanzielle Mittel verfügt, erfolgt die notwendige Umverteilung innerhalb des Steuersystems. Inwieweit das Steuersystem (beziehungsweise die Finanzpolitiker) in der Lage sind, diese Mittel tatsächlich bereitzustellen, wird innerhalb der Modelle hingegen nicht mehr diskutiert, sondern als externer Rahmen ausgeschlossen. Hilfreich können hier beispielsweise die soziologischen Modelle sein, die auf Seite 51 angesprochen werden.

Wesentlich für das Verständnis der Gesundheitspolitik als Wirtschaftspolitik wäre die Unterbindung oder zumindest Linderung von Marktversagen. Marktversagen äußert sich insbesondere durch externe Effekte, mangelnde Konsumentensouveränität oder auch fehlende Markttransparenz. Das Auftreten all dieser Problembereiche kann im Gesundheitswesen unterstellt werden.

- **Externe Effekte:** Diese Effekte treten im Gesundheitsbereich dann auf, wenn durch den Konsum einer Gesundheitsleistung auch bei anderen Individuen Nutzen (positive externe Effekte) oder Kosten (negative externe Effekte) entstehen, ohne dass diese anderen Individuen dafür zahlen bzw. entschädigt werden. Auch positive externe Effekte sind problematisch, da der Nutzen einer anderen Person nicht in die Konsumentscheidung einbezogen wird und daher tendenziell zu wenig konsumiert wird. Bei negativen externen Effekten verhält es sich umgekehrt.

- **Konsumenten:** Grenzsituationen, wie sie bei Patienten mit schwerem Trauma, Demenz oder generell bei Kindern auftreten, bringen immer eine fehlende Konsumentensouveränität mit sich. Dies bedeutet für die Gesundheitspolitik, dass entsprechende Rahmenbedingungen für solche Situationen geschaffen werden müssen, beispielsweise über eine Vertretungsregelung für Angehörige und Ärzte.

- **Transparenz:** Sie ist für den Versicherten insbesondere im Hinblick auf Qualität von Bedeutung. Ein wohlfahrtsökonomisches Modell würde Qualität als variable Größe auffassen, die der Nachfrager mit seiner Zahlungsbereitschaft internalisieren kann.

Ist der Konsument mit einer geringeren Qualität zufrieden, so kann er einen Anbieter wählen, der diese zu einem geringeren Preis anbietet. Auch im Gesundheitswesen sind Ansätze für dieses Verhalten zu finden. So könnte ein Bewohner von isolierten Gegenden eine weite Anfahrt zum Spezialisten aufgrund der hohen indirekten Kosten scheuen und lieber beim lokalen Hausarzt in Behandlung bleiben.

Aus Sicht der Versicherer fehlt Transparenz insbesondere im Hinblick auf die Angemessenheit von Leistungen (Moral-Hazard-Problematik) und die vom Anbieter (dem Versorger) selbst induzierten Leistungen. Gemäß der ökonomischen Theorie bilden sich Angebot und Nachfrage unabhängig voneinander. Beeinflusst der Arzt den Patienten in seiner Nachfrage und verstößt er dabei gegen die Präferenzen des Patienten, hat der Markt kein optimales Ergebnis erbracht.

Insgesamt scheint die fehlende Markttransparenz ein ausschlaggebendes Kriterium für das mangelhafte Funktionieren von Märkten im Gesundheitswesen zu sein. Befürworter des marktlichen Modells argumentieren, dass die Beseitigung der Marktunvollkommenheiten daher im Vordergrund der gesundheitspolitischen Bemühungen stehen muss. Dies wäre immer noch effizienter, als die Kehrtwende zu vollziehen und statt des Marktes die staatliche Steuerung zu bevorzugen. Richtig daran ist sicher, dass Marktversagen nicht immer zwangsläufig einen staatlichen Eingriff bedingt. Vielmehr ist der entgangene Nutzen für die Bürger aufgrund von Marktversagen mit dem möglichen entgangenen Nutzen aufgrund des alternativ möglichen Staatsversagens zu vergleichen. Staatsversagen äußert sich dabei höchst unterschiedlich und kann von Überregulierung bis zur verspäteten Einführung von Innovationen reichen.

In der Praxis ist die Abwägung nicht immer trivial. Vorgeschlagene Maßnahmen zur Etablierung von Märkten basieren fast immer auf der Herstellung von Transparenz. So werden die bessere Information des Patienten und die Stärkung seiner Souveränität (oder auch der ihn vertretenden Krankenkassen) gefordert. Maßnahmen sind die Einführung von Qualitätsreporten über Anbieter, die Zulassung selektiver Verträge zwischen Krankenkassen und Versorgern oder auch die Aufteilung der Versicherungsleistungen auf Leistungspakete, um dem Versicherten eine Auswahl über den Umfang seines Versicherungsschutzes zu ermöglichen.

Eine bisher wenig beachtete Besonderheit im Gesundheitswesen ergibt sich dadurch, dass der Patient nur mangelhafte Information darüber hat, ob er überhaupt eine Nachfrage ausüben soll. Dies kann zu einer Überkonsumption führen (falls der Arzt aufgesucht wird, obwohl es nicht notwendig war) oder zu einer Unterkonsumption (falls der Patient Symptome nicht erkennt oder falsch interpretiert und daher später vermeidbare Komplikationen auftreten). Die Problematik ist von Bedeutung im Zusammenhang mit den oftmals zur Herstellung von funktionierenden Märkten geforderten Zuzahlungen und Selbstbehalten der Patienten. Diese werden oftmals gefordert, um die Sensibilität des Versicherten für seine ausgeübte Nachfrage zu erhöhen. Durch eine Zuzahlung wird der Patient aufgefordert, die Schwere seiner Krankheit (bzw. die Ernsthaftigkeit von Symptomen) selbst zu erkennen. Während in einem Modell ohne Zuzahlungen (und ohne indirekte Kosten des Arztbesuches, wie Arbeitsausfall) die Wahrscheinlichkeit zur Findung der korrekten Diagnose hauptsächlich vom Arzt abhängt, wird durch die Zuzahlung eine weitere Stufe zwischengeschaltet. Die Findung der korrekten Diagnose hängt zusätzlich von der bedingten Wahrscheinlichkeit ab, dass der Versicherte seine Symptome richtig interpretiert und ins Verhältnis setzt zu den erhöhten Kosten des Arztbesuchs. Überspitzt

formuliert wird durch die Zuzahlung das während des Medizinstudiums angesammelte Wissen des Arztes externalisiert auf den Versicherten. Der Patient muss bereits wissen, ob ein Arztbesuch überhaupt nutzt, um rational über seine Bereitschaft zu einer Zuzahlung entscheiden zu können.
Der Gesundheitsmarkt weist somit folgende Besonderheiten auf der Leistungsseite auf:

- Positive externe Effekte können sich aus der wohlwollenden Wahrnehmung eines angemessenen Gesundheitsniveaus in der Bevölkerung ergeben. Dessen Sicherstellung kann Aufgabe der Gesundheitspolitik sein.
- Einige Bereiche der Gesundheitsleistungen weisen eine Unterkonsumption auf, insbesondere Präventionsmaßnahmen.
- Mangelhafte Markttransparenz besteht für den Patienten insbesondere im Bereich der Qualität medizinischer Leistungen. Mindestvorgaben und ergänzende Anreize zum Streben nach bester Qualität können Abhilfe schaffen.
- Zuzahlungen können eine Behinderung des Marktzugangs darstellen und Wohlfahrtsverluste bedingen. In einem Versicherungsmodell werden Zuzahlungen im Allgemeinen jedoch eingesetzt, um eine Überkonsumption von Behandlungen für leichte Erkrankungen zu vermeiden. Dass der Patient diese erkennen kann, ist Voraussetzung.

Diese Ableitung möglicher Ansatzpunkte für gesundheitspolitisches Handeln verbleibt innerhalb des wohlfahrtsökonomischen Modells der Maximierung des Nutzens für die gesamte Gesellschaft. Oftmals wird jedoch auch generell die Gültigkeit des ökonomischen Modells für die gesundheitliche Versorgung infrage gestellt. So seien die Rahmenbedingungen im Gesundheitswesen kaum geeignet für Wettbewerb, die historische Entwicklung verbiete jeden Gedanken an eine marktliche Öffnung und die besondere Situation der Entscheidungsfindung in Notsituationen widerspreche den Axiomen der ökonomischen Werterwartungstheorie. Beide Standpunkte – die völlige Übertragbarkeit der Markttheorie wie auch deren völlige Ablehnung – scheinen nach derzeitigem Forschungsstand nicht angemessen zu sein. Vielmehr dürfte eine Gesundheitspolitik, die sich im Modell der Wirtschaftspolitik fundieren möchte, rasch an ihre Grenzen stoßen. Empirisch konnte bisher kein Gesundheitswesen zeigen, dass eine marktliche Steuerung Vorzüge gegenüber einer Regulierung aufweisen kann. Insbesondere ein rasant wachsender Finanzbedarf und gleichzeitig zunehmende Ungleichheiten der Versorgung machen marktlichen Systemen zu schaffen (s. etwa Lüngen u. Stock 2006).

5.3 Gesundheitspolitik als Entscheidungsproblem des Staates

Die Kritiker des Marktansatzes müssen einräumen, dass auch die rein staatliche Steuerung empirisch bisher weder in Deutschland noch international in der Lage gewesen ist, den stetigen Anreiz zum effizienten Einsatz der Mittel zu legen. Ein dauerhafter Rahmen für die gesundheitliche Versorgung wurde kaum erreicht. Liegt Marktversagen vor, ist daher zumindest aus ökonomischer Sicht nicht unbedingt ein staatliches Eingreifen legitimiert. Auch ein versagender Markt kann immer noch bessere Ergebnisse liefern als ein staatlich regulierter Markt. Die Abwägung, was für die Versorgung bessere Ergebnisse verspricht, ist nicht einfach und wird in der Regel in einem fortlaufenden (politischen) Prozess immer wieder neu austariert.
Zudem ist die Definition des Staates von Bedeutung. So ist insbesondere im Gesund-

heitswesen der Staat nicht der einzige Akteur mit Weisungsbefugnis. Auch Krankenkassen oder andere Korporationen, wie Kammern oder Kassenärztliche Vereinigungen und Verbände, haben vom Staat verliehene Vollmachten zur Weisung. In einem einfachen Modell können auch Krankenkassen als verlängerter Arm des Staates gesehen werden.

5.3.1 Wissensdefizite des Staates

Es existieren offensichtliche Hinweise, dass der Staat für eine zielgenaue Steuerung des Gesundheitswesen Informationen benötigt, die zumindest teilweise nicht verfügbar sind. Beispielsweise basieren klinische Studien in der Regel auf medizinischen Parametern, selten auf gesundheitsökonomischen (Zusatz-)Auswertungen und fast nie auf Alltagsbedingungen. Letzteres äußert sich in der Abgrenzung der eingeschlossenen Patienten und Behandlungsorte, den Zeiträumen der Beobachtung, der Wahl der klinischen Endpunkte und den betrachteten Alternativen (s. hierzu auch Kap. 20.1).
Studien unter Alltagsbedingungen sind zudem aufwendig. So hat die Studie ALLHAT (Antihypertensive and Lipid-Lowering Treatment to Prevent Heart Attack Trial) zum Vergleich der Wirksamkeit von gängigen Bluthochdrucktherapien rund 120 Mio. US-Dollar gekostet. Die ALLHAT-Studie war eine doppelt verblindete randomisierte Studie, welche bereits etablierte Arzneimittel zur Senkung des Bluthochdrucks mit neueren Arzneimittelgruppen verglich. Sie dauerte acht Jahre und umfasste 42 418 Personen (ALLHAT Officers 2002). Solche Kosten für Studien zum Effektivitätsvergleich unter Alltagsbedingungen finden selten einen Geldgeber. Aus gesellschaftlicher Sicht kämen die Regierung und die Krankenkassen als Geldgeber in Betracht. Die Regierung hat in Deutschland jedoch weder die finanzielle Ausstattung, um solche Prüfungen auf breiter Basis durchzuführen, noch den gesetzlichen Auftrag. So führt auch das Institut für Qualität und Wirtschaftlichkeit im Gesundheitswesen (IQWiG), welches für die Erstattung eine Bewertung vornimmt, nicht selbst Studien durch, sondern wertet nur bestehende Studien aus. Krankenkassen haben selbst diesen Schritt nur selten beschritten und verlassen sich häufig auf reine Kostenbetrachtungen. Als Ausweg aus diesem Dilemma wird oftmals ein Pool gefordert, welcher aus Beitragsmitteln der Krankenkassen eine anwendungsorientierte Forschung finanziert, die später wieder zu einer Stärkung von evidenzbasierter und kosteneffektiver Versorgung beiträgt.
Die meisten Studien basieren daher auch international nicht auf Alltagssituationen, sondern werden zur klinischen Zulassung von Medikamenten durch die Pharmaindustrie gesponsert. Die Ausgaben der amerikanischen Pharmaindustrie beliefen sich auf rund 4,1 Mrd. US-Dollar im Jahr 2000 versus 850 Mio. US-Dollar, die in diesem Jahr durch das öffentliche NIH (National Institute of Health) aufgebracht wurden. Selbst von dieser geringeren Summe der öffentlichen Gelder geht der größte Teil in die Grundlagenforschung (Tunis et al. 2003).
Neben der Praxistauglichkeit der Alternativen sind auch die betrachteten Handlungsoptionen in gesundheitsökonomischen Studien teilweise ungeeignet für eine Übertragung in die Politik. Beispielsweise könnte ein Review über die Effizienz von Disease-Management-Programmen zu dem Ergebnis kommen, dass in einem Zeitraum von 5 Jahren nur wenige der Programme tatsächlich Kosten senken. Unter der Vorgabe, dass die Gesundheitsausgaben nicht steigen dürfen, käme die Studie eventuell zu der Empfehlung, bevorzugt diejenigen Programme umzusetzen, bei denen verstärkt Überversorgung abgebaut wird, nicht jedoch solche, durch die Unterversorgung behoben wird. Ein Gesundheitspolitiker hin-

gegen könnte diese Rahmenbedingungen aufheben. Er könnte die Verbesserung der Qualität in den Vordergrund stellen und dafür eine leichte Anhebung der Beitragssätze zur Krankenversicherung in Kauf nehmen. Oder er könnte Maßnahmen außerhalb der Disease-Management-Programme anordnen, beispielsweise eine (normativ begründete) strikte Budgetierung der Arzneimittelausgaben, um die so gewonnenen Ressourcen in Disease-Management-Programme mit vermeintlichen Mehrausgaben zu investieren.

Daraus ergibt sich insgesamt für die Politik (ebenso wie für das Individuum) eine Wissenslücke, gepaart mit dem Zwang zur oftmals partiellen Betrachtung von Problembereichen. Diese Defizite könnten jedoch zumindest im Grundsatz behoben werden, wenn die Politik bereit wäre, entsprechende finanzielle Mittel für die Forschung bereitzustellen.

5.3.2 Wahlfreiheit versus staatliche Einflussnahme

Von einigen Ökonomen wird eingewandt, dass staatliche Eingriffe die Wahlfreiheit des Individuums zur Nutzenmaximierung behindern oder gar untersagen können. Gemäß der ökonomischen Theorie wäre es beispielsweise denkbar, dass ein Patient auch eine geringere Qualität der Versorgung in Anspruch nimmt, wenn er dadurch einen niedrigeren Preis entrichten muss. Oftmals wird diese Möglichkeit vom Staat unterbunden, indem Anbieter mit geringer Qualität vom Markt ausgeschlossen werden (oder dies zumindest versucht wird). Einige Ökonomen stellen die Wahlfreiheit des Bürgers als eines der obersten Ziele des gesellschaftlichen Lebens überhaupt dar. Eingriffe des Staates, auch wenn sie vermeintlich zu dessen Schutz stattfinden, sind daher abzulehnen.

Zunächst einmal scheint es schwer zu widerlegen zu sein, dass das Individuum über seine Nachfrage entscheiden soll. Niemand lässt sich gerne vorschreiben, was er tun soll, gerade in gesundheitlichen Entscheidungen. Bei differenzierter Betrachtung wird allerdings deutlich, dass die Bevölkerung in Umfragen Kranken unabhängig von ihrem Einkommen und ihrer Zahlungsfähigkeit stets die beste medizinische Versorgung zukommen lassen möchte. Es wird lediglich akzeptiert, dass der Patient freiwillig in eine potenziell schlechtere Versorgung einwilligt, etwa indem er die ländliche Versorgung durch Allgemeinmediziner einer aufwendigen Anfahrt zum Spezialisten in der Stadt vorzieht. Das Argument lautet somit, dass die ökonomische Theorie zwar einen Mechanismus zur optimalen Effizienz der Allokation kennt, dass die Annahmen des Modells jedoch nicht in das Wertegefüge der Gesellschaft hineinpassen und daher modifiziert werden sollten.

Roberts et al. (2004) merken dazu an, dass sich aus dem Bereich der Ethik 2 Grundkonzepte der Steuerung im Gesundheitswesen benennen lassen, und zwar Utilitarismus und Liberalismus (s. Abb. 5.3-1).

Der **Utilitarismus** zielt auf die Konsequenzen des Handelns ab. Ziel ist bei ihm die Maximierung des Gesamtnutzens in der Gesellschaft („das größte Glück der größten Zahl“, wesentlich hierzu sind die Argumentationen von Bentham, 1748–1832). Der **subjektive Utilitarismus** unterstellt, dass der einzelne Bürger am besten beurteilen kann, was ihm nutzt. Daher kann auch nur der einzelne Bürger über seine Handlungen zur Maximierung des Nutzens entscheiden. Unsicherheit über den Nutzen sowie eine Diskontierung werden beim subjektiven Utilitarismus unmittelbar innerhalb der geäußerten Zahlungsbereitschaft (Willingness-to-Pay, WTP) aus Sicht des Einzelnen berücksichtigt.

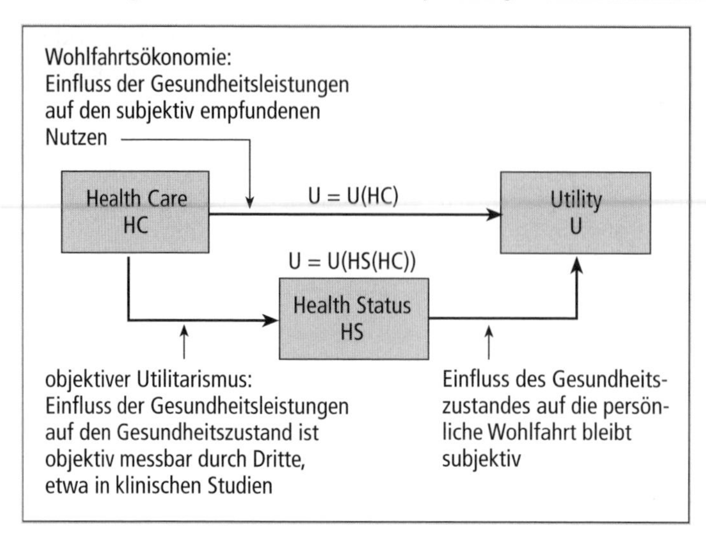

Abb. 5.3-1 Zusammenhang zwischen Gesundheitsversorgung (Health Care), Nutzen (Utility) und Gesundheitszustand (Health Status) in der Wohlfahrtsökonomie und im objektiven Utilitarismus

Der bevorzugt vorgeschlagene Koordinationsmechanismus des Utilitarismus ist der bereits erwähnte Markt mit Wettbewerb. Theoretisch denkbar wären auch andere Koordinationen, doch der Markt wird meist aus praktischen Überlegungen angestrebt. Die Analyse des Marktes und seiner Auswirkungen auf den Nutzen erfolgt im Rahmen der Wohlfahrtsökonomie. Weitgehend ungelöst bleibt innerhalb des subjektiven Utilitarismus allerdings das Problem der Gleichheit der Versorgung, also der Verteilung von Gesundheitsleistungen. Aufgrund methodischer Schwierigkeiten ist zudem die Frage bisher ungelöst, wie die Zahlungsbereitschaft der Bürger für Gesundheitsleistungen ermittelt werden kann. Die Benennung dieser Zahlungsbereitschaft wäre nötig, damit eine Rangabstufung des Nutzens der Gesundheitsprogramme und Maßnahmen ermittelt werden kann. Erst dies erlaubte es, eine Rangfolge oder auch Abwägung gegenüber anderen Maßnahmen, etwa dem Straßenbau, vorzunehmen.

Die Ermittlung der Zahlungsbereitschaft könnte erfolgen, wenn der Markt tatsächlich eingeführt wird, doch wäre dies gesundheitspolitisch nicht durchsetzbar und wünschbar.

Ökonomen haben auf die mangelnde Eignung des subjektiven Utilitarismus für das Gesundheitswesen reagiert, indem sie vorschlugen, dass Gesundheitspolitik sich nicht auf die zuvor kaum erhebbaren Präferenzen der Bevölkerung stützen solle, sondern auf das Urteil einer Expertengruppe. Diese Gruppe solle auf objektive Kriterien gestützt die Entscheidungen für die Politik treffen.

Dieser **objektive Utilitarismus** (im Gegensatz zum subjektiven Utilitarismus der ökonomischen Theorie) findet sich in vielen Gesundheitssystemen wieder. Beispiele sind die Einrichtung von Instituten zur Bewertung von Therapien (etwa dem IQWiG), die Erhebung von Lebensqualität (Quality of Life, QoL) in repräsentativen Bevölkerungsgruppen, die Einrichtung von Arzneimittelpositiv- oder -negativlisten und die Vorgabe von Mindestqualitäten (über Mengen oder Strukturen etc.) bei der Zulassung von Versorgern.

Der objektive Utilitarismus basiert somit ebenfalls auf der Annahme, dass der Nutzen in der Gesellschaft maximiert werden soll, jedoch wird die Auswahl der Nutzen stiftenden Maßnahmen durch eine Gruppe getroffen, und nicht vom Einzelnen. Diese Gruppe (etwa Regierung, Ärztekammer oder Krankenkassen) soll ihre Entscheidung bevorzugt auf der Grundlage von Evidenz und rationalen Zielen treffen.

Aus dem objektiven Utilitarismus lässt sich beispielsweise die Forderung der Steuerung des Gesundheitswesens auf der Basis von QALYs (Quality-Adjusted Life Years) ableiten. Sculpher et al. (2005) sehen die Abkehr von der subjektiv verankerten Wohlfahrtsökonomie innerhalb des objektiven Utilitarismus durchaus positiv. Diese Abwendung bedeutet neben der Loslösung vom Subjektivismus auch eine Abkehr vom sog. Pareto-Kriterium für Änderungen des Status quo (und damit einer gewissen Lähmung der Debatte), von den eventuell unerwünschten Einflüssen der bestehenden Einkommensverteilung auf die Inanspruchnahme und schließlich eine weitgehende Distanzierung von irrationalen Handlungen Einzelner auf zudem womöglich nicht funktionierenden Märkten.

Der **Liberalismus** als weitere mögliche Position der Gesundheitspolitik schließlich argumentiert nicht mit den Zielen (also der Maximierung des Nutzens), sondern mit den Rechten des Einzelnen. Die Anhänger des Liberalismus denken insbesondere an das Recht, alles tun zu können, solange man andere nicht belästigt. Dies mündet häufig in der Forderung eines möglichst reduzierten Einflusses des Staates, der insbesondere auch nicht das Recht zur Verwendung des eigenen Einkommens beschneiden soll.

Anhänger des **egalitären Liberalismus** wiederum argumentieren differenzierter, indem die Notwendigkeit des Zugangs zu Ressourcen zur Wahrnehmung der eigenen Rechte betont wird. Daraus abgeleitet werden meist Forderungen nach Umverteilung und der Vorhaltung von Grundausstattungen. Bezogen auf das Gesundheitswesen kann dies den Anspruch auf Zugang zu einem Basiskatalog an medizinischer Versorgung bedeuten.

5.3.3 Kosten-Nutzen-Analysen als Grundlage der Gesundheitspolitik

Die Wahl des ethischen Grundgerüsts in der Gesundheitspolitik ist bedeutsam für die verfügbaren Mittel. Wird der subjektive Utilitarismus als Maxime angesetzt, bleibt fast nur die wirtschaftliche Ausrichtung der Gesundheitspolitik übrig: Gesundheitsversorgung sollte so weit wie möglich an Märkten ausgerichtet werden.

Soll ein objektiver Utilitarismus verfolgt werden, stehen weniger die Einrichtung von Märkten im Vordergrund, sondern die Entscheidungsprobleme des einzusetzenden Expertengremiums. Rationale Entscheidungen werden dabei in der Regel auf der Basis von Kosten-Effektivitäts-Analysen (Cost-Effectiveness Analysis, CEA)[1] getroffen. Wie bei Lüngen (2009) erläutert, hat die CEA in den vergangenen Jahrzehnten eine fulminante Karriere durchlebt, sowohl in der wissenschaftlichen Diskussion als auch im Hinblick auf Qualität und Häufigkeit der Durchführung. Die Ursachen hierfür sind vielfältig. Wesentlich dürfte sein, dass verbesserte elektronische Datenverfügbarkeit und darauf aufbauende Auswertungsmöglichkeiten sich wechselseitig positiv beeinflusst haben. Dies wiederum ermöglichte praxistaugliche gesetzliche Vorgaben im Rahmen der Arzneimittelzulassung, was sowohl statistische Ansätze und Modellierungen als auch die Entwicklung entspre-

1 CEA wird hier verstanden im weiteren Sinne, also auch die Cost-Utility-Analyse einschließend; siehe hierzu beispielsweise Drummond et al. (1997).

chender Computerprogramme nochmals beflügelte.

CEA bestehen grundsätzlich aus der Gegenüberstellung von Kosten- und Nutzendifferenzen zwischen Alternativen der Behandlung (beziehungsweise Nichtbehandlung). Dies wird ausgedrückt anhand der ICER (Incremental Cost Effectiveness Ratio), also der Mehrkosten pro zusätzlich gewonnener Nutzeneinheit. Auch wenn die Messung der Kosten eine Herausforderung darstellt, ist zumindest die Kosteneinheit unumstritten. Beim Nutzen verhält es sich anders. Die klassische Einteilung der CEA in ihre Untergruppen ist unmittelbar aus den verschiedenen Nutzengrößen abgeleitet. Insbesondere natürliche Größen (etwa Lebensjahre, Blutdrucksenkung) in der CEA im engeren Sinne und qualitätsadjustierte Lebensjahre (QALYs) in der Kosten-Nutzwert-Analyse (Cost-Utility Analysis) werden unterschieden (s. auch Kap. 6).

Der Vorteil von QALYs liegt darin, dass sie zunächst nicht vergleichbar erscheinende Gesundheitsprogramme und Interventionen zu Allokationszwecken leichter handhabbar machen können. Ein QALY wird immer als ein QALY angesehen. Während der Nutzen einer Einheit Blutdrucksenkung kaum mit dem Nutzen einer vermiedenen Wiedereinweisung vergleichbar ist, können gewonnene QALYs über verschiedenste Gesundheitsprogramme verglichen werden. Die aus CEAs ableitbaren Ranglisten mit Angaben der Kosten pro gewonnenem QALY sollen dann dazu dienen, die Allokation eines Budgets rationaler zu gestalten (s. Listen etwa bei Drummond et al. 1997).

Diese angenehme Perspektive bei der Nutzung von QALYs führte dazu, dass Gesundheitsökonomen einem erheblichen Druck ausgesetzt waren, diese Nutzengröße in ihrem Studiendesign als Endpunkt vorzusehen (Kind 2005). QALYs als universelle Nutzeneinheit sind jedoch kein Nutzen im Sinne des subjektiven Utilitarismus, da bei QALYs nicht jeder Patient subjektiv den Nutzen einer Intervention bewertet, sondern eine (idealerweise repräsentative) Gruppe von Befragten stellvertretend für die Gesellschaft. Auch eine Aggregation von QALYs über Patientenfälle hinweg ist mit dem subjektiven Utilitarismus nicht vereinbar.

Neben dieser generellen Einschränkung stellen sich bei der Anwendung eines Nutzenindex und dessen Bewertung mit Kosten mehrere Fragen (s. hierzu auch Roberts et al. 2004):

- Ist es gleich zu werten, ob 10 Jahre mit geringer Lebensqualität oder 1 Jahr mit voller Lebensqualität gewonnen werden? Sind Behinderung und Lebensdauer beliebig kombinierbar?
- Wie werden Lebensjahre in verschiedenen Lebensabschnitten bei der Ermittlung der QALYs gewichtet? Ist es für den Wert eines QALYs gleichgültig, ob eine Therapie für ein Neugeborenes oder einen Rentner angewandt wird? Gibt es eine faire Anzahl an Lebensjahren, die jeder erreichen sollte (Fair-Innings-Ansatz)?
- Wie wichtig sind der Gesellschaft Unterschiede beispielsweise zwischen verschiedenen Formen der Behinderung? Sind Funktionseinschränkungen wichtiger als psychische Belastungen oder umgekehrt?
- Werden Krankheiten von Personengruppen mit Einkommen stärker gewichtet gegenüber Krankheiten von sozial schwachen Gruppen? Dies ist bei der Bemessung der indirekten Kosten (Arbeitsausfall) von Bedeutung. Oder sollen wohlhabende Bürger selbst vorsorgen, sodass schichtspezifische Prävalenzen in die Festlegung der Erstattung durch Sozialversicherungen einfließen sollen?
- Sollen Präferenzen der Krankheitsbekämpfung in der Bevölkerung mit einfließen in die Bewertung? Einige Krankheiten weisen sicher eine andere Wahr-

nehmung und Bewertung in der Bevölkerung auf als andere. Sollten Krankheiten stärker gewichtet werden, die besonders bedrohlich erscheinen?
- Wie soll zukünftiger Nutzen diskontiert werden? Vorgeschlagen werden Marktzinsen, also nach dem Investitionserfordernis der Behandlung, oder Sätze nach gefühlten subjektiven Abzinsungspräferenzen der Bevölkerung. Gibt es Schwellenwerte (beispielsweise für erreichte Lebensjahre), ab denen Diskontierungssätze zunehmen können?
- Wie wird Unsicherheit berücksichtigt? Sind Patienten risikoneutral bei der Entscheidung über Therapiealternativen?

Einige der Fragen erscheinen provokant in einem solidarischen Gesundheitssystem. Dennoch machen die Fragen deutlich, dass mit der Ermittlung von QALYs und deren Kosten auch Werturteile verbunden sind. Eine Festlegung auf eine Gleichgewichtung von gewonnenen Lebensjahren unabhängig vom Alter der Patienten ist eben eine Entscheidung gegen eine unterschiedliche Gewichtung. Die zunächst für Allokationszwecke objektiv und wertneutral erscheinende Größe „Euro pro gewonnenem QALY“ ist es bei näherer Betrachtung nicht mehr.
Sculpher et al. (2005) und Kind (2005) gehen detaillierter auf die technischen Details der Ermittlung von QALYs ein. Sie weisen korrekterweise darauf hin, dass verschiedene Instrumente der Nutzenmessung (insbesondere auch zur Ermittlung von QALYs) zu unterschiedlichen Ergebnissen und darauf basierenden Empfehlungen führen. Die Autoren sehen daher die Notwendigkeit einer Art Überführung, Kalibrierung oder auch Anpassung der Instrumente zur Messung der Lebensqualität untereinander. Inwieweit diese Verrechenbarkeit der Instrumente in regelmäßigen Zeitabständen selbst wieder neu kalibriert werden muss, bleibt dabei offen.
Das englische National Institute for Health and Clinical Excellence (NICE) hat daher Mindestanforderungen an die Ermittlung von QALYs gestellt. Demnach sind Indexformat, eine Kardinalskala von 0 bis 1 und die Ermittlung der Gewichte in relevanten Populationen vorgeschrieben. Hinzu kommt eine explizite Basierung auf Präferenzen, und zwar übergreifend über Krankheitsarten, also generisch. Um diese Vorgaben zu erfüllen, wird das Bewertungsverfahren Standard Gamble (SG) meist als Goldstandard angesehen. Kind (2005) weist jedoch darauf hin, dass das Besondere an SG darin liegt, dass es keinen Standard der Durchführung gibt. Zudem können QALYs auch mit Time-Trade-Off-Ansätzen (TTO) oder mit Visuellen Analogskalen (VAS) berechnet werden. Sie können in enger Auslegung der von-Neumann-Morgenstern-Axiome jedoch nicht als Utility bezeichnet werden. Die Literatur hierzu ist umfangreich und heterogen und trägt nicht dazu bei, die Vermittlung von CEAs in den politischen Prozess hinein zu vereinfachen.
Problematisch ist sicher, wenn 2 Verfahren, die das Gleiche zu messen vorgeben, unterschiedliche Werte messen, etwa TTO und SG. In der Regel misst TTO geringere Utility-Werte als SG. Liegen die Messwerte erst vor, kann aus ihnen nicht mehr erkannt werden, ob es sich um Nutzwerte im Sinne von von Neumann-Morgenstern handelt. Nur eine explizite Nennung des zugrunde liegenden Messverfahrens kann die Messwerte „veredeln“. Kind (2005) fordert daher, dass ein einheitliches Verfahren ausgewählt wird, um QALY-Bewertungen vorzunehmen. Dazu gehört die Auswahl der Befragten, die Auswahl der Messung (etwa ein Verfahren des SG) und die Modalitäten der Umrechnung in Nutzwerte. Andere Verfahren sind dann nur noch gültig, wenn sie in diese Referenzwerte umgerechnet werden können. Bereits bei der Auswahl der Befragten räumt Kind allerdings ein, dass die Abbildung der

„Normalbevölkerung" zur Ermittlung der Präferenzgewichte bereits Probleme bereiten kann (Gefängnisse, Streitkräfte etc.).

Wurde die Hürde der Messung innerhalb der CEA genommen, sind die Probleme noch nicht wesentlich geringer geworden. Die ermittelte ICER kann je nach eingeschlossenen Patienten, behandelndem Arzt, Wirkstoff, Region oder auch zufällig schwanken. Die ICER kann bei besonders betroffenen (selektierten) Patienten sehr günstig sein, dennoch wird eine Ausdehnung in die Fläche letztendlich unwirtschaftlich erscheinen.

Sculpher et al. (2005) fordern daher die Angabe einer Wahrscheinlichkeit, dass eine Intervention auch bei breiter Anwendung eine gute ICER erreicht, verbunden mit der Abschätzung, welche Ressourcen eine Regierung bei einer auf CEA basierenden Fehlentscheidung eventuell verloren geben muss. CEA eingesetzt für ein Societal Decision Making, also die rationale Verteilung eines vorgegeben Budgets anhand von erreichbaren QALYs (als exogen definierte gesellschaftliche Sicht), halten die Autoren für zu einfach gedacht und gesellschaftlich nicht durchführbar.

Sie verweisen auch darauf, dass CEA immer nur eine Momentaufnahme liefern kann. Im Zeitablauf ändern sich die Erfassungs- und Auswertungsmethoden, der Zuschnitt der Perspektiven ändert sich (weshalb die Autoren grundsätzlich die gesellschaftliche Perspektive – und nicht etwa die der Krankenkassen oder der betroffenen Patienten – vorschlagen), Technologie (= Therapien), Ressourcen und Information (= Evidenz) wandeln sich, und schließlich müssen die sich ändernden gesellschaftlichen Vorstellungen über den Nutzen einbezogen werden. Ermöglicht eine Therapie beispielsweise erst das Erreichen eines gebärfähigen Alters, sind auch Kinder und deren Nutzen (und wiederum deren Nachwuchs und Nutzen usw.) prinzipiell einzubeziehen, bis die Marginalisierung erreicht ist.

Sculpher et al. (2005) sind ebenso in Bezug auf die Methoden der Kostenerhebung kritisch. Eine Kostenerhebung auf Basis von Mittelwerten ist demnach nicht immer sinnvoll, da Kosten oft nicht normalverteilt sind, sondern schief. Es können extreme Ausreißer auftreten, prinzipiell ohne Limitierung nach oben. Eine Abschätzung des Einflusses der Therapie auf das Budget der Sozialversicherung (Budget-Impact-Analyse) wird dadurch zumindest erschwert. Generell werden Kosten oftmals vereinfacht durch Erlöse abgeschätzt, was zu Verzerrungen führen kann. Produktivitätsverluste werden häufig zwar erfasst (weil sie eher leicht zu erheben sind), haben im internationalen Rahmen jedoch höchst unterschiedliche Ausprägungen. Eine unkritische Übertragung der Ergebnisse aus dem Ausland verbietet sich daher.

Vor der politischen Umsetzung werden neue Therapien in CEAs zwar mit bestehenden Therapien (beziehungsweise sinnvolle Alternativmaßnahmen) verglichen und die marginalen Kostenzuwächse und Nutzengewinne gegenübergestellt (ICER), jedoch kaum die Budgetobergrenzen thematisiert. Ein festes Gesamtbudget, welches jeder neuen Intervention die Bürde auferlegt, eine bestehende Intervention mit gleichem Budgetrahmen zu verdrängen, wird nur selten angenommen. Vielmehr herrscht die Daumenregel vor, dass es ein dehnbareres Budget gibt, welches bis zu einem bestimmten Grenzwert (beispielsweise in Euro oder QALYs) reichen kann. Diese Vorgehensweise vernachlässigt jedoch maßgeblich die Opportunitätskosten der neuen Therapie, denn andere (medizinische oder gesellschaftliche) Aktivitäten können nicht mehr durchgeführt werden. Um die „zu verdrängenden" Programme zu identifizieren, müsste auch für bestehende Programme deren marginale Kosteneffektivität berechnet werden. In der Regel schwankt diese jedoch regional und zeitlich (wie auch für neue Programme) und ist nicht einmal ansatzweise bekannt.

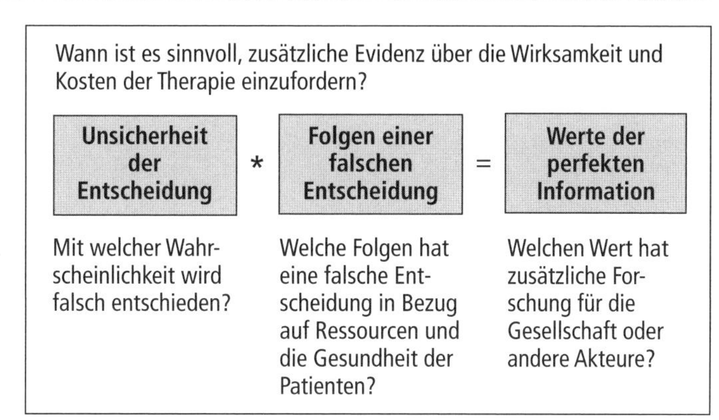

Abb. 5.3-2 Zusammenhang zwischen der Unsicherheit einer Entscheidung, den Folgen von falschen Entscheidungen und dem Wert der Information, um die Entscheidung zu verbessern

Die Kosten der Unsicherheit der Entscheidungen, die von der Regierung auf der Basis von CEAs getroffen werden, können interpretiert werden als der Wert perfekter Information (s. Abb. 5.3-2). Neue Forschung (zur Verbesserung des Informationsstandes) sollte nicht teurer werden als dieser Wert. Daraus lässt sich beispielsweise auch eine Rangfolge für zukünftige Forschung ableiten. In einem weiteren Schritt können auf der Basis der „Kosten von Fehlentscheidungen" auch notwendige Studien entworfen werden in Bezug auf erforderlichen Stichprobenumfang, Zielgruppe, Follow-up-Zeitrahmen und Wahl der Endpunkte.
Sculpher et al. (2005) weisen auf den vergleichsweise geringen Einfluss hin, den CEAs bei individuellen Entscheidungen auf Patientenebene haben, und auf den steigenden Einfluss auf Systemebene. Diese Aussage gilt insbesondere für England mit einer Institution wie NICE, die bereits 1999 installiert wurde, jedoch auch für Deutschland. Die Rückbesinnung auf die Ursprünge der CEAs als Entscheidungshilfe für ein konkretes Problem steht im Vordergrund. Staatliche Lenkung kann sich somit auf CEAs berufen, doch stellen diese keinen Automatismus dar. Eine Rangfolge von Interventionen auf der Basis von CEAs, welche nachfolgend von der Gesundheitspolitik abgearbeitet (beziehungsweise budgetär bewilligt) werden muss, ist nicht praktikabel und bezieht viele Dimensionen der gesundheitlichen Versorgung nicht ein.

5.4 Gesundheitspolitik als gesellschaftlicher Prozess

Die mangelnde Einbeziehung von Dimensionen in die Entscheidungsfindung ist immer dann von Belang, wenn diese von der Bevölkerung als relevant angesehen werden. Mangelnder Rückhalt der Entscheidungen kann sich auf die demokratische Meinungsbildung auswirken und damit auf Wahlerfolge. Diese Zusammenhänge werden häufig mit **soziologisch orientierten Ansätzen** analysiert. Wesentlich ist hierbei die ökonomische Theorie der Politik. Ihr Kerngedanke besteht darin, dass sich Politiker ebenso wie der Normalbürger maximierend verhalten, und zwar im Hinblick auf die erreichbaren Stimmen bei politischen Wahlen.
Klassiker der ökonomischen Theorie der Politik sind die Werke von Downs (1957) zur Übertragung des Maximierungsgedankens auf politische Gegebenheiten, von Olson (1968) zum Verhalten und der Bildung von Verbänden sowie von Kirchgässner (1998) zur kritischen Analyse des Verhaltens im ökonomischen Umfeld, oftmals zusam-

mengefasst in der Kunstfigur des Homo oeconomicus.

Alle diese Ansätze haben gemein, dass ökonomische Ansätze – seien es Nutzenmaximierungen oder die Anwendung von Kosten-Effektivitäts-Analysen – durch gesundheitspolitische Akteure kritisch hinterfragt werden (müssen). Oftmals liegt weder ein fest umrissenes Gesundheitsprogramm vor, das nach Kategorien von Kosten und Nutzen beziehungsweise Mengen und Preisen analysiert werden kann, noch reichen diese Dimensionen aus, um aus politischer Sicht eine adäquate Befriedigung der Interessen der Wähler und Patienten zu gewährleisten. Daher werden oftmals weitere Dimensionen der Evaluierung speziell für das Gesundheitswesen entwickelt. Durchgesetzt haben sich dabei die Dimensionen Zugang, Finanzierung und Qualität, etwa im Bereich des Health Services Research (im Deutschen oftmals als Versorgungsforschung bezeichnet; s. auch S. 20 ff.):

- Unter **Zugang** versteht man dabei nicht nur den Zugang des Patienten zu Leistungen, sondern ebenso den Zugang des Versorgers zum Markt, Zugangshemmnisse wie Zuzahlungen oder auch räumliche Erreichbarkeit.
- **Finanzierung** (teilweise auch als Effizienz benannt) deckt alle Aspekte der Allokation und Distributionswirkung einer Maßnahme ab, also sowohl die Bereitstellung als auch die Verwendung von Mitteln.
- **Qualität** schließlich umfasst sowohl die für den Patienten entscheidende Ergebnisqualität als auch Prozesse und Strukturen.

Durch die systematische Evaluation der 3 Dimensionen werden die für den Patienten ausschlaggebenden Bereiche Gesundheitszustand, Patientenzufriedenheit und Risikovorsorge beleuchtet. Versorgungsforschung kann darauf basierend Hinweise zu folgenden Stellschrauben der Gesundheitspolitik geben (Roberts et al. 2004):

- Mittelbeschaffung (Beiträge, Zuzahlungen etc.)
- Mittelverwendung (Vergütungssysteme)
- Organisation (Trägerschaften, Größenklassen etc.)
- Regulierung und Marktverhalten

Von der evidenzbasierten Medizin zur evidenzbasierten Politik

Die Politik unterscheidet zwischen dem politischen Handlungsprogramm (Policy), der tatsächlichen Interessenauseinandersetzung mit anderen Akteuren (Politics) und den verfassungsmäßigen Rahmenbedingungen (Polity) (Rosenbrock 1998). Gesundheitsökonomie kann auf allen Stufen Wirkung entfalten, benötigt jedoch jeweils eine andere Form der Darstellung und auch der Methoden.

Letztendlich bedeutet dies, dass Gesundheitspolitik und Gesundheitsökonomie weder als unverbundene Teile nebeneinander stehen noch die Politik als ein ausführendes Organ der ökonomischen Rückschlüsse betrachtet werden kann (oder sollte). Vielmehr bezieht die Gesundheitsökonomie Impulse für Forschungstrends aus der Gesundheitspolitik, während diese wiederum für ihre Umsetzung auf Denkanstöße der Gesundheitsökonomie zurückgreifen kann. Die Art und Weise, wie dies geschieht, ist dabei weitgehend ungeklärt.

Im Gegensatz zur EbM, welche ihre Bemühungen dareinsetzt, die allgemeine Studienlage auf einen individuellen Fall anzuwenden, geht evidenzbasierte Politik den umgekehrten Weg. Sie muss versuchen, die Vielzahl der individuellen Schicksale zu einem Gesamtkontext zu verknüpfen und ein in sich stimmiges Gesundheitssystem zu formen. Bei beiden Vorgehensweisen muss notwendigerweise mit Wissenslücken

und damit Unsicherheiten umgegangen werden.
Beide Konzepte sehen sich mit den nachfolgend erläuterten ethischen Bedenken konfrontiert:

- Viele Outcomes (Behandlungsergebnisse) der klinischen Behandlung können nicht (adäquat) gemessen werden und finden daher bei der Auswahl oder Zulassung einer Therapie keine oder zu wenig Berücksichtigung.
- Es ist unklar, wessen Interessen (beziehungsweise Nutzen) durch die Entscheidung in der EbM, insbesondere hinsichtlich der Aufbereitung von Daten und der Setzung von Forschungsthemen, vertreten werden.
- Die ethischen Ziele der unmittelbaren EbM-Anwendung können mit anderen ethischen Zielen kollidieren (Kerridge et al. 1998). Eine Übertragbarkeit des Konzepts der EbM auf die Behandlung psychischer Erkrankungen wurde beispielsweise sehr kritisch gesehen (Cooper 2003).

Auch im Bereich der Gesundheitsförderung (Health Promotion) wird der Ansatz der EbM hinterfragt, da die Wirksamkeit der Gesundheitsförderungsmaßnahmen häufig nur unter regionalen und zeitlichen Besonderheiten beobachtet werden kann (Tang et al. 2003). Letztendlich bietet EbM nur geringe Hinweise für politische Entscheidungen (Rada et al. 1999). Statt einer Handlungsvorgabe werden daher lediglich Prozessvorgaben, wie explizit formulierte Entscheidungsgrundlagen, vorgeschlagen (Raphael 2000).
Um den Bereich der Einflussmöglichkeiten der Politik auf die Gesundheitsversorgung zu strukturieren, unterscheidet Black (2001) 3 Bereiche, die sich im Hinblick auf den Detailgrad des Eingriffs abgrenzen lassen:

- Practice Policies sind solche Vorgaben, die auf die Verwendung von Ressourcen im konkreten Einzelfall abstellen.
- Als Service Policies bezeichnet man Vorgaben, die sich auf die Allokation von Ressourcen im größeren Maßstab (beispielsweise Versorgungssektoren) beziehen. Ein Beispiel ist die Entscheidung, ob und für wen Kampagnen zur Aufklärung über HIV bzw. AIDS gestaltet werden sollten.
- Governance Policies sind schließlich Rahmenbedingungen, die strukturellen Charakter für das Gesamtsystem haben (Black 2001). Dies sind beispielsweise langfristige Vorgaben, wie auch die Diskussion um die Bürgerversicherung in Deutschland (BMGS 2003).

Auch wenn die Einteilung Überschneidungen aufweist, kann sie für eine Strukturierung der Diskussion hilfreich sein.
Practice Policy scheint dabei insbesondere mit dem Problem der Umsetzung und Diffundierung der Erkenntnisse der evidenzbasierten Medizin in die Praxis befasst zu sein. Gesundheitspolitik spielt hinein bei der Gewichtung und Interpretation von Studienergebnissen (beispielsweise der Festsetzung von Blutdruckwerten für Therapieziele) und der Verbindlichkeit für die Therapie. In einer Serie von 8 Artikeln hat das British Medical Journal die praktischen Hürden näher untersucht. Die Hoffnung, dass sich gute Forschung von allein verbreitet und Eingang in Handlungen von Ärzten und Politikern findet, wurde dabei als unrealistisch angesehen angesichts der Flut von 2 Mio. Artikeln zu medizinischen Themen pro Jahr (Haines u. Donald 1998). Eine kontinuierliche Aufbereitung und Begleitung der Umsetzung scheint daher für Practice Policy ausschlaggebend zu sein.
Service Policies weisen nach Black (2001) eine ganze Reihe von Gründen auf, warum Evidenz möglicherweise nur geringe Beachtung in der Gesundheitspolitik findet:

- Politik kann andere Ziele verfolgen als die Stärkung der Kosteneffektivität (beispielsweise rein finanzielle Ziele). Zudem können bevorstehende Wahlen oder die Berücksichtigung spezieller Patienten- oder Bevölkerungsgruppen für die Politik wichtig sein.

- Es wird angezweifelt, dass die Evidenz auf andere Populationen oder Versorgungsformen übertragbar ist, als sie in die Studie einbezogen wurden.
- Die Evidenz kann generell schwach sein und keinen Konsens in der wissenschaftlichen Gemeinde aufweisen, sodass die Politik verunsichert ist.
- Weitere Formen von Evidenz außerhalb der EbM-Einteilung können in der Politik hohes Ansehen genießen, beispielsweise persönliche Erfahrung oder Kommissionsberichte.
- Praktiker können mit der Adaption von EbM überfordert sein, weil beispielsweise andere Änderungen ebenfalls hohe Priorität zugewiesen bekommen haben.

Governance Policies schließlich werden zu einem viel höheren Anteil durch Ideologie, Werte, Finanzüberlegungen und grundlegende ökonomische Theorien gesteuert als durch die Evidenz von Versorgungsstudien. Black zitiert die großen Diskussionen im Zusammenhang mit den Neuordnungen des National Health Service (NHS), bei denen entweder keine Evidenz im politischen Prozess benötigt wurde, weil alle Beteiligten sich über die Richtung einig waren, oder aber die Stärke der politischen Vorgaben jede Einbeziehung von Evidenz erübrigte.

Angesichts dieser Hürden scheint es zweifelhaft, ob Evidenz (und damit Wissenschaft) überhaupt einen Einfluss auf die Politik haben kann. Um zumindest eine qualitative Abschätzung zu geben, hat Weiss (1977) das lineare Modell der Forschungs-Politik-Beziehung aufgelöst. Dieses sah vor, dass Forschung sich als Produkt eines Anbieters an einen Nachfrager, die Politik, wendet. Ursachen für die mangelnde Erklärungskraft des linearen Modells liegen darin, dass eine exakte Umschreibung des politischen Problems selten anzutreffen (und selten möglich) ist, dass eine eindeutige Problemlösung durch die Wissenschaft selten anzutreffen (und selten möglich) ist und dass schließlich in einem komplexen politischen Prozess, wie oben angesprochen, auch von der Wissenschaft abweichende Wertungen oder Interessen Berücksichtigung finden. Als weiterer Grund besteht ein Time-Lag von der Problemformulierung bis zur Vorstellung der Lösung. Oftmals hat sich die Realität bereits wieder so weit geändert, dass die Lösung nicht mehr angebracht oder gar überholt scheint. Das größte Problem scheint darin zu bestehen, dass eine normative Wertung in der Gewichtung der Probleme, der Lösung und der Umsetzung gefunden werden muss (Elliot u. Popay 2000).

Weiss sah die Einflussmöglichkeit von Wissenschaft in der Richtungsvorgabe für Diskussionen, dem Benennen von Problemstellungen und der Formung der öffentlichen Meinung durch Begriffe, Ideen und Quantifizierungen. Forschung wurde als eine Quelle des Einflusses auf die Politik unter vielen gesehen, die vorwiegend langfristig im Rahmen eines „Enlightenment" (Aufklärung) wirkt. Giddens (1987) entwickelte die Idee weiter bis hin zu einer generellen Dialogfähigkeit von Wissenschaft und Politik, die auch zur gegenseitigen Anfechtbarkeit führte.

Daneben existieren andere, mehr formale Ansätze zur Klärung des Verhältnisses von Wissenschaft und Politik. Die Methode der Entscheidungsanalyse kann beispielsweise als Verknüpfung von Handlungsalternativen mit deren potenziellen Wirkungen und Ergebnissen gesehen werden (Lilford u. Royston 1998). Die Verbindung von Wissen und Bewertungen scheint eine ideale Lösung für die Verknüpfung von Wissenschaft und Politik zu sein. In der Praxis hat sich die Methodik der Entscheidungsanalyse für poli-

tische Willensbildungen und Umsetzungen aber bisher nicht durchsetzen können. Die Gründe scheinen ähnlich zu liegen wie bei der mangelnden Berücksichtigung von Erkenntnissen der ökonomischen Theorie: Erfordernis der Beachtung von historischen Gegebenheiten, ungenaue Formulierung von Zielen, ungenaue Kenntnis von erwartbarem Nutzen sowie hoher Einfluss von anderen Faktoren, wie persönlichen Vorlieben und politischer Taktik.
Auch Lerntheorien können herangezogen werden, um politische Prozesse zu erklären. Lernen ist definiert als stabile Änderung des Verhaltens oder des Verhaltenspotenzials durch Erfahrung, also die Aufnahme von Informationen (Zimbardo u. Gerrig 1999). Die herkömmlichen Lerntheorien, wie klassisches oder operantes Konditionieren, mögen aufgrund ihrer Herkunft aus Tierversuchen zwar für interessierte Kreise einen Reiz zur Übertragung auf die Politik ausüben, letztendlich erklären sie jedoch psychologische Prozesse und nicht soziologische Phänomene, die in der Politik eine ebenso große Bedeutung haben mögen.

5.5 Ausblick

Eine formale Umsetzung der Gesundheitspolitik existiert bisher nicht und angesichts der in diesem Kapitel skizzierten vielfältigen Anforderungen an eine Politik kann ein Modell wohl auch kaum den Prozess der politischen Abschätzung ersetzen oder vorhersagen. Hilfreich kann es jedoch sein, einen Analyserahmen zu schaffen, in dem die Prozesshaftigkeit von Gesundheitspolitik erfasst wird.

5.5.1 Gesundheitspolitik als Informationsgabe

In einer Weiterentwicklung der wirtschaftspolitischen Sicht auf Gesundheitspolitik kann das übergeordnete Ziel darin bestehen, Informationen an die Versicherten und andere Akteure des Gesundheitswesens zu geben. Der Begriff der Information wird dabei weit gefasst und umfasst nach diesem Ansatz sowohl Preise als auch Angaben über Effektivität, Kosteneffektivität und allgemein die Transparenz der Märkte. Gesundheitspolitik würde somit als Konkurrent zu anderen Anbietern von Informationen auftreten, etwa Verbänden, Herstellern oder auch Versorgern. Wird unterstellt, dass Informationen der Gesundheitspolitik valide sind, kann dadurch die Rationalität des Handelns erhöht werden und (im Sinne eines objektiven Utilitarismus) der Nutzen in der Gesellschaft erhöht werden. Aus Sicht eines subjektiven Utilitarismus können die Präferenzen der Nachfrager beeinflusst und die generelle Unsicherheit bei Entscheidungen vermindert werden.
Das Modell der Gesundheitspolitik als Informationsgabe bleibt stark der Marktorientierung verhaftet und dient weiterhin dazu, den Wettbewerb zu verbessern, indem Marktunvollkommenheiten gemindert werden. Zudem würde die Gesundheitspolitik hierin eine eher passive Rolle einnehmen und die aktive Regulierung von Märkten eher unterbleiben.
Der zentrale Unterschied zwischen Gesundheitspolitik und Wirtschaftspolitik besteht darin, dass Gesundheitspolitik sich weitgehender auf Erfahrungen früher ähnlicher Entscheidungssituationen verlassen kann. Die Abläufe im Gesundheitswesen, etwa zur Feststellung der Wirksamkeit von Therapien, sind eher reproduzierbar als in anderen Bereichen der Wirtschaft und erlauben die Bereitstellung von valideren evidenzbasierten Informationen.

5.5.2 Gesundheitspolitik als Regulation des Marktzugangs

Eine häufig verbreitete These sieht Gesundheitspolitik als Regulierungsbehörde für den Marktzutritt von Therapien und Versorgern. Dieser Gedanke basiert unmittelbar auf den entscheidungstheoretischen Grundlagen der Kosten-Effektivitäts-Analysen. Gesundheitspolitik würde demnach nicht wirksame Therapien ebenso vom Markt ausschließen wie Anbieter, welche vorgegebene Qualitätsziele nicht erreichen können bzw. nicht erreicht haben. Sie würde sich dabei auf Evidenz stützen, die über Studien hergestellt wird.
Dieses Modell vernachlässigt die Bedeutung von Marktverhalten und auch Marktergebnis, welches nur sehr indirekt durch den Marktzugang reguliert werden kann. Es wird auf die intrinsische Motivation der Marktteilnehmer vertraut, welche im Sinne der Präferenzen der Patienten handeln sollen. Zudem ist der Ansatz eher mechanistisch ausgerichtet und lässt wenig Raum für weitergehende Ziele der Gesundheitspolitik, etwa die ethischen bedingte Umsetzung einer Gleichverteilung von Zugangsmöglichkeiten für Patienten oder die Bevorzugung derjenigen, welche Behandlung am dringendsten benötigen.

5.5.3 Gesundheitspolitik als Pragmatismus

Aufgrund der häufig widersprüchlichen Ableitungen aus modellhaften Überlegungen existiert auch ein Ansatz, der Gesundheitspolitik als pragmatische Steuerung auffasst, welche im Zuge von Gesundheitsprogrammen (beispielsweise Reformen) umgesetzt wird. Dieser Ansatz basiert weitgehend auf datengesteuerten Erkenntnissen, welche über Defizite, jedoch auch Wirkungen Auskunft geben. Wird dieses Vorgehen nicht an eine übergeordnete (ethisch oder anderweitig) fundierte Idee des Gesundheitswesens gekoppelt, kann eine aktionistische Gesundheitspolitik entstehen. Das Modell kann in der Tradition der Ansätze von Downs gesehen werden, welcher das strikte Ausrichten der Politik an Wählerstimmen analysiert hat.
Das Modell bezieht in der Regel zu wenig die normativen Grundlagen des politischen Handelns ein, u.a. die parteipolitische Verankerung von Reformansätzen.

5.5.4 Gesundheitspolitik als iteratives Spiel

Ein Vorschlag kann darin bestehen, Gesundheitspolitik spieltheoretisch zu untersuchen. Spieltheorie geht davon aus, dass Akteure nach Verhaltensmustern handeln und bei der Entscheidung die möglichen Reaktionen anderer Akteure mit einbeziehen. Dies unterscheidet sie von der reinen Entscheidungstheorie, welche der Kosten-Effektivitäts-Analyse zugrunde liegt.
Gesundheitspolitik lässt sich analysieren, indem man das Aufeinandertreffen der Akteure als iteratives (wiederholtes) Spiel auffasst, wobei der Begriff Spiel sich auf den mathematischen Rahmen bezieht, nicht auf die Ernsthaftigkeit des Handelns. Als Akteure können dabei die Gesundheitspolitiker selbst sowie Anbieter und Nachfrager auftreten.
Innerhalb der Wirtschaftswissenschaften werden spieltheoretische Ansätze intensiv genutzt. Sie haben den Vorteil, dass keine normativen Annahmen über die Handlungsgrundlagen der Akteure getroffen werden müssen, sondern dass diese über eine Strategie, ihren Informationsstand und möglicherweise auch ihre Reputation definiert werden.
Das Modell der Spieltheorie erlaubt es, die Prozesse in der Gesundheitspolitik zu strukturieren. Letztendlich werden die Vorhersa-

gen jedoch nur so weit reichen können, wie Annahmen über die Handlungsannahmen der Akteure bestanden. Ein Ansatz könnte daher sein, dass nicht aus den Annahmen über die Akteure ein Ergebnis abgeleitet wird, sondern für ein gewünschtes Ergebnis (die optimierte Versorgung der Bevölkerung) auf die erforderlichen Regulierungen geschlossen werden müsste.

5.6 Fazit

Einleitend wurde die Gesundheitsökonomie als Anwendung der ökonomischen Methoden auf die Belange des Gesundheitswesens definiert. Diese Definition muss zumindest im Hinblick auf eine Übertragbarkeit der Ergebnisse in die Praxis kritisch hinterfragt werden, da die möglichen extremen Erfahrungen im Zusammenhang mit Krankheit eine ungeprüfte Übertragung der Methoden nicht erlauben. Rasche Änderungen von Präferenzen ohne ebenso rasches Reagieren der Märkte, hohe Bedeutung von Normen für die Anbieter und ein bisher nur geringer Umfang der Erhebung von empirisch belastbaren Entscheidungsgrundlagen bedeuten, dass ökonomische Modelle geringere Kraft entwickeln können (und womöglich sollen) als in anderen Sektoren.

Bisher wurde oftmals eine Trennung in positive (beschreibende) Gesundheitsökonomie und normative (wertende) Gesundheitspolitik vorgenommen. Wissenschaft verfolgt demnach die Analyse anhand der Vorhersagekraft der Ansätze, der Wiederholbarkeit der Studienerfolges und der Falsifizierbarkeit bei Verletzung von Vorgaben (Tang et al. 2003). Politik hingegen prüft die Plausibilität im Hinblick auf eigene oder kollektive Wertvorstellungen, Vermittelbarkeit und Umsetzbarkeit. Die Annahmen der Gesundheitsökonomie im Sinne einer Nutzenmaximierung und rationalen Entscheidung scheinen jedoch empirisch fraglich, sodass eine Aussage über die Zukunft, die aus axiomatischen Grundlagen abgeleitet ist, nicht immer gelingen dürfte. Gesundheitsökonomie dürfte davon stärker betroffen sein, als andere Teilgebiete der Ökonomie. Ihr Themengebiet behandelt die Extreme menschlicher Emotionen und Existenz.

Daraus ergibt sich zwangsläufig, dass die Aufgabe der Gesundheitspolitik nicht in einer unkritischen Übertragung der gefundenen gesundheitsökonomischen Empfehlungen in die Praxis bestehen kann. Eine mechanistische Sicht der Gesundheitspolitik kann nicht abgeleitet werden.

Die Forderung, dass sich Gesundheitspolitik zugunsten marktlicher Ordnungen wie in anderen Bereichen der Gesellschaft zurückhalten sollte, kann zumindest relativiert werden. Andererseits kann jedoch auch eine wissenschaftsfreie Politik kaum Zustimmung finden (Marmot 2004).

Letztendlich scheint es notwendig, dass die Gesundheitsökonomie stärker als andere Bereiche eine empirische Prüfung von Annahmen und Modellen vornimmt. Eine rein analytische Ableitung ist in der Praxis größeren Gefahren des Scheiterns unterworfen als in anderen Sektoren der Volkswirtschaft. Hinzu kommt, dass Gesundheitsökonomie aufgrund der geringeren Vorhersagekraft ihrer Modelle einen Schwerpunkt auf die Ideengebung, die Konzepterarbeitung und die Aufbereitung von Daten legen könnte.

Aufseiten der Gesundheitspolitik ist eine höhere Transparenz, insbesondere im Rahmen der Aufstellung von Zielen und Gründen für Entscheidungen, gepaart mit einer nachfolgenden Evaluation der Wirksamkeit von Gesundheitsprogrammen sinnvoll (Macintyre 2003). Eine so verstandene evidenzbasierte Politik kann wichtige Impulse geben, um das Verhältnis von Gesundheitsökonomie und Gesundheitspolitik auf eine fruchtbare Grundlage zu stellen.

Literatur

ALLHAT Officers and Coordinators for the ALLHAT Collaborative Research Group. The Antihypertensive and Lipid-Lowering Treatment to Prevent Heart Attack Trial. Major outcomes in high-risk hypertensive patients randomized to angiotensin-converting enzyme inhibitor or calcium channel blocker vs diuretic: The Antihypertensive and Lipid-Lowering Treatment to Prevent Heart Attack Trial (ALLHAT). JAMA 2002; 288: 2981–97.

Black N. Evidence based policy: proceed with care. BMJ 2001; 323: 275–8.

Bundesministerium für Gesundheit und Soziale Sicherung (BMGS). Nachhaltigkeit in der Finanzierung der sozialen Sicherungssysteme. Bericht der Kommission. Bonn: BMGS 2003.

Cooper B. Evidence-based mental health policy: a critical appraisal. Br J Psychiatry 2003; 183: 105–13.

Downs A. An Economic Theory of Democracy. New York 1957 (dt.: Ökonomische Theorie der Demokratie. Tübingen: Mohr 1968).

Drummond MF, O'Brein B, Stoddart GL, Torrance GW. Methods for the Economic Evaluation of Health Care Programmes. Oxford: Oxford University Press 1997.

Elliot H, Popay J. How are policy makers using evidence? Models of research utilisation and local NHS policy making. J Epidemiol Community Health 2000; 54: 461–8.

Giddens A. Social Theory and Modern Sociology. Cambridge: Polity Press 1987.

Haines A, Donald A. Making better use of research findings. BMJ 1998; 317: 72–5.

Kerridge I, Lowe M, Henry D. Ethics and evidence based medicine. BMJ 1998; 316: 1151–7.

Kind P. Valuing health outcomes: ten questions for the insomniac health economist. In: Smith PC, Ginnelly L, Sculpher M (eds). Health Policy and Economics. Maidenhead: Open University Press 2005; 42–63.

Kirchgässner G. Homo oeconomicus. Tübingen: Mohr 1991.

Lauterbach K, Lüngen M, Schrappe M. Qualitätsmanagement auf dem Hintergrund der Einführung pauschalierter Entgeltsysteme. In: Lauterbach K, Schrappe M (Hrsg): Gesundheitsökonomie, Qualitätsmanagement und Evidence-based Medicine. Stuttgart, New York: Schattauer 2001; 291–6.

Lilford R, Royston G. Decision analysis in the selection, design and application of clinical and health services research. J Health Serv Res Policy 1998; 3: 159–66.

Lüngen M. Ökonomie und Medizin: Überschreitung einer Grenze? In: Lauterbach K, Brunner H, Stock S (Hrsg). Gesundheitsökonomie für Mediziner. Bern: Huber 2006; 35–54.

Lüngen M. Kosten-Effektivitäts-Analyse und Steuerung des Gesundheitswesens. Monitor Versorgungsforsch 2009; 2: 38–42.

Lüngen M, Stock S. USA. In: Lauterbach K, Brunner H, Stock S (Hrsg). Gesundheitsökonomie für Mediziner. Bern: Huber 2006; 259–68.

Macintyre S. Evidence based policy making. BMJ 2003; 326: 5–6.

Marmot MG. Evidence based policy or policy based evidence? BMJ 2004; 328: 906–7.

Olson M. Die Logik des kollektiven Handelns. Tübingen: Mohr 1968.

Rada J, Ratim M, Howden-Chapman P. Evidence-based purchasing of health promotion: methodology for reviewing evidence. Health Promot Int 1999; 14: 177–87.

Raphael D. The question of evidence in health promotion. Health Promot Int 2000; 15: 355–67.

Roberts M, Hsiao B, Berman P, Reich M. Getting Health Care Reform Right. Oxford: Oxford University Press 2004.

Rosenbrock R. Gesundheitspolitik. Einführung und Überblick. Veröffentlichungsreihe der AG Public Health, Heft P98-203. Berlin: Wissenschaftszentrum Berlin für Sozialforschung 1998.

Rosenbrock R, Gerlinger T. Gesundheitspolitik. Bern: Huber 2004.

Schulenburg JM v d. Die Entwicklung der Gesundheitsökonomie und ihre methodischen Ansätze. In: Schöffski O, Glaser P, Schulenburg JM v d. Gesundheitsökonomische Evaluationen. Berlin: Springer 1998; 15–24.

Sculpher M, Claxton K, Akehurst R. It's just evaluation for decision making: recent developments in, and challenges for, cost-effectiveness research. In: Smith PC, Ginnelly L, Sculpher M (eds). Health Policy and Economics. Maidenhead: Open University Press 2005; 8–41.

Sloan FA, Bumstein JF, Perrin JM (eds). Cost, Quality, and Access in Health Care. San Francisco: Jossey-Bass 1988.

Tang KC, Ehsani JP, McQueen DV. Evidence based health promotion: recollections, reflections, and reconsiderations. J Epidemiol Community Health. 2003; 57: 841–3.

Tunis SR, Stryer DB, Clancy CM. Practical clinical trials. JAMA 2003; 290: 1624–32.
Weiss CH. Research for policy's sake: the enlightenment function of social research. Policy Anal 1977; 3: 531–47.
Zimbardo PG, Gerrig RJ. Psychologie. 7. Aufl. Berlin: Springer 1999.

II Gesundheitsökonomie

6 Gesundheitsökonomische Evaluationen als Ansatz zur Steuerung der Ausgaben im Gesundheitswesen

Guido Büscher und Andreas Gerber

Kosteneffektivität ist neben evidenzbasierter Medizin und Qualität eines der modernen Schlagworte und zugleich Konzepte, die im Zusammenhang mit der Steuerung von Gesundheitssystemen genannt werden. Das folgende Kapitel soll Antwort geben auf die sich um dieses Konzept rankenden Fragen: Was ist eine Kosten-Effektivitäts-Analyse? Welche Unterschiede gibt es zwischen den verschiedenen Ansätzen zur Bewertung von Kosten und Nutzen im Gesundheitssystem? Was leistet die Kosten-Effektivitäts-Analyse bzw. wo sind ihre Grenzen? Warum hat sie in den letzten Jahren eine relative Aufwertung erfahren? In welches ökonomische oder ethische Denkgebäude lässt sich die Analyse einordnen? Die mehr methodisch-technischen Fragen der Durchführung einer Kosten-Effektivitäts-Analyse werden in Kapitel 20.4 eingehend beantwortet.

Das Prinzip der Steuerung der Ausgaben im Gesundheitswesen über die Kosteneffektivität von Behandlungsprogrammen basiert letztlich auf dem wirtschaftswissenschaftlichen Konzept der **Opportunitätskosten**. Damit ist gemeint, dass alle Ressourcen in endlicher und damit knapper Form vorliegen. Der Wert (je)der eingesetzten Ressource(n) ist danach zu beurteilen, welchen Nutzen eine alternative Verwendung dieser Ressourcen stiften könnte (= Alternativkosten). So könnten beispielsweise die Mittel, die zur Behandlung eines Asthmapatienten aufgewendet werden, alternativ auch zur Prävention des Rauchens oder zur Verminderung der Luftverschmutzung oder für ein völlig anderes Gebiet verwendet werden, z. B. die Prävention von Adipositas. Die finanziellen Mittel stehen in jedem Szenario dann nicht für andere Gelegenheiten (Opportunities) zur Verfügung, bei denen sie aus Sicht der Gesellschaft möglicherweise einen höheren Nutzen gestiftet hätten.

6.1 Formen gesundheitsökonomischer Bewertungen

6.1.1 Nutzen

Kosten-Effektivitäts-Analysen oder auch gesundheitsökonomische Evaluationen sind Sonderformen allgemeiner ökonomischer Bewertungen. Ihre Komponenten sind der Ressourcenverbrauch (Input), der mit Kosten bewertet wird, und das Ergebnis, das als Output, z. B. als vermiedener Fall einer Erkrankung, ausgedrückt wird. Statt Output wird auch der Begriff des Outcome benutzt, der auf die subjektive Erfahrung von Menschen in Bezug auf die Änderung ihres Gesundheitszustandes abhebt. Die Messung des Nutzens in Form von gesundheitlichen Größen hat eine breite wissenschaftliche Diskussion hervorgebracht (s. z. B. Brunner u. Stollenwerk 2006; Stollenwerk u. Brunner 2006; Breyer et al. 2003; Schöffski et al. 2002; Gold et al. 1996). Insbesondere die Kombination von Änderungen der Überlebensdauer und der darin erreichbaren Lebensqualität wird intensiv diskutiert. Dieser Nutzwert wird meistens als qualitätsbereinigtes (besser: qualitätsbewertetes) Lebensjahr (Quality-Adjusted Life Year, **QALY**) oder als behinderungskorrigiertes Lebensjahr (Disability-Adjusted Life Year, **DALY**) angegeben. Das QALY wird vereinfacht gesprochen als Produkt aus Lebenserwartung und einem

Wert für die Lebensqualität definiert (Torrance 1986). Diese Größen erlauben es, Lebenszeit nach Lebensqualität zu differenzieren. Mit QALYs kann zum einen der Verlauf von Therapien wiedergegeben werden, z. B. Chemotherapie bei Krebs, zum anderen lassen sich mit DALYs Zustände oder Interventionen abbilden, z. B. wenn Personen in den Entwicklungsländern durch Mangelernährung nicht nur Lebensjahre verloren gehen, sondern die noch verbleibenden als Folge des Mangels mit Einschränkungen verbracht werden.

Durch gesundheitsökonomische Evaluationsverfahren wird also der Nutzen einer medizinisch-technischen Leistung gemessen, bewertet und auf die entstandenen Kosten bezogen. Gewöhnlich werden die Kosten und die Konsequenzen zweier oder mehrerer Alternativen medizinischer Maßnahmen vergleichend untersucht. Bei der inkrementellen Analyse werden zusätzliche Kosten und zusätzlicher Nutzen zweier Verfahren bewertet. So unterscheidet sich die inkrementelle Analyse, bei der Kosten- und Nutzendifferenzen gebildet werden, von Betrachtungen der Gesamtkosten, die sich z. B. durch eine neue Therapie ergeben können.

Zunächst sollen gesundheitsökonomische Modelle vorgestellt werden, bei denen nur der Nutzen einbezogen wird. Sie gehen von einem Entscheidungsbaum aus. Diese Modelle lassen sich Schritt für Schritt erweitern bis hin zu einer umfassenden Betrachtung von Kosten und Nutzen.

Entscheidungsbaum

Entscheidungsmodelle lassen sich bildlich durch einen **Entscheidungsbaum** darstellen. Dieser zeigt alle möglichen Entscheidungen auf und umfasst die Konsequenzen der Entscheidung. Weiterhin ermöglicht es der Entscheidungsbaum, komplexe Zusammenhänge nachvollziehbar darzustellen.

In Abbildung 6.1-1 ist ein einfacher Entscheidungsbaum abgebildet. Mit diesem Baum wird die Frage untersucht, ob einem Patienten mit Bluthochdruck ein Medikament gegeben werden soll. Diese Entscheidung steht zu Beginn des Baumes (links) am Entscheidungsknoten, gekennzeichnet durch ein Quadrat (□). Von diesem Knoten gehen 2 Äste ab: Medikament geben – Ja oder Nein. Im Fall der Gabe des Medikamentes können 2 Ereignisse eintreten: Das Medikament wirkt oder versagt. Im Entscheidungsbaum wird dies durch einen sog. Ereignisknoten, markiert durch einen Kreis (○), kenntlich gemacht. Für beide Ereignisse müssen entsprechende Wahrscheinlichkeiten für das Eintreten bekannt sein. An einer solchen Gabelung können alle möglichen Ereignisse berücksichtigt werden, deren Wahrscheinlichkeiten sich aber zu 1 aufsummieren und jeweils im Intervall 0 bis 1 liegen müssen.

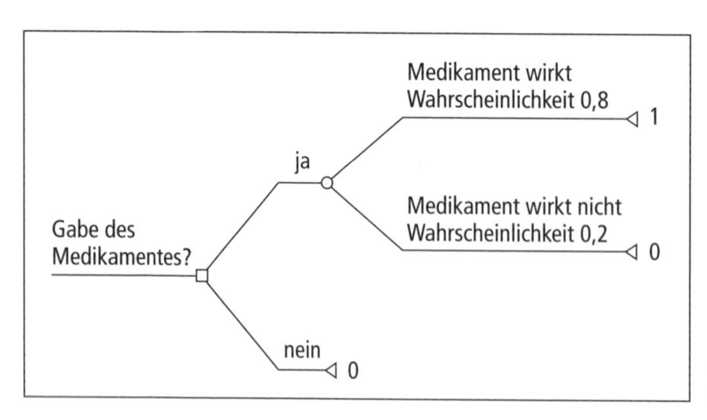

Abb. 6.1-1 Einfacher Entscheidungsbaum

Am Ende des Baums wird der Nutzen abgetragen. Das Ende des Baumes wird durch einen finalen Knoten markiert, gekennzeichnet durch ein Dreieck (◁). Jede Verzweigung muss am Ende in einem finalen Knoten enden. In unserem Baum ist der Nutzen abhängig von der Gabe und der Wirkung des Medikamentes. Es sei noch darauf hingewiesen, dass es erforderlich ist, sowohl alle möglichen Alternativen im Modell einzutragen als auch diese eindeutig zuzuordnen. Zum Beispiel sind folgende Ereignisknoten in dieser Form nicht möglich:

- Ein fiebersenkendes Mittel senkt die Körpertemperatur um 3 °C oder das Medikament senkt die Temperatur gar nicht. In diesem Fall muss mindestens ein weiterer Knoten im Modell eingetragen werden, der den Bereich der Temperatursenkung zwischen 0 und 3 °C darstellt.
- Ein gleichzeitiges Vorkommen der beiden Ereignisknoten „Das Medikament senkt die Körpertemperatur um 2 °C oder mehr" und „Das Medikament senkt die Temperatur um 3 °C oder mehr" ist nicht möglich, da es zu einer Überlappung käme. Die Zuordnung muss eindeutig sein.

Die Werte zur Höhe des Nutzens und die entsprechenden Wahrscheinlichkeiten werden meist der Literatur entnommen, aus Befragungen von Experten gespeist oder durch eigene Erhebungen und Studien generiert. Ist keine dieser Methoden einsetzbar, sollten möglichst sinnvolle Annahmen getroffen und diese begründet werden.

Nachdem der Baum in seiner Struktur aufgestellt wurde, werden zunächst alle Werte für Wahrscheinlichkeiten und Nutzen eingetragen. An allen finalen Knoten müssen Nutzenwerte stehen, an allen Ereignisknoten entsprechende Wahrscheinlichkeiten für die einzelnen Ereignisse.

Anschließend kommt das sog. **Roll-Back-Verfahren** zur Anwendung. Bei diesem Verfahren werden im ersten Schritt vom Nutzen am finalen Knoten ausgehend über die Berechnung der Erwartungswerte der Nutzen für den Ereignisknoten vor dem finalen Knoten ermittelt. Dieser Schritt wird so lange wiederholt, bis man allen Ereignisknoten einen Nutzen zugeordnet hat. Dies ist beispielhaft in Abbildung 6.1-2 dargestellt.

Abbildung 6.1-2 zeigt ein fiktives Beispiel. In der Praxis werden die Annahmen dieser beiden Modelle vermutlich abweichen und das Modell müsste komplexer gestaltet werden. Weitere zu berücksichtigende mögliche Einflüsse auf den Nutzen sind z. B. Annahmen über die regelmäßige Einnahme des Medikaments oder über unerwünschte Nebenwirkungen. Es ist natürlich auch möglich, das Modell auf mehrere Entscheidungsalternativen zu erweitern, z. B. Gabe des Medika-

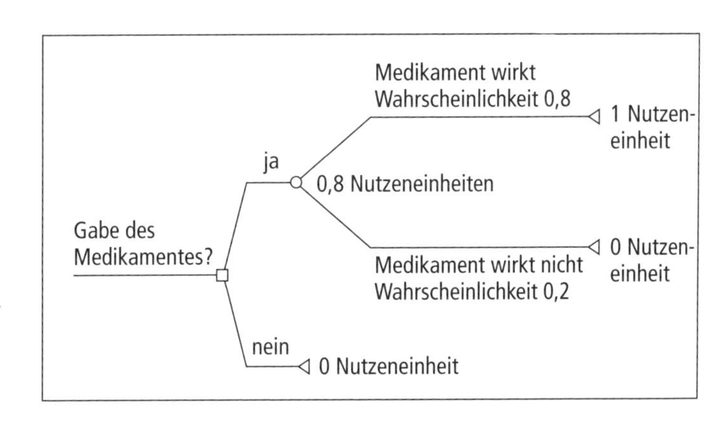

Abb. 6.1-2 Der erwartete Nutzen für die Entscheidung Ja berechnet sich durch $1 \times 0{,}8 + 0 \times 0{,}2$.

mentes A, Gabe des Medikamentes B oder kein Medikament.
Dieser Entscheidungsbaum sieht bisher nur Auszahlungen, also Nutzeneffekte, vor. In der Regel entstehen aber auch Kosten, die in der Analyse berücksichtigt werden müssen. Diese Kosten werden analog zum Nutzen wie im Modell der Abbildung 6.1-2 behandelt. Auch das Roll-Back-Verfahren wird analog angewendet, sodass am Ende für alle Entscheidungen an der Verzweigung des Entscheidungsknotens ein Wert für den Nutzen und ein Wert für die Kosten eingetragen werden.
Nachdem das Modell aufgestellt ist und alle Werte berechnet worden sind, kann nun abgelesen werden, welche Entscheidung anhand des Baumes getroffen werden soll. Wie diese Entscheidung getroffen wird, soll im Abschnitt 6.5 im Zusammenhang mit den Begriffen „Inkrementelle Kosten-Nutzen-Relation" (IKNR) und „Willingness-to-Pay" (WTP) erläutert werden. Neben der eigentlichen Entscheidung sollte hier jedoch bereits die Struktur des Problems deutlich geworden sein. Grundlegend für die Aufstellung des Entscheidungsbaumes sind folgende Fragen:

- Welche Alternativen gibt es zu Beginn?
- Welche Konsequenzen haben die einzelnen Entscheidungen?
- Was hat einen Einfluss auf den Nutzen und/oder die Kosten?

6.1.2 Kosten

In der Gesundheitsökonomie werden direkte, indirekte und intangible sowie teilweise externe Kosten unterschieden. Wichtig für die Interpretation der Ergebnisse gesundheitsökonomischer Evaluationen ist die inhaltliche Trennung der Erhebung des Nutzens von der der Kosten und bei den Kosten wiederum die Aufteilung in Mengen (Ressourcen) und deren Preise.

Direkte Kosten

Zu den direkten Kosten zählen alle Kosten, die den Ressourcenverbrauch abbilden, der in direkter Beziehung zu einer Maßnahme steht. Direkte medizinische Kosten fallen beispielsweise im Bereich der medizinischen Versorgung an. Dazu gehören die Arbeitskraft des medizinischen Personals sowie Kosten für diagnostische Verfahren, klinische Tests, Medikamente, medizinische Geräte und Hilfsmittel. In diesem Zusammenhang wird auch gefordert, sog. fixe Kosten insbesondere aus dem Unterhalt von Gebäuden und Geräten bei langfristigen Betrachtungen einzubeziehen. Direkte Kosten können zudem nach der Intervention entstehen, sofern der zukünftige Ressourcenverbrauch auf die Intervention zurückgeht (Related Future Costs). Ausgaben für Nebenwirkungen einer Behandlung zählen ebenfalls zu den direkten Kosten. Auch im nicht medizinischen Bereich fallen direkte Kosten an, z.B. für die Verwaltung. Ebenso können Kosten für die Betreuung von Kindern einbezogen werden. Diese Kosten sind auch einzubeziehen, wenn die Betreuung nicht professionell, sondern durch Freiwillige oder Familienangehörige erfolgt. Transportkosten der Patienten gehören gleichermaßen zu den direkten Kosten.

Indirekte Kosten

In den Bereich der indirekten Kosten fallen alle Kosten, die durch Arbeitsausfall entstanden sind. Sie werden auch Produktivitätskosten genannt. Sie gehen nicht direkt auf einen Ressourcenverbrauch der Interventionsmaßnahme zurück. Zu diesen Kosten gehören:

- verminderte Produktivität durch Krankheit
- Produktionsausfälle aufgrund vorzeitiger Todesfälle

Auch die Einschränkung, Freizeit nicht im vollen Umfang nutzen zu können, kann mit Kosten bewertet werden, z. B. wenn jemand aufgrund von Krankheit einem Hobby nicht mehr nachgehen kann (s. z. B. Johannesson 1996). Das US-Panel empfiehlt hingegen, die Reduktion der Freizeit als Verlust an **QALYs** zu erfassen (Weinstein et al. 1996).

Intangible, externe und zukünftige Kosten

Schließlich werden mit den sog. intangiblen Kosten, die im Grunde nicht quantifizierbar sind, seelische Beeinträchtigungen wie Stress, Angst und Schmerzen erhoben. In manchen Untersuchungen werden mit dem Begriff „externe Kosten“ die Kosten der Angehörigen, z. B. bei Krankenbesuchen, bezeichnet.

Insbesondere über die Frage, welche zukünftigen Kosten einbezogen werden sollen, ist seit einigen Jahren eine intensive Debatte entbrannt (s. u. a. Nyman 2004). Es herrscht keine Einigkeit darüber, ob in die Analyse Zukunftskosten einfließen sollen, die nicht im Zusammenhang mit der bekämpften Krankheit stehen. Diese Kosten entstehen bei der Behandlung von Erkrankungen, die sich erst aufgrund der durch die Intervention erhöhten Lebenserwartung entwickeln können. Beispielsweise kann eine Präventionsmaßnahme den tödlichen Herzinfarkt vermeiden und somit die Lebenserwartung steigern (Nutzen), gleichzeitig jedoch dazu führen, dass der Bürger eine Krebserkrankung im höheren Alter erst erleben wird (zukünftige Kosten). Teilweise wird es als moralisch anstößig empfunden, diese Kosten in der Analyse zu berücksichtigen. Es könnte argumentiert werden, dass selbst eine kostenlose Behandlung nicht kosteneffektiv ist, da eine Heilung hohe zukünftige Kosten verursachen könnte.

Nyman (2004) schlägt daher auf Grundlage des wohlfahrtsökonomischen Ansatzes folgende 3 Kriterien zur Beantwortung der Frage vor, welche zukünftigen Kosten in die Abschätzung einbezogen werden sollten:

- Die verbrauchten Ressourcen haben direkt an der Herstellung des gemessenen Nutzens Anteil, z. B. alle Kosten eines Mammogramms.
- Der Einsatz der Ressourcen führt zu einem Nutzen, der aber nicht abgebildet wird, auch wenn er auf die Intervention zurückzuführen ist, z. B. kürzere Genesungszeit. Diese wird im Allgemeinen nicht als Gewinn an Freizeit einberechnet, sodass ein möglicher Nutzen nicht abgebildet wird.
- Der Ressourceneinsatz führt nicht zu einem Nutzengewinn, ist aber ursächlich durch die Intervention bedingt, z. B. Fahrtkosten zur Therapie im weiteren Verlauf. Nutzen würde eine Person zwar durch Reisen möglicherweise gewinnen, aber wohl kaum, wenn es zu einer nicht angenehmen Therapie oder Untersuchung geht.

Diese 3 Kriterien führen allerdings nicht immer zu mehr Klarheit. So schlägt Nyman selbst folgende Abwägung vor: Wenn eine Intervention dazu führt, dass jemand 10 Jahre an Lebenszeit gewinnt, und in dieser Lebenszeit zusätzliche Kosten für die Therapie einer weiteren Krankheit anfallen, müssen diese berücksichtigt werden. Wenn aber eindeutig berechnet werden kann, dass die Therapie dieser nach der ersten Therapie eingetretenen weiteren Krankheit, eben z. B. der Hüftersatz nach dem überlebten Herzinfarkt, zum Gewinn von genau 3 der insgesamt 10 gewonnenen Lebensjahre führt, dann können laut Nyman die Kosten für die Hüftoperation und die 3 zusätzlichen Jahre aus der ursprünglichen Kosten-Nutzen-Relation (KNR) auch herausgelassen werden. Die KNR der Behandlung des Herzinfarkts umfasst dann aber auch nur den Nutzen für die gewonnenen 7 Jahre und die dadurch entstandenen Kosten.

Feenstra et al. (2008) befürworten den Einschluss dieser „Unrelated (Future) Costs", da diese ohne die initiale Intervention nicht angefallen wären. Sie zitieren das Beispiel einer rettenden Herzoperation bei einem Patienten, der 10 Jahre später einen Hüftgelenksersatz benötigt. Bisher wurde oft auf die schlechte Datenlage verwiesen, angesichts derer die Abschätzung zukünftiger Kosten mit großer Unsicherheit behaftet ist. Mit Verweis auf Gandjour und Lauterbach (2005) wird ausgeführt, dass es für die Abschätzung dieser Kosten nunmehr verlässliche Verfahren gebe.

Insbesondere bei Eingriffen wie Impfungen, deren Nutzen erst nach langer Zeit eintritt, z.B. die derzeit heftig debattierte Impfung gegen bestimmte Typen des Papillomavirus zur Vorbeugung gegen Gebärmutterhalskrebs, sind Aussagen zu zukünftigen Kosten von großer Unsicherheit gekennzeichnet, da man nicht sicher davon ausgehen kann, dass in 30 oder 40 Jahren dieselben Ressourcen für die Therapie eines Gebärmutterhalskrebses eingesetzt werden müssen wie heute.

Ermittlung der Höhe

Bei der Bepreisung der zur Intervention verbrauchten Mengen bzw. Ressourcen stehen verschiedene Vorgehensweisen zur Verfügung. Man kann sich den Preisen von der Ebene einzelner Patienten (Bottom-up, Microcosting, disaggregiert) oder z.B. anhand von Krankenkassendaten (Top-down, aggregiert) nähern (vgl. z.B. IQWiG 2008). Auch wenn die Erfassung auf Patienten- beziehungsweise Fallebene zunächst überlegen scheint, da die Kosten für jeden einzelnen Patienten bzw. jede einzelne Leistung exakt erfasst würden, müssen methodische Mängel berücksichtigt werden.

Im Gesundheitssystem gibt es oftmals nicht die sog. Marktpreise, welche den volkswirtschaftlichen Kosten einer Maßnahme entsprechen. Vielmehr gelten administrierte Preise oder Erlöse (z.B. aus Gebührenordnungen, u.a. auch DRGs), Kalkulationsdaten von Krankenhäusern, staatlich festgesetzte Höchstpreise oder durch Vereinbarungen rabattierte Preise.

Im ungünstigsten Falle muss auf Expertenschätzungen zurückgegriffen werden. Damit kann die Übertragbarkeit von Kosten-Nutzen-Analysen auf andere Gesundheitssysteme, andere Länder und über die Zeit eingeschränkt sein.

6.2 Grundformen gesundheitsökonomischer Entscheidungsfindung

Im Rahmen der gesundheitsökonomischen Evaluation werden folgende Modelle unterschieden:

- reine Kostenstudien: Krankheitskostenstudien (Cost-of-Illness Study, COI)
- Kosten-Nutzen-Analysen (KNA):
  - Kostenminimierungs-Analyse (Cost-Minimization Analysis, CMA)
  - Kosten-Effektivitäts- bzw. Kosten-Wirksamkeits-Analyse (Cost-Effectiveness Analysis, CEA)
  - Kosten-Nutzwert-Analyse (Cost-Utility Analysis, CUA)
  - Kosten-Nutzen-Analyse im engeren Sinne (Cost-Benefit Analysis, CBA)

6.2.1 Krankheitskostenanalyse

Um Informationen über die relative Bedeutung verschiedener Erkrankungen als Grundlage für die Zuteilung von Ressourcen zu erhalten, können prospektiv Krankheitskostenstudien (COI) durchgeführt oder retrospektiv publizierte Krankheitskostendaten, auch aus verschiedenen Ländern, miteinander verglichen werden. Bei dieser

Analyseform werden die ökonomischen Auswirkungen einer einzelnen Erkrankung unter Berücksichtigung aller Kosten ermittelt, ohne dass Behandlungsalternativen herangezogen werden. Zum einen kann auf diese Weise die Belastung des Sozialsystems durch eine Erkrankung geschätzt werden, zum anderen bilden diese Studien die Grundlage vertiefender sozioökonomischer Analysen über die Zuordnung von Ressourcen zu Präventionsmaßnahmen wie Impfungen oder Disease-Management-Programmen (DMPs).

6.2.2 Kosten-Nutzen-Analysen

Diese Analysen setzen in einem Quotienten die Kosten (Zähler) zum Nutzen (Nenner) in Beziehung. Für die besondere Form der Kosten-Nutzen-Analyse im engeren Sinne (CBA) wird ein Saldobetrag aus Kosten und Nutzen gebildet.
Unter den KNA nimmt die Kostenminimierungs-Analyse eine Sonderstellung ein, weil bei dieser kein Nutzen betrachtet wird. Alle anderen Verfahren haben gemeinsam, dass sowohl die Kosten als auch der Nutzen berücksichtigt werden. Da 2 Behandlungsalternativen (A und B) miteinander verglichen werden, betrachtet man die Differenz im Zähler und Nenner:

$$\frac{\text{Kosten } \mathbf{A} - \text{Kosten } \mathbf{B}}{\text{Nutzen } \mathbf{A} - \text{Nutzen } \mathbf{B}}$$

Dieser Quotient wird auch Inkrementelle Kosten-Nutzen-Relation (IKNR) genannt.

Kostenminimierungs-Analyse

Bei der Kostenminimierungs-Analyse (CMA) wird – wie bereits beschrieben – kein Nutzen berücksichtigt. Es wird die Handlungsalternative gewählt, welche die geringsten Kosten verursacht. Dass der Nutzen nicht berücksichtigt wird, ist aber zugleich die Schwäche dieser Methode. Die beiden Handlungsalternativen müssen einen äquivalenten Nutzen haben bzw. dies muss angenommen werden. Dies ist in der Praxis jedoch selten gegeben, da sich 2 Behandlungsalternativen z. B. auch in den unerwünschten Wirkungen oder in der Stärke der Nebenwirkungen unterscheiden können. Der Einfluss von Nebenwirkungen bzw. entgangenem Nutzen muss vom Gesamtnutzen abgezogen werden (s. auch S. 70 Prinzip der QALYs).
Die CMA versucht also, die Kosten von Alternativen mit gleicher Wirksamkeit zu vergleichen, um die kostengünstigste Therapieform zu ermitteln. Bei Arzneimitteln muss die Wirksamkeit beider Therapien beispielsweise innerhalb eines *a priori* festgelegten Äquivalenzbereiches liegen. Dies muss durch Äquivalenzstudien im Vorfeld belegt werden. Manche Autoren, u. a. Drummond et al. (2005), bestreiten, dass es überhaupt eine sinnvolle Anwendung der CMA geben kann, bzw. sehen sie nur im Ausnahmefall – beim Vergleich von nahezu identischen Technologien, also z. B. 2 Arzneimittel derselben Wirkstoffgruppe – als zulässig an.

Kosten-Effektivitäts-Analyse

Bei der Kosten-Effektivitäts-Analyse (CEA) werden die Kosten in monetären Einheiten und der Nutzen in sog. natürlichen Einheiten betrachtet. Dies sind je nach Fragestellung gerettete Menschenleben, gewonnene Lebensjahre, erfolgreich behandelte oder verhinderte Krankheitsfälle, reduzierte Krankheitshäufigkeit oder -dauer, gewonnene Arbeitstage, die Anzahl der Patienten, die ohne fremde Hilfe leben können, oder andere klinische Parameter, wie Blutdrucksenkung in mm Hg, sowie Laborparameter, z. B. Cholesterinspiegel im Serum (vgl. Brunner u. Stollenwerk 2006). Die Wahl des Effektivitätsmaßes für die Bestimmung des Nutzens stellt bei CEAs immer auch eine normative Bewertung dar, die auch strategischen Überlegungen im Sinne einer möglichst guten (oder schlechten) Bewertung der Intervention dienen kann. So kann ein Entscheidungsträger die Anzahl der geretteten Menschenleben als Nutzen präferieren, ein anderer Entscheidungsträger die gewonnenen Lebensjahre. Dadurch kann sich die Situation ergeben, dass bei dem Maßstab gerettete Menschenleben Behandlung A bevorzugt wird, wohingegen bei Betrachtung der gewonnenen Lebensjahre die Behandlung B von Vorteil ist.

Kosten-Nutzwert-Analyse

Bei der Kosten-Nutzwert-Analyse (CUA) werden wie auch bei der CEA die Kosten in monetären Einheiten betrachtet und dem nicht monetär gemessenen Nutzen gegenübergestellt. Im Gegensatz zur CEA handelt es sich bei der Messung des Nutzens nicht um eine sog. natürliche und direkt messbare Einheit, sondern um einen Index. Hierbei kann es sich z. B. um qualitätsadjustierte Lebensjahre (**QALYs**) handeln. Der Vorteil bei der Verwendung solcher Indizes anstelle z. B. eines bestimmten Laborparameters liegt darin, dass der Index viele verschiedene Wirkungen zu einer Messgröße zusammenführt. So kann in die Entscheidung eingehen, ob ein positiver Effekt auf die Lebensdauer durch starke Nebenwirkungen erkauft wird. Zudem können in einem Index mehrere Laborparameter gemeinsam oder auch Laborparameter gemeinsam mit der Krankheitslast berücksichtigt werden. In der Praxis finden meist die QALYs Anwendung.

Tab. 6.2-1 Nutzwerte einiger Krankheitszustände (nach Torrance 1986)

Gesundheitszustand	Nutzwert (Utility)
Gesundheit	1,00
Postmenopause-Syndrom	0,99
leichte Angina pectoris	0,99
Herzinsuffizienz NYHA* II	0,90
Status nach Nierentransplantation	0,84
Status nach Schlaganfall	0,79
Herzinsuffizienz NYHA* III und IV	0,70
schwere Angina pectoris	0,50
Blindheit	0,39
Tod	0,00

* NYHA = New York Heart Association

Von der Theorie her gehen in diese ökonomische Untersuchung die klinische Konsequenzen als Nutzwerte (Utilities) ein. Mit dem Begriff „Nutzwert" wird erfasst, wie viel ein Individuum subjektiv beim Konsum eines Gutes an Nutzen gewinnt bzw. an Schaden verliert. Nutzen und Schaden sind dabei keine monetären Größen, sondern subjektive Beeinträchtigungen bzw. Erleichterungen der eigenen Situation. Der Nutzwert wird bei **QALYs** anhand der Präferenzen der Bevölkerung erhoben. Er kann geschätzt werden, indem Patienten, Experten oder eine Stichprobe der Bevölkerung zur Bewertung von Lebensqualität befragt werden. Dabei werden psychometrische und nutzentheoretische Verfahren unterschieden (s. Kap. 7 zur Lebensqualität; Brunner 2006; Erhart u. Ravens-Sieberer 2006 zu Kindern). Psychometrische Verfahren beruhen auf der Befragung zur Lebensqualität mittels generischer oder krankheitsspezifischer Fragebögen; bei nutzentheoretischen Verfahren wird den Befragten die Wahl zwischen einem aktuellen und einem fiktiven Gesundheitszustand gelassen. Die wichtigsten nutzentheoretischen Erhebungsverfahren sind spezifische Bewertungsskalen (Rating Scales), die sog. Standardlotterie (Standard Gamble) sowie die Abwägung über die Zeitpräferenz (Time Trade-Off).

Nutzwertangaben in Form von QALYs für Gesundheitszustände können Werte zwischen 0 (Tod) und 1 (vollkommene Gesund-

heit) annehmen (s. Tab. 6.2-1). Es gibt sogar die Möglichkeit, Werte < 0 für Zustände anzugeben, die als schlimmer als der Tod angesehen werden (Gold et al. 1996; Patrick et al. 1994). Dies steht aber im Widerspruch zu den Annahmen, die nach den Vätern der Entscheidungstheorie (von Neumann und Morgenstern) getroffen werden müssen.
QALYs können z. B. aus dem fünfdimensionalen EQ-5D-Fragebogen berechnet werden (s. Kap. 7.5.2; König 2009). Für jede der 5 Dimensionen (Mobilität, Autonomie, alltägliche Aktivitäten, Schmerzen und Angst/Niedergeschlagenheit) kann die befragte Person zwischen 3 Zuständen (1 = gut bis 3 = schlecht) wählen. Für jedes der 243 aus der Kombination aller möglichen Zustände errechenbaren Gesundheitsprofile liegen Bewertungen aus der Bevölkerung vor, die die Umrechnung in QALYs ermöglichen. Eine Person, die ihren Zustand in allen 5 Dimensionen als gut bewertet (11111), erhält den Zustand 1,000 QALYs. Einer anderen Person, die sich in allen Zuständen in die mittlere Stufe einordnet, also Probleme sieht, werden mit der Bewertung 22222 0,516 QALYs zugeordnet.

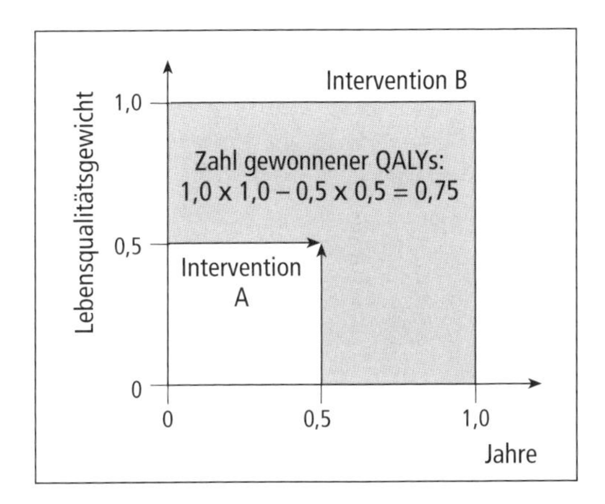

Abb. 6.2-1 Differenz an QALYs zwischen 2 Verfahren (nach Gandjour 2008)

Da entsprechende Befragungen mehrfach im Krankheitsverlauf durchgeführt werden können, lässt sich damit die Differenz an QALYs zwischen 2 Verfahren berechnen (s. Abb. 6.2-1).

Kosten-Nutzen-Analyse im engeren Sinne

Bei der Kosten-Nutzen-Analyse im engeren Sinne (CBA) werden sowohl die Kosten als auch der Nutzen als monetäre Einheiten betrachtet. Nur wenn ihr monetär bewerteter Nutzen mindestens so groß ist wie ihre Kosten, ist es ökonomisch sinnvoll, eine (medizinische) Maßnahme anzuwenden. Der Vorteil dieser Methode liegt darin, dass man Vergleiche über das Gesundheitssystem hinaus ziehen kann (alternative Verwendung eines Geldbetrages im Gesundheitswesen, im Verkehrswesen oder im Bildungswesen). Probleme bestehen aber bei der Feststellung, welcher Geldbetrag angemessen ist, um den erzielten Nutzen finanziell zu bewerten. Aus der Wohlfahrtsökonomie stammt der Ansatz, den Nutzen über die Zahlungsbereitschaft (Willingness-to-Pay, WTP; Willingness-to-Accept, WTA) zu bestimmen.
In Tabelle 6.2-2 sind die verschiedenen Evaluationsformen aufgeführt.

6.3 Vom Ergebnis zur Entscheidung

Anhand der Inkrementellen Kosten-Nutzen-Relation (IKNR) versucht man zu klären, wann welche der beiden Behandlungsalternativen bevorzugt wird. Betrachten wir zunächst 3 triviale Fälle:

- Die IKNR nimmt einen Wert < 0 an. Dies impliziert, dass eine der beiden Handlungsalternativen geringere Kosten und zugleich einen höheren Nutzen als die Alternative hat. Die Handlungsalternative mit dem höheren Nutzen bei gerin-

Tab. 6.2-2 Formen gesundheitsökonomischer Evaluation in der Übersicht

	Cost-Minimization Analysis (CMA)	**Cost-Effectiveness Analysis (CEA)**	**Cost-Utility Analysis (CUA)**	**Cost-Benefit Analysis (CBA)**
	Kostenminimierungs-Analyse	**Kosten-Effektivitäts-(Wirksamkeits-)Analyse**	**Kosten-Nutzwert-Analyse (KUA)**	**Kosten-Nutzen-Analyse (im engeren Sinne)**
Zähler	Kosten in Geldeinheiten	Kosten in Geldeinheiten	Kosten in Geldeinheiten	Kosten und Nutzen in Geldeinheiten, dabei Darstellung als Quotient oder als Differenz von Zahlungsbereitschaft und Kosten (Saldo) möglich
Nenner	keine Betrachtung des Nutzens, der *a priori* als äquivalent definiert wird	Nutzen in Form medizinischer Größen, als klinische Einheit (Blutdrucksenkung in mm Hg, vermiedenes Ereignis, z. B. Herzinfarkt) oder als gewonnene Lebensjahre	Nutzen aus verschiedenen Ergebnisdimensionen zu einem Index zusammengefasst, z. B. qualitätsadjustierte Lebensjahre (QALYs)	
Vorteil	günstigere Maßnahme bei gleicher Wirksamkeit berechenbar	• Wahl eines sensitiven Effektivitätsmaßes • leicht verständlich • geringerer Aufwand, da kein Einbezug von Präferenzen	• Vergleich über verschiedene Maßnahmen • Einbezug von Lebensqualität • Einbezug von Präferenzen	Vergleich von Maßnahmen über alle Bereiche hinweg (Gesundheit, Verkehr, Bildung etc.)
Nachteil	• Studie mit Fragestellung nach Gleichwertigkeit muss vorliegen • Ergebnisse müssen in allen relevanten Dimensionen gleiche Effektivität haben, also auch z. B. Rate an Nebenwirkungen und deren Stärke	• Vergleich nur über Maßnahmen desselben Effektparameters • Interventionen können auch verschiedene Effekte haben	• QALYs haben methodische Probleme (Erhebung über ganze Bevölkerung oder über Betroffene, Methodenwahl: psychometrische vs. nutzentheoretische Verfahren etc.) • Reliabilität zwischen unterschiedlichen Erhebungsverfahren problematisch • QALYs haben Verteilungsimplikationen	• Umrechnung von Lebensdauer und LQ in monetäre Einheiten methodisch nicht gelöst • große Bandbreite der Zahlungsbereitschaft je nach Ansatz (s. u.) und nach finanzieller Leistungsfähigkeit
Grundlagen	Entscheidungstheorie	Entscheidungstheorie	Wohlfahrtsökonomie und/oder Entscheidungstheorie	Wohlfahrtsökonomie

Tab. 6.2-2 Formen gesundheitsökonomischer Evaluation in der Übersicht *(Fortsetzung)*

	Cost-Minimization Analysis (CMA)	**Cost-Effectiveness Analysis (CEA)**	**Cost-Utility Analysis (CUA)**	**Cost-Benefit Analysis (CBA)**
	Kostenminimierungs-Analyse	**Kosten-Effektivitäts-(Wirksamkeits-)Analyse**	**Kosten-Nutzwert-Analyse (KUA)**	**Kosten-Nutzen-Analyse (im engeren Sinne)**
Bestimmung der Nutzeneinheit	medizinische Verfahren	medizinische Verfahren	• psychometrische Verfahren (QALYs) • nutzentheoretischer Verfahren (QALYs) • medizinische Verfahren (DALYs)	• Beobachtung tatsächlichen Verhaltens (z. B. Risikoberufe) • Befragung
Methoden zur Erhebung des Nutzens	• klinische Verfahren • epidemiologische Verfahren	• klinische Verfahren • epidemiologische Verfahren	• Fragebögen • Time Trade-Off • Standard Gamble • Visuelle Analogskala	Monetarisierung durch Zahlungsbereitschaftsansatz: 3 bzw. 4 Methoden: • Humankapitalansatz • Erfragen der Zahlungsbereitschaft (contingent valuation) • Heranziehen aktuellen Verhaltens (revealed preference) als a) Kompensation/Bezahlung für höheres Risiko im Beruf oder b) Zahlung für niedrigeres Risiko/Sicherheit im täglichen Leben
Kostenarten	meistens nur direkte Kosten, aber alle Kostenarten möglich	meistens direkte und indirekte Kosten, aber auch intangible Kosten möglich	direkte, indirekte und intangible Kosten wichtig	direkte, indirekte und intangible Kosten, meistens direkte und indirekte Kosten
Anteil an gesundheitsökonomischen Untersuchungen	gering	mittel, steigend	mittel, steigend	gering

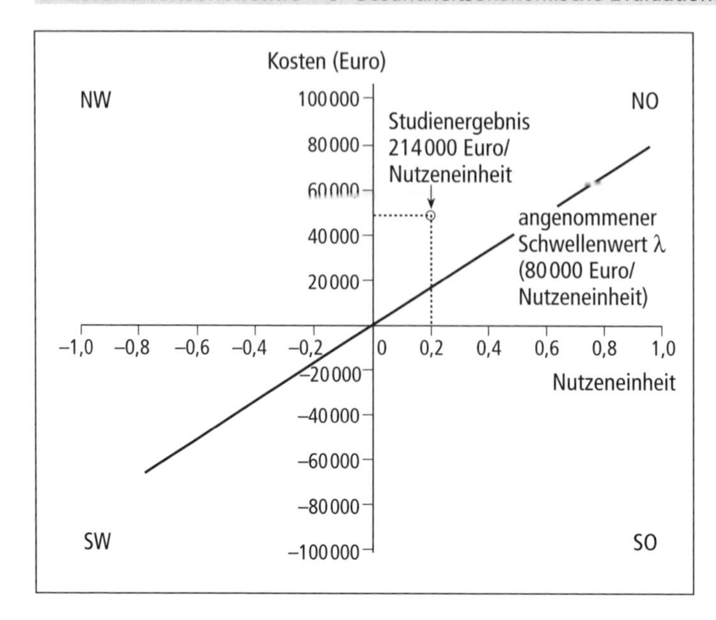

Abb. 6.3-1 Kosten-Nutzen-Ebenen (NW = Nordwest, NO = Nordost, SO = Südost, SW = Südwest) (nach O'Brien u. Briggs 2002)

geren Kosten dominiert die andere Handlungsalternative. In diesem Fall entscheidet man sich natürlich für die Handlungsalternative mit den geringeren Kosten.

- Die IKNR nimmt den Wert 0 an. Dieser Fall kann nur dann eintreten, wenn beide Handlungsalternativen identische Kosten haben, jedoch hat eine Maßnahme einen höheren Nutzen. Die Entscheidung fällt zugunsten der Maßnahme mit dem höheren Nutzen.
- Die IKNR ist nicht definiert, wenn der Nenner des Quotienten den Wert 0 annimmt. Dies bedeutet, dass beide Handlungsalternativen einen identischen Nutzen aufweisen. In diesem Fall fällt die Entscheidung natürlich zugunsten der günstigeren Alternative. Sollte der Fall eintreten, dass beide Handlungsalternativen auch gleich hohe Kosten haben, ist die Entscheidung, welche Handlungsalternative bevorzugt wird, nicht von Bedeutung, da beide Handlungsalternativen identischen Nutzen und identische Kosten haben.

In allen anderen Fällen wird die IKNR mit einer vorher vorgegeben maximalen Zahlungsbereitschaft (WTP) verglichen. Ist die IKNR kleiner oder gleich der WTP, fällt die Entscheidung zugunsten der Alternative mit dem höheren Nutzen; liegt die IKNR über der WTP, fällt die Entscheidung für die Alternative mit den geringeren Kosten. Natürlich ist die Wahl einer geeigneten WTP nicht einfach.

Eine andere Möglichkeit ist die Entscheidungsfindung durch das Eintragen von Nutzen- und Kostendifferenz in eine sog. Kosten-Nutzen-Ebene (s. Abb. 6.3-1). Auf der Abszisse (x-Achse) werden Nutzeneinheiten abgetragen, auf der Ordinate (y-Achse) die Kosten. Dann werden von oben links ausgehend die Quadranten Nordwest, Nordost, Südost und Südwest bestimmt. Südost bedeutet Annahme der neuen Technologie gegenüber der Kontrolle, da sie mehr Nutzen bei weniger Kosten bietet, Nordwest heißt umgekehrt Ablehnung der neuen Technologie, da weniger Nutzen mit höheren Ausgaben erkauft wird. In den Feldern Südwest und Nordost hängt die

Annahme von der Höhe der Zahlungsschwelle ab.

Vorgehen bei Unsicherheit

Nicht immer liegen alle Kosten-Nutzen-Verhältnisse in einem der 4 Quadranten, sondern bei entsprechenden Konfidenzintervallen der Kosten oder Nutzen kann mehr als ein Quadrant überdeckt sein (s. auch Kap. 20.4 zum methodischen Vorgehen bei Unsicherheit). Damit wäre nach klassischer, sog. frequentistischer statistischer Methode keine Entscheidung möglich. Mittels Anwendung anderer Verfahren, z. B. der Cost-Effectiveness-Acceptability Curves (CEACs) oder des sog. Net-Benefit-Ansatzes (vgl. O'Brien u. Briggs 2002), kann man in dieser Situation dennoch zu einer Entscheidung zwischen Therapiealternativen kommen.
Die **Cost-Effectiveness-Acceptability Curves (CEACs)** geben insbesondere eine Antwort auf das Problem negativer Werte einer IKNR. Anhand der Kurve kann die Wahrscheinlichkeit grafisch aufgezeigt werden, in wie viel Prozent der Fälle bestimmte Maßnahmen bei einer vorgegebenen WTP (Zahlungsbereitschaftsschwelle) erwartbar kosteneffektiv sind (Beispiel bei O'Brien u. Briggs 2002). Dabei werden auf der x-Achse (Abszisse) ansteigend Geldwerte für **QALYs** abgetragen, für die auf der y-Achse (Ordinate) Wahrscheinlichkeiten ablesbar sind. Eine weitere Möglichkeit, auf das Problem einzugehen, sind sog. **Net-Benefit-Analysen (NBA)**. Aus der Ausgangsgleichung, dass das Verhältnis von Kostendifferenz zu Nutzendifferenz niedriger als die Zahlungsschwelle sein sollte ($\Delta C / \Delta E < \lambda$), kann durch Umformung folgende lineare Gleichung entwickelt werden:
Net Monetary Benefit $= \lambda \times \Delta E - \Delta C$

Damit können der untere und der obere Wert der 95-%-Konfidenzintervalls einfach bestimmt werden, wenn das Kosten-Nutzen-Verhältnis sowohl negative wie positive Werte umfasst.
Des Weiteren kann neben der Abwägung, welches von 2 Verfahren finanziert werden soll, auch die Entscheidung anstehen, ob noch weitere Informationen beschafft werden sollen. Die Weiterentwicklung ist das Modell des **Expected Value of Perfect Information (EVPI)**, d.h. der Erwartungswert vollständiger Information. Weitere Forschung wird kosteneffektiv sein, wenn die Kosten für diese Forschung niedriger sind als der Wert für den EVPI (s. Beispiel bei Claxton et al. 2001).

6.4 Budget-Impact-Analyse (BIA)

Neben der KNA wird mehr und mehr auch verlangt, den Effekt einer neuen Technologie auf die nationalen, regionalen oder lokalen Budgets für Gesundheit abzuschätzen (IQWiG 2008; Mauskopf u. Sullivan 2008; Mauskopf 1998). Diese Bewertung der finanziellen Konsequenzen für ein spezielles Gesundheitssystem steht nicht in Konkurrenz zur KNA, sondern komplementär dazu. Einen solchen Blickwinkel fordert neben dem deutschen IQWiG (Institut für Qualität und Wirtschaftlichkeit im Gesundheitswesen) insbesondere das australische PBAC (Pharmaceutical Benefits Advisory Board). Bisher arbeitet man aber noch an den Standards für BIA (s. z.B. Mauskopf u. Sullivan 2008). Unerlässlich ist eine transparente Festlegung der betroffenen Bevölkerung sowie des betroffenen Budgets. So ist es gegenüber der KNA entscheidend, ob Arzneimittel beispielsweise als eigenes Budget oder als Teil des Krankenhausbudgets gezählt werden. Darüber hinaus werden nicht so sehr einzelne Interventionen verglichen, sondern Szenarien mit einem Mix aus aktuellen Therapiemethoden. Die Ausweitung des Markts soll bewusst in die Berechnungen einbezogen werden. Es wird die Perspektive dessen eingenommen, der Budgethoheit genießt, in Deutschland also dezidiert z.B. die Position der GKV (vgl. IQWiG 2008). Normalerweise werden Jahresbudgets berechnet, aber auch andere Abgrenzungen sind möglich. Für jedes Jahr wäre es wünschenswert, neben einer absoluten auch eine inkrementale Darstellung der Auswirkungen auf das Budget vorzunehmen. Auf jeden Fall sollten die sog. Implementierungskosten berücksichtigt werden (s. IQWiG 2008).

6.5 Die Verortung der Kosten-Effektivitäts-Analyse in übergreifenden Konzepten

6.5.1 Wohlfahrtsökonomie, Utilitarismus oder Entscheidungstheorie

Einleitend wurde die Verortung der KNA in der Ökonomie kurz angerissen, als vom Gesetz der Knappheit der Mittel gesprochen wurde. Vielfach wird die Kosten-Effektivitäts-Analyse aber – zumindest in Teilen oder je nach Unterform – der Wohlfahrtsökonomie und/oder dem Utilitarismus zugeordnet (vgl. auch Roberts et al. 2008 sowie Kap. 8.1.5). Damit werden verschiedene Zwecke verfolgt. Zum einen erhält die Methode somit einen ideologischen Überbau. Zum anderen kann damit das Modell der Kosten-Effektivitäts-Analyse unterschiedlichen gesundheitspolitischen Akteuren zugänglich gemacht werden.

Die wohlfahrtsökonomische Verortung streicht insbesondere die Bedeutung der Patienten als souveräne Konsumenten heraus, denen durch die Analysen transparente Informationen für die individuelle Entscheidungsfindung geliefert werden. Die utilitaristische Begründung, die größte Menge an Nutzen für eine Gesellschaft zu gewinnen, würde diesem Ansatz jedoch diametral entgegenstehen. Ihr geht es darum abzuwägen, welche Entscheidung ohne Ansehen des individuellen Nutzens den höchsten gesellschaftlichen Nutzen garantieren kann. Es wird aber auch diskutiert, inwieweit die gesundheitsökonomische Evaluation dem sog. „Extra-Welfarism" zugeordnet werden kann (Sculpher et al. 2005), der die Grundannahmen der Wohlfahrtsökonomie (vgl. Kap. 8) auf das Gesundheitssystem nicht für anwendbar hält. Eine rein entscheidungstheoretische Analyse betont im Gegensatz zum wohlfahrtsökonomischen Ansatz, dass die KNA „nur" ein technisches Instrument ist, um das Problem eines Budgets für Gesundheitsleistungen aus dem gesamtgesellschaftlichen Blickwinkel zu lösen. Damit gehen aber keine normativen Ansprüche einher.

Diese Versuche, die Kosten-Effektivitäts-Analyse in den Grundlagen von Wohlfahrtsökonomie oder Utilitarismus zu verorten, werden mehr und mehr kritisch gesehen. So werden **QALYs** auf aggregierter Ebene angegeben, was im Grunde dem wohlfahrtsökonomischen Ansatz widerspricht: Jede Person müsste für sich selbst QALYs für diverse Interventionen berechnen, da die eigenen Präferenzen ja nicht mit den aggregierten deckungsgleich sein müssen.

Die Rückführung der Kosten-Effektivitäts-Analyse von einem System zur Steuerung der Allokation des gesamten Gesundheitssystems zurück zu einem Unterstützungsinstrument für Entscheidungssituationen in Unsicherheit würde dazu führen, dass sich auch die methodische Fundierung der Analysen wieder stabilisiert. Dadurch gewännen ethische Argumente wieder höheres Gewicht bei einer Abwägung von Entscheidungsalternativen im Gesundheitswesen.

6.5.2 QALY-Konzept: spezielle ethische und methodische Probleme

Methodische und ethische Probleme werden insbesondere beim Einsatz von **QALYs** und bei der sog. WTP/WTA-Methode diskutiert. QALYs dienen als Einheit für die Vergleichbarkeit von Kosten und Nutzen bei medizinischen Verfahren. Auf Basis der Errechnung der Kosten für 1 QALY können Medikamente, diagnostische oder therapeutische Verfahren gegeneinander abgewogen werden. Die kritische Auseinandersetzung mit diesem Konzept kann den Bereichen Methode, Erkenntnistheorie, ökonomische Theorie und Ethik zugeordnet werden, wobei sich Überlappungen ergeben.

Nutzentheoretische und psychometrische Verfahren, die beide zur Ermittlung von QALYs angewandt werden können, sind jedoch nicht austauschbar (vgl. Brunner 2006). Sie differieren in ihren Ergebnissen (Drummond et al. 2005), beruhen aber auch auf verschiedenen Annahmen darüber, wie die Unsicherheit der Entscheidung abgefragt wird. Auf den ersten Blick scheinen die mit unterschiedlichen Verfahren gemessenen Werte zur Lebensqualität vergleichbar zu sein, da die höchsten und niedrigsten Werte (0 bzw. 1) identisch sind, jedoch wurde gezeigt, dass verschiedene Verfahren gleiche Zustände mit verschiedenen Messwerten versehen (zu den Verfahren QWB, EQ-5D, SF-6D, HUI s. Drummond et al. 2005). Kleine Risiken werden zudem tendenziell überschätzt (Hirth et al. 2000).

Weiterhin müssen für die Gültigkeit des QALY-Konzeptes bestimmte Axiome gelten wie Unabhängigkeit der Nutzenwerte für verschiedene Zustände (Mutual Utility Independence), Dauer eines Zustandes ohne Einfluss auf die Bewertung mit Nutzen (Constant Proportional Time Trade-Off) und Risikoneutralität (Tsuchiya u. Dolan 2005). Aber die Präferenzen der Befragten scheinen sich gerade mit der Dauer und der Abfolge von fiktiven Gesundheitszuständen zu ändern, sodass das Prinzip des Constant Proportional Time Trade-Off infrage gestellt ist (Tsuchiya u. Dolan 2005).

QALYs können von einigen Gruppen, auf die sie angewendet werden, nicht erhoben werden. Dies sind beispielsweise Komapatienten, Demente und Kinder unter einem bestimmten Alter (z.B. Erhart u. Ravens-Sieberer 2006; Gerber 2006). Damit ist man bei diesen auf die Anwendung des sog. objektiven Utilitarismus festgelegt, der die Festlegungen einer Gruppe (bspw. der Erziehungsberechtigten) auf die eigentliche Patientengruppe überträgt.

Die Beurteilung von Gesundheitszuständen durch die Allgemeinbevölkerung ist zudem häufig verzerrt, denn Ereignisse werden überschätzt: Ein Paraplegiker (Querschnittsgelähmter) zu werden, wird als „schrecklich" empfunden, die Adaptation, als Paraplegiker zu leben, unterschätzt. Dies ist besonders gut erkennbar am Beispiel Blindheit, die mit 0,39 QALYs (Torrance 1986) bewertet wurde, wohingegen Angina pectoris mit 0,50 eingestuft wurde. Dies scheint nicht nachvollziehbar, denn eine gesunde blinde Person – insbesondere angesichts der modernen Möglichkeiten von technologischer und gesellschaftlicher Unterstützung – lebt ihr Leben selbstbestimmter als jemand, der wegen einer Angina pectoris auf Medikamente angewiesen ist und in ständiger Furcht vor einem Herzinfarkt lebt. Hier werden die Konzepte Behinderung und Krankheit in der Fremdeinschätzung unbegründet vermischt.

Das **Konzept der QALYs** basiert auf der Idee, Gesundheit zu verkaufen, wobei man im täglichen Leben als Patient eher Gesundheit kauft (Kahnemann 2006). Dieser Unterschied ist nicht banal, sondern es hat sich in Experimenten gezeigt, dass Verkäufer und Käufer für dasselbe Gut andere Preise ansetzen (sog. Endowment Effect). Weiterhin wird beim Konzept der QALYs die sog. Ra-

tional-Agent-Theorie (vgl. Kap. 7.4) vorausgesetzt, d. h. eine Person, die sich in Kenntnis ihrer Präferenzen rational für das für sie „Beste" entscheidet. Diese Theorie wird von vielen als nicht anwendbar auf das Gesundheitssystem angesehen, denn oftmals ist zu Beginn einer Arzt-Patienten-Begegnung gar nicht klar, was dieses „Beste" sein wird, z. B. bei unklarer Diagnose. Des Weiteren wird gerade das Konstrukt des Rational Agent, der seine Interessen verfolgt, mehr und mehr durch experimentell gewonnene Daten infrage gestellt. So wählen Befragte oft gesellschaftliche Gesamtsituationen aus entsprechenden Szenarien, die eher einer ausgeglichenen Güterverteilung entsprechen, als dass sie rein ihre egoistischen Interessen maximierten (s. z. B. Scapecchi 2006).
Eine unkritische Anwendung des QALY-Konzeptes berücksichtigt keine Verteilungswirkungen. Als Lösung werden insbesondere für Kinder Gewichtungsfaktoren vorgeschlagen (z. B. Keren et al. 2004). Es bleibt dennoch die Frage, ob „life and years may not be completely interchangeable in our calculations" (Rawles 1989, S. 146). Und schließlich bleibt jede Zahlungsschwelle für QALYs wie auch die Messung von WTP mit Willkürlichkeit behaftet bzw. abhängig von den sozioökonomischen Bedingungen der Befragten.

6.5.3 Ökonomische Analysen im Rahmen von klinischen Prüfungen

Da die Anzahl klinischer Studien ständig zunimmt und gleichzeitig ein Großteil gesundheitsökonomischer Studien begleitend zu klinischen Studien erstellt wird, stellt sich die Frage, ob es nicht sinnvoll wäre, ökonomische Analysen unmittelbar in diese Studien zu integrieren. Es gibt aber Unterschiede zwischen klinischen Studien und gesundheitsökonomischen Evaluationen. Um beurteilen zu können, ob im Rahmen einer klinischen Studie eine ökonomische Begleitevaluation (Piggyback-Studie) sinnvoll ist, sollten die ökonomische Bedeutung der Fragen, die praktische Relevanz des Studiendesigns und die logistischen Folgen durch die zusätzliche ökonomische Analyse bedacht werden. Auf jeden Fall müssen die Studien den Kriterien der evidenzbasierten Medizin (EbM) genügen (Ollenschläger et al. 2005; Sackett et al. 1999; Schumacher u. Schulgen 2007). Nachteile sind die insgesamt höheren Kosten zur Durchführung der Studie sowie eine Fehleinschätzung der Behandlungskosten. Zum einen werden in einer Studie kaum oder keine unnötigen Maßnahmen durchgeführt, zum anderen sind die Kosten hierfür aber höher, da die Beobachtung wesentlich engmaschiger angesetzt wird als im späteren Alltagsbetrieb.

6.6 Auswahl der geeigneten Evaluationsmethode und Steuerung von gesundheitspolitischen Entscheidungen

Zusammenfassend lässt sich sagen, dass alle oben vorgestellten Methoden Vor- und Nachteile haben. Bei der Auswahl des passenden Instruments kommt es auf die Frage an, wer worüber informiert werden soll und welche ethischen Annahmen zuvor gemacht werden. Die Auswahl von Methoden ist damit nicht willkürlich, sondern immer von Voraussetzungen abhängig. Eine gute Übersicht über die praktischen Probleme der Auswahl in diesem Zusammenhang zeigen die Methodenpapiere des IQWiG (2008) wie auch die Auseinandersetzung zwischen dem National Institute of Clinical Excellence (NICE; z. B. Rawlins u. Dillon 2005) und Harris (2005a, 2005b, 2006).

Derzeit kann man mit dem NICE in Großbritannien und dem IQWiG in Deutschland die beiden Pole des Einsatzes von gesundheitsökonomischen Evaluationen zur Steuerung im Gesundheitswesen verdeutlichen. In Großbritannien können Verfahren indikationenübergreifend nebeneinandergestellt und allein nach dem Kosten-Nutzen-Verhältnis verglichen werden. In Deutschland hat der Gesetzgeber andere Vorgaben gemacht, die sich im Methodenpapier des IQWiG (2008) niederschlagen. Gesundheitsökonomische Evaluationen werden (nur) indikationenspezifisch durchgeführt und sind somit anderen Entscheidungskriterien nachgeordnet, die im ethischen und gesellschaftspolitischen Diskurs um eine gesundheitliche Versorgung vorgetragen werden. Ebenfalls wird die Festlegung einer Zahlungsbereitschaftsschwelle völlig unterschiedlich gesehen (z.B. Culyer et al. 2007). Auch die Frage, in welcher Weise die vom NICE gesetzte Schwelle regelmäßig nach oben oder unten angepasst werden müsste, wird kritisch diskutiert (Towse 2009 vs. Raftery 2009).

Des Weiteren beantworten gesundheitsökonomische Evaluationen auch nicht die Frage, ob im Ist-Zustand Versorgung effizient angeboten wird. Werden 2 Arzneimittel in einem System eingesetzt, bei dem Unter-, Fehl- oder Überversorgung vorliegt, würde auch der gesundheitsökonomische Vergleich nicht die wahre Effizienzreserve erkennen lassen, die sich durch Eingriffe in das Versorgungssystem ergäben. Auch wenn solch komplexe gesundheitsökonomische Analysen durchgeführt werden (z.B. Gandjour u. Stock 2007 zur Abschätzung eines nationalen Programms gegen Hypertonie), müssten Entscheidungen zur Nutzung von Effizienzreserven auf der Grundlage von anderen Studienansätzen, z.B. versorgungswissenschaftlichen Untersuchungen, gefällt werden.

Weiterhin sind Erwartungen, dass Präventionsmaßnahmen gegenüber der Kuration als kosteneffektiv oder sogar kosteneinsparend dargestellt werden können, zu dämpfen (z.B. Cohen et al. 2008). Viele Präventionsmaßnahmen sind nicht so einfach durchführbar wie Impfungen, für die mittlerweile im großen Stil gesundheitsökonomische Evaluationen vorliegen. So sind viele Präventionsmaßnahmen als komplexe Interventionen zu gestalten, z.B. zur Steigerung der Bewegung oder zur Veränderung von Essgewohnheiten. Meistens ist zwar aus Studien zu erheben, dass die Interventionen Effekte zeigen (z.B. regelmäßige Bewegung senkt das Risiko, einen Herzinfarkt zu erleiden), aber hinsichtlich der Umsetzung im Alltag sind vielfach noch Fragen offen, ob und wie die Effekte bevölkerungsweit erreicht werden können. Damit stehen gesundheitsökonomische Evaluationen allenfalls für ganz wenige Situationen zur Verfügung, um präventive gegen kurative Interventionen gesundheitsökonomisch zu evaluieren. Es stellt sich die Frage, ob nicht andere ethische Argumente für Prävention sprechen, wenn die Maßnahme reliabel und valide in Studien Effekte gezeitigt hat, auch wenn eine generelle Kosteneffektivität für die einzelne Maßnahme nicht belegt ist.

Gesundheitsökonomische Verfahren bieten sich daher derzeit am ehesten an, wenn verschiedene Verfahren oder Arzneimittel für ein Indikationsgebiet verglichen werden sollen. Viele der ideologischen Probleme in der Modellierung, die sich durch die Bewertung auf Basis von Unsicherheit durch lange Zeiträume ergeben, können so umgangen werden. Die gesundheitsökonomische Evaluation erhält damit ihren Stellenwert als Entscheidungsinstrument eingebettet in einen Prozess von vor- und nachgeordneten gesundheitspolitischen und ethischen Überlegungen. Der „naive" Verweis auf ein Ergebnis einer gesundheitsökonomischen Evaluation wäre auch wissenschaftstheoretisch und gesundheitspolitisch nach 1945 moralisch kaum vertretbar.

Literatur

Breyer F, Zweifel PS, Kifmann M. Gesundheitsökonomie. Berlin: Springer 2003.

Brunner H. Die Bedeutung der Lebensqualität für gesundheitsökonomische Evaluationen. In: Lauterbach KW, Stock S, Brunner H (Hrsg). Gesundheitsökonomie. Lehrbuch für Mediziner und andere Gesundheitsberufe. Bern, New York: Huber 2006; 327–38.

Brunner H, Stollenwerk B. Standard-Methoden der gesundheitsökonomischen Bewertung. In: Lauterbach KW, Stock S, Brunner H (Hrsg). Gesundheitsökonomie. Lehrbuch für Mediziner und andere Gesundheitsberufe. Bern, New York: Huber 2006; 267–303.

Claxton K, Neumann PJ, Araki S, Weinstein MC. Bayesian value-of-information analysis. An application to a policy model of Alzheimer's disease. Int J Technol Assess Health Care 2001; 17: 38–55.

Cohen JT, Neumann PJ, Weinstein MC. Does preventive care save money? Health economics and the presidential candidates. N Engl J Med 2008; 358: 661–3.

Culyer A, McCabe C, Briggs A, Claxton K, Buxton M, Akehurst R, Sculpher M, Brazier J. Searching for a threshold, not setting one: the role of the National Institute of Clinical Excellence. J Health Serv Res Policy 2007; 12: 56–8.

Drummond MF, Sculpher MJ, Torrance GW, O'Brien B, Stoddart GL. Methods for the Economic Evaluation of Health Care Programmes. 3rd ed. Oxford, New York: Oxford University Press 2005.

Erhart M, Ravens-Sieberer U. Lebensqualität in der Pädiatrie. In: Gerber A, Lauterbach KW (Hrsg). Gesundheitsökonomie und Pädiatrie. Stuttgart, New York: Schattauer 2006; 37–47.

Feenstra TL, van Baal PHM, Gandjour A, Brouwer WBF. Future costs in economic evaluation. A comment on Lee. J Health Econ. doi:10.1016/j.jhealeco.2008.07.007 (12 Dezember 2008).

Gandjour A. Vorlesung Gesundheitsökonomische Evaluation. Universität zu Köln 2008.

Gandjour A, Lauterbach K. Does prevention save costs? Considerung deferral of the expensive last year of life. J Health Econ 2005; 24: 715–24.

Gandjour A, Stock S. A national hypertension treatment program in Germany and its estimated impact on costs, life expectancy, and cost effectiveness. Health Policy 2007; 83: 257–67.

Gerber A. Methodische Probleme gesundheitsökonomischer Evaluationen in der Pädiatrie. In: Gerber A, Lauterbach KW (Hrsg). Gesundheitsökonomie und Pädiatrie. Stuttgart, New York: Schattauer 2006; 29–36.

Gold M, Russel LB, Siegel JE, Weinstein MC. Cost-Effectiveness in Health and Medicine. New York: Oxford University Press 1996.

Harris J. Nice and not so nice. J Med Ethics 2005a; 31: 685–8.

Harris J. It's not NICE to discriminate. J Med Ethics 2005b; 31: 373–5.

Harris J. NICE is not cost effective. J Med Ethics 2006; 32: 378–80.

Hirth RA, Chernew M, Miller E, Fendrick M, Weissert MG. Willingness to pay for a quality-adjusted life year: in search of a standard. Med Decis Making 2000; 20: 332–42.

Institut für Qualität und Wirtschaftlichkeit im Gesundheitswesen (IQWiG). Methodik für die Bewertung von Verhältnissen zwischen Nutzen und Kosten im System der deutschen gesetzlichen Krankenversicherung. Version 1.1. 09.10.2008. http://www.iqwig.de/download/08-10-14_Methoden_Kosten-Nutzen-Bewertung_Version_1_1.pdf (15. November 2009).

Johannesson M. Theory and Methods of Economic Evaluation of Health Care. Dordrecht: Kluwer Academic Publishers 1996.

Kahnemann D. Determinants of health economic decisions in actual practice: the role of behavioral economics. Value Health 2006; 9: 65–7.

Keren R, Pati S, Feudtner C. The generation gap. Differences between children and adults pertinent to economic evaluation of health interventions. Pharmacoeconomics 2004; 22: 71–81.

König HH. Gesundheitsökonomische Evaluation. In: Roeder N, Hensen P (Hrsg). Gesundheitsökonomie, Gesundheitssystem und öffentliche Gesundheitspflege. Ein praxisorientiertes Kurzlehrbuch. Köln: Deutscher Ärzte-Verlag 2009; 123–43.

Mauskopf J. Prevalence-based economic evaluation. Value Health 1998; 1: 251–9.

Mauskopf J, Sullivan SO, Annemans L, Caro J, Mullins CD, Nuijten M, Orlewska E, Wathins J, Trueman P. Principles of good practice für budget impact analysis. Report of the ISPOR Task Force on Good Research Practices – Budget Impact Analysis. Value Health 2007; 20: 336–47.

Nyman JA. Should the consumption of survivors be included as a cost in cost-utility-analysis? Health Econ 2004; 13: 417–27.

O'Brien BJ, Briggs AH. Analysis of uncertainty in health care cost-effectiveness studies: an intro-

duction to statistical issues and methods. Stat Methods Med Res 2002; 11: 455–68.
Ollenschläger G, Bucher HC, Donner-Banzhoff N, Forster J, Gaebel W, Kunz R, Müller OA, Neugebauer EAM, Steurer J (Hrsg). Kompendium evidenzbasierte Medizin. Clinical Evidence Concise. Bern: Huber 2005.
Patrick DL, Starks HE, Cain KC, Uhlmann RF, Pearlman RA. Measuring preferences for health states worse than death. Med Decis Making 1994; 14: 9–18.
Raftery J. Should NICE's threshold range for cost per QALY be raised? No. BMJ 2009; 338: b185.
Rawles J. Castigating QALYs. J Med Ethics 1989; 15: 143–7.
Rawlins M, Dillon A. NICE discrimination. J Med Ethics 2005; 31: 683–4.
Roberts M, Hsiao W, Berman P, Reich MR. Getting Health Reform Right. A Guide to Improving Performance and Equity. Oxford, New York: Oxford University Press 2008.
Sackett DL, Richardson WS, Rosenberg W, Haynes RB. Evidenzbasierte Medizin. München: Zuckschwerdt 1999.
Scapecchi P. Valuation Differences between Adults and Children. In: Scapecchi P and Organisation for Economice Cooperation and Development (OECD, ed). Economic Valuation of Environmental Health Risks to Children. Paris: OECD 2006; 79–119.
Schöffski O, Glaser P, Schulenburg JM v d. Gesundheitsökonomische Evaluationen. Berlin: Springer 2002.
Schumacher M, Schulgen G. Methodik klinischer Studien. Methodische Grundlagen der Planung, Durchführung und Auswertung. 3. Aufl. Berlin: Springer 2007.
Sculpher M, Claxton K, Akehurst R. It's just evaluation for decision-making: recent developments in, and challenges for, cost-effectiveness research. In: Smith PC, Ginnelly L, Sculpher M (eds). Health Policy and Economics. Opportunities and Challenges. Maidenhead, New York: Open University Press 2005.
Stollenwerk B, Brunner H. Weiterführende Methoden. In: Lauterbach KW, Stock S, Brunner H (Hrsg). Gesundheitsökonomie. Lehrbuch für Mediziner und andere Gesundheitsberufe. Bern, New York: Huber 2006; 305–26.
Torrance GW. Measurement of health state utilities for economic appraisal. J Health Econ 1986; 5: 1–30.
Towse A. Should NICE's threshold range for cost per QALY be raised? Yes. BMJ 2009; 338: b181.
Tsuchiya A, Dolan, P. The QALY model and individual preferences for health states and health profiles over time: a systematic review of the literature. Med Decis Making 2005; 25: 460–7.
Weinstein MC, Siegel JE, Gold MR, Kamlet MS, Russell LB for the Panel on Cost-Effectiveness in Health and Medicine. Recommendations of the Panel on Cost-Effectiveness in Health an Medicine. JAMA 1996; 276: 1253–8.

7 Messung und Bewertung von Lebensqualität

Tanja Tecic, Maren Walgenbach und Edmund A. M. Neugebauer

Eine medizinische Behandlung bezüglich ihres Nutzens zu bewerten, erscheint auf den ersten Blick relativ einfach. Jede medizinische Maßnahme, die den Patienten länger am Leben erhält, ist von Nutzen. Diesem Gedanken folgend, würde es ausreichen, den Nutzen einer Intervention über Mortalitäts- und Überlebensziffern zu berechnen. Je mehr der Patient an Lebensjahren dazugewinnt, desto effektiver und nützlicher die Behandlung. Das Primat der Medizin, sich um das Wohlergehen des Patienten zu bemühen, erscheint somit vordergründig erfüllt. Trotzdem bleiben Fragen: Kann das Wohlbefinden des Patienten durch diese einfache Betrachtungsweise ausgedrückt werden? Ist eine Verlängerung des Lebens in jedem Fall mit Wohlergehen gleichzusetzen? Natürlich nicht! Demnach wäre es auch eine zweckmäßige Intervention, einen Patienten jahrelang bei unerträglichen Schmerzen und völliger Hilflosigkeit am Leben zu erhalten, da eine lediglich auf Linderung der Schmerzen ausgelegte Behandlung als ineffizient beurteilt würde, weil sie ohne Einfluss auf die Lebenserwartung wäre (Konerding 2004).

Die aufgeführten Fragen lassen erkennen, dass es natürlich unzureichend ist, die Beurteilung einer medizinischen Maßnahme nur anhand *quantitativer* Aspekte (gewonnene Lebensjahre) vorzunehmen. Zusätzlich gilt es den *qualitativen* Aspekt, die Qualität der Lebensjahre zu berücksichtigen. Vor allem bei der Behandlung von chronischen Erkrankungen oder Karzinomleiden bekommt die Lebensqualität hohe Relevanz. Die Aussichten auf eine vollständige Heilung sind nicht gegeben, sodass sich die Zweckmäßigkeit einer medizinischen Behandlung auf die positive Wirkung bezüglich der Lebensqualität konzentriert.

Wie sich die gesundheitsbezogene Lebensqualität darstellt und messen lässt, ist Thema dieses Buchkapitels. An eine generelle Begriffsbestimmung schließt sich die Beschreibung von Methoden und Messverfahren zur Erfassung der gesundheitsbezogenen Lebensqualität an. Es folgt ein Überblick über die Möglichkeiten, Lebensqualitätsdaten zu bewerten, bevor schließlich 3 Lebensqualitäts-Messinstrumente im Einzelnen ausführlicher vorgestellt werden.

7.1 Definitionen

7.1.1 Gesundheit

Der Begriff „Gesundheit" ist jedem geläufig. Seine einzigartige Relevanz im Leben lässt sich aus allgemeingültigen Aussagen, wie „Die Gesundheit ist das höchste Gut des Menschen", ableiten. Was ist aber das Bedeutungsvolle an diesem so kostbaren Gut? Kersting weist darauf hin, dass es sich bei dem Gut der Gesundheit um ein transzendentales oder konditionales Gut handelt. Von derartigen Gütern gelte allgemein, dass sie „nicht alles sind", aber ohne sie „alles nichts ist" (Kersting 2002).

Im Juli 1948 wurde von der Weltgesundheitsorganisation (WHO) eine erste Definition vorgelegt, die lautet:

> Gesundheit ist ein Zustand vollkommenen körperlichen, geistigen und sozialen Wohlbefindens und nicht die bloße

Abwesenheit von Krankheit oder Gebrechen.

Wie jede Bemühung, eine bindende Festlegung zu treffen, wurde auch diese Definition kontrovers diskutiert. Positiv akzeptiert wurde die Erweiterung des bis dato meist nur auf die körperliche Ebene bezogenen Gesundheitsbegriffs um die psychische und soziale Komponente. Kritisiert wurde hingegen, dass die Kriterien zur Erreichung eines Gesundheitszustandes zu hoch angesiedelt und nahezu nicht zu erreichen seien. Schließlich erscheint die Definition zu unspezifisch, da es an definierten beobachtbaren Symptomen mangelt, die Gesundheit ausmachen. „Wohlbefinden" allein reicht hier nicht aus, da auch kranke Menschen sich durchaus „wohl befinden" können.
Für die klinische Forschung und innerhalb der Medizin ist ein messbarer Gesundheitszustand notwendig, um Veränderungen zu erkennen und angemessene Interventionen einleiten zu können. 1967 formulierte White 5 Gesundheitszustände, die als Outcome-Maße (Ergebnismaße) zur Bewertung von Therapien dienen können:

1. Tod
2. Krankheit (als Set von Symptomen, Funktionsparametern und abnormen Laborwerten)
3. Diskomfort (Symptome, wie z.B. Schmerz, Übelkeit, Dyspnoe)
4. Behinderung (eingeschränkte Fähigkeit, Dingen des täglichen Lebens zu Hause, im Beruf oder in der Freizeit nachzugehen)
5. Unzufriedenheit (emotionale Reaktionen auf eine Erkrankung und die Behandlung, wie z.B. Traurigkeit, Ärger)

Abgegrenzt von diesen patientenbezogenen Outcome-Kriterien, rücken zunehmend mehr gesellschaftsbezogene Parameter in den Vordergrund, wie Kosten der Erkrankung, berufliche Reintegration und Kosten für verlorene Lebensjahre durch die Erkrankung oder einen Unfall.
Die klinische Forschung steht vor der Herausforderung, besonders die patientenbezogenen Outcome-Maße besser zu operationalisieren und damit messbar zu machen. Der Glaube an objektive Parameter, wie Mortalität, Komplikationsraten, Winkelmaße oder Laborwerte, ist im klinischen Alltag noch sehr verbreitet, wenn es um die Beurteilung des Krankheitsverlaufes oder des Nutzens der Intervention geht. Dies geht nach Lorenz (1998) auf die Überbewertung von klinischen, biochemischen bzw. molekularbiologischen oder physiologischen Indizes zurück, auf die das gesamte Medizinstudium ausgelegt ist. Dies bedeutet aber nicht, dass z.B. die Bewertung der Mortalität und der Komplikationsraten keine Bedeutung mehr hat. Ihr Wert ist jedoch limitierter und beschränkt sich überwiegend auf Szenarien mit hohen Mortalitätsraten. Für die Beurteilung der Lebensqualität müssen aus Patientensicht neue Outcome-Parameter wie funktioneller Status, emotionale Gesundheit, soziale Interaktion, kognitive Funktion, Grad der Zufriedenheit und andere Gesundheitsindikatoren hinzukommen.

7.1.2 Lebensqualität

Der Begriff „Lebensqualität" ist ein Modewort. Er wird meist völlig undifferenziert von der Werbung für alle Branchen sowie in der Politik eingesetzt. Politiker nutzten ihn als politisches Konzept und Schlagwort für demokratische und sozialpolitische Ziele und zur Konzeptualisierung des Grundrechtes jedes Bürgers, nach persönlichen Wohlergehen und Glückseligkeit streben zu können (Glatzer u. Zapf 1984; Spilker 1996).

Auch in der sozialwissenschaftlichen Literatur (Soziologie, Politologie, Anthropologie, Psychologie) spielte der Begriff schon in den 1940er Jahren eine große Rolle und diente – auch interkulturell – der Erforschung der Lebensqualität in verschiedenen Ländern, wobei hier Lebensqualität als sozioökonomische Ressource und Stufe der Gesundheitsversorgung in einem Staat definiert wurde, später auch als Ausdruck für „Lebenszufriedenheit" und „Wohlbefinden". Uneindeutig und schwierig wird es, den Begriff der Lebensqualität allgemeingültig zu erfassen, wenn man sich auf die Ebene des einzelnen Menschen begibt. Interindividuelle Unterschiede lassen den einen Lebensqualität eng mit beruflicher Anerkennung in Verbindung bringen, für einen anderen mag Lebensqualität im familiären Glück verankert sein. Hieraus kann man jedoch das grundlegende Definitionselement der Lebensqualität erkennen, und zwar, dass die subjektive Beurteilung der Person entscheidend ist.

7.1.3 Gesundheitsbezogene Lebensqualität

In der Medizin wurde dem Konzept der Lebensqualität im Vergleich zu den Sozial- und Geisteswissenschaften relativ spät Aufmerksamkeit geschenkt. In Abgrenzung zu soziologischen und philosophischen Definitionen wurde in der Medizin der Terminus **„Lebensqualität"** immer **in Beziehung zu Gesundheit und Krankheit** konzeptualisiert (gesundheitsbezogene Lebensqualität). Wenn im weiteren Verlauf von Lebensqualität die Rede sein wird, dann ist damit die Lebensqualität in Bezug zu Gesundheit und Krankheit gemeint. Bei der Frage des Arztes „Wie geht es Ihnen?" sollte zunehmend wichtig werden, wie der Patient sich fühlt, und nicht nur, was der Arzt denkt, wie der Patient sich gemäß den vorliegenden medizinisch-technischen Daten fühlen müsste. Als eigenständiger Terminus wurde das Konzept der Lebensqualität von der Meran-Konsensuskonferenz definiert (Neugebauer et al. 1991):

> [Lebensqualität ist die] persönliche Wahrnehmung des eigenen körperlichen und psychischen Befindens und der sozialen Integration einer Person nach Einbeziehung von Krankheit und Gesundheit.

Nach diesem Konzept werden körperliche Beschwerden eines Patienten nicht nur anhand „harter" biomedizinischer Parameter (Mortalitätsrate, Komplikationsrate, Laborwerte) beurteilt. Vielmehr bezieht man die subjektiven, patientenorientierten Aspekte – vom Patienten selbst berichtet – in die Evaluation des Gesamtzustandes mit ein. Dabei sind folgende 3 Dimensionen zu berücksichtigen (s. Abb. 7.1-1):

- somatische Dimension
- soziale Dimension
- psychische Dimension

Mehrere Autoren (Siegrist 1990; Bullinger 1997) beschreiben folgende 3 Phasen der Entwicklung der gesundheitsbezogenen Lebensqualitätsforschung (Pfaff et al. 2009):

- Die erste Phase bildete die Diskussion über die Messbarkeit der Lebensqualität in den 1970er Jahren.
- In der zweiten Phase stand die Entwicklung von Messinstrumenten im Vordergrund.
- In einer dritten Phase ab den 1990er Jahren setzte die Anwendung der Messinstrumente in klinischen Studien ein.

Eine vierte Phase sollte sich mit der gezielten therapeutischen Intervention bei Lebensqualitätsdefiziten befassen.

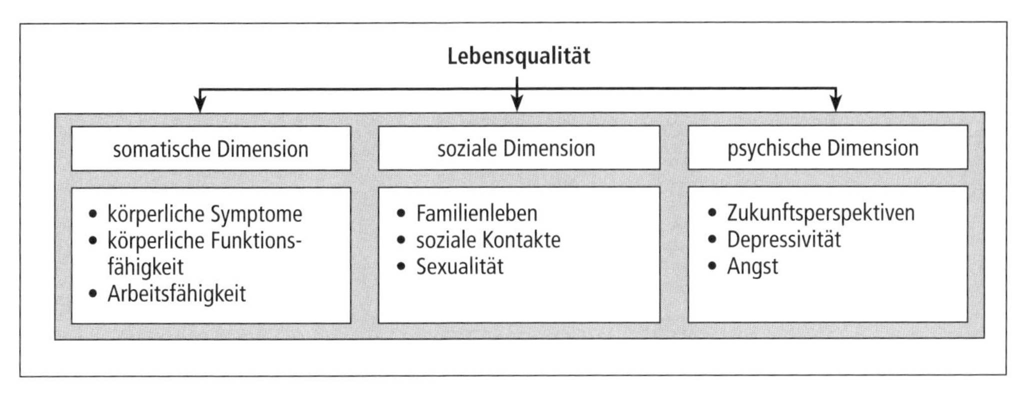

Abb. 7.1-1 Dimensionen der Lebensqualität

Der demografische Wandel und eine damit verbundene Verschiebung des Krankheitsspektrums von akuten zu chronischen Erkrankungen in unserer Gesellschaft sind weitere Gründe für die Entstehung eines patientenzentrierten Ansatzes in der Medizin. Bei chronischen Erkrankungen sind klinische Werte ebenfalls wichtig, aber gerade bei der Entscheidung, welche Therapie einen Patienten bis an sein Lebensende begleitet, ist die Erfassung seiner Lebensqualität und somit die subjektive Meinung des Patienten von entscheidender Bedeutung. Bei der Ergebnisbeurteilung neuer Verfahren muss der Patient im Vordergrund stehen. Folglich hat sich heute innerhalb der klinischen Forschung, insbesondere in der Versorgungsforschung, die Erfassung der gesundheitsbezogenen Lebensqualität im Zusammenhang mit dem „Patient-reported Outcome" (PRO) durchgesetzt (Pfaff et al. 2009). Von einem PRO wird in der klinischen Forschung dann gesprochen, wenn der Patient die einzige Informationsquelle für die Ergebnisse darstellt (U.S. Department et al. 2006). Es handelt sich demnach um subjektive Ergebnisparameter, die den Gesundheitsstatus aus Sicht des Patienten wiedergeben sollen (Pfaff et al. 2009; Schön u. Schädlich 2008).

Auch im Methodenpapier des IQWiG (Institut für Wirtschaftlichkeit und Qualität im Gesundheitswesen) von Mai 2008 werden bei der Darstellung der gesundheitsbezogenen Lebensqualität insbesondere die patientenrelevanten Zielgrößen in den Vordergrund gestellt (IQWiG 2008).

7.2 Messung der Lebensqualität

Die Phasen der Lebensqualitätsforschung sollen nachstehend skizziert werden, beginnend mit verschiedenen Methoden zur Messung von Lebensqualität.

7.2.1 Messmethoden

Die Messung des selbst berichteten, subjektiven Krankheitserlebens des Patienten kann auf unterschiedliche Weise erfolgen (Abb. 7.2-1).

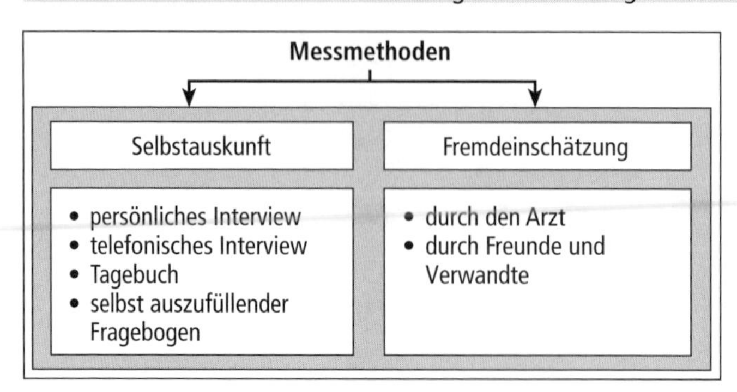

Abb. 7.2-1 Methoden zur Messung der Lebensqualität

Selbstauskunft

Interview

Zum einen kann die Selbsteinschätzung seiner Lebensqualität über den Weg eines **persönlichen Interviews** erfolgen. Hierbei erfragt ein geschulter Mitarbeiter im direkten Kontakt zum Patienten sein Krankheitserleben. Aufgrund der Gesprächssituation, des persönlichen Gegenübersitzens und des Augenkontaktes kann es jedoch zu Verzerrungen kommen. Der Patient ist dadurch vielmehr bereit, sozial erwünscht zu reagieren. Dabei gibt der Befragte Antworten, von denen er glaubt, sie würden eher auf Zustimmung treffen als die korrekte Antwort, bei der eine soziale Ablehnung befürchtet wird. Folglich werden Probleme, die für den Patienten schambesetzt sind, aber erheblich die Lebensqualität beeinträchtigen (z.B. Harninkontinenz), verschwiegen.

Eine andere Variante des Interviews, die diese Verzerrung durch soziale Erwünschtheit aufheben könnte, ist die **Befragung über das Telefon**. Der nicht vorhandene Blickkontakt mag zwar etwas zur Enthemmung und Öffnung des Patienten beitragen, allerdings ist es bei einem Telefongespräch für den Patienten einfacher, dass Gespräch abrupt zu beenden, sobald ihm „unangenehme“ Fragen gestellt werden. Im Vergleich zum direkten persönlichen Gespräch hat sich die Telefonbefragung als weniger erfolgreich erwiesen, zumal eine Erreichbarkeit nicht hundertprozentig gewährleistet ist (Nichtabheben des Telefons oder keine hun-

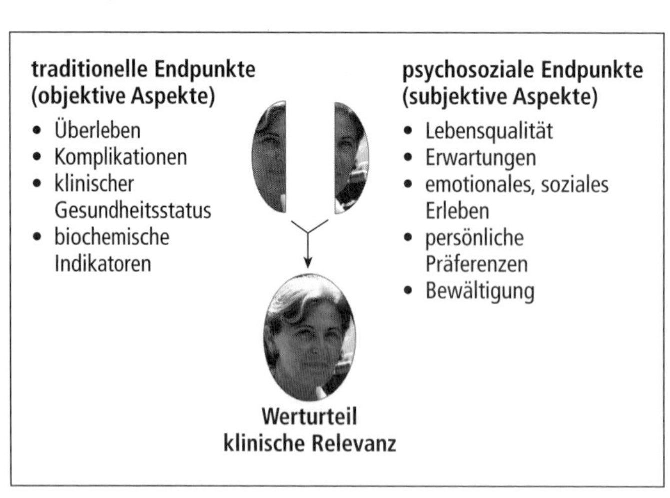

Abb. 7.2-2 Das 3-Komponentenmodell (Koller u. Lorenz 2000)

dertprozentige Abdeckung mit Telefonanschlüssen).

Tagebuch

Schließlich kann der Patient über das Führen eines Tagebuchs, täglich oder in bestimmten Zeitintervallen, seine Lebensqualität schriftlich dokumentieren, wodurch sich Veränderungen auch über kürzere Zeit hinweg abbilden lassen. Bei dieser Methode sind allerdings eine große Bereitschaft zur kontinuierlichen Mitarbeit seitens der Patienten sowie die erforderlichen schriftsprachlichen Kenntnisse vorauszusetzen.

Fragebogen

Bei der Lebensqualitätsmessung hat sich besonders die Methode der Fragebogenerhebung etabliert. Zwar sind auch für diese Form der Erfassung beim Patienten ausreichende Sprachkenntnisse sowie ein generell ausreichendes Intelligenzniveau erforderlich. Zudem sind die vollständige Bearbeitung des Fragebogens sowie der Rücklauf als mögliche Probleme zu nennen. Dennoch hat sich diese Messmethode aufgrund ihrer Praktikabilität sowie der Zeit- und Kostenersparnis bewährt. Die Patienten geben – meist anonymisiert – eigenständig Auskunft über ihren Gesundheitszustand. Ein längeres Interview durch einen geschulten Mitarbeiter bleibt aus, sodass sich die Patienten nicht durch die Anwesenheit eines Gegenübers irritiert fühlen.
Zu ergänzen bleibt noch, dass Fragebögen nicht immer selbstständig vom Patienten ausgefüllt werden müssen. Besonders im klinischen Kontext müssen bei der Erfassung des Gesundheitszustands auch traditionelle, arztbasierte Outcome-Parameter berücksichtigt werden, die vom Arzt erfasst und erfragt werden. Koller und Lorenz (2002) beschreiben in ihrem „3-Komponenten-Modell" die Notwendigkeit der Synthese zweier „Welten" (s. Abb. 7.2-2). Der klinisch tätige Arzt orientiert sich gewöhnlich an den Ergebnissen medizinischer Tests (Laborwerte, physiologische Parameter), um den Zustand des Patienten einzuschätzen. Diese objektiven Daten repräsentieren lediglich einen Teil des Gesamtzustands eines Patienten. Eine ganzheitliche Betrachtung verlangt die Einbeziehung des subjektiven empfundenen Zustands, was die Erfassung der Lebensqualität anhand eines Lebensqualitäts-Messinstruments gewährleisten kann. Der Aspekt der Integration von patienten- und arztseitigen Urteilen stellt ein wichtiges Ziel einer umfassenden Bewertung medizinischer Interventionen dar (Janse et al. 2004; Klinkhammer-Schalke et al. 2008).

Gründe für den Einsatz

Die Lebensqualitätsforschung war über viele Jahre hinweg durch methodische Fragestellungen bestimmt und dabei eng mit der Fragebogenmethode verbunden. Folgende Gründe bewogen dazu, den Einsatz der Fragebogenmethode zu forcieren:

- klare methodische Vorgaben, einfach und Erfolg versprechend in der Entwicklung
- Verfügbarkeit von Messgütekriterien (s. S. 93), die Wissenschaftlichkeit und Glaubwürdigkeit gewährleisten
- überschaubarer logistischer Aufwand zur Integration in klinische Studien
- hohe Akzeptanz seitens der Patienten

Die Popularität der Fragebögen führte dazu, dass je nach Studie und Patientenpopulation jeweils ein neues Instrument zur Messung der Lebensqualität entwickelt wurde. Selbst innerhalb eines spezifischen Patientenkollektivs wurde nicht auf bereits vorhandene Instrumente zurückgegriffen, sondern es wurden neue Fragebögen konzipiert. Für den Bereich der Onkologie existieren beispielsweise mehr als 70 verschiedene Lebensqualitäts-Messverfahren (Schöffski

1991). Für den gesamten medizinischen Bereich geht Bullinger (1996) von etwa 800 unterschiedlichen Lebensqualitäts-Messinstrumenten aus, die während der vergangenen Jahrzehnte entwickelt wurden. Einige von ihnen wurden nur einmalig eingesetzt.

Fragebogentypen

Die Fülle der entwickelten Fragebögen lässt sich hinsichtlich ihres Verfahrenstyps in **nutzentheoretische** und **psychometrische** Instrumente differenzieren (Schöffski et al. 1998). Unter den **nutzentheoretischen Verfahren** werden Fragebogeninstrumente subsumiert, die einen zusammenfassenden Lebensqualitätswert liefern, der durch direkte Bewertung von Gesundheitszuständen durch die Patienten zustande kommt. Patienten werden beispielsweise gebeten, ihren aktuellen Gesundheitszustand auf einer Skala mit 2 definierten Endpunkten zu bewerten. Nutzentheoretische Verfahren bieten eher eine allgemeine Herangehensweise zur Erfassung der Lebensqualität.

Weitaus häufiger sind die sog. **psychometrischen Verfahren** in der gesundheitsbezogenen Lebensqualitätsforschung repräsentiert. Sie erfassen das Konstrukt der Lebensqualität in mehreren Dimensionen. Die Fragen orientieren sich an den auf Seite 84 genannten Aspekten, die für die Lebensqualität von Bedeutung sind. Es werden Fragen formuliert, welche die Bereiche des psychischen Wohlbefindens, der körperlichen und der sozialen Funktionsfähigkeit abdecken.

Die psychometrischen Verfahren können weiter in **Profil-** und **Indexinstrumente** eingeteilt werden.

Profilinstrumente beschreiben den Gesundheitszustand des Patienten durch Abstufungen bezogen auf die einzelnen lebensqualitätsrelevanten Komponenten, also getrennt nach physischer, psychischer und sozialer Gesundheit. Es entsteht ein Krankheitsprofil des Patienten mit den jeweiligen Werten in den separaten Gebieten der Lebensqualität. Das Profil mag so aussehen, dass der Grad an körperlicher Einschränkung, das Ausmaß an Niedergeschlagenheit und Schmerzen sowie die Teilnahme an sozialen Aktivitäten zu erkennen sind. Strebt man einen Vergleich der Lebensqualität zwischen verschiedenen Patientengruppen oder über die Zeit hinweg an, kann dies nur getrennt nach den erfassten Dimensionen erfolgen.

Bei den **Indexinstrumenten** werden ebenfalls durch Abstufungen in den verschiedenen Bereichen der Lebensqualität die Gesundheitszustände der Betroffenen erfragt. Zusätzlich werden die einzelnen Indikatoren dann jedoch zu einem einzigen Kennwert zusammengefasst (aggregiert). Bewertungen beispielsweise von Schmerzen, psychischem

Tab. 7.2-1 Klassifikation von Lebensqualitäts-Fragebögen

Fragebogentyp	Inhaltlicher Schwerpunkt	Beispiel
generisch (Profilverfahren)	• multidimensionales Konstrukt der Lebensqualität • krankheitsübergreifende Aspekte der Lebensqualität	SF-36
krankheitsspezifisch (Profilverfahren)	• multidimensionales Konstrukt der Lebensqualität • krankheitsspezifische Symptome und Funktionseinschränkungen	EORTC QLQ-C30 POLO-Chart
Präferenzmaß (generisches Indexinstrument)	Rangreihe verschiedener Gesundheitszustände	EuroQol (EQ-5D)

Wohlbefinden, körperlichen Einschränkungen und sozialer Funktionsfähigkeit werden gegeneinander zu einer einzigen Maßzahl aufgerechnet. Diese alleinige Kennzahl (Index) soll die Gesamtlebensqualität widerspiegeln.
Bei der Zusammenfassung der verschiedenen Dimensionen der Lebensqualität sind allerdings Informationen über die Gewichtung notwendig. Die stark komprimierte Information zu nur einem Wert (Pedroni u. Zweifel 1990) macht die psychometrischen Indexinstrumente deswegen weniger sensitiv für Änderungen. Es besteht die Gefahr, dass tatsächlich stattgefundene Veränderungen in der Messung nicht aufgezeigt werden können.
Dieses sog. **Aggregationsproblem** ist bei der Anwendung von Profilinstrumenten nicht gegeben. Die Bereiche der Lebensqualität werden getrennt ausgewiesen und bedürfen keiner Gewichtung. Veränderungen in der Lebensqualität können hier im Vergleich zu den Indexinstrumenten besser gezeigt werden.
Lebensqualitätsfragebögen existieren außerdem in krankheitsspezifischer und generischer Form. Bei den **krankheitsspezifischen** Fragebögen orientieren sich die Fragen an den speziellen Beschwerden, die sich aufgrund einer bestimmten Erkrankung (z.B. Herz-Kreislauf-Erkrankungen, Diabetes, Asthma) ergeben. **Generische** Messinstrumente sind krankheitsübergreifend konzipiert. Sie erfassen die gesundheitsbezogene Lebensqualität unabhängig von einer spezifischen Krankheit (Bullinger et al. 1993). Die **generischen**, krankheitsübergreifenden Lebensqualitätsfragebögen gibt es sowohl als Profilinstrumente als auch als Indexinstrumente. **Krankheitsspezifische** Fragebögen sind in der Regel als Profilinstrumente verfasst, dennoch gibt es einige Versionen als Indexinstrumente.
Tabelle 7.2-1 führt die gängigen Fragebogentypen, ihren Inhaltlichen Schwerpunkt sowie exemplarische Fragebögen auf, von denen später der SF-36, POLO-Chart und EuroQol-5D genauer beschrieben werden.

Anwendung

Bezogen auf die auf Seite 88 dargestellten Fragebogentypen sollen in diesem Abschnitt die jeweiligen Anwendungsmöglichkeiten betrachtet werden.
Grundsätzlich hängt die Wahl für oder gegen ein bestimmtes Instrument von der jeweiligen Fragestellung ab. Wird ein Krankheitsprofil benötigt, sind **psychometrische** Verfahren die Methode der Wahl, wird nach einem einzigen Wert gefragt, sind Indexverfahren zu wählen. Der Lebensqualitätsindex kann sowohl mit **psychometrischen** Verfahren errechnet als auch mit **nutzentheoretischen** Instrumenten erfasst werden.
Ist beispielsweise die Wirkung einer medizinischen Maßnahme zu bewerten, ist es vorteilhaft, die Folgen der Intervention getrennt für die verschiedenen Dimensionen zu erfassen und psychometrische Verfahren anzuwenden. Durch die Erfassung getrennt nach den Lebensqualitätsbereichen entsteht ein differenziertes Profil über die Wirkung der Behandlung, die zusätzlich Informationen darüber liefert, welche ergänzenden Maßnahmen eingeleitet werden können: eben in den ausgewiesenen Bereichen, in denen die medizinische Behandlung nicht greifen konnte. **Psychometrische** Verfahren werden daher oft in klinischen Studien eingesetzt und ermöglichen einen Vergleich zwischen Patientengruppen und über die Zeit hinweg nur für die jeweilige Dimension der Lebensqualität. Eine Vergleichbarkeit der empfundenen *allgemeinen* Lebensqualität ist wegen der unterschiedlichen Wertung der Dimensionen nicht möglich (Greiner u. v. d. Schulenburg 1995).
Nutzentheoretische Instrumente weisen einen zusammenfassenden Lebensqualitätswert aus. Verschiedene Wirkungen einer medizinischen Maßnahme können nun mit-

einander verglichen und evaluiert werden. Der große Vorteil liegt darin, dass das Ergebnis als Kennwert die Möglichkeit bietet, es direkt in die Analyse von Kosten und Nutzen einer Intervention einzubinden. Indexinstrumente bieten sich daher für Wirtschaftlichkeitsuntersuchungen in der Gesundheitsökonomie an und können die Allokationsentscheidungen über Gesundheitsleistungen begründen.

Der Einsatz eines **krankheitsspezifischen**, auf eine bestimmte Erkrankung ausgerichteten Instruments bildet Veränderungen in der Lebensqualität infolge spezieller medizinischer Interventionen ab. Die Interpretation der veränderten Lebensqualität lässt sich dadurch in direkten Zusammenhang mit der Behandlung bringen.

Die auf die Symptome und Beschwerden eines Krankheitsbildes ausgerichteten Fragebögen weisen eine besonders hohe Änderungssensitivität auf. Selbst kleine Veränderungen in der Lebensqualität über die Zeit hinweg können aufgezeigt werden, was durch ein allgemein gesundheitsbezogenes Messinstrument nicht möglich wäre. Allerdings erlaubt die Betrachtung der Lebensqualität bei bestimmten Krankheitsbildern lediglich einen Vergleich innerhalb einer bestimmten Patientengruppe (z.B. Patienten mit Herz-Kreislauf-Erkrankungen).

Die einfache Handhabung dieser Instrumente, ihre Genauigkeit und der relativ geringe Kostenaufwand (Patrick u. Deyo 1989) sprechen für eine hohe Verbreitung der **krankheitsspezifischen** Messinstrumente.

Generische Instrumente sind wegen ihres krankheits*übergreifenden* Konzepts im Aufbau umfassender und länger. Daher erfordert die praktische Anwendung mehr Zeit und Aufwand. Der Vorteil in der Anwendung generischer Instrumente liegt darin, dass nun verschiedene Patientengruppen unabhängig von ihren Grunderkrankungen verglichen werden können, ebenso wie Ergebnisse unterschiedlicher Behandlungsmethoden. Der Vergleich unterschiedlicher Behandlungsmethoden für dieselbe Erkrankung würde den Einsatz eines krankheitsspezifischen Verfahrens erfordern, da die Konzeption der Fragen sich auf die spezifischen Auswirkungen dieser einen Erkrankung auf die lebensqualitätsrelevanten Dimensionen bezieht. Der Vergleich unterschiedlicher Behandlungsmethoden für unterschiedliche Erkrankungen kann besser durch krankheits*übergreifende* Instrumente erfasst werden. In Kauf zu nehmen sind dabei allerdings eine geringere Sensitivität gegenüber Änderungen und eine eingeschränkte Interpretierbarkeit der Ergebnisse.

Von großer Bedeutung sind generische Instrumente vor allem für die Politik. Gesundheitspolitische Entscheidungen bedürfen genereller Konzepte mit einer breiten Anwendbarkeit auf verschiedene Bevölkerungsgruppen und unterschiedliche Bereiche (Patrick u. Deyo 1989).

Fremdeinschätzung

Bei Patienten mit Sprachschwierigkeiten oder mit geringerem intellektuellem Niveau (z.B. durch geistige Behinderung) stoßen die bisher beschriebenen Methoden der Selbsteinschätzung an ihre Grenzen. Um dennoch die Lebensqualität beurteilen zu können, wird das Mittel der Fremdeinschätzung gewählt. Die Fremdeinschätzung kann zum Beispiel über den **Arzt** erfolgen. Anhand einer Checkliste, die die Aktivitäten des täglichen Lebens beinhaltet, bewertet der Arzt die Lebensqualität des Patienten. Die Meinung und Einschätzung des Patienten selbst bleibt in diesem Fall ausgeblendet.

Ebenso können **Familie und Freunde** eine Fremdeinschätzung abgeben. Grundlage der Einschätzung können nur beobachtbare Einschränkungen des täglichen Lebens sein, wie Waschen, Anziehen, Gehen etc. Die Methode der Fremdeinschätzung ist grob und birgt die Gefahr einer erheblichen Fehlinterpretation. Andere Menschen können nicht beurteilen, wie der Betroffene selbst sich tatsächlich fühlt und wie stark die physischen und psychischen Einschränkungen ihn in seinem Wohlbefinden beeinflussen. In den oben aufgeführten Fällen von kognitiven Beschränkungen gibt es bisher aber keine Alternative (Hoffmann u. Schöffski 2002).

7.2.2 Messtheorie

Generell werden bei einem Messvorgang Objekten Zahlen zugeordnet. Dabei soll das numerische Verhältnis zwischen den Objekten die empirischen Verhältnisse widerspiegeln (Orth 1974). Unter den Begriff „Objekt" fallen nicht nur unbelebte Gegenstände. Der Begriff ist hier wesentlich allgemeiner gefasst und bezieht Menschen mit ein. Ein gemessenes empirisches Verhältnis zwischen 2 Menschen kann ebenfalls sehr vielfältig sein. Das empirische Verhältnis zwischen 2 Personen kann etwa darin bestehen, dass beide das gleiche Geschlecht haben oder dass eine Person besser Tennis spielt als die andere (Konerding 2004).
Empirische Verhältnisse, die durch die Messung erfasst werden, werden auf sog. Skalen abgebildet. Man unterscheidet verschiedene **Skalenniveaus**, je nach dem Ausmaß, in dem sich die empirischen Verhältnisse abbilden lassen. Je mehr empirische Verhältnisse widergespiegelt werden, desto höher das Skalenniveau.
Das niedrigste Skalenniveau entspricht der **Nominalskala**. Für verschiedene Objekte oder Erscheinungen wird lediglich eine Entscheidung über Gleichheit oder Ungleichheit der Merkmalsausprägung getroffen. Beispielsweise werden der Merkmalsausprägung „Geschlecht" 2 verschiedene Zahlen zugeordnet, die es erlauben würden zu entscheiden, ob Personen diesbezüglich gleich sind oder nicht. Die Werte können aber nicht der Größe nach sortiert werden im Sinne von „ist größer als" oder „ist besser als". Dieses ist durch das höher einzustufende **Ordinalskalenniveau** gegeben. Hier bilden die Zahlen zusätzlich eine Rangfolge ab, ähnlich wie bei den Sportranglisten. Kann weiterhin eine exakte Information über die Abstände zwischen den verschiedenen Merkmalsausprägungen bestimmt werden, spricht man vom **Intervallskalenniveau**. Damit können Differenzen innerhalb und zwischen Personen beurteilt werden. Als Beispiel für intervallskalierte Messungen können manche Intelligenztests angesehen werden. Intervallskalen besitzen allerdings keinen natürlichen Nullpunkt. Willkürlich

Tab. 7.2-2 Skalenniveaus, Interpretierbarkeit und Informationsgehalt

Informationsgehalt	Skalenniveau	Interpretierbarkeit	Zeichendarstellung
Niedrig	nominal	gleich oder ungleich	$=, \neq$
↓	ordinal	größer, kleiner oder gleich	$>, <, =$
↓	Intervall	Vergleich von Differenzen	$(x_1-x_2) \neq (x_3-x_4)$
Hoch	rational	Vergleich von Verhältnissen	$(x_1/x_2) \neq (x_3/x_4)$

definierte Nullpunkte (wie z. B. bei der Temperaturangabe in Celsius) sind nicht mit dem absoluten, natürlichen Nullpunkt (wie z. B. bei der Temperaturangabe der Kelvin-Skala) zu vergleichen. Wenn die empirischen Verhältnisse die gleiche Struktur aufweisen, wie sie auch bei dem Verhältnis zwischen den Zahlen vorliegen, also einen natürlichen Nullpunkt besitzen, liegt ein **Rationalskalenniveau** vor. Beispiele für Rationalskalenniveaus sind Gewichtsmessungen (Gramm, Kilogramm, Zentner) oder Längenmaße (Zentimeter, Meter, Kilometer, Meile). Intervall- und Rationalskalenniveau werden zusammenfassend auch als Kardinalskalen bezeichnet.

Fragebögen zur Erfassung der gesundheitsbezogenen Lebensqualität gibt es meist auf Ordinal- oder Kardinalskalenniveau. Ordinalskalen geben Auskunft darüber, ob eine bestimmte Lebensqualität als besser oder schlechter empfunden wird. Offen bleibt allerdings, ob die Verbesserung oder Verschlechterung der Lebensqualität wesentlich oder minimal ist.

Tabelle 7.2-2 gibt eine Übersicht über die Skalenniveaus, die Interpretierbarkeit der Messung und das Ausmaß an Informationsgehalt.

Bei der Beurteilung von medizinischen Maßnahmen kann die Einschätzung „bessere oder schlechtere Lebensqualität“ (Ordinalskalenniveau) ausreichend sein, um sich für eine Therapiealternative zu entscheiden. Diejenige Maßnahme wird ergriffen, die die höchste Bewertung der Lebensqualität aufweist, sozusagen den ersten Rang einnimmt. Die Beurteilung anderer Therapiemethoden wird außer Acht gelassen. Die Größe der Abstände zwischen den einzelnen Lebensqualitätswerten, die sich aus anderen Therapiemethoden ergeben, sind auf Ordinalskalenniveau nicht ersichtlich und in diesem Fall auch nicht von Relevanz.

Bedeutend werden die Betrachtung auch nachrangiger Therapiemethoden sowie die Einschätzung der Abstände zwischen den Lebensqualitätswerten, die sich aus unterschiedlichen medizinischen Maßnahmen ergeben, wenn geldpolitisches Kalkül einbezogen wird. Für Wirtschaftlichkeitsuntersuchungen im Gesundheitswesen sind Bewertungen auf Kardinalskalenniveau wichtig, die es erlauben, Abstände zu erfassen. So kann es sein, dass eine bestimmte medizinische Maßnahme die Lebensqualität nur unerheblich verbessert, aber erheblich mehr Kosten verursacht als eine alternative Methode. Die Integration von Lebensqualität und finanziellen Mitteln bei der Bewertung von medizinischen Maßnahmen wurde in der Entwicklung des QALY-Konzepts zu realisieren versucht. Bei einem QALY (Quality-Adjusted Life Year) wird ein Lebensjahr bezüglich der Gesundheit korrigiert bzw. adjustiert. Gemeint ist damit, dass die gewonnene Lebenszeit mit der gewonnenen Lebensqualität in einem Wert zusammengefasst wird. Somit bedeutet ein QALY von 1 ein Jahr in voller Gesundheit, während ein QALY von 0 Versterben bedeutet. Für die Kosten- Nutzwert-Analyse (CUA) in der Gesundheitsökonomie ist das QALY eine wichtige Kennziffer, da man Kosten in Relation zu QALYs messen kann. Ein großer Vorteil ist auch die Vergleichbarkeit verschiedener Interventionen mithilfe der QALYs.

Erwähnenswert in diesem Zusammenhang und bei der Evaluation von Therapiemaßnahmen anhand von Lebensqualitätsmessungen ist das Phänomen des **Response Shifts**. Personen, die eine Veränderung ihres Gesundheitsstatus (z. B. bedingt durch eine Intervention) erleben, verändern unter Umständen ihre internen Beurteilungsstandards und ihre Bewertungen von Gesundheitszuständen (Schwartz et al. 2006). Wenn Lebensqualitätswerte zur Bestimmung der Effektivität medizinischer Interventionen herangezogen werden, ist die Berücksichtigung dieses Phänomens von großer Bedeutung.

7.3 Bewertung von Lebensqualitätsdaten

Bevor näher auf die nutzentheoretischen Messverfahren in der Lebensqualitätsmessung eingegangen wird, soll zunächst die Bewertung der Messinstrumente bezüglich ihrer methodologischen Standards vorangestellt werden. Die Erfüllung dieser Standards bzw. Kriterien gewährleistet die Verwertbarkeit der Messergebnisse und erlaubt es, die Messinstrumente hinsichtlich ihrer Güte zu klassifizieren.

Messgütekriterien

Ein Messverfahren wird bezüglich seiner Güte anhand von folgenden Kriterien beurteilt:

- Objektivität
- Reliabilität
- Validität
- Änderungssensitivität
- Praktikabilität
- Zumutbarkeit

Die ersten 3 genannten Gütekriterien sind der klassischen Testtheorie zuzuordnen und für die Beurteilung eines Messverfahrens unabdingbar. Die zusätzlich aufgeführten Kriterien Änderungssensitivität, Praktikabilität und Zumutbarkeit sind für die Einschätzung der Güte nicht unbedingt erforderlich. Im Einsatz bei gesundheitsökonomischen Studien und in der Erfassung von Lebensqualität sind diese Kriterien allerdings wichtig zu betrachten.
Die **Objektivität** (wörtlich: Vorurteilslosigkeit) gibt an, inwieweit ein Messvorgang die gleichen Ergebnisse liefert, unabhängig von der Person, die das Messverfahren anwendet. Es werden folgende Arten der Objektivität unterschieden:

- Durchführungsobjektivität
- Auswertungsobjektivität
- Interpretationsobjektivität

■ **Durchführungsobjektivität:** Sie beschreibt das Ausmaß, in dem bei der Durchführung der Messung das Verhalten des Untersuchungsleiters die Antworten des Befragten beeinflusst. Eine Messung ist durchführungsobjektiv, wenn der Untersuchungsleiter keinen Einfluss auf den Befragten ausübt und die „Testleistung" nur von der Merkmalsausprägung (z. B. Lebensqualität) des Befragten abhängt. Im Falle der selbstständig auszufüllenden, anonymen Fragebogenerhebung dürfte dieses Kriterium erfüllt sein. Anders verhält es sich im persönlichen Interview. Der Untersuchungsleiter und der Befragte sitzen sich gegenüber und haben direkten Blickkontakt. Die Durchführungsobjektivität ist hier äußerst fraglich, da sozial erwünschtes Reagieren aufseiten des Befragten oder – auch unbewusst – suggestive Aufforderungen und Erwartungen des Untersuchungsleiters auf die Antworten der Testperson einwirken können. Dieses Phänomen heißt „Versuchsleitereffekt" oder „Rosenthal-Effekt" (nach dem amerikanischen Psychologen Robert Rosenthal). Insgesamt sollte so weit wie möglich die Interaktion über klare Instruktionen an den Befragten nicht hinausgehen. Schließlich ist eine computerbasierte Testdurchführung für das Kriterium der Durchführungsobjektivität förderlich.

■ **Auswertungsobjektivität:** Sie ist dann gegeben, wenn die Antworten des Befragten unabhängig von der Person des Auswerters zu demselben Ergebnis führen. Wieder ist im freien Interview die Auswertungsobjektivität weniger gegeben als bei der Fragebogenmessung. Es gibt erhebliche Schwierigkeiten, die freien Antworten objektiv zu kategorisieren, da im Gespräch und den frei formulierten Antworten des Befragten die Meinungen und Ansichten des Auswertenden mit in das Ergebnis einfließen. Hingegen sind Auswertungen bei der Fragebogenmessung durch bereits vorgegebene Antwortkategorien wesentlich objektiver. Eine statistische Kennzahl der Auswerterübereinstimmung kann z.B. in Form des Konkordanzkoeffizienten W nach Kendall (1962) berechnet werden.

■ **Interpretationsobjektivität:** Sie ist umso mehr erfüllt, wenn der Spielraum bei der Interpretation der Ergebnisse möglichst klein ist. Die Ergebnisse einer Messung sollen von unterschiedlichen Personen zu der gleichen weiterführenden Interpretation führen.

Das Gütekriterium der **Reliabilität** untersucht die formale Messgenauigkeit eines Messverfahrens. Wörtlich bedeutet Reliabilität „Zuverlässigkeit", womit gemeint ist, dass ein Test das zu messende Merkmal genau (zuverlässig) erfasst, ohne von Messfehlern „verunreinigt" zu sein. Unter gleichen Bedingungen sollten demnach wiederholte Messungen zum selben Ergebnis führen. Bei hoher Reliabilität eines Tests können abweichende Messergebnisse auf eine tatsächlich veränderte Merkmalsausprägung (z.B. Lebensqualität) und weniger auf Messfehler als Folge von Messungenauigkeit zurückgeführt werden.
Es gibt folgende Arten, den Kennwert der Reliabilität zu berechnen:
- Test-Retest-Reliabilität
- Paralleltest-Reliabilität
- Halbierungsmethode

■ **Test-Retest-Reliabilität:** Bei dieser Methode wird das gleiche Messinstrument in einem gewissen zeitlichen Abstand 2-mal hintereinander derselben Person vorgelegt und die Werte werden miteinander korreliert. Kritisch anzumerken ist jedoch die Wahl des zeitlichen Abstands zwischen beiden Messungen. Finden die aufeinander folgenden Messungen in einem zu kurzen Zeitraum statt, können die Angaben aufgrund von Erinnerungen an die vorherigen Antworten entstehen. Andererseits besteht die Gefahr eines größeren zeitlichen Abstands darin, dass es zwischenzeitlich tatsächliche Veränderungen in der Merkmalsausprägung gegeben hat, die somit nichts über die Zuverlässigkeit des Messinstruments aussagen. Die beschriebenen reliabilitätsverändernden Einflüsse (Erinnerungs-/Übungseffekte, tatsächliche Merkmalsveränderungen) können über die Berechnung der Paralleltest-Reliabilität kontrolliert werden.

■ **Paralleltest-Reliabilität:** Hier wird ein gleichwertiges Verfahren (Paralleltest) gewählt, um die Ergebnisse miteinander zu korrelieren und einen Reliabilitätswert zu bestimmen. Ein Paralleltest zeichnet sich durch inhaltlich ähnliche Fragen aus, die zu gleichen statistischen Kennwerten (Mittelwert, Varianz) führen wie bei dem zu prüfenden Messinstrument (Moosbrugger u. Kelava 2007).

■ **Halbierungsmethode:** Schließlich kann die Reliabilität über die Halbierungsmethode (Split-Half Reliability) berechnet werden. Ein Test wird bezüglich seiner Einzeldaten in 2 möglichst gleiche Hälften gegliedert, um die Ergebnisse beider Hälften miteinander zu vergleichen.

Der Ansatz der Halbierungsmethode kann dahingehend generalisiert werden, dass jedes Einzelergebnis auf eine Frage des Tests als eigenständige Messung derselben Größe betrachtet wird. Je höher die Einzelergebnisse dann positiv miteinander korrelieren desto höher ist die sog. „interne Konsistenz" des Verfahrens. Sie wird durch den Reliabilitätskoeffizienten **Cronbachs Alpha** (Cronbach 1951) ausgewiesen.
Ein Reliabilitätskoeffizient von 0 zeigt an, dass die Messergebnisse ausschließlich durch Messfehler zustande gekommen sind. Ein

zuverlässiger Test sollte einen Reliabilitätskoeffizienten nicht kleiner als 0,7 haben.

Die **Validität** (wörtlich: Gültigkeit) eines Messverfahrens beschreibt die Übereinstimmung zwischen dem Merkmal, das man messen möchte, und dem, was es tatsächlich gemessen hat. Ein Messverfahren zur Erfassung der Lebensqualität ist also dann valide, wenn es tatsächlich Lebensqualität erfasst und nicht etwa die Intelligenz oder die Konzentrationsfähigkeit des Probanden erhebt. Um dies zu erreichen müssen die Fragen, die in den Fragebogen aufgenommen werden, möglichst repräsentativ bezüglich der Definition des zu erfassenden Merkmals ausgewählt werden. Die Auswahl geschieht über einen Konsens in fachlichen Meinungen und Expertenwissen, ein statistischer Kennwert wird in der Regel nicht bestimmt. Diese Form der Validität wird als **Inhaltsvalidität** bezeichnet. Daneben existieren folgende Validitätsformen, die prüfen sollen, inwieweit das zu operationalisierende Konstrukt auch tatsächlich erfragt wird:

- konvergente Validität (Konstruktvalidität)
- diskriminante Validität

■ **Konvergente Validität:** Hierunter wird die Übereinstimmung von 2 Messergebnissen verstanden, die sich theoretisch auf dasselbe Konstrukt beziehen. Beispielsweise sollte das Ergebnis eines Lebensqualitätsfra-

Tab. 7.3-1 Psychometrische Kriterien der Messgüte eines Fragebogens (mod. in Anlehnung an Koller 2007)

Kriterium	Inhaltliche Bedeutung	Statistische Verfahren
Objektivität	*Liefert der Fragebogen die gleichen Ergebnisse unabhängig von der Person des Testleiters?* • Durchführungsobjektivität • Auswertungsobjektivität • Interpretationsobjektivität	• Korrelationen, Varianzanalyse • Konkordanzkoeffizient
Reliabilität	*Wie genau/zuverlässig misst der Fragebogen?*	• Test-Retest-Reliabilität • Parallel-Test-Reliabilität • Halbierungsmethode (Split-Half-Reliabilität) • Cronbachs Alpha
Validität	*Misst der Fragebogen das, was er messen soll?* • Inhaltsvalidität: Berücksichtigung aller wichtigen Inhalte (Expertenwissen) • konvergente Validität (Konstruktvalidität): Beziehungen zu verwandten Konstrukten • diskriminante Validität: Beziehung zu artfremden Konstrukten	• Gruppenvergleiche • Zusammenhänge • t-Test • Mann-Whitney • Varianzanalyse, Korrelationen • Regressionsanalysen
Änderungssensitivität	*Wie genau kann der Fragebogen Veränderungen erfassen?*	• Vorher-nachher-Vergleiche • abhängiger t-Test • Wilcoxon
Praktikabilität	*Wie aufwendig (Zeit, Kosten) ist der Fragebogen im Einsatz unter Berücksichtigung der Forschungsfrage/des Budgets und ist er für die Befragten handhabbar?*	–

gebogens mit Ergebnissen bereits existierender Fragebögen zur Lebensqualität hoch korrelieren.

■ **Diskriminante Validität:** Gegenüber der konvergenten Validität sollten die Ergebnisse des zu validierenden Tests sich deutlich von den Resultaten unterscheiden, die ein anderes Merkmal messen, und diesbezüglich eine geringe bzw. auch negative Korrelation aufweisen.

Nicht mehr den klassischen Gütekriterien zugehörig ist die **Änderungssensitivität** (auch Responsivität genannt). Sie ist jedoch für den Einsatz in gesundheitsökonomischen Studien, wenn es um die Einschätzung der Effektivität und des Nutzens einer Behandlungsmethode geht, von Bedeutung. Die Änderungssensitivität beschreibt die Fähigkeit eines Messinstruments, Unterschiede genau aufzudecken, falls sie sich über die Zeit hinweg ergeben haben (Wright u. Young 1998; De Bruin et al. 1997). Auf Skalenniveau sind solche Instrumente im Aufdecken von Unterschieden präziser, wenn es mehrere abgestufte Antwortmöglichkeiten gibt. Ein grobes, lediglich die Antwortalternativen „ja" und „nein" zulassendes Instrument vermag kleinere Veränderungen nicht abzubilden. Feinere Abstufungen in den Antwortmöglichkeiten („stimmt völlig", „stimmt weitgehend", „stimmt etwas", „stimmt gar nicht") erfassen die Veränderungen detaillierter. Stufenlose Skalierungen auf kardinalem Skalenniveau sind besonders präzise. Je nachdem, was das Ziel der Untersuchung ist, kann eine allgemein gehaltene Beschreibung des Gesundheitszustands ausreichen. Will man beispielsweise lediglich erfragen, ob der Patient in seiner Mobilität beeinträchtigt ist, würde die Erfassung über Ja-nein-Antwortmöglichkeiten ausreichen. Wenn eine bestimmte Therapie evaluiert werden soll, die Auswirkungen auf die Mobilität hat, sind differenziertere Antworten nötig. So können auch konkrete Zustände erfragt werden, z. B. „kann mehrere Treppenabsätze steigen, kann sich nicht beugen oder knien, kann ohne Gehilfen nicht laufen" (Schöffski 2002).

Die Änderungssensitivität eines Messinstruments kann in numerischen Kennwerten, wie der Effektgröße, abgebildet werden. Hierbei wird die Veränderung bzw. die Differenz zweier Messungen an der Streuung der Werte einer Gruppe relativiert.

Speziell bei der Durchführung einer klinischen Studie kommt dem Gütekriterium der **Praktikabilität** eine Rolle zu. Der Einsatz eines Messinstruments sollte an Aufwand, Kosten und Zeit die finanziellen und zeitlichen Rahmenbedingungen nicht sprengen. Aufseiten der Befragten sollten die Messinstrumente ebenfalls praktikabel zu handhaben sein. Klar formulierte, eindeutige Fragen und einfache Techniken versprechen ihren Messzweck am ehesten zu erfüllen.

Abschließend kann hier noch das Kriterium der **Zumutbarkeit** angefügt werden. Damit ist gemeint, dass die Anwendung des Messinstruments den Befragten in zeitlicher, psychischer und körperlicher Hinsicht nicht über Gebühr belasten sollte (Moosbrugger u. Kelava 2007).

Tabelle 7.3-1 führt die Gütekriterien, ihre inhaltliche Bedeutung sowie die zur Berechnung verfügbaren Verfahren auf.

7.4 Nutzentheoretische Messverfahren

Die Bedeutung der Lebensqualitätsmessung hat in den letzten Jahren in der Gesundheitsökonomie zugenommen. Für Allokationsentscheidungen wird eine reine Input-Orientierung, bei der der Fokus auf den Kosten liegt, als nicht mehr adäquat angesehen. Die Effektivität von klinischen Maßnahmen, also der klinische Nutzen, ist für die gesundheitsökonomische Bewertung als mindestens ebenso bedeutsam einzuschätzen. Somit ist ein Paradigmenwechsel von der Ausgaben- zur Ergebnisorientierung festzustellen. Im Gesundheitswesen ist es besonders schwierig festzulegen, welche Art Nutzen die einzelnen Maßnahmen messen sollen. Kosten sind finanzieller Natur und folglich steht die Einheit, z. B. Euro, fest. Im Vergleich dazu sind Nutzen und Maßnahmen vielfältig. In der Gesundheitsökonomie hat man sich darauf geeinigt, dass die Bestimmung von Nutzwerten (Utilities) am besten den Zweck der nicht monetären Bewertung des klinischen Erfolges erfüllt (Schöffski et al. 1998). Ein großer Vorteil dieser Methode ist die krankheitsübergreifende Vergleichbarkeit gesundheitsökonomischer Aspekte.

Es besteht weitgehender Konsens darüber, dass alle Maßnahmen auf das Patientenwohl und damit auf deren Lebensqualität und Lebensdauer gerichtet werden sollen. Somit spricht man bei der Erhebung direkter Nutzwerte von einem patientenrelevanten Nutzen (Schöffski et al. 1998). Dementsprechend ist die Messung der Lebensqualität eine wichtige ökonomische bzw. gesundheitsökonomische Methode, die erst in jüngster Zeit als Evaluationsparameter zur Bewertung von Behandlungsverfahren anerkannt worden ist (Maetzel 2004).

Eine spezielle Art von Verfahren, die in der Gesundheitsökonomie immer wieder zur Erfassung gesundheitsbezogener Lebensqualität eingesetzt werden, sind die nutzentheoretischen Messverfahren. Sie zählen zu den Messverfahren, die den patientenrelevanten Nutzen und die Präferenzen des einzelnen Patienten messen. Mithilfe dieser Messverfahren können QALYs konkret bestimmt werden.

Zu den nutzentheoretischen Messverfahren zählen:

- Standard Gamble (Standardspiel)
- Rating Scale (Urteilsskalenverfahren)
- Time Trade-Off (Zeitausgleichsverfahren)
- Willingness-to-Pay (Zahlungsbereitschaft)
- Willingness-to-Accept (Annahmebereitschaft)

Bei diesen Verfahren unterscheidet man das Time Trade-Off, die Rating Scale und das Standard Gamble von der Willingness-to-Pay und der Willingness-to-Accept, weil die beiden letzten immer von einem finanziellen Gegenwert ausgehen. Da dieser Gegenwert wesentlich von der finanziellen Situation der Befragten abhängt, sind diese beiden Messverfahren in der Literatur in die Kritik geraten und werden von einigen Autoren als nicht geeignet angesehen, um gesundheitsbezogene Lebensqualität adäquat zu messen (Schöffski et al. 1998). Problematisch ist, dass „intangible“ Effekte monetär bewertet werden.

7.4.1 Standard Gamble

Die noch heute in der Literatur als Goldstandard zur direkten Erhebung von Nutzwerten bezeichnete Methode heißt „Standard Gamble“ und wurde von den Autoren von Neumann und Morgenstern entwickelt. Beim Standard Gamble wird der Patient im Interview wiederholt vor die Wahl gestellt, sich entweder für seinen aktuellen Gesundheitszustand zu entscheiden oder sich einem imaginärem Spiel zu stellen. In diesem Spiel wird dem Patienten die Wahrscheinlichkeit aufgezeigt, mit einer bestimmten Behandlung geheilt zu werden. Die Umkehrwahrscheinlichkeit steht allerdings für den sicheren Tod oder den schlimmstmöglichen Krankheitszustand.

Einem Patienten wird aufgezeigt, dass er mit einer bestimmten Behandlungsmethode mit 90%iger Wahrscheinlichkeit geheilt werden kann, allerdings könnte er im Gegensatz dazu mit einer Wahrscheinlichkeit von 10 % versterben.

Dieses Verhältnis von positiver und negativer Eintrittswahrscheinlichkeit wird so lange verändert (im Regelfall von 100 % ausgehend abwärts), bis der Patient Schwierigkeiten hat, sich für die eine oder andere Alternative zu entscheiden. Dieser Grenzwert gilt als optimales Gesundheitsäquivalent.
Da die Patienten Probleme mit der Abschätzung ihres Gesundheitszustandes in Prozent haben, geht man in der Regel in 10-Prozent-Schritten vor.

7.4.2 Time Trade-Off

Auch beim Time Trade-Off wird der Patient aufgefordert, zwischen 2 Alternativen zu wählen. Als Alternativen werden 2 Gesundheitszustände gegenübergestellt, die feste Eigenschaften besitzen. Die Zahl, bei der sich der Patient indifferent zwischen beiden Alternativen einstellt, wird hier als **Nutzwert** bezeichnet.

Für einen Patienten ist die Situation, 20 Jahre in vollständiger Gesundheit zu verleben, äquivalent zu 25 Jahren mit einer bestimmten Erkrankung. Somit läge der Nutzwert für die Erkrankung bei 20/25 oder 0,8 und der Patient würde 5 Jahre seiner aktuellen Lebenserwartung aufgeben, um seine Erkrankung loszuwerden.

7.4.3 Rating Scale Procedure

Bei der Rating Scale Procedure werden die subjektiven Bewertungen des Gesundheitszustandes oder der gesundheitsbezogenen Lebensqualität mithilfe einer Rating Scale (Urteilsskala) erfasst, die sehr verschiedene Formen haben kann. Entweder kann sie in einer Folge nebeneinander geordneter Kästchen, in der Folge der natürlichen Zahlen von 0 bis 100 oder in einer horizontal oder vertikalen Linie mit begrenzten Endpunkten bestehen. Letztere wird auch als Visuelle Analogskala (VAS) bezeichnet und typischerweise bei der Messung der gesundheitsbezogenen Lebensqualität genutzt. Den Endpunkten werden bei dieser Skala die extremen Zustände zugewiesen. Somit wären dies bei der Erfassung der Lebensqualität der am niedrigsten und der am höchsten bewertete Gesundheitszustand. Die übrigen Gesundheitszustände befinden sich zwischen den beiden Endpunkten, sodass die Abstände zwischen 2 Zuständen dem Empfinden der relativen Unterschiede entsprechen.
Ein großer Vorteil der Rating Scale ist die einfache Anwendbarkeit. Da die Skala eine lediglich ordinale Rangordnung von Gesundheitszuständen zeigen kann, reicht sie nicht aus, um einen Qualitätsindex zu errechnen. Die VAS gibt nur ergänzende Informationen zur Lebensqualität. Hier lässt der Patient bei der Einschätzung seiner eigenen Lebensqualität weitere subjektive Dimensionen einfließen und muss im Gegensatz zum Time Trade-Off oder Standard Gamble weder Lebensjahre opfern oder sich einen suggerierten Krankheitszustand vorstellen.

7.4.4 Willingness-to-Pay und Willingness-to-Accept

Bei diesen beiden Verfahren gibt es die Problematik, dass intangible Effekte monetär bewertet werden. Bei der **Willingness-to-Pay** wird der Patient gefragt, wie viel Geld er maximal zu zahlen bereit wäre, um einen bestimmten Gesundheitszustand zu erlangen. Umgekehrt wird der Patient bei der **Willingness-to-Accept** gefragt, wie viel man ihm minimal bezahlen müsste, damit er einen bestimmten Gesundheitszustand abge-

Tab. 7.5-1 Wichtige Fragebogeninstrumente zur Messung der Lebensqualität (nach Bullinger u. Ravens-Sieberer 2001)

Instrument	Literatur	Ursprungsland	Typ	Kennzeichen	Durchführungszeit [min]
DISABKIDS	Petersen et al. 2005	international	chronisch-generisch (für Kinder mit chronischen Erkrankungen)	• Alter: 4–16 Jahre • 6/37 Items + Module • 1/6 Skalen • Selbst-/Fremdbeurteilung	5–20
EuroQoL (European Quality of Life Instrument)	EuroQol Group 1990	UK	Präferenzmaß	• 5 Items • 1 Skala • Selbstbeurteilung	5
EORTC QLQ C30	Aaronson et al. 1993	UK	krankheitsspezifisch (Krebs)	• 30 Items • 15 Scores • Selbstbeurteilung	10
FACT	Cella et al. 1993	USA	krankheitsspezifisch (Krebs)	• 38 Items • 8 Scores • Selbstbeurteilung	10
KIDSCREEN	Ravens-Sieberer et al. 2005; Ravens-Sieberer u. Bullinger 1998	international	generisch (für Kinder)	• Alter: 8–18 Jahre • 10/27/52 Items • 1/6/10 Skalen • Selbst-/Fremdbeurteilung	10–25
KINDL	Ravens-Sieberer u. Bullinger 1998	D	generisch (für Kinder)	• Alter: 4–16 Jahre • 24 Items + Module • 6 Skalen • Selbst-/Fremdbeurteilung	15
NHP (Nottingham Health Profile)	Kohlmann et al. 1997	UK	generisch	• 38 Items • 6 Skalen • Selbstbeurteilung	15
PLC	Siegrist 1996	D	generisch	• 40 Items • 6 Skalen • Selbstbeurteilung	15
POLO-Chart	Pirente et al. 2002	D	validiertes Kombinationsinstrument für Traumapatienten	• enthält GOS, VAS, Prestatus, EURO-QoL, SF-36 • traumaspezifisches Modul-TOP mit 10 Dimensionen • 57 Items • 2 Ergänzungsfragen zu Körperbild und Zufriedenheit	35

Tab. 7.5-1 Wichtige Fragebogeninstrumente zur Messung der Lebensqualität (nach Bullinger u. Ravens-Sieberer 2001) (Fortsetzung)

Instrument	Literatur	Ursprungsland	Typ	Kennzeichen	Durchführungszeit [min]
SF-36 (Short-Form 36 Health Survey)	Ware u. Sherbourne 1992	USA	generisch	• 36 Items • 8 Skalen • Selbst-/Fremdbeurteilung	15
SIP (Sickness Impact Profile)	Bergner et al. 1981	USA	generisch	• 136 Items • 12 Skalen • Selbst-/Fremdbeurteilung	30
WHO-QOL-100 (World Health Organization Quality of Life Assessment Instrument	WHOQOL 1993	international	generisch	• 100 Items • 6 Skalen • Selbstbeurteilung	36

ben würde, der Gesundheitszustand sich also verschlechtern würde.
Im Kontext der gesundheitsbezogenen Lebensqualität besteht das Problem darin, dass die Entscheidungen des Patienten immer von seiner finanziellen Situation abhängig sind. Somit sind diese Verfahren für die Nutzwertbestimmung eher ungeeignet.

7.5 Instrumente zur Erfassung der Lebensqualität

Im Folgenden soll zunächst ein Überblick über ausgewählte psychometrische Instrumente zur Erfassung der Lebensqualität gegeben werden. Tabelle 7.5-1 zeigt eine Zusammenstellung wichtiger Lebensqualitäts-Fragebogeninstrumente mit Angaben über das Ursprungsland der Entwicklung, die Art des Fragebogens, die besonderen Kennzeichen sowie die Bearbeitungsdauer.
Exemplarisch werden nachfolgend der **SF-36** als Vertreter eines generischen Profilverfahrens näher beschrieben sowie der **EuroQol** als generisches Indexinstrument. Schließlich wird das **POLO-Chart** als ein kombiniertes Verfahren dargestellt, wobei der Schwerpunkt der Darstellung auf das krankheitsspezifische Profilverfahren TOP (**Trauma Profile Outcome**) gelegt wird.

7.5.1 Short-Form 36 Health Survey

Der 36-Item Short-Form Health Survey (SF-36) wurde im Rahmen der sog. Medical Outcome Study entwickelt, die die Leistungen von Versicherungssystemen in den USA prüft. Die erste Version des SF-36 konzentriert sich auf die grundlegenden Dimensionen der Lebensqualität mit den wesentlichen Parametern der psychischen, körperlichen, sozialen Aspekte des Wohlbefindens sowie der Funktionsfähigkeit. Der SF-36 erfasst somit die subjektive Sicht der Funktionsfähigkeit bzw. der Befindlichkeit in verschiedenen Lebensbereichen (Bullinger u. Morfeld 2007). In der zweiten Version wur-

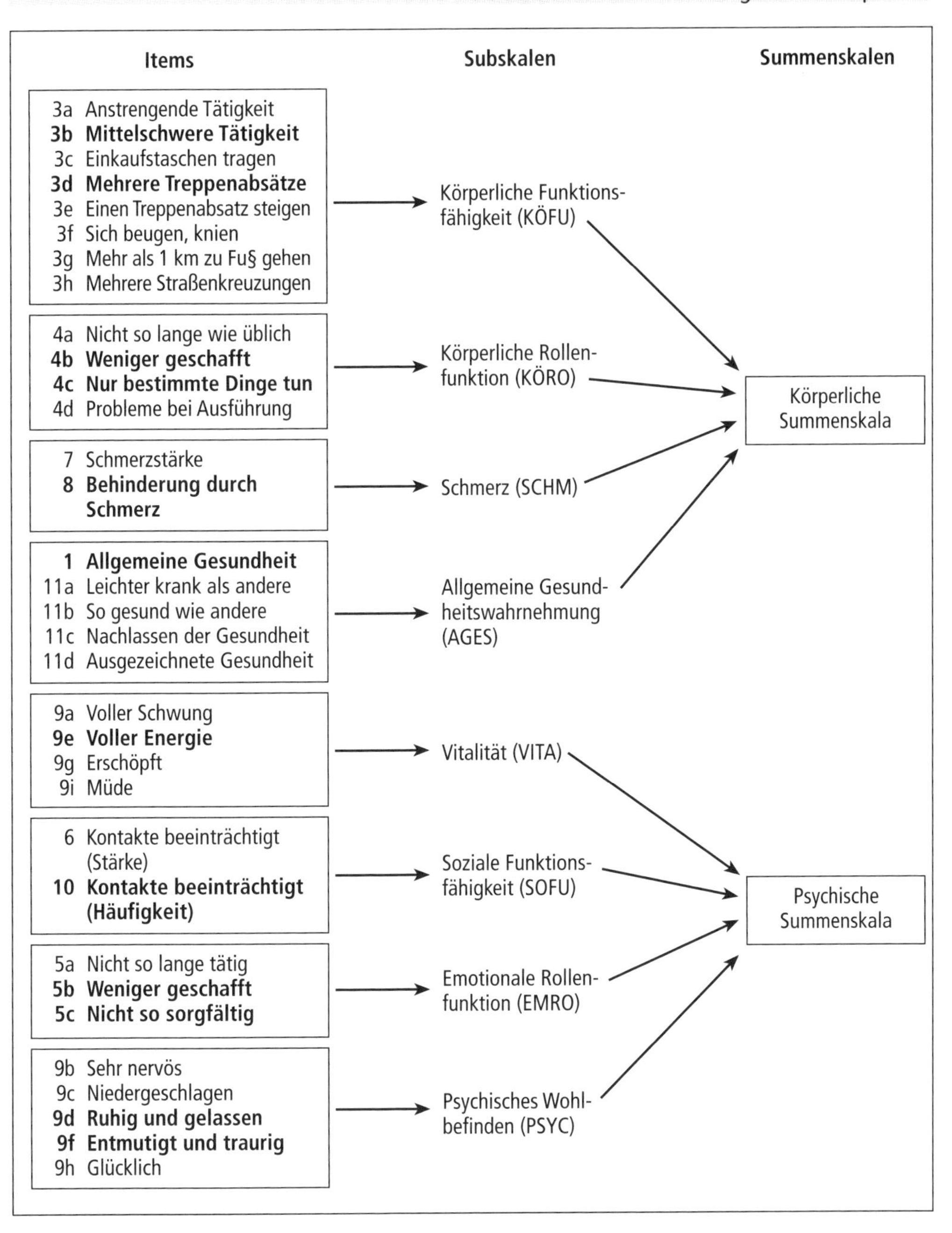

Abb. 7.5-1 Zuordnung von Items zu Subskalen und Summenskalen im SF-36 (die Itemauswahl für den SF-12 ist fettgedruckt) (Bullinger u. Kirschberger 1998)

de der Fragebogen verbessert, indem z.B. einige Änderungen im Antwortformat vorgenommen wurden. Der Aufbau ist aber gleich geblieben.

Der SF-36 besteht aus 36 Fragen (Items), die verschiedene Themenbereiche abdecken. Jedes Item umfasst entweder selbst eine Skala oder ist Teil einer Skala. Für jede der Kategorien hat der Patient aus dem vorgegebenen Spektrum diejenige Antwortalternative anzukreuzen, die seinem Gesundheitszustand am ehesten entspricht. Es gibt bei dem SF-36 sehr verschiedene Antwortkategorien. Einige Fragen werden einfach binär mit „ja“ oder „nein“ beantwortet oder es gibt Antwortskalen mit bis zu 6 verschiedenen Antwortalternativen (Bullinger 2002b).

Der SF-36 wurde so konstruiert, dass er vom Patienten unabhängig vom aktuellen Gesundheitszustand und Alter ausgefüllt werden kann, um einen Selbstbericht zur gesundheitsbezogenen Lebensqualität zu erhalten. Eine zeitliche Beschränkung für das Ausfüllen des Fragebogens bekommen die Patienten nicht, wobei eine fachkundige Person den ausgefüllten Fragebogen auf Vollständigkeit untersuchen sollte, da das Auslassen mehrerer Items die Auswertbarkeit des Fragebogens gefährdet (Bullinger u. Kirschberger 1998).

Als Ergebnis des SF-36 werden 2 Hauptdimensionen berechnet. Hierbei handelt es sich um die Körperliche und die Psychische Summenskala, die sich aus den 8 Subskalen der subjektiven Gesundheit ergeben. Die Körperliche Summenskala setzt sich aus den 4 Subskalen Körperliche Funktionsfähigkeit (KÖFU), Körperliche Rollenfunktion (KÖRO), Schmerz (SCHM) und Allgemeine Gesundheitswahrnehmung (AGES) zusammen. Die Subskalen der Psychischen Summenskala sind Vitalität (VITA), Soziale Funktionsfähigkeit (SOFU), Emotionale Rollenfunktion (EMRO) und Psychisches Wohlbefinden (PSYC).

Die Auswertung erfolgt über Addition der angekreuzten Itembeantwortungen pro Skala, wobei für einige Skalen spezielle Gewichtungen einbezogen werden bzw. Umkodierungen und Kalibrierungen nötig sind. Die Skalen werden in Werte zwischen 0 (schlechte Lebensqualität) und 100 (beste Lebensqualität) transformiert, um einen Vergleich der Skalen innerhalb und zwischen Patientengruppen zu ermöglichen (Bullinger u. Morfeld 2007; Bullinger 2002b; Bullinger u. Kirschberger 1998; Bullinger u. Morfeld 2004). Später wurde der umfassende SF-36 zwecks besserer Praktikabilität zu dem SF-12 mit nur 12 Items verkürzt. Den Aufbau des SF-36 illustriert Abbildung 7.5-1.

Eine neue Weiterentwicklung in der SF-36-Familie ist die Erarbeitung eines gesundheitsökonomischen Index, des SF-6D. Der SF-6D ist eine auf Präferenzen basierende Messung der Lebensqualität. Auch wenn der SF-36 normalerweise 8 Gesundheitsdimensionen misst, hat John Brazier von der Universität Sheffield mit einer Arbeitsgruppe in einem spezifischen Selektionsverfahren 6 für die Gesundheitsökonomie relevante Dimensionen aus dem SF-36 identifiziert, um den SF-6D zu bilden.

Als Indexverfahren bereits länger etabliert und weit verbreitet ist der Fragebogen EuroQol (EQ-5D). Seiner Entwicklung und Struktur widmet sich der nachstehende Abschnitt.

7.5.2 EuroQol

Der EuroQol (EQ-5D) wurde 1987 von der EuroQol-Gruppe als ein generisches Instrument zur Beschreibung und Untersuchung von gesundheitsbezogener Lebensqualität in englischer Sprache entwickelt (Greiner u. Claes 2007). Die EuroQol-Gruppe ist eine internationale, interdisziplinäre Gruppe von Forschern. Ökonomen, Mediziner, Pfleger,

EuroQol

Bitte geben Sie an, welche Aussagen Ihren heutigen Gesundheitszustand am besten beschreiben, indem Sie ein Kreuz (x) in ein Kästchen jeder Gruppe machen.

1. Beweglichkeit/Mobilität

Ich habe keine Probleme herumzugehen. ☐ 1
Ich habe einige Probleme herumzugehen. ☐ 2
Ich bin ans Bett gebunden. ☐ 3

2. Für sich selbst sorgen

Ich habe keine Probleme, für mich selbst zu sorgen. ☐ 1
Ich habe einige Probleme, mich selbst zu waschen oder mich anzuziehen. ☐ 2
Ich bin nicht in der Lage, mich selbst zu waschen oder anzuziehen. ☐ 3

3. Allgemeine Tätigkeiten (z. B. Arbeit, Studium, Hausarbeit, Familien- oder Freizeitaktivitäten)

Ich habe keine Probleme, meinen alltäglichen Tätigkeiten nachzugehen. ☐ 1
Ich habe einige Probleme, meinen alltäglichen Tätigkeiten nachzugehen. ☐ 2
Ich bin nicht in der Lage, meinen alltäglichen Tätigkeiten nachzugehen. ☐ 3

4. Schmerzen/Körperliche Beschwerden

Ich habe keine Schmerzen oder Beschwerden. ☐ 1
Ich habe mäßige Schmerzen oder Beschwerden. ☐ 2
Ich habe extreme Schmerzen oder Beschwerden. ☐ 3

5. Angst/Niedergeschlagenheit

Ich bin nicht ängstlich oder deprimiert. ☐ 1
Ich bin mäßig ängstlich oder deprimiert. ☐ 2
Ich bin extrem ängstlich oder deprimiert. ☐ 3

6. Verglichen mit meinem allgemeinen Gesundheitszustand während der vergangenen 12 Monate ist mein heutiger Gesundheitszustand

besser ☐ 1
im Großen und Ganzen etwa gleich ☐ 2
schlechter ☐ 3

7. Um Sie bei der Einschätzung, wie gut oder wie schlecht Ihr Gesundheitszustand ist, zu unterstützen, haben wir eine Skala gezeichnet, ähnlich einem Thermometer.
Der beste denkbare Gesundheitszustand ist mit „100" gekennzeichnet, der schlechteste mit „0".

Wir möchten Sie nun bitten, auf dieser Skala zu kennzeichnen, wie gut oder schlecht Ihrer Ansicht nach Ihr persönlicher Gesundheitszustand heute ist.
Bitte verbinden Sie dazu den unten stehenden Kasten mit dem Punkt auf der Skala, der Ihren heutigen Gesundheitszustand am besten wiedergibt.

Ihr heutiger Gesundheitszustand

Bester denkbarer Gesundheitszustand
100
90
80
70
60
50
40
30
20
10
0
Schlechtester denkbarer Gesundheitszustand

Abb. 7.5-2 EuroQol (EQ-5D) (Williams 2005)

Philosophen, Psychologen und Soziologen sind beteiligt. Sie hat ihren Sitz in Rotterdam (Greiner u. Claes 2007; Williams 2005). Seit 1990 ist der EQ-5D in englischer Version im Einsatz und liegt heute in nahezu 70 Sprachen übersetzt vor.

Der EQ-5D ist ein häufig benutztes generisches Instrument, das 5 Items sowie eine Visuelle Analogskala (VAS) umfasst (EuroQol Group 1990; Williams 2005; s. Abb. 7.5-2). Der Gesundheitszustand wird durch die 5 Items oder auch Gesundheitsdimensionen Mobilität, Selbstversorgung, allgemeine Tätigkeiten, Schmerzen und Angst/Niedergeschlagenheit abgebildet. Jede Dimension umfasst 3 Antwortkategorien: „kein Problem" – „einige Probleme" – „extreme Probleme".

Durch die Kombination der 5 Gesundheitsdimensionen und den 3-stufigen Antwortlevel lassen sich die Gesundheitszustände konstruieren. Das Set erlaubt somit eine Darstellung von insgesamt $3^5 = 243$ verschiedenen Gesundheitszuständen mit 11111 als bestem und 33333 als schlechtestem Gesundheitszustand. Aus diesen Gesundheitszuständen kann für jeden Patienten ein individuelles Gesundheitsprofil erstellt und anschließend ein Indexwert berechnet werden (Greiner u. Claes 2007).

Zusätzlich zum Fragebogen kann der Patient mithilfe der Visuellen Analogskala (VAS) seine eigene aktuelle gesundheitsbezogene Lebensqualität von 0 bis 100 einschätzen.

Die VAS gibt weitere Informationen zur Lebensqualität. Hier lässt der Patient bei der Einschätzung seiner Lebensqualität weitere subjektive Dimensionen einfließen, die durch die Fragen des EQ-5D nicht abgedeckt sind, wie zum Beispiel den Schlafrhythmus (Greiner u. Claes 2007; Williams 2005; EuroQol Group 1990).

Ein Vorteil des EQ-5D ist seine Praktikabilität und Kürze, sodass die Bearbeitung von den Befragten meist problemlos akzeptiert wird. Der EQ-5D wird gerne auch mit anderen Instrumenten zur Messung der Lebensqualität, insbesondere krankheitsspezifischen Fragebögen, kombiniert. Dementsprechend wird er auch als Teil eines kombinierten Verfahrens, des POLO-Charts (s.u.), eingesetzt. Nachteilig ist beim EQ-5D hingegen die geringe Anzahl möglicher Antwortkategorien innerhalb der einzelnen Gesundheitsdimensionen. Da die Item-Reihenfolge und das Layout des Fragebogens aber stark standardisiert sind, hat der EQ-5D eine hohe Durchführungsobjektivität (Barton et al. 2008).

Mittlerweile ist der EQ-5D das am häufigsten eingesetzte generische Instrument zur Messung der gesundheitsbezogenen Lebensqualität und bildet eine Basis, um Nutzwerte zu vergleichen. Zur Nutzwertberechnung wurden die Gewichte von Greiner et al. (2003) verwendet.

Abschließend wird am Beispiel des POLO-Charts (Polytrauma Outcome Chart), speziell des integrierten Moduls TOP (Trauma Outcome Profile), den krankheitsspezifischen Verfahren Beachtung geschenkt.

7.5.3 POLO-Chart

Nach der Onkologie und Kardiologie folgt die Chirurgie an dritter Stelle in der Reihenfolge der medizinischen Disziplinen, die sich mit dem Thema Lebensqualität beschäftigt haben. Dies gilt auch für den Bereich der Traumatologie und Unfallchirurgie, wobei die Erforschung der Lebensqualität schwerstverletzter Patienten nach einem Unfall noch als unzureichend zu bezeichnen ist.

Patienten mit mehrfachen Verletzungen sind neben schweren körperlichen Beschwerden auch unter psychologischen Gesichtspunkten stark beansprucht. Die Erfahrung des unvorhersehbaren, plötzlichen und lebensbedrohlichen Unfallereignisses erschüttert enorm die Weltsicht der Patienten. Die Umgebung wird nicht mehr als sicher und wohl-

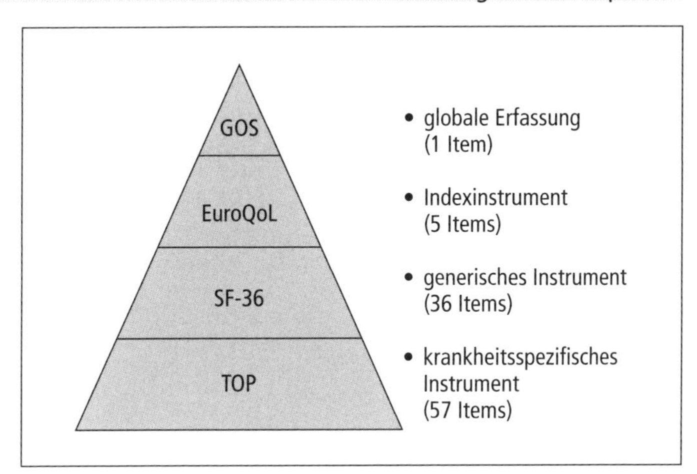

Abb. 7.5-3 Aufbau des Polytrauma-Outcome-(POLO-)Charts

meinend wahrgenommen. Die Herausbildung von psychischen Störungen wie Depressionen, Angst und Posttraumatische Belastungsstörungen wird begünstigt. Des Weiteren sind häufig große und gravierende Umorientierungen im privaten und beruflichen Bereich aufgrund möglicherweise bleibender körperlicher Funktionseinschränkungen erforderlich. Da es sich bei Unfallpatienten hauptsächlich um junge, männliche Opfer handelt, hat deren Rekonvaleszenz gesundheitsökonomisch und letztendlich gesellschaftspolitisch bedeutsame Folgen, da sie im Alter der maximalen Leistungsfähigkeit stehen (Vazquez Mata et al. 1996).

Ein allgemeines Lebensqualitätskonzept, wie es dem SF-36 zugrunde liegt, kann die spezifischen Umstände und Lebenskonsequenzen schwerverletzter, traumatisierter Patienten nicht ausreichend abbilden. Mit der Absicht, ein standardisiertes und auf die besondere Situation verunfallter Patienten ausgerichtetes Messinstrument zur Lebensqualität zu etablieren, wurde in der Arbeitsgruppe um Prof. Neugebauer und der AG Polytrauma der Deutschen Gesellschaft für Unfallchirurgie (DGU) das Polytrauma Outcome Chart (POLO-Chart) entwickelt (Pirente et al. 2002). Es zeichnet sich durch seinen modularen, aus mehreren Einzelkomponenten bestehenden Aufbau aus (s. Abb. 7.5-3).

Das POLO-Chart ist ein mehrseitiger Fragebogen, der verschiedene Lebensqualitäts-Messinstrumente beinhaltet.

Der in Abbildung 7.5-3 dargestellten pyramidenartigen Struktur des POLO-Charts ist zu entnehmen, dass sich die einzelnen Bestandteile (Module) hinsichtlich der Erfassung von Lebensqualität immer stärker differenzieren, von einer globalen bis hin zu einer spezifischen Ebene. Die Verwendung der 3 Instrumente, Global Outcome Scale (GOS), EuroQol und SF-36, richtet sich nach den Ergebnissen der internationalen Lebensqualitätskonferenz 1999 (Neugebauer et al. 2002), die die Anwendung der 3 Instrumente in allen Lebensqualitätsstudien, unabhängig vom Patientenkollektiv, empfiehlt (Bullinger 2002a; Neugebauer et al. 2002). Besonderes Merkmal des POLO-Charts ist das erste traumaspezifische Lebensqualitätsmodul **TOP (Trauma Outcome Profile)**.

Neuere Entwicklungen der Forschergruppe um die POLO-Chart arbeiten derzeit an einer Computerversion. Damit soll eine praktikable Implementierung in der kli-

Komponente	Psychosoziale Komponente				Symptomkomponente	Körperliche Komponente		
Dimensionen	Depression	Ängstlichkeit	PTBS	Soziale Aspekte	Schmerzen	Körperliche Funktion	Aktivitäten	Mentale Funktion
Items	• Grübeln • Mutlosigkeit • Sinn • Freude	• Furcht • Alleinsein • Nervosität • Herzrasen	• Erinnern • Albträume • Wiedererleben • Schreckhaftigkeit	• Partner • Unterstützung • Arbeit • Kontakte	Skala für 14 Körperregionen und Leiden	Skala für 14 Körperregionen und Leiden	• Stehen • Gehhilfen • Selbstversorgung • Fitness	• Ermüden • Konzentration • Vergessen • Wesen
Ergänzung	Körperbild	Zufriedenheit						

Abb. 7.5-4 Struktur des Trauma Outcome Profile (TOP) (PTBS = Posttraumatische Belastungsstörung)

nischen Versorgung ermöglicht werden, die unmittelbar das Krankheitsprofil des Patienten anfertigt. Zeit- und kostensparend können anhand des Profils die angemessenen Interventionen in den entsprechenden lebensqualitätsdefizitären Bereichen eingeleitet werden.

Global Outcome Scale

Bei verunfallten, schwerstverletzten Patienten besteht die Notwendigkeit, die Beurteilung des Gesundheitszustandes auch seitens des Arztes zu erfassen. Schwere Schädel-Hirn-Traumata lassen eine valide Selbsteinschätzung des Patienten fraglich erscheinen. Neben der Erhebung soziodemografischer Angaben (Alter, Geschlecht, Beruf, Familienstand), des physischen Gesundheitszustands vor dem Trauma und einer allgemeinen Befindlichkeitseinschätzung besteht die Aufgabe des Arztes darin, den Gesundheitszustand zusätzlich über die Global Outcome Scale (GOS) einzuschätzen. Anhand der GOS können 5 verschiedene Outcome-Zustände erfasst werden:

1. voll rehabilitiert/erwerbsfähig
2. schwerbehindert/nicht pflegebedürftig
3. schwerbehindert/pflegebedürftig
4. vegetativ/apallisch[1]
5. verstorben

Die subjektive Selbsteinschätzung des Patienten bezüglich seiner gesundheitsbezogenen Lebensqualität erfolgt dann anhand der oben beschriebenen generischen Instrumente EQ-5D und SF- 36.

Trauma Outcome Profile

Nach Bearbeitung des SF-36 gilt es für den Patienten, das neu konzipierte krankheitsspezifische Modul Trauma Outcome Profile (TOP), das der charakteristischen Situation und den spezifischen Gesundheitsfolgen

1 Wortbedeutung „apallisch“: Funktionsausfall der Großhirnrinde bei noch funktionierenden lebenswichtigen Zentren

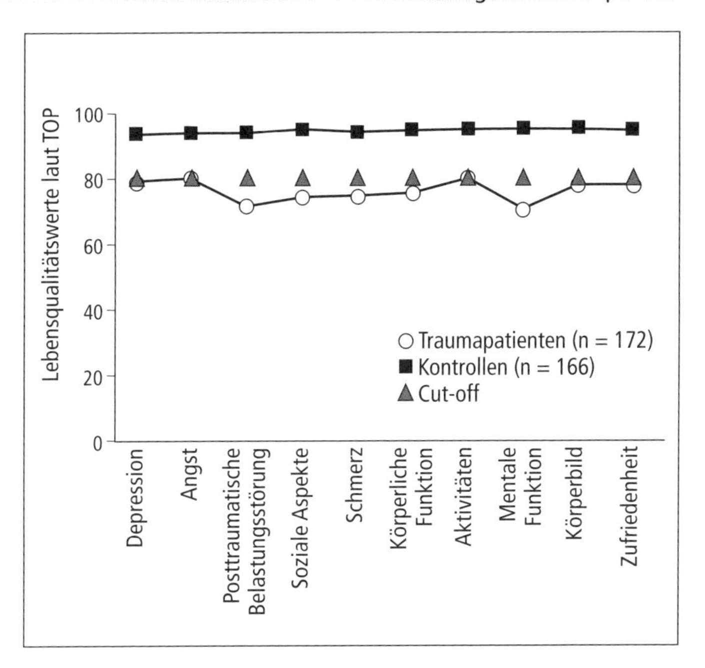

Abb. 7.5-5 Krankheitsprofil einer traumatisierten Patientengruppe

verunfallter Patienten Rechnung trägt, auszufüllen (s.o.). Die Bereiche des psychosozialen Wohlbefindens, der körperlichen Funktionsfähigkeit und des Schmerzerlebens werden auf 10 Dimensionen des TOP erfasst. Dabei wird die psychosoziale Komponente von den Dimensionen Depression, Ängstlichkeit, Posttraumatischer Stress und Soziale Aspekte dargestellt, die Symptomkomponente wird durch die Dimension Schmerzen repräsentiert. Die körperliche Komponente setzt sich zusammen aus den Dimensionen Körperliche Funktion, Aktivitäten und Mentale Funktion. Zusätzlich werden 2 einzelne Fragen zum Körperbild und zur allgemeinen Zufriedenheit gestellt. Abbildung 7.5-4 stellt die Struktur des TOP grafisch dar.

In einer Validierungsstudie (Lefering et al. 2006), die in der Zeit von Juli 2001 bis August 2003 an 8 teilnehmenden deutschen und österreichischen Kliniken an insgesamt 338 Teilnehmern (172 Traumapatienten, 166 Patienten der Kontrollgruppe) durchgeführt wurde, erwies sich das Modul TOP über alle Dimensionen hinweg als ein geeignetes Maß für die Beurteilung der Lebensqualität speziell verunfallter Patienten. Traumatisierte Patienten zeigten im Vergleich zur Kontrollgruppe signifikant schlechtere Werte, sodass neben den bereits validierten Instrumenten im Rahmen des POLO-Charts das eigens konzipierte krankheitsspezifische Modul TOP aufgrund guter psychometrischer Eigenschaften die generelle Validität des gesamten POLO-Charts stärkt sowie durch die größtenteils eigene Bearbeitung die subjektiv wahrgenommene gesundheitsbezogene Lebensqualität des Patienten wiedergibt. Abbildung 7.5-5 zeigt das Krankheitsprofil einer traumatisierten Patientengruppe im Vergleich zu einer nicht schwerverletzten Kontrollgruppe. Der Cut-off (Grenzwert), der die Kontrollgruppe von der beeinträchtigten Traumagruppe signifikant trennt, wurde mit einem Wert < 80 berechnet.

7.6 Zusammenfassung

Das vorliegende Buchkapitel hat einen Einblick über die Möglichkeiten, aber auch Schwierigkeiten bei der Messung und Bewertung von Lebensqualität gegeben.
In dem Beitrag wurden unterschiedliche Messmethoden und -verfahren vorgestellt, wobei der Schwerpunkt auf die Fragebogenerhebung gelegt wurde. Es wurden unterschiedliche Fragebogentypen bezüglich ihrer Vor- und Nachteile diskutiert. Psychometrische wurden von nutzentheoretischen Verfahren unterschieden, Indexe von Profilinstrumenten, generische von krankheitsspezifischen Fragebogenformen. Die Beurteilung von Fragebögen hinsichtlich ihrer methodologischen Güte wurde anhand zu erreichender Gütekriterien formuliert. Unter Berücksichtigung gesundheitsökonomischer Fragestellungen wurde der Einsatz nutzentheoretischer Verfahren näher beschrieben. Schließlich bietet der letzte Abschnitt eine detaillierte Darstellung dreier unterschiedlicher Lebensqualitätsfragebögen und ihrer Einsatzmöglichkeiten in der Praxis.
In der Gesundheitsökonomie hat die Messung und Bewertung der gesundheitsbezogenen Lebensqualität in den letzten Jahren an Bedeutung gewonnen. Lebensqualität dient als Evaluationsparameter zur Bewertung von Behandlungsverfahren und ist somit seit jüngster Zeit als Outcome-Messgröße anerkannt (Guyatt et al. 1993; Brunner 2006; Troidl et al. 1987). Gerade bei der Evaluation neuer medizinischer Therapiemaßnahmen ist die Beurteilung des patientenrelevanten Nutzens anhand der Messung der gesundheitsbezogenen Lebensqualität unerlässlich.

Literatur

Aaronson NK, Ahmedzai S, Bergman B, Bullinger M, Cull A, Duez NJ, Filiberti A, Flechtner H, Fleishman SB, de Hes JCJM, Kaasa S, Klee M, Osoba D, Razavi D, Rofe PB, Schraub S, Sneeuw K, Sullivan M, Takeda F. The European Organization for Research and Treatment of Cancer QLQ-C30: a quality of life instrument for use in international clinical trials in oncology. J Natl Cancer Inst 1993; 85: 365–70.

Barton GR, Sach TH, Avery AJ, Jenkinson C, Doherty M, Whynes DK, Muir KR. A comparison of the performance of the EQ-5D and SF-6D for individuals aged > or = 45 years. Health Econ 2008; 17: 815–32.

Bergner M, Bobbitt S, Carter W, Gilson B. The Sickness Impact Profile: development and final revision of a health status measure. Med Care 1981; 19: 780–805.

Brunner H. Die Bedeutung der Lebensqualität für gesundheitsökonomische Evaluationen. In: Lauterbach KW, Stock S, Brunner H (Hrsg). Gesundheitsökonomie Lehrbuch für Mediziner und andere Lehrberufe. Bd. 1. Bern: Huber 2006: 327–38.

Bullinger M. Lebensqualität in der Medizin. In: Schulenburg JM Graf v d (Hrsg). Ökonomie in der Medizin. Stuttgart, New York: Schattauer 1996: 45–9.

Bullinger M. Gesundheitsbezogene Lebensqualität und subjektive Gesundheit – Überblick über den Stand der Forschung zu einem neuen Evaluationskriterium in der Medizin. Psychother Psychosom Med Psychol 1997; 47: 76–91.

Bullinger M. Assessing health related quality of life in medicine. An overview over concepts, methods and applications in international research. Restor Neurol Neurosci 2002a; 20: 93–101.

Bullinger M. Der SF-36 Health Survey als krankheitsübergreifendes Profilinstrument. In: Schöffski O, Schulenburg JM Graf v d (Hrsg). Gesundheitsökonomische Evaluationen. Bd. 2. Berlin, Heidelberg: Springer 2002b; 331–43.

Bullinger M, Kirchberger I. SF-36. Fragebogen zum Gesundheitszustand. Handanweisung. Göttingen, Bern, Toronto, Seattle: Hogrefe 1998.

Bullinger M, Morfeld M. Der Health Survey SF-36/SF-12: Darstellung und aktuelle Entwicklungen. In: Maurischat C, Morfeld M, Kohlmann T, Bullinger M (Hrsg). Lebensqualität, Nützlichkeit und Psychometrie des Health Survey SF-36/SF-12 in der medizinischen Rehabilitation. Lengerich: Pabst Science Publishers 2004; 15–27.

Bullinger M, Morfeld M. Der SF-36 Health Survey. In: Schöffski O, Schulenburg JM Graf v d (Hrsg). Gesundheitsökonomische Evaluationen. Berlin, Heidelberg: Springer 2007; 387–402.

Bullinger M, Ravens-Sieberer U. Diagnostik der Lebensqualität. In: Stieglitz R, Baumann U, Freyberger M (Hrsg). Psychodiagnostik in Klinischer Psychologie, Psychiatrie, Psychotherapie. Berlin: Thieme 2001; 246–57.

Bullinger M, Kirchberger I, Steinbüchel, N v. Der Fragebogen Alltagsleben – ein Verfahren zur Erfassung der gesundheitsbezogenen Lebensqualität. Zeitschrift für die medizinische Psychologie 1993; 3: 21–36.

Cella DF, Tulsky DS, Gray G, Sarafian B, Linn E, Bonomi A, Silberman M, Yellen SB, Winicour P, Brannon J. The Functional Assessment of Cancer Therapy scale: development and validation of the general measure. J Clin Oncol 1993; 11: 570–9.

Cronbach L. Coefficient alpha and internal structure of tests. Psychometrica 1951; 16: 297–334.

De Bruin AF, Diederiks JPM, De Witte LP, Stevens FCJ, Philipsen H. Assessing the responsiveness of a functional status measure; the Sickness Impact Profile versus the SIP68. J Clin Epidemiol 1997; 50: 529–40.

EuroQol Group. EuroQol – a new facility for the measurement of health-related quality of life. Health Policy 1990; 16: 199–208.

Glatzer W, Zapf W. Lebensqualität in der Bundesrepublik Deutschland. Frankfurt/M.: Campus 1984.

Greiner W, Claes C. Der EQ-5D der EuroQol-Gruppe. In: Schöffski O, Schulenburg JM Graf v d (Hrsg). Gesundheitsökonomische Evaluationen. Bd. 3. Berlin, Heidelberg: Springer 2007; 403–14.

Greiner W, Schulenburg J v d. Ansätze der Lebensqualitätsmessung bei Leber- und Nierentransplantatsempfängern. In: Oberender P (Hrsg). Transplantationsmedizin. Baden-Baden: Nomos 1995: 79–114.

Greiner W, Weijnen T, Nieuwenhuizen M, Oppe S, Badia X, Busschbach J, Buxton M, Dolan P, Kind P, Krabbe P, Ohinmaa A, Parkin D, Roset M, Sintonen H, Tsuchiya A, de Charro F. A single European currency for EQ-5D health states. Results from a six-country study. Eur J Health Econ 2003; 4: 222–31.

Guyatt G, Feeny DH, Patrick DL. Measuring health-related quality of life. Ann Intern Med 1993; 118: 622–9.

Hoffmann C, Schöffski O. Bewertung von Lebensqualitätseffekten und deren Einbeziehung in ökonomische Analysen. In: Schöffski O, Schulenburg JM v d (Hrsg). Gesundheitsökonomische Evaluationen. Berlin: Springer 2002; 247–60.

Institut für Qualität und Wirtschaftlichkeit im Gesundheitswesen (IQWiG). Allgemeine Methoden. Version 3.0 vom 27.05.2008. Volume 2008. Köln: IQWiG 2008. http://www.iqwig.de/download/IQWiG_Methoden_Version_3_0.pdf (15. November 2009).

Janse A, Gemke R, Uiterwaal C, van der Twell I, Kimpen J, Sinnema G. Quality of life: patients and doctors don't always agree: a meta-analysis. J Clin Epidemiol 2004; 57: 653–61.

Kendall MG. Rank Correlation Methods. London: Griffin 1962.

Kersting W. Gerechtigkeitsethische Überlegungen zur Gesundheitsversorgung. In: Schöffski O, Schulenburg JM v d (Hrsg). Gesundheitsökonomische Evaluationen. Berlin: Springer 2002; 25–45.

Klinkhammer-Schalke M, Koller M, Ehret C, Steinger B, Ernst B, Wyatt J, Hofstädter F, Lorenz W. Implementing a system of quality-of-life diagnosis and therapy for breast cancer patients: results of an exploratory trial as a prerequisite for a subsequent RCT. Br J Cancer 2008; 99: 415–22.

Kohlmann T, Bullinger M, Kirchberger-Blumstein I. Die deutsche Version des Nottingham Health Profile (NHP): Übersetzungsmethodik und psychometrische Validierung. Soz Praventivmed 1997; 42: 175–85.

Koller M. Outcome and Lebensqualität In: Jauch K, Mutschler W, Wichmann M (Hrsg). Chirurgie Basisweiterbildung. Heidelberg: Springer 2007; 583–9.

Koller M, Lorenz W. Quality of life: a deconstruction for clinicans. J R Soc Med 2002; 95: 481–8.

Konerding U. Gesundheitsbezogene Lebensqualität. In: Lauterbach KW, Schrappe M (Hrsg). Gesundheitsökonomie, Qualitätsmanagement und Evidence-based Medicine. Stuttgart, New York: Schattauer 2004; 160–82.

Lefering R, Ottlik Y, Pirente N, Bouillon B, Neugebauer E. Quality of life after multiple trauma: validation and population norm of the Polytrauma Outcome (POLO)-Chart. In Vorbereitung.

Lorenz W. Outcome: definition and methods of evaluation. In: Troidl H, McKneally M, Mulder D, Wechsler A, McPeek B, Spitzer W (Hrsg). Surgical Research: Basic Principles and Clinical Practice. Berlin: Springer 1998; 513–20.

Maetzel A. Der Gebrauch von Nutzwerten im gesundheitsökonomischen Vergleich von Interventionen bei verschiedenen Krankheitsbildern. Z Rheumatol 2004; 63: 380–4.

Moosbrugger H, Kelava A. Testtheorie und Fragebogenkonstruktion. Heidelberg: Springer 2007.

Neugebauer E, Bouillon B, Bullinger M, Wood-Dauphinee S. Quality of life after multiple trauma – summary and recommendations of the consensus conference. Restor Neurol Neurosci 2002; 20: 161–7.

Neugebauer E, Troidl H, Wood-Dauphinee S, Bullinger M. Quality-of-life assessment in surgery. Theor Surg 1991; 6: 121–2.

Orth B. Einführung in die Theorie des Messens. Stuttgart: Kohlhammer 1974.

Patrick D, Deyo R. Generic and disease specific measures in assessing health status and quality of life. Med Care 1989; 27 (Suppl): 217–32.

Pedroni G, Zweifel P. Wie mißt man Gesundheit? Studien zur Gesundheitsökonomie 14. Pharma-Information, Basel 1990.

Petersen C, Schmidt S, Power M, Bullinger M, Bullinger CA. Development and pilot-testing of a health-related quality of life chronic generic module for children and adolescents with chronic health condition: a European perspective. Qual Life Res 2005; 14: 1065–77.

Pfaff H, Glaeske G, Neugebauer E, Schrappe M. Memorandum III: Methoden der Versorgungsforschung (Teil 1) Deutsches Netzwerk Versorgungsforschung e.V. Das Gesundheitswesen 2009; 71: 505–10.

Pirente N, Bouillon B, Schafer B, Raum M, Helling HJ, Berger E, Neugebauer E. Systematische Entwicklung eines Messinstrumentes zur Erfassung der gesundheitsbezogenen Lebensqualität beim polytraumatisierten Patienten – die Polytrauma Outcome Chart (POLO-Chart). Unfallchirurg 2002; 105: 413–22.

Ravens-Sieberer U, Bullinger M. Assessing health-related quality of life in chronically ill children with the German KINDL: first psychometric and content analytical results. Qual Life Res 1998; 7: 399–407.

Ravens-Sieberer U, Gosch U, Rajmil L. The KIDSCREEN-52 Quality of Life measure for children and adolescents: development and first results from a European Survey. Expert Rev Pharmacoecon Outcomes Res 2005; 5: 353–64.

Schöffski O. Nutzentheoretische Lebensqualitätsmessung. In: Schöffski O, Schulenburg JM Graf v d (Hrsg). Gesundheitsökonomische Evaluationen. Berlin: Springer 2002; 261–5.

Schöffski O, Glaser P, Schulenburg JM Graf v d. Gesundheitsökonomische Evaluationen. Grundlagen und Standortbestimmung. Berlin: Springer 1998.

Schöffski P. Bewertende Literaturanalyse von Lebensqualitätsmaßen für die klinisch-experimentelle Onkologie. Magisterarbeit zum Magister Sanitatis Publicae. Medizinische Hochschule Hannover 1991.

Schön H, Schädlich PK. Patientenzentrierte Studienansätze – Lebensqualität und Ökonomie. DZKF 2008; 5: 23–7.

Schwartz CE, Bode R, Repucci N, Becker J, Sprangers MAG, Fayers PM. The clinical significance of adapation to changing health: a meta-analysis of response shift. Qual Life Res 2006; 15: 1533–50.

Siegrist J. Grundannahmen und gegenwärtige Entwicklungsperspektiven einer gesundheitsbezogenen Lebensqualitätsforschung. In: Schölmerich P, Thews G (Hrsg). „Lebensqualität" als Bewertungskriterium in der Medizin. Stuttgart: Fischer 1990; 59–66.

Siegrist J, Broer, M, Junge A. PLC – Profil der Lebensqualität chronisch Kranker. Göttingen: Beltz Test 1996.

Spilker B. Introduction to the field of quality of life trials. In: Spilker B (Hrsg). Quality of Life and Pharmaeconomics in Clinical Trials. Philadelphia: Lippincott-Raven 1996; 1–10.

Troidl H, Kusche J, Vestweber KH, Eypasch E, Koeppen L, Bouillon B. Quality of life: an important endpoint both in surgical practice and research. J Chronic Dis 1987; 40: 523–8.

U.S. Department of Health and Human Services FDA Center for Drug Evaluation and Research, U.S. Department of Health and Human Services FDA Center for Biologics Evaluation and Research, U.S. Department of Health and Human Services FDA Center for Devices and Radiological Health. Guidance for industry. Patient-reported outcome measures: use in medical product development to support labeling claims. Draft guidance. Health Qual Life Outcomes 2006; 4: 79.

Vazquez Mata G, Rivera Fernandez R, Perez Aragon A, Gonzales Carmona A, Fernandez Mondejar E, Navarrete Navarro P. Analysis of quality of life in polytraumatized patients two years after discharge from an intensiv care unit. J Trauma 1996; 41: 326–32.

Ware JE Jr, Sherbourne CD. The MOS 36-item short-form health survey (SF-36). I. Conceptual framework and item selection. Med Care 1992; 30: 473–83.

White KL. Improved medical care statistics and the health services system. Public Health Rep 1967; 82: 847–54.

WHOQOL. The Developement of the WHO Quality of Life Assessment Instrument (The WHOQOL). Paris: IPSEN Foundation Press 1993.

Williams A. The EuroQol Instrument. In: Kind P, Brooks R, Rabin R (eds). EQ-5D concepts and

methods: a developmental history. Berlin, Heidelberg, New York: Springer 2005: 1–17.
World Health Organization (WHO). Constitution of the World Health Organization. In: WHO (ed). Basic Documents. Geneva: WHO 1948.
Wright JG, Young NL. A comparison of different indices of responsiveness. J Clin Epidemiol 1998; 50: 239–46.

8 Das Marktmodell im Gesundheitssystem

Anna Passon und Martin Siegel

Wie auch in anderen Bereichen der Wirtschaft, etwa auf dem Energie- oder Arbeitsmarkt, wird in der Diskussion über die Entwicklung und Steuerung des Gesundheitssystems häufig eine stärkere Präsenz von Marktelementen gefordert. Bei der Umsetzung ihrer Gesundheitssysteme verlassen sich die meisten Industrienationen jedoch nicht auf Marktmechanismen zur Allokation von Gesundheitsleistungen. Vielmehr bieten sie die Leistungen entweder als eine Art öffentliches Gut an oder sie greifen zumindest durch weitreichende Regulierungen, etwa Preis-, Mengen- und Budgetvorgaben, in diesen Markt ein. Das liegt vor allem daran, dass die wesentlichen Bedingungen für vollständige Märkte im Markt für Gesundheit kaum erfüllt werden. So sind beispielsweise freier Markteintritt und -austritt nicht gegeben, nicht alle Güter und Dienstleistungen sind handelbar, die Information ist unvollständig und asymmetrisch verteilt. Darüber hinaus gibt es Transaktions- und Suchkosten, externe Effekte, teilweise steigende Skalenerträge sowie geheime Absprachen und Kartelle (Dranove u. Satterthwaite 2000). Um zu verstehen, welche Gründe es für die Einschränkung von Marktmechanismen im Gesundheitssystem gibt, werden zunächst der Marktbegriff und die Annahmen, die dem Modell eines vollkommenen Marktes zugrunde liegen, erklärt. Danach wird gezeigt, welche Besonderheiten im Markt für Gesundheitsgüter vorliegen und welche Maßnahmen zur Steuerung bei Marktversagen möglich sind.

8.1 Grundlagen der Mikroökonomik

In einer perfekten Welt ist jedes Gut in ausreichender Menge vorhanden. Alle Wünsche sämtlicher Individuen können augenblicklich und ohne Einsatz finanzieller Mittel erfüllt werden. Man muss sich nicht entscheiden, ob man das eine oder das andere will, sondern bekommt beides – ohne dafür arbeiten zu müssen. Es ist eine Welt ohne Knappheit – und wahrscheinlich auch ohne Ökonomen. In der ökonomischen Theorie hingegen – wie auch in der Realität – sind Ressourcen knapp. Produktionsfaktoren wie Öl, Gas, Kohle oder Stahl sind nur begrenzt in der Natur vorhanden. Selbst wenn sie – wie im Fall von Holz – nachwachsen, müssen Entscheidungen getroffen werden, wie diese Faktoren eingesetzt werden sollen, um das bestmögliche Ergebnis zu erreichen. Ökonomie beschäftigt sich mit der Frage, wie gegebene Ressourcen sowohl materieller als auch immaterieller Art (wie etwa Arbeitszeit oder Wissen) idealerweise verteilt werden sollten, um für die Gesellschaft das beste Ergebnis zu erzielen: Ökonomen suchen nach **effizienter Allokation**.

Das Grundmodell der mikroökonomischen Theorie ist der vollkommene Markt. Obwohl es sich dabei um einen Zustand handelt, der in der Realität kaum zu finden sein wird, ist es wichtig, sich mit diesem sehr stark vereinfachten Modell zu befassen. Es eignet sich gut zur Verdeutlichung der grundlegenden Annahmen über Konsumenten und Produzenten sowie zur Erklärung der Mechanismen, die bei Preisbildung und Mengenfestsetzung wirken.

8.1.1 Produktionstechnologie und Angebot

Unternehmen, die ihre Entscheidung über Art, Menge und Preis ihres Angebots treffen, unterliegen immer Beschränkungen. Die Abhängigkeit von einer Technologie, mit der das Gut produziert wird, aber auch gesetzliche Regulierungen können Ursachen für zwingend vorgegebene Kombinationen von Input (Produktionsfaktoren wie Arbeit, Boden, Kapital) und gewünschtem Output sein. Ökonomen fassen die Produktionstechnologie in einer mathematischen Gleichung, der **Produktionsfunktion**, zusammen:

$$\text{Output} = X = f\,(\text{Arbeit, Boden, Kapital}) = X(A, B, K)$$

Dabei werden einige Annahmen über die Technologie getroffen. Die erste ist die Annahme über das Vorliegen von Monotonie. Erhöht man die Menge mindestens eines Faktors (ohne von einem anderen weniger zu verwenden), so bekommt man mindestens den gleichen Output wie vorher. Außerdem wird angenommen, dass der Verlauf der Produktionsfunktion konvex ist, dass also eine Kombination aus 2 Faktoren mindestens genauso viel Output erzeugt, wie wenn man nur einen der Faktoren einsetzt. Die wohl bedeutendste Annahme über den Verlauf der Produktionsfunktion wird durch das **Gesetz des abnehmenden Grenzertrags** ausgedrückt: Wenn der Input eines einzelnen Faktors immer weiter erhöht wird, ohne die anderen Faktoren zu verändern, dann sinkt der mit diesem Faktor erzielbare zusätzliche Ertrag. Abbildung 8.1-1 zeigt die Produktivität eines einzelnen Faktors – hier Arbeit –, wenn alle anderen Inputs konstant gehalten werden.

Mathematisch ist die **Grenzproduktivität** eines Produktionsfaktors die erste partielle Ableitung der Produktionsfunktion nach dem Faktor.

Grenzproduktivität von Arbeit =

$$f'_A(A, B, K) = \frac{\partial f(A \cdot B \cdot K)}{\partial A}$$

Die Existenz der Grenzproduktivität lässt sich in vielen Bereichen des täglichen Lebens beobachten, auch im Krankenhaus. Angenommen, 36 Betten und ein verfügbarer Aufzug, mit dem Patienten von den Betten zu einer Untersuchung gebracht werden, sind – zumindest kurzfristig – als Produktionsmittel vorgegeben. Als Untersuchungsinstrument steht ein Computertomograph (CT) zur Verfügung. Wenn es nur einen einzigen Arzt in dem Krankenhaus gibt, der die gesamte Untersuchung durchführt, so behandelt er beispielsweise 10 Patienten am Tag. Er muss jeden Patienten persönlich in den Untersuchungsraum bringen und die Tomographie durchführen – der größere Teil der Zeit vergeht so für das Abholen und Zurückbringen der Patienten. Würde man einen zweiten Arzt einstellen, so könnten sie sicher – wenn sie sich entsprechend abstimmen – 20 Untersuchungen täglich durchführen. Würde ein dritter Arzt eingestellt, so

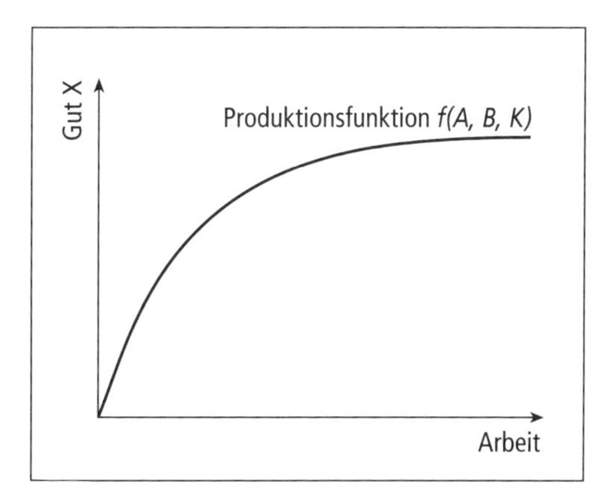

Abb. 8.1-1 Produktionsfunktion. X bezeichnet das Gut X, A steht für Arbeit, B für Boden, K für Kapital. Boden und Kapital sind fix.

käme es möglicherweise zu ersten Abstimmungsschwierigkeiten. Abholung und Vorbereitung der Patienten könnten zwar parallel laufen, jedoch kann das Gerät nur einen Patienten gleichzeitig aufnehmen. Wenn die Ärzte den Aufzug blockieren oder sich gegenseitig beim Transport behindern, könnte der dritte Arzt möglicherweise keine 10, sondern nur noch 6 Patienten untersuchen. Ein vierter Arzt könnte möglicherweise nur noch 4 Patienten untersuchen. Wenn das Gerät ausgelastet ist, generieren weitere Ärzte keinen zusätzlichen „Output" mehr, der Grenzertrag einer weiteren Einheit Arbeit wäre 0. Wichtig ist, dass der Grenzertrag nur abnimmt, wenn alle anderen Produktionsfaktoren nicht geändert werden. Würde man das Krankenhaus ausbauen, weitere Aufzüge und Betten beschaffen und ein zweites Gerät aufstellen, so könnte man den Ertrag der Arbeit wieder steigern. Führt der doppelte Input zum doppelten Output, schaffen also 7 Ärzte mit einem Tomographen und 36 Betten 36 Patienten und 14 Ärzte mit 2 Tomographen und 72 Betten 72 Patienten täglich, sprechen Ökonomen von konstanten Skalenerträgen. Allgemein ist dieser Ansatz plausibel, da man durch eine exakte Kopie eines Prozesses – bei der Erstellung von CT-Bildern genau wie bei der Produktion von Autos oder Kühlschränken – aus beiden identischen Prozessen genau das gleiche Ergebnis erhalten sollte. Würde also ein zweites, identisches Krankenhaus (bzw. eine zweite identische Fabrik) mit der gleichen Zahl Mitarbeiter etc. gebaut, so sollte dieses das gleiche Ergebnis erzielen wie das erste. Mathematisch muss für **konstante Skalenerträge** die Gleichung

$$f(tA, tB, tK) = tf(A, B, K)$$

erfüllt sein.

In der einfachen Theorie – auf vollkommenen Märkten – herrscht **vollkommene Konkurrenz**: In der Volkswirtschaftslehre bedeutet dies, dass es sehr viele Unternehmen im Markt gibt, die jeweils nur einen verschwindend geringen Anteil des gehandelten Gutes anbieten. Dies ist beispielsweise am europäischen Weizenmarkt der Fall. Sehr viele Landwirte bieten Weizen an, aber selbst der größte Betrieb hat einen, gemessen am Marktvolumen, bedeutungslosen Anteil. In einem solchen Markt muss jeder Anbieter annehmen, dass sein Angebot den Preis nicht beeinflusst. Gleichermaßen kann er annehmen, dass seine Nachfrage nach Produktionsfaktoren deren Preis nicht beeinflusst (vgl. Varian 2001). Oft wird angenommen, dass sich Marktteilnehmer (Unternehmen) auf vollkommenen Märkten rational verhalten: Sie versuchen, unter den gegebenen Umständen – Marktpreis, Faktorkosten und Produktionstechnologie – den größtmöglichen Gewinn zu erzielen. Sie sind also **Preisnehmer, Mengenanpasser** und **Gewinnmaximierer**. Der zu maximierende Gewinn errechnet sich als Erlös (Output mal Marktpreis) minus Produktionskosten c(X):

$$\max_{X} \pi = P \cdot X - c(X)$$

$$\frac{\partial \pi}{\partial X} = P - \frac{\partial c}{\partial X} = P - c'(X) = 0$$

Die Lösung für dieses Gleichungssystem lautet P = c'(Y), in Worten: **Preis gleich Grenzkosten**. Die Grenzkosten sind, analog zum Grenzprodukt, die Kosten für die Erhöhung der Produktionsmenge um eine Einheit des Gutes. Ein Unternehmen wird genau so viel produzieren, dass die Produktion einer weiteren Einheit exakt so viel kostet wie eine zusätzlich verkaufte Einheit. Kostet sie mehr, so würde das Unternehmen Verluste machen, kostet sie weniger, so könnte das Unternehmen durch eine Ausweitung der Produktion höhere Gewinne erzielen. In der ökonomischen Theorie wird, resultierend aus dem abnehmenden Grenzprodukt, von steigenden Grenzkosten ausgegangen. Da der Effekt einer weiteren Einheit eines Produktionsfaktors bei steigendem Output abnimmt, kann man schließen, dass der Preis einer weiteren Einheit steigen muss. In der Wettbewerbslösung entspricht der Preis den Grenzkosten, also kann das Angebot als $S(P)$ mit $S'(P) > 0$ dargestellt werden. Bei einer Erhöhung des Marktpreises würde somit mehr angeboten.

8.1.2 Präferenzen und Nachfrage

Von den Konsumenten wird im Marktmodell angenommen, dass sie Präferenzen haben – und diese auch genau kennen. Präferenzen müssen in der Theorie vollständig, reflexiv und transitiv sein. Vollständigkeit bedeutet, dass jedes Güterbündel, also jede Kombination von verschiedenen Mengen verschiedener Güter, mit jeder anderen verglichen werden kann. Der Konsument ist immer fähig zu sagen, ob er ein Bündel für besser, schlechter oder gleich gut hält. Diese Annahme ist für die meisten Fragestellungen in der Ökonomie recht plausibel, kann aber verletzt sein, wenn keine ausreichende Information über die Qualität der Güterbündel zur Verfügung steht.
Die zweite Annahme, Präferenzen seien reflexiv, ist trivial. Jedes Güterbündel muss mindestens genauso gut sein wie es selbst: 2 Liter Wasser und 1 Pfund Brot können nicht schlechter sein als dieselben 2 Liter Wasser und dasselbe Pfund Brot.
Auch die dritte Annahme, transitive Präferenzen, ist von elementarer Bedeutung. Ist ein Güterbündel X mindestens so gut wie Y und Y mindestens so gut wie Z, dann muss X mindestens so gut sein wie Z. Intransitive Präferenzen könnten dazu führen, dass einem Individuum X besser gefällt als Y und Y besser als Z, aber Z besser als X. In einer solchen Situation wäre es unmöglich, ein bestes Güterbündel zu bestimmen.

Weitere wichtige Bedingungen für Präferenzen sind Monotonie und Konvexität. **Monotonie** bedeutet, dass eine größere Menge eines Gutes niemals schlechter ist als eine kleinere Menge. Wie im Fall der Produktionsfunktion wird von einem fallenden Grenznutzen ausgegangen. Das bedeutet, dass mehr Konsum bei geringen Mengen mehr Nutzen stiftet als bei großen Mengen. Wenn man kein Brot hat und ein halbes Pfund dazubekommt, ist der Nutzengewinn sicher enorm. Hat man jedoch sehr viel davon, etwa 20 kg am Tag, wird ein halbes Pfund mehr sicher nicht schaden (Monotonie), der zusätzliche Nutzen daraus dürfte jedoch sehr gering ausfallen. Es besteht auch die Möglichkeit, dass es eine Sättigungsmenge gibt, ab der durch eine zusätzliche Menge Schaden angerichtet wird. Diese ist für ökonomische Analysen jedoch kaum interessant. **Konvexität** bedeutet, dass Kombinationen von Gütern niemals schlechter sind als Extreme: Täglich 2 Liter Wasser und 1 Pfund Brot sind besser als 3 Liter Wasser ohne Brot oder 2 Pfund Brot ohne Wasser.
Die erläuterten Annahmen werden in der ökonomischen Theorie getroffen, um eine **Nutzenfunktion** U aufstellen zu können. Anders als die Produktionsfunktion dient sie einer mathematischen Ordnung der beschriebenen Präferenzen. Sie kann nur ordinal interpretiert werden: Ein Güterbündel (x_1,g_1) stiftet mehr Nutzen als ein Bündel, (x_2,g_2), wenn $U(x_1,g_1) > U(x_2,g_2)$ ist. Die Wahl des Nutzenniveaus ist absolut willkürlich.
Wie die Produzenten erachten auch die Konsumenten den Marktpreis in einem vollkommenen Markt als gegeben. Auch sie verhalten sich als **rationale Mengenanpasser**. Mathematisch gesprochen bedeutet das, dass sie ihren Nutzen unter Beachtung ihres Einkommens Y maximieren:

$$\max_{X,G} U(X, G)$$

mit der Nebenbedingung: $PX + QG = Y$

Löst man dieses Gleichungssystem, so ergibt sich als Bedingung: **Preis gleich Grenznutzen**.

$$\frac{\partial U}{\partial X} = P \text{ und } \frac{\partial U}{\partial G} = Q$$

Daraus folgt, dass ein Individuum seinen Konsum so wählen wird, dass das Verhältnis der Grenznutzen beider Güter genau dem Preisverhältnis bzw. dem inversen Tauschverhältnis entspricht:

$$\frac{P}{Q} = \frac{\frac{\partial U}{\partial X}}{\frac{\partial U}{\partial G}} = \frac{\partial G}{\partial X}$$

Dieses Verhältnis nennt man die **Grenzrate der Substitution.** Mehr Konsum eines Gutes X hat zur Folge, dass ein anderes Gut G nur noch in einer geringeren Menge konsumiert werden kann, da Ressourcen für den Konsum des Gutes X eingesetzt werden. Nutzenverluste, die sich für den Konsumenten aus dem so entgangenen Konsum des Gutes G ergeben, werden als **Opportunitätskosten** bezeichnet. Ähnlich wie im Falle des Unternehmens bedeutet dies, dass der Konsument genau so viel nachfragen wird, dass der Nutzen einer weiteren Einheit des Gutes gerade seinen (Opportunitäts-)Kosten entspricht. Im obigen Beispiel könnten genau $\frac{p}{q}$ Einheiten von G weniger konsumiert werden, wenn eine weitere Einheit X nachgefragt würde. Grafisch lässt sich das anhand von Indifferenzkurven und der Budgetgerade verdeutlichen.

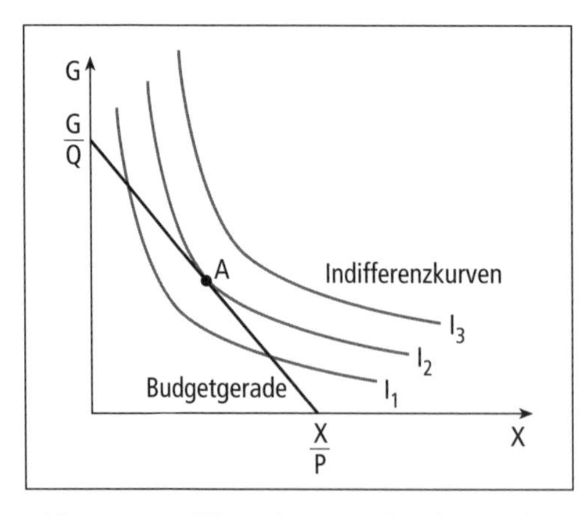

Abb. 8.1-2 Indifferenzkurven und Budgetgerade. G und X sind Güter mit den Preisen Q für G und P für X. A beschreibt den Punkt mit dem höchsten Nutzenniveau, an dem sich Budgetgerade und Indifferenzkurve schneiden.

Die Steigung der Budgetgerade in Abbildung 8.1-2, $-\frac{p}{q}$, bezeichnet das Tauschverhältnis. Die Indifferenzkurven zeigen alle möglichen Kombinationen von X und G, die dem Konsumenten den gleichen Nutzen bringen, zwischen denen er also indifferent ist. In der grafischen Darstellung wird er seinen Konsum so wählen, dass er den größtmöglichen Nutzen für sich, also die äußerste erreichbare Indifferenzkurve I_2, erreicht. Ein Konsum, der auf der Kurve I_1 liegt, wäre nicht optimal: Der Konsument könnte durch eine Änderung seines Konsums eine Kombination erreichen, die ihn glücklicher machen würde. Gleichzeitig kann er kein Konsumbündel wählen, das auf der Kurve I_3 liegt, da diese mit seinem Budget Y nicht erreichbar ist. Der ideale Punkt A liegt dort, wo sich die Kurve mit dem höchsten Nutzenniveau und die Budgetgerade des Konsumenten nur berühren, die Steigungen also gleich sind.

Zusätzlich impliziert die Bedingung „Grenznutzen gleich Marktpreis", dass die Nachfrage nach einem Gut bei steigendem Preis fällt; der Grenznutzen ist bei geringen Mengen höher als bei großen Mengen. Aus diesem Zusammenhang lässt sich die in Abbildung 8.1-3a dargestellte Nachfragekurve D(P) konstruieren. Sie hat üblicherweise eine negative Steigung ($D'(P) < 0$), die nachgefragte Menge sinkt also mit steigendem Preis.

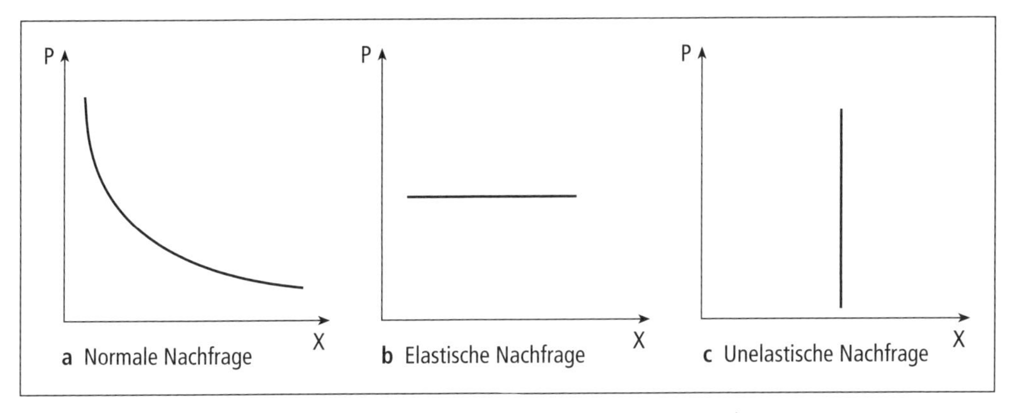

Abb. 8.1-3 Nachfragekurve. Die Abbildung zeigt die Nachfrage nach dem Gut X beim Preis P.

Das Ausmaß, in dem die Nachfrage auf eine Preisänderung reagiert, wird von Ökonomen als Preiselastizität η bezeichnet.

$$\eta = \frac{\text{prozentuale Änderung der Menge}}{\text{prozentuale Änderung des Preises}}$$

$$= \frac{\frac{\Delta X}{X}}{\frac{\Delta P}{P}} = \frac{\Delta X}{\Delta P} \cdot \frac{P}{X}$$

Eine steile Nachfragekurve wird als unelastisch, eine flache als elastisch bezeichnet. Dabei gibt es die beiden Spezialfälle einer vollkommen elastischen beziehungsweise unelastischen Nachfrage. Im vollkommen elastischen Fall (s. Abb. 8.1-3b) wird jede beliebige Menge zu einem bestimmten Preis nachgefragt – die Gerade in der Abbildung verläuft horizontal. Im vollkommen unelastischen Fall wird eine bestimmte Menge zu jedem beliebigen Preis nachgefragt – die Gerade in Abbildung 8.1-3c verläuft vertikal. Im Markt für Gesundheitsgüter ist oftmals eine unelastische Nachfrage zu beobachten (s. Scherer 2000; Leibowitz 1985; Newhouse 1993). Dieses Phänomen wird im Abschnitt 8.3 noch näher beleuchtet.

8.1.3 Wettbewerbsgleichgewicht

Bisher wurde erläutert, wie die Anbieter und Nachfrager ihre optimalen Entscheidungen treffen. Ökonomen sprechen dann von einem Gleichgewicht, wenn bei einem Gleichgewichtspreis P^* das Angebot $S(P^*)$ auf einem Markt gerade der Nachfrage $(D(P^*)$ entspricht:

$$S(P^*) = D(P^*)$$

Wenn dieser Gleichgewichtspreis P^* zustande kommt, entspricht das gesamte Angebot genau der gesamten Nachfrage. Ökonomen nennen das Markträumung. Man spricht von einem Gleichgewicht, da in diesem Zustand keiner der Akteure einen Anreiz hat, von seinem Verhalten abzuweichen. Wäre der Preis höher, so würden die Unternehmen zwar mehr anbieten, die Konsumenten würden jedoch weniger nachfragen. Es käme zu einem Angebotsüberschuss. Die Konsequenz wäre, dass der Marktpreis – und mit ihm das Angebot – sinken würde. Gleichzeitig würde das Sinken des Marktpreises zu einer Erhöhung der Nachfrage führen, es würde also wieder zum Gleichgewichtspreis P^* kommen. Läge der Preis unterhalb von P^*, so würde sich der Prozess umgekehrt abspielen. Aus dem so konstruierten Gleichgewicht folgt, dass in der Theorie Interventionen wie Steuern, Mindest- oder Höchstpreise nicht zu optimalen Lösungen führen können.

8.1.4 Grenzrate der Transformation

In einer Volkswirtschaft, in der 2 Güter produziert werden, müssen die Produzenten entscheiden, in welchem Verhältnis sie diese produzieren und anbieten wollen. Wie bereits erwähnt, gibt es nur eine begrenzte Menge an Produktionsfaktoren. Da die Produktion bestimmten Regeln und physikalischen Gesetzen unterliegt, können nur bestimmte Kombinationen von Gütermengen produziert werden. Diese Kombinationen werden in der **Produktionsmöglichkeitsmenge** zusammengefasst. Die Grenze dieser Menge, die die möglichen Kombinationen bei idealer Faktorauslastung darstellt, wird Transformationskurve genannt. Sie ist in Abbildung 8.1-4 dargestellt.
Die Steigung dieser Kurve wird als Grenzrate der Transformation bezeichnet. Die eingezeichneten Indifferenzkurven sind als die gemeinsamen Präferenzen aller Konsumenten zu verstehen. Wie im Fall der Nutzenmaximierung wird der Produktionspunkt gewählt, in dem die äußerste erreichbare Indifferenzkurve gerade noch berührt, also der höchste gesellschaftliche Nutzen erreicht wird. Es gilt, dass die Grenzrate der Transformation dem Verhältnis der Grenzkosten und der Grenzrate der Substitution entspricht:

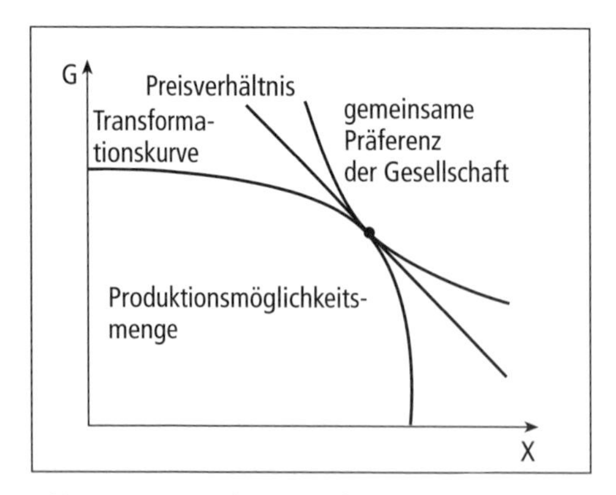

Abb. 8.1-4 Transformationskurve, gesellschaftliche Präferenz und optimale Produktion. G und X sind Güter.

Grenzrate der Transformation

$$= \frac{\frac{\partial \pi}{\partial G}}{\frac{\partial \pi}{\partial X}} = \frac{\partial X}{\partial G} = \frac{\frac{\partial U}{\partial G}}{\frac{\partial U}{\partial X}} = \text{Grenzrate der Substitution}$$

$$= \frac{Q}{P}$$

Eine Produktion unterhalb der Transformationskurve wäre aus ökonomischer Sicht ineffizient: Das erlangte Nutzenniveau läge unterhalb des erreichbaren Nutzenniveaus. Darüber hinaus würde das produzierte Güterbündel die Ressourcen nicht optimal auslasten, es würde also ein Zustand der Verschwendung herrschen. Oberhalb dieser Kurve kann nicht produziert werden, da sie die maximal produzierbaren Mengen angibt. Zwar stellen alle Punkte auf der Transformationskurve eine vollständige Faktorauslastung dar, jedoch ist die Produktion nur in diesem Fall effizient, da nur hier der höchste gesellschaftliche Nutzen erreicht wird.

8.1.5 Markteffizienz und Wohlfahrtsbegriff

Bei den bisher beschriebenen Gleichgewichten handelte es sich jeweils um effiziente Marktlösungen. Die Effizienz von Gleichgewichten wird in der Ökonomie mithilfe des **Pareto-Optimums** definiert. Nach dem Modell des Ökonomen und Soziologen Vilfredo Pareto (1848–1923) ist ein Zustand auf einem Markt dann effizient, wenn es nicht möglich ist, jemanden besser zu stellen, ohne einen anderen schlechter zu stellen. Liegt eine Pareto-ineffiziente Marktlösung vor, könnte mindestens ein Individuum seinen Nutzen erhöhen, ohne einem anderen zu schaden. Derjenige, mit dem die Person tauschen würde, würde sich also nicht schlechter stellen. Das bezeichnen Ökonomen als eine Pareto-Verbesserung. Das Kriterium der Pareto-Effizienz wird häufig kritisiert, da es mit den Maßgaben des Sozialstaates kollidieren kann. Eine Marktlösung, in der eine einzelne Person den gesamten Konsum – und den gesamten Nutzen – hat, ist Pareto-effizient. Man müsste den einen schlechter stellen, indem man ihm etwas wegnimmt – weniger ist schlechter – um durch Umverteilung zu verhindern, dass der Rest der Gesellschaft verhungert. Effizienz im ökonomischen Sinne macht keine Aussagen über Gerechtigkeit.

Die oben beschriebenen Gleichgewichte sind effiziente Marktlösungen. Wettbewerbsgleichgewichte sind immer Pareto-effizient, wenn sie auf vollkommenen Märkten zustande kommen. Alle Bedingungen für einen vollkommenen Markt sind erfüllt. Es herrscht vollständige Information; jeder kennt die Präferenzen bzw. Technologie, Absichten und Kosten der anderen Marktteilnehmer. Qualität und Marktpreis sind bekannt. Tauschen, Kaufen, Verkaufen, Transport und die Beschaffung von Informationen verursachen keine Transaktionskosten. In einem solchen Markt gehen alle Marktteilnehmer davon aus, dass ihre individuellen Entscheidungen über Produktions- und Nachfragemengen keinerlei Einfluss auf den Marktpreis haben. Es gibt keine externen Effekte, Entscheidungen der Marktteilnehmer haben also keine Auswirkungen auf andere.

Zur normativen Beurteilung verschiedener Gleichgewichte wird oft der Nutzen für die Gesellschaft, bestehend aus der Produzentenrente und der Konsumentenrente, herangezogen. Die Summe beider Renten wird in der Ökonomie als **Wohlfahrt** bezeichnet. Sowohl Wohlfahrt als auch Rente haben in der Ökonomie jedoch eine andere Bedeutung als im allgemeinen Sprachgebrauch. Eine Rente ist ein aufwandsloses Profitieren, während Wohlfahrt den gesellschaftlichen Nutzen bezeichnet. Die Höhe der Wohlfahrt dient der Einschätzung wirtschaftspolitischer Interventionen. Ein Gleichgewicht gilt als effizient, wenn die Wohlfahrt maximiert wird.

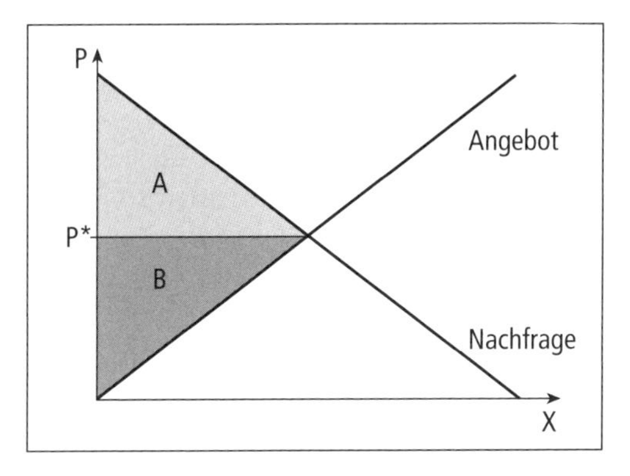

Abb. 8.1-5 Marktgleichgewicht, Konsumenten- und Produzentenrente. P ist der Preis des Gutes X. Die Fläche A ist die Konsumentenrente, die Fläche B ist die Produzentenrente.

In den bisher gezeigten, einfachen mikroökonomischen Marktmodellen wird die Wohlfahrt, wie in Abbildung 8.1-5 dargestellt, als Summe aus Konsumenten- und Produzentenrente gemessen.

Die Konsumentenrente wird grafisch als Fläche zwischen Nachfragekurve und Preis über die nachgefragte Menge dargestellt (Fläche A). Dem liegt folgende Überlegung zugrunde: Für die erste Einheit wäre mindestens ein Konsument bereit gewesen, deutlich mehr als den Marktpreis zu zahlen. Da er diese aber zum Preis P^* erhält, hat er einen positiven Nettonutzen. Das Gleiche gilt für alle weiteren Einheiten, bis der zusätzliche Nutzen genau dem Preis entspricht – also die gezeigte Bedingung **„Preis gleich**

Grenznutzen" erfüllt ist. Analog dazu ist die Produzentenrente als die Fläche zwischen Preis und Angebotskurve definiert – Fläche B in Abbildung 8.1-5. Die Unternehmen würden die ersten Einheiten auch zu einem niedrigeren Preis anbieten, erhalten aber mehr. Folglich machen sie Gewinn, bis sie für eine weitere produzierte Einheit so viel aufwenden müssen, wie sie dafür erhalten. Das ist die andere, bereits gezeigte Bedingung **„Preis gleich Grenzkosten"**.

In der Finanzwissenschaft wird das Konzept der **Wohlfahrtsfunktion** verwendet. Da Effizienz im Sinne des Pareto-Optimums wenig Aussagekraft für Gerechtigkeits- und Verteilungsaspekte hat, orientiert man sich am Nutzen, den eine Lösung der gesamten Gesellschaft stiftet. Das wohl größte Problem dieses Ansatzes ist, dass man weder den Nutzen einzelner Individuen noch den der gesamten Gesellschaft tatsächlich messen kann. Dennoch eignet sich dieser Ansatz deutlich besser als etwa das Pareto-Kriterium zur Beurteilung politischer Interventionen. Es gibt im Wesentlichen die beiden Ansätze, die Wohlfahrt entweder als Summe der Nutzen aller Individuen (utilitaristische Wohlfahrtsfunktion) oder als den Nutzen des am schlechtesten gestellten Individuums (Rawls'sche Wohlfahrtsfunktion) zu messen.

Nach dem ersten Theorem der Wohlfahrtökonomie ist jedes Gleichgewicht, das unter vollkommenen Wettbewerbsbedingungen zustande gekommen ist, wohlfahrtsmaximierend – also effizient. Kann kein Wettbewerbsgleichgewicht realisiert werden – etwa aufgrund von Mindest- oder Höchstpreisen, Rationierungen, Steuern oder Informationsdefiziten der Marktteilnehmer – kommt es zu Wohlfahrtsverlusten. In diesen Fällen kann höchstens die Gleichgewichtsmenge gehandelt werden, da entweder die Konsumenten zu wenig nachfragen (etwa bei Mindestpreisen), die Produzenten zu wenig anbieten (Höchstpreise), oder das Marktvolumen auf eine zu kleine Menge beschränkt ist.

8.2 Unvollkommener Wettbewerb

Die bisher beschriebene mikroökonomische Theorie basiert auf den Annahmen eines vollkommenen Marktes. Diese Annahmen eignen sich sehr gut, um ökonomisches Verhalten zu verdeutlichen. Die gezeigten Marktmechanismen wirken unter diesen Annahmen zwar optimal, die Übertragbarkeit auf die Realität ist jedoch fragwürdig. Realistische Beschreibungen real existierender Märkte sind so kaum möglich.

8.2.1 Monopole, Oligopole und Kartelle

Im Falle von **Monopolen** – wie auch **Oligopolen** – ist die wichtigste Annahme des vollkommenen Wettbewerbs ungültig. Unternehmen kennen ihren Einfluss auf die Marktnachfrage und den daraus resultierenden, mengenabhängigen Preis. Während in einem wohlfahrtsmaximierenden Marktgleichgewicht die Bedingung gilt, dass der Preis gleich den Grenzkosten ist, kommt es hier zu einem anderen Gleichgewichtspreis und einer anderen Gleichgewichtsmenge. Ein Monopolist trifft seine Entscheidung unter Berücksichtigung der inversen Nachfragefunktion, die auch als Preis-Absatz-Funktion $P_D(X)$ bezeichnet wird.

$$\max_{X} \pi = P_D(X) \cdot X - c(X)$$

Löst man dieses Maximierungsproblem, so stellt man fest, dass der Preis des Monopolisten oberhalb der Grenzkosten liegt. Dies bedeutet, dass der Preis zu hoch, die Menge aber zu gering ist.

$$P_D(X) = \frac{\partial c(X)}{\partial X} - \underbrace{\frac{\partial P_D(X)}{\partial X}}_{<0} \cdot X > \frac{\partial c(X)}{\partial X}$$

Zwar macht das Unternehmen in dieser Situation Gewinn, der Produzent steht besser da als im Falle des vollkommenen Wettbewerbs, dies kompensiert jedoch nicht den Verlust an Konsumentenrente. Die Folgen sind ein ineffizientes Gleichgewicht und, daraus resultierend, Wohlfahrtsverluste.

Tatsächliche Monopole wird man in der Realität kaum beobachten, eher kommt es zu monopolistischem Wettbewerb. Zwar gibt es für Unternehmen einen gesetzlichen Schutz ihrer Marke, beispielsweise Patente auf neu zugelassene Wirkstoffe in der Pharmaindustrie, jedoch gibt es keinen Schutz davor, dass Konkurrenten nahe Substitute anbieten. Da ähnliche Produkte von Konsumenten als austauschbar angesehen werden, haben die meisten Unternehmen kein reines Monopol. Konkurrenzunternehmen können in der Regel Nachfrage von Patentinhabern abziehen. Annahmegemäß treten so lange Unternehmen in den Markt ein, bis kein ökonomischer Gewinn mehr erzielt werden kann – der Preis also den Durchschnittskosten entspricht.

In einer solchen Situation sprechen Ökonomen von einem **Oligopol**. Es gibt eine begrenzte Anzahl von Unternehmen, die sich ihrer Marktmacht bewusst sind und die die Technologie ihrer Konkurrenten wie auch die Präferenzen der Konsumenten kennen. In der Konsequenz maximieren sie ihren Gewinn unter Beachtung sowohl des Einflusses ihrer Entscheidung auf ihre Konkurrenten als auch der Reaktion des Preises auf die insgesamt produzierte Menge. Es wird zwischen verschiedenen Wettbewerbsformen unterschieden, die jedoch alle auf vollständiger Information basieren: Im Cournot-Wettbewerb (Varian 2001) legen die Unternehmen gleichzeitig ihre Mengen und Preise unter Berücksichtigung der Reaktionen der anderen fest. In einem Wettbewerb, wie er von Stackelberg beschrieben wurde, gibt es ein Unternehmen, das entweder einen zeitlichen Vorteil ausnutzt oder den Markt dominiert, und daher Entscheidungen treffen kann, nach denen sich die anderen richten müssen (Varian 2001). Die Konsequenz ist, dass dieses Unternehmen seine Entscheidung aufgrund der Reaktion der Wettbewerber trifft – und diese sich dann danach richten. Im Fall der Preisführerschaft legt ein führendes Unternehmen seinen gewünschten Preis fest. Alle anderen verhalten sich dann als Mengenanpasser. Demgegenüber steht der simultane Preiswettbewerb, der als Bertrand-Wettbewerb bezeichnet wird. Die Unternehmen treffen gleichzeitig ihre strategische Preisentscheidung. In diesem Fall ist der einzig mögliche Preis der Wettbewerbspreis. Würde ein Produzent mehr verlangen, so würden die anderen den gesamten Markt bedienen, würde er weniger verlangen, so würde er Verluste machen. Kommt es zwischen den Wettbewerbern zu Absprachen, bilden sie also ein Kartell, so verhalten sie sich als ein großer Monopolist. Diese gemeinsame Preis- und Mengenentscheidung maximiert den Produzentengewinn. Der gesamte Branchen-Output, der resultierende Preis sowie der Branchengewinn entsprechen der oben gezeigten Monopollösung. Menge und Gewinn werden unter den Kartellmitgliedern aufgeteilt.

8.2.2 Monopolistischer Wettbewerb im Gesundheitswesen

Im Bereich der Gesundheitsökonomie hat man es häufig mit monopolistischem Wettbewerb zu tun. Ein Patient wird sich an ein Krankenhaus wenden, das ihm für sein spezifisches Leiden geeignet scheint. Darüber hinaus wird er Leistungen zunächst innerhalb seiner Heimatstadt suchen. Folglich ist der Markt durch Spezialisierungen, aber auch geografisch, in viele kleine Märkte segmentiert. Man kann davon ausgehen, dass ein langfristiges monopolistisches Wettbewerbsgleichgewicht herrscht. Dieser theoretische Ansatz beschreibt die meisten gesund-

heitsbezogenen Märkte vergleichbar gut (Dranove u. Satterthwaite 2000). Anbieter von Gesundheitsleistungen, etwa Krankenhäuser, Fachärzte oder medizinische Versorgungszentren, bieten differenzierte Leistungen an. Die Nutzenerwartung an solche Dienstleister variiert – mehr oder weniger zufällig – in der Gesellschaft. Unterschiedliche Personen schreiben bestimmten Anbietern eine höhere Qualität zu. In der Konsequenz können solche Anbieter ihren Preis oberhalb der Grenzkosten wählen, ohne alle Patienten zu verlieren. Wie gezeigt wurde, ist eine solche Lösung jedoch ineffizient. Wettbewerber im Gesundheitswesen gehen davon aus, dass das Verhalten der anderen Anbieter nicht von ihrem eigenen Verhalten abhängt. Sie treffen ihre Entscheidungen als beste Antworten auf die gegebene Marktsituation (Dranove u. Satterthwaite 2000).
Unter der Annahme, Anbieter medizinischer Leistungen könnten ihren Standort frei wählen, sind die Kosten für den Marktein- und -austritt für Ärzte vernachlässigbar gering. Für Krankenhäuser sieht das jedoch anders aus. Der Markteintritt erfordert große Investitionen, die bei einem Marktaustritt verloren gingen. Darüber hinaus können staatliche Regulierungen die Gründung eines Krankenhauses verhindern. Da Patienten jedoch bezüglich der Anreise eine gewisse Bequemlichkeit wünschen und überdimensionierte, unpersönliche Institutionen eher ablehnen, bilden sich in der Regel auch in Großstädten keine Krankenhausmonopole. Beispielsweise gibt es in den meisten größeren Städten in den USA eine Vielzahl von kleineren, räumlich verteilten Einrichtungen.

8.2.3 Lizenzen und Preisbildung in der Pharmaindustrie

Medikamente sind ein wesentlicher Bestandteil medizinischer Behandlungen. Die Kosten, die durch Arzneimittel verursacht werden, stellen oft einen signifikanten Anteil an den gesamten Gesundheitsausgaben eines Landes dar. In den Jahren 1993 und 1994 betrug dieser beispielsweise in den USA 8,3 %, in Frankreich ca. 15,4 % und in Deutschland 18,5 %. In Japan waren es sogar 29 % der gesamten Ausgaben für das Gesundheitssystem (Scherer 2000, S. 1299). Die Pharmaindustrie unterscheidet sich deutlich von allen anderen Industrien. Viele Medikamente dürfen nur bei Vorlage einer Verschreibung durch einen Arzt erworben werden. Die Konsumentscheidung wird im Wesentlichen dem Arzt überlassen. Hinzu kommt, dass die Kosten der meisten verschreibungspflichtigen Medikamente teilweise oder vollständig erstattet werden. Das Ergebnis ist eine besonders unelastische Nachfragefunktion (vgl. Scherer 2000; Leibowitz et al. 1985; Newhouse 1993). Selbst ohne die Erstattungen durch Versicherungen sind Patienten bereit, ungewöhnlich hohe Preise für Medikamente zu zahlen, die etwa ihr Risiko für Herzinfarkte senken oder Schmerzen lindern können. Die Kosten für die meisten neuen Medikamente werden in Industrienationen durch ein Gesundheitssystem – Versicherungen oder den Staat – erstattet. Selbst wenn es nahe Substitute für ein teures Präparat gibt, können Patienten oft nicht einschätzen, ob auch diese für ihre Behandlung adäquat wären.
Der preisunelastischen Nachfrage steht oft eine Monopolmacht der Anbieter gegenüber. Pharmaunternehmen haben diese Position, da neu entwickelte Medikamente in den ersten Jahren Patentschutz genießen. Schätzungen anhand des U.S. Census zeigten, das die Pharmaindustrie mit 61,4 % die sechsthöchste Gewinnspanne von den im U.S. Census enthaltenen Branchen hatte, während der Durchschnitt des produzierenden Gewerbes bei etwa 30 % lag (Comanor 1986; U.S. Office of Technology Assessment 1993; Scherer 2000). Gleichzeitig wurden dort aber auch die höchsten Investi-

tionen in Forschung und Entwicklung getätigt (U.S. Federal Trade Commission 1985). In der Pharmaindustrie ist das Risiko solcher Investitionen relativ hoch. Trotz hoher Kosten im Vorfeld können Medikamente oft nicht oder nur zu relativ geringen Preisen auf den Markt gebracht werden. Grabowski und Vernon (1990, 1994) schätzen, dass der Erlös bei 70 % der entwickelten Medikamente geringer ausfällt als die durchschnittlichen Entwicklungskosten. Das lukrativste Zehntel der entwickelten Substanzen brachte der Pharmaindustrie 55 % der Erträge (vgl. Scherer 2000). Anders als in anderen Industriezweigen sind Entdeckung, Entwicklung und Zulassungsverfahren einer neuen Substanz wesentlich teurer als das Kopieren eines Produktionsprozesses. Das Besondere an pharmazeutischen Patenten ist, dass sie ein bestimmtes Molekül schützen. Damit ist es Konkurrenten nicht möglich, ein Substitut auf den Markt zu bringen, ohne ein neues Molekül zu entdecken und den gesamten Zulassungsprozess dafür zu durchlaufen.

Das wesentliche Problem für ein politisches Eingreifen besteht darin, dass man einerseits Effizienzverluste verringern, andererseits aber den Forschungsanreiz erhalten möchte. Würde man den Patentschutz aufheben, könnten sich Entwicklungsinvestitionen kaum rentieren; eine ähnliche Gefahr bestünde bei der Setzung von Höchstpreisen.

8.2.4 Nachfrage am Markt für Gesundheitsgüter, Marktversagen und Versicherungslösung

Die Nachfrage am Markt für Gesundheitsgüter folgt in vielerlei Hinsicht nicht den Regeln des vollkommenen Marktes. Wir haben bereits gesehen, dass die Annahmen des vollkommenen Marktes einen fallenden Verlauf der Güternachfrage prophezeien. Diese Annahme trifft auf dem Markt für Gesundheitsgüter nicht oder zumindest nur selten zu. Niemand würde nur deshalb eine Operation durchführen lassen, weil ihr Preis gesunken ist. Andersherum würden sich die meisten Menschen lieber stark verschulden, als auf eine wichtige Operation zu verzichten. Ökonomen bezeichnen eine Nachfrage, die bei einer Preissenkung nicht wesentlich steigt und bei einer Preissteigerung nicht wesentlich sinkt, als **unelastische Nachfrage**.

Eine weitere Einschränkung der Bedingungen des vollkommenen Marktes stellen **externe Effekte** dar. Sie entstehen, wenn ein Marktteilnehmer durch den Güterkonsum eines anderen Marktteilnehmers geschädigt wird oder aus dem Güterkonsum eines anderen Marktteilnehmers einen Nutzen zieht, ohne in die Erstellung oder den Konsum des Gutes involviert zu sein. Die Bedeutung der externen Effekte für das Gesundheitssystem wird im Abschnitt 8.2.5 beschrieben.

Zudem herrscht auf dem Markt für Gesundheitsgüter – im Gegensatz zu den Idealvorstellungen des vollkommenen Marktes – **unvollständige Information**. Aus diesem Grunde kann sich die Nachfrage nicht so bilden, wie es am vollkommenen Markt der Fall wäre, nämlich nach den Präferenzen des Konsumenten. Da der Konsument über die Eigenschaften der Güter nicht vollständig aufgeklärt ist, trifft er unter Umständen Entscheidungen, die unter den Bedingungen der vollständigen Information nicht seinen Präferenzen entsprächen. Aus der unvollständigen Information der Marktteilnehmer lassen sich weitere Fehlanreize ableiten, die im Abschnitt 8.3 ausführlich erläutert werden.

Da diese Eigenschaften von denen abweichen, die die Ökonomen für den vollkommenen Markt beschreiben, ist der Markt für Gesundheitsleistungen von **Marktversagen** betroffen. Dies hat in sämtlichen Industriestaaten dazu geführt, dass der Markt für Gesundheitsleistungen staatlichen Eingriffen unterliegt. In einigen Ländern, u.a. Deutschland, hat sich ein gesetzliches Krankenversicherungssystem etabliert, in dem der Großteil der Bevölkerung versichert ist. Andere Länder, wie England, begegnen den Besonderheiten des Gesundheitsmarktes durch ein staatliches, über Steuern finanziertes Gesundheitswesen.

Eine weitere Besonderheit des Marktes für Gesundheitsgüter ist die **starke Konzentration der Nachfrage** in bestimmten Gruppen. Der Großteil der Individuen nimmt überhaupt keine Gesundheitsleistungen in Anspruch. Die meisten Kosten entstehen durch einen kleinen Teil der Bevölkerung, zum Beispiel bei chronischen Erkrankungen oder bei Multimorbiditäten. Die gesamten Krankheitskosten der Bevölkerung verteilen sich also nicht gleichmäßig auf alle Individuen, sondern ballen sich bei einigen wenigen. Die wenigsten von ihnen könnten in einem reinen Wettbewerbsmarkt ihre Krankheitskosten selbst tragen. Sie würden verarmen – in Extremfällen sogar versterben. Dies ist eigentlich keine Form des klassischen Marktversagens. Stattdessen handelt es sich um eine Frage der Verteilungsgerechtigkeit. Auch sie wird in Ländern mit sozialstaatlichen Systemen durch staatliche Eingriffe gesichert.

8.2.5 Externe Effekte

Ein Grund für Marktversagen sind die **externen Effekte.** Diese haben keine Auswirkungen auf Preisbildung und Marktgleichgewicht und entstehen, wenn die Entscheidungen eines Marktteilnehmers Folgen für andere Marktteilnehmer haben, aber diese nicht in dem Handlungskalkül des Verursachers berücksichtigt werden. Dabei können positive externe Effekte (externer Nutzen) und negative externe Effekte (externe Kosten) unterschieden werden. **Negative externe Effekte** ergeben sich beispielsweise durch das Autofahren. Einen großen Teil der Kosten, die durch das Autofahren verursacht werden, zahlen die Autofahrer selbst, wie Kraftstoff- und Fahrzeugkosten. Ein anderer Teil der verursachten Kosten wird aber auch von den Personen getragen, die nicht Auto fahren. Dazu gehören z.B. die gesundheitlichen Kosten, die durch den Lärm entstehen, und Kosten durch die Instandhaltung und den Ausbau von Straßen. Die Autofahrer zahlen also weniger, als sie an Kosten verursachen. **Positive externe Effekte** können zum Beispiel im Bereich der Forschung und Entwicklung beobachtet werden. Eine Neuentdeckung bei Arzneimitteln kann, wenn sie nicht geschützt ist, auch von anderen, nicht an der Entwicklung beteiligten Unternehmen aufgegriffen und vermarktet werden. Dadurch kann der finanzielle Nutzen der Entwicklung nicht voll von dem Unternehmen realisiert werden, welches die Entwicklung vorangetrieben hat.

Da die Verursacher von negativen externen Effekten weniger zahlen, als sie an Kosten verursachen, besteht hier die Gefahr einer Ausweitung des Konsums des Gutes, welches mit negativen externen Effekten behaftet ist. Genau andersherum verhält es sich bei Gütern, die positive externe Effekte auslösen. Sie werden weniger häufig konsumiert, als es in einem vollkommenen Markt der Fall wäre.

Im Gesundheitssystem kann eine Reihe an positiven externen Effekten beobachtet werden (Breyer et al. 2005). Jede Vorbeugung und Behandlung einer ansteckenden Krankheit erzeugt positive externe Effekte, da neben dem Patienten, der die Behandlung erhält, auch diejenigen einen Nutzen haben, die sich aufgrund der Behandlung nicht anstecken. Ein gutes Beispiel für positive externe Effekte durch Vorbeugung und Behandlung sind Impfungen. Ein anderer wichtiger positiver externer Effekt im Gesundheitswesen ist der **psychische Nutzen**, der sich aus altruistischen Motiven der Individuen ergibt. In diesem Fall hängt das Nutzenniveau eines Individuums nicht nur vom eigenen Güterkonsum ab, sondern auch von dem der anderen Individuen. Daneben sind auch negative externe Effekte mit dem Gesundheitswesen verbunden. Die Krankheit eines Individuums wirkt sich über den Ausfall der Arbeitskraft ebenso auf andere Individuen in der Gesellschaft aus. Dies ist vor allem dann der Fall, wenn die Arbeitskraft nicht schnell ersetzt werden kann. Die Konsequenz können Produktionsausfälle, die Störung von Betriebsabläufen und Steuerausfälle sein.

Externe Effekte haben häufig einen Kollektivgutcharakter. Kollektivgüter werden in der wirtschaftswissenschaftlichen Literatur auch **öffentliche Güter** genannt. Positive externe Effekte könnten internalisiert werden, indem die Individuen, die einen Nutzen aus der Handlung eines anderen Individuums ziehen, dieses dafür entlohnen. Im Falle vieler externer Effekte – bleiben wir hier beim Beispiel der positiven Effekte für viele Individuen durch die Impfung eines anderen Individuums – funktioniert dies jedoch aus mehreren Gründen nicht: Zum einen profitieren sehr viele Menschen durch die Impfungen, auch wenn sie sich selbst nicht impfen lassen. Dadurch kann schwer nachvollzogen werden, wem der externe Nutzen zugerechnet werden soll. Zudem kann niemand von der Nutzung des aus der Impfung resultierenden externen Effekts ausgeschlossen werden, auch wenn er keinen Beitrag zu Entstehung des Gutes beigetragen hat. Die **Nichtausschließbarkeit** ist ein notwendiges Charakteristikum eines öffentlichen Gutes.

Ein weiteres Merkmal öffentlicher Güter ist die **Nichtrivalität** im Konsum. Nichtrivalität bedeutet, dass ein Gut gleichzeitig von verschiedenen Individuen konsumiert werden kann, ohne dass dadurch der Nutzen, der jedem einzelnen Individuum durch den Konsum des Gutes gespendet wird, eingeschränkt wird. Dies ist bei vielen Gesundheitsleistungen der Fall. Im Beispiel der Impfung kann von einem öffentlichen Gut gesprochen werden, da beide Kriterien, die Nichtausschließbarkeit und die Nichtrivalität, erfüllt sind.

Das Nichtausschließbarkeitskriterium würde im Modell des vollkommenen Marktes zu einem Unterangebot des Gutes Impfung führen. Es gäbe Anreize, die Vorteile, die sich aus der Impfung anderer Individuen ergeben, zu nutzen (die Vermeidung einer Ansteckung), ohne selbst Kosten in zeitlicher und finanzieller Form für die Impfung zu tragen. Da eine flächendeckende Impfung häufiger und weit verbreiteter Ansteckungskrankheiten allen Individuen zugute kommt, ist hier die Bereitstellung dieser Leistung durch staatliche Mittel oder als kostenlose Leistung der Krankenversicherung sinnvoll.

8.3 Informationsasymmetrien

Im Modell des vollkommenen Marktes wird die Annahme getroffen, dass die Marktteilnehmer über vollständige Informationen bezüglich aller Anbieter, Produkte und Preise verfügen. Diese Annahme trifft in der Realität nicht zu. Dies lässt sich in Deutschland besonders gut anhand der Mobilfunktarife veranschaulichen. Kaum ein Konsument kennt die Vor- und Nachteile sämtlicher Verträge der unterschiedlichen Anbieter auf dem Markt. Dies führt dazu, dass allein aufgrund der unvollständigen Information über Alternativen nicht immer das individuell beste Angebot gewählt wird. Die Ressourcen (das Geld der Konsumenten) können somit nicht ihrer bestmöglichen Verwendung (der günstigste Mobilfunktarif) zugeführt werden. Unvollständige Information ist also eine Ursache für Marktversagen.

Die unvollständige Information der Marktteilnehmer resultiert daraus, dass der Erwerb jeder Information **Kosten** verursacht. So entstehen zum Beispiel Kosten durch die Zeit, die der Konsument benötigt, um sich über die verschiedenen Mobilfunktarife zu erkundigen. Der Entscheidungs- und der Verhandlungsprozess verursachen zusätzlich Kosten. Auch nach Zustandekommen eines Vertrages bleibt die unvollständige Information häufig bestehen. So weiß der Konsument nicht immer, ob der Anbieter auch in seinem Sinne handelt. Im Falle der Mobilfunkverträge könnte dies zum Beispiel bedeuten, dass der Wechsel in einen günstigeren Tarif möglich ist, der Anbieter dies aber nicht mitteilt. Die Beschaffung der Information über neue Tarife kostet den Konsumenten wiederum Geld und Zeit. In diesem Fall handelt es sich um asymmetrische Information: Der Anbieter weiß mehr als der Konsument.

Nicht nur im Markt für Mobilfunkverträge tritt Marktversagen auf. Auch der Gesundheitsmarkt ist von Marktversagen durch unvollständige und asymmetrische Information betroffen. Dies beginnt bei der Wahl des Arztes. Der Patient kennt meist nicht alle Anbieter im Markt. Zudem besitzen nur wenige Patienten das nötige Fachwissen, um einzuschätzen, ob die vom Arzt vorgeschlagene Behandlung auch die bestmöglichen Erfolge erwarten lässt. Der Patient kann nicht einschätzen, ob jede vom Arzt vorgeschlagene Maßnahme notwendig und zielführend ist. Zudem kennt er, zumindest wenn er in der gesetzlichen Krankenversicherung versichert ist, den Preis der Behandlung nicht.

Informationsasymmetrien werden teilweise durch **staatliche Eingriffe** reguliert. Im Gesundheitssystem ist dies zum Beispiel der Fall, wenn die Krankenhäuser von der Bundesregierung zur Veröffentlichung jährlicher Qualitätsberichte verpflichtet werden, die Informationen über Komplikationsraten und andere Qualitätsindikatoren enthalten. Dies verbessert nicht nur die Transparenz für den Patienten, sondern erleichtert auch dem niedergelassenen Arzt die Wahl des Krankenhauses, in welches sein Patient eingewiesen werden soll. Staatliche Eingriffe können auch auf Vorgaben zu Qualität, Menge und Art der Leistungen abzielen. So müssen viele Leistungen des Gesundheitswesens verpflichtend in den Leistungskatalogen der Krankenkassen enthalten sein.

8.3.1 Prinzipal-Agenten-Beziehungen

Asymmetrische Informationen zwischen dem Anbieter und dem Nachfrager einer Leistung können mit der Prinzipal-Agent-Theorie erklärt werden. In dieser Theorie wird der Auftraggeber als Prinzipal bezeichnet, der Auftragnehmer ist der Agent. Beide Akteure handeln so, dass sie ihre eigenen Interessen bestmöglich verwirklichen können. Da Prinzipal und Agent jedoch häufig unterschiedliche Interessen verfolgen, können Konflikte entstehen. Ausgangspunkt der Prinzipal-Agent-Theorie ist die Annahme, dass der Prinzipal nicht genau überprüfen kann, ob und mit welcher Energie der Agent in seinem Sinne handelt und seine Interessen vertritt. Dies liegt unter anderem daran, dass der Prinzipal vor Vertragsabschluss nicht alle Eigenschaften des Agenten kennt. Ein Arbeitgeber (Prinzipal) weiß z. B. nicht immer, ob ein neu eingestellter Arbeitnehmer (Agent) auch tatsächlich in ausreichendem Maße die Fähigkeiten besitzt, die für die Ausführung der Tätigkeit wichtig sind. Es könnte sein, dass nicht der optimale Bewerber ausgewählt wurde. Dieser Aspekt wird in der wirtschaftswissenschaftlichen Theorie als **verborgene Eigenschaft** des Agenten bezeichnet. Informationsasymmetrien zwischen Prinzipal und Agent entstehen auch dadurch, dass der Prinzipal häufig nicht beobachten kann, welche Handlungen der Agent tatsächlich unternimmt. Der Agent kann diese Informationsasymmetrie zu seinen Gunsten nutzen. Dies nennt man **verborgenes Handeln** des Agenten. Als dritte Folge der asymmetrischen Information gilt die sog. **verborgene Information**. Dabei geht es um das Problem, dass der Prinzipal, selbst wenn er die Handlungen des Agenten beobachten kann, die Qualität aufgrund der mangelnden Fachkenntnis nicht richtig einschätzen kann.

Es gibt verschiedene Ansätze zur Lösung der Schwierigkeiten, die aus dem Prinzipal-Agenten-Problem entstehen. Dazu gehört die Optimierung des Auswahlprozesses vor Vertragsabschluss, z. B. durch die Durchführung eines Assessment-Centers bei der Wahl eines neuen Mitarbeiters. Zudem können durch Anreizsysteme (z. B. durch Gewinnbeteiligung) oder durch Kontrollsysteme (z. B. durch die Überprüfung eines Dritten, der über Fachkenntnisse verfügt) Mechanismen etabliert werden, die die negativen Effekte asymmetrischer Information zwischen Prinzipal und Agent gering halten. Da diese Maßnahmen jedoch auch Kosten verursachen, handelt es sich um Second-best-Lösungen.

Im Gesundheitssystem sind Prinzipal-Agenten-Probleme sehr häufig vertreten. Am offensichtlichsten erscheinen sie in der Beziehung zwischen **Patient** (Prinzipal) **und Arzt** (Agent). Dies hat mehrere Gründe:

- Der Patient hat vermutlich keine umfassende Information darüber, welcher Arzt sich mit den Beschwerden am besten auskennt. Die Wahrscheinlichkeit, einen falschen bzw. nicht den optimalen Arzt aufzusuchen, ist daher sehr hoch (verborgene Eigenschaften).
- Selbst wenn der Patient vollständige Information über die Expertise der zur Wahl stehenden Ärzte hat, fällt die Wahl schwer, da er in der Regel nicht weiß, unter welcher Erkrankung er leidet. Irrt sich der Patient bezüglich seiner Erkrankung, sucht er unter Umständen den falschen Experten auf (verborgene Information).
- Tritt die Krankheit erstmals oder nur sehr selten auf, hat der Patient keine Gelegenheit, ausreichend eigene Erfahrungen mit der Therapie zu sammeln, sodass Vergleiche von Behandlung und Outcome nicht möglich sind (verborgene Information).
- Treten Komorbiditäten auf oder ist der Krankheitsverlauf aus anderen Gründen ungewöhnlich, können keine Vergleiche zu Erfahrungsberichten anderer Betroffener gezogen werden (verborgene Information).
- Der Arzt kann Informationsnachteile durch mangelndes Fachwissen des Patienten nutzen, um kostenpflichtige Zusatzleistungen zu verkaufen (verborgenes Handeln).

Die genannten Punkte machen deutlich, dass der Patient die Qualität und den Nutzen, der sich aus der ärztlichen Leistung ergibt, nicht vollständig einschätzen kann. Er übergibt daher die Entscheidung über die Behandlung der Krankheit an den Arzt. Zwar kann der Arzt den Patienten nicht zu einer bestimmten Behandlung zwingen, die Information ist aber meist so ungleich verteilt, dass der Patient in die Entscheidung des Arztes einwilligt. Dies liegt an der Besonderheit des Gutes Gesundheit. Im Gegensatz zu Fehlentscheidungen in anderen Marktsegmenten kann eine falsche Wahl bei Gesundheitsleistungen gravierende Folgen haben.

Informationsasymmetrien zwischen Arzt und Patient bestehen auch in anderer Richtung (Hajen et al. 2004). Ist der Leidensdruck des Patienten relativ gering, besteht die Gefahr, dass vom Arzt empfohlene und notwendige Maßnahmen – beispielsweise eine Diät – nicht ausgeführt werden. Die Bereitschaft, den Anweisungen des Arztes zu folgen, nennt man Compliance, wobei dieser Begriff nicht als blindes Gehorchen verstanden werden soll, sondern als Einhaltung tatsächlich aus medizinischer Sicht notwendiger Maßnahmen. Es ist häufig problematisch für den Arzt, die Compliance des Patienten zu überprüfen, da dieser nach Abklingen der Erkrankung möglicherweise nicht wieder erscheint – oder sogar die Arztpraxis wechselt. Eine mangelnde Compliance ist eine Form von Moral Hazard. Dieses Phänomen wird im Abschnitt 8.3.3 noch ausführlicher besprochen.

Prinzipal-Agenten-Beziehungen und damit verbundene Informationsasymmetrien auf dem Gesundheitsmarkt beschränken sich allerdings nicht nur auf die Beziehung zwischen Arzt und Patient. Auch der **Arzneimittelmarkt** ist von ungleicher Informationsverteilung betroffen. Dem Patienten (Prinzipal) mangelt es an Fachwissen, um Wirkungsweisen, Nutzen und Risiken von Arzneimitteln zu beurteilen. Selbst der Arzt (Prinzipal) verfügt meist nicht über ausreichende Fachkenntnis. In diesem Fall sind Arzt und Patient auf das Vertrauen zu den Arzneimittelherstellern (Agent) angewiesen. Diese können die unvollständige Information z. B. zur Durchsetzung überhöhter Preise nutzen. Im deutschen Gesundheitssystem wird der Informationsasymmetrie zugunsten der Pharmaunternehmen durch staatliche Eingriffe entgegengewirkt, indem neue Medikamente nicht nur auf ihre Wirksamkeit und Nebenwirkungen, sondern darüber hinaus auch auf ihre Wirtschaftlichkeit geprüft werden. Des Weiteren besteht auch zwischen dem **Patienten und der Versicherung** sowie zwischen der Versicherung und dem Arzt ein Prinzipal-Agenten-Verhältnis. Hier kommt es zu Informationsasymmetrien zuungunsten der Versicherung, wenn der Versicherte nicht ehrlich bezüglich seiner Vorerkrankungen oder des eigenen Risikoverhaltens ist. In der gesetzlichen Krankenversicherung Deutschlands spielt diese Form der Informationsasymmetrie jedoch eine geringe Rolle, da die Krankenkassen aufgrund des gesetzlich festgelegten Kontrahierungszwangs niemanden von der Versorgung ausschließen können und auch keine Beiträge in Abhängigkeit von Morbiditäten oder Risikoverhalten veranschlagen dürfen. In der Beziehung zwischen **Versicherung und Arzt** hat der Arzt einen Informationsvorteil. Die Versicherung kann nicht beobachten, ob der Arzt dem Wirtschaftlichkeitsgebot folgend nur jene Leistungen anbietet, die ausreichend, zweckmäßig und notwendig sind, um das Behandlungsziel zu erreichen (§ 12 SGB V). Der Arzt kann einen Anreiz haben, mehr anzubieten und dadurch die Vergütungsleistungen zu erhöhen.

Mithilfe des Prinzipal-Agenten-Problems kann erklärt werden, welche Gründe es für unterschiedliche Informationsverteilung gibt. Die asymmetrische Informationsverteilung zwischen Prinzipal und Agent führt zu Fehlanreizen, die einer optimalen Marktlösung entgegenstehen. Konsequenzen der Informationsasymmetrie sind adverse Selektion, Moral Hazard und angebotsinduzierte Nachfrage, die in den nächsten Abschnitten beschrieben werden.

8.3.2 Adverse Selektion

Eine Konsequenz der ungleichen Verteilung von Informationen über die Qualität der am Markt angebotenen Produkte und Dienstleistungen ist die sog. adverse Selektion. Die Theorie der adversen Selektion beschäftigt sich mit den Schwierigkeiten der Nachfrager, die **Qualität** der angebotenen Ware einzuschätzen, und den daraus resultierenden Konsequenzen für die Entwicklung der Preise und der Qualität. Sind die Nachfrager über die angebotene Qualität einer Ware nicht ausreichend informiert oder mangelt es ihnen an der notwendigen Fachkenntnis, um Qualitätsunterschiede zu erkennen, neigen sie dazu, sich bei ihrer Kaufentscheidung weniger nach der Qualität und mehr nach dem Preis zu richten. Die Nachfrager kaufen also tendenziell eher die Produkte, deren Qualität nicht sehr hoch und deren Preis gering ist. Dadurch verlieren die Anbieter den Anreiz, hohe Qualität anzubieten. Man kann also sagen, dass gute Qualität von schlechter Qualität verdrängt wird. Dies kann einer Pareto-optimalen Lösung widersprechen, wenn sowohl Anbieter als auch Nachfrager ein qualitativ hochwertiges Angebot präferieren. Dieses Ergebnis wurde das erste Mal in dem nobelpreisprämierten Aufsatz „The Market for Lemons“ von Akerlof (1970) beschrieben.

Das Problem der adversen Selektion spielt auch auf dem Gesundheitsmarkt eine Rolle, z.B. bei der ungleichen Information zwischen **Patient und Arzt**. Wenn der Patient die Qualität einer Behandlung nicht einschätzen kann, ist er meist nicht dazu bereit, einen hohen Preis zu zahlen. Er wird daher eher den Preis für die Durchschnittsqualität zahlen. All die Angebote, deren Qualität höher ist als die Durchschnittsqualität und die deshalb einen höheren Preis haben, scheiden aus dem Markt aus. Im Extremfall entsteht daraus eine Abwärtsspirale. Durch das Ausscheiden der jeweils qualitativ besten Angebote sinkt die Durchschnittsqualität und die Zahlungsbereitschaft der Patienten reduziert sich noch weiter.

Zudem kann eine adverse Selektion in der Beziehung zwischen **Versicherung und Versichertem** entstehen. Da die Versicherungen keine ausreichende Information über das Krankheitsrisiko ihrer Versicherten haben, bilden sie für die von ihnen angebotenen Versicherungen einen Durchschnittspreis. Dieser ist für Versicherte mit hohem Erkrankungsrisiko attraktiv. Die Versicherten, die ein unterdurchschnittliches Erkrankungsrisiko haben, zahlen eine Prämie, die – gemessen an ihrem Erkrankungsrisiko – zu hoch ist. Einige der Individuen mit geringem Erkrankungsrisiko werden sich daher dazu entschließen, die Versicherung zu verlassen. Dies führt zu einem Anstieg des durchschnittlichen Erkrankungsrisikos, was die Versicherung dazu veranlasst, ihre Prämien erneut zu erhöhen (Laffont 1989). Um diesem Mechanismus entgegenzuwirken, ist die Krankenversicherung bestrebt, schlechte Risiken von der Versicherung auszuschließen. Die adverse Selektion wird auf dem deutschen Krankenversicherungsmarkt durch verschiedene **gesetzliche Maßnahmen** weitgehend verhindert. Dazu zählt zum Beispiel die Verpflichtung zur Qualitätssicherung, die von der gemeinsamen Selbstverwaltung in der GKV wahrgenommen wird. Zusätzlich wird eine Nutzenbewertung medizinischer Leistungen vom Institut für Qualität und Wirtschaftlichkeit im Gesundheitswesen durchgeführt. Zudem sind die meisten Leistungen im Leistungskatalog der Krankenversicherer verpflichtend und werden laufend überprüft.

Darüber hinaus besteht in Deutschland eine Versicherungspflicht und schlechte Risiken können aufgrund des Kontrahierungszwangs nicht von der Versorgung ausgeschlossen werden. Junge, gut verdienende Menschen mit einem geringen Erkrankungsrisiko können allerdings, sofern sie die Voraussetzungen dazu besitzen, die gesetzliche Krankenkasse verlassen und sich stattdessen in der privaten Krankenversicherung versichern lassen, wo die Prämien, im Gegensatz zur gesetzlichen Krankenversicherung, abhängig von Alter, Geschlecht und Erkrankungsrisiko berechnet werden. Dadurch verliert die gesetzliche Krankenversicherung die Beiträge gerade der Versicherten, die mehr einzahlen, als sie tatsächlich an Kosten verursachen. Dies führt zu der oben beschriebenen Situation, dass die Krankenkassen ihre Beitragssätze erhöhen müssen, was wiederum für die gut verdienenden Versicherten mit geringem Risiko Anreize setzt, in die private Versicherung zu wechseln.

8.3.3 Moral Hazard

Ist man gegen bestimmte Schadensfälle versichert, mindert sich das finanzielle Risiko bei Eintreten eines Versicherungsfalles. In einer Versicherung werden die Beiträge der Versicherten in einen Topf eingezahlt, aus dem im Versicherungsfall die Kosten beglichen werden. Dies passiert auch dann, wenn der Versicherte, der den Schadensfall verursacht hat, noch gar nicht so viel Geld eingezahlt hat, wie der Schaden tatsächlich kostet. Der Versicherte wird sozusagen nicht vollständig und allein für die von ihm verursachten Kosten verantwortlich gemacht, vielmehr wird der Schaden durch das Versichertenkollektiv aufgefangen. Wie wichtig dies ist, wird am Beispiel der Krankenversicherung deutlich. Sehr teure Behandlungen, beispielsweise Krebstherapien, könnten nur von wenigen Personen privat finanziert werden. Andere müssten sich stark verschulden – oder könnten sich die umfangreiche Therapie gar nicht leisten.

Trotzdem entsteht durch die Versicherung auch ein Wohlfahrtsverlust. Dieser wird in der Literatur mit der Theorie des **Moral Hazard** erklärt, was am ehesten mit dem Ausdruck **„Gefahr eines moralischen Fehlanreizes"** umschrieben werden kann. Die Gewissheit, dass die Kosten für einen möglichen Versicherungsfall nur zu einem Teil selbst getragen werden müssen, kann folgende Auswirkungen auf das Verhalten des Versicherten haben:

- Es besteht die Gefahr, dass der Versicherte sich weniger risikoavers verhält, als er dies täte, wenn er nicht versichert wäre. In der Krankenversicherung kann dies am Beispiel der Risikosportarten verdeutlicht werden. Da die Kosten einer Verletzung nur zu einem sehr geringen Teil selbst getragen werden müssen, verhalten sich versicherte Personen unter Umständen risikofreudiger als Nichtversicherte. Dieses Phänomen wird in der Gesundheitsökonomie als **Ex-ante-Moral-Hazard** bezeichnet, weil sich der Fehlanreiz auf den Zeitraum vor Eintreffen des Versicherungsfalls bezieht.
- Für die Versicherten der gesetzlichen Krankenversicherung existiert keine Äquivalenz zwischen Preisen und Leistungen. Dies liegt daran, dass die Versicherten mit den Kosten für die Leistungen, die sie in Anspruch nehmen, nicht konfrontiert werden. Da sich die Nachfrage nach weiteren Leistungen fast gar nicht (nur durch spätere Beitragssatzerhöhungen der Krankenkassen) auf die individuellen Ausgaben auswirkt, besteht hier der Anreiz, mehr Leistungen nachzufragen, als benötigt werden. Dieses Verhalten wird als **Ex-post-Moral-Hazard** bezeichnet, da der durch die Versicherung gesetzte Fehlanreiz erst nach Eintreffen eines Versicherungsfalls entsteht. Eine weitere Form des Ex-post-Moral-Hazard ist eine mangelnde Compliance der Versicherten bei der eigenen Behandlung. Da die Kosten der zusätzlichen Behandlungsschritte nicht allein getragen werden, können Anreize entstehen, sich nicht so zu verhalten, wie es nötig wäre, um den Heilungsprozess so schnell und wirksam wie möglich zu gestalten. Diese Gefahr besteht vor allem dann, wenn die Einhaltung der ärztlichen Empfehlungen unangenehm ist, wie bei einer Diät oder bei Sport.

Beide Verhaltensweisen verringern die Gesamtwohlfahrt, da knappe Ressourcen durch Fehlanreize nicht dort verbraucht werden, wo sie am effizientesten eingesetzt werden könnten. Die Einführung der Krankenversicherung bzw. wie in England eines staatlichen Gesundheitssystems verhindert zwar, dass Individuen aufgrund ihrer zu geringen finanziellen Leistungsfähigkeit lebenswichtige Leistungen nicht erhalten. Gleichzeitig entstehen aber Ineffizienzen durch Moral

Hazard. Dem Problem des Moral Hazard wird in Deutschland durch eine Reihe an staatlichen Eingriffen begegnet.
Ex-post-Moral-Hazard-Verhalten soll durch verschiedene Maßnahmen verhindert oder zumindest reduziert werden. Eine dieser Maßnahmen ist die **Kostenbeteiligung** bei Leistungen der Krankenversicherung. Dies ist eine Vertragsleistung, die die Krankenkassen anbieten müssen, welche aber für die Versicherten freiwillig ist. Schreibt sich der Versicherte in ein Kostenbeteiligungsmodell ein, müssen die Kosten für die Behandlung bis zu einem gewissen Betrag selbst getragen werden. Der Anreiz, zu viele Leistungen nachzufragen, wird dadurch reduziert. Allerdings besteht auch die Gefahr, dass notwendige Leistungen nicht nachgefragt werden. Als Gegenleistung zur Einschreibung in ein Kostenbeteiligungsmodell wird den Versicherten am Ende des Vertragszeitraums von der Krankenkasse ein Bonus ausgezahlt. Das Problem dieser Lösung ist, dass vermehrt diejenigen Patienten eine Kostenbeteiligung wählen werden, die ohnehin selten zum Arzt gehen und wenig Kosten verursachen. Die Patienten, die häufig zum Arzt gehen, werden Kostenbeteiligungsmodelle gar nicht erst wählen. Eine weitere Maßnahme zur Eindämmung des Ex-post-Moral-Hazard Problems ist die Praxisgebühr. Ziel der Einziehung der quartalsweise fälligen Praxisgebühr von 10 Euro ist unter anderem, dass ärztliche Leistungen nicht in Bagatellfällen, sondern sparsam in Anspruch genommen werden.
Problematisch sind Eingriffe zur Vermeidung von Ex-ante-Moral-Hazard. Möglichkeiten bieten sich durch eine Beteiligung an den Kosten für Leistungen an, wenn der Leistungsfall auf ein besonders risikoreiches Verhalten zurückzuführen ist. Dies war zeitweise in der Gesundheitsreform 2007 diskutiert worden. Hierbei ergeben sich aber Abgrenzungsprobleme, beispielsweise wenn es um Risikosportarten geht. Ab wann verhält sich ein Fahrradfahrer risikoreich und können und sollen Massensportarten wie Fußball unter die Regelung fallen? Auch die Bestrafung gesundheitsgefährdenden Verhaltens wie Rauchen ist problematisch. Was passiert, wenn ein ehemaliger Raucher die fälligen Zuzahlungen zur Krebstherapie nicht finanzieren kann? Dies steht wiederum im Konflikt mit der Prämisse, dass niemand aufgrund seines Einkommens von notwendigen Gesundheitsleistungen ausgeschlossen werden darf. Risikobeteiligungen lassen sich nur dort sinnvoll einsetzen, wo keine gravierenden und extrem teuren Gesundheitsschäden entstehen und wo eindeutiges Risikoverhalten nachgewiesen werden kann. Dies wurde in der Gesundheitsreform 2007 durch die Privatisierung der Kosten für Folgeschäden bei Piercings und Tätowierungen umgesetzt.

8.3.4 Angebotsinduzierte Nachfrage

Wie bereits gesehen, bestehen teilweise beträchtliche Informationsasymmetrien zwischen dem Arzt als Agenten und dem Patienten als Prinzipal. Da es sich bei Gesundheitsleistungen um Vertrauensgüter handelt, deren Nutzen vom Patienten schlecht eingeschätzt werden kann, ist der Patient häufig geneigt, den ärztlichen Rat zu befolgen, ohne weitere Meinungen einzuholen. Daraus entsteht für den Arzt ein Anreiz, **opportunistisch** zu handeln. Ökonomisch ausgedrückt könnte man sagen, dass Arzt und Patient unterschiedliche Nutzenfunktionen haben. Der Patient wünscht sich ein optimales Behandlungsergebnis mit der geringstmöglichen körperlichen, psychischen und finanziellen Belastung. Auch der Arzt hat den Wunsch nach einem optimalen Behandlungsergebnis für seinen Patienten, gleichzeitig verfolgt er aber auch Einkommensinteressen. Da dem Patienten die Fachkenntnis fehlt, um die Notwendigkeit vieler ärztlicher

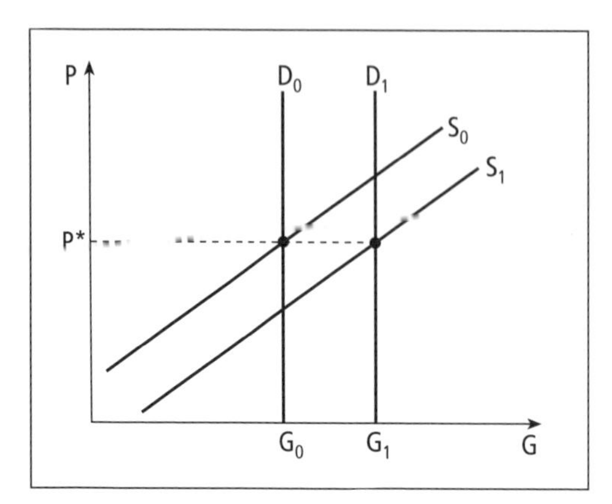

Abb. 8.3-1 Angebotsinduzierte Nachfrage. Das Gut G wird zum Preis P* angeboten. Durch die angebotsinduzierte Nachfrage verschiebt sich die angebotene (Supply = S) und nachgefragte (Demand = D) Menge von Gut G nach rechts, während der Preis stabil bleibt.

Maßnahmen bestimmen zu können, hat der Arzt einen Anreiz, mehr Leistungen anzubieten, als notwendig wären, um sein Einkommen zu erhöhen. Lässt ein Patient eine solche unnötige Maßnahme durchführen, handelt es sich um eine sog. **angebotsinduzierte Nachfrage**.

In einem vollkommenen Markt ohne Informationsasymmetrien würde der Arzt genau die Interessen des Patienten vertreten. Der Arzt wäre ein perfekter **Sachwalter** des Patienten hinsichtlich der Entscheidung über die Leistungen, die der Patient nachfragen sollte. Verhielte der Arzt sich nicht nach dieser Regel, würde der Patient einen anderen Arzt aufsuchen. Durch die Informationsasymmetrie verliert der Arzt seine perfekte Sachwalterrolle, da bei der Beratung über die Leistungen eigene Interessen verfolgt werden. Der Patient kann nicht unterscheiden, ob es sich um eine notwendige Leistung oder um eine unnötige Leistungsausweitung handelt – und fragt die zusätzlich angebotene Leistung auch nach. Abbildung 8.3-1 zeigt die Auswirkungen der angebotsinduzierten Nachfrage auf die Nachfrage- und die Angebotskurve.

Die Ausweitung des Leistungsangebots durch die Leistungserbringer, also in diesem Fall die Ärzte, drückt sich durch eine parallele Rechtsverschiebung der Angebotskurve von S_0 nach S_1 aus. Gleichzeitig verschiebt sich auch die Nachfrage von D_0 nach D_1 parallel nach rechts, da durch das zusätzliche Angebot in Verbindung mit der Beraterfunktion der Ärzte eine künstliche zusätzliche Nachfrage geschaffen wird. Auf diese Weise entsteht ein neues Gleichgewicht bei der Menge G_1. Diese Menge ist allerdings höher als die Gleichgewichtsmenge M_0, die unter den Bedingungen des vollkommenen Marktes angeboten würde. Dadurch ergibt sich ein Wohlfahrtsverlust.

Begünstigt wird die angebotsinduzierte Nachfrage zusätzlich dadurch, dass die Patienten (zumindest diejenigen, die in der gesetzlichen Krankenversicherung versichert sind) mit den Preisen für die erhaltenen Leistungen nicht in Berührung kommen. Da es für den Patienten keine spürbaren finanziellen Auswirkungen hat, ob noch eine weitere Leistungseinheit in Anspruch genommen wird, ist die Hemmschwelle für die Zustimmung zu den vom Arzt vorgegebenen Behandlungsplänen geringer.

Es gibt einige Indikatoren, die auf die Existenz des Problems der angebotsinduzierten Nachfrage im Gesundheitssystem hindeuten. So wurde in manchen Studien nachgewiesen, dass es zu Überversorgungen der Patienten kommen kann, wenn die Ärztedichte hoch ist, die Ärzte also durchschnittlich weniger Patienten haben. Ähnliches zeigt sich im Krankenhaus. Hier korreliert die Liegezeit positiv mit der Anzahl der Betten pro Patient (Breyer u. Zweifel 2005).

8.4 Zusammenfassung

Gemäß der ökonomischen Theorie wird angenommen, dass eine effiziente Ressourcenallokation mittels der Marktlösung erreicht werden kann, bei der Angebot und Nachfrage nach einem Gut bei einem bestimmten Gleichgewichtspreis und der dazugehörigen Gleichgewichtsmenge übereinstimmen. Ist dies erreicht, wird nach dem ersten Hauptsatz der Wohlfahrtstheorie von einer Pareto-effizienten Ressourcenallokation gesprochen. Die Marktlösung ist aber nur dann effizient, wenn die Annahmen des vollkommenen Marktes auch zutreffen, d.h., wenn es keine externen Effekte gibt und die vollkommene Konkurrenz sowie die vollkommene Information sichergestellt sind. Wie wir gesehen haben, werden diese Annahmen im Markt für Gesundheitsleistungen verletzt. Aus diesem Grunde unterliegen die Gesundheitssysteme der Industrienationen nicht den reinen Markt- und Wettbewerbsprinzipien. Stattdessen haben sich vornehmlich durch einkommensabhängige Beiträge finanzierte Krankenversicherungssysteme, wie in Deutschland, oder steuerfinanzierte staatliche Gesundheitssysteme, wie in England, durchgesetzt. Diese sollen dafür sorgen, dass niemand aufgrund eines geringen Einkommens von der Gesundheitsversorgung ausgeschlossen wird, medizinisch notwendige Leistungen in einem verbindlichen Leistungskatalog festgeschrieben sind und Qualitätsstandards eingehalten werden.

Literatur

Akerlof G. The market for lemons: qualitative uncertainty and the market mechanisms. Q J Econ 1970; 84: 488–500.

Breyer F, Zweifel P, Kifman M. Gesundheitsökonomik. Berlin: Springer 2005.

Comanor WS. The political economy of the pharmaceutical industry. J Econ Lit 1986; 24: 1178–217.

Dranove D, Satterthwaite MA. The industrial organization of health care markets. In: Culyer AJ, Newhouse JP (eds). Handbook of Health Economics. Vol. 1B. Amsterdam: Elsevier 2000; 1093–139.

Grabowski HG, Vernon JM. A new look at the returns and risks to pharmaceutical R&D. Manage Sci 1990; 36: 804–21.

Grabowski HG, Vernon JM. Returns on new drug introductions in the 1980s. J Health Econ 1994; 13: 383–406.

Hajen L, Paetow H, Schumacher H. Gesundheitsökonomik. Strukturen – Methoden – Praxisbeispiele. Stuttgart: Kohlhammer 2004.

Laffont JJ. The Economics of Uncertainty and Information. Cambridge, MA: MIT Press 1989.

Leibowitz A, Manning WG, Newhouse JP. The demand for prescription drugs as a function of cost sharing. Soc Sci Med 1985; 21: 251–77.

Newhouse JP, Insurance Experiment Group. Free for all? Lessons from the RAND Health Insurance Experiment. Cambridge: Harvard University Press 1993.

Scherer FM. The pharmaceutical industry. In: Culyer AJ, Newhouse JP (eds). Handbook of Health Economics. Vol. 1B. Amsterdam: Elsevier 2000; 1297–1336.

U.S. Federal Trade Commission. Statistical Report: Annual Line of Business Report 1977. Washington: U.S. Government Printing Office 1985.

U.S. Office of Technology Assessment. Pharmaceutical R&D: costs, risks and rewards. Washington: U.S. Government Printing Office 1993.

Varian HR. Grundzüge der Mikroökonomik. München: Oldenbourg Wissenschaftsverlag 2001.

9 Vergütung medizinischer Leistungen und ihre Anreizwirkungen auf Qualität und Zugang

Markus Lüngen

Die Vergütung von Ärzten, Krankenhäusern und anderen Leistungserbringern (im Folgenden: Versorgern) kann nicht isoliert gesehen werden von der erzielten **Qualität** der Versorgung und dem **Marktzugang** für Patienten und Anbieter der Leistung. Bei dauerhaft sinkenden Vergütungen werden Anbieter von Leistungen aus dem Markt ausscheiden, sofern die (Grenz-)Kosten der Leistungserstellung nicht mehr gedeckt sind. Dieser Rückgang der Anbieterzahl kann den Zugang für Patienten erschweren, etwa durch längere Anfahrtswege, längere Wartezeiten oder generell nicht mehr angebotene Leistungsbereiche.

Ebenso kann ein sinkendes Vergütungsniveau Auswirkungen auf die Qualität der Leistungserbringung haben. Jedoch lässt der Zusammenhang zwischen Vergütungshöhe und Qualität weder empirisch noch in der theoretischen Erklärung einfache Rückschlüsse zu, da eine Erhöhung der Effizienz auch mit einer Verbesserung der Qualität einhergehen kann. Zumindest bei dauerhaft auftretenden betriebswirtschaftlichen Verlusten ist jedoch mit Ausweichreaktionen der Versorger zu rechnen, die sich auch in einer verminderten Qualität der Versorgung äußern können. Das Verschieben notwendiger Behandlungen, das Vorenthalten von Leistungen während des Behandlungsverlaufs sowie die Selektion von erwartbar profitablen Fällen zulasten von dringlicheren Fällen sind mögliche Folgen (Ellis 1998).

In diesem Kapitel sollen grundlegende Vergütungsformen zunächst vorgestellt und in ihren generellen Auswirkungen auf Zugang und Qualität analysiert werden. Dazu wird auch die praktische Bedeutung der Vergütungsweise in Deutschland skizziert.

9.1 Überblick

Grundlegende Vergütungsformen, welche in der Vertragsbeziehung zwischen Krankenversicherungen und Versorgern eingesetzt werden, sind (s. Abb. 9.1-1):

- Einzelleistungsvergütung
- Fallpauschalen
- Kopfpauschalen.

■ **Einzelleistungsvergütung** (Fee for Service): Die Vergütung für eine Episode richtet sich nach der Anzahl der erbrachten Leistungen innerhalb der Episode. Pro Patientenfall und Episode können mehrere Leistungen abgerechnet werden. Ein Beispiel ist die mögliche Abrechnung von mehreren Handlungen (etwa Ultraschalluntersuchung, Blutabnahme) während einer ambulanten Untersuchung. Bei Beginn der Behandlung steht die Summe der Vergütung noch nicht fest.

■ **Fallpauschalen** (Per-Case Prospective Payment): Pro Patient und Episode kann nur eine Leistungspauschale abgerechnet werden, die alle erbrachten Einzelleistungen abdeckt. Ein Beispiel ist die Abrechnung einer festgelegten Pauschale für einen stationären Krankenhausfall. In der Regel steht die Höhe der Pauschale bereits vor Beginn der Episode für die jeweilige Diagnose oder die Prozeduren fest. Daher wird das Fallpauschalensystem nach der englischen Bezeichnung auch als „Prospective Payment" genannt.

■ **Kopfpauschalen** (Capitation): Pro Zeitperiode wird eine Pauschale vereinbart, die unabhängig von einer tatsächlichen Inanspruchnahme der Versorgung von der Versicherung an die Versorger ausgezahlt wird. Ein Beispiel ist die Versorgung einer Region durch ein Ärztekollektiv, wobei die (in der Regel jährliche) Kopfpauschale zu Beginn der Zeitperiode festgelegt wird unter Berücksichtigung der zukünftig erwartbaren Inanspruchnahme beziehungsweise Morbiditätslast in der Region. Die Kopfpauschale löst sich somit von einer tatsächlichen Inanspruchnahme der Versorger durch den Versicherten. Die Kalkulation der Pauschale erfolgt für eine Gruppe von Versicherten, wobei für eine zukünftige Zeitperiode anhand der Merkmale der Versicherten (etwa Alter, Vorerkrankungen) abgeschätzt wird, wie die Leistungsausgaben ausfallen werden. Da diese Abschätzung immer mit Unsicherheiten verbunden ist, werden Kopfpauschalen immer für eine genügend große Gruppe von Versicherten ermittelt.

In der praktischen Ausgestaltung von Vergütungssystemen wird oftmals auch eine Kombination von Einzelleistungsvergütung, Fallpauschalen und Kopfpauschalen eingesetzt (Lüngen u. Lauterbach 2002a). Beispielsweise kann eine Fallpauschale die additive Abrechnung einer Einzelleistung vorsehen, sofern die Behandlung besonders aufwendig war. Ebenso wird eine Einzelleistungsvergütung immer auch eine Form der Pauschalierung wählen müssen, da kaum jeder Handgriff einer Behandlung gesondert dokumentiert und abgerechnet werden kann. Auch Vereinbarungen zu Kopfpauschalen sehen oftmals zusätzliche Pauschalen vor, sofern in einer Zeitperiode unvorhersehbare sehr aufwendige Behandlungen auftreten, etwa infolge von Epidemien oder Naturkatastrophen.

Die Auswahl eines Vergütungssystems zur optimierten Unterstützung eines Gesundheitssystems ist nicht trivial. Es macht aus gesundheitsökonomischer Sicht einen Unterschied, ob ein geplantes Budget über Einzelleistungsabrechnungen oder über Fallpauschalen an die Versorger verteilt wird. Augenscheinlichster Unterschied zwischen den Vergütungsformen ist, dass sich das Versicherungsrisiko und damit auch die Richtung und Stärke der Anreize zur Erzielung von Effizienz verschiebt. Während bei Einzelleistungsvergütungen die Krankenversicherung ein hohes Versicherungsrisiko trägt, ist es bei Kopfpauschalen umgekehrt. Denn bei Einzelleistungsvergütungen kann der Versorger bis zum Jahresende sicher sein, dass auftretende Morbidität zulasten der Krankenversicherung behandelt und abgerechnet werden kann. Umgekehrt kann die Krankenversicherung erst zum Jahresende sicher erkennen, welche Leistungsausgaben ihre Versicherten verursacht haben. Bei Kopfpauschalen hingegen kann die Krankenversicherung prinzipiell bereits zum Jahresbeginn abschätzen, welche Ausgaben ihr entstehen werden. Das Versicherungsrisiko trägt in diesem Fall der Versorger. Ein kompletter Übergang des Versicherungsrisikos auf den Versorger besteht, wenn er unmittelbar mit dem Versicherten einen Versorgungsvertrag abschließt. Dies würde eine Krankenkasse im Sinne des deutschen Sozi-

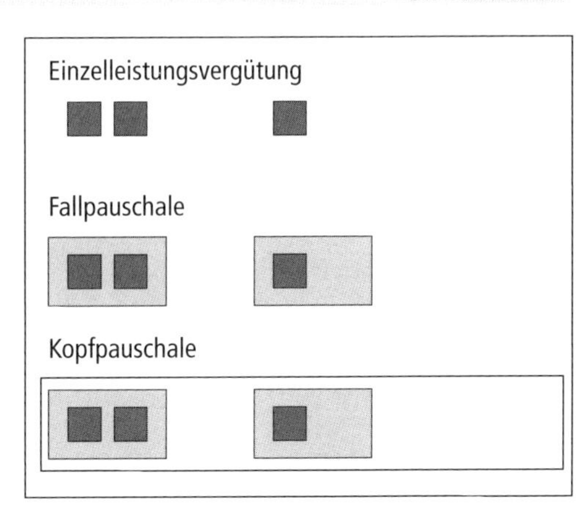

Abb. 9.1-1 Schematische Darstellung der Abdeckung von Einzelleistungsvergütung, Fallpauschale und Kopfpauschalen

algesetzbuches überflüssig machen. Auch wenn diese Konstellation in Deutschland derzeit nicht zulässig ist, findet dieses Modell im Rahmen von Managed Care im Ausland bereits Anwendung. Entsprechende Ansätze werden unter den Bezeichnungen „Preferred Provider Organization" (PPO) und auch „Health Savings Account" (HSA) diskutiert.

9.2 Einzelleistungsvergütung in der ambulanten Versorgung

Die Einzelleistungsvergütung verbindet die Höhe der Vergütung unmittelbar mit dem Aufwand der Behandlung. Je mehr einzelne Leistungen der Versorger innerhalb eines Patientenfalles (pro Behandlungsepisode) erbringt, desto mehr Leistungen kann er prinzipiell auch gegenüber der Krankenversicherung abrechnen.
Der Vorteil eines solchen Systems liegt darin, dass es auf Morbiditätsunterschiede zwischen Patientenfällen bzw. in der Klientel verschiedener Versorger sehr flexibel reagieren kann. Zudem ist das System leicht erweiterbar, beispielsweise um therapeutische Innovationen, und übertragbar auf eine Vielzahl von Behandlungsumgebungen, etwa spezialisierte Versorger versus Anbieter von Grundversorgung.
Die Nachteile des Systems liegen in der Anfälligkeit für Manipulationen durch die Versorger. Es können eine anbieterinduzierte Nachfrage und eine Ausweitung der Leistungen ohne entsprechende Verbesserung der Behandlungsergebnisse für den Patienten entstehen. Argumentiert wird, dass der Anbieter seine Leistungen unter ökonomischen Gesichtspunkten ausweiten wird, solange die Grenzerlöse über den Grenzkosten liegen bzw. bis eine Kapazitätsgrenze erreicht wird (Sachverständigenrat 2003; zu anbieterinduzierter Nachfrage s. Kap. 5.2).
In einem formalen Modell zeigen Breyer und Zweifel (1999), dass der Arzt bei Einzelleistungsvergütungen zwar den Anreiz zur Erzielung technischer Effizienz und Kosteneffizienz hat, jedoch nur bezogen auf seine (betriebswirtschaftliche) Umgebung. Aus gesellschaftlicher Sicht kann aus dem formalen Modell eher eine zu aufwendige Produktionsweise abgeleitet werden. Mit anderen Worten: Der Arzt wird die Leistungen zwar effizient erbringen, jedoch ist nicht unbedingt jede Leistung auch notwendig gewesen für den Heilungserfolg.
In Deutschland ist die Einzelleistungsvergütung im Bereich der ambulanten Versorgung weit verbreitet (Lüngen 2007). Insbesondere in der hausärztlichen und fachärztlichen Versorgung sowie in der ambulanten Versorgung in Krankenhäusern wird über Einzelleistungskataloge abgerechnet. Der Katalog und das Regelwerk dazu sind gesetzlich fixiert innerhalb des Einheitlichen Bewertungsmaßstabes (EBM). Im privatärztlichen Bereich erfolgt die Abrechnung über die Gebührenordnung für Ärzte (GOÄ), ebenfalls ein Einzelleistungssystem. Beide werden nachfolgend im Überblick dargestellt.

9.2.1 Einheitlicher Bewertungsmaßstab (EBM)

Das ambulante Behandlungsgeschehen für gesetzlich versicherte Patienten bei einem niedergelassenen Vertragsarzt wird über das Verfahren der Vorlage einer Krankenversicherungskarte und nachfolgender Einzelleistungsabrechnung anhand des EBM abgebildet. Der Vertragsarzt rechnet die Einzelleistungen nicht unmittelbar mit der Krankenkasse ab, sondern quartalsweise mit den Kassenärztlichen Vereinigungen. Dies sind Körperschaften des öffentlichen Rechts, wel-

che speziell für Vergütungsangelegenheiten der Vertragsärzte zuständig sind.
Der EBM ist eine universelle Form der Abrechnung für den vertragsärztlichen Bereich in Deutschland, die übergreifend über medizinische Fachgebiete, Praxisformen sowie Schwere und Dringlichkeit der Behandlung gilt. Der EBM wird zwischen der Kassenärztlichen Bundesvereinigung (KBV) und den Spitzenverbänden der gesetzlichen Krankenkassen als Bestandteil der Bundesmantelverträge vereinbart (§ 82 SGB V). Die Deutsche Krankenhausgesellschaft ist nicht an der Ausarbeitung des Vertrages beteiligt. Nach § 87 Abs. 2 SGB V bestimmt der EBM den Inhalt der abrechnungsfähigen Leistungen und ihr wertmäßiges, in Punkten ausgedrücktes Verhältnis zueinander. Der Katalog der abrechenbaren Leistungen ist in folgende 3 Bereiche eingeteilt:

- arztgruppenübergreifende allgemeine Leistungen
- arztgruppenspezifische Leistungen
- arztgruppenübergreifende spezielle Leistungen

Arztgruppenspezifische Leistungen sind nur von den jeweiligen Arztgruppen abrechenbar, die die entsprechende Gebietsbezeichnung führen. Sie sind unter anderem unterteilt in hausärztliche und fachärztliche Leistungen. Hinzu kommen arztgruppenübergreifende spezielle Leistungen, welche zur Abrechnung die entsprechend nachzuweisende Fachkunde, die apparative Ausstattung sowie ggf. die Teilnahme an Qualitätssicherungsmaßnahmen voraussetzen. Explizit wird von der Kassenärztlichen Bundesvereinigung darauf hingewiesen, dass diese Unterteilung des EBM den Zugang zur Leistungserbringung steuern soll. Zusätzlich sind bei einigen Leistungen verbindliche Leistungsinhalte (sowie unverbindliche Inhalte), eine Differenzierung nach Morbiditäten der Versicherten (insbesondere dem Alter) und mögliche obligate Überweisungsvorbehalte vorgesehen.
Die im EBM genannten Leistungen sind aufgeteilt in einen ärztlichen und einen technischen Teil. Dies erleichtert die Kalkulation der Entgelthöhe. Die Kalkulation der Entgelte erfolgt über ein Kalkulationsschema aus Kostenstellen und Kostenarten. Bei der Kalkulation wird zwischen der Arbeitszeit des Arztes, an das Personal delegierbaren Aufgaben und dem Einsatz von Medizingeräten unterschieden. Für die Kalkulation des ärztlichen Leistungsanteils wurden ein kalkulatorisches Arztgehalt von 105 572 Euro pro Jahr und eine Arbeitszeit von 51 Wochenstunden zugrunde gelegt (Angabe Jahr 2008).
Mit dem Jahr 2008 wurde der EBM stärker auf Elemente von Kopfpauschalen umgestellt. Insbesondere im hausärztlichen Bereich ermittelt sich die Vergütung des Arztes wesentlich aus einer Quartalspauschale, die sich nach dem Alter des Patienten und der Häufigkeit der Kontakte pro Quartal (als Indikator für die Morbidität) richtet. So werden für Kinder bis 5 Jahre, für Versicherte von 6 bis 59 Jahren und für Versicherte ab 60 Jahren jeweils unterschiedliche Pauschalen mit entsprechenden Punkten angesetzt. Ein Morbiditätszuschlag kann abgerechnet werden, sofern der Arzt den Patienten mindestens 2-mal im Quartal behandelt hat.
Die Abrechnung der Quartalspauschalen beziehungsweise zusätzlicher Einzelleistungen erfolgt innerhalb eines Regelleistungsvolumens einer Arztpraxis. Dies ist der individuelle Anteil aus dem Gesamtbudget der Arztgruppe einer Region, welcher jeder Praxis prospektiv zusteht. Das Regelleistungsvolumen einer Praxis errechnet sich aus dem Produkt der vorgegebenen Fallpunktzahl der Arztgruppe und der bisherigen Fallzahl einer spezifischen Praxis im Quartal des Vorjahres. Sehr große Praxen (über 150 % des Durchschnitts des Regelleistungsvolumens) müssen jedoch mit Abschlägen rechnen. Außerhalb des Regelleistungsvolumens

können zudem Notfallbehandlungen und Präventionsmaßnahmen abgerechnet werden. Dies soll bewirken, dass diese Leistungen keiner Mengenbegrenzung unterworfen werden.

Ab 2009 kann die Arztpraxis bis zum Erreichen ihres Regelleistungsvolumens die erbrachten Leistungen mit einem festen Punktwert abrechnen. Während der Punktwert zuvor für alle erbrachten Leistungen abgesenkt wurde, sofern die Gesamtgruppe der Ärzte mehr als die zuvor abgeschätzten Leistungen erbracht hatte, kann der Arzt nunmehr mit einem festen Euro-Betrag pro Leistung bis zu seinem praxisindividuellen Regelleistungsvolumen rechnen. Erst darüber hinaus können Abstaffelungen der Vergütungen pro Leistungspunkt vorgenommen werden. Diese Umstellung auf gesicherte Erlösgrößen bis zu einem Schwellenwert erleichtert dem Arzt die Kalkulation seines Betriebsergebnisses.

Auf Bundesebene wird zur Orientierung für die Regionen ein Punktwert in Euro durch den Bewertungsausschuss vorgegeben. Die Regionen können davon abweichen, falls sich dies durch (höhere) Betriebskosten begründen lässt. Zudem soll der Euro-Punktwert ab dem Jahr 2010 gesondert für Regionen mit Unter- oder Überversorgung mit jeweils steuernder Wirkung festgelegt werden. Dies soll dazu führen, dass Leistungen in unterversorgten Regionen höhere Entgelte erbringen als in überversorgten Regionen. Dadurch soll sich die Versorgungsdichte mit Ärzten in der Bevölkerung ausgleichen. Bisherige, eher administrative Regelungen zur Steuerung der Niederlassung von Ärzten nach Regionen hatten kaum Erfolg im Hinblick auf die Schaffung gleichmäßiger Versorgungsdichten. Ein Bericht zum 30.06.2012 soll Rechenschaft darüber ablegen, ob die Steuerungswirkung über höhere beziehungsweise niedrigere Punktbewertungen die bisherige administrative Niederlassungsordnung obsolet macht.

Es ist zudem geplant, die Messung der Morbidität von Patientenfällen ab 2010 auf ein detaillierteres System umzustellen, welches auch Diagnosen berücksichtigt. Die bisherige grobe Abschätzung über das Alter der Patienten beziehungsweise Besuchshäufigkeiten würde somit ersetzt. Ebenso ist geplant, dass auch Fachärzte ab dem Jahr 2011 über noch zu entwickelnde diagnoseorientierte Fallpauschalen statt über das Einzelleistungssystem abrechnen sollen. Weitergehende Informationen zur Niederlassung von Ärzten und zur Vergütung finden sich auf den Internetseiten der Kassenärztlichen Vereinigungen.

9.2.2 Gebührenordnung für Ärzte (GOÄ)

Die GOÄ dient der Abrechnung von Leistungen zwischen Arzt und Patient, sofern das Regelwerk der gesetzlichen Krankenversicherung nicht greift. Dies ist beispielsweise bei privat versicherten Patienten oder bei nicht durch die gesetzliche Krankenversicherung abgedeckten Leistungen der Fall (etwa bei Individuellen Gesundheitsleistungen [IGeL] oder auch für Selbstzahler bei ambulanter Behandlung im Krankenhaus).

Die GOÄ ist eine Rechtsverordnung des Gesetzgebers, die in Paragrafen regelt, welche Leistungen in welcher Höhe abgerechnet werden dürfen. Es besteht somit für ärztliche Behandlungen kein Anrecht auf eine freie Verhandlung der Preise zwischen Arzt und Patienten. Als Anlage weist der Paragrafenteil ein Gebührenverzeichnis auf. Dieses Gebührenverzeichnis wird im allgemeinen Sprachgebrauch als „eigentliche GOÄ“ bezeichnet. Die Festsetzung einer neuen Version der GOÄ erfordert die Zustimmung des Bundesrates. Sie wird jeweils im Bundesgesetzblatt veröffentlicht. In der GOÄ finden sich konkrete monetäre Größen (Euro-Beträge) und nicht nur Bewertungsrelationen

(Punkte). Zudem sieht die GOÄ Hebesätze vor, mit denen der Arzt bei besonderer Schwere der Behandlung die Abrechnung um einen Multiplikationsfaktor anheben kann. Dieser beläuft sich je nach Behandlung und Schwere auf das 1,8- bis 3,5-Fache des einfachen Betrages.

Dadurch, dass die GOÄ durch den Gesetzgeber überarbeitet werden muss, scheint sie insgesamt geringe Flexibilität aufzuweisen. Eine Vielzahl von Auslegungsproblemen und das Erfordernis von Analogableitungen sind die Folgen. Eine stärkere Pauschalierung ist derzeit nicht in der Diskussion.

9.2.3 Besonderheiten pauschalierender Vergütung

Während insbesondere der EBM eine Entwicklung hin zu einer Pauschalierung ansatzweise vollziehen wird, existieren in anderen Ländern bereits Systeme zur durchgehenden pauschalierten Vergütung auch ambulanter Leistungen (Darstellungen für andere Sektoren finden sich beispielsweise für den Bereich der stationären Rehabilitation bei Lüngen u. Lauterbach [2003a] und für den Bereich der akutstationären Versorgung bei Lüngen u. Lauterbach [2003b]). Bekannte Systeme zur pauschalierenden Vergütung im ambulanten Bereich sind etwa die Ambulatory Patient Groups (APGs) und die Physician Care Groups (PCGs), entwickelt von der Firma 3M-HIS, sowie die Ambulatory Payment Classifications (APCs) der amerikanischen Medicare-Krankenversicherung. Eine systematische Vorstellung und Bewertung dieser Systeme erfolgt bei Lüngen (2007).

Unabhängig davon, ob der EBM hin zu einer stärkeren Pauschalierung geöffnet wird oder ob man ein bereits etabliertes System übernimmt, gelten für die ambulante Versorgung folgende Besonderheiten, die wesentlich von anderen Versorgungssektoren, insbesondere der stationären Versorgung, abweichen (Averill et al. 1997b):

- Ambulante Anbieter übertreffen in der Anzahl die Anbieter stationärer Leistungen um ein Vielfaches. Auf jedes Krankenhaus kommen in Deutschland rund 64 Vertragsärzte. Behandlungsmuster, Arbeitsabläufe, Breite des Fallspektrums und daraus resultierende Kosten sind im ambulanten Bereich inhomogener als beispielsweise in Krankenhausabteilungen. Dies erschwert die Kalkulation von Pauschalen. Die finanziellen Risiken aus einer Pauschalierung sind zudem für Arztpraxen höher, da Fehlbewertungen einzelner Leistungen größere Auswirkungen auf den finanziellen Erfolg vergleichsweise kleiner Arztpraxen haben können.
- Durch die zunehmende Spezialisierung der ambulanten Anbieter und die Erfordernisse fachübergreifender externer Zusammenarbeit kommen Überweisungen bei Vertragsärzten häufiger vor als bei Krankenhäusern. Mechanismen zur additiven beziehungsweise getrennten Abrechnung von Leistungsblöcken sind daher bei Pauschalierungen differenzierter darzustellen als im stationären Bereich.
- Damit zusammenhängend fällt die inhaltliche und zeitliche Abgrenzung einer Behandlungsepisode in der ambulanten Versorgung schwerer als in anderen Leistungsbereichen. Eine Konsultation ist beispielsweise häufig nicht gleichbedeutend mit einer abgeschlossenen Behandlungseinheit (dem Behandlungsfall). Ursachen sind die größere Behandlungsvarianz bei einer Vielzahl von Krankheitsbildern im ambulanten Bereich sowie das häufige Auftreten von mehreren Behandlungsgründen pro Konsultation oder Episode.
- Anders als in der stationären Versorgung kann aus der Hauptdiagnose im ambulanten Bereich nur unschärfer auf die er-

wartbaren Behandlungskosten (und damit auf eine festzulegende Pauschale) geschlossen werden. Ursache dafür ist, dass sich die Behandlung aufgrund einer Hauptdiagnose über viele Etappen von Versorgungsstufen, Versorgern und Konsultationen erstrecken kann.

Kolb und Clay (1994) weisen zudem darauf hin, dass sich Pauschalen im ambulanten Bereich weniger zur Kostenreduktion eignen als im akutstationären Bereich. Als Begründung verweisen sie auf die hohe Anzahl der ambulanten Einrichtungen mit niedrigen Gesamtkosten (beziehungsweise Gesamterlösen). Die Reduzierung der Anzahl der ambulant tätigen Einrichtungen scheint den Autoren effektiver in Bezug auf reine Kostendämpfung als eine Reduktion der Fallkosten bei unverminderter Zahl der Einrichtungen. In einer tiefer gehenden Diskussion über die möglichen Ziele einer Pauschalenbildung in der ambulanten Versorgung müssten daher auch die Kapazitätsanpassung und darauf basierend das Ausmaß der anbieterinduzierten Nachfrage einbezogen werden.
Die Besonderheiten des ambulanten Bereichs verhindern die Übertragung von bereits bestehenden Pauschalierungssystemen des stationären Bereichs, insbesondere von Diagnosis Related Groups (DRGs; s. Kap. 9.3), auf die ambulante Leistungsberingung ohne grundlegende Überarbeitung. Die international bereits eingesetzten Systeme der pauschalierenden Vergütung ambulanter Leistungen weisen daher mehrere spezifische Merkmale auf, die sie von den akutstationären Systemen abheben (Averill et al. 1997a).

■ **Zusammenfassung von Leistungen (Partial Packaging):** Im Rahmen des Partial Packaging wird für teure, seltene Leistungen eine getrennte Vergütung außerhalb des Pauschalierungssystems eingeführt. Der Grundsatz „pro Zeitepisode nur eine Pauschale" wird somit beibehalten, jedoch werden Ausnahmen eingerichtet. Diese betreffen vorwiegend angeforderte Leistungen (etwa in den Bereichen Bildgebung und Labor). Es kann unterschieden werden, ob diese zusätzlich abrechenbaren Leistungen für alle Gruppen abrechenbar sind oder nur für spezifische Arztgruppen und Erkrankungen (beispielsweise in Abhängigkeit von klinischen Gesichtspunkten und Fachrichtungen).

■ **Abstaffelung (Discounting):** In der Regel verursacht die Durchführung einer Prozedur weniger Kosten, wenn sie gemeinsam mit einer anderen Prozedur während derselben Konsultation erbracht wird. Beispielsweise kann sich die Zeit zur Einleitung in den Operationssaal verkürzen oder die Anästhesiekosten werden geringer ausfallen. Es wird daher vorgeschlagen, einen Abschlag (Discounting) vorzunehmen, sofern Leistungen bei additiver Abrechnung mit geringerem Aufwand zu erbringen sind.

■ **Zeitfenster:** Wird ein Discounting vorgenommen, stellt sich unmittelbar die Frage, ob medizinisch zusammengehörende Leistungen nicht bewusst in mehrere zeitlich verschobene Prozeduren (und damit Pauschalen) zerlegt oder auf einen anderen Leistungsanbieter übertragen werden. Ein Zeitfenster für das Discounting ist daher sinnvoll. Alle Einzelprozeduren oder Behandlungen innerhalb dieses Zeitfensters werden so vergütet, als ob sie während einer Konsultation erbracht wurden. Die Aufteilung der Behandlung auf mehrere Episoden ist bei ambulanten Patienten mit tendenziell geringerer Morbidität zudem einfacher durchführbar als bei stationären Patienten, sodass die Einrichtung eines Zeitfensters notwendiger erscheint.

Tab. 9.2-1 Entwicklung von Arztzahlen, Fallzahlen und Honoraren im Bereich der Vertragsärzte in den Jahren 1996–2006 im gesamten Bundesgebiet (Quelle: Kassenärztliche Bundesvereinigung; www.kbv.de)

Jahr	Ärzte		Fälle		Fälle je Arzt		Honorar		Honorar je Fall		Ausgaben je Mitglied		Fälle je Mitglied	
	Anzahl in 1 000	Veränderung zum Vorjahr [%]	Anzahl in Mio.	Veränderung zum Vorjahr [%]	Anzahl	Veränderung zum Vorjahr [%]	Mio. Euro	Veränderung zum Vorjahr [%]	Euro	Veränderung zum Vorjahr [%]	Euro	Veränderung zum Vorjahr [%]	Anzahl	Veränderung zum Vorjahr [%]
1996	107,07	–	508, 81	–	4 752	–	20 134,31	–	39,6	–	396,3	–	10,0	–
1997	108,73	1,6	523,18	2,8	4 812	1,3	20 427,64	1,5	39,0	–1,3	401,9	1,4	10,3	2,8
1998	110,34	1,5	532,25	1,7	4 824	0,3	20 605,07	0,9	38,7	–0,8	406,7	1,2	10,5	2,1
1999*	121,93	–	551,03	–	4 519	–	21 660,35	–	39,3	–	425,5	–	10,8	–
2000	126,49	3,7	557,14	1,1	4 405	–2,5	22 465,91	3,7	40,3	2,6	440,3	3,5	10,9	0,9
2001	128,33	1,5	565,37	1,5	4 405	0,0	23 228,68	3,4	41,1	1,9	455,5	3,5	11,1	1,5
2002	131,25	2,3	573,04	1,4	4 366	–0,9	23 812,85	2,5	41,6	1,1	467,2	2,6	11,2	1,4
2003	129,95	–1,0	582,70	1,7	4 484	2,7	24 179,27	1,5	41,5	–0,1	476,4	2,0	11,5	2,1
2004	130,28	0,3	540,50	–7,2	4 149	–7,5	24 100,97	–0,3	44,6	7,5	476,1	–0,1	10,7	–7,0
2005	133,24	–	480,71	–	3 608	–	24 802,89	–	51,6	–	492,0	–	9,5	–
2006	134,78	1,2	463,13	–3,7	3 436	–4,8	25 553,13	3,0	55,2	6,9	506,3	2,9	9,2	–3,8

* ab 1999 einschließlich Psychologischer Psychotherapeuten

9.2.4 Empirische Hinweise

Aus Deutschland liegen Angaben zur Mengenentwicklung der Fallzahlen und zum Umfang der Vergütungen bei Einzelleistungsvergütung insbesondere aus dem Bereich der Kassenärztlichen Vereinigungen vor. Ein Fall ist in deren Nachweisen definiert als zusammengefasste Einheit aller Konsultationen eines Patienten pro Quartal. Die Zahl der Konsultationen kann somit höher liegen als die Zahl der Fälle. Oftmals werden rund 2,5 Konsultationen pro Fall angenommen.

Tabelle 9.2-1 zeigt, dass nicht nur die Zahl der in der vertragsärztlichen Versorgung tätigen Ärzte im Verlauf der Jahre kontinuierlich zugenommen hat, sondern auch die Zahl der behandelten Fälle. Eine Besonderheit gab es im Jahr 2004, als sich ein Rückgang der Fälle um 7,2 % ergab. Die Ursache hierfür dürfte in der Einführung der Patientenzuzahlung von 10 Euro pro Quartal liegen, welche die Elastizität der Nachfrage nach Arztbesuchen sichtbar macht. Änderungen in der Erfassung von Fällen führten zudem zu Sondereffekten in den Folgejahren. Insgesamt scheint der aus der Theorie ableitbare Effekt einer hohen Leistungsdichte unter den deutschen Rahmenbedingungen für die Einzelleistungsvergütung auch in der Praxis aufzutreten.

Tabelle 9.2-2 stellt dar, dass sich aus der Einzelleistungsvergütung nach EBM in Deutschland erhebliche Honorarunterschiede zwischen den einzelnen Facharztgruppen ergeben. Auch wenn die vergüteten Honorare erst nach Abzug der Praxiskosten und weiterer Versorgungsaufwendungen einen Rückschluss auf das erzielbare Bruttogehalt der Arztgruppen zulassen, scheinen die Verdienstunterschiede sehr wahrscheinlich eine Folge der Einzelleistungsvergütung zu sein. Gegenüber einem System mit Gehaltszahlungen (etwa durch Anstellung der Haus- und Fachärzte

Tab. 9.2-2 Honorar der Vertragsarztgruppen im Jahr 2006 im gesamten Bundesgebiet (Quelle: Kassenärztliche Bundesvereinigung; www.kbv.de)

Arztgruppe	Honorar [1 000 Euro]	Veränderung zum Vorjahr [%]
Augenärzte	223,3	0,5
Chirurgen	197,9	–1,0
Fachärztliche Internisten	401,1	2,8
Frauenärzte	190,7	–1,4
HNO-Ärzte	176,3	–1,6
Hausärzte	178,6	1,5
Hautärzte	164,3	–1,6
Kinderärzte	186,3	–7,7
Nervenärzte	134,5	–
Orthopäden	218,0	–2,3
Psychotherapeuten*	62,0	–2,8
Radiologen	411,6	–4,0
Urologen	200,2	2,4

* ab 1999 einschließlich Psychologischer Psychotherapeuten

in Krankenhäusern oder medizinischen Versorgungszentren) werden durch die Einzelleistungsvergütung erhebliche Steuerungswirkungen entfacht, die sich auch auf die Wahl der Spezialisierung und die Besetzung von Arztstellen auswirken dürften. Es ist wahrscheinlich, dass die unterschiedlichen erzielbaren Einkommen je nach Arztgruppe auch Auswirkungen auf die Versorgungsdichten haben, die nicht unmittelbar mit dem Versorgungsbedarf der Bevölkerung übereinstimmen müssen.

In der (internationalen) Literatur wurden zudem mehrere Übersichten über die praktischen Auswirkungen von Vergütungsumstellungen im ambulanten Bereich publiziert. Gosden et al. (2000) untersuchten in ihrem Cochrane Review die Auswirkungen von unterschiedlichen Vergütungssystemen auf die Behandlungspraxis von ambulant tätigen Ärzten. Einbezogen wurden Kopfpauschalen, Gehalt, Einzelleistungsvergütungen und Mischsysteme. Insgesamt konnten in der Literaturübersicht 4 Studien identifiziert werden, die insgesamt 640 Ärzte und 6 400 Patienten einbezogen. Einzelleistungsvergütungen führten demnach zu einer höheren Zahl von Konsultationen und Überweisungen, einer größeren Kontinuität der Behandlung sowie einer geringeren Zahl von Krankenhauseinweisungen, jeweils verglichen mit Kopfpauschalen. Der Vergleich zwischen den Auswirkungen von Einzelleistungsvergütung und Gehalt ergab, dass die Patienten bei Letzterem zufriedener waren mit der Zugangsmöglichkeit zum Arzt (Gosden et al. 1999).

In einem grundlegenden Artikel fasst Scott (2000) die Studienlage zur Vergütung von Allgemeinmedizinern zusammen und führt aus, dass eine Gehaltsvergütung zu einer Abnahme an angeforderten Tests, Überweisungen und Patientenkonsultationen pro Zeiteinheit führt im Vergleich zur Einzelleistungsvergütung. Bei einer Umstellung auf Kopfpauschalen nahmen Krankenhauseinweisungen ab, sofern diese ebenfalls aus der Pauschale vergütet wurden.

Balkrishnan et al. (2002) untersuchten, inwieweit die Vergütung über Kopfpauschalen zwar die Kontaktzeit zwischen Arzt und Patient verringerte, jedoch den Einsatz von präventiven Maßnahmen beförderte. Die Auswertung einer Datenbank mit 46 320 Konsultationen ergab, dass Patientenfälle, welche über Kopfpauschalen vergütet wurden, 5,6 % weniger Behandlungszeit gewidmet bekamen. Dafür erhielten diese Patienten jedoch häufiger eine Unterweisung (17 % häufiger) und Präventionsmaßnahmen (3 % mehr). Ärzte, bei denen sämtliche Patientenfälle nach Kopfpauschalen vergütet wurden, wiesen stärkere Effekte auf.

9.3 Fallpauschalen in der akutstationären Versorgung (Diagnosis Related Groups)

Während der ambulante Bereich in Deutschland von Einzelleistungsvergütungen geprägt wurde und erst ab dem Jahr 2008 auf nennenswerte Formen von Pauschalierungen umschwenkte, begann die Einführung von Pauschalen im akutstationären Bereich bereits früher. Eine grundlegende Belebung der internationalen Diskussion brachte die Einführung eines Systems von „Diagnosis Related Groups“ (DRGs) in der amerikanischen Medicare-Krankenversicherung für Rentner im Jahr 1983. Eine detaillierte Übersicht über die internationale Entwicklung, die Verbreitung und Anpassung der DRG-Systeme sowie unterschiedliche Nutzungen findet sich bei Lüngen und Lauterbach (2003b).

Im Wesentlichen basieren alle bestehenden DRG-Systeme auf der Überlegung, eine Klassifizierung der „Produkte“ von Krankenhäusern zu entwickeln (Fetter et al.

1980). Diese Klassifizierung sollte geeignet sein, um betriebswirtschaftlich transparente Kostenstrukturen zu schaffen und Unterstützung bei Qualitätssicherungsmaßnahmen im stationären Bereich zu geben. Rasch wurde erkannt, dass dieses betriebswirtschaftliche Instrument auch für Vergütungszwecke Anwendung finden kann. Die Vorgaben bei der Entwicklung des Instruments waren (Fetter 1992):

- Orientierung an routinemäßig dokumentierten Informationen; dies sind die Abrechnungsdaten, wie sie sich in Deutschland aus den gesetzlich vorgeschriebenen Übermittlungen von Krankenhäusern an Krankenkassen nach § 301 SGB V ergeben
- Überschaubarkeit der Anzahl der Fallgruppen, eher in Hunderter-Kategorien als in Tausender-Kategorien
- Erfassung aller stationären Krankenhausfälle
- Kostenhomogenität sowie medizinische Homogenität (*medically interpretable*) der Fälle innerhalb der einzelnen DRG

Eine einzelne Fallgruppe, also die DRG im engeren Sinne, umfasst eine Anzahl von stationären Patientenfällen, welche über medizinische Merkmale (beispielsweise die Hauptdiagnose oder vorgenommene Eingriffe) definiert werden und innerhalb vorgegebener Varianzen homogen in Bezug auf die erwartbaren Kosten des Behandlungsfalles sind. DRGs dienen somit der Klassifikation von Patientenfällen in medizinisch interpretierbare Kategorien und gleichzeitig als Basis einer darauf aufbauenden fallpauschalierenden Vergütung.

In Deutschland umfasst das System der G-DRGs (German DRGs) 1 192 Fallgruppen in der Version 2009 (s. Tab. 9.3-1). Darin enthalten sind auch diejenigen DRGs, welche innerhalb eines Krankheitsbildes (z. B. Schlaganfall) eine Unterteilung nach der Fallschwere vornehmen (beispielsweise „mit geringen Kosten behandelbarer Schlaganfall“ und „mit hohen Kosten behandelbarer Schlaganfall“). Werden nur die übergeordneten A-DRGs betrachtet (Adjacent DRGs, also z. B. „Schlaganfall insgesamt“ ohne Fallschwereunterteilungen), weist das G-DRG noch 609 Fallpauschalen auf (Jahr 2009; vgl. www.gdrg.de).

Grundsätzlich kann jeder Patientenfall nur einer DRG zugeordnet werden. Die alternative Zuordnung eines Patientenfalles zu mehreren DRGs ist von der Logik des Systems her nicht möglich. Zudem ist sichergestellt, dass jeder Patientenfall auch eine DRG finden wird. Es gibt (abgesehen von Eingabefehlern) keine nicht gruppierbaren Fälle.

Einige DRG-Systeme schließen die Bereiche der Psychiatrie und Geriatrie aus der fallpauschalierten Vergütung aus. Die Hauptproblematik bei der Psychiatrie und teilweise der Geriatrie ist die mangelnde Eignung der Hauptdiagnose zur Vorhersage der durchschnittlichen Behandlungskosten, sodass dort in einigen Ländern andere Vergütungssysteme greifen. In Deutschland werden beispielsweise stationäre psychiatrische Fälle noch über Tagespauschalen abgerech-

Tab. 9.3-1 Anzahl der Fallgruppen im deutschen DRG-System (G-DRG) in den Jahren 2003–2009 (Quelle: InEK; www.g-drg.de)

Jahr	2003	2004	2005	2006	2007	2008	2009
einzelne DRG	664	824	878	954	1 082	1 137	1 192
davon A-DRG	411	471	614	578	593	604	609

A-DRG = adjacent (übergeordnete) Diagnosis Related Groups

net. Ab dem Jahr 2013 soll auch dieser Bereich in Deutschland in eine Fallpauschalierung einbezogen werden.

Die Zuordnung eines kodierten Patientenfalles zu einer DRG findet nach festen Regeln statt. Die Umsetzung der Regeln erfolgt durch eine Software, die auch im deutschen Sprachgebrauch nach der englischen Bezeichnung „Grouper“ (Gruppier-Algorithmus) genannt wird. Die kodierende Person (beispielsweise der Arzt) erfasst somit lediglich Patientenmerkmale (etwa Diagnosen und erbrachte Prozeduren), die Zuordnung der DRG erfolgt anschließend automatisiert auf der Basis der kodierten Daten. Bei korrekter Angabe der Patientendaten findet die Software immer die richtige DRG. Daraus ergibt sich, dass eine falsche DRG immer auf der Angabe (gewollt oder ungewollt) falscher Patientendaten beruht. Sogenannte „Nachschlagefehler“ in einer DRG-Liste gibt es nicht.

Upcoding bezeichnet die Änderung des Kodierverhaltens der Leistungserbringer unter dem Gesichtspunkt der Erlösmaximierung. Upcoding ist nicht unbedingt illegal, da beispielsweise das Kodieren von Fällen vor Einführung von DRGs eventuell Lücken aufwies und die komplette Dichte der Diagnosen erst nach der Einführung von DRGs erreicht wird (Lüngen u. Lauterbach 2000). Es hat sich gezeigt, dass in den ersten 5 Jahren nach Einführung von DRG-Systemen erhebliche Lerneffekte bei den kodierenden (und kontrollierenden) Personen eintreten. Dies führt dazu, dass die Fehlerrate in den ersten Jahren der Nutzung vergleichsweise hoch liegt, danach jedoch einen stabilen Zustand erreicht. Zur generellen Problematik der Kodierung, dem Kodieraufwand und möglichen Fehlerquellen siehe Lüngen und Lauterbach (2001a).

Jeder DRG ist eine Bewertungsrelation (auch: Relativgewicht, Relative Weight, Cost Weight) zugeordnet. Sie gibt das Verhältnis zwischen einzelnen DRGs in Bezug auf die Vergütungshöhe an. Eine DRG mit der Bewertungsrelation 1,5 weist somit eine 3-mal so hohe Vergütung auf wie eine DRG mit der Relation 0,5. Die durchschnittliche Bewertungsrelation aller DRGs ist in den meisten Ländern, so auch in Deutschland, auf 1,0 kalibriert.

Die Bewertungsrelationen werden in Deutschland aus Kostenträgerrechnungen einer Stichprobe von freiwillig teilnehmenden Krankenhäusern abgeleitet. Die Kalkulation der Vergütungen erfolgt somit auf der Basis von tatsächlich erbrachten Fällen und nicht auf der Basis von idealtypischen optimierten Abläufen. Die Datensammlung und Kalkulation wird von einem Institut durchgeführt, welches von der Krankenhausgesellschaft und den Krankenversicherungen beauftragt wird (InEK, s. www.g-drg.de). Die Aufgaben im Zusammenhang mit der Einführung, Weiterentwicklung und Pflege des neuen Vergütungssystems haben die Selbstverwaltungspartner im Gesundheitswesen – die Deutsche Krankenhausgesellschaft, die Spitzenverbände der Krankenkassen und der Verband der privaten Krankenversicherung – der InEK GmbH als deutschem DRG-Institut übertragen.

Die ermittelten Bewertungsrelationen gelten bundeseinheitlich. Die Multiplikation von Bewertungsrelation und Basisfallwert (Base Rate) ergibt die Vergütungshöhe. Der Basisfallwert ist ab dem Jahr 2010 einheitlich für alle Krankenhäuser auf Ebene der Bundesländer. Somit erhalten ab dem Jahr 2010 alle Krankenhäuser innerhalb eines Bundeslandes für die gleiche DRG-Leistung auch das gleiche Entgelt. Zuvor wurden über die Jahre 2004 bis 2009 hinweg die krankenhausindividuellen Basisfallwerte, welche sich historisch aus Verhandlungen zwischen Krankenhausträgern und Krankenkassen entwickelt hatten, an den einheitlichen Landesbasisfallwert herangeführt. Zudem wurde beschlossen, die unterschiedlichen Landesbasisfallwerte beginnend im Jahr 2010 in einem Zeitraum von 5 Jahren auf einen einheitlichen Basisfallwert auf Bundesebene anzunähern. Somit würde dann bundesweit die gleiche DRG-Leistung in jedem deutschen Krankenhaus auch die gleiche Vergütung auslösen.

Überschreitet (unterschreitet) ein Patientenfall eine je DRG vorgegebene Verweildauergrenze, erhöht (vermindert) sich das Entgelt des Krankenhauses um im Entgeltkatalog vorgegebene tageweise anzusetzende Faktoren. Dies soll verhindern, dass extrem aufwendige Behandlungen innerhalb einer DRG für das Krankenhaus zu nicht tragbaren finanziellen Belastungen führen. Umgekehrt soll verhindert werden, dass Krankenhäuser Patientenfälle bereits nach sehr kurzer Zeit wieder entlassen, sodass der Behandlungserfolg möglicherweise gefährdet wird, und das Krankenhaus auf diese Weise nicht gerechtfertigte Deckungsbeiträge erwirtschaften kann. Diese Verweildauerober- und -untergrenzen sind für jede DRG individuell verbindlich festgelegt. Rund 5 % aller Fälle erzielen diesen Langlieger- oder Kurzliegerstatus.

9.3.1 Anreize und Auswirkungen

Der wichtigste Vorteil von Fallpauschalen – und ein Grund für ihre weltweite Verbreitung – liegt in ihrem Anreiz, die Erzielung von technischer und Kosteneffizienz auf den Versorger, also das Krankenhaus, zu übertragen. Es hatte sich gezeigt, dass andere Vergütungsformen, wie etwa die tageweise Vergütung, mit erheblichem Kontrollaufwand bei den Krankenversicherungen verbunden waren, um nicht angemessenen Einsatz von Ressourcen aufzudecken. Fallpauschalen führen dazu, dass Krankenhäuser selbst Interesse an dem effizienten Einsatz von Personal und Sachmitteln haben. Insbesondere wurde bei Einführung der DRGs davon ausgegangen, dass die Verweildauer sinken würde und dass dadurch auch mittelfristig Kostenvorteile für die Krankenversicherung entstehen.

Diese betriebswirtschaftliche Krankenhaussicht muss jedoch nicht mit der gesellschaftlichen Sicht übereinstimmen. Bei fallpauschalierenden Systemen besteht ein höherer Anreiz zur Selektion beziehungsweise Abweisung von Patienten als bei einer tagespauschalierenden Vergütung, was den Zugang für einige Patientengruppen verschlechtern kann (Lüngen u. Lauterbach 2002b, 2001b). Die Unterversorgung von Patienten (Skimping), ihre vollständige Abweisung oder der Fortfall des Versorgungsangebotes (Dumping) kann ebenso auftreten wie die finanziell motivierte bevorzugte Behandlung bestimmter Patienten (Creaming; s. Ellis 1998). Ellis bietet auch eine umfassende Aufstellung der Literatur zu dieser Thematik sowie eine Diskussion der Folgerungen für die Praxis. Umstritten ist auch, inwieweit Krankenhäuser überhaupt in der Lage sind, den im DRG-System betonten idealen Effizienzzustand anzustreben. Dranove und Satterthwaite (2000) bezeichnen den Wettbewerb hinsichtlich einer Fallpauschaleneffizienz als „Yardstick Competition", bei der sich die Wettbewerber lediglich an einem relativen Effizienzmaßstab orientieren, etwa dem Krankenhaus in der Nachbarstadt. Ursache hierfür kann sein, dass das effizienteste Produktionsverfahren nicht immer bekannt ist, regionale Verzerrungen des Wettbewerbs auftreten oder Informationsunvollständigkeit bei den Marktteilnehmern herrscht. Levaggi (2005) geht auch darauf ein, welche Bedeutung die räumliche Verteilung von Krankenhäusern auf die Effizienz hat.

Hinzu kommt, dass zumindest in Deutschland jeweils der Ist-Zustand der erreichten Effizienz durch die Vergütungen abgebildet wird, nicht jedoch ein optimierter Idealzustand. So wurde auch vorgeschlagen, dass dieser Ist-Zustand keine Grundlage für die

Vergütung sein solle, da er nicht genügend Effizienzanreize setzt. Vielmehr sollte gemäß dieser Argumentation ein Referenzwert der effizientesten Krankenhäuser als Maßstab für die Vergütung herangezogen werden.
Ebenso wurde kritisiert, dass in Deutschland die Durchschnittskosten in der Vergütung durch DRGs abgebildet werden, nicht aber die Grenzkosten. Die Vergütung von Durchschnittskosten kann jedoch den Anreiz zur Mengenausweitung geben (MedPAC 2000). Durchschnittskosten liegen aufgrund der Umlage der fixen Kosten oberhalb der Grenzkosten. Orientieren sich die Erlöse an den Durchschnittskosten, steigt der Anreiz zur Fallzahlausweitung, da sich das Krankenhaus bei der betriebswirtschaftlichen Entscheidung zur Mengenausweitung an seinen Grenzkosten orientiert (Stern u. Epstein 1985). Eine Abstaffelung der Erlöse bei Überschreitung einer vorab verhandelten Fallzahl ist daher unter diesen Aspekten sinnvoll. In Deutschland existieren entsprechende Regelungen zur Abstaffelung, die wesentlich auf dem Gedanken eines zu Jahresbeginn planbaren Krankenhausbudgets aufbauen. So ist ab dem Jahr 2009 vorgegeben, dass ein Krankenhaus den Krankenkassen Preisnachlässe gewähren muss, sofern es mehr Mengen erbringen möchte als im Vorjahr.
Inwieweit in einem DRG-System generell auf frei verhandelbare Preise zwischen Krankenkassen und Krankenhäusern (sei es auf bilateraler Ebene oder für die Gruppe der Krankenkassen gemeinsam) umgestellt werden sollte, wird ebenfalls kontrovers diskutiert. Aus Wettbewerbssicht könnten so zumindest in einem Markt mit (zu) hohen Behandlungskapazitäten Preisnachlässe ausgehandelt werden. Inwieweit sich diese Nachlässe in einem kapazitätsbereinigten Markt halten lassen, bleibt jedoch offen. Zudem sind die Auswirkungen auf die Qualität, deren Kontrolle und die Kosten dafür bisher kaum absehbar. Shen (2003) befürwortet daher eher ein Festpreissystem, da Fallpauschalen bei Vorgabe eines einheitlichen Preisniveaus für alle Krankenhäuser den Wettbewerb gezielt auf andere, **nicht preisliche Parameter** lenken können, etwa die Qualität. Dies unterscheidet sie von anderen, individuellen Instrumenten des Preiswettbewerbs, etwa Managed-Care-Ansätzen, die fortlaufend eine Absenkung der Preise anstreben und nach dieser Interpretation eine größere Wahrscheinlichkeit der Qualitätsabsenkung zeigen. Die Vorgabe fester Preise war beispielsweise im englischen NHS unerlässliche Bedingung bei Einführung von Fallpauschalen im akutstationären Bereich. Ein Preiswettbewerb sollte explizit ausgeschlossen werden.

9.3.2 Erfahrungen mit den Auswirkungen der Einführung in Deutschland

Obwohl in Deutschland die Umstellung auf Fallpauschalen mit dem Jahr 2009 nahezu abgeschlossen wird, existiert bisher keine umfassende Studie, welche die Auswirkungen der Umstellung auf den Zugang zu Leistungen und die Leistungsqualität untersucht. Eine methodisch hoch stehende Studie müsste zumindest den Zustand vor der Einführung mit dem Zustand nach der Einführung vergleichen, was kaum noch gelingen wird, weil valide Daten aus der Zeitperiode vor der Einführung von DRGs weitgehend fehlen.
Hinweise zu den Auswirkungen der Einführung von Fallpauschalen geben Studien aus anderen Ländern. In den USA wurde bei der Umstellung im Jahr 1983 eine Studie frühzeitig geplant und durchgeführt. Die RAND-Corporation verglich Krankenakten vor (1981–1982) und nach (1985–1986) Einführung der fallpauschalierten Vergütung für akutstationäre Fälle der Medicare-Krankenversicherung in den USA (6 Tracer-Diagno-

sen, 16 758 Fälle, 297 Krankenhäuser; Rogers et al. 1990). Festgestellt wurde ein Anstieg der medizinischen Fallschwere zum Zeitpunkt der Aufnahme infolge der DRG-Einführung. Ursache hierfür war die häufigere ambulante Behandlung leichter Fälle, mit resultierendem Anstieg der Fallschwere für die verbleibenden stationären Fälle. Im Jahr der Einführung sank die Fallzahl um 4 %, obwohl zuvor stetig steigende Patientenzahlen gemessen wurden. In Bezug auf die Ergebnisqualität zeigte weder die 30-Tage- noch die 180-Tage-Mortalität nach Abschluss der stationären Behandlung eine signifikante Änderung. Als negative Auswirkung der DRG-basierten Vergütung wurde festgestellt, dass der Anteil der instabil nach Hause entlassenen Patienten von 10 % auf 15 % angestiegen war und mehr Patientenfälle nicht befriedigende letzte Laborwerte unmittelbar vor der Entlassung aufwiesen. Da sich die Nachsorge in weiterbehandelnden Einrichtungen im Zeitablauf verbesserte, konnte jedoch kein Anstieg der Mortalität (nach Adjustierung der Fallschwere) festgestellt werden.

Um die Auswirkungen der DRG-Einführung in Deutschland analysieren zu können, ist bisher lediglich der Rückgriff auf beschreibende aggregierte Daten möglich. Die jährlich erscheinende Fachserie 12 Reihe 6.1.1 zeigt die Entwicklung der Krankenhauszahlen, der Fallzahlen und der Kapazitäten über die Jahre hinweg (s. Tab. 9.3-2). Demnach sank die Zahl der Krankenhäuser zwischen 1991 und 2007 um 13 %, die Zahl der Betten sogar um 24 %. Die Zahl der Fälle stieg um 18 %, während gleichzeitig die Zahl der Be-

Tab. 9.3-2 Anzahl der Krankenhäuser, Betten und Fälle in den Jahren 1991–2007 (Quelle: Statistisches Bundesamt; www.destatis.de)

Jahr	Anzahl Krankenhäuser	Anzahl Betten	Betten je 100 000 Einwohner	Anzahl Fälle	Fälle je 100 000 Einwohner
1991	2 411	665 565	832	14 576 613	18 224
1992	2 381	646 995	803	14 974 845	18 581
1993	2 354	628 658	774	15 191 174	18 713
1994	2 337	618 176	759	15 497 702	19 034
1995	2 325	609 123	746	15 931 168	19 509
1996	2 269	593 743	725	16 165 019	19 739
1997	2 258	580 425	707	16 429 031	20 023
1998	2 263	571 629	697	16 847 477	20 538
1999	2 252	565 268	689	17 092 707	20 823
2000	2 242	559 651	681	17 262 929	21 004
2001	2 240	552 680	671	17 325 083	21 041
2002	2 221	547 284	664	17 432 272	21 135
2003	2 197	541 901	657	17 295 910	20 960
2004	2 166	531 333	644	16 801 649	20 365
2005	2 139	523 824	635	16 539 398	20 056
2006	2 104	510 767	620	16 832 883	20 437
2007	2 087	506 954	616	17 178 573	20 883

handlungstage im Krankenhaus um 30% absank. Dies war nur möglich durch die Reduzierung der durchschnittlichen Verweildauer von 14,0 Tagen auf 8,3 Tage pro Fall. Zudem sank die Bettenauslastung von 84,1 auf 77,2%.

Welchen Anteil DRGs an dieser Entwicklung haben, ist nicht endgültig nachzuweisen. Die meisten Entwicklungen haben bereits vor Einführung der DRGs (2003 optional und 2004 verpflichtend für alle Krankenhäuser) begonnen, die Anpassung der internen Abläufe der Krankenhäuser konnte bereits vor der Umstellung der Vergütung begonnen haben (die Gesetzesvorlage war seit dem Jahr 1999 vorbereitet worden) und ist andererseits auch ein Prozess, der sich nach der Einführung weiter fortsetzt. Auffällig ist insbesondere der vergleichsweise geringe Rückgang der Verweildauer nach Einführung der DRGs. Ein stärkerer einmaliger Effekt wäre zu erwarten gewesen, da im Ausland bereits sehr viel kürzere Verweildauern realisiert werden und somit medizinisch umsetzbar erscheinen. Eine weitere Auffälligkeit betrifft die Fahlzahl, welche als einzige Messgröße durch die DRG-Einführung einen Wendepunkt erreichte. Nach Einführung der DRGs sank die Fallzahl erstmals, schwenkte danach jedoch wieder auf einen Wachstumskurs und hat mittlerweile ihre historischen Höchststände wieder erreicht. Entgegen den Erfahrungen aus den USA haben DRGs in Deutschland somit noch nicht zu einer generellen Strukturveränderung in der akutstationären Versorgung geführt. Abweichende Rahmenbedingungen, insbesondere hinsichtlich der Fallzahlsteuerung, der Kontrollmöglichkeiten der Krankenversicherung und der Anreize zur Verlagerung von Fällen in die ambulante Versorgung, mögen hierfür ursächlich sein.

9.4 Kopfpauschalen in der regionalen Versorgung

In der Regel werden Kopfpauschalen eingesetzt, um für einen definierten Zeitraum ein zuvor abgeschätztes Ausgabenrisiko auf den Versorger zu übertragen. Die Krankenversicherung vereinbart somit mit dem Versorger einen finanziellen Betrag, für welchen sich der Versorger (oder eine Gruppe von Versorgern) verpflichtet, für eine definierte Zeitperiode (etwa ein Jahr) alle vertraglich vereinbarten Leistungen zu erbringen. Den Betrag erhält der Versorger unabhängig davon, ob die Versicherten tatsächlich eine Leistung in Anspruch nehmen oder nicht. Kopfpauschalen verschieben somit das Versicherungsrisiko zwischen der Krankenversicherung und Versorgern hin zu Letzteren. Der Unterschied zur Fallpauschale besteht darin, dass diese nur bei tatsächlicher Inanspruchnahme der Leistung abgerechnet werden kann. Die Kopfpauschale hingegen vergütet nicht die Inanspruchnahme, sondern das Recht auf Inanspruchnahme.

Kopfpauschalen können mit einer regionalen Komponente kombiniert werden, etwa der Versorgung eines Landkreises oder Bundeslandes. Sie können sich jedoch auch auf ein medizinisches Gebiet begrenzen, etwa Notfallversorgung, Prävention oder chirurgische Eingriffe.

Aus der Theorie ist ableitbar, dass Kopfpauschalen einen umfassenderen Anreiz zur Effizienz setzen als Fallpauschalen. Die Optimierung der Leistungserbringung wird nicht nur auf betriebswirtschaftlicher Ebene angestrebt, sondern auch für die gesamte Gruppe der Versorger, welche die Vergütung über Kopfpauschalen erhalten. Sie werden demnach unnötige Überweisungen innerhalb der Gruppe vermindern und Präventionsmaßnahmen ausweiten, sofern diese zukünftige Inanspruchnahmen der Versorger reduzieren helfen (Sachverständigenrat 2003). Jedoch sind die Anreize stark von der konkreten Ausgestaltung der Verträge abhängig. So dürften Präventionsmaßnahmen nur ausgebaut werden, wenn die Versorger eine Aussicht darauf haben, die Erfolge der Prävention durch verminderte Inanspruchnahme ebenfalls genießen zu können. Dies wird dann der Fall sein, wenn die vertragliche Vereinbarung über Kopfpauschalen einen genügend langen Zeitraum – in der Regel mehrere Jahre – abdeckt.

Mögliche negative Auswirkungen von Kopfpauschalen sind Risikoselektion und Unterversorgung. Ebenso wie bei Fallpauschalen besteht aus Sicht der Versorger der Anreiz, nach Möglichkeit nur Versicherte mit erwartbar geringer Inanspruchnahme in die Verträge einzuschließen. Nach erfolgter Aufnahme der Versicherten in Verträge besteht die Gefahr, dass ihnen vom Versorger selbst medizinisch notwendige Leistungen vorenthalten oder nicht angemessen zugänglich gemacht werden.

Mögliche positive Auswirkungen der Kopfpauschalen liegen in der weitgehenden Verlagerung von Effizienzanreizen auf die Versorger. Beispielsweise wird eine solche Gruppe von Versorgern unnötige Überweisungen unterlassen, kostenintensive Einweisungen ins Krankenhaus reduzieren und die Verschreibung von teuren Arzneimitteln ersetzen, sofern die Kopfpauschalen diese Leistungen jeweils bereits abdecken. Gegenüber der Fallpauschale wird der Effizienzanreiz somit auf weite Teile der gesellschaftlichen Sicht ausgedehnt. Jedoch kann umgekehrt auch eine Unterversorgung auftreten (Rice 2003).

9.4.1 Vergütung der Kassenärztlichen Vereinigungen

Kopfpauschalen werden in Deutschland im Bereich der Vergütungsregelungen zwischen Kassenärztlichen Vereinigungen und Krankenkassen eingesetzt. Dabei werden den Kassenärztlichen Vereinigungen von den Krankenkassen jährliche Pauschalbeträge zugewiesen, welche die gesamte ambulante vertragsärztliche Versorgung abdecken. Somit entstehen für die Krankenkassen keine Mehrkosten, sofern ihre Versicherten häufiger zum niedergelassenen Arzt gehen. Umgekehrt profitieren sie nicht, sofern weniger Arztbesuche in Anspruch genommen werden. Zu beachten ist jedoch, dass die bei Vertragsarztbesuchen verschriebenen Arzneimittel außerhalb der Gesamtvergütung der Kassenärztlichen Vereinigungen erstattet werden und nicht aus dem per Kopfpauschalen ermittelten Budget der Kassenärztlichen Vereinigungen.

Ab dem Jahr 2009 treten in der Gesamtvergütung über Kopfpauschalen zwischen Krankenkassen und Kassenärztlichen Vereinigungen einige wesentliche Neuerungen in Kraft. Während die Höhe der Kopfpauschalen zuvor historisch fortentwickelt wurde (beginnend mit einer Festlegung im Jahre 1991) und sich nur unzulänglich an der Morbidität der Mitglieder orientierte, werden zukünftig Altersstruktur und Morbidität der Versicherten unmittelbar abgebildet. Die Gesamtvergütung wird jährlich entsprechend angepasst und zwischen den Landesverbänden der Krankenkassen und der Kassenärztlichen Vereinigungen ausgehandelt. Der Bewertungsausschuss beschließt dazu Verfahren zur Ermittlung der Morbidität, zu Anpassungen des Volumens und zur Abschätzung von Wirtschaftlichkeitsreserven. Es sollen diagnosebezogene Risikoklassen gebildet werden. Technisch umgesetzt wird dies durch ein Institut des Bewertungsausschusses, welches von der Kassenärztlichen Bundesvereinigung und den Kassenverbänden zum 30.04.2007 gegründet wurde.

Diese Anwendung der Kopfpauschalen zur Finanzierung der Kassenärztlichen Vereinigungen ist international eher ein Ausnahmefall. Gefahren aus einer Risikoselektion entstehen bei diesem Verfahren zwischen

Krankenkassen und Kassenärztlichen Vereinigungen nicht, da die gesamte versicherte Population einbezogen wird. Im Vordergrund steht vielmehr die gestaffelte Verteilung der Gesamtvergütung an die Vertragsärzte. Die historisch gewachsenen Strukturen der Kassenärztlichen Vereinigungen und der durch sie repräsentierten Vertragsärzte können durch diese Konstruktion die Verteilung der Finanzmittel in weitgehender Autonomie durchführen.

9.4.2 Regionalverträge

Einen weiteren und neueren Einsatzzweck von Kopfpauschalen in Deutschland stellt die Möglichkeit des Abschlusses von Regionalverträgen zwischen Krankenkassen und Gruppen von Ärzten dar. Dieses Verfahren würde somit für die betroffene Arztgruppe das Verfahren mit den Kassenärztlichen Vereinigungen ersetzen.
In § 73c SGB V wird die den Regionalverträgen zugrunde liegende besondere ambulante ärztliche Versorgung definiert als ein freiwilliges Angebot der Krankenkassen an ihre Versicherten. Die Versicherten erklären ihre freiwillige Teilnahme an der besonderen ambulanten ärztlichen Versorgung, indem sie sich verpflichten, nur die vertraglich gebundenen Versorger in Anspruch zu nehmen, wobei Überweisungen möglich sind. Der Versicherte ist an diese Verpflichtung mindestens ein Jahr gebunden. Der Umfang dieser Verträge kann sowohl die gesamte ambulante ärztliche Versorgung als auch einzelne Bereiche umfassen.
Die Finanzierung der teilnehmenden Arztgruppe könnte über Kopfpauschalen erfolgen, deren Bemessung auf dem Verfahren beruht, welches auch der Ermittlung der Pauschalen für die Kassenärztlichen Vereinigungen zugrunde liegt. Da die besondere ambulante Versorgung auf der freiwilligen Einschreibung der Versicherten beruht, ist eine Risikoselektion generell möglich. Die differenzierte Abbildung der Ausgabenrisiken bei der Festlegung der Kopfpauschalen ist daher von hoher Bedeutung. Die Bindung von einem Jahr für die Versicherten lässt jedoch nicht vermuten, dass Präventionsmaßnahmen in diesem Zeitraum bereits Kosteneffektivität zeigen können.

9.5 Zusammenfassung

Vergütungsformen können erhebliche Auswirkungen auf die gesundheitliche Versorgung, ihre Qualität und den Zugang sowohl für Versicherte als auch für die Versorger haben. Dies betrifft nicht nur die Höhe der Vergütung, sondern auch die Art und Weise, wie Leistungen mit Erlösen verknüpft werden.
Es scheint Evidenz dafür zu bestehen, dass die technische Effizienz und die Kosteneffizienz durch eine Vergütung basierend auf Fallpauschalen und Kopfpauschalen erhöht werden gegenüber einer an den Einzelleistungen orientierten Vergütung. Aussagen zu Auswirkungen auf die Qualität sind hingegen kaum zu treffen, da vorliegende Studien entweder in der Wahl der Qualitätsindikatoren unzulänglich sind oder mögliche andere Einflussfaktoren auf die Qualität nicht genügend berücksichtigt werden konnten. Insbesondere für Deutschland fehlen Studien zum Zusammenhang von Vergütungssystemen, Zugang und Qualität völlig. Eine unmittelbar nach Einführung einer Pauschalierung eintretende Gewinnmaximierung zulasten der Versorgungsqualität konnte jedoch in der Praxis zumindest im internationalen Umfeld nicht beobachtet werden (Coulam u. Gaumer 1991; Davis et al. 1995; Rice 2003). Ebenso verhält es sich mit den Auswirkungen auf den Zugang für Patienten und Versorger.
Ein optimales Vergütungssystem, welches für alle Sektoren und alle Gesundheitssyste-

me angestrebt werden sollte, existiert nicht. Vielmehr sind nicht nur historisch gewachsene Kapazitäten, Gewohnheiten der Versorgung und verfügbares Wissen zu berücksichtigen, sondern auch die jeweiligen nationalen oder gar regionalen Abläufe der Behandlung. Diese sind trotz aller Internationalisierung der Forschung und wachsender Ausrichtung der Gesundheitsversorgung an verfügbarer Evidenz weiterhin heterogen. Die Strukturen der Leistungserstellung bestimmen jedoch maßgeblich, ob Vergütungsformen ihre Wirksamkeit entfalten können und ob Ausweichreaktionen der Versorger möglich erscheinen.

Cunningham (2004) hat den Vorschlag gemacht, insbesondere im Bereich der Primärarztversorgung die Einzelleistungsvergütung aufrechtzuerhalten und Kopfpauschalen dort nicht einzusetzen, selbst wenn deren mögliche negative Auswirkungen mit entsprechenden Qualitätskontrollen unterbunden würden. Die Einzelpraxis sei weiterhin die beherrschende Institution im primärärztlichen Versorgungssystem. Alle Versuche, größere Einheiten der Primärversorgung zu schaffen, seien (auch in den USA) gescheitert. In Einzelpraxen sei eine Risikoadjustierung und Messung der Qualität oder Performanz jedoch statistisch schwierig. Zudem könnte einer einzelnen Arztpraxis kaum die Verantwortung für Qualität zugemessen werden, wenn das Gesundheitssystem zunehmend mit komplexen chronischen Erkrankungen konfrontiert sei, die eine interdisziplinäre Versorgung erfordern. Eine dritte Hürde bestehe darin, dass einzelne Krankenkassen oft nicht genügend Marktanteile aufweisen, um für den einzelnen Arzt eine aussagekräftige Leistungs- oder Qualitätsstatistik zu erstellen.

Diese Sichtweise wurde von Korn (2004) kritisiert, weil sie Finanzierungsfragen mit Organisationsfragen vermische. Demnach sei die einzelne Arztpraxis zweifellos der Kern aller Reformbemühungen, jedoch sei diese oftmals mit der Komplexität von medizinischen Entscheidungen überfordert. Fehlentscheidungen seien meist nicht dem Vergütungssystem anzulasten. Notwendig sei daher insbesondere eine Flankierung der Vergütung mit organisatorischen Hilfen, wie Zweitmeinungen.

Angesichts der in Deutschland in den vergangenen Jahren beobachtbaren Entwicklungen scheint eine Verlagerung des Versicherungsrisikos auf den Versorger, ob durch Fallpauschalen oder Kopfpauschalen, jedoch weiter zuzunehmen. Hierzu hat auch die Herausbildung von größeren Versorgereinheiten, seien es Arztnetze, Arztverbände, medizinische Versorgungszentren oder auch Verbünde von Krankenhäusern und Vertragsärzten, maßgeblich beigetragen. Diese wiederum basieren maßgeblich auf der verbesserten Nutzung von Infrastrukturen, Datenaustausch und elektronischen Patientenakten. Hinzu kommen neue Ansätze der Vergütung, etwa die Koppelung von Entgelten der Versorgung mit Entgelten für den Erfolg der Behandlung.

Literatur

Averill RF, Goldfield NI, Gregg LW, Grant TM, Shafir BV, Mullin RL. Development of a Prospective Payment System for Hospital-Based Outpatient Care. 3M HIS Research Report 1997a.

Averill RF, Goldfield NI, Gregg LW, Shafir BV. Evaluation of a prospective payment system for hospital-based outpatient care. J Ambul Care Manage 1997b; 20: 31–48.

Balkrishnan R, Hall MA, Mehrabi D, Chen GJ, Feldman SR, Fleischer AB Jr. Capitation payment, length of visit, and preventive services: evidence from a national sample of outpatient physicians. Am J Manag Care 2002; 8: 332–40.

Breyer F, Zweifel P. Gesundheitsökonomie. 3. Aufl. Berlin: Springer 1999.

Coulam RF, Gaumer GL. Medicare's prospective payment system: a critical appraisal. Health Care Financ Rev Annu Suppl 1991; 45–77.

Cunningham R. Professionalism reconsidered: physician payment in a small-practice environment. Health Aff (Millwood) 2004; 23: 36–47.

Davis DA, Thomson MA, Oxman AD, Haynes RB. Changing physician performance. A systematic review of the effect of continuing medical education strategies. JAMA 1995; 274: 700–5.

Dranove D, Satterthwaite MA. The industrial organization of health care markets. In: Culyer AJ, Newhouse JP. Handbook of Health Economics. Amsterdam: Elsevier 2000; 1093–139.

Ellis RP. Creaming, skimping and dumping: provider competition on the intensive and extensive margins. J Health Econ 1998; 17: 537–55.

Fetter RB, Shin Y, Freeman JL, Averill RF, Thompson JD. Case mix definition by diagnosis-related groups. Med Care 1980; 18 (Suppl) iii: 1–53.

Fetter RB. Hospital payment based on diagnosis-related groups. J Soc Health Syst 1992; 3: 4–15.

Gosden T, Forland F, Kristiansen IS, Sutton M, Leese B, Giuffrida A, Sergison M, Pedersen L. Capitation, salary, fee-for-service and mixed systems of payment: effects on the behaviour of primary care physicians. Cochrane Database Syst Rev 2000; (3): CD002215.

Gosden T, Pedersen L, Torgerson D. How should we pay doctors? A systematic review of salary payments and their effect on doctor behaviour. QJM 1999; 92: 47–55.

Kassenärztliche Bundesvereinigung (KBV). EBM 2008: ein Meilenstein für die Zukunft. Köln: Deutscher Ärzte-Verlag 2008.

Kolb DS, Clay SB. Ambulatory care groupings: when, how, and the impact on managed care. J Ambul Care Manage 1994; 17: 29–38.

Korn A. Professionalism reconsidered: physician payment from a health plan perspective. Health Aff (Millwood) 2004; 23: 48–50.

Levaggi R. Hospital health care: pricing and quality control in a spatial model with asymmetry of information. Int J Health Care Finance Econ 2005; 5: 327–49.

Lüngen M. Ambulante Behandlung im Krankenhaus. Zugang, Finanzierung, Umsetzung. Berlin: LIT 2007.

Lüngen M, Lauterbach K. Upcoding – eine Gefahr für den Einsatz von DRGs (Diagnosis Related Groups)? Dtsch Med Wochenschr 2000; 125: 852–6.

Lüngen M, Lauterbach K. Ausmaß und Ursachen von Kodierproblemen bei pauschalierender Vergütung mit DRG (Diagnosis-Related Groups). Dtsch Med Wochenschr 2001a; 126: 1449–53.

Lüngen M, Lauterbach K. Verbessern oder verschlechtern DRG die Versorgungsqualität? Der Chirurg BDC 2001b; 40: 270–2.

Lüngen M, Lauterbach K. Ergebnisorientierte Vergütung bei DRG. Qualitätssicherung bei pauschalierender Vergütung stationärer Krankenhausleistungen. Heidelberg: Springer 2002a.

Lüngen M, Lauterbach K. Qualitätssicherung auf der Basis der DRG-Finanzierung. Z Sozialreform 2002b; 48: 133–63.

Lüngen M, Lauterbach K. Pauschalierte Vergütung in der medizinischen Rehabilitation. Rehabilitation 2003a; 42: 136–42.

Lüngen M, Lauterbach K. DRG in deutschen Krankenhäusern. Umsetzung und Auswirkungen. Stuttgart, New York: Schattauer 2003b.

Medicare Payment Advisory Commission (MedPAC). Assessing the design and impact of the hospital outpatient prospective payment system. Report to Congress: Selected Medicare Issues June 2000.

Rice T. The Economics of Health reconsidered. 2nd ed. Chicago: Health Administration Press 2003.

Rogers WH, Draper D, Kahn KL, Keeler EB, Rubenstein LV, Kosecoff J, Brook RH. Quality of care before and after implementation of the DRG-based prospective payment system. A summary of effects. JAMA 1990; 264: 1989–94.

Sachverständigenrat für die Konzertierte Aktion im Gesundheitswesen. Finanzierung, Nutzerorientierung und Qualität. Gutachten 2003. http://www.svr-gesundheit.de (10. November 2009).

Scott A. Economics of general practice. In: Culyer AJ, Newhouse JP. Handbook of Health Economics. Amsterdam: Elsevier 2000: 1175–200.

Shen YC. The effect of financial pressure on the quality of care in hospitals. J Health Econ 2003; 22: 243–69.

Stern RS, Epstein AM. Institutional responses to prospective payment based on Diagnosis-Related Groups. N Engl J Med 1985; 312: 621–7.

10 Formen der Versorgung mit medizinischen Leistungen

Markus Lüngen

Das deutsche Gesundheitssystem ist stark von sektoralen Untergliederungen bestimmt. Darunter versteht man insbesondere die Trennung von ambulanter und akutstationärer Versorgung. Zugang, Finanzierung und Qualitätssicherung unterliegen für die stationäre und die ambulante Versorgung jeweils eigenen Mechanismen und korporatistisch geregelten Zuständigkeiten.

In den vergangenen Jahren haben sich mehrere Initiativen im Rahmen von Gesundheitsreformen darum bemüht, diese sektorale Trennung aufzugeben oder zumindest durchlässiger zu machen. Hintergrund ist die Überlegung, dass Krankheitsbilder zunehmend einer interdisziplinären Versorgung bedürfen, die sich über klinische Fachgebiete und Organisationsformen hinweg erstrecken muss. Die derzeit vorherrschenden Versorgungsformen in Deutschland, die Praxis des niedergelassenen Arztes und das Akutkrankenhaus, können diese Versorgung jedoch nicht immer optimal unterstützen. Im Ausland wird daher vielfach der Facharzt des Krankenhauses organisatorisch ebenfalls für die dauerhafte ambulante Behandlung eingesetzt. Auch Finanzierungsformen, welche sowohl ambulante als auch stationäre Versorgung über eine längere Zeitperiode umfassen, sind im Ausland teilweise stärker vertreten als in Deutschland.

Vor diesem Hintergrund werden nachfolgend mehrere Initiativen zur Etablierung neuer Versorgungsformen in Deutschland vorgestellt und analysiert. Sie sollen exemplarisch verdeutlichen, welche Überlegungen zu ihrer Entstehung beigetragen haben, welche Verbreitung sie gefunden haben und welche möglichen Anreize bzw. auch kritischen Ergebnisse sie auslösen können.

10.1 Hausarztzentrierte Versorgung

Die hausarztzentrierte Versorgung (auch: Hausarztmodelle) hat das Ziel, die Stellung der Hausärzte im Versorgungsablauf zu stärken. In der Regel sehen Hausarztmodelle vor, dass der Patient zunächst seinen Hausarzt aufsuchen muss, bevor er einen Facharzt oder auch eine Krankenhausbehandlung in Anspruch nehmen darf (sog. **Gate-Keeping-Funktion** des Hausarztes). Die Rechte des Hausarztes zur Behandlung beziehungsweise die Stärke der Sanktionen bei Nichtbeachtung durch die Patienten können innerhalb der Hausarztmodelle unterschiedlich ausgestaltet sein. Hausarztmodelle werden in der Regel als eine Form der **Managed Care** gesehen, also einer Neuordnung der (Vertrags-)Beziehungen zwischen Versicherten, Krankenkassen und Leistungsanbietern (Arnold et al. 1997; Glied 2000; Sekhri 2000).

Die mit der hausarztzentrierten Versorgung verbundenen Ziele bestehen meist in einer Verbesserung der Versorgungsqualität und einer Eindämmung der Kosten. Die Qualität der Versorgung soll verbessert werden, indem der Hausarzt alle Behandlungsschritte über womöglich mehrere Grunderkrankungen des Patienten koordiniert und widersprüchliche bzw. doppelte Untersuchungen und Medikationen aufdeckt. Im Extremfall, ohne jede hausärztliche Koordination, müsste der Patient diese Abstimmung selbst übernehmen bzw. ein von ihm benannter Facharzt.

In § 73b SGB V („Hausarztzentrierte Versorgung“) ist festgelegt, dass die Krankenkassen ihren Versicherten eine hausarztzentrierte Versorgung anzubieten haben. Es handelt sich somit um ein verpflichtendes Angebot der Krankenkassen. Die Anforderungen an die hausarztzentrierten Versorgungen sind im Gesetz wie folgt gefasst:

- Die teilnehmenden Hausärzte müssen an strukturierten Qualitätszirkeln zur Arzneimitteltherapie teilnehmen, welche unter Leitung entsprechend geschulter Moderatoren stattfinden.
- Die Behandlung muss nach für die hausärztliche Versorgung entwickelten evidenzbasierten, praxiserprobten Leitlinien erfolgen.
- Die Hausärzte müssen ihrer Fortbildungspflicht durch Teilnahme an Fortbildungen genügen, welche sich auf hausarzttypische Behandlungsprobleme konzentrieren, wie patientenzentrierte Gesprächsführung, psychosomatische Grundversorgung, Palliativmedizin, allgemeine Schmerztherapie oder Geriatrie.
- Erforderlich ist die Einführung eines praxisinternen, auf die besonderen Bedingungen einer Hausarztpraxis zugeschnittenen, indikatorgestützten und wissenschaftlich anerkannten Qualitätsmanagements.

Für die Versicherten ist die Teilnahme an der hausarztzentrierten Versorgung freiwillig, jedoch für jeweils ein Jahr bindend. Bei Zustimmung wählt der Versicherte einen Hausarzt aus, welcher den Anforderungen genügt, und verpflichtet sich, nur auf Überweisung dieses Hausarztes anderweitige ambulante Versorgung in Anspruch zu nehmen. Ausnahmen bei der Inanspruchnahme sind Augenärzte und Frauenärzte. Gemäß § 53 Abs. 3 SGB V regeln Krankenkassen in ihrer Satzung, welche Vergünstigungen Versicherte für ihre Teilnahme an der hausarztzentrierten Versorgung erwarten können. Entsprechende Tarife sind vorzusehen, etwa Prämienzahlung oder Zuzahlungsermäßigungen für den Versicherten.

Die Krankenkassen müssen für das Angebot der hausarztzentrierten Versorgung Verträge mit den geeigneten Ärzten abschließen. Dies können Einzelpraxen oder Praxisgemeinschaften sein, welche hausärztlich tätig sind. Auch mit den Kassenärztlichen Vereinigungen kann ein entsprechender Vertrag geschlossen werden. Ein Anspruch auf Vertragsschluss besteht für den Hausarzt jedoch nicht.

10.1.1 Verbreitung

Die hausarztzentrierte Versorgung fand bis ins Jahr 2008 keine überragende Verbreitung in Deutschland. Ursache hierfür war die Unsicherheit, ob sich aus der Konstruktion tatsächlich Effizienzgewinne für die Krankenkassen ableiten lassen. Die Krankenkassen mussten fürchten, dass die für Organisation und zu zahlende Boni anfallenden Ausgaben nicht durch messbare Einsparungen wieder kompensiert werden können.

Im Hinblick auf die Kosten der Versorgung zielt die hausarztzentrierte Versorgung in Deutschland in der Regel auf eine Reduzierung der stationären Einweisungen sowie einen Ersatz teurer Medikationen beispielsweise durch Generika. Diese beiden Zielrichtungen ergeben sich aus der speziellen Vergütungssituation in Deutschland. So war es bis zum Jahr 2008 für die Krankenkassen finanziell wenig bedeutsam, ob ein Patient häufiger niedergelassene Fachärzte aufsuchte, da diese Besuche mit einer prospektiv vereinbarten Pauschalsumme jährlich bereits über die Kassenärztlichen Vereinigungen abgedeckt waren. Danach übernahmen die gesetzlichen Krankenkassen das aus einer steigenden Morbidität entstehende Risiko für stärkere Inanspruchnahme bzw. höhere Leistungsausgaben. Da die Morbidität

über die beim niedergelassenen Arzt kodierten Behandlungen ermittelt wird, konnte auch eine Reduzierung der Konsultationen in den Blickpunkt einer Programmausrichtung rücken.
Für die Krankenkassen ergab sich somit keine Einsparung, sofern der Hausarzt Facharztbesuche reduzieren half. Jeweils unmittelbar kostenwirksam wurden jedoch Aufenthalte im Krankenhaus und die bei den Besuchen ambulant verschriebenen Arzneimittel. Zudem wird bei einem gewissen Anteil der Hausarztbesuche auch weiterhin ein Facharztbesuch additiv notwendig bleiben. Wären beide Zugangswege (Hausarztbesuch plus Facharztbesuch versus unmittelbarer Facharztbesuch) mit gleichen Leistungsausgaben versehen, hätte eine Verlagerung auf den Hausarzt aus Kostenüberlegungen heraus wenig Sinn.
Attraktiver war es für Krankenkassen bis 2008, entsprechende Versorgungsmodelle etwa durch Verträge zur **Integrierten Versorgung** anzubieten, da hier eine Anschubfinanzierung aus einem Beitragspool bis Ende 2008 vorhanden war. Daher hielt sich die Verbreitung von Hausarztmodellen bis ins Jahr 2009 in engen Grenzen. Trotz der verpflichtenden Einführung durch das Gesetz kam die Versorgungsform nicht zu breiter Anwendung. Wirksame gesetzliche Sanktionen gegenüber den Krankenkassen bei Nichteinführung der hausarztzentrierten Versorgung fehlten.
Inwieweit sich die Verbreitung der hausarztzentrierten Versorgung ab 2009 ändern wird, ist offen. Die Kriterien für teilnehmende Arztpraxen wurden expliziter formuliert, zudem wurde der Abschluss von flächendeckenden Verträgen über Gemeinschaften von Hausärzten oder auch er Kassenärztliche Vereinigungen erleichtert. Dies senkt die Vertragskosten für die Krankenkassen erheblich. Zudem läuft das Alternativmodell des Abschlusses von Verträgen zur Integrierten Versorgung aus.

In den USA hat unter dem Schlagwort **„Medical Home“** eine der hausarztzentrierten Versorgung ähnliche Initiative begonnen. Zunächst getragen von der kinderärztlichen Versorgung, sollen in einem Medical Home alle primärärztlichen Belange zusammengeführt werden. Dies betrifft die Einbeziehung der gesamten Familie (hier zugeschnitten auf Kinder) und insbesondere die kontinuierliche Versorgung durch eine Arztpraxis. Dieses Problem scheint in den USA, wo durch den Wechsel des Arbeitgebers auch der Versicherungsschutz und damit die behandelnden Ärzte wechseln, ein ausgeprägteres Problem zu sein. Die Zielrichtung einer konzentrierten und abgestimmten Behandlung hat das Konzept jedoch mit der hausarztzentrierten Versorgung gemein.

10.1.2 Diskussion

Insgesamt haben Hausarztmodelle das Ziel einer Konzentration der Versorgung in niedrigeren Versorgungsstufen. Weitgehend ungeklärt ist, inwieweit dies die Qualität der Versorgung absenkt oder steigert bzw. inwieweit zuvor in Deutschland eine zu hohe Versorgungsstufe mit geringem Kosten-Effektivitäts-Verhältnis in der Versorgung bestand.
Positive Auswirkungen auf die Qualität sind denkbar, sofern die Koordinationsfunktion des Hausarztes Überversorgung vermeidet und die Abstimmung der Versorgungsprozesse optimiert. Negative Auswirkungen sind möglich, wenn eine Weiterleitung des Patienten an höhere Versorgungsstufen unterbleibt oder verzögert stattfindet (bzw. aus Unkenntnis des Hausarztes zu häufig erfolgt). Eine entsprechende fachliche Kompetenz der Hausärzte zur Erkennung komplexer Fälle wäre daher eine unabdingbare Voraussetzung für die Einführung. Der Gesetzgeber hat deshalb festgelegt, dass nur besonders qualifizierte Hausärzte beteiligt

werden dürfen. Ungeklärt ist, inwieweit diese laut Gesetzestext offensichtlich mögliche Trennung der Hausärzte in verschiedene Qualitätsstufen generell eine Diskussion über die Versorgungsstandards aufwirft. Da die hausarztzentrierte Versorgung aus gesellschaftlicher Sicht sowohl effizienter sein als auch qualitativ höher stehen soll als die Normalversorgung, wäre sie dominant gegenüber anderen (bzw. dem gegenwärtigen) Versorgungssystemen. Andererseits stehen die qualitativ hoch stehenden Hausärzte generell auch außerhalb der hausarztzentrierten Versorgung (beziehungsweise vor Einführung der hausarztzentrierten Versorgung) zur Verfügung, sodass sich die Frage stellt, ob auf die mindere Qualität anderer Hausärzte aus Gründen der Patientensicherheit hingewiesen werden muss. Dabei ist zu beachten, dass zwar alle an der hausarztzentrierten Versorgung teilnehmenden Hausärzte *per definitionem* einen hohen Qualitätsstandard erfüllen, jedoch im Umkehrschluss nicht alle nicht teilnehmenden Hausärzte eine weniger hohe Qualität aufweisen. Kein Hausarzt kann verpflichtet werden, an Verträgen der hausarztzentrierten Versorgung teilzunehmen.

In Bezug auf den Zugang für Patienten zur Versorgung stellt die hausarztzentrierte Versorgung für das deutsche Gesundheitswesen einen bedeutsamen Einschnitt dar. Anders als bei anderen einzelvertraglichen Neuerungen im Rahmen des Gesundheitssystem-Modernisierungsgesetzes (GMG), wie Hochspezialleistungen oder Integrierte Versorgung, betrifft die hausarztzentrierte Versorgung *per definitionem* die gesamte Breite der Krankheitsbilder und übt potenziell Einfluss auf die gesamte Tiefe der Behandlungskette aus. Der Marktzutritt wird somit für die Nachfrager (Versicherte und Patienten) eingeschränkt. Aus den ermittelbaren finanziellen Vorteilen für den Patienten (in der Regel maximal 20 bis 30 Euro jährlich pro erwachsenem Versicherten) kann indirekt auf die Zahlungsbereitschaft für eine freie Wahl der Ärzte geschlossen werden. Zu beachten ist jedoch, dass die Wahl des Facharztes nicht eingeschränkt ist und möglicherweise eher solche Patienten die hausarztzentrierte Versorgung wählen, die sich auch in der Vergangenheit bereits auf einen Hausarzt festgelegt hatten, sodass es zu Mitnahmeeffekten kommen kann.

Empirisch konnte im Ausland gezeigt werden, dass ein Zugangsleitsystem, wie es die hausarztzentrierte Versorgung darstellt, immer dann besonders wirkungsvoll ist, wenn eine Knappheit an (Fach-)Ärzten besteht. Trifft der Patient auf sehr viele Ärzte bzw. haben diese noch freie Kapazitäten, erfolgt latent eine anbieterinduzierte Nachfrage, welche den Zulauf zu Fachärzten wieder verstärkt. Diese Induzierung kann mittels der Arzt-Patienten-Kommunikation erfolgen, in der eine Vorteilhaftigkeit des freien Zugangs suggeriert wird, oder aber über die Krankenkassen, welche den freien Zugang als besondere Leistung an ihre Versicherten (wieder) als vertragliche Leistungsdiversifizierung anbieten.

10.2 Medizinische Versorgungszentren (MVZ)

MVZ stellen eine neue Organisationsform in der ambulanten Versorgung dar, die gleichberechtigt neben den freiberuflich tätigen, niedergelassenen Arzt tritt. Durch die Einrichtung des medizinischen Versorgungszentrums wird im ambulanten vertragsärztlichen Bereich eine Tätigkeit des Arztes im Angestelltenverhältnis ermöglicht. Offensichtlich soll laut Gesetzesbegründung insbesondere jungen Ärzten eine Möglichkeit gegeben werden, an der vertragsärztlichen Versorgung teilnehmen zu können, ohne die mit einer Praxisgründung verbundenen wirtschaftlichen Risiken eingehen zu müssen.

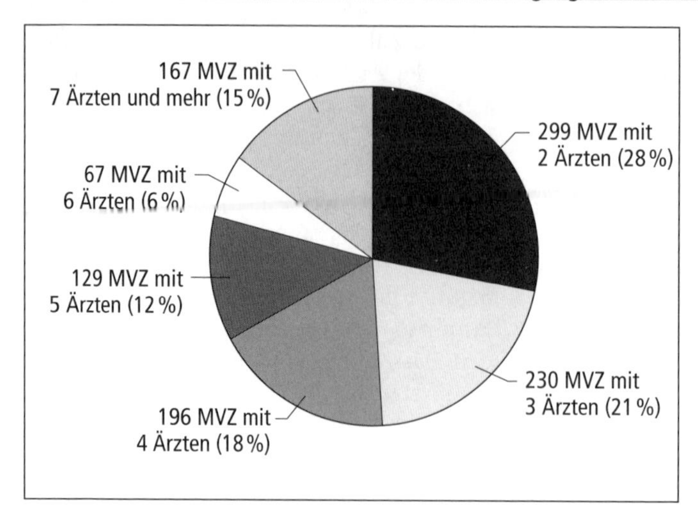

Abb. 10.2-1 Arbeitsgröße der medizinischen Versorgungszentren (MVZ), Stand Mitte 2008 (Quelle: Kassenärztliche Bundesvereinigung; www. kbv.de). Zwei Drittel der MVZ arbeiten mit 2–4 Ärzten. Durchschnittlich sind in einem MVZ 4,4 Ärzte tätig.

Gemäß § 95 SGB V sind medizinische Versorgungszentren fachübergreifende ärztlich geleitete Einrichtungen, in denen Ärzte als Angestellte oder Vertragsärzte tätig sind. Fachübergreifend bedeutet, dass mindestens 2 verschiedene Facharztrichtungen oder medizinische Schwerpunkte vertreten sind. Ein ausschließlicher Zusammenschluss von Ärzten einer Fachrichtung ist somit nicht möglich. Dies wäre beispielsweise als **Gemeinschaftspraxis** realisierbar. Die Besonderheit der medizinischen Versorgungszentren liegt darin, dass sowohl freiberuflich tätige Vertragsärzte als auch angestellte Ärzte unter einem Dach praktizieren können. Da medizinische Versorgungszentren auch von Krankenhausträgern gegründet werden können, bietet es sich an, den Einsatz von zuvor ausschließlich als Krankenhausarzt tätigen Medizinern sowohl in der stationären als auch der ambulanten Versorgung in medizinischen Versorgungszentren zu erproben. Der Facharztstatus ist dazu ebenso notwendig wie eine (anteilige) Zulassung als Vertragsarzt.

Durch medizinische Versorgungszentren wird die Zahl der in der vertragsärztlichen Versorgung tätigen Ärzte (beziehungsweise deren Behandlungsvolumen) allerdings nicht erhöht. Vielmehr werden lediglich bestehende Kapazitäten umverteilt, da auch die in medizinischen Versorgungszentren angestellten Ärzte eine Zulassung durch die Kassenärztlichen Vereinigungen aufweisen müssen.

Die Einführung von medizinischen Versorgungszentren führt somit insgesamt dazu, dass ein niedergelassener Arzt prinzipiell frei wählen kann zwischen dem Status eines freiberuflich tätigen Arztes oder dem eines angestellten Arztes in einem Versorgungszentrum. Bereits niedergelassene Ärzte können in medizinische Versorgungszentren wechseln. Die Kassenärztlichen Vereinigungen haben prinzipiell keinen Einfluss auf die Gründung oder das Tätigwerden von medizinischen Versorgungszentren.

10.2.1 Verbreitung

Nach Angaben der Kassenärztlichen Bundesvereinigung existierten zur Jahresmitte 2008 1 088 medizinische Versorgungszentren mit 4 803 darin tätigen Ärzten. Davon waren 74 % (3 573) im Anstellungsver-

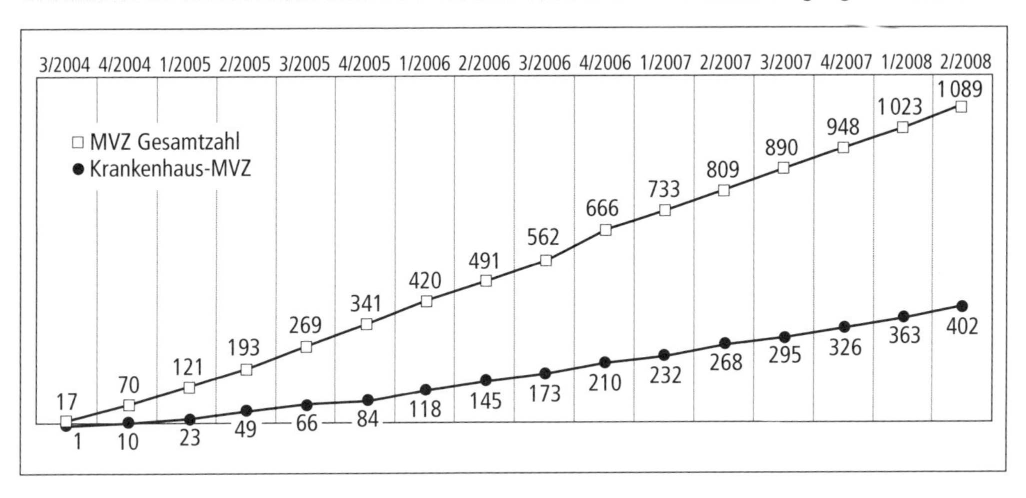

Abb. 10.2-2 Anzahl der medizinischen Versorgungszentren nach Jahren (Quelle: Kassenärztliche Bundesvereinigung; www.kbv.de). Die Anzahl der MVZ insgesamt sowie die Anzahl der Krankenhaus-MVZ steigen stetig.

hältnis tätig. Die häufigsten an medizinischen Versorgungszentren beteiligten Facharztgruppen waren Allgemeinärzte und Internisten. Die mittlere Größe eines medizinischen Versorgungszentrums betrug 4,4 Ärzte. Vorwiegend getragen wurden die Zentren von Vertragsärzten (56 %) und Krankenhäusern (37 %). Die mit Abstand meisten medizinischen Versorgungszentren wurden in Bayern gegründet (233), gefolgt von Berlin (117) und Schleswig-Holstein (103).

Abbildung 10.2-1 zeigt, dass 2 Drittel der medizinischen Versorgungszentren mit weniger als 4 Ärzten arbeiten, 28 % sogar nur mit 2 Ärzten. Hierbei scheint somit eher eine Verbesserung der **Abrechnungsmöglichkeiten** für ambulante Behandlungen im Vordergrund gestanden zu haben, weniger die bessere Integration der Versorgung.

Bisher nahm die Zahl der Gründungen von medizinischen Versorgungszentren sehr konstant zu. Abbildung 10.2-2 zeigt, dass sowohl die Gesamtzahl der medizinischen Versorgungszentren als auch die in Trägerschaft der Krankenhäuser befindlichen Gründungen einen nahezu linearen Verlauf zeigen. Entgegen anfänglichen Vermutungen der Kassenärztlichen Bundesvereinigung, dass sich medizinische Versorgungszentren im ländlichen Raum ansiedeln würden, um dort drohende Unterversorgungen durch Bündelung der Kapazitäten abzumildern, zeigt die räumliche Verteilung derzeit eher eine Ansiedlung in Ballungsgebieten (s. Karte unter http://daris.kbv.de/). Medizinische Versorgungszentren stellen somit keine Ergänzung zur klassischen Arztpraxis dar, sondern vielerorts eine unmittelbare Konkurrenz.

Für die zukünftige Entwicklung der Verbreitung und der Aufgaben von medizinischen Versorgungszentren kann auch die Diskussion im Ausland mögliche Hinweise geben. Dort ist ebenfalls eher ein Ausbau von Praxisgemeinschaften, Arztzentren etc. zulasten von Einzelpraxen zu beobachten. Innerhalb von Großbritannien nimmt die Zahl der Einzelpraxen ab. Zwischen 1994 und 2003 sank sie von 2 959 auf 2 578 (10,8 auf 8,5 % aller Ärzte). Von 2003 auf 2004 sank die Anzahl nochmals um 660 Praxen auf 1 918 (6,1 % Anteil). Im Jahr 2003 betrug der Anteil der Einzelpraxen an allen Praxen 22 %

und liegt somit weitaus niedriger als in Deutschland. 2002 gab es in Deutschland 37 133 Gemeinschaftspraxen bei rund 120 000 niedergelassenen Ärzten. Einzelpraxen übernehmen in Großbritannien vorwiegend die Versorgung in Gebieten mit Personalproblemen, in sozial benachteiligten Innenstadtlagen und sehr ländlichen Gebieten. In den USA beträgt die Zahl der Einzelpraxen bei Familienärzten (Family Practitioners, in etwa gleichzusetzen mit Hausärzten) 46 % und bei den Internisten 34 %. Die Entwicklung in England und USA ist dargestellt bei Majeed (2005), O'Dowd (2005), Bindman und Majeed (2003), Casalino et al. (2003), Lian (2003), Majeed et al. (2003) sowie Hippisley-Cox et al. (2001).

Es ist jedoch zurzeit offen, inwieweit dieser Trend in dieser Ausprägung nach Deutschland übergreift und inwieweit davon medizinische Versorgungszentren oder andere Zusammenschlüsse, wie etwa Praxisgemeinschaften oder auch nur über die Immobilie definierte Arzthäuser, profitieren. Im Ausland scheint ein wesentlicher Anreiz zur Bildung von größeren Praxiseinheiten in der besseren Verhandlungsmacht gegenüber den Krankenversicherungen zu liegen, sofern vertragliche Einigungen als Voraussetzung zum Markteintritt gelten. Geringe Bedeutung für die Bildung größerer Einheiten hatte die Verbesserung der Qualität (Casalino et al. 2003). Haupthindernisse für die Bildung größerer Einheiten wurden in der mangelnden Kooperationsbereitschaft unter Ärzten, der zu geringen Investitionsfähigkeit und der fehlenden Bereitschaft von Ärzten zur Übernahme der Geschäftsführungstätigkeiten gesehen.

10.2.2 Diskussion

Medizinische Versorgungszentren bieten die organisatorische und rechtliche Möglichkeit, die vertragsärztliche Versorgung stärker zu koordinieren und gleichzeitig eine institutionelle Verknüpfung mit anderen Trägern, etwa Krankenhäusern, herzustellen.

Die Entscheidung für oder gegen die Errichtung medizinischer Versorgungszentren wird von mehreren Überlegungen bestimmt. Aus betriebswirtschaftlicher Sicht eines Krankenhauses bedeutet die Angliederung eines medizinischen Versorgungszentrums einen unmittelbaren Einstieg in das Angebot von vertragsärztlichen Leistungen. Die damit verbundenen Marktzutrittsmöglichkeiten gehen weiter als bei jeder anderen ambulanten Versorgungsform, die Krankenhäusern offenstehen, etwa Ermächtigungen (s. hierzu Lüngen 2007).

Statt der Eigengründung durch ein Krankenhaus kann ein medizinisches Versorgungszentrum auch durch enge Kooperation mit Vertragsärzten eingebunden werden. Welche Entscheidung zu bevorzugen ist, hängt von mehreren Faktoren ab. Medizinische Versorgungszentren in eigener Verantwortung können Transaktionskosten senken und eine bessere Abstimmung von Behandlungspfaden (Clinical Pathways) ermöglichen. Die enge Anbindung über direktere Informationspfade, verbesserten Austausch von Daten und gemeinsame Nutzung von Geräten bis hin zur Abstimmung von Weiterbildungen ist bei einem medizinischen Versorgungszentrum unter eigener Regie in der Regel leichter umsetzbar.

Auch Auswirkungen auf Finanzierungsrisiken sind möglich. Gaynor und Gertler (1995) weisen darauf hin, dass bei nicht vollständiger Information der Marktteilnehmer die Streuung des Risikos auf mehrere Produktionsweisen Vorteile haben kann gegenüber dem Anstreben der effizientesten Lösung (beispielsweise Krankenhaus allein). Anhand des Beispiels von Ärzten in Gruppenpraxen führen sie aus, dass Ärzte mit der höchsten Risikoaversion bereit waren, rund 10 % ihres Einkommens abzugeben, um das Risiko von Verlusten zu mindern. Entgegen der pauschalen Vermutung, dass die Ausdehnung des Angebotsportfolios auch auf ambulante Leistungen die Einnahmen stabilisiert, wird von deutschen Experten jedoch bemängelt, dass der vertragsärztliche Bereich aufgrund der floatenden Punktwerte des Einheitlichen Bewertungsmaßstabes (EBM) größere Unsicherheiten bietet als der akutstationäre Bereich, wo zumindest in dem mit den Krankenkassen vereinbarten Budgetbereich die Erlöse fest kalkulierbar sind. Die in den Jahren bis 2011 geplante Neuordnung der ambulanten Versorgung kann hier jedoch ein Umdenken bewirken (s. hierzu Kap. 9.2).

Ausschlaggebender noch als die Entscheidung über einen Markteintritt ist das daraus folgende Marktverhalten eines medizinischen Versorgungszentrums. Während die ambulante Behandlung im medizinischen Versorgungszentrum für das Krankenhaus eher komplementären Charakter hat (Optimierung des Einweisungs- und Nachsorgeverhaltens), müssen Vertragsärzte die Kooperation mit einem medizinischen Versorgungszentrum als grundlegend für ihre gesamte Produktpalette ansehen. Für das Krankenhaus wird das medizinische Versorgungszentrum in der Regel weiterhin eine Funktion als Vorstufe zur akutstationären Behandlung haben. Für Vertragsärzte besteht neben der ambulanten Versorgung jedoch kaum ein weiteres Geschäftsfeld. Dies kann erhebliche Auswirkungen auf die Verhandlungsstrategie zwischen Krankenhaus, Ärzten des medizinischen Versorgungszentrums und anderen nicht beteiligten Ärzten haben. Wird die Gründung eines medizinischen Versorgungszentrums von Vertragsärzten als Bedrohung ihrer Wettbewerbsposition angesehen, könnten sie ihre Patienten in ein anderes Krankenhaus einweisen, welches kein medizinisches Versorgungszentrum einrichtet. Dies kann nicht nur diejenigen Fachrichtungen betreffen, welche im medizinischen Versorgungszentrum vorgehalten werden, sondern die gesamte Breite der stationären Fachrichtungen des Krankenhauses. Eine solche „Solidarisierung“ der Vertragsärzte ist in der Praxis nicht unüblich, da die Ärzte oftmals befürchten, dass bei einem betriebswirtschaftlichen Erfolg die Palette der im Versorgungszentrum vertretenen Fachrichtungen des Krankenhauses auf die Gesamtbreite ausgeweitet wird, sodass sie selbst dann ebenfalls von sinkenden Patientenzahlen betroffen sein können. Das Krankenhaus, welches zuerst eine Gründung vornimmt, könnte somit die größten Gegenreaktionen auslösen. Spätere Markteintritte von medizinischen Versorgungszentren unter Krankenhausregie könnten eventuell gemäßigtere Reaktionen hervorrufen.

Diese Strategie bedingt jedoch, dass es überhaupt eine medizinisch adäquate Alternative zur Einweisung in das Krankenhaus gibt, an welches das medizinische Versorgungszentrum angeschlossen ist. Besteht diese Alternative nicht (und hat das Krankenhaus somit ein regionales Monopol für stationäre Behandlungen), ist jedoch auch der Anreiz geringer, überhaupt ein medizinisches Versorgungszentrum dieser Fachrichtung vorzuhalten.

Letztendlich müssen auch die Patienten die jeweilige Strategie der Versorger akzeptieren. Die Annahme der Nutzenmaximierung bei Patienten kann sowohl eine Präferenz für die Behandlung in einem medizinischen Versorgungszentrum als auch für den Verbleib bei dem Vertragsarzt bedeuten. Neben der Versorgungs- und Servicequalität der Wettbewerber dürften auch bestehende Bindungen an einen Arzt oder eine Einrichtung eine Bedeutung haben. Langfristig würde sich – bei transparenter Darstellung der Qualität – zwischen medizinischem Versorgungszentrum und Vertragsarzt keine andere Nachfrage ergeben als bei einer entsprechenden Zahl von Vertragsärzten.

Die Erwägungen zur Einrichtung eines medizinischen Versorgungszentrums werden somit aus Sicht des Krankenhauses beeinflusst von dem regionalen Vorhandensein alternativer Krankenhäuser, also dem Monopolisierungsgrad der Region, der Reputation der Wettbewerber bei den Patienten, der Zahl und dem Organisationsgrad der Vertragsärzte sowie der regionalen Ballung der Versicherten. Insgesamt könnte sich aus diesen Überlegungen bei einem risikoaversen Krankenhausträger eher eine abwartende Haltung ergeben, verbunden mit dem Versuch einer informellen Abstimmung unter den anderen Krankenhäusern beziehungsweise Arztgruppen.

Aus der Praxis werden insbesondere Unsicherheiten bezüglich der Reaktionen der Vertragsärzte als wichtigster Grund für einen mangelnden Markteintritt durch Krankenhäuser genannt. Krankenhäuser bevorzugen als initiale Gründungsausstattung von medizinischen Versorgungszentren daher oftmals Fachrichtungen, bei denen freie Arztsitze vorhanden sind, sodass eine Konfrontation mit bestehenden Arztpraxen weitgehend unterbleibt. Zudem werden Fachrichtungen bevorzugt, die hohes ambulantes Potenzial haben und die für die Kliniken gegenüber einer Ermächtigungsambulanz wesentlich vereinfachte und lukrativere Abrechnungsmöglichkeiten bieten.

In diese Richtung zeigen auch die Erfahrungen in den USA, wo einer Phase der sehr engen Kooperation zwischen Krankenhäusern und Vertragsärzten eine Phase eher loser Zusammenarbeit mit dem Ziel der Optimierung von Einweisungen folgte. Je stärker der regionale Wettbewerb, desto enger blieben allerdings die Kooperationen (Casalino u. Robinson 2003). Handelte es sich um Krankenhäuser der Maximalversorgung, konnten sie zudem einen gewissen Monopolgrad im akutstationären Bereich herstellen, was Ausweichreaktionen bei Einweisungen durch Vertragsärzte minderte. Gaynor und Pauly (2001) zeigen, dass die Erzielung technischer Effizienz in medizinischen Versorgungszentren zudem stark von der Anzahl der teilnehmenden Ärzte und den gesetzten Anreizen innerhalb des Zentrums abhängt. Beide Parameter können sich durch die Angliederung eines medizinischen Versorgungszentrums an ein Krankenhaus ändern. Die Autoren weisen darauf hin, dass die zentralen Faktoren der Theorie der Firma auch für das Gesundheitswesen bedeutsam sind. Diese Faktoren sind die nicht verbundene Produktionsweise (Non-Joint Production) und die Messbarkeit des Erfolges (Observability). Ist beides gegeben, wirken Bonus-Malus-Anreize am besten. Die Autoren gehen davon aus, dass die ambulante Versorgung diesen Ansprüchen entspricht. Daher muss sich ein Krankenhaus darauf einstellen, dass es mit medizinischen Versorgungszentren nicht nur eine andere Vergütungsform in einem anderen Sektor der Gesundheitsversorgung auswählt, sondern auch eine gegenüber der stationären Behandlung stark abweichende Produktionsform.

10.3 Ambulant zu erbringende Hochspezialleistungen

Der Begriff „Hochspezialleistungen" ist eine zusammenfassende Bezeichnung für einen Katalog von Gesundheitsleistungen bezüglich seltener Erkrankungen sowie Erkrankungen mit besonderen Verläufen, die aufgrund ihrer medizinischen Komplexität einer ambulanten Versorgung im Krankenhaus bedürfen beziehungsweise zugänglich sind.

Die gesetzliche Vorgabe für Hochspezialleistungen findet sich in § 116b SGB V „Ambulante Behandlung im Krankenhaus". Demnach ist ein Krankenhaus zur ambulanten Behandlung mit hoch spezialisierten Leistungen bei seltenen Erkrankungen und Erkrankungen mit besonderen Krankheitsver-

läufen berechtigt, wenn und soweit es im Rahmen der Krankenhausplanung des Landes auf Antrag des Krankenhausträgers unter Berücksichtigung der vertragsärztlichen Versorgungssituation dazu bestimmt worden ist. Eine solche Bestimmung darf somit nicht erfolgen, wenn und soweit das Krankenhaus nicht geeignet ist. Eine einvernehmliche Bestimmung mit den an der Krankenhausplanung unmittelbar Beteiligten ist anzustreben.
Die Definition der unter „Hochspezialleistungen" verstandenen bzw. bei „seltenen Erkrankungen" erbrachten ambulanten Leistungen wurde als eine erste konkretisierende Aufzählung unmittelbar im Gesetz hinterlegt. Dazu gehören als hoch spezialisierte Leistungen etwa CT- oder MRT-gestützte interventionelle schmerztherapeutische Leistungen oder bei seltenen Erkrankungen und Erkrankungen mit besonderen Krankheitsverläufen die Diagnostik und Versorgung von Patienten mit Mukoviszidose, Tuberkulose oder Hämophilie. Hinsichtlich der Fallzahl und des ökonomischen Volumens am bedeutsamsten dürfte sicher die ambulante Diagnostik und Versorgung von Patienten mit onkologischen Erkrankungen sein, die ebenfalls im Gesetz gelistet wurde. Der initiale Katalog wird seitdem vom Gemeinsamen Bundesausschuss (GBA) in 2-jährigem Abstand geprüft und weiterentwickelt. Voraussetzung für die Aufnahme in den Katalog ist laut Gesetz, dass der diagnostische oder therapeutische Nutzen, die medizinische Notwendigkeit und die Wirtschaftlichkeit belegt sind, wobei bei der Bewertung der medizinischen Notwendigkeit und der Wirtschaftlichkeit die Besonderheiten der Leistungserbringung im Krankenhaus im Vergleich zur Erbringung in der Vertragsarztpraxis zu berücksichtigen sind. Der GBA kann auch vorgeben, dass die Leistung nur auf Überweisung eines Hausarztes oder Facharztes in Anspruch genommen werden darf. Ebenso muss die Qualitätssicherung mindestens der in der ambulanten Praxis entsprechen.
Die Finanzierung der Hochspezialleistungen erfolgt unmittelbar durch die Krankenkassen, also nicht über die Budgets der Kassenärztlichen Vereinigungen. Der Gesetzgeber hat vorgegeben, dass die Vergütung der Krankenhäuser vergleichbar sein muss zu den vertragsärztlichen Leistungen, also auf der Grundlage des Einheitlichen Bewertungsmaßstabes (EBM). Eine Mengenbegrenzung erfolgt nicht.
Insgesamt stellen Hochspezialleistungen eine Versorgungsform dar, die sich für die ambulante Behandlung im Krankenhaus anzubieten scheint. Die Beschränkung auf Erkrankungen, bei denen die spezialisierten Ärzte des Krankenhauses über eine tendenziell größere Erfahrung verfügen als niedergelassene Ärzte, sowie die Möglichkeit der Nutzung von interdisziplinärem Austausch zwischen den Krankenhausfachrichtungen vor Ort scheinen den Anforderungen der Patienten gerecht zu werden.

10.3.1 Verbreitung

Das Ausmaß der möglichen ambulanten Behandlungen mit Hochspezialleistungen im Krankenhaus hängt von der Prävalenz und Inzidenz der im Katalog aufgeführten Erkrankungen ab. In dieser Hinsicht nehmen die Diagnostik und die Versorgung von Patienten mit onkologischen Erkrankungen sicherlich eine herausragende Stellung unter den im Katalog aufgeführten Leistungen ein. Es kann davon ausgegangen werden, dass sich das ambulante Potenzial der onkologischen Versorgung noch vergrößert und dass hierbei auch ökonomisch relevante Ressourcen des Gesundheitswesens zur Disposition stehen. Das Interesse der Krankenhäuser an einem Engagement im Bereich der Hochspezialleistungen ist daher groß.

Die Markteintrittshürde besteht laut Gesetz in der Zulassung durch die zuständige Krankenhausplanungsbehörde. Obwohl die Vorgaben im Gesetz einen strukturierten Ablauf erwarten lassen, haben sich in der praktischen Umsetzung erhebliche Verzögerungen ergeben. Diese Verzögerungen stehen im Einklang mit Entwicklungen der Vergangenheit, als ähnliche Initiativen des Gesetzgebers zur Öffnung von Krankenhäusern für ambulante Behandlungen auf den Widerstand der niedergelassenen Vertragsärzte stießen. Die Vorläuferregelung zu § 116b SGB V, eine vertraglich gesteuerte Zulassung mittels Vereinbarungen zwischen einzelnen Krankenhäusern und Krankenkassen, scheiterte an den von den Krankenkassen befürchteten zusätzlichen Ausgaben. Die Krankenkassen scheuten den Abschluss von Verträgen, da sie die Versorgungskosten bereits im Globalbudget abgedeckt sahen, das den Kassenärztlichen Vereinigungen bereitgestellt wird. Verträge kamen aufgrund dieser Interessenlage kaum zustande.

Die Neuerung des Gesetzgebers in Form einer Zulassungslösung für den Marktzutritt, also ohne eine Zustimmung der Krankenkassen oder Kassenärztlichen Vereinigungen, wurde jedoch ebenfalls bis Ende 2008 nur zögerlich umgesetzt. Wesentlich dafür war die im Gesetz vorgegebene „Berücksichtigung der vertragsärztlichen Versorgungssituation". Dies führte oftmals zu längeren Anhörungsverfahren für die Kassenärztlichen Vereinigungen durch die Zulassungsbehörden. In den meisten Fällen fiel das Votum der Kassenärztlichen Vereinigungen nicht positiv aus. Auch wenn dieses Votum laut Gesetz keine bindende Wirkung zu haben scheint, konnten bis Ende 2008 nur in wenigen Bundesländern, etwa in Schleswig-Holstein, limitierte Öffnungen für Hochspezialleistungen in Krankenhäusern ausgesprochen werden.

Jedoch ist auch bei einer dynamischeren Entwicklung der Zulassungen absehbar, dass die von den Krankenhausstandorten abzudeckenden Regionen nicht das gesamte Bundesgebiet umfassen können aufgrund von fehlenden fachlich geeigneten Krankenhäusern bzw. Überschneidungen der Einzugsgebiete. Aus diesen Überlegungen heraus könnte gefolgert werden, dass Hochspezialleistungen auch unter einer Zulassungslösung keine flächendeckende Verbreitung finden werden. Eine signifikante Abwanderung von Patienten aus dem vertragsärztlichen Bereich ist daher (außerhalb des Einzugsbereichs von Krankenhäusern der Maximalversorgung) zumindest kurzfristig kaum zu erwarten.

Im Rahmen einer Umfrage 2004 glaubten immerhin 21,4 % von 395 befragten Kliniken, dass sich ihr Spektrum für Hochspezialleistungen eigne (zum Vergleich: 58 % glaubten dies bei Disease-Management-Programmen). Große Krankenhäuser über 600 Betten gaben zu 76,1 % eine Eignung an (DKI 2004). Würde dieser Verbreitungsgrad tatsächlich umgesetzt, ließen sich womöglich schwerste Erkrankungen bei Inkaufnahme weiter Anreisen im Rahmen von Hochspezialleistungen versorgen. Inwieweit die niedergelassenen Vertragsärzte in den Regionen, in denen keine Spezialisten zur Verfügung stehen, eine qualitativ hoch stehende Versorgung übernehmen können, kann hier nicht beurteilt werden.

10.3.2 Diskussion

Hochspezialleistungen stellen eine ambulante Versorgungsform dar, für die das Krankenhaus prädestiniert erscheint. Die hochwertige medizintechnische Ausstattung der Krankenhäuser, gepaart mit dem fachlichen Wissen von Spezialisten, scheint aus medizinischer Sicht eine gute Voraussetzung, um die Versorgung komplexer Krankheiten in der ambulanten Versorgung zu ermöglichen. Hochspezialleistungen können aus gesundheitsökonomischer Sicht als ein Einstieg in den Wettbewerb zwischen Krankenhäusern und Vertragsärzten gesehen werden, auch wenn die Vorgabe des Leistungskataloges eine Begrenzung des erzielbaren Marktvolumens und der Marktbreite darstellt. Trotz dieser Begrenzung bleibt die oben festgestellte Diskrepanz zwischen der Zahl der theoretisch möglichen, der geplanten und der tatsächlich vorgenommenen Zulassungen überraschend.

Dass die Ursache in einem Kostennachteil oder Qualitätsnachteil der Krankenhäuser gegenüber Vertragsärzten liegt, kann zwar wegen fehlender aussagekräftiger Studien nicht ausgeschlossen werden, scheint jedoch letztendlich nicht stichhaltig. Vielmehr stellt die zögerliche Umsetzung der Marktöffnung durch die Regulierungsbehörden ein wesentliches Hemmnis dar. Die Behörden folgen damit einer langjährigen Diskussion und gesetzgeberischen Initiativen, welche die Öffnung der Krankenhäuser zum Ziel hatten, jedoch letztendlich jeweils aus unterschiedlichen Gründen scheiterten (s. detailliert Lüngen 2007).

Die grundsätzliche Sicht auf den Wettbewerb zwischen Krankenhäusern und Vertragsärzten um ambulante Behandlungen ist daher sinnvoll, um eine Perspektive zu entwickeln. Mögliche Wettbewerbsnachteile von Krankenhäusern könnten beispielsweise in der Sorge der Patienten vor wechselnden Zuständigkeiten der Ärzte, einem Abweichen vom Facharztstatus bei der Behandlung oder Organisationsineffizienzen mit Wartezeiten begründet liegen. Auch könnte der Marktzutritt durch das Unvermögen der internen Kalkulation mit nachfolgenden wirtschaftlichen Problemen der Krankenhäuser behindert werden. Aus der Theorie effizienter Betriebsführung ließe sich zudem ableiten, dass Krankenhäuser einen Mangel an freien Kapazitäten für eine zusätzliche ambulante Behandlung im Rahmen von Hochspezialleistungen beklagen müssten. Denn für die behandelnden Ärzte entstehen Opportunitätskosten, sofern diese Mitarbeitergruppen dafür andere Aufgaben abgeben müssen. Beispielsweise dürfte ein nennenswertes zeitliches Engagement bei Hochspezialleistungen zulasten der Tätigkeiten im stationären Bereich oder der Tätigkeit im Bereich der ambulanten Privatpatienten gehen. Umschichtungen wären mit Erlösausfällen für das Krankenhaus bzw. den Arzt verbunden. Ein Einstieg in die Erbringung von Hochspezialleistungen erfordert daher ein vergleichsweise hohes organisatorisches Durchsetzungsvermögen der Klinikleitung, was die Bereitschaft zum Einstieg in ein Feld, das aus medizinischer Sicht des stationär tätigen Arztes vielfach unbedeutend ist, eher schmälert.

Trotz dieser möglichen Wettbewerbsnachteile zeigen Krankenhäuser faktisch ausgeprägtes Interesse an einer Zulassung. Auch aus klinischer Sicht erscheint es plausibel, dass die ambulante Behandlung in vielen Bereichen, insbesondere auch der onkologischen Versorgung, ein zunehmendes Gewicht gegenüber der stationären Versorgung erlangen wird. Eine Abkoppelung von diesem Trend zur ambulanten Versorgung wäre für ein Krankenhaus eine risikobehaftete Entscheidung. Da sich insbesondere auch mit der Abrechnung der pharmazeutischen Produkte im Bereich der ambulanten Versorgung Erlöse generieren lassen, wäre eine ausschließliche Betrachtung der Personalkosten zudem verengt.

Hochspezialleistungen sind insgesamt ein Beispiel dafür, wie eine aus theoretischer Sicht überzeugende sektorübergreifende Versorgung aufgrund praktischer Hemmnisse bei den Marktteilnehmern und den Regulierungsbehörden verzögert, wenn nicht sogar unterbunden wird.

10.4 Verträge zur Integrierten Versorgung

Der Begriff „Integrierte Versorgung" (Integrated Delivery of Health Care) wird definiert über ein Gesundheitssystem, welches Ärzte, Krankenhäuser und andere medizinische Leistungserbringer kombiniert, um das gesamte Spektrum der Gesundheitsversorgung für die Versicherten abzudecken. In einem vollständig integrierten System sind die 3 Kernkomponenten, Ärzte, Krankenhäuser und Krankenversicherungen, im Gleichgewicht in Bezug auf die Abstimmung der medizinischen Ressourcen mit den Bedürfnissen der Patienten und Versicherungen. Die Umsetzung von Integrierter Versorgung zielt somit unmittelbar auf die Überwindung der sektoralen Trennung und stellt den breitesten Ansatz dar, der für entsprechende Initiativen im deutschen Gesundheitswesen zur Verfügung steht.

Die Diskussion um die Kostenvorteile integrierter Versorgungssysteme wurde in den USA bereits zu Beginn der 1990er Jahre intensiv geführt. Hintergrund war die Umstellung der Vergütung auf Kopfpauschalen (Capitation) für Leistungserbringer (s. Kap. 9). Als (finanzielle) Erfolgsfaktoren für ein auf Kopfpauschalen basierendes Versorgungssystem wurden die starke Einbeziehung von Medizinern in die Entscheidungsfindung und die Betonung der hausärztlichen Versorgung (Primary Care) genannt. Kostenvorteile, insbesondere der Abbau von Verwaltungs- und Transaktionskosten, wurden jedoch durch die Bindung von Ärzten an Krankenhäuser oder die Zusammenführung von Ärzten in Gruppenpraxen in integrierten Versorgungssystemen kaum erreicht. Dagegen war die stärkere technische Vernetzung der Versorger, insbesondere durch Austausch von Versorgungsdaten zu Patientenakten, ein wesentlicher Impuls, der aus der damaligen Diskussion zur Integrierten Versorgung überlebte.

Vor diesem Hintergrund führte das Gesetz in Deutschland mehrere Möglichkeiten zur flexiblen Erprobung und Weiterentwicklung von Modellen der Integrierten Versorgung ein. Der Gesetzgeber verzichtete weitgehend auf eine inhaltliche Festlegung, musste jedoch feststellen, dass – wie auch bei anderen Initiativen – die finanziellen Anreize meist gegenüber anderen Anreizen (etwa Steigerung der Qualität oder Erweiterung des Zugangs) bei der Entscheidung für oder gegen die Modelle überwogen. Zentral für die Integrierte Versorgung in Deutschland ist zudem die Überwindung der sektoralen Trennung, weniger die technische Integration der anfallenden Versorgungsdaten, wie sie in den USA ein wesentliches Element darstellte. Das Idealbild einer Integrierten Versorgung deutscher Prägung geht davon aus, dass der Patient nach Kriterien der medizinischen Notwendigkeit zwischen Leistungserbringern überwiesen wird und dass gleichzeitig der Grundsatz der Angemessenheit der Versorgungsstufe beachtet wird. Dies bedeutet, dass weder Überweisungen unterbleiben, die medizinisch sinnvoll wären, noch Behandlungen in zu aufwendigen (und damit potenziell kostenträchtigeren) Versorgungsstufen vorgenommen werden.

Im deutschen Gesundheitssystem sind die Ansätze der Integrierten Versorgung abgedeckt über die Regelungen der §§ 140a–d SGB V. Dort sind Rahmenbedingungen aufgeführt, unter denen Krankenkassen mit Versorgern Verträge über eine verschiedene Leistungssektoren umfassende oder eine interdisziplinär-fachübergreifende Versorgung der Versicherten abschließen können. Seit 2007 wird vorgegeben, dass Integrierte Versorgung im Sinne des SGB V eine bevölkerungsbezogene Flächendeckung der Angebote ermöglichen soll. Eine rein indikationsbezogene Versorgung, etwa zur Hüftendoprothetik mit einer Integration von chirurgischer Leistung im Krankenhaus und anschließender Rehabilitation, ist somit zwar möglich, entspricht jedoch nicht den eigentlichen Zielen des Gesetzgebers. Diese indikationsbezogenen Verträge mit fest umrissenen Zeitepisoden der Behandlung decken in Deutschland jedoch einen Großteil der Anstrengungen zur Integrierten Versorgung ab.

Die Teilnahme der Versicherten an den integrierten Versorgungsformen ist freiwillig. Die Versicherten haben laut Gesetz zudem das Recht, von ihrer Krankenkasse umfassend über die Verträge zur Integrierten Versorgung, die teilnehmenden Leistungserbringer, besondere Leistungen und vereinbarte Qualitätsstandards informiert zu werden.

Für die Jahre 2004 bis einschließlich 2008 wurde eine Anschubfinanzierung für Verträge der Integrierten Versorgung vorgehalten. Dazu wurden alle Rechnungsbeträge der Krankenhäuser und pauschal die Gesamtvergütung der Kassenärztlichen Vereinigungen um 1 % gekürzt. Aus diesem Finanzierungspool wurde anschließend die Umsetzung der Verträge finanziert. Die Krankenkassen dokumentierten die Verwendung der Gelder. Für die Versorger bestand die Attraktivität von Verträgen der Integrierten Versorgung somit darin, dass die Kürzungen ihrer Rechnungen durch diese Verträge nicht nur wieder ausgeglichen, sondern je nach Umfang auch überkompensiert werden konnten. Zudem wurden diese Leistungen der Integrierten Versorgung neben den bestehenden (gekürzten) Budgets abgerechnet und unterlagen somit keinen oder nur den vertraglich geregelten Mengenbeschränkungen.

10.4.1 Verbreitung

Die Neuregelungen zur Anschubfinanzierung und der nachfolgenden außerbudgetären Vergütung führte ab dem Jahr 2004 zu erheblichem Interesse der Versorger an Vertragsabschlüssen. Die zentrale Erfassungsstelle für Verträge zur Integrierten Versorgung dokumentierte die diesbezüglichen Meldungen. Ende September 2008 lagen demnach 6 492 Verträge vor, die 4 475 775 Versicherte abdeckten und ein

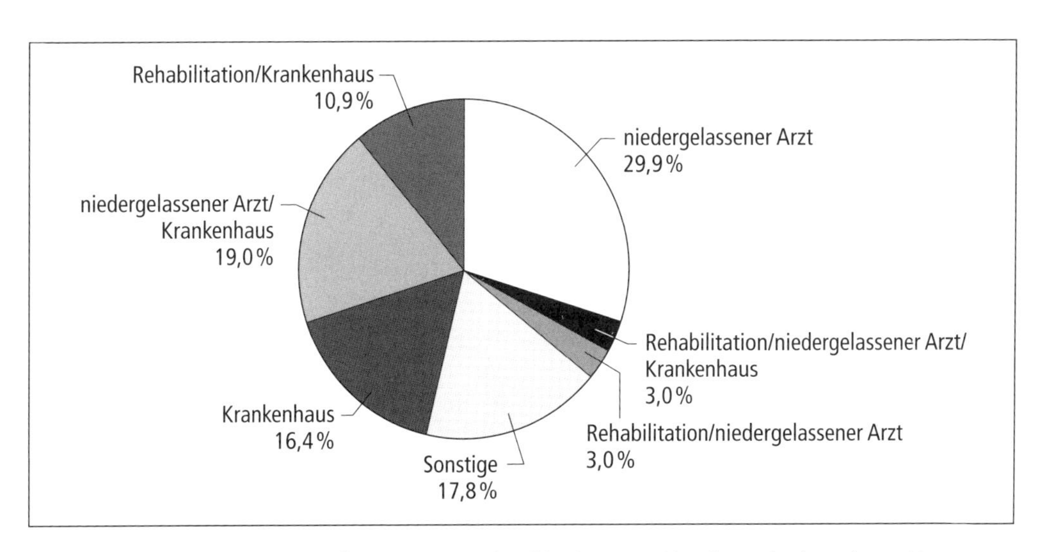

Abb. 10.4-1 Vertragspartner und Vertragspartnerkombinationen zu Verträgen der Integrierten Versorgung, Stand September 2008 (Quelle: Bundesgeschäftsstelle Qualitätssicherung; www. bqs-online.com)

Vergütungsvolumen von rund 960 Mio. Euro aufwiesen. Abbildung 10.4-1 zeigt, dass die meisten Verträge von Gruppen niedergelassener Ärzte abgeschlossen wurden (29,9 %), also weniger sektorübergreifend als vielmehr fachrichtungsübergreifend aufgebaut waren. Weitere bedeutsame Anteile hielten Verträge, an denen sowohl niedergelassene Ärzte als auch Krankenhäuser beteiligt waren (19,0 %), nur Krankenhäuser (16,4 %) und Krankenhäuser gemeinsam mit Einrichtungen der Rehabilitation (10,9 %).
Aus dieser Übersicht lässt sich nicht unmittelbar ablesen, inwieweit die vom Gesetz als „Soll"-Bestimmung vorgesehenen bevölkerungsbezogenen Verträge den überwiegenden Anteil ausmachen. In der Praxis haben sich im Wesentlichen Netzwerke und Komplexpauschalen als typische Formen der Integrierten Versorgung herausgebildet.

■ **Netzwerke:** Diese Form der Integrierten Versorgung umfasst in der Regel eine Vielzahl von Leistungsanbietern, etwa eine größere Gruppe von Vertragsärzten, optional ergänzt um ein oder wenige Krankenhäuser. Ziel dieser Netzwerke ist es, eine Region mit medizinischen Leistungen zu versorgen und dabei Integrationsvorteile zu nutzen (beispielsweise im Überweisungsverhalten). Organisatorisch wird das Netzwerk beispielsweise durch eine eigene Gesellschaft repräsentiert, welche die internen Finanzierungsströme abwickelt. Diese Form der Integrierten Versorgung entspricht am ehesten dem (auch gesetzlichen) Gedanken dieser Versorgungsform.

■ **Komplexpauschalen:** Sie bilden die Behandlung für eine spezifische Erkrankung (in der Regel einen elektiven, planbaren chirurgischen Eingriff, wie beispielsweise die endoprothetische Operation am Hüftgelenk) ab. Die Pauschale umfasst neben der akutstationären Behandlung oftmals auch andere Leistungen, wie Nachsorge oder Rehabilitation. Dies unterscheidet sie von den auf den akutstationären Bereich begrenzten DRGs (Diagnosis Related Groups; s. Kap. 9.3). Die Ausrichtung bei Verträgen zu Komplexpauschalen ist im Gegensatz zu den Netzwerken daher nicht primär regional, sondern auf ein Krankheitsbild ausgerichtet.

Der Erfolg der Integrierten Versorgung hängt für Versorger letztendlich von der erfolgreichen Kontrahierung und der (finanziellen) Bewährung in der Umsetzung ab. Aus gesundheitsökonomischer Sicht ergeben sich einige Anhaltspunkte dafür, inwiefern ein Vertragsabschluss erreicht werden kann und welche Inhalte der Vertrag aufweisen könnte. Reine Umverteilungsverträge, welche bisherige Abläufe in den Budgetrahmen der Integrierten Versorgung verschieben, bringen dem Patienten nur selten medizinische Vorteile. Zudem beschränken sich die Vorteile teilweise auf Serviceaspekte, die dem Patienten lediglich einen höheren Komfort bieten. Solche Verträge finden sich oftmals bei Komplexpauschalen, wenn auch nicht alle Komplexpauschalen auf diese Ziele ausgerichtet sind.
Aus gesellschaftlicher Sicht in der Regel höher zu bewerten sind jene Verträge, welche eine Verbesserung der medizinischen Qualität mit einer allokativen Effizienzsteigerung verbinden können. Solche Verträge werden oftmals von detaillierten medizinischen Konzepten begleitet. Dies macht die Erstellung der Verträge komplexer, die Verhandlungen zwischen Krankenhäusern und Krankenkassen teilweise kontrovers und die Zeitspanne bis zur Vertragsunterzeichnung länger.
Auch innerhalb dieser medizinisch anspruchsvollen Vertragsverhandlungen zur Integrierten Versorgung lassen sich einige Faktoren festhalten, die über einen mög-

lichen Erfolg entscheiden. Besonders die Einbeziehung sowohl von Vertragsärzten als auch Krankenhäusern – und damit Wettbewerbern bei der Erbringung von wahlweise ambulant oder stationär zu erbringenden Leistungen – ist oftmals nicht komplikationslos.

- **Anzahl der Vertragsärzte in der Region:** Je mehr Vertragsärzte in die Vertragsverhandlungen zur Integrierten Versorgung einzubeziehen sind, desto mehr Meinungen müssen berücksichtigt werden. Dies erschwert in der Regel die Verhandlungen, da generell das Einstimmigkeitsprinzip gilt, wenn alle Beteiligten einbezogen werden sollen.

- **Bereits bestehende Strukturen:** Je intensiver die Zusammenarbeit zwischen den Vertragsärzten im klinischen Bereich der geplanten Integrierten Versorgung bereits ist, desto eher wird eine Konkurrenzsituation vermutet, wenn ein Krankenhaus hinzukommen soll. Läuft die Integrierte Versorgung jedoch in Strukturen, die zuvor bereits erprobt waren (kommt also kein Anbieter hinzu), sind eher rasche Verhandlungserfolge zu erwarten.

- **Grad der Spezialisierung der Fachärzte auf das Indikationsgebiet:** Soll eine Integrierte Versorgung über ein eher spezialisiertes Fachgebiet abgeschlossen werden (beispielsweise eine spezifische Tumorart), kann eine bereits vorhandene hohe Spezialisierung der niedergelassenen Ärzte hilfreich sein. Je höher die Spezialisierung der Fachärzte ist, desto mehr diagnosespezifische Patienten sind in einer Praxis vertreten. Der Arzt wird nach der Abwägung von organisatorischem Aufwand und erwartbarem finanziellem Ergebnis eher teilnehmen, da sich die generelle Auseinandersetzung mit der Integrierten Versorgung für mehr Patientenfälle eher lohnt als für wenige Patientenfälle. Hat er nur sehr wenige Patienten in Bezug auf die Diagnosestellung, ist eine Teilnahme an Verhandlungen oder eine Auseinandersetzung mit der Thematik oftmals aus seiner Sicht nicht lohnend. Die umgekehrte Sichtweise, dass eine hohe relevante Fallzahl auch ein hohes Verlustrisiko beinhalten kann, scheint in der Praxis weniger häufig ausschlaggebend zu sein. Grund dafür ist, dass eine finanzielle Attraktivität und fachlicher Anspruch für hoch spezialisierte Ärzte generell die Voraussetzungen für jede Initiative darstellen.

- **Diagnosestellung über Fachärzte oder Hausärzte:** Stellen Hausärzte die Einschlussdiagnose innerhalb der Integrierten Versorgung, kann es zu geringerer Spezifität und Sensitivität bei der Patientenauswahl kommen. Es werden somit eher Patienten eingeschlossen, welche die Diagnose gar nicht gesichert aufweisen, oder es werden Patienten nicht angesprochen, die geeignet gewesen wären. Dies liegt häufig weniger am mangelnden Fachwissen der Ärzte als an der geringeren Fallzahl im betreffenden Krankheitsbild. Beispielsweise werden onkologische Erkrankungen in der Regel sehr schnell vom Hausarzt an niedergelassene Fachärzte überwiesen und können somit von einer begrenzten Zahl von Facharztpraxen flächendeckend in eine regionale Integrierte Versorgung eingeschrieben werden. Ein Gegenbeispiel sind psychische Erkrankungen, die möglicherweise oftmals nicht erkannt und somit teilweise von Hausärzten behandelt werden, sodass die Patienten insgesamt weder flächendeckend noch von wenigen Ärzten in eine Integrierte Versorgung eingeschrieben werden können.

- **Stationsersetzende Leistungen:** Besteht ein Ziel der Integrierten Versorgung darin, dass stationäre Aufenthalte verhindert werden, gestaltet sich die Einbeziehung von Krankenhäusern naturgemäß schwieriger.

Die Vermeidung stationärer Aufenthalte ist meist dann ein Ziel, wenn eine bestimmte Versorgergruppe eine (jährliche) Pauschale für alle Versorgungsebenen erhält. Krankenhäuser haben in dieser Konstellation Einbußen der Erlöse zu befürchten und werden auf Kompensationen drängen.

10.4.2 Diskussion

Verträge zur Integrierten Versorgung hatten sich vor dem Jahr 2004 nur sehr zögerlich durchgesetzt. Es blieb unklar, welcher Vertragspartner finanzielle Verluste zu befürchten hat. Bis zu diesem Zeitpunkt war es nicht gelungen, ein Modell zu entwickeln, bei dem es nur (finanzielle) Gewinner gab: Die Krankenkassen müssten Einsparungen erwirtschaften, die Patienten müssten einen Bonus oder anderweitige Vorteile erhalten, Krankenhäuser müssten ihre möglichen Einbußen bei stationären Behandlungen mittels ambulanter Behandlungen ausgleichen, Vertragsärzte müssten ihre bisherige Behandlungsdichte zumindest beibehalten. Ein solches Konzept mit ausschließlichen Gewinnern gab es vor dem Jahr 2004 im Rahmen der gesetzlichen Möglichkeiten zur Integrierten Versorgung nicht. Wesentliche Vorbedingung wäre zumindest die Abwesenheit von Überkapazitäten gewesen. Diese war jedoch in Deutschland (insbesondere im Krankenhausbereich) nicht gegeben (Sachverständigenrat 2003).

Das Gesundheitssystem-Modernisierungsgesetz (GMG) änderte diese Situation insoweit, als die Änderungen in § 140a–d SGB V nicht mehr die Optionen Zugewinn versus Nichtteilnahme stellten, sondern die Optionen Verlust von Erlösen versus Zugewinn von Erlösen. Durch die obligatorische Kürzung der Erlöse um 1 % war der Verlust an Erlösen die sichere Alternative, sofern keine Verträge abgeschlossen wurden. Der Druck, diese Erlösminderungen durch den Abschluss von Verträgen mit den Krankenkassen wieder zu kompensieren, stieg erheblich an.

Die Ursachen für die nachfolgende erhebliche Zunahme in der Zahl der Vertragsabschlüsse sind jedoch vielfältig:

- Krankenkassen konnten sich über die maßgeschneiderten Angebote der Integrierten Versorgung gegenüber ihren Versicherten profilieren, wenn sie beispielsweise Komplexpauschalen gekoppelt mit attraktiven Servicebedingungen anboten.
- Es war nicht ausgeschlossen, dass die Integrierte Versorgung trotz der vielfach kurzfristigen finanziellen Überlegungen dennoch langfristig Effizienzreserven erschloss. Die Krankenkassen drängten in der Regel darauf, dass Komplexpauschalen zur Integrierten Versorgung in der Vergütung pro Fall niedriger ausfielen als die vorherige Summe der Behandlungskosten in den Sektoren. Somit konnte eine Krankenkasse für die gleiche Summe Geld mehr Leistungen einkaufen. Die Versorger hingegen konnten entweder (vorwiegend im stationären Bereich) Größenvorteile realisieren oder (vorwiegend im ambulanten Bereich) Überversorgung mindern.
- Ebenfalls von Bedeutung für die Verhandlungsstrategie ist die spezifische Situation im akutstationären Bereich. Demnach könnte eine Krankenkasse bestrebt sein, möglichst teure und vermeintlich ineffiziente Leistungen eines Krankenhauses in die Integrierte Versorgung auszulagern, um in dem Krankenhaus den Basisfallwert deutlich abzusenken. Dieser abgesenkte Basisfallwert würde in die Berechnungen des Landesfallwertes eingehen und somit bei allen Krankenhäusern deren Zielgröße für die Vergütung akutstationärer Leistungen beeinflussen. Mit anderen Worten ist die Auslagerung von Leistungen in die Inte-

grierte Versorgung auch geeignet, die Übergangsphase der DRG-Vergütung strategisch zu beeinflussen.

Die eingangs geschilderten theoretischen Überlegungen zur Umsetzung von Integrierter Versorgung scheinen in der komplexen Abhängigkeit von den gesetzlichen Rahmenbedingungen und Strategien in Deutschland bisher jedoch nur eine untergeordnete Bedeutung zu haben. Dies mag auch daran gelegen haben, dass die Anschubfinanzierung zeitlich begrenzt war und daher Investitionen in sehr langfristige Projekte zumindest nicht unterstützt wurden. Zu untersuchen wäre insbesondere, inwiefern eine Absenkung der Transaktionskosten durch Verträge der Integrierten Versorgung plausibel erscheint. Simoens und Scott (2005) weisen in einem Review darauf hin, dass die empirischen Belege bisher eher gemischt sind. Demnach scheint die Zahl der einbezogenen Institutionen (und damit ein wesentlicher Aspekt der Organisationskosten) weniger ausschlaggebend für den wirtschaftlichen Erfolg zu sein als die Haltung der beteiligten Ärzte zur Integrierten Versorgung. Das Ausmaß der Informationsbeschaffungskosten und Anbahnungskosten, also die vor einer Transaktion aufzubringenden Kosten, scheint durch die Integrierte Versorgung nicht mehr wesentlich verringert zu werden. Es kann vermutet werden, dass die Strukturen der gesundheitlichen Versorgung innerhalb einer Region bekannt sind und bereits Beziehungen bestehen.
Größerer Einfluss der Integrierten Versorgung kann in Bezug auf die Abwicklungskosten, Kontrollkosten und Änderungskosten vermutet werden. Hierbei können ein verbesserter und vollständigerer Austausch von Informationen, die verlässliche Orientierung an medizinischen Leitlinien, die Vereinbarung von Regelungen bei Unstimmigkeiten der Behandlung und die Abstimmung von Weiterbehandlungen helfen, Transaktionskosten zu senken. Generell sind die gesetzlichen Regelungen in Deutschland geeignet, die Ziele eines integrierten Versorgungssystems im weiteren Sinne auch zu erreichen. Ob die Verträge zur Integrierten Versorgung nach Ablauf der Anschubfinanzierung über das Jahr 2008 hinaus im bestehenden Ausmaß Bestand haben werden, kann jedoch bezweifelt werden. Es werden primär Vorhaben umgesetzt werden, die ihr Potenzial für finanzielle Einsparungen bereits nachgewiesen haben oder den Krankenkassen einen Diversifizierungsvorteil gegenüber ihren Versicherten bieten. Inwieweit dadurch auch die Qualität der Versorgung gesteigert wird, bleibt offen.

10.5 Regionalisierte Versorgung

Die ambulante Versorgung in Deutschland ist, wie bereits mehrfach angedeutet, im Hinblick auf Finanzierung und Zugang für Ärzte dominiert von der Institution Kassenärztliche Vereinigung. In ihr sind alle Ärzte und Psychotherapeuten zusammengeschlossen, welche zulasten der gesetzlichen Krankenversicherung Leistungen anbieten möchten. Diese Übereinkunft einer verbindlichen Zusammenfassung der Ärzte entstand 1931 vor dem Hintergrund, dass Auseinandersetzungen zwischen Ärzten und Krankenkassen nicht durch Streiks oder ähnliche Maßnahmen zulasten der Patienten gelöst werden können. Somit erhielten die Vertragsärzte das Recht zu regionalen kartellartigen Zwangszusammenschlüssen, jedoch auch die Pflicht zur Sicherstellung einer flächendeckenden Versorgung inklusive eines Notdienstes. Rechtlich handelt es sich um Körperschaften des öffentlichen Rechts. Sie unterliegen somit – ebenso wie die Krankenkassen – einer öffentlichen Aufsicht.
Zentrale Aufgaben der Kassenärztlichen Vereinigungen sind neben dem sog. Sicherstel-

lungsauftrag die Umsetzung von Zulassungsregelungen, also der Entscheidung, in welcher Region sich ein Vertragsarzt niederlassen darf, die Abwicklung der Vergütung für den ambulanten Bereich, Aufgaben in der Qualitätssicherung sowie die Interessenvertretung.

Die Kritik an dem System der Kassenärztlichen Vereinigungen wuchs mit der zunehmenden Akzeptanz und Befürwortung wettbewerblicher Elemente in der Gesundheitsversorgung. Selektive Vertragsabschlüsse zwischen einzelnen Krankenkassen und einzelnen Vertragsärzten (beziehungsweise Gruppen von Vertragsärzten) widersprechen dem Kerngedanken der Entstehung Kassenärztlicher Vereinigungen. Dieser betont insbesondere ihre Verpflichtung zur Sicherstellung der Versorgung (Sicherstellungsauftrag nach § 75 Abs. 1 SGB V), welche durch selektive Verträge beeinträchtigt werden kann. Somit musste zwischen den Vorteilen eines kollektivvertraglichen Systems und den Vorteilen eines einzelvertraglichen Systems abgewogen werden.

Erste Ansätze zur Flexibilisierung der Teilnahme an der Versorgung ergaben sich bereits mit den Verträgen zur Integrierten Versorgung (s. S. 166), die jedoch vom Umfang her meist überschaubar blieben und dem Anspruch einer flächendeckenden regionalen Versorgung nicht durchgängig gerecht wurden.

Mit Verträgen nach § 73c SGB V, die im Jahr 2007 eingeführt wurden, hat der Gesetzgeber einen weitergehenden Versuch unternommen, eine einzelvertragliche Umsetzung mit einer Balance zwischen Versorgungssicherheit und Vertragsfreiheit zu ermöglichen. Demnach können Krankenkassen ihren Versicherten die Sicherstellung der ambulanten ärztlichen Versorgung durch den Abschluss von Verträgen anbieten. Der wesentliche neue Aspekt dabei ist, dass es sich nicht mehr um Verträge innerhalb des Systems der Kassenärztlichen Vereinigungen handelt, sondern um parallel aufzubauende Strukturen. Jedoch können auch Kassenärztliche Vereinigungen selbst Vertragspartner in dem neuen Konstrukt werden, beispielsweise für ausgewählte von ihnen vertretene Fachrichtungen.

Gegenstand der Verträge können laut Gesetz sowohl die gesamte ambulante ärztliche Versorgung als auch einzelne fachliche Bereiche sein. Die Krankenkassen können diese Verträge allein oder auch in Kooperation mit anderen Krankenkassen abschließen. Die bereits bestehenden Qualitätsanforderungen der Versorgung sind dabei mindestens einzuhalten. Insbesondere – und das ist eine wesentliche Neuerung und Verpflichtung – geht der Sicherstellungsauftrag von den Kassenärztlichen Vereinigungen auf die Vertragsgemeinschaft über.

Die Finanzierung der Verträge erfolgt über eine entsprechende Minderung der Gesamtvergütung der Kassenärztlichen Vereinigungen. Es handelt sich bei diesen Verträgen somit nicht um zusätzliche Ausgaben der Krankenkassen, wie sie bei Hochspezialleistungen befürchtet werden. In welcher Form die Vergütungssumme an die Vertragspartner ausgeschüttet wird, beispielsweise per Einzelleistungsvergütung oder auch über Kopfpauschalen, bleibt im Gesetz offen und kann in den Verträgen geregelt werden.

Versicherte erklären ihre Teilnahme freiwillig und bindend für jeweils ein Jahr. Sie dürfen bei Teilnahme nur noch vertraglich verpflichtete Ärzte in Anspruch nehmen. Gegenüber der hausarztzentrierten Versorgung besteht somit eine mögliche Ausweitung auch auf den fachärztlichen Bereich. Gegenüber der Integrierten Versorgung handelt es sich um eine auch zeitlich ausgedehnte (prinzipiell unbefristete) Maßnahme.

Diskussion

Mit den Verträgen zu § 73c SGB V liegen bisher noch wenige Erfahrungen vor. Es handelt sich um ein ambitioniertes Gesetzesvorhaben, welches als bisher umfassendster Versuch gewertet werden kann, die Strukturen in der ambulanten Versorgung grundlegend zu ändern. Insbesondere die zentrale Position der Kassenärztlichen Vereinigungen wird damit zumindest einem Wandel ausgesetzt.

Bisherige Verhandlungen zu Verträgen haben gezeigt, dass sowohl sehr umfassende Vertragsgegenstände verhandelt und kontrahiert wurden, etwa zur hausärztlichen Versorgung für Versicherte der Allgemeinen Ortskrankenkassen in Baden-Württemberg, als auch Randgebiete der Versorgung, etwa zusätzliche Angebote an Präventionsleistungen für Kinder. In welche Richtung sich die Verträge zur besonderen ambulanten ärztlichen Versorgung entwickeln werden, ist ungewiss. Wesentlichen Einfluss wird neben der Kompetenz und dem Willen der Krankenkassen zur Abwicklung auch umfangreicher Vertragswerke auch die Einstellung der Vertragsärzte gegenüber den Kassenärztlichen Vereinigungen haben. Sofern überwiegend Zufriedenheit mit einer Leistungserbringung unter dem Prinzip der Kassenärztlichen Vereinigungen besteht, haben großflächige Verträge zur besonderen ambulanten ärztlichen Versorgung geringere Erfolgsaussichten, da sich notwendige Versorgungsdichten nicht realisieren lassen.

Aus gesundheitsökonomischer Sicht handelt es sich um die Ablösung einer kartellähnlichen Situation in der ambulanten Versorgung durch ein Oligopol. Auf beiden Seiten des Marktes würden sich Vertragspartner mit Marktmacht befinden. Welches Verhandlungsergebnis sich ergibt, ist dabei nicht determiniert. Ein Schritt hin zu alleiniger Marktmacht aufseiten der Krankenkassen mit einem weitgehend atomisierten Markt der Versorger ergibt sich aus der besonderen ambulanten ärztlichen Versorgung nicht.

10.6 Ausblick: Managed Care und Einzelverträge

Die in den Darstellungen neuer Versorgungsformen bereits angedeutete Zunahme von einzelvertraglichen Regelungen ist im Ausland (etwa in den USA) teilweise bereits weiter verbreitet als in Deutschland oder wird auch abgelehnt (etwa in Großbritannien). Da sich zumindest in den vergangenen 2 Jahrzehnten in Deutschland ein Trend zu mehr Vertragsflexibilität abzeichnete, soll ein Überblick über die Entwicklung, die Vor- und Nachteile sowie praktische Erfahrungen gegeben werden.

10.6.1 Entwicklung

Mit Managed Care wird eine Gruppe von Maßnahmen umschrieben, die unter Nutzung von vertraglicher Flexibilität das Verhältnis zwischen Krankenversicherungen, Versorgern und Versicherten neu regeln. Dabei wird insbesondere versucht, die Versorgungssituation unter Förderung des Wettbewerbs zu verbessern. Viele der zuvor beschriebenen Versorgungsansätze des deutschen Gesundheitssystems können somit im weitesten Sinne als Managed Care interpretiert werden. Jedoch versteht man unter Managed Care im engeren Sinne meist die durchweg einzelvertragliche Ausgestaltung der Beziehungen zwischen Krankenkassen, Versorgern und Versicherten beziehungsweise Patienten. Von dieser Ausprägung der Managed Care ist das deutsche Gesundheitswesen zumindest im ambulanten oder stationären Bereich noch nicht betroffen.

Die Historie der Managed Care bezieht sich insbesondere auf das Gesundheitssystem der USA und dort wiederum vorwiegend – wenn auch nicht ausschließlich – auf den privatwirtschaftlich organisierten Teil der Versorgung. Die USA werden weltweit als das Land mit der größten Erfahrung hinsichtlich einer marktwirtschaftlichen und wettbewerblichen Ausrichtung des Gesundheitssystems angesehen. Die Zäsuren der Managed-Care-Ansätze waren wesentlich getrieben von Kostenentwicklungen, weniger von Bestrebungen der Qualitätsverbesserung oder der Verbesserung des Zugangs. Qualitätsverbesserungen wurden in der Regel dann akzeptiert, wenn sie keine oder mindernde Auswirkungen auf die Kosten der Versorgung hatten. Beispielsweise drängten insbesondere große Nachfrager (also große Unternehmen, welche Kontrakte für ihre Beschäftigten einkaufen) auf Versorgungsverbesserungen für chronisch Erkrankte, auch um die Arbeitskraft ihrer Mitarbeiter zu erhalten. Qualitätsverbesserungen für diese Patientengruppe ergaben sich also weniger aus dem Wettbewerb zwischen Versorgern um einen Vertrag mit der Managed-Care-Organisation (Dixon et al. 2004).

Auf eine Phase der Kostensteigerung zu Beginn der 1990er Jahre reagierten die Versicherungsnachfrager (also die Unternehmen) mit erheblichem Verhandlungsdruck gegenüber den Krankenversicherungen. Diese reagierten mit zunehmend aggressiveren Kostenkontrollstrategien gegenüber Versorgern, um sinkende Versicherungsprämien auszugleichen.

Um das Jahr 2000 entstand aus einer Gegenbewegung eine neue Phase der Managed Care. Getragen von Versicherten und Versorgern, welche einvernehmlich wachsenden Unmut über zunehmende Einschränkungen in der Versorgung äußerten, wurde insbesondere eine Neuordnung des Zugangs zu den Versorgern angestrebt. Aufgrund der damaligen angespannten Arbeitsmarktlage konnten die Unternehmen diese Kritik ihrer Mitarbeiter kaum ignorieren. Lockerungen der vertraglichen Restriktionen gegenüber den Leistungsanbietern führten in der Folge jedoch wieder zu steigenden Leistungsausgaben (Enthoven u. Talbott 2004).

Die darauf folgende Diskussion um eine erneute Strategieänderung in der Managed Care ist noch nicht abgeschlossen (Rittenhouse et al. 2004). Neben dem neuerlichen Vorschlag von „Managed Competition" (insbesondere vorgetragen von Alain C. Enthoven; vgl. Enthoven 1993, 2004) wurde auch eine stärkere staatliche Lenkung gefordert (Chernew et al. 2004). Ein sich abzeichnender Trend ist die stärkere Verlagerung des Versicherungsrisikos auf den Versicherten selbst. Er muss eine höhere Kostenverantwortung von den Krankenversicherungen übernehmen. Sollen seine Wahlmöglichkeiten hinsichtlich des Zugangs zu Versorgern und Therapien großzügiger werden, muss er im Gegenzug höhere Zuzahlungen in Kauf nehmen (Mays et al. 2004).

Als Ursache für das weitgehende Scheitern der angemessenen Beachtung von Zugang, Kosten und Qualität innerhalb einer wettbewerblichen Form der Managed Care wird auch die zu stark vereinfachende Sicht der Politik auf diese Faktoren gesehen (Anonymous 2004). Politische Agenden werden demnach von Instrumenten bestimmt, etwa Performanzmessungen, Anreizzahlungen, Einsatz von Informationstechnologie oder auch Disease-Management-Programmen, treffen in der Umsetzung jedoch auf höchst unterschiedliche, dezentrale und von persönlichen Kontakten geprägte Voraussetzungen. Eine pauschale Befürwortung von Wettbewerb als Lösung, um das Verhältnis von Zugang, Kosten und Qualität zu optimieren, muss in einem heterogenen Umfeld jedoch scheitern.

Auch die Reaktionen der Versorger auf die wachsende Kostenverantwortung der Versicherten befinden sich noch in einer Phase des Umbruchs und der Orientierung. Sicher ist, dass sich zu Beginn der Managed-Care-Bewegung sehr viel mehr Anbieter von Versorgungsleistungen im Gesundheitsmarkt bewegten, als es derzeit der Fall ist. Das konsequente selektive Kontrahieren führte zwangsläufig dazu, dass einige Leistungsanbieter ausschieden und die verbleibenden Anbieter bessere Positionen in Vertragsverhandlungen hatten. Existiert nur noch ein Krankenhaus der Maximalversorgung in einer Region, ist eine Krankenversicherung gezwungen, einen Vertrag mit diesem Versorger zu schließen, um Versorgungslücken zu vermeiden. Auch aufseiten der Arztpraxen ergaben sich grundlegende strategische Änderungen. Neben der vertikalen Integration mit Krankenhäusern schlossen sich Arztpraxen zu „Independent Practice Associations" (IPAs) zusammen, welche von den Krankenversicherungen oftmals auf Basis von Kopfpauschalen vergütet wurden. IPAs, eine der wichtigsten Formen von Anbietern der Managed Care, werden oftmals als ein Netzwerk zwischen Vertragsärzten und einem oder auch mehreren Krankenhäusern aufgebaut. Die Struktur gleicht damit den unter Verträgen der Integrierten Versorgung in Deutschland geschaffenen Konstruktionen. Für Krankenhäuser innerhalb einer IPA ist diese Konstellation jedoch nicht immer von wirtschaftlichem Vorteil. Die positiven Seiten werden vielmehr in der hohen Personalflexibilität zwischen niedergelassenem Bereich und Krankenhaus gesehen. Zudem dient die Praxis als Einweiser, falls sich das Krankenhaus in starkem Wettbewerb befindet. Somit übernehmen IPAs Aspekte, die in Deutschland im Zusammenhang mit medizinischen Versorgungszentren diskutiert werden. Die Nachteile von IPAs werden im Bereich der nachlassenden Effizienz gesehen, wenn die Ärzte in ein großes Team eingebunden sind, sowie in der bürokratischen Abwicklung interner Vorgänge (Casalino u. Robinson 2003). Insgesamt zeigt die Historie der Managed Care, dass in einem wettbewerblichen System die Verteilung der Marktmacht langfristig entscheidend dafür ist, wie sich die Kosten entwickeln. Zu Beginn der Managed Care waren Krankenversicherungen im Vorteil, da sie an eine große Zahl an Versorgern herantreten konnten, womit kostengünstige Vertragsabschlüsse möglich wurden. Mit zunehmender Konzentration auf der Seite der Versorger beziehungsweise bei verstärktem Ausscheiden aus dem Markt erfolgte ein Umschwenken hin zu attraktiveren Konditionen für Krankenhäuser und Arztpraxen. Momentan scheint der Effekt hin zu einer Verlagerung der Kosten auf den Versicherten die resultierende Größe zu sein.

10.6.2 Auswirkungen von Managed Care auf die Versorgungsformen

Als erfolgversprechendste Organisationsform für Leistungsanbieter wurden in den 1990er Jahren in den USA integrierte Netzwerke angesehen, eine enge Kooperation von Krankenhäusern und niedergelassenen Ärzten nach dem Vorbild von Kaiser Permanente, einer großen Managed-Care-Organisation (www.kaiserpermanente.org). In den USA arbeiten 47 % der Vertragsärzte in Praxen mit höchstens 2 Ärzten und 82 % in Praxen mit maximal 9 Ärzten. Die Zahl der Ärzte in Einheiten von 20 oder mehr Ärzten blieb zwischen 1996 und 2001 konstant (Casalino et al. 2003). Jedoch wollten viele Leistungsanbieter die Nachteile einer engen Zusammenarbeit, etwa bürokratischem Mehraufwand und Einbindung in eine Hierarchie, vermeiden und befürworteten daher nur lose Zusammenschlüsse (Ginsburg 2005). Insbesondere die enge vertikale Kooperation mit Krankenhäusern, etwa unter einer Trägerschaft, wurde nach einer Phase der Euphorie nicht mehr intensiver verfolgt. Nach der Einbindung von zuvor freiberuflichen Ärzten in eine Hierarchie einer umfassenden Organisation war oftmals ein Nachlassen der Produktivität festzustellen. Die enge vertikale Integration zwischen Krankenhäusern und Arztpraxen wurde in den USA daher nicht als vorteilhaft gewertet, um gegenüber den Krankenversicherungen bessere Verhandlungsergebnisse zu erzielen (Casalino u. Robinson 2003). Die gegenwärtigen Findungsprozesse in Deutschland um eine Abstimmung zwischen Krankenhäusern, Arztpraxen und medizinischen Versorgungszentren mit den dazu gehörenden Fragen der Personalverantwortlichkeit und Trägerschaft können vor diesem Hintergrund bewertet werden.

Neben der Verbesserung der Verhandlungsposition war auch die Abdeckung von Marktsegmenten (Diagnostik, Therapie) bedeutsam für eine Kooperation zwischen ambulanter und stationärer Leistungserbringung. Goldsmith (2004) sieht die zu erwartende rasche technologische Entwicklung in der Medizintechnik auch zukünftig als Auslöser für Veränderungen der Integration von Krankenhäusern und Arztpraxen. Anstoß für die Kapazitätsverschiebungen war beispielsweise die Entwicklung neuer bildgebender Verfahren, wie MRT (Magnetresonanztomographie) und auch Ultraschall, die eine ambulante Behandlung ermöglichten und die stationäre Bedeutung der Krankenhäuser schwächten. Amerikanische Krankenhäuser reagierten darauf zunächst mit einem Ausbau eigener ambulanter Behandlungsmöglichkeiten, insbesondere in den Bereichen ambulante Operationen und Diagnostik. Der Anteil der ambulanten Leistungen an den Ausgaben für Krankenhäuser stieg von 13% im Jahr 1980 auf 37% im Jahr 2002 (Goldsmith 2004). Zum Vergleich: In Deutschland erwirtschaften Krankenhäuser mit ambulanter Versorgung unter 5% ihrer Erlöse. Ambulante Leistungen waren das am stärksten wachsende Betätigungsfeld für amerikanische Krankenhäuser. Dennoch konnten sie ihren Anteil am Gesamtmarkt dieser Leistungen ab Ende der 1990er Jahre nicht mehr steigern. Erwartet wurde auch, dass mit der Ausdehnung des ambulanten Operierens die Zahl der stationär durchgeführten Operationen vermindert würde. Dies war jedoch nicht der Fall. Sowohl 1985 als auch 1995 wurden rund 27 Mio. stationäre Operationen durchgeführt. Hinzu kam eine ständig steigende Zahl ambulanter Operationen (insbesondere in Surgery-Centern), sodass insgesamt der Anteil der stationären Operationen an allen Operationen sank. Als Ursache für diese Entwicklungen wurden neben Fortschritten in der Operationstechnik insbesondere finanzielle Anreize genannt (Kozak et al. 1999). Die bessere Operationstechnik erlaubte es, weitere Patientenkollektive einzuschließen und die Folgen der Operationen zu lindern. Die Patienten hatten weniger Schmerzen und geringere Fehlzeiten am Arbeitsplatz. Dies bewog in den USA viele Patienten (auch wegen der teilweise nicht vorhandenen Lohnfortzahlung), eine Operation vornehmen zu lassen, zu der sie zuvor im vollstationären Umfeld die Zustimmung verweigert hatten. Finanzielle Anreize bestanden für die Versorger darin, dass Medicare-Patienten ambulante Operationen zu 100% erstattet bekamen statt zu 80% wie bei einer stationären Behandlung im Krankenhaus. Auch für das Krankenhaus war der Übergang zu ambulanter Versorgung lukrativ, da stationäre Eingriffe über DRG-Pauschalen eher gering vergütet wurden, ambulante Eingriffe auf Basis einer Einzelleistungsabrechnung jedoch eher hoch. Die Deckungsbeiträge konnten so bei ambulanten Operationen höher ausfallen.

Auch diese Entwicklungen sind vor dem Hintergrund der deutschen Diskussion von Bedeutung. Die engen Voraussetzungen des Marktzutritts bei Hochspezialleistungen, die eher geringen Vergütungen bei ambulanten

Operationen und Unsicherheit über die Reaktionen der Vertragsärzte bei Gründungen von medizinischen Versorgungszentren führen zu einem im internationalen Vergleich geringen Engagement der Krankenhäuser in der ambulanten Versorgung. Dies wiederum stärkt die Fokussierung auf den stationären Bereich mit einer Beharrung auf klinischen Versorgungsmustern, die eine vergleichsweise kostenintensive stationäre Aufnahme benötigen. Vor dem Hintergrund der Erfahrungen mit Managed Care würde eine generelle Öffnung des Marktes für ambulante Behandlungen ein zunehmendes Engagement der Krankenhäuser in der ambulanten Versorgung bewirken und bei geeigneten finanziellen Anreizen wohl auch einen Rückgang der stationären Versorgung.

In einer Artikelserie im British Medical Journal (BMJ) analysierten Bindman und Majeed die zukünftige Organisation der Primärarztversorgung in den USA und prüften die Übertragbarkeit auf andere Länder (Bindman u. Majeed 2003; Forrest 2003; Goldfield et al. 2003; Bodenheimer 2003). Die Ergebnisse sind insbesondere im Hinblick auf das Gate-Keeping-System von Bedeutung. Die Hoffnung, dass durch das Gate-Keeping-System die Kosten gesenkt werden könnten und gleichzeitig die Qualität gesteigert würde, erfüllte sich in den USA nur teilweise. In den USA weist Gate-Keeping eine schlechtere Effektivität auf als beispielsweise in Großbritannien, da die Versicherten in den USA an die Abläufe nicht gewöhnt waren, die Allgemeinärzte einen erheblichen Zuwachs an Dokumentationsarbeit erhielten und schließlich die Fachärzte Kritik äußerten angesichts der Barriere zu den Versicherten. Laut Aussage der Autoren scheint es Hinweise zu geben, dass Gate-Keeping dort gut funktioniert, wo die Facharztdichte eher gering ist, wo also der Gate-Keeper eine sinnvolle Zuweisungsfunktion für die begrenzte Facharztkapazität übernimmt. Sowohl finanzielle Anreize, Handlungsleitlinien für Überweisungen als auch Kopfpauschalen scheinen gemäß dieser Analyse nur geringe Auswirkungen auf das Überweisungsverhalten beziehungsweise die Inanspruchnahme von Fachärzten zu haben. In einem Ausblick bezüglich des amerikanischen Primärarztsystems unter Managed Care äußert sich Phillips (2005) eher skeptisch. Insbesondere Überlastung und finanzielle Probleme werden als Herausforderung genannt. Als Vorschlag wird hauptsächlich auf eine mögliche Trennung der Budgets für Spezialärzte und Allgemeinmediziner in der ambulanten Versorgung hingewiesen und somit auf eine in Deutschland bereits verwirklichte Maßnahme (s. auch Vorschläge zur weiteren budgetären Ausgrenzung der ambulanten Behandlungen im Krankenhaus aus den Budgets der Kassenärztlichen Vereinigungen in Kap. 9.4.1).

Überraschend skeptisch äußerten sich Vertreter von Krankenversicherungen in mehrjährig wiederholten Umfragen zur Wirksamkeit von Marktprozessen im Gesundheitssystem (Nichols et al. 2004). Es zeigten sich 4 Hauptgründe für die Skepsis:

- **Anbietermacht:** In der Theorie wird zugrunde gelegt, dass Überkapazitäten bei den Anbietern bestehen, die von den Nachfragern (hier den Krankenversicherungen) in Verhandlungen geltend gemacht werden können. In der Realität wird jedoch (in den USA) eine Anbietermarktmacht konstatiert. Ursache sind Vorlieben der Nachfrager für bestimmte Krankenhäuser (welches eine Krankenversicherung unter Vertrag haben muss) und die Tendenz zur Monopolbildung aufgrund des Ausscheidens von Mitbewerbern aus dem Markt.
- **fehlende Effizienz:** Die in der Theorie erreichbare technische Effizienz, beispielsweise durch Einsatz von Datenverarbeitung, wurde in der praktischen Umsetzung nie erzielt. Kleine Einheiten sowie verschiedenste Erkrankungen mit

unterschiedlichen Behandlungsabläufen in verschiedensten Umgebungen förderten ein Verbleiben von Ineffizienz.

- **Desinteresse der Arbeitgeber:** Arbeitgeber, welche in den USA maßgeblich an der Auswahl der Krankenversicherung beteiligt sind, sehen die medizinische Versorgung als Kostenblock (in Zeiten schwacher Konjunktur und ergiebiger Arbeitsmärkte) und als Anreiz zur Attrahierung von Personal (in Zeiten der Hochkonjunktur). Insgesamt fehlte bisher eine langfristige Strategie, die zu einer Stärkung der Krankenversicherungen als vollwertigem Partner der Unternehmen führte. Prämiensteigerungen und eine Abwälzung der Kosten auf die Versicherten über höhere Zuzahlungen und Selbstbehalte waren die Folge.
- **geringer Wettbewerb unter Versicherungsunternehmen:** Aufgrund hoher Fixkosten und hoher Markteintrittsbarrieren ist der Wettbewerb zwischen Krankenversicherungen trotz der ausgeprägten Realisierung von Managed Care relativ gering. Je nach institutionellem Rahmen fehlt es auch an Weisungsrechten gegenüber dem einzelnen Arzt und somit einem Instrument der Beeinflussung von Versorgungsabläufen.

Als Ausweg werden unter anderem staatliche Eingriffe vorgeschlagen, insbesondere Anti-Trust-Regeln und direkte Preisregulation, obgleich Letzteres als wettbewerbsfeindlich angesehen wurde.

10.7 Fazit

Die Schilderung der Versorgungsformen im deutschen Gesundheitssystem macht deutlich, dass es sich um ein historisch gewachsenes Gefüge handelt, dem ein übergeordnetes oder auch ein evidentes medizinisches Leitbild fehlt. Als langfristige Konstanten können der Versuch einer stärkeren Öffnung der Krankenhäuser für ambulante Behandlungen sowie die Stärkung der Position der Hausärzte in der Versorgungskette gesehen werden. Die konsequente Umsetzung dieser Ziele innerhalb eines konsistenten Ansatzes, etwa charakterisiert durch Marktöffnung nach Qualitätskriterien und Vergütungshöhen unabhängig von der behandelnden Institution, konnte bisher nicht eingeleitet werden. Eine Ursache hierfür sind sicher die stark föderal geprägten politischen Entscheidungsstrukturen, die starke Stellung von Verbänden in der Umsetzung von Entscheidungen und der teilweise mangelnde Wille der Krankenkassen zur qualitätsgerichteten Steuerung der Versorgung.

Literatur

Anonymous. Prologue. Physician practice: next steps. Health Affairs 2004; 23: 35.

Arnold M, Lauterbach KW, Preuß KJ. Managed Care. Stuttgart, New York: Schattauer 1997.

Bindman AB, Majeed A. Organisation of primary care in the United States. BMJ 2003; 326: 631–4.

Bodenheimer T. Innovations in primary care in the United States. BMJ 2003; 326: 796–9.

Casalino L, Robinson JC. Alternative models of hospital-physician affiliation as the United States moves away from tight managed care. Milbank Q 2003; 81: 331–51.

Casalino LP, Devers KJ, Lake TK, Reed M, Stoddard JJ. Benefits of and barriers to large medical group practice in the United States. Arch Intern Med 2003; 163: 1958–64.

Chernew ME, Jacobson PD, Hofer TP, Aaronson KD, Fendrick AM. Barriers to constraining health care cost growth. Health Aff (Millwood) 2004; 23: 122–8.

Deutsches Krankenhaus-Institut e.V. (DKI). Krankenhaus-Barometer 2004. Düsseldorf: 2004; 41 f.

Dixon J, Lewis R, Rosen R, Finlayson B, Gray D. Can the NHS learn from US managed care organisations? BMJ 2004; 328: 223–5.

Enthoven AC. Why managed care has failed to contain health costs. Health Aff (Millwood) 1993; 12: 27–43.

Enthoven AC. Market forces and efficient health care systems. Health Aff (Millwood) 2004; 23: 25–7.

Enthoven AC, Talbott B. Stanford University's experience with managed competition. Health Aff (Millwood) 2004; 23: 136–40.

Forrest CB. Primary care gatekeeping and referrals: effective filter or failed experiment? BMJ 2003; 326: 692–5.

Gaynor M, Gertler P. Moral hazard and risk spreading in partnerships. Rand J Econ 1995; 26: 591–613.

Gaynor M, Pauly MV. Compensation and productive efficiency in partnerships: evidence from medical group practice. J Polit Econ 2001; 98: 544–73.

Ginsburg PB. Competition in health care: its evolution over the past decade. Health Aff (Millwood) 2005; 24: 1512–22.

Glied S. Managed care. In: Culyer AJ, Newhouse JP. Handbook of Health Economics. Amsterdam: Elsevier 2000; 707–53.

Goldfield N, Gnani S, Majeed A. Profiling performance in primary care in the United States. BMJ 2003; 326: 744–7.

Goldsmith J. Technology and the boundaries of the hospital: three emerging technologies. Health Aff (Millwood) 2004; 23: 149–56.

Hippisley-Cox J, Pringle M, Coupland C, Hammersley V, Wilson A. Do singlehanded practices offer poorer care? Cross sectional survey of processes and outcomes. BMJ 2001; 323: 320–3.

Kozak LJ, McCarthy E, Pokras R. Changing patterns on surgical care in the United States, 1980–1995. Health Care Financ Rev 1999; 21: 31–48.

Lian OS. Convergence or divergence? Reforming primary care in Norway and Britain. Milbank Q 2003; 81: 305–30.

Züngen M. Ambulante Behandlung im Krankenhaus. Berlin: LIT 2007.

Majeed A. The future of singlehanded general practices. BMJ 2005; 330: 1460–1.

Majeed A, Gray J, Ambler G, Carroll K, Bindman AB. Association between practice size and quality of care of patients with ischaemic heart disease: cross sectional study. BMJ 2003; 326: 371–2.

Mays GP, Claxton G, White J. Managed care rebound? Recent changes in health plans' cost containment strategies. Health Aff (Millwood) 2004; Suppl Web Exclusives: W4-427-36.

Nichols LM, Ginsburg PB, Berenson RA, Christianson J, Hurley RE. Are market forces strong enough to deliver efficient health care systems? Confidence is waning. Health Aff (Millwood) 2004; 23: 8–21.

O'Dowd A. „Super surgeries" threaten general practice. BMJ 2005; 330: 1467.

Phillips RL. Primary care in the United States: problems and possibilities. BMJ 2005; 331: 1400–2.

Rittenhouse DR, Grumbach K, O'Neil EH, Dower C, Bindman A. Physician organization and care management in California: from cottage to Kaiser. Health Aff (Millwood) 2004; 23: 51–62.

Sachverständigenrat für die Konzertierte Aktion im Gesundheitswesen. Finanzierung, Nutzerorientierung und Qualität. Gutachten 2003. http://www.svr-gesundheit.de (15. November 2009).

Sekhri NK. Managed care: the US experience. Bull World Health Organ 2000; 78: 830–44.

Simoens S, Scott A. Integrated primary care organizations: to what extent is integration occurring and why? Health Serv Manage Res 2005; 18: 25–40.

11 Prävention und Gesundheitsförderung

Wilhelm Kirch, Christiane Hillger, Adem Koyuncu, Ursula Schütte und Nicole Wolfram

11.1 Einführung und Begriffsbestimmung

Nicole Wolfram und Wilhelm Kirch

In dem folgenden Abschnitt wird der Leser an die unterschiedlichen Systeme zur Definition der Prävention herangeführt. Ziel ist es, zum einen die verschiedenen Ansatzpunkte zur Begriffsbestimmung herauszuarbeiten und zum anderen zu einem Konsens im Hinblick auf die Vielfalt der Definitionen zu kommen. Dabei wird auch auf die Schwierigkeit eingegangen, eine klare Trennung zwischen Prävention einerseits und Gesundheitsförderung andererseits vorzunehmen. Um wirklich nachhaltige Strategien zu verankern, ist eine Verzahnung von Verhältnis- und Verhaltensprävention notwendig. Hierauf wird ebenso Bezug genommen wie auf die prägnante Darlegung der Zielgruppen und Zugangswege. Schlussfolgernd wird ein eigens entwickeltes Schaubild präsentiert, welches als eine visuelle Synopse der vorangegangenen Begriffbestimmungen gesehen werden kann und den Versuch unternimmt, über einen mehrdimensionalen Ansatz den unterschiedlichsten Blickwinkeln gerecht zu werden.

11.1.1 Allgemeiner Präventionsbegriff

Der Terminus „Prävention“ ist auf den lateinischen Begriff *praevenire* zurückzuführen. Dieser meint „zuvorkommen“ bzw. „verhüten“. Unter „Prävention“ werden vorbeugende Maßnahmen zusammengefasst, deren Ziel es ist, das Auftreten eines unerwünschten Ereignisses oder einer unerwünschten Entwicklung zu vermeiden.

Die derzeit meist verwendete Klassifizierung der Prävention wurde Mitte des 20. Jahrhunderts entwickelt. Hierbei war das Ziel, für den Bereich der krankheitsbezogenen Prävention verschiedene Interventionszeit-

gesund ⟶ **krank**

Primärprävention	Sekundärprävention	Tertiärprävention

primordiale Prävention	Primärprävention	Sekundärprävention (engere Bedeutung)	Sekundärprävention (weitere Bedeutung)	Tertiärprävention (engere Bedeutung)	Tertiärprävention (weitere Bedeutung)

verhütet werden sollen

Risikofaktoren	akute Erkrankung	schwere/chronische Erkrankung	vermeidbare Folgeschäden/ Rezidive

Abb. 11.1-1 Stufen der Prävention (nach Slesina 2007, Walter 2006)

punkte und damit Interventionsstadien zu definieren. Als Bezugsrahmen zur Bestimmung der einzelnen Kategorien diente die Zeitschiene von „gesund“ bis „krank“ (Slesina 2007). Im Zentrum der Betrachtungen und der Definition stand also stets der Krankheitsverlauf. Innerhalb dieses Kontinuums sollten verschiedenartige Ansätze und Interventionsformen der Prävention voneinander abgegrenzt werden.
In einzelnen Etappen wurde ein 4-Stufen-Schema entwickelt (s. Abb. 11.1-1), wobei in einem ersten Schritt zunächst die Abgrenzung zwischen Primär- und Sekundärprävention erfolgte (Commission of Chronic Illness 1957). Daran schloss sich die Definition der Tertiärprävention an (Caplan 1964). Erst Ende der 1970er Jahre wurde das Konzept der primordialen Prävention eingeführt (Strasser 1978).

4-Stufen-Schema

Primordiale Prävention

Unter den Begriff „primordiale Prävention“ werden sämtliche Handlungen gefasst, die eine Verbreitung von Risikofaktoren innerhalb der Bevölkerung abwenden (Strasser 1978). Die betrachtete Person ist gesund, es liegen keine unmittelbaren Risikofaktoren vor, deren Auftreten soll jedoch verhindert werden. Als Aktivitäten der primordialen Prävention sind hier sämtliche Interventionen zu benennen, die auf die Verhütung von Risikofaktoren bei der gesunden Bevölkerung abzielen, wie beispielsweise die Reduktion des Tabakkonsums, des Übergewichts und auch des Bewegungsmangels. Außerdem steht die Förderung von protektiven Faktoren, wie z.B. die Inanspruchnahme von Vorsorgeuntersuchungen, im Mittelpunkt der Betrachtungen. Zu den konkreten Maßnahmen primordialer Prävention zählen das Screening, die Aufklärung sowie Beratungs- und Trainingsmaßnahmen (Walter 2006).
Middeke bezeichnet die primordiale Prävention als „das Gebot der Stunde“ (Middeke 2006, S. 2517). Denn im Hinblick auf stetig knapper werdende Ressourcen und eine zum Teil bedrohliche Entwicklung bezüglich des Bewegungsmangels der Bevölkerung wird gerade in der gezielten Minimierung von Risiken die einzige Chance für die Gesellschaft liegen.
Eine genaue Abgrenzung zur primären Prävention ist schwierig, da sich die einzelnen Aktivitäten in Teilbereichen überlappen.

Primäre Prävention

Entsprechend dem oben erwähnten Zeitverlauf werden unter „Primärprävention“ sämtliche Aktivitäten gefasst, welche das Auftreten einer Schädigung oder Erkrankung verhindern sollen. Die betrachtete Person ist gesund, es liegen jedoch unmittelbare Risikofaktoren vor und eine akute Erkrankung soll verhindert werden.
Die Primärprävention zielt neben der Verhütung von Krankheiten auch auf die Förderung der psychischen und physischen Gesundheit. Eine Verhütung der Krankheit soll über die „Beseitigung spezifischer Expositionen und Übertragungswege erzielt werden, durch Verhinderung bzw. Verminderung verhaltensbedingter Risikofaktoren, durch Erhöhung der Widerstandskraft des Organismus (sowie) durch Abbau bzw. Veränderung gesundheitsschädigender Lebensumfeldfaktoren“ (Franzkowiak 2003, S. 179).
Zu Maßnahmen der primären Prävention zählen beispielsweise Interventionen zur Gesundheitserziehung und Verbraucherbildung im Hinblick auf das Ernährungs- und Bewegungs-, aber auch das Rauchverhalten.

Sekundäre Prävention

Als Maßnahmen sekundärer Prävention gelten sämtliche Aktivitäten, die Erkrankungen bereits frühzeitig zu erkennen und zu behandeln suchen, noch bevor diese zu Beschwerden oder manifesten Symptomen führen (Slesina 2007). Die betrachtete Person ist im Frühstadium akut erkrankt. Eine schwere bzw. chronische Erkrankung soll durch eine geeignete Behandlung verhindert werden.
Maßnahmen der sekundären Prävention sind beispielsweise Screening- oder Vorsorgeuntersuchungen, deren Ziel eine Aufdeckung symptomloser Erkrankungen bei scheinbar gesunden Individuen ist. Als Beispiel sei hier das TUMAINI-Präventionsprogramm angeführt (Schwarz et al. 2008). Es bietet ein umfassendes Konzept zur Diabetesvorsorge an, durch das Personen mit einem erhöhten Diabetesrisiko frühzeitig erkannt, umfassend beraten und langfristig betreut werden. Im Hinblick auf kardiovaskuläre Erkrankungen werden alle Maßnahmen als Sekundärprävention bezeichnet, die *nach* dem Auftreten einer kardiovaskulären Erkrankung (z.B. koronare Herzkrankheit, Herzinfarkt) unternommen werden (z.B. Senkung der Lipidkonzentration im Blut), um das weitere Fortschreiten der Arteriosklerose zu verhindern.

Tertiäre Prävention

Zur tertiären Prävention gehören sämtliche Aktivitäten, die sich auf manifeste, oftmals bereits chronische Erkrankungen beziehen. Es werden folgende 2 Bedeutungen unterschieden:

- In einem *weiteren* Begriffsverständnis werden alle Maßnahmen als Tertiärprävention bezeichnet, die einer Krankheitsverschlimmerung und weiteren Funktionsverlusten vorbeugen. Außerdem sollen bestehende anatomische, physiologische und psychologische Schäden verbessert sowie Folge- und Begleiterkrankungen vermieden werden.
- Wird der Begriff „tertiäre Prävention“ *enger* gefasst, so sind ausschließlich Aktivitäten zur Verhütung oder Beseitigung von krankheitsbedingten Behinderungen sowie die Vermeidung der Ausgliederung aus dem Arbeitsprozess, dem Beruf und der Gesellschaft inbegriffen. Bedeutsam ist hierbei, Prävention von Kuration abzugrenzen. Die betrachtete Person ist schwer bzw. chronisch erkrankt. Vermeidbare Folgeschäden bzw. Rezidive sollen durch geeignete Behandlungen verhindert werden.

Als Maßnahmen der Tertiärprävention gelten beispielsweise eine Rückenschule nach Bandscheibenvorfall, die Psychoedukation bei Vorliegen einer chronischen Erkrankung wie Diabetes mellitus oder Asthma bronchiale oder auch eine Individualprävention für Patienten mit schweren Berufsdermatosen mit dem Ziel des Arbeitsplatzerhaltes.

Andere Ansätze

Das vorgenannte 4-Stufen-Schema der Prävention ist als theoretisches Konstrukt einleuchtend und leicht verständlich. In der Praxis erweist sich jedoch die Zuordnung einzelner Maßnahmen und Aktivitäten zu den Kategorien oftmals als sehr schwierig. Das zugrunde liegende Prinzip des Krankheitsverlaufes ist für eine klare Abgrenzung ungeeignet und kann zu Missdeutungen und Fehl- oder Mehrfachzuordnungen führen. Gerade eine eineindeutige Zuordnung auf Maßnahmenebene ist nahezu unmöglich, weil zahlreiche präventive Ansätze auf mehreren Präventionsstufen angewendet werden.
Slesina (2007) führt aus dem wissenschaftlichen Diskurs verschiedene Alternativen zur Ersetzung des 4-Kategorien-Schemas an und bezieht sich zunächst auf eine Pu-

blikation aus dem Jahr 2000 von Froom und Benbassat. Die Autoren kritisieren, dass die verwendeten Kategorien der Prävention nicht spezifisch genug trennen und zu unscharf verwendet werden. Anhand der Ergebnisse einer Literaturrecherche in Medline fordern sie zum einen eine Systematisierung der präventiven Maßnahmen anhand mehrerer Dimensionen. Als einen möglichen Weg, die Mehrdeutigkeiten zu vermeiden, sehen sie es, die typische dreigeteilte Klassifikation der Prävention aufzugeben und medizinische Interventionen dahingehend zu beschreiben, was weshalb und durch wen getan wurde (Froom u. Benbassat 2000). Zum anderen schlagen sie eine stärkere Differenzierung und Präzision der Präventionsstufen mittels einer 7-stufigen Taxonomie vor:

- **Stufe 1** zielt auf Maßnahmen ab, die das Ausgesetztsein gegenüber einem Krankheitserreger reduzieren bzw. zu einer Erhöhung der Resistenz führen.
- **Stufe 2** beinhaltet das Screening nach Risikofaktoren mit dem Ziel, diese zu reduzieren.
- Innerhalb dieser erweiterten Taxonomie entspricht die **Stufe 3** der Prävention einem Screening nach asymptomatischen Krankheiten mit dem Ziel, diese frühzeitig zu behandeln (zuvor definiert als sekundäre Prävention).

Interventionen, die zuvor als tertiäre Prävention bezeichnet wurden, können ebenso in verschiedene Stufen unterteilt werden:

- **Stufe 4** im Sinne der Rückfallprävention
- **Stufe 5** als Prävention von Komplikationen
- **Stufe 6** als Behandlung von akut erkrankten Patienten mit dem Ziel der Heilung, Linderung oder Reduktion der Mortalität
- **Stufe 7** als Rehabilitation

In einer weiteren Publikation (Gordon 1983) stützt sich der Präventionsbegriff weniger auf den möglichen Krankheitsverlauf. Das Konzept wird auf noch nicht erkrankte Personen begrenzt und bezieht explizit die Zielgruppen ein. Im Zentrum steht nach einer Risiko-Nutzen-Abwägung (Risk-Benefit-Model) nicht mehr die eigentliche Erkrankung, sondern das Risiko, eine solche zu entwickeln. Gordons Ziel war es, einen alternativen Klassifikationsansatz zum bisherigen Schema herauszuarbeiten. Dieser Ansatz hat sich im jüngeren wissenschaftlichen Diskurs vor allem in der Suchtprävention etabliert; dabei unterscheidet er 3 verschiedene Zielgruppen voneinander:

- Maßnahmen, die auf die allgemeine Bevölkerung abzielen, bezeichnet er als **universale Prävention**. Dazu zählen beispielsweise suchtpräventive Vorträge, Schulprogramme zur Förderung der Lebenskompetenzen, Maßnahmen am Arbeitsplatz, Informationsmaterialien oder Kampagnen.
- Als **selektive Prävention** werden Ansätze benannt, die sich an Gruppen richten, welche speziellen Risiken ausgesetzt sind, z.B. Kinder von alkoholabhängigen Eltern.
- Letztlich richten sich Maßnahmen der **indizierten Prävention** an Personen mit bestimmten Risikomerkmalen. Hier ist bereits ein manifestes Risikoverhalten etabliert, z.B. junge Erwachsene, die am Wochenende wiederholt exzessiv Alkohol trinken.

11.1.2 Gesundheitsförderung

Vor allem in nicht wissenschaftlichen Bereichen werden die Begriffe „Prävention“ und „Gesundheitsförderung“ häufig miteinander verwechselt, synonym gebraucht oder gar falsch verwendet (beispielsweise als „Gesundheitsprävention“). Die Termini lassen sich wie folgt genauer abgrenzen:

- **Prävention** ist im Wesentlichen als eine **medizinische Aktivität** zu sehen, die sich mit dem Einzelnen und/oder unterschiedlichen Risikogruppen befasst. Ihr Ziel ist die Erhaltung bzw. Wiederherstellung der Gesundheit. Präventionsprojekte enthalten stets einen Informationsteil zu einem spezifischen Krankheitsthema. Dabei muss die kausale Verbindung zwischen der Sachinformation und den präventiven Maßnahmen explizit hergestellt werden (Schäfer 2006).
- **Gesundheitsförderung** hingegen geht von der gesamten Bevölkerung in ihrem **Alltagsleben** aus; ihr Ziel ist die Verbesserung von Gesundheit (v. Troschke 2004).

Gesundheitsförderungsprojekte sind gegenüber Präventionsprojekten thematisch breiter angelegt. Vorrangiges Ziel ist es, vorhandene Ressourcen zu stärken und Handlungsspielräume zu erweitern. Hierzu wird eine Vielfalt von Angeboten und Maßnahmen angewandt, die zunächst nicht unbedingt einen direkten Einfluss auf das Gesundheitsverhalten eines Individuums erkennen lassen. Häufig werden dabei ganze Systeme (Settings) zum Handlungsfeld für Gesundheitsförderung (Glaeske et al. 2003).
Insbesondere auf der Maßnahmenebene ist ein enger Zusammenhang zwischen den Begriffen „primordiale Prävention“ und „Gesundheitsförderung“ zu sehen. Wesentliches Unterscheidungsmerkmal sind jedoch die zugrunde liegenden Blickwinkel. Prävention, auch primordiale Prävention, sieht ihren Ausgangspunkt bei Krankheiten und Störungen und zielt darauf ab, die Risiken zu reduzieren. Demgegenüber nimmt Gesundheitsförderung ihren Ausgang bei Ressourcen und fördert diese.

11.1.3 Verhaltens- und Verhältnisprävention

Die **Verhaltensprävention**, auch als **personale Prävention** bezeichnet, zielt auf einen gesunden Lebensstil des Einzelnen ab (Middeke 2006). Unter Verhaltensprävention wird beispielsweise verstanden:

- Verbesserung der individuellen Kenntnisse über Gesundheitsrisiken und deren Vermeidung
- Motivierung zur Vermeidung von Gesundheitsrisiken
- Training gesundheitsförderlicher Verhaltensweisen
- positive Verstärkung von Verhaltensänderungen

Die **Verhältnisprävention** oder **strukturelle Prävention** zielt auf die Lebens-, Arbeits- und Umweltbedingungen als wesentliche Voraussetzungen für Gesundheitserhaltung und Krankheitsentstehung ab (Rosenbrock u. Michel 2007). Die Verhältnisse sollen durch Veränderung der Rahmenbedingungen so gestaltet werden, dass eine gesunde Lebensweise ermöglicht wird. Demnach sind unter Verhältnisprävention folgende Maßnahmen zu fassen (v. Troschke 2004):

- Reduzierung von Belastungen und Konflikten
- positive Verstärkung des sozialen Images von gesundheitsbewussten Verhaltensweisen
- Aufbau von Barrieren gegenüber gesundheitsriskanten Verhaltensweisen
- Abbau von Barrieren für gesundheitsförderndes Verhalten

Um Präventionsmaßnahmen erfolgreich zu verankern und einen nachhaltigen Transfer zu sichern, müssen Ansätze der Verhaltens- und Verhältnisprävention sinnvoll miteinander verzahnt werden. Im Idealfall integriert jede präventive Maßnahme beide

Strategien. So ermöglicht und erfordert beispielsweise der Setting-Ansatz eine systematische Verzahnung der unterschiedlichen Ansätze (Wolfram u. Fuchs 2008).

11.1.4 Zugangswege

Der „Leitfaden Prävention" der Arbeitsgemeinschaft der Spitzenverbände der Krankenkassen von 2006 (Arbeitsgemeinschaft 2006) konzentriert sich in der Betrachtung der Prävention und Gesundheitsförderung auf 2 Ansätze:

- Interventionen, die hauptsächlich auf Lebensräume abzielen und mittels Strukturbildung Gesundheit fördern (**Setting-Ansatz**)
- Interventionen, die auf den einzelnen Menschen und sein individuelles Verhalten ausgerichtet sind sowie die individuellen Fähigkeiten und Möglichkeiten einer gesunden, Störungen und Erkrankungen vorbeugenden Lebensführung aufweisen (**individueller Ansatz**)

Beide Zugangswege und damit auch die unterschiedlichen Zielgruppen sollen im Folgenden näher betrachtet werden.

Setting-Ansatz

Aufbauend auf der Definition von Gesundheit und dem Verständnis von Gesundheitsförderung in der Ottawa-Charta der Weltgesundheitsorganisation (WHO 1986) wurde der Setting-Ansatz entwickelt. Das „Setting" wird als der alltägliche Lebensraum definiert, als ein Ort, in dem Interventionen greifen. Gesundheit wird von Menschen in ihrer alltäglichen Umwelt geschaffen und gelebt – dort, wo sie spielen, lernen, arbeiten und lieben. In diesem Zusammenhang entwickelte die WHO verschiedene Setting-Konzepte zur Gesundheitsförderung.

„Unter Settings werden soziale Systeme verstanden, die einen starken Einfluss auf die Gesundheit ausüben und in denen zugleich die Bedingungen von Gesundheit auch gestaltet und beeinflusst werden können." (Arbeitsgemeinschaft 2006, S. 11)

Derartige Settings sind z. B. Kindertageseinrichtungen, Schulen, Betriebe, Krankenhäuser oder Kommunen bzw. Stadtteile.
Der Setting-Ansatz eignet sich insbesondere dazu, gerade sozial Benachteiligte zu erreichen (mittels aufsuchender Information und Intervention). Er vermeidet jegliche Form der kontraproduktiven Stigmatisierung (Arbeitsgemeinschaft 2006).

Individueller Ansatz

Interventionen und Maßnahmen nach dem individuellen Ansatz richten sich an die Einzelperson. Eine sorgfältige Bedarfsermittlung zeigt umfassenden Interventionsbedarf bei den einzelnen Krankheitsbildern oder Risikofaktoren auf. Als Voraussetzungen für individuelle präventive Intervention werden der Wirksamkeitsnachweis, eine konkrete Zielbestimmung der Maßnahme und eine Beurteilung des Kosten-Nutzen-Verhältnisses genannt (Arbeitsgemeinschaft 2006).

11.1.5 Fazit

In der Abbildung 11.1-2 sind die vorgenannten Begrifflichkeiten als Schaubild zusammengefasst. Die Darstellung verdeutlicht die Mehrdimensionalität der unterschiedlichsten Interventionen und Maßnahmen der Prävention.
In der Basis wurden die Variablen Verhaltens- und Verhältnisprävention – angeregt durch den Beitrag von Middeke (2006) – noch durch das Verursacherprinzip ergänzt. Middeke (2006, S. 2517) bezeichnet diese

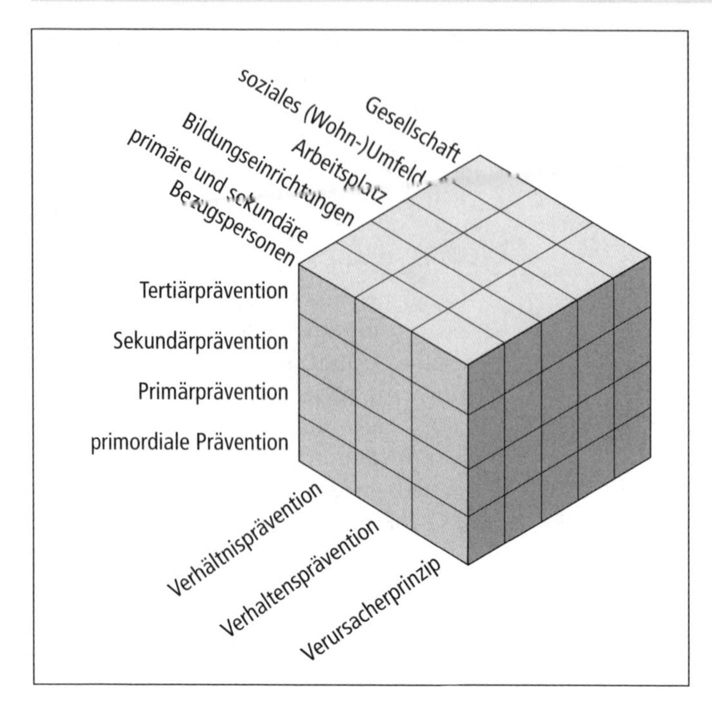

Abb. 11.1-2 Mehrdimensionale Betrachtung der Ebenen, die Prävention beeinflussen (in Anlehnung an Sidler 2007)

Größen als „die drei V in der Prävention", wobei für den Autor das Verursacherprinzip konsequenterweise beinhaltet, die Verantwortlichen in die Pflicht zu nehmen. Da gesundheitliche und gesamtgesellschaftliche Interessen über Einzelinteressen stehen sollten, wurde das Konzept des Verursacherprinzips als wesentlicher Einflussfaktor auf die Gesamtsituation präventiver Maßnahmen mit einbezogen.

Die einzelnen Ebenen der Prävention, wie sie von Slesina (2007) vorgestellt wurden, bilden die 4 horizontalen Ebenen des Schaubildes, wobei hier eine konzeptionelle Rangfolge eingearbeitet ist. Primordiale Prävention ist als das übergreifendste Konzept zu verstehen, wohingegen tertiäre Prävention das spezifischste ist.

Die einzelnen Zugangswege und Zielgruppen im Setting-Ansatz zur Intervention und Maßnahmenplanung finden sich ebenso wieder. Ausgehend vom kleinsten individuellen Rahmen, den primären und sekundären Bezugspersonen, über die verschiedenen Bildungseinrichtungen, wie Kindertagesstätte, Schule und Hochschule, bis hin zum Arbeitsplatz als dem Setting, in welchem der Mensch am längsten verweilt. Das soziale (Wohn-)Umfeld ist ebenso prägend wie letztlich die gesamte Gesellschaft.

Die erarbeitete Mehrdimensionalität erlaubt eine Betrachtung einzelner Felder, aber auch einzelner horizontaler oder vertikaler Ebenen, um Interventionen und Maßnahmen der Prävention zu betrachten und zu beschreiben. Gerade in der Verknüpfung der einzelnen Ebenen liegt die besondere Stärke von Analysen.

Literatur

Arbeitsgemeinschaft der Spitzenverbände der Krankenkassen (Hrsg). Leitfaden Prävention. Gemeinsame und einheitliche Handlungsfelder und Kriterien der Spitzenverbände der Krankenkassen zur Umsetzung von § 20 Abs. 1 und 2 SGB V vom 21. Juni 2000 in der Fassung vom 10. Februar 2006. 2., korr. Aufl. 15. Juni 2006.

Caplan G. Principles of preventive psychiatry. New York: Basic Books 1964.
Commission of Chronic Illness. Prevention of Chronic Illness. Cambridge, MA: Harvard University Press 1957.
Franzkowiak P. Prävention. In: Bundeszentrale für gesundheitliche Aufklärung (Hrsg). Leitbegriffe der Gesundheitsförderung. Schwabenheim/Selz: Peter Sabo 2003; 179–80.
Froom P, Benbassat J. Inconsistencies in the classification of preventive interventions. Prev Med 2000; 31: 153–8.
Glaeske G, Francke R, Kirschner K, Kolip P, Mühlenbruch S. Prävention und Gesundheitsförderung stärken und ausbauen. Bonn: Friedrich-Ebert-Stiftung 2003.
Gordon R. An operational classification of disease prevention. Public Health Rep 1983; 98: 107–9.
Middeke M. Ohne Stärkung der Prävention ist jede Gesundheitsreform unvollständig. Dtsch Med Wochenschr 2006; 131: 2515–8.
Rosenbrock R, Michel C. Primäre Prävention. Bausteine für eine systematische Gesundheitssicherung. Berlin: MWV 2007.
Schäfer M. Einleitung. In: Gesundheitsamt Landeshauptstadt Düsseldorf (Hrsg). Gesundheitsförderung und Prävention. Maßnahmen für Kinder von 0 bis 10 Jahren. Düsseldorf: Eigenverlag 2006; S. 3–4.
Schwarz PE, Muylle F, Valensi P, Hall M. Diabetes Prevention Forum-IDF Europe. The European perspective of diabetes prevention. Horm Metab Res 2008; 40: 511–4.
Sidler J. Systematik der SFA. 24.05.2007. http://www.sfa-ispa.ch/DocUpload/SFA_Fachtagung2007_JSidler.pdf (15. November 2009).
Slesina W. Primordiale, primäre, sekundäre und tertiäre Prävention. Eine Begriffsbestimmung. Dtsch Med Wochenschr 2007; 132: 2196–8.
Strasser T. Reflections on cardiovascular diseases. Interdiscip Sci Rev 1978; 3: 225–30.
Troschke J v. Präventionsbegriff. In: Strauß B, Berger U, Troschke J v, Brähler E (Hrsg). Lehrbuch Medizinische Psychologie und Medizinische Soziologie. Göttingen: Hogrefe 2004; 617–22.
Walter H. Prävention und Gesundheitsförderung. Index of /psychiatrie/medpsy/manuskripte. 26. April 2006. http://www.meb.uni-bonn.de/psychiatrie/medpsy/manuskripte/ ss06_praevention_gesundheitsfoerderung.ppt#279,13,Beispiel Prävention von Herz-Kreislauferkrankungen (15. November 2009).
Wolfram N, Fuchs A. Prevention and health promotion. In: Kirch W (ed). Encyclopaedia of Public Health. New York: Springer 2008; 1130–8.
World Health Organization (WHO) (ed). Ottawa Charter for Health Promotion. First International Conference on Health Promotion. Ottawa, 21. November 1986 – WHO/HPR/HEP/95.1. http://www.who.int/hpr/NPH/docs/ottawa_charter_hp.pdf (15. November 2009).

11.2 Evaluation und Kosteneffektivität

Christiane Hillger, Ursula Schütte und Wilhelm Kirch

11.2.1 Hintergrund

Maßnahmen der Prävention und Gesundheitsförderung zielen darauf ab, einen sowohl individuellen als auch kollektiven Gesundheitsgewinn zu erlangen. Das heißt zum einen, verschiedene Risiken für die Entstehung von Krankheiten abzuwehren, und zum anderen, gesundheitliche Ressourcen zu fördern (Hurrelmann et al. 2007). Seit einigen Jahrzehnten stellt insbesondere die Reduktion von chronischen Erkrankungen eine wichtige Aufgabe dar, da diese Erkrankungen in den Ländern der Europäischen Union (EU) in ihrer Häufigkeit immer weiter zunehmen, hohe Kosten verursachen und durch eine frühzeitige Prävention bzw. durch gezielte Gesundheitsförderung vermieden werden könnten. Erfolge zeigen sich z.B. bei der Prävention der chronischen Volkskrankheit Karies. Durch zahlreiche Kampagnen und eine vielschichtige gezielte Aufklärungsarbeit hat sich u.a. die Anzahl erkrankter Zähne bei den 12-Jährigen pro Individuum in vielen Ländern verringert. Häufig vereinen bestimmte Bevölkerungsschichten die Hauptkrankheitslast auf sich (Kariespolarisierung), sodass weitere Aktivi-

täten der Gesundheitsförderung mit einem gezielten Setting-Ansatz notwendig sind.
Maßnahmen der Prävention und Gesundheitsförderung können gleichzeitig helfen, Behandlungskosten für die Erkrankungen selbst und deren Folgeerkrankungen einzusparen. So führt beispielsweise auch die Kinderschutzimpfung als eine äußerst effiziente Maßnahme der Prävention zu einer Reduzierung von Kinderkrankheiten und infolgedessen auch der Kindersterblichkeit. Des Weiteren zeichnen sich in vielen Ländern der OECD (Organisation for Economic Co-Operation and Development) Fortschritte in der Verringerung des Tabak- oder Alkoholkonsums ab, die insbesondere auf politische Maßnahmen, wie Aufklärungskampagnen, Werbeeinschränkungen oder Steuererhöhungen, zurückzuführen sind. So bietet die Primär- wie auch die Sekundärprävention des Rauchens aus gesundheitsökonomischer Sicht ein besonders hohes Interventionspotenzial. Langfristig ist es möglich, durch die Verhinderung des Rauchbeginns und/oder die Förderung der Raucherentwöhnung eine langfristige Kosteneinsparung durch kürzere Arbeitsunfähigkeitszeiten, längere Erwerbsfähigkeit und vermiedene Behandlungskosten aufgrund rauchbedingter Erkrankungen zu erlangen, was wiederum in Einsparungen im gesamten Gesundheitssystem resultiert (Rasch u. Greiner 2008). Jedoch werden in den OECD-Ländern derzeit im Durchschnitt nur 3 % der Gesundheitsausgaben für die beschriebenen Maßnahmen ausgegeben. Deutschland befindet sich im Vergleich zu anderen Ländern mit 4,8 % im oberen Drittel (OECD 2005).
Trotz der Einigkeit darüber, dass Maßnahmen der Prävention und Gesundheitsförderung notwendig sind, stellt sich die Frage nach der Effizienz und Effektivität der Programme und nicht zuletzt die Frage nach der Finanzierung der Interventionen. So stehen Nutzen und Kosten einer Maßnahme im Rahmen von allgemeinen und speziell ökonomischen Evaluationen im Blickpunkt, um derartige Problemstellungen zu beantworten (Klose et al. 1999). Es gilt herauszufinden, wie die erforderlichen Ressourcen eingesetzt werden sollen, welche Fördermaßnahmen und Programme wirkungsvoll sind sowie Erfolg versprechen und welche Maßnahmen in welchen Bevölkerungsgruppen bevorzugt werden sollen. In den letzten Jahren haben insbesondere diejenigen Bereiche der Qualitätssicherung und Organisationsentwicklung an Bedeutung gewonnen, in welchen die Evaluation als Instrument ansetzt. In den Bereichen der Gesundheitsförderung und Prävention wird dafür insbesondere die Programmevaluation als bewährte Methode der Qualitätssicherung eingesetzt, um Wirksamkeit, Nutzen und Nachhaltigkeit der Maßnahmen zu prüfen.

11.2.2 Definition von Evaluation

Der Begriff der Evaluation stammt aus dem Lateinischen (*valor* für „Wert" und die Vorsilbe *e/ex* für „aus") und kann mit „Bewertung" übersetzt werden. Evaluation wird in verschiedenen Zusammenhängen und je nach Hintergrund unterschiedlich aufgefasst und in der Praxis – je nach Anwendungsbereich, Aufgaben und zugrunde liegenden Konzepten – äußerst vielfältig verwendet. Im weitesten Sinne kann Evaluation definiert werden als „eine methodisch kontrollierte, verwertungs- und bewertungsorientierte Form des Sammelns und Auswertens von Informationen" (Kromrey 2001, S. 112). Folglich können Projekte, Maßnahmen, Technologien oder bestimmte Leistungen im Fokus einer Evaluation stehen. Auf der Grundlage der gewonnenen Daten ist es anschließend möglich, Nutzen und Wert des betrachteten Sachverhaltes zu bestimmen. Die gewonnenen Ergebnisse und Schlussfolgerungen beruhen damit auf empirisch ge-

wonnenen qualitativen oder/und quantitativen Daten (DeGEval 2008).
Die Evaluation von Programmen der Prävention und Gesundheitsförderung greift in vergleichbarer Weise eine Idee aus der evidenzbasierten Medizin auf, bei der klinische Studien systematisch gesichtet und geprüft werden, um anschließend z. B. im Rahmen von Leitlinien an Mediziner heranzutragen, welche Therapie bei einer bestimmten Erkrankung zu empfehlen ist und welche als obsolet gilt. Präventionsprogramme werden im Rahmen einer Evaluation ebenso durch externe Sachverständige und Experten nach definierten Kriterien objektiv bewertet, um daraus praxisrelevante Empfehlungen ableiten zu können.
Die Evaluation selbst sollte dabei bestimmte Standards erfüllen und die Eigenschaften **Nützlichkeit, Durchführbarkeit, Fairness** und **Genauigkeit** umfassen. Standards der Evaluation werden auf nationaler Ebene durch die Deutsche Gesellschaft für Evaluation (DeGEval) beschrieben, die im Jahr 2000 deren Formulierung beschlossen hat. Dabei wird auf eine inzwischen 20-jährige internationale Erfahrung aufgebaut. Auf die Neuformulierung und Neugliederung von Standards wurde dabei bewusst verzichtet, um den internationalen Erfahrungsaustausch zu erleichtern. Die Formulierung stützt sich vornehmlich auf die Standards des Joint Committee on Standards for Educational Evaluation (JC) und auf verwandte Standards der Schweizerischen Evaluationsgesellschaft (SEVAL; DeGEval 2008), die darauf abzielen, die Qualität der Evaluation zu sichern und zu deren Weiterentwicklung beizutragen. Es wird angestrebt, den öffentlichen und professionellen Austausch zu fördern. Ebenso verstehen sich die Standards der DeGEval sowohl als Orientierungsgrundlage für die Aus- und Weiterbildung als auch als Sammlung von konkreten Hinweisen für die Planung und Durchführung der Bewertungsverfahren. Dabei wird mit der Nennung der erforderlichen Qualitätsstandards nicht beabsichtigt, eine Evaluation abzuwerten, bei welcher der eine oder andere Standard nicht berücksichtigt bzw. umgesetzt wurde. Denn je nach den gegebenen Rahmenbedingungen kann nicht immer gewährleistet werden, dass man allen Anforderungen in gleicher Weise gerecht wird. Es wird vielmehr angestrebt, die Standards im Rahmen von Evaluationen bestmöglich einzusetzen und diesen gerecht zu werden.

11.2.3 Evaluation von Präventions- und Gesundheitsförderungsmaßnahmen

Evaluation bezieht sich auf die Ergebnisse von Handlungen und versucht zu erschließen, ob eine Maßnahme, die implementiert wurde, auch wirksam ist und wie Kosten und Nutzen im Verhältnis stehen. Dabei umfasst das Evaluationsverfahren vielfältige Aspekte: Bestimmte Phasen des Ablaufs und der Durchführung werden im Hinblick auf den zu evaluierenden Gegenstand festgelegt, wobei die einzelnen Phasen wiederum durch unterschiedliche empirisch-wissenschaftliche Methoden charakterisiert sind (Wittmann et al. 2002). Dessen ungeachtet ist es erforderlich, 3 unabhängige Ebenen bei der Evaluation zu berücksichtigen. Diese Ebenen umfassen Ziele, Maßnahmen und Effekte eines Programms. Da an dieser Stelle wiederum eine Betrachtung aus unterschiedlichen Blickwinkeln erfolgen kann, ist weiterhin darauf zu achten, dass bei der Durchführung einer Evaluation Schwerpunkte gesetzt werden, welche beispielsweise durch folgende zentrale Fragestellungen festgelegt werden können (proEval 2007; Wottawa u. Thierau 1998):

- Was bzw. wer wird evaluiert? (Evaluationsobjekt, -gegenstand)

- Wie wird evaluiert? (Evaluationsinstrumente, -methoden, -modelle)
- Wann wird evaluiert? (Zeitpunkte)
- Wer beurteilt nach welchen Kriterien? (beteiligte Personen)
- Wozu wird evaluiert? (Zielsetzung, Zweck).

Evaluationsobjekt bzw. -gegenstand

Die Frage, was bzw. wer evaluiert wird, konzentriert sich auf den konkreten Gegenstand der Evaluation, wie beispielsweise (Wottawa u. Thierau 1998):

- Personen
- Umwelt- oder Umgebungsfaktoren
- Produkte
- Techniken oder Methoden
- Zielvorgaben
- Programme oder Projekte
- Systeme oder Strukturen
- Forschungsergebnisse oder Evaluationsstudien

Dieser Evaluationsgegenstand ist klar und genau zu beschreiben sowie zu dokumentieren, um eine eindeutige Identifizierung zu gewährleisten. Dadurch soll verdeutlicht werden, was im Mittelpunkt der Untersuchung steht, um gegebenenfalls Vergleiche mit anderen Evaluationsgegenständen erstellen zu können (DeGEval 2008). Nach der Evaluation der beschriebenen Gegenstände können anschließend Resultate (Output oder Outcome) bzw. mittel- oder langfristige Wirkungen (Impact) beschrieben werden, wobei Impacts oft Resultate einer oder mehrerer Ketten von Prozessen, Outputs und Outcomes sind und sich erst bei längerfristiger Betrachtung erschließen (proEval 2007).

Evaluationsinstrumente, -methoden und -modelle

Interventionsprogramme oder andere Maßnahmen der Prävention und Gesundheitsförderung werden im Rahmen einer systematischen Sammlung von empirischen Daten untersucht. Wird eine Evaluation durchgeführt, so existiert keine Beschränkung im Einsatz von Erhebungsinstrumenten. Es können verschiedene Instrumente bzw. Methoden zur Datenerhebung und zur Interpretation von Ergebnissen genutzt werden. Die Verfahren sollen dabei so gewählt werden, dass die Zuverlässigkeit der gewonnenen Daten und ihre Gültigkeit bezogen auf die Beantwortung der Evaluationsfragestellungen nach fachlichen Maßstäben sichergestellt sind. Die fachlichen Maßstäbe sollen sich an den Gütekriterien quantitativer und qualitativer Sozialforschung – Validität, Reliabilität, Objektivität, Fairness und Nützlichkeit – orientieren, um auf diesem Wege Fehlerquellen zu minimieren (BZgA 1999; DeGEval 2008).

Im Prozess der Evaluation kann eine Differenzierung erfolgen, die sich auf den Zeitpunkt bezieht, an dem die Evaluation ansetzt. Unterschieden wird dabei zwischen formativer und summativer Evaluation – eine Unterteilung, die auf Michael Scriven zurückgeht (Scriven 1967).

Die **formative Evaluation** findet als prozessbegleitende Handlung statt (Prozessevaluation, begleitende Evaluation). Im Vordergrund steht die Aufdeckung von Abläufen, wobei man sich auf die Umsetzung von Maßnahmen und den Verlauf des Gesamtprojektes konzentriert, welche im weiteren Prozess korrigiert und optimiert werden bzw. Veränderungen zulassen sollen. Die formative Evaluation hat demnach im Rahmen der Programmplanung und -durchführung eine Monitoring-Funktion inne, sie dient direkt der Steuerung des Projektes und liefert weiterhin wichtige Informationen zur Interpre-

tation der Ergebnisse und der Beurteilung des Gesamtprojektes (Hupfer 2007). Die auf das jeweilige Projekt bezogenen Ergebnisse der formativen Evaluation sind dadurch nur eingeschränkt generalisierbar hinsichtlich anderer Programme, die außerhalb des vorliegenden Kontextes stehen (Kemp et al. 1998). Im Gegensatz dazu wird die **summative Evaluation** (bilanzierende Evaluation, Ergebnisevaluation) vor allem am Ende von Projekten durchgeführt, um über direkte und nachträgliche Effekte der Programme zu informieren. Sie dient der Klärung, ob der Evaluationsgegenstand beibehalten oder abgeschafft werden soll, fasst die Wirkungen eines Projektes zusammen und bewertet eine Maßnahme abschließend. Sie erlaubt also, die Programme in einer zusammenfassenden Art zu beurteilen. Steht lediglich der Gewinn von Erkenntnissen im Vordergrund ohne eine gegenwärtige beabsichtigte Verwendung, so haben sowohl summative als auch formative Evaluation ihre Berechtigung (DeGEval 2008).
Die Definition von Bortz und Döring (2002, S. 113) fasst den Unterschied beider Evaluationsarten folgendermaßen zusammen:

Die *summative Evaluation* beurteilt zusammenfassend die Wirksamkeit einer vorgegebenen Intervention, während die *formative Evaluation* regelmäßig Zwischenergebnisse erstellt mit dem Ziel, die laufende Intervention zu modifizieren oder zu verbessern.

In der Krankenversorgung wird zur Beurteilung der Qualität der medizinischen Versorgung in erster Linie nach der Bezugskategorie differenziert. Nach Donabedian (2003) unterscheidet man 3 Ausprägungen: Struktur-, Prozess- und Ergebnisqualität. Auch die Evaluierung von Maßnahmen der Prävention und Gesundheitsförderung lehnt sich an diese Aufteilung an.

Zeitpunkte

Evaluation kann prinzipiell in allen Phasen eines Projekts stattfinden. Abhängig von der spezifischen Fragestellung kann sie bereits in der Planungs- bzw. Vorbereitungsphase sinnvoll erscheinen. Sie kann aber auch während der Ausführung der Maßnahme und/oder nach deren Anwendung stattfinden (s. Tab. 11.2-1). Evaluationsaktivitäten während der Planung und Entwicklung der Präventionsmaßnahme haben meist formativen Charakter. Sie dienen dazu, Entscheidungen zu verbessern. Im Anschluss an das Projekt handelt es sich um eine summative Evaluation, die zusammenfassend die Intervention beurteilt (s. auch den vorangehenden Abschnitt).

Beurteilungskriterien und beteiligte Personen

Ein weiterer Gesichtspunkt, der bei der Evaluation untersucht wird, ist die Frage nach der personellen Durchführung. Dabei müssen die 3 Funktionen
- Informationsbeschaffung,
- Evaluierung und
- Ableitung der Konsequenzen

bei der Planung eines Evaluationsvorhabens klar voneinander getrennt werden (Kromrey 2001). Es gilt zu klären, wem die Aufgabe der Evaluation übertragen wird.

Tab. 11.2-1 Zeitpunkt der Evaluation (Quelle: Wottawa u. Thierau 1998)

Zeitpunkt	Art des Evaluationsverfahrens
vor der Maßnahme	antizipatorisch, prognostisch, prospektiv
während der Maßnahme	Prozess- oder dynamische Evaluation
nach erfolgter Maßnahme	Ergebnis-, Output- oder Produktevaluation

Wird die Evaluation aus eigenem Antrieb der Institution ausgeführt, dann spricht man von einer **internen Evaluation.** In diesem Rahmen ist es möglich, auch externe Experten hinzuzuziehen, während beispielsweise bei der Selbstevaluation ausschließlich eigene Projektbeteiligte an der Gesamtdurchführung beteiligt sind. Dem gegenüber steht die **externe Evaluation**, bei der außenstehende, unabhängige und unparteiische Institutionen beauftragt werden, das Bewertungsverfahren durchzuführen. Der Unterschied zur Selbstevaluation liegt demnach in der Steuerungsverantwortung.
Obwohl bei der externen Form der Evaluation von einer stärkeren Objektivität ausgegangen werden kann, besitzt die interne Evaluation ihren Vorteil im vorhandenen problemlosen Zugang zu Informationen und der Tatsache, dass die Evaluatoren während des gesamten Prozesses vor Ort agieren können (Kromrey 2001; Hupfer 2007).

Zielsetzung und Zweck

Letztlich ist es bedeutend, den genauen Zweck bzw. die Zielsetzung einer Evaluation zu definieren, was sich in der praktischen Umsetzung nicht jederzeit einfach ausführen lässt. Je nachdem, welche Personengruppen von den Ergebnissen der Beurteilung betroffen sind, kann sich die Zielsetzung sehr heterogen darstellen. Evaluation beschreibt dabei kein homogenes Instrumentarium oder Methodenspektrum, sondern ist so vielfältig wie die Fragestellungen, die durch entsprechende Untersuchungen angegangen werden. Als Prozess einer Bewertung dient sie als Planungs- und Entscheidungshilfe. Dabei geht es generell (Stockmann 2007) um

- die Gewinnung von Erkenntnissen,
- die Ausübung einer Kontrolle,
- die Schaffung von Transparenz und Dialogmöglichkeiten, um Entwicklungen voranzutreiben, und
- die Legitimation der durchgeführten Maßnahmen.

Letztlich soll jedoch im Sinne eines Qualitätsmanagements gehandelt werden.
Wie auch in anderen Bereichen, sind Ressourcen in der Prävention und Gesundheitsförderung häufig limitiert. Schlussfolgernd ist es für alle an Interventionen oder Maßnahmen Beteiligten von großer Bedeutung, diese Ressourcen gewinnbringend und mit minimalem Mitteleinsatz zu verwenden. Eine gesundheitsökonomische Evaluation umfasst die Identifizierung, Messung und Bewertung von Investitionen (Kosten) sowie Ergebnissen (Nutzen) und fließt mit Blick auf die Mittelverteilung in den Entscheidungsprozess ein. Für weiterführende Informationen zu Definitionen, Aufgaben und Einsatzmöglichkeiten der gesundheitsökonomischen Evaluation sei auf das Kapitel 20.4 verwiesen.
Die vorangegangenen Darstellungen, die den Prozess der Evaluation in seinen Grundzügen veranschaulichen, können durch den nachstehenden zusammenfassenden Überblick der WHO ergänzt werden. Danach basiert die Evaluation im Bereich der Prävention und Gesundheitsförderung im Allgemeinen auf den folgenden Grundsätzen (WHO 2001):

- Anwendung aller möglichen Auswertungsmethoden, wobei die am besten geeignete Methode für das jeweilige Programm oder die Strategie Berücksichtigung finden soll
- Einbeziehung der Grundsätze der Gesundheitsförderung in den Bewertungsprozess; insbesondere Teilhabe von Personen und Gemeinschaften durch aktive Teilnahme am Prozess
- Fokussierung auf die Verantwortung der Gemeinschaft und des Einzelnen; Aufgreifen gemeinschaftlicher und individueller Kompetenzen, Nutzung von Synergien und Einzelergebnissen der Evaluation

- Flexibilität in der Anwendung; Befähigung, auf sich verändernde Umstände, Möglichkeiten, Herausforderungen und Prioritäten zu reagieren
- Aufgreifen aller Stufen des Evaluationsprozesses, egal in welchem Stadium die Auswertung stattfindet

11.2.4 Evaluation im Rahmen von Public-Health-Maßnahmen

Eine präzise Qualitätssicherung in der Prävention und Gesundheitsförderung verlangt nach genauen Kenntnissen, um Stärken und Schwächen von Programmen und Interventionen überprüfen und bewerten zu können. Public-Health-Maßnahmen beeinflussen eine Vielzahl von Personengruppen und haben umfassende gesundheitliche Wirkungen im Zusammenhang mit Werten und Interessen. So verlangen diese Maßnahmen, deren Einflüsse und Auswirkungen auch nach einer zuverlässigen und systematischen Bewertung. Während im klinischen Bereich die evidenzbasierte Medizin (EbM) etabliert ist, fehlt für den Public-Health-Bereich ein entsprechendes Modell. Der Unterschied zwischen klinischen Maßnahmen und denen im Bereich der Prävention und Gesundheitsförderung besteht des Weiteren darin, dass die zu erwartenden Effekte meist mit großer Verzögerung eintreten bzw. deren Nachweis mit einem hohen Untersuchungsaufwand verbunden ist. Eingriffe in diesem Bereich bestehen zudem oft aus komplexen Programmen und erschweren daher die Analyse und Bewertung einzelner Effekte der speziellen Maßnahme (Gerhardus et al. 2008).
In diesem Zusammenhang wird in den letzten Jahren mehrfach der **Public Health Action Cycle** zur Systematisierung im Prozess von Qualitätsmanagement und -sicherung genutzt. Seine 4 Phasen bilden die Grundlage eines Phasenmodells für gesundheitsbezogene Interventionen (s. Abb. 11.2-1; Ruckstuhl et al. 2008):

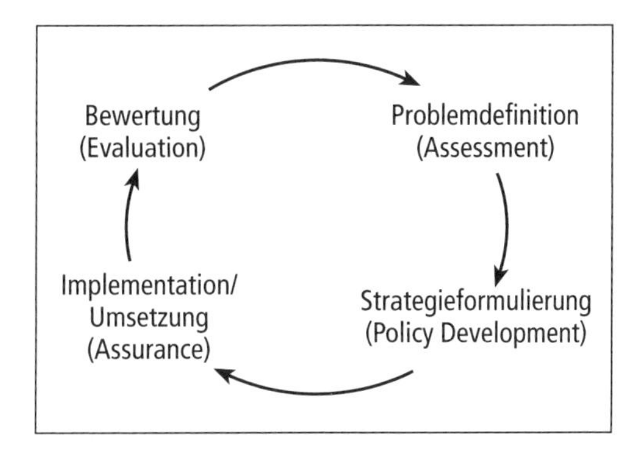

Abb. 11.2-1 Public Health Action Cycle (nach Rosenbrock 1995)

1. In der ersten Phase wird die gesundheitliche (Problem-)Lage der Bevölkerung in medizinischen, epidemiologischen und sozialen Aspekten erfasst und analysiert (**Assessment**).
2. Es folgt eine Entwicklung gesundheitspolitischer Interventionsstrategien oder Maßnahmen, die auf eine Lösung bzw. Minderung des Problems führen sollen (**Policy Development**).
3. Der nächste Schritt konzentriert sich auf die praktische Umsetzung der resultierenden Maßnahmen und Strategien (**Assurance**).
4. Letztlich wird deren Wirksamkeit und Akzeptanz geprüft (**Evaluation**).

Der Evaluationsprozess ist in dem Modell des Public Health Action Cycle ein integraler Bestandteil, in dem Ergebnisse von Interventionen aufgegriffen und nach deren Wirkungen und Kosten-Nutzen-Verhältnissen beurteilt werden.
Neben der Bewertung der Interventionen im Versorgungsalltag wird in der medizinischen Versorgung in den letzten Jahrzehnten zunehmend eine „evidenzbasierte" Vorgehensweise gefordert. Der „Evidence-

based“ Ansatz für Public Health ist prinzipiell nicht mit dem Konzept der Evidence-based Medicine gleichzusetzen (Yamada et al. 2008). So liegt der Schwerpunkt der Evidence-based Medicine auf dem Gebrauch der gegenwärtig bestverfügbaren wissenschaftlichen Evidenz in der medizinischen Versorgung (externe klinische Evidenz) und somit in der Anwendung medizinischer Erkenntnisse am individuellen Patienten. Die Anwendung der externen klinischen Evidenz erfolgt unter Berücksichtigung vorhandener Patientenpräferenzen und unter Einbeziehung des Wissens und der Erfahrung des behandelnden Arztes (individuelle klinische Expertise). Demgegenüber erfolgen Entscheidungen im Public-Health-Bereich populationsbezogen. Sie verstehen sich jedoch ebenfalls als Maßnahmen, die auf einer informierten und umsichtigen Nutzung plausiblen Wissens basieren. So definieren Rychetnik et al. (2004) **evidenzbasierte Public-Health-Forschung** als das Bestreben, Evidenz, die sich aus einer Auswahl von wissenschaftlichen Forschungsarbeiten und Methoden der Evaluation ableitet, sachkundig, bewusst und vernünftig zu nutzen.

Die Methode mit dem höchsten medizinischen Standard ist die randomisierte kontrollierte Studie. Jedoch ist deren Einsatz vor allem im Bereich der Primärprävention, aber insbesondere in der Gesundheitsförderung nur für wenig komplexe Fragestellungen mit klar definierten Endpunkten geeignet, da die Zielgrößen hier unklarer und schwer zu beschreiben sind. Durch passende qualitative und quantitative Methoden (z. B. partizipative Evaluation) können jedoch auch hier Nutzen und Wirksamkeit nachgewiesen werden (Kolip 2006).

Die Frage nach der Qualität und Evidenz von Studien oder Fakten, nicht zuletzt die Definition der Evidenz im Rahmen von Präventions- und Gesundheitsförderungsmaßnahmen selbst, ist umstritten (Kliche et al. 2007). Die amerikanische „Task Force on Community Preventive Services“ führt die folgenden Faktoren an, um die Stärke der Evidenz zu kategorisieren (WHO 2001):

- Eignung eines Evaluationsstudiendesigns, um eine schlüssige und klare Wirksamkeit einer Maßnahme beschreiben zu können
- Anzahl der durchgeführten Studien
- Qualität der Studiendurchführung
- Aussagekraft der Ergebnisse
- Bedeutung der beobachteten Ergebnisse
- in einigen Fällen: Expertenmeinungen

11.2.5 Kosteneffektivität von Präventions- und Gesundheitsförderungsmaßnahmen

Maßnahmen der Prävention und Gesundheitsförderung erlangen in den letzten Jahren als Handlungsbereiche im Gesundheitssystem eine verstärkte Bedeutung. In diesem Zusammenhang rücken insbesondere Evaluation, Qualitätssicherung und Qualitätsmanagement in den Vordergrund. Demzufolge können Programme und Interventionen nur dann eine Leistungsberechtigung aufweisen, wenn deren Wirksamkeit unter Berücksichtung eines Qualitätsmanagementkonzeptes wissenschaftlich bewiesen wurde. Diese Forderung war bereits Bestandteil des Entwurfes des Präventionsgesetzes 2005 und wird vor dem Hintergrund knapper Ressourcen auch für einen neuen Gesetzesentwurf erwartet (Kolip 2006). Es gilt zu prüfen, ob vorausgehende Anforderungen im gesamten Prozess erfüllt werden, um das definierte Ergebnis zu erlangen, oder ob Qualitätsverbesserungen im Prozess notwendig erscheinen. Dabei steht nicht nur die wissenschaftliche Wirksamkeit im Vordergrund der Betrachtungen, sondern auch ökonomische Gesichtspunkte präventiver und gesundheitsfördernder Leistungen. Maßnahmen der Prävention und Gesundheitsförderung sind demnach unter ökono-

mischen Gesichtspunkten „sinnvoll“, wenn sie – wie andere Leistungen auch – ein günstiges Verhältnis zwischen „Ertrag“ und „Kosten“ aufweisen (Focke et al. 2006).
Den Präventions- und Gesundheitsförderungsmaßnahmen sollte mit Blick auf die Zunahme chronischer Erkrankungen, die durch Lebensstilfaktoren verursacht sind, ein höherer Stellenwert eingeräumt werden als gegenwärtig umgesetzt. Diesbezüglich stellt sich jedoch die Frage, ob und auf welche Art und Weise sich durch diese Maßnahmen die Gesamtkosten des Gesundheitswesens verändern und welche politischen und gesellschaftlichen Konsequenzen damit verbunden sind. Für die Beantwortung dieser Fragestellungen können Modellrechnungen zur Beurteilung der Kosteneffektivität hilfreich sein.
Im Allgemeinen müssen Leistungen, die ein Versicherter in Anspruch nehmen kann, nach den Prinzipien der Wirksamkeit, Qualität und Wirtschaftlichkeit ausgewählt werden. Im § 12 SGB V heißt es:

„Leistungen, die nicht notwendig oder unwirtschaftlich sind, können Versicherte nicht beanspruchen, dürfen Leistungserbringer nicht bewirken und die Krankenkassen nicht bewilligen.“

Mit Blick auf Maßnahmen der Prävention und Gesundheitsförderung sind demzufolge Wirksamkeit, Kosten und Nutzen der Maßnahmen zu ermitteln, was sich allerdings für diesen Bereich nicht so einfach realisieren lässt. Schwierigkeiten, die sich in diesen Zusammenhang ergeben, bestehen beispielsweise in der zeitlichen Verzögerung der zu erwartenden klinischen Endpunkte bei chronischen Erkrankungen (Plamper et al. 2007). Die Auswirkungen eines gesundheitsförderlichen Lebensstils – und damit die Wirksamkeit von präventiven Maßnahmen, die auf eine Verhaltensänderung abzielen – auf die Manifestation chronischer Erkrankungen sind möglicherweise erst in mehreren Jahrzehnten klinisch auszumachen. Große Interventionsstudien zur Effektivität von Präventions- oder Gesundheitsförderungsprogrammen fehlen häufig; Ursachen für Veränderungen können demnach nicht belegt, sondern lediglich vermutet werden. Beispielsweise ist zu erwarten, dass Deutschland durch das Fehlen einer nationalen Geschwindigkeitsbegrenzung auf Autobahnen im Vergleich zu anderen EU-Ländern bei Verletzungen durch Verkehrsunfälle weit über dem Durchschnitt liegt. Präventionsmaßnahmen, wie die Implementierung konsequenter Tempolimits, scheinen an dieser Stelle sinnvoll (Gericke u. Busse 2007). Für Maßnahmen jedoch, die beispielsweise an einer Verhaltensänderung der Bevölkerung ansetzen, existieren nur wenige Wirksamkeitsnachweise mit hohem Evidenzgrad. Weiterhin stellt sich die Frage, ob bzw. wo eine Verhaltens- oder Verhältnisänderung überhaupt möglich ist und welche Zielgruppe im Speziellen damit erreicht werden soll, damit letztlich durch präventive oder gesundheitsfördernde Interventionen Kosten im Gesundheitswesen eingespart werden können. Dazu bedarf es auch einheitlicher Kriterien, um verschiedene Maßnahmen miteinander zu vergleichen und sie bewerten zu können. Darüber hinaus ist anzumerken, dass die Festlegung primärpräventiver Interventionen oder Maßnahmen sowohl individuell als auch Setting-bezogen oder auf Bevölkerungsebene größere Unsicherheiten mit sich bringt, als kurative Maßnahmen das erwarten lassen. Die Beurteilung der Wirksamkeit von Präventions- und Gesundheitsförderungsmaßnahmen ist im Vergleich zu kurativen Maßnahmen schwieriger umsetzbar, was weiterhin dadurch begründet ist, dass sich eine Standardisierung von definierten Zielgruppen oder Settings in der Umsetzung nicht realisieren lässt (Rosenbrock 2004). Auch die Präsenz von unterschiedlichen Interessengruppen (Gesundheitspolitiker, Patienten, Kostenträger etc.) und deren Zielstellungen im Gesundheitswesen erschwert die Gesamtbewertung des komplexen Systems: Liegt der Schwerpunkt auf finanziell bewertbaren Kriterien oder liegt der Fokus auf Lebensqualitätsaspekten?

Es ist anzumerken, dass Gesundheitsförderung und Prävention insbesondere nicht mit dem Ziel der Kostenminimierung durchgeführt werden sollten, sondern dass das eigentliche Ziel die Verminderung von Krankheiten ist. Denn zunächst wird eine Intensivierung derartiger Maßnahmen nach zusätzlichen Ressourcen verlangen. Außerdem gilt es zu beachten, dass allein durch die allgemeine Steigerung der Lebenserwartung über eine immer längere Lebensspanne schon mehr medizinische Betreuung und Versorgung erforderlich ist. Zwar kann mithilfe präventiver Maßnahmen und unter Beachtung wichtiger allgemeiner Risikofaktoren im mittleren Alter das Auftreten bestimmter Erkrankungen, wie z. B. Diabetes und Herz-Kreislauf-Erkrankungen, hinausgezögert werden. Dennoch steigt mit dem zunehmenden Alter das Risiko, z. B. an Krebs als unvermeidliche Konsequenz des biologischen Alterns zu erkranken, deren Behandlung mit hohen Kosten verbunden ist. So kann das Hinausschieben des Todes durch eine verbesserte Prävention der Auswirkungen chronischer Leiden dennoch gekoppelt sein mit einer Verlängerung der Morbiditätsdauer. Eine Auswirkung auf die Gesundheitskosten wäre somit zu erwarten. Einsparungen könnten hier nur dadurch erreicht werden, dass man über einen möglichst langen Zeitraum der Lebensphase einen Zustand in guter Gesundheit erhält (Kompression der Morbidität bzw. Kompressionsthese). Was jedoch letztlich langfristig an Kosten eingespart werden kann und welche Effekte Präventions- und Gesundheitsförderungsmaßnahmen mit sich bringen, kann abschließend nicht beurteilt werden. Dazu bedarf es weiterer methodischer Entwicklungen, welche eine Vergleichbarkeit und Bewertung nationaler und internationaler Maßnahmen zulassen (Brandes u. Walter 2008).

Literatur

Bortz J, Döring N. Forschungsmethoden und Evaluation für Human- und Sozialwissenschaftler. 3. Aufl. Berlin, Heidelberg: Springer 2002.

Brandes I, Walter U. Bewertung von Präventionsmaßnahmen aus ökonomischer Sicht auf Basis ausgewählter Indikationen. Gesundh ökon Qual manag 2008; 13; 160–4.

Bundeszentrale für gesundheitliche Aufklärung (BZgA). Evaluation – ein Instrument zur Qualitätssicherung in der Gesundheitsförderung. Köln: BZgA 1999.

Deutsche Gesellschaft für Evaluation (DeGEval). Standards für Evaluation. 4. Aufl. Mainz: DeGEval 2008.

Donabedian A. An Introduction to Quality Assurance in Health Care. Oxford: Oxford University Press 2003.

Focke A, Neumann A, Wasem J. Ökonomische Evaluation präventiver Leistungen. Tagung Prävention in der Versorgung 2006, Köln.

Gericke Ch, Busse R. Präventionspolitik im europäischen Vergleich. In: Hurrelmann K, Klotz T, Haisch J (Hrsg). Lehrbuch Prävention und Gesundheitsförderung. Bern: Huber 2007; 357–68.

Gesellschaft zur Förderung von professioneller Evaluation (proEval). Fachbegriffe der Evaluation. Überblick und Definitionen. Dornbirn: proEval 2007.

Gerhardus A, Breckenkamp J, Razum O. Evidence-based Public Health. Prävention und Gesundheitsförderung im Kontext von Wissenschaft, Werten und Interessen. Med Klin (Munich) 2008; 103: 406–12.

Hupfer B. Wirkungsorientierte Programmevaluation Eine Synopse von Ansätzen und Verfahren einschlägiger Institutionen in Deutschland. Schriftenreihe des Bundesinstituts für Berufsbildung (BIBB), Heft 86. Bonn: BIBB 2007.

Hurrelmann K, Klotz T, Haisch J. Krankheitsprävention und Gesundheitsförderung. In: Hurrelmann K, Klotz T, Haisch J (Hrsg). Lehrbuch Prävention und Gesundheitsförderung. Bern: Huber 2007; 11–9.

Kemp JE, Morrison GR, Ross SM. Designing Effective Instruction. 2nd ed. Toronto: Merrill-Prentice Hall 1998.

Kliche T, Töppich J, Kawski S, Brunecker L, Önel J, Ullrich A, Koch U. Professional expectations about quality assurance: a review-nased taxonomy of usability criteria in prevention, health promotion and education. J Public Health (Oxf) 2007; 15: 11–9.

Klose T, Herlemann B, Leidl R. Kostenmessung in der ökonomischen Evaluation von Gesundheitsleistungen: die Kosten stationärer Akutversorgung am Universitätsklinikum Ulm. Z Gesundheitswiss 1999; 7: 351–72.

Kolip P. Evaluation, Evidenzbasierung und Qualitätsentwicklung. Zentrale Herausforderungen für Prävention und Gesundheitsförderung. Präv Gesundheitsf 2006; 4: 234–9.

Kromrey H. Evaluation – ein vielschichtiges Konzept. Begriff und Methodik von Evaluierung und Evaluationsforschung. Empfehlungen für die Praxis. Sozialwiss Berufsprax 2001; 24: 105–31.

Organisation for Economic Co-Operation and Development (OECD). Health at a Glance: OECD Indicators 2005. Paris: OECD 2005.

Plamper E, Stock S, Lauterbach KW. Kosten und Finanzierung von Prävention und Gesundheitsförderung. In: Hurrelmann K, Klotz T, Haisch J (Hrsg). Lehrbuch Prävention und Gesundheitsförderung. Bern: Huber 2007; 369–79.

Rasch A, Greiner W. Prävention des Rauchens aus gesundheitsökonomischer Sicht. Gesundh ökon Qual manag 2008; 13: 127–9.

Rosenbrock R. Public Health als soziale Innovation. Gesundheitswesen 1995; 57: 140–4.

Rosenbrock R. Prävention und Gesundheitsförderung – gesundheitswissenschaftliche Grundlagen für die Politik. Gesundheitswesen 2004; 66: 146–52.

Ruckstuhl B, Somaini B, Twisselmann W. Förderung der Qualität in Gesundheitsprojekten. Der Public Health Action Cycle als Arbeitsinstrument. Hrsg. Institut für Sozial- und Präventivmedizin Zürich, Bundesamt für Gesundheit Bern. 2008.

Rychetnik L, Hawe P, Waters E, Barrat A, Frommer M. A glossary for evidence based public health. J Epidemiol Community Health 2004; 58: 538–45.

Scriven M. The methodology of evaluation. In: Tyler RW, Gagne RM, Scriven M. AERA Monograph Series on Curriculum Evaluation: Perspectives of Curriculum Evaluation. Chicago, IL: Rand McNally & Co. 1967.

Stockmann R. Ziele der Evaluation. In: Stockmann R (Hrsg). Handbuch zur Evaluation. Münster: Waxmann 2007.

Wittmann WW, Nübling R, Schmidt J. Evaluationsforschung und Programmevaluation im Gesundheitswesen. ZfEv 2002; 1: 39–60.

World Health Organization (WHO). Evaluation in Health Promotion. Principles and Perspectives. WHO Regional Publications, European Series, 92. WHO 2001.

Wottawa H, Thierau H. Lehrbuch Evaluation. 3., korr. Aufl. Bern, Göttingen, Toronto, Seattle: Huber 1998.

Yamada S, Slingsby BT, Inada MK, Derauf D. Evidence-based public health: a critical perspective. J Public Health (Oxf) 2008; 16: 169–72.

11.3 Rechtlicher Rahmen von Prävention

Adem Koyuncu

11.3.1 Hintergrund

Das Recht hat die Aufgabe, Ordnung zu schaffen. Die rechtliche Regulierung eines Sach- und Lebensbereiches verfolgt keinen Selbstzweck, sondern soll den Handelnden in dem jeweiligen Bereich zumindest einen Rahmen vorgeben. Zudem ist es oft erforderlich, dass das Recht über den Rahmen hinaus auch detaillierte Regelungen trifft. Je komplexer der Lebensbereich, desto größer ist der Bedarf nach einer detaillierteren Regulierung. Das Sozialrecht weist aufgrund der Vielzahl der beteiligten Akteure und Interessenlagen eine außerordentliche Komplexität auf. Daher verwundert es nicht, dass das Sozialrecht und darin insbesondere das Krankenversicherungsrecht eine große rechtliche Regelungsdichte aufweisen. Von diesem übergeordneten Regelungsrahmen des Sozialrechts ist auch das Feld der Prävention erfasst.

Die rechtliche Regulierung eines Sach- und Lebensbereiches beinhaltet die Festlegung der in diesem Bereich handelnden Akteure. Daneben gehört regelmäßig auch die Zuweisung von Rechten, Pflichten und Obliegenheiten zwischen den Akteuren dazu. Ein wesentlicher Regelungsinhalt ist ferner die Festlegung der Abläufe bei der Entscheidungsfindung und -durchsetzung in dem normierten Bereich. Gerade das Sozial- und Gesundheitswesen ist ein Paradebeispiel für die intensive Durchdringung mit rechtlichen Regulierungsinstrumenten. Schon bei einer oberflächlichen Betrachtung des Krankenversicherungsrechts lassen sich die soeben angesprochenen Regulierungsinhalte gut ablesen: Das Sozialgesetzbuch V (SGB V), in dem das Krankenversicherungsrecht normiert ist, geht zunächst von dem Krankenversicherten aus und legt dessen Rechte gegenüber der gesetzlichen Krankenversicherung (GKV) fest. Sodann wird im SGB V der Kreis der Akteure festgelegt, die Aufgaben und Verantwortlichkeiten im Interesse des Versicherten und der GKV wahrnehmen (z.B. die Leistungserbringer, der Gemeinsame Bundesausschuss, Kassenärztliche Vereinigungen). Auch dem Bundesministerium für Gesundheit sind konkrete Aufgaben zugeordnet. Nicht zuletzt regelt das SGB V die Zuständigkeiten und Entscheidungswege zwischen diesen Akteuren (einschließlich der Rechtsmittel). Zusammenfassend zeigt das Krankenversicherungsrecht exemplarisch, welche Möglichkeiten dem Gesetzgeber für die rechtliche Regulierung zur Verfügung stehen. Eine ebenfalls hohe Regelungsdichte findet sich im Recht der gesetzlichen Renten- und Unfallversicherung (SGB VI und SGB VII), der Rehabilitation (SGB IX) und der sozialen Pflegeversicherung (SGB XI). Es gibt insgesamt 12 Sozialgesetzbücher, die gemeinsam eine weitreichende Regelung des Sozial- und Gesundheitswesens sicherstellen. Allerdings fällt bei näherer Betrachtung auf, dass ausgerechnet das Feld der Prävention nicht zu einem eigenständigen Sozialgesetzbuch verdichtet wurde. Trotzdem ist die gesundheitliche Prävention kein unbeschriebenes Blatt der Sozialgesetzgebung, da sich in mehreren der 12 Sozialgesetzbücher einschlägige Regelungen zur gesundheitlichen Prävention finden. Somit existiert auch für die gesundheitliche Prävention ein Regelungsrahmen.

Wenn im juristischen Kontext aber von dem **„Präventionsrecht“** gesprochen wird, geht der Blickwinkel über die gesundheitliche Prävention hinaus. Die präventiven staatlichen Aktivitäten im Interesse und zum Schutze der Gesundheit der Bevölkerung reichen viel weiter. Daher wird in diesem Beitrag im Sinne einer Gesamtbetrachtung zunächst dieses allgemeine Präventionsrecht angesprochen (s. Abschn. 11.3.2). Anschließend werden die spezifischen Regelungen der gesundheitlichen Prävention und Gesundheitsförderung aufgezeigt (s. Abschn. 11.3.3).

11.3.2 Allgemeines Präventionsrecht

Unter dem Oberbegriff des allgemeinen Präventionsrechts lassen sich zahlreiche und nach Sachgebieten unterschiedliche gesetzliche Regelungskomplexe subsumieren, die primär dem Bereich der **Gefahrenabwehr** zuzuordnen sind. Die Gefahrenabwehr ist eine staatliche Aufgabe. Der Staat ist als rechtliche Grundlage seiner Public-Health-Aktivitäten verpflichtet, Maßnahmen zum Schutz der Gesundheit und Sicherheit seiner Bevölkerung zu ergreifen (Koyuncu 2008). Weil diese Rechtsgüter wiederum vielfältigen Gefahren ausgesetzt sind, müssen auch die Maßnahmen zur Gefahrenabwehr und Prävention breit ansetzen. Durch die präventive Abwehr von Gefahren für die Gesundheit der Bevölkerung leisten diese Rechtsgebiete und die zugehörigen Akteure einen signifikanten Beitrag für die allgemeine Prävention und die öffentliche Gesundheit.

Eine eingehende Darstellung aller der Gefahrenabwehr dienenden Rechtsgebiete würde den Rahmen dieses Beitrags sprengen. Daher seien im Folgenden einige wesentliche gefahrenabwehrrechtliche Gebiete des allgemeinen Präventionsrechts kurz angesprochen. Zu nennen sind insbesondere die Gesetze zur rechtlichen Regulierung von Gesundheitsrisiken durch Gesundheitsprodukte (u. a. das Arzneimittelgesetz, Medizinproduktegesetz).

Gerade das Arzneimittelgesetz ist ein gutes Beispiel für ein Rechtsgebiet, das der präventiven Risikovorsorge und Risikoabwehr dient.

Zu diesem Zweck findet sich in dem Gesetz eine engmaschige und durchgehende Regulierung des Lebenszyklus des Produkts „Arzneimittel" (einschließlich der klinischen Forschung). Insbesondere sei darauf hingewiesen, dass im Arzneimittelrecht dem Hersteller auch aufgegeben wird, ein Qualitätsmanagementsystem einzurichten. Auf diese Weise wird die pharmazeutische Industrie zum Qualitätsmanagement und zur Qualitätssicherung angehalten.

Zum allgemeinen Präventionsrecht gehören auch die Regelungen im Infektionsschutzgesetz sowie dem Bedarfsmittel-, Lebensmittel-, Chemikalien- und Gefahrstoffrecht. Dem präventiven Gesundheitsschutz dienen ebenso das Mutterschutzgesetz, die Jugendschutzbestimmungen, Teile des Umweltrechts, das Strahlenschutzrecht, Wasser- bzw. Gewässerschutzbestimmungen, das Immissionsschutzrecht und das Abfallrecht. Auch die Bestimmungen zum Arbeitsschutz dürfen nicht unerwähnt bleiben. Die Regulierung von Berufen und Einrichtungen, von denen besondere Risiken für die allgemeine Gesundheit ausgehen können, ist gleichermaßen Ausdruck der staatlichen Schutzbemühungen. Auch der öffentliche Gesundheitsdienst ist einbezogen in das präventive Gefahrenabwehrrecht. Nicht zuletzt gehören zum Recht der Gefahrenabwehr die allgemeinen Ordnungsbehörden- und Polizeigesetze, die diese Behörden ermächtigen, bei akuten Gefahren für die Gesundheit oder andere Rechtsgüter präventiv einzuschreiten. Die zuletzt genannten allgemeinen Gesetze entfalten eine Auffangwirkung gegenüber Gefahren, die nicht schon in den spezielleren Gefahrenabwehr- und Präventionsgesetzen geregelt sind. Auf diese Weise erlauben sie den zuständigen Behörden eine flexible Reaktion auf neue oder unerwartete Risikoszenarien.

11.3.3 Recht der gesundheitlichen Prävention

Der rechtliche Rahmen der gesundheitlichen Prävention und Gesundheitsförderung ist – wie bereits auf Seite 197 f. ausgeführt – verankert im Sozialrecht, und zwar in den Sozialgesetzbüchern I–XII. Von der Struktur her regeln die einzelnen Sozialgesetzbücher jeweils in sich abgeschlossene Sach- und Lebensbereiche. Dabei bildet das Sozialgesetzbuch I mit den allgemeinen – für alle weiteren Sozialgesetzbücher gültigen – Regelungen den Ausgangspunkt und verbindet unter seinem Dach alle anderen Sozialgesetzbücher. Die weiteren Sozialgesetzbücher regulieren sodann spezielle Bereiche des Sozialrechts. Bereits das allgemeine SGB I enthält eine Auflistung der im Sozialrecht zu gewährenden Leistungen und postuliert dabei unter anderem, dass die gesetzlichen Krankenversicherungen auch Leistungen zur Förderung der Gesundheit, zur Verhütung und zur Früherkennung von Krankheiten zu gewähren haben. Ähnliches ist in § 22 SGB I für die gesetzliche Unfallversicherung niedergelegt. Das SGB I trifft somit als übergeordnetes Sozialgesetzbuch die allgemeinen Grundsatzaussagen und überlässt die Detailregelungen den Sozialgesetzbüchern II–XII. Eine hervorgehobene Rolle in Bezug auf die Prävention spielt dabei das SGB V mit dem Krankenversicherungsrecht.

Prävention im Krankenversicherungsrecht

Präventionsbezogene Vorschriften finden sich schwerpunktmäßig vor allem im SGB V, d.h. im **Recht der gesetzlichen Krankenversicherung (GKV)**. Im Krankenversicherungsrecht befassen sich gleich mehrere Abschnitte und Paragrafen mit Leistungen und Maßnahmen zur Prävention und Gesundheitsförderung. Die maßgeblichen Paragrafen sind im dritten Abschnitt niedergelegt, wobei schon der Titel des Abschnittes die Gewichtung und Zielrichtung klarstellt (*„Leistungen zur Verhütung von Krankheiten, betriebliche Gesundheitsförderung und Prävention arbeitsbedingter Gesundheitsgefahren, Förderung der Selbsthilfe“*).

> Im SGB V ist § 20 die zentrale Norm für die primäre Prävention in der GKV.

Gemäß § 20 SGB V soll der Spitzenverband Bund der Krankenkassen gemeinsam und einheitlich prioritäre Handlungsfelder und Kriterien für Leistungen der primären Prävention bestimmen. Allerdings ist in § 20 Abs. 2 SGB V eine **Ausgabenobergrenze** für Leistungen der Krankenkassen zur primären Prävention, betrieblichen Gesundheitsförderung und zur Prävention arbeitsbedingter Gesundheitsgefahren festgelegt. Diese Ausgaben sollten im Jahr 2006 für jeden Versicherten 2,74 Euro betragen und in den Folgejahren entsprechend der prozentualen Veränderung des Durchschnittsentgelts der gesetzlichen Rentenversicherung angepasst werden.

Die weiteren Vorschriften im dritten Abschnitt des SGB V befassen sich mit der soeben angesprochenen betrieblichen Gesundheitsförderung (§ 20a SGB V), der Prävention arbeitsbedingter Gesundheitsgefahren (§ 20b SGB V) sowie der Förderung der Selbsthilfe (§ 20c SGB V). Im dritten Abschnitt dürfte § 20d SGB V mit den Bestimmungen zur primären Prävention durch Schutzimpfungen einen besonderen Stellenwert einnehmen. In § 21 SGB V geht es um die Verhütung von Zahnerkrankungen im Sinne der Gruppenprophylaxe, während § 22 SGB V die Leistungen zur Verhütung von Zahnerkrankungen im Sinne der Individualprophylaxe normiert. In den §§ 23 und 24 SGB V finden sich Regelungen für die medizinischen Vorsorgeleistungen.

Auch die anderen Abschnitte des SGB V enthalten Gesetzesbestimmungen, die Leistungen vorsehen, welche auch in den Kontext der primären bis tertiären Prävention einzuordnen sind. Dazu zählen etwa die Leistungen im vierten Abschnitt des SGB V, wo die Früherkennungsprogramme für Kinder und Erwachsene angesprochen werden (§§ 25, 26 SGB V). In der gesetzlichen Krankenversicherung liegt abgesehen von dem oben erläuterten § 20 SGB V ein Schwerpunkt bei der sekundären Prävention, zu der insbesondere die Maßnahmen zur Früherkennung gehören, und zwar sowohl bei Kindern als auch bei Erwachsenen. In den Bereich der tertiären Prävention dürften Leistungen wie Patientenschulungen und die Förderung der Selbsthilfe fallen. Nach Angaben der Arbeitsgemeinschaft der Spitzenverbände der Krankenkassen wenden die Krankenkassen für präventive Leistungen insgesamt ca. 3,6 Mrd. Euro auf (Arbeitsgemeinschaft 2008).

Ferner ist zu berücksichtigen, dass im SGB V die Krankenversicherungen auch verpflichtet sind, Leistungen zur Rehabilitation zu gewähren (§§ 40 ff.). An dieser Stelle findet eine Überlappung der Verantwortlichkeiten zwischen mehreren für die Rehabilitation verantwortlichen Sozialversicherungsträgern statt.

Weitere spezifische Vorschriften

Bestimmungen zur Prävention finden sich auch in den anderen Sozialgesetzbüchern, wie z. B. im **SGB III**, wo es um die **Arbeitsförderung** geht. Darüber hinaus ist die Prävention vor allem im **SGB VI (Recht der gesetzlichen Rentenversicherung)** verankert. Für die gesetzliche Rentenversicherung ist die tertiäre Prävention in Gestalt der Rehabilitation von Versicherten eine ihrer Kernaufgaben. Demgegenüber spielt die Primärprävention in diesem Rechtskreis eine eher untergeordnete Rolle. Umso wichtiger ist der Grundsatz „Rehabilitation vor Rente" mit den zugehörigen Leistungen. Entsprechend ist in § 31 SGB VI die tertiäre Prävention im Sinne der Wiedereingliederung von Versicherten in das Erwerbsleben und ihrer Rehabilitation vorgesehen.

Des Weiteren findet sich insbesondere im **SGB VII (Recht der gesetzlichen Unfallversicherung)** ein weiterer Schwerpunkt mit Vorschriften zur Prävention. Das gesamte zweite Kapitel des SGB VII ist betitelt mit „Prävention". In diesem Kapitel sind in den §§ 14–25 SGB VII vielfältige Vorschriften niedergelegt, die insbesondere die Prävention am Arbeitsplatz und die Unfallverhütung im Fokus haben. Im Zusammenhang mit dem SGB VII sind auch die Unfallverhütungsvorschriften anzuführen, die in der Praxis als verbindliche Vorschriften eine erhebliche Bedeutung haben.

Ferner finden sich im **SGB VIII (Kinder- und Jugendhilfe)** gesetzliche Bestimmungen zur Prävention in der Familie. Im SGB VIII wird der Begriff „Prävention" nicht *expressis verbis* verwendet. Dennoch ist Prävention ein Leitmotiv der Kinder- und Jugendhilfe, da die Förderung der Entwicklung und Gesundheit von Kindern und Jugendlichen eine der Hauptaufgaben dieses Teils der Sozialgesetzgebung ist. Prävention in der Familie umfasst je nach Risiko- und Gefährdungslage Maßnahmen der primären, sekundären und tertiären Prävention.

Die Prävention spielt darüber hinaus im **SGB IX (Recht der Rehabilitation und Teilhabe behinderter Menschen)** eine wichtige Rolle. So trägt § 3 SGB IX den Titel „Vorrang von Prävention" und verpflichtet die Rehabilitationsträger dazu, darauf hinzuwirken, dass der Eintritt einer Behinderung einschließlich einer chronischen Krankheit vermieden wird. Weitere Einzelheiten finden sich dann in § 84 SGB IX, dessen Titel treffend „Prävention" lautet. Zur Verdeutlichung des Umstandes, dass sich das Thema Prävention nahezu durch alle Sozialgesetzbücher hindurchzieht, sei nicht zuletzt auf **§ 14 SGB XII (Recht der Sozialhilfe)** hingewiesen. Diese Vorschrift trägt die Bezeichnung „Vorrang von Prävention und Rehabilitation". Das bedeutet, dass auch die Träger der Sozialhilfe in den rechtlichen Rahmen der gesundheitlichen Prävention einbezogen sind. Im Übrigen sei noch kurz erwähnt, dass ebenso im Bundesversorgungsgesetz (BVG) Leistungen zur Gesundheitsförderung, Prävention und Selbsthilfe vorgesehen sind.

Zusammenfassend lässt sich für das deutsche Sozialrecht die Schlussfolgerung ziehen, dass dieser Regelungsrahmen davon ausgeht, dass Prävention ein Gemeinschaftsakt ist. Deshalb binden die rechtlichen Regelungen alle Sozialversicherungsträger organisatorisch und finanziell ein. Nicht zuletzt erfordert Prävention die Mitwirkung der Leistungserbringer im Gesundheitswesen, aber auch und insbesondere die eigenverantwortliche Mitwirkung der Versicherten und Patienten (zum Unterschied zwischen den Begriffen „Versicherter" und „Patient" s. Koyuncu 2007). An mehreren Stellen der Sozialgesetzgebung wird die **Eigenverantwortung des Patienten** für seine Gesundheit und damit auch seine Pflicht zur Mitwirkung an Präventions- und Behandlungsmaßnahmen betont (Koyuncu 2006).

In der Gesamtschau lässt sich folgern, dass es keine einheitliche Rechtsgrundlage für die gesundheitliche Prävention gibt. Der rechtliche Rahmen ist vielmehr heterogen und geformt durch mehrere Gesetze. Gerade dies war der Grund dafür, dass die Prävention in den letzten Jahren eines der aktuellsten gesundheitspolitischen Themen war. In den Jahren 2005 und 2007 wurde ein Gesetzentwurf für ein eigenständiges **„Präventionsgesetz“** erarbeitet und in den Deutschen Bundestag eingebracht (Deutscher Bundestag 2005). Mit dem Präventionsgesetz wollte die Bundesregierung die breit gefächerten Regelungen zur Prävention zusammenführen und harmonisieren. Zugleich sollten neue übergeordnete Institutionen geschaffen werden. Diese Gesetzentwürfe sind allerdings nie in Kraft getreten, weil jeweils die erforderlichen politischen Mehrheiten fehlten.

11.3.4 Zusammenfassung

Der rechtliche Rahmen von Prävention wird durch verschiedene Gesetze gebildet. Dabei lassen sich 2 große Gruppen von Gesetzen abgrenzen. Die erste Gruppe lässt sich mit dem Oberbegriff „allgemeines Gefahrenabwehr- und Präventionsrecht“ charakterisieren. Die zweite Gruppe behandelt die spezielle gesundheitliche Prävention und Gesundheitsförderung. An einigen Stellen gibt es auch Schnittstellen zwischen den beiden Gruppen.

Prävention ist ein Gemeinschaftsakt. Auch deshalb sind auf dem Feld der Prävention viele Institutionen und Behörden anzutreffen, die mit Leistungserbringern, Versicherten und Patienten zusammenarbeiten. Hierbei sind alle Sozialversicherungsträger sowie Behörden auf allen Ebenen der Staatsverwaltung (Bundes-, Landes-, Kommunalebene) involviert. Nicht zuletzt kommt es bei der Prävention auch auf die Eigenverantwortung der Versicherten und Patienten an.

Die Vorschriften für die gesundheitliche Prävention sind verfasst in den Sozialgesetzbüchern I–XII, wobei das Krankenversicherungsrecht und das Recht der gesetzlichen Unfallversicherung und Rehabilitation hervorgehobene Rollen spielen. Dennoch ist der rechtliche Rahmen der gesundheitlichen Prävention insgesamt aus einer heterogenen Gruppe von Gesetzen geformt. Mithin existiert **keine einheitliche Rechtsgrundlage für die gesundheitliche Prävention.** Wiederholte Versuche einer Zusammenführung der Vorschriften zur gesundheitlichen Prävention zu einem Präventionsgesetz sind bislang gescheitert. Nicht zuletzt deshalb bleibt eine stärkere rechtliche und institutionelle Bündelung der gesundheitlichen Prävention im deutschen Recht weiterhin erstrebenswert.

Literatur

Arbeitsgemeinschaft der Spitzenverbände der Krankenkassen. Gemeinsame Stellungnahme vom 9. Juni 2008 gegenüber dem Ausschuss für Gesundheit des Deutschen Bundestages, Ausschussdrucksache 16(14)0392(2). http://www.bundestag.de/ausschuesse/a14/anhoerungen/2008/089/stllg/GKV-Spitzenverbaende.pdf (15. November 2009).

Deutscher Bundestag. Entwurf eines Gesetzes zur Stärkung der gesundheitlichen Prävention (Gesetzentwurf der Bundesregierung). Bundestags-Drucksache 15/5214. Köln: Bundesanzeiger Verlagsgesellschaft 2005.

Koyuncu A. Prävention und Eigenverantwortung. In: Kirch W, Badura B (Hrsg). Prävention. Heidelberg: Springer 2006; 121–39.

Koyuncu A. Die Rolle des Patienten im Gesundheitswesen und in der Gesundheitspolitik. Teil 2: Maßnahmen und Schritte zur Stärkung der Stellung und Mitgestaltungsrechte des Patienten. Patienten Rechte 2007; 6: 103–14.

Koyuncu A. Legal basis of public health. In: Kirch W (Hrsg). Encyclopedia of Public Health. New York: Springer 2008; 838–41.

11.4 Fazit

Das Verständnis für Prävention und Gesundheitsförderung hat sich, vor allem auch in der politischen Debatte, in den letzten

Jahren stets erweitert. Über die Notwendigkeit der Erweiterung, Verbreitung und Verbesserung gesundheitsfördernder und präventiver Maßnahmen herrscht gesundheitspolitisch Einigkeit. Ziel ist es nicht nur, die Gesundheit des Einzelnen zu verbessern und zu erhalten, sondern auch, die Gesamtgesellschaft und deren Leistungsfähigkeit in die Betrachtungen mit einzubeziehen. Prävention und Gesundheitsförderung erhöhen und sichern die Arbeitsfähigkeit und können dadurch langfristig Kosten für die medizinische Versorgung begrenzen (Straub 2008). Trotz wiederholter Versuche der Etablierung eines Präventionsgesetzes fehlt jedoch bisher eine einheitliche Rechtsgrundlage.

So ist es zweifelsohne von besonderer Bedeutung, Aspekten der Evaluation und der Qualitätssicherung bzw. des Qualitätsmanagements mehr Beachtung zu schenken. Die Ausführungen zu den Themen Evaluation und Qualitätssicherung zeigen, dass es verschiedenste Konzepte, Methoden und Instrumente in der Umsetzung gibt. Was dennoch zu fehlen scheint, ist die Motivation bzw. Bereitschaft der beteiligten Akteure, sich dieses Themas in ihrer Arbeit anzunehmen. Die Schaffung eines Bewusstseins für Qualitätsmanagement und Qualitätssicherung sowie eine stärkere rechtliche und institutionelle Bündelung der gesundheitlichen Prävention im deutschen Recht bleibt als wichtige Aufgabe bestehen. Dessen ungeachtet sollte der Blickwinkel des eigenverantwortlichen Handelns für den Einzelnen stets leitend sein.

Literatur

Straub Ch. Gesundheitsökonomie und Qualitätsmanagement von Präventionsmaßnahmen. Gesundh ökon Qual manag 2008; 13: 121–3.

12 Der Gesundheitsfonds und die finanzierungsseitigen Reformen der gesetzlichen Krankenversicherung

Karl W. Lauterbach, Markus Lüngen und Anna Passon

Am 01.01.2009 trat der Gesundheitsfonds in Kraft. Er markiert die bisher letzte Reform in der Organisation der Finanzierungsseite der gesetzlichen Krankenversicherung (GKV). Dieser Reform waren seit Beginn des Jahrzehnts Diskussionen beider großer Volksparteien und der Vertreter aus Gesundheitspolitik und Gesundheitsökonomie zu einer Finanzierungsreform der Krankenversicherung vorausgegangen. Der Grund für die Suche nach neuen Wegen für die Finanzierung der GKV ergab sich aus den zunehmenden Finanzierungsengpässen, die zu steigenden Beitragssätzen und einer Zunahme der **Lohnnebenkosten** führten, sowie aus dem sich abzeichnenden **demografischen Wandel**. Dieses Kapitel fasst die Vorschläge zur Reform der Finanzierung der Krankenversicherung zusammen.

Allerdings ist die Finanzierung der GKV nicht gleichbedeutend mit der Finanzierung des Gesundheitssystems. Die gesetzliche Krankenversicherung erfordert nur einen Teil der gesamten Gesundheitsausgaben in Deutschland. Von den Gesamtausgaben für Gesundheit des Jahres 2006 in Höhe von 245 Mrd. Euro entfielen lediglich 140 Mrd. Euro (57 %) auf die gesetzliche Krankenversicherung (www.destatis.de). Neben der GKV existieren noch weitere wichtige Ausgabenträger:

- Für vom Gesetzgeber definierte Personengruppen existiert die Möglichkeit, sich bei einem privaten Unternehmen, der **privaten Krankenversicherung** (PKV), Krankenversicherungsschutz einzukaufen. Die größten Gruppen in der privaten Krankenversicherung sind Beamte, Selbstständige sowie Angestellte. Letztere müssen über 3 Jahre hinweg ein Einkommen oberhalb der Versicherungspflichtgrenze aufweisen, um das optionale Recht auf einen Wechsel in die private Absicherung zu erlangen. Neben den Aufwendungen für die gesetzliche Krankenversicherung entfielen im Jahr 2006 Gesundheitsausgaben in Höhe von 22,5 Mrd. Euro auf die private Krankenversicherung.
- Daneben bestreiten **Zusatzversicherungen** einen Teil der Gesundheitsausgaben, die insbesondere die erweiterte Erstattung von Zahnersatz sowie die erweiterten Behandlungsmöglichkeiten im Krankenhaus durch liquidationsberechtigte Ärzte (Chefärzte) bzw. erhöhten Komfort der Unterbringung (Ein- oder Zweibettzimmer) betreffen. Zusatzversicherungen können von allen Bürgern sowohl bei privaten als auch bei gesetzlichen Krankenversicherungen abgeschlossen werden, bei Letzteren zudem ohne Prüfung des Gesundheitszustandes vor Vertragsabschluss.
- Weitere Ausgaben des Gesundheitssektors liegen in Zuzahlungen und Selbstbehalten. Diese werden von den Patienten selbst aufgebracht und fallen beispielsweise bei Arztbesuchen an, beim Bezug von verschreibungspflichtigen Arzneimitteln oder Krankenhausaufenthalten. Einen Grenzbereich der Gesundheitsausgaben stellen vollständig aus eigenem Einkommen finanzierte Leistungen dar, etwa der Kauf verschreibungsfreier Arzneimittel und Medizinprodukte sowie beim Arzt auf eigene Rechnung in Anspruch genommene Leistungen (sog. individuelle Gesundheitsleistungen [IGeL]; Informationen unter: http://www.igel-

verzeichnis.de/) oder Gesundheitskurse. Die Ausgaben der privaten Haushalte für Gesundheitsleistungen lagen im Jahr 2006 bei knapp 33,5 Mrd. Euro.

- Als weiterer Träger der Gesundheitsausgaben sind die öffentlichen Haushalte von zunehmender Bedeutung. Mit der 2007 in Kraft getretenen Gesundheitsreform wurde auch eine Aufstockung der Bundeszuschüsse eingeplant. Anfänglich sollten diese Mittel der Finanzierung von versicherungsfremden Leistungen durch die beitragsfreie Mitversicherung der Kinder dienen. Die beitragsfreie Mitversicherung von Kindern wird oft als gesellschaftliche Aufgabe angesehen und nicht als alleinige Aufgabe der Mitglieder der gesetzlichen Krankenversicherung. Daher wird diskutiert, die entsprechenden Finanzmittel aus dem Steueraufkommen an die GKV zu transferieren. Da dies aber rechtliche Probleme aufgrund des Ausschlusses von privat versicherten Kindern nach sich gezogen hätte, wurde auf eine derartige Festschreibung der Bestimmung der Bundeszuschüsse verzichtet. Aus den durch Steuermittel finanzierten Zuschüssen sollen jedoch auch weiterhin versicherungsfremde Leistungen wie Mutterschaftsgeld oder Krankengeld bei Betreuung eines erkrankten Kindes finanziert werden. Die Bundeszuschüsse betrugen im Jahr 2008 2,5 Mrd. Euro und sollen ab 2009 bis 2016 jährlich um 1,5 Mrd. Euro aufgestockt werden. Insgesamt gaben die öffentlichen Haushalte, also Bund plus Länder und Kommunen, im Jahr 2006 rund 13,5 Mrd. Euro für die Gesundheitsversorgung aus.

Die nachfolgenden Ausführungen beziehen sich ausschließlich auf die Bereitstellung der Mittel für die gesetzliche Krankenversicherung und damit die grundsätzliche Absicherung des Krankenversicherungsschutzes.

12.1 Reformdiskussionen zur Einnahmenseite der Krankenversicherung

Die Diskussion um Reformen auf der Einnahmenseite der Krankenversicherung nahm ab dem Jahr 2003 an Intensität zu. Dabei standen 2 Problembereiche im Vordergrund.

- **Arbeitsmarktsituation:** In Deutschland werden die Kosten der gesetzlichen Krankenversicherung zum überwiegenden Teil durch die Löhne aus abhängiger Beschäftigung von Arbeitnehmern bzw. durch Lohnnebenkosten des Arbeitgebers bestritten. Bei dieser (nahezu) paritätischen Finanzierung führt ein Anstieg der Versicherungsbeiträge automatisch zu einem Anstieg der Lohnnebenkosten eines Unternehmens. Hieraus werden negative Effekte für die Arbeitsnachfrage erwartet. Die Abhängigkeit der Beiträge vom Lohneinkommen führt in konjunkturell schwachen Phasen zudem mit geringer werdender sozialversicherungspflichtiger Beschäftigung zu einer Erosion der Einnahmebasis. Bei steigender Arbeitslosigkeit und einem sinkenden Anteil der Löhne und Gehälter am Volkseinkommen müssen die GKV-Ausgaben aus einem immer geringer werdenden beitragspflichtigen Einkommen finanziert werden, sodass die Beitragszahler einen immer größeren Anteil ihres Einkommens an die GKV zahlen müssen.

- **Demografischer Übergang:** Die Altersgruppenverteilung in Deutschland entspricht in der grafischen Darstellung nicht mehr einem Kegel, wie im Jahre 1910, sondern eher einer Urne (Angaben hierzu finden sich bei den Bevölkerungsvorausberechnungen des Statistischen Bundesamtes, s. www.destatis.de). Bis zum Jahr 2030 werden zudem die bevölkerungsstarken Jahrgänge um das Geburtsjahr 1965 in den Ruhestand gehen und somit weniger Beiträge in die Sozialversicherung einzahlen. Zudem weisen ältere Versicherte höhere Ausgabenwerte auf. Diese Herausforderung wird alle Sozialversicherungszweige in Deutschland belasten.

Inhaltliche Impulse bekam die Reformdiskussion durch die Einrichtung von verschiedenen Kommissionen, welche Vorschläge zu einer grundsätzlichen Reform der Finanzierungsseite der gesetzlichen Krankenversicherung vorlegen sollten. Die Einsetzung von Kommissionen hatte sich aus Sicht der Regierung bereits im Vorfeld der Bundestagswahl 2002 bewährt. Vor der Bundestagswahl 2002 hatte die Regierung aus SPD und den Grünen eine Kommission unter Vorsitz von Prof. Peter Hartz eingerichtet, welche Reformen für den Arbeitsmarkt vorbereiten sollte. Für viele überraschend schaffte es die sog. Hartz-Kommission, mit einem übergreifenden Konsens unter Beteiligung von Gewerkschaftern und Arbeitgebern Reformen auszuarbeiten und umzusetzen. Die Ankündigung von tief greifenden Reformen des Arbeitsmarktes wurde als ein Grund für den Gewinn der Bundestagswahl 2002 durch die damaligen Regierungsparteien angesehen.

Nach der Wahl versuchte die Regierung, das Konsensmodell der Kommissionsbildung auch auf andere Bereiche der Sozialversicherung zu übertragen. Sie setzte eine Kommission zur Reform der Rentenversicherung, der Krankenversicherung und der Pflegeversicherung ein. Diese „Kommission für Nachhaltigkeit in der Finanzierung der sozialen Sicherungssysteme" wurde vom Bundesministerium für Gesundheit organisatorisch betreut und unter den Vorsitz von Prof. Bert Rürup gestellt. Die sog. Rürup-Kommission stellte im August 2003 Vorschläge für eine Neuordnung der Einnahmentarifierung der Krankenversicherung vor. Die Vorschläge der Rürup-Kommission umfassten (abgesehen von Minderheitenvoten) im Bereich der Krankenversicherung 2 Konzepte, die unter den Stichworten „Bürgerversicherung" und „Kopfpauschalen" (bzw. später „Gesundheitsprämien") intensiv diskutiert wurden. SPD (Parteitag in Bochum vom 17.11. bis 19.11.2003) und Grüne legten sich als damalige Regierungsparteien auf die Kernelemente einer Bürgerversicherung fest. Die CDU (Parteitag der CDU vom 30.11. bis 02.12.2003 in Leipzig) als damalige Oppositionspartei befürwortete hingegen eine Fortführung der Trennung von gesetzlicher und privater Krankenversicherung und verfolgte zudem die Einführung von Gesundheitsprämien für gesetzlich Versicherte. Als Reaktion auf die Rürup-Kommission der Bundesregierung hatte die CDU eine eigene Kommission eingesetzt, welche ebenfalls Vorschläge in Richtung der Gesundheitsprämien gemacht hatte. Die von der Union ausgehandelten Eckpunkte zu einer Reform der gesetzlichen Krankenversicherung wichen aber in wesentlichen Teilen von den Vorschlägen der sog. Herzog-Kommission (unter der Führung des ehemaligen Bundespräsidenten Roman Herzog) ab und orientierten sich mehr an den Leitideen für Gesundheitsprämien, die in der Rürup Kommission ausgehandelt worden waren.

Ein politischer Konsens aller Parteien bzw. von Regierung und Opposition wurde nicht erzielt. Die Mehrheitsverhältnisse in Bundestag und Bundesrat verhinderten, dass eine Reform der Einnahmenseite umgesetzt werden konnte. Die Entscheidung wurde bis nach der Bundestagswahl (vorgezogen auf Oktober 2005) verschoben.

12.2 Konzepte

12.2.1 Bürgerversicherung

Die Bürgerversicherung wurde in vielfältigsten Varianten diskutiert, wobei 2 Kernpunkte als grundlegend angesehen werden können (vgl. Rürup-Kommission 2003; Lauterbach 2004).

■ **Vereinheitlichung des Versichertenkreises:** Kernziel der Bürgerversicherung ist die Einbeziehung der gesamten Bevölkerung in die Versicherungspflicht auf gleicher Tarifbasis. Die Regelungen für die Vollabsicherung in der privaten Krankenversicherung entfallen. Neue Krankenversicherungsverträge müssten demnach über den „Tarif Bürgerversicherung" abgeschlossen werden, welcher eine Tarifierung der Beitragshöhe am Einkommen vorsieht, die beitragsfreie Mitversicherung von Familienangehörigen ohne eigenes Einkommen sowie die Beibehaltung der weitgehend paritätischen Finanzierung. Der Tarif könnte von allen gesetzlichen und privaten Krankenversicherungen angeboten werden. Es bestünden Kontrahierungszwang und freie Wahl des Anbieters, sodass auch derzeit gesetzlich Versicherte sich ohne gesundheitliche Vorprüfung oder Einkommensgrenzen einen privaten Anbieter wählen könnten. Bereits bestehende Verträge der privaten Absicherung könnten (wohl auch aus juristischen Überlegungen des Bestandsschutzes) weiter bestehen.

■ **Erweiterung der Beitragsgrundlage:** Als zweiten wesentlichen Reformschritt sahen die Konzepte der Bürgerversicherung vor, dass alle Einkommensarten in die Beitragsbemessung einbezogen werden und die Konzentration auf Einkommen aus abhängiger Beschäftigung entfällt. Eine Bemessung auf der Grundlage des Einkommens aus abhängiger Beschäftigung schafft Ungerechtigkeiten im Hinblick auf den Leistungsfähigkeitsgedanken, da ein Versicherter mit 3 000 Euro Lohneinkünften doppelt so hohe Beiträge bezahlen muss wie ein Versicherter mit 1 500 Euro Lohneinkünften und zusätzlichen 1 500 Euro Zinseinkünften. In der Bürgerversicherung sollten daher gemäß den Vorschlägen alle Einkunftsarten herangezogen werden, also auch Einkünfte aus Vermietung, Verpachtung, selbstständiger Tätigkeit, Landwirtschaft und Kapitaleinkünften. Zudem wurde häufig über die Anhebung der Beitragsbemessungsgrenze auf die Höhe der Beitragsbemessungsgrenze der Rentenversicherung diskutiert.

Die Befürworter der Bürgerversicherung sahen die Vorteile in der Schaffung eines einheitlichen Wettbewerbsrahmens für die gesamte Krankenversicherung. Zudem verwiesen sie auf die sozialen Komponenten der einkommensabhängigen Tarifgestaltung und die hohe Akzeptanz in der Bevölkerung. Der Krankenversicherung bliebe zudem die Möglichkeit einer außerhalb des Steuerhaushalts gestaltbaren Sozialpolitik erhalten. Positive Auswirkungen auf die Lohnnebenkosten ergeben sich nach Ansicht der Befürworter der Bürgerversicherung durch eine Absenkung der Beiträge zur gesetzlichen Krankenversicherung aufgrund der Erweiterung der beitragspflichtigen Einkommen um Zins-, Miet- und Pachteinnahmen.

12.2.2 Gesundheitsprämien

Nach dem Konzept der Gesundheitsprämien soll jeder Versicherte (in der Regel ausgenommen Kinder bis 18 Jahre) eine von Einkommen, Familienstatus oder Gesundheitszustand unabhängige monatliche Versicherungsprämie an die Krankenversicherungen zahlen (vgl. Rürup-Kommission 2003; Herzog-Kommission 2003). Gesundheitsprämien wären somit keine morbiditätsorientierte Versicherung im Sinne der privaten Krankenversicherung. Zudem sähen Gesundheitsprämien keine Absenkung der Beiträge bei niedrigem oder fehlendem Einkommen vor. Vielmehr würde eine Überforderungsklausel eingeführt, die bei Nachweis nicht ausreichenden Einkommens greift. Der soziale Ausgleich fände über das Steuersystem statt. Unterschiedlich verhielten sich die Vorschläge zur Einbeziehung der privaten Krankenversicherung (PKV): Sowohl die unveränderte Fortführung der privaten Tarifgestaltung wurde vorgeschlagen (etwa von der Rürup-Kommission) als auch die Einbeziehung der privaten Vollversicherung in den Tarif der Gesundheitsprämien (etwa vom Sachverständigenrat Wirtschaft).

Die Befürworter der Gesundheitsprämien sehen den Vorteil des Konzeptes in der formalen Entkoppelung der Löhne von den Krankenversicherungszahlungen. Im Rahmen einer einmaligen Umstellung würden vom Arbeitgeber die bisherigen gesamten Beiträge zur Krankenversicherung jeden Monat an den Beschäftigten ausgezahlt, also sowohl der Arbeitgeber-, als auch der Arbeitnehmeranteil. Die ausgezahlten Beiträge würden vom Arbeitnehmer versteuert und würden wohl mittelfristig als Teil des tariflichen Bruttoeinkommens gelten. Aus dem verbleibenden Nettoeinkommen würde der Arbeitnehmer die Gesundheitsprämien bezahlen.

Bei Überforderung würde aus Steuergeldern ein Zuschuss erforderlich. Dies dürfte insbesondere Bezieher niedriger Einkommen sowie Familien betreffen, bei denen bisher beitragsfrei mitversicherte Ehegatten die volle Gesundheitsprämie entrichten müssten.

12.2.3 Gesundheitsfonds und morbiditätsorientierter Risikostrukturausgleich

Die vor der Bundestagswahl des Jahres 2005 intensiv geführte Diskussion um Bürgerversicherung und Gesundheitsprämien mündete nach Bildung der großen Koalition aus CDU/CSU und SPD nicht in eines der beiden Konzepte. Vielmehr wurden zunächst die unterschiedlichen Vorstellungen von SPD und Union ausgelotet und in vollständig neue Beitragsmodelle eingebracht. Gesucht wurde eine Ordnung der Einnahmenseite, welche weder den reinen Formen der Bürgerversicherung oder der Gesundheitsprämien entsprach noch einer späteren Ausrichtung auf eines der beiden Modelle (bei entsprechenden Mehrheitsverhältnissen in Bundestag und Bundesrat) entgegenstand.

Das Ergebnis der Verhandlungen war die Einführung des Gesundheitsfonds zum 01.01.2009 im Zuge des GKV-Wettbewerbsstärkungsgesetzes (GKV-WSG) vom 01.04.2007, welche mit der bereits längerfristig geplanten Reform des Risikostrukturausgleichs verknüpft wurde (sämtliche Änderungen im Rahmen des GKV-WSG finden sich beispielsweise in kompakter Form bei Anonymous (2007). Der Gesundheitsfonds basiert im Wesentlichen auf dem bereits im zuvor bestehenden Risikostrukturausgleich (RSA) etablierten Gedanken, dass alle Beiträge der Mitglieder einer solidarischen Verrechnung zwischen den Krankenkassen unterliegen sollen. Es bestand Konsens darüber, dass eine Krankenkasse nicht allein über die Verwendung der von ihr erhobenen Beiträge entscheiden darf, sondern zuvor ein Ausgleich zwischen den Krankenkassen (und damit zwischen den Versicherten) stattfinden muss.

Der RSA hatte bis dahin 2 Funktionen gehabt:

- Ausgleich der unterschiedlichen Einnahmen der Krankenkassen aufgrund der voneinander abweichenden Versichertenstruktur hinsichtlich des beitragspflichtigen Einkommens (Finanzkraftausgleich)
- Ausgleich aufgrund unterschiedlich verteilter Risiken zwischen den Krankenkassen (Beitragsbedarfsausgleich)

Der bisherige Risikostrukturausgleich konnte die Einnahmenunterschiede (aufgrund der am Einkommen ausgerichteten Tarifgestaltung) zu etwa 90 % ausgleichen. Der Rest des Beitragsaufkommens ergab sich aus nicht ausgleichsfähigen Satzungsleistungen und Verwaltungsausgaben, die von den Krankenkassen je nach Grundlohnsumme ihrer Mitglieder mit jeweiligen Aufschlägen auf die Beitragssätze erhoben werden mussten.

Ausgabenunterschiede wurden über die Bildung von Alters- und Geschlechtsgruppen (z.B. 30-jährige Frauen) und die pro Gruppe ermittelten durchschnittlichen Ausgaben ausgeglichen. Jede Krankenkasse erhielt somit für jeden Versicherten denjenigen Betrag zugerechnet, welcher im Durchschnitt aller Krankenkassen für einen Versicherten der jeweiligen Gruppe pro Jahr als Leistungsausgaben ermittelt wurde (standardisierter Beitragsbedarf). Da keine Unterscheidung hinsichtlich der Krankheiten der Versicherten vorgenommen wurde, sondern lediglich hinsichtlich der Merkmale Geschlecht, Alter, Bezug einer Erwerbsminderungsrente und Teilnahme an einem Disease-Management-Programm, handelte es sich bisher bei der Berechnung des Beitragsbedarfsausgleichs um eine indirekte Erfassung von Morbiditäten.

Das Prinzip des Einnahmen- und Ausgabenausgleichs war der Kerngedanke des solidarischen Wettbewerbs zwischen den gesetzlichen Krankenkassen. Ohne den Ausgleich der Risikostrukturen hätten Krankenkassen einen ökonomischen Anreiz zur Risikoselektion zugunsten von Mitgliedern mit hohem Einkommen und wenigen beitragsfrei mitversicherten Familienangehörigen sowie mit geringer Morbidität (sog. gute Risiken). Eine solche Risikoselektion, ob nun direkt (über Anwerbung in bestimmten Medien etc.) oder indirekt (über die Vermeidung von Versorgungsprogrammen für schlechte Risiken) umgesetzt, würde dazu führen, dass niedrige Tarife bereits durch eine günstige Versichertenstruktur und nicht durch Effizienz erreicht werden könnten. Der Risikostrukturausgleich in Verbindung mit der Erstattung standardisierter Ausgaben statt tatsächlicher Ausgaben führte somit bisher zu einer deutlichen Verbesserung des Wettbewerbs um eine effiziente Versorgung.

Mit dem Gesundheitsfonds wurde der Gedanke des solidarischen Wettbewerbs neu gefasst. Die Beiträge der Versicherten fließen nun in einen Fonds ein, aus dem die Krankenkassen einen einheitlichen Betrag pro Versicherten erhalten. Durch diese Regelung entfällt der Ausgleich unterschiedlich hoher beitragspflichtiger Einkommen der Versicherten völlig. Zudem werden nun auch Verwaltungskosten als erstattungsfähig einbezogen. Dies ist sinnvoll, da Krankenkassen mit gleich hohen Verwaltungsausgaben je nach Finanzkraft ihrer Mitglieder unterschiedlich hohe Anhebungen ihrer Beitragssätze vornehmen mussten, um ihre Verwaltungsausgaben zu finanzieren. Werden Verwaltungsausgaben generell als unverzichtbar angesehen, sollten sie auch dem Ausgleich zwischen allen Krankenkassen unterliegen.

Die Ausgabenseite des Risikostrukturausgleichs erfuhr im Rahmen der Umstellung auf eine Morbiditätsorientierung innerhalb des Gesundheitsfonds größere Änderungen. Während zuvor bereits Alter und Geschlecht sowie einige Morbiditätsmerkmale wie die Teilnahme an einem zertifizierten Disease-Management-Programm oder Erwerbsunfähigkeit berücksichtigt wurden, sollten mit der Umstellung auf eine vollständige Morbiditätsorientierung alle Erkrankungen ausgleichen werden. Im Zuge der politischen Konsensfindung wurde jedoch eine Beschränkung auf 50 bis 80 Erkrankungen vorgenommen. Der morbiditätsorientierte Risikostrukturausgleich wird vom Bundesversicherungsamt durchgeführt; auf der dortigen Internetseite (www.bva.de) finden sich auch Details der Umsetzung. Eine Beschränkung auf 50–80 Erkrankungen bedeutet jedoch zwangsläufig einen Selektionsanreiz gegenüber jenen Erkrankungen, welche für die Krankenkassen keinen Ausgleich auslösen.

In der Praxis bedeutet die Ausweitung des morbiditätsorientierten Risikostrukturausgleichs, dass für jeden Versicherten neben seiner alters- und geschlechtsabhängigen Grundpauschale auch Zuschläge je nach den vom Arzt kodierten Diagnosen (stationär und ambulant) und/oder den Arzneimittelverschreibungen anfallen. Die Abschätzung der Morbidität erfolgt dabei prospektiv, d. h., es werden nur die erwartbaren Leistungsausgaben ausgeglichen, welche sich im Jahr nach Stellung der Diagnose (im Durchschnitt aller Versicherten mit der Diagnose) ergeben. Diese Regelung führt zu einer stärkeren Berücksichtigung von chronischen Erkrankungen im Risikostrukturausgleich (da diese im Regelfall auch im Folgejahr noch annähernd gleich bleibende Ausgaben verursachen) und einer geringeren Berücksichtigung von Akuterkrankungen (da diese meist im Folgejahr abgeklungen sind). Aus wettbewerblicher Sicht bedeutet das prospektive Modell, dass Akuterkrankungen weitgehend als zufällig verteilt angesehen werden und die Verteilung der damit verbundenen Leistungsausgaben dem üblichen Versicherungsmodell entspricht. Inwieweit sich Akutereignisse (etwa Stürze, Infektionen etc.) tatsächlich zufällig verteilen und nicht auf bestimmte Personengruppen konzentrieren, kann noch nicht abgeschätzt werden.

Die Einführung des Gesundheitsfonds führte für die Versicherten ebenfalls zu einigen Neuerungen. Eine Beschreibung der konkreten Ausgestaltung des Fonds und der gesetzlichen Regelungen findet sich bei Passon et al. (2009). Der Gesundheitsfonds schreibt einen bundeseinheitlichen Beitragssatz für alle gesetzlichen Krankenkassen vor. Dieser wurde vom Bundesministerium für Gesundheit für das Jahr 2009 auf 15,5% festgelegt, eine Steigerung von 0,7 Beitragssatzpunkten im Vergleich zum Beitragssatzdurchschnitt des Jahres 2008. Durch die Anhebung des Beitragssatzes sollte gewährleistet werden, dass mindestens 95% der Ausgaben der Krankenkassen durch den Gesundheitsfonds bestritten werden können. Sofern Krankenkassen mit den Zuweisungen aus dem Fonds nicht auskommen, müssen sie Zusatzbeiträge erheben, die ausschließlich von den Mitgliedern zu tragen sind. Anhebungen des allgemeinen Beitragssatzes durch eine einzelne Krankenkasse sind somit nicht möglich. Aus wettbewerblicher Sicht wird sich aus den Regelungen rund um den Gesundheitsfonds für die Krankenkassen der Anreiz ergeben, die Erhebung von Zusatzbeiträgen zu vermeiden. Erwirtschaftet eine Krankenkasse Überschüsse, kann sie auch Beträge an die Mitglieder ausschütten.

Die Meinungen über die Auswirkungen der Zuzahlungsregelung auf den Wettbewerb gehen auseinander. Befürworter der neuen Regelung gehen davon aus, dass sich durch die Zuzahlungen die Transparenz für die Versicherten erhöht. Die Beitragsunterschiede zwischen den Kassen sind nun nicht mehr durch Beitragssatzunterschiede in Prozent, sondern durch leichter vergleichbare Eurobeträge erkenntlich. Wenn Versicherte durch diese Regelung eher dazu neigen, die Krankenkasse zu wechseln, würde sich der Wettbewerb zwischen den Krankenkassen verstärken und die Kassen würden versuchen, die Zusatzbeiträge so gering wie möglich zu halten. Eine Strategie der Krankenkassen kann es daher sein, den erhöhten Effizienzdruck an die Versorger (Ärzte, Krankenhäuser) weiterzugeben. Teilweise dürften auch bisher freiwillige Leistungen der Krankenkassen eingestellt werden. Gegner der Zuzahlungsregelung bemängeln, dass die Zuzahlungen aufgrund der 1-%-Klausel (die Zuzahlungen dürfen 1% des beitragspflichtigen Einkommens nicht überschreiten) so gering bleiben werden, dass sich keine deutliche Wettbewerbsverbesserung einstellt und dass zudem negative Anreize für die Krankenkassen erhalten bleiben, solange kein Risikoausgleich bei Zuzah-

lungen zwischen den Krankenkassen eingerichtet wird.
Wie auch immer sich die Wettbewerbssituation zwischen den Krankenkassen ab 2009 entwickeln wird – die Probleme des negativen Effekts der derzeitigen Beitragsbemessungsform auf die Lohnnebenkosten und des demografischen Wandels werden durch den Gesundheitsfonds so gut wie überhaupt nicht berührt.

12.3 Ausblick und weitere Reformoptionen

Der Gesundheitsfonds wurde zunächst als Übergangslösung angesehen, welche die Optionen für die im Jahr 2005 diskutierten Modelle der Bürgerversicherung und der Gesundheitsprämie offen lässt. Durch eine Einbeziehung der privaten Krankenversicherung in den Gesundheitsfonds ließe sich dieser in Richtung der Bürgerversicherung weiterentwickeln. Die Einbeziehung könnte durch reine Finanztransfers erfolgen (in Höhe von rund 10 Mrd. Euro jährlich, basierend auf dem Risikostrukturausgleich; s. hierzu Lüngen et al. 2007) oder auch durch eine deutliche Anhebung des allgemeinen Steuerzuschusses in den Gesundheitsfonds, welcher die Prämienvorteile der privaten Krankenversicherung für jüngere Versicherte verringern würde.
Ebenso könnte der Gesundheitsfonds auch in Richtung eines Gesundheitsprämienmodells weiterentwickelt werden, indem die Deckung des Fonds nicht mehr zu mindestens 95 % erfolgt, wie bisher gesetzlich verankert, sondern zu einem geringeren Teil, was in der Folge eine umfassende Erhebung von Zusatzprämien erforderlich machen würde. Diese Zusatzprämien würden die Funktion von Gesundheitsprämien erfüllen. Dazu müsste die 1-%-Klausel aufgehoben werden und ein sozialer Ausgleich über das Steuersystem erfolgen.
Unabhängig von diesen parteipolitischen Überlegungen können weitere Reformoptionen des Gesundheitsfonds aus gesundheitsökonomischer Sicht diskutiert werden. Hierzu gehört unter anderem eine Abkoppelung der Beiträge von den Lohnnebenkosten.

12.3.1 Beschäftigungswirkung des Gesundheitsfonds

Zwischen 1997 und 2006 stiegen Gesundheitsausgaben um 25 % und die Ausgaben der gesetzlichen Krankenversicherung um 21 %. Die Unterbereiche der GKV entwickelten sich jedoch unterschiedlich. Die Kosten in dem arbeitsintensiven Bereich der Krankenhäuser stiegen um 20 %, während sie im weitgehend internationalisierten und wenig arbeitsintensiven Bereich der pharmazeutischen Versorgung um 38 % anstiegen und in absoluten Zahlen den Bereich der ambulanten Versorgung bereits überholt haben. Aufgrund der Koppelung der Beiträge an die Lohnnebenkosten können Ausgabensteigerungen und daraus resultierende Beitragssatzerhöhungen einen negativen Beschäftigungseffekt auslösen.
Die Senkung der Lohnnebenkosten war neben der Vorsorge für den demografischen Übergang eines der primären Ziele zu Beginn der Diskussion um eine Neuordnung der Einnahmenseite der Krankenversicherung. Mit Einführung des Gesundheitsfonds konnte dieses Ziel nicht erreicht werden. Im Gegenteil war zumindest mit Einführung des Fonds für einen Großteil der abhängig Beschäftigten und auch der Arbeitgeber ein Anstieg der Beiträge zur Krankenversicherung verbunden.
Zwar wurde argumentiert, dass die Festschreibung der Beiträge zur gesetzlichen

Krankenversicherung die Planungssicherheit der Arbeitgeber erhöhe. Eine Festschreibung erfolgt jedoch im Gesundheitsfonds nicht. Zwar können die Krankenkassen ihre Beiträge nicht selbstständig erhöhen, stattdessen wird der einheitliche Beitrag von der Bundesregierung festgelegt. Da der Beitragssatz aber im November jedes Jahres für das Folgejahr neu verhandelt wird, kann von einer größeren Planungssicherheit für die Arbeitgeber nicht gesprochen werden. Zusätzlich entfällt für die Arbeitgeber durch den einheitlichen Beitragssatz weitgehend der Anreiz zur Gründung einer (beitragssatzgünstigen) Betriebskrankenkasse, wenn man von möglichen Ausschüttungen von Zusatzbeiträgen absieht.

Ein Hauptargument für die Entlastung der Lohnnebenkosten durch den Gesundheitsfonds war die kontinuierliche Erhöhung der Bundeszuschüsse, welche dazu führen sollte, dass die Beiträge nicht oder weniger stark steigen. Zudem sinkt bei steigender Finanzierung über Steuermittel die Abhängigkeit der Beitragseinnahmen von konjunkturellen Schwankungen. Im Jahr 2009 betrug der Steuerbeitrag zum Gesundheitsfonds 4 Mrd. Euro, was einem Beitragssatzeffekt von 0,4 Prozentpunkten entspricht. Allerdings sanken die Bundeszuschüsse von 2006 auf 2007 zunächst von 4,2 Mrd. Euro auf 1,5 Mrd. Euro. Zudem muss gefragt werden, wie sich die Ausweitung der Staatsausgaben für das Gesundheitssystem mit einer generell angestrebten Konsolidierung des Staatshaushalts vereinbaren lässt. Bisher ist offen, ob die Erhöhung der Bundeszuschüsse auf insgesamt 14 Mrd. Euro im Jahr 2016 finanziert werden kann.

12.3.2 Leistungen der privaten Haushalte

Inwieweit auch eine Ausweitung der Eigenanteile der Versicherten (Zuzahlungen, Selbstbehalte) geeignet ist, um die Kosten der Krankenversicherung bzw. die Lohnnebenkosten zu senken, ist umstritten. Zwar gibt es Hinweise, dass Patienten bei Zuzahlungen die Nachfrage nach Leistungen im Gesundheitswesen reduzieren, doch bleibt offen, ob dies die aus medizinischer Sicht vernachlässigbaren Leistungen betrifft und ob langfristig teurere Komplikationen die Einsparungen wieder aufzehren. Aus epidemiologischer Sicht kann eingewendet werden, dass rund 20 % der Patienten 80 % der Ausgaben verursachen. Eine maßgebliche Nachfragesenkung durch Zuzahlungen kann somit für den Großteil der Leistungsausgaben kaum herbeigeführt werden. Ein weiteres epidemiologisches Argument bezieht sich auf die Verursacher der Kostensteigerungen, im Wesentlichen die Verschreibung von kostenintensiven Arzneimitteln. Hierauf hat der Patient kaum einen Einfluss.

Der Sachverständigenrat zur Begutachtung der gesamtwirtschaftlichen Entwicklung schlug vor, die Preiselastizität der Nachfrage als Kriterium für Auslagerung von Leistungen in Zusatzversicherungen heranzuziehen (Sachverständigenrat 2003, Ziff. 490). Dies würde eine Abkehr von medizinischen Kriterien bedeuten, indem die Zahlungsbereitschaft die Grundsätze einer evidenzbasierten Therapie verdrängt (s. auch Rice 2003) In diesem Zusammenhang weist Berenson (2005) darauf hin, dass die in den USA zur Stärkung des Wettbewerbs geforderte Initiative „Consumer-directed Health Care" eine Störung des Vertrauensverhältnisses zwischen Arzt und Patient bewirken kann. Die Initiative basiert darauf, dem Patienten mehr Freiheiten bei der Wahl des Leistungserbringers zu lassen und dieses Mehr an Freiheiten über Zuzahlungen zu steuern.

12.3.3 Demografischer Wandel

Der demografische Umbau der Bevölkerung wird dazu führen, dass sich das Verhältnis aus der Lohnsumme, aus der sich die Beiträge zur GKV speisen, und den leistungsberechtigten Versicherten ändert. Ein Argument lautet, dass durch die Zunahme des Anteils der älteren Bevölkerung und das Ausbleiben von Geburten der finanzielle Kollaps des Umlagesystems drohe. Die Auswirkung des reinen demografischen Effekts ist jedoch gering und wird oft überschätzt. Ein Gutachten der Prognos AG von 2006 geht davon aus, dass sich die Ausgaben der gesetzlichen Krankenversicherung durch den demografischen Effekt in den nächsten 25 Jahren im Durchschnitt um 0,3 % pro Jahr erhöhen werden.

„Diese überraschend geringe Veränderungsrate ist das Ergebnis von 2 gegenläufigen Entwicklungen. Auf der einen Seite steht die ausgabensteigernde Alterung, auf der anderen Seite die für die Finanzierungsseite entlastende zurückgehende Zahl der Versicherten.“ (Prognos AG 2006)

Eine bedrohliche Dynamik der Beitragssätze stellen regelmäßig diejenigen Expertisen fest, die den medizinisch-technischen Fortschritt und die Demografie in einem Modell gleichzeitig abschätzen. Wird der medizinisch-technische Fortschritt pauschal über einen kostensteigernden Multiplikator – etwa + 2 % pro Jahr – in den Modellen berücksichtigt, ergibt sich aufgrund der betrachteten langen Zeiträume zwangsläufig eine Kostenexplosion.

Ob die so vorausgesagten Kostensteigerungen eintreffen werden, bleibt jedoch offen. Meist wurden Entwicklungen aus der Vergangenheit lediglich in die Zukunft fortgeschrieben. Ebenso gut können jedoch neue Therapien an die Stelle älterer treten oder die Kosten zur Behandlung chronischer Erkrankungen reduzieren. So hätte eine Therapiemöglichkeit für Demenz erhebliche Auswirkungen auf das gesamte Kostengefüge der Sozialversicherungen. Wer auf angeblich unabdingbare Kostensteigerungen und Rationierung verweist, drückt damit immer auch seinen Mangel an Vertrauen in den Wettbewerb der Forschungsunternehmen um neue kostengünstige Therapien aus. Be-

Tab. 12.3-1 Sektorenspezifische Pro-Kopf-Ausgaben in PKV und GKV von 2001 bis 2003 (Quelle: Stationäre Behandlung, Arznei-, Heil- und Hilfsmittel, kassenärztlichen Vergütung: Niehaus u. Weber 2005; Verwaltungsausgaben: Zahlenbericht der PKV 2005/2006, s. www.pkv.de). Bei dem Vergleich der Ausgaben wurden die Pro-Kopf-Ausgaben von Versicherten in der PKV mit den Pro-Kopf-Ausgaben verglichen, die ein Versicherter in der GKV verursacht hätte, wenn er dort versichert gewesen wäre. Alter, Geschlecht und Morbidität sind also vergleichbar. Zudem wurden nur Kosten betrachtet, die in beiden Versicherungen übernommen werden.

		2004	2003	2002	2001	2004	2003	2002	2001
Verwaltung	PKV	374	376	377	366	225 %	221 %	234 %	239 %
	GKV	115	117	113	108				
Stationäre Versorgung	PKV	689	656	648	634	15 %	13 %	14 %	15 %
	GKV	599	582	569	549				
Arznei-, Heil- und Hilfsmittel	PKV	648	650	616	559	95 %	85 %	81 %	73 %
	GKV	332	352	340	324				
Vergütung im ambulanten Bereich	PKV	845	828	800	778	153 %	127 %	132 %	135 %
	GKV	334	365	345	331				

steht ein mangelnder Wettbewerbsanreiz, sollte dieser durch Betonung der Kosteneffektivität neuer Therapien zunächst beseitigt werden.

12.3.4 Einbeziehung der privaten Krankenversicherung

Mit dem Gesundheitsfonds wurde die Frage nach der Einbeziehung der privaten Krankenversicherung in den Wettbewerbsrahmen der gesetzlichen Krankenversicherung (oder umgekehrt) nicht abschließend beantwortet. Flankierende Maßnahmen wie längere Übergangszeiten zwischen dem Erreichen der Versicherungspflichtgrenze und dem Wechsel in die private Assekuranz, eine Einführung von Standardtarifen und einem Risikostrukturausgleich innerhalb der PKV zur Abdeckung der Risiken von zuvor nicht versicherten Personen sowie schließlich die Verlagerung des Geschäftsfeldes auf Zusatzversicherungen haben bereits zu einer Angleichung der Wettbewerbsparameter zwischen gesetzlicher und privater Krankenversicherung geführt.

Wesentlich für die Reformoptionen der nächsten Jahre dürfte sein, ob sich die Rechtsform der gesetzlichen Krankenversicherungen als Körperschaften des öffentlichen Rechts dauerhaft auf ihre Möglichkeiten der korporatistischen Vertragsschließung auswirkt. Möchten gesetzliche Krankenkassen wettbewerblicher auf Märkten agieren und etwa generell Leistungen von Versorgern für ihre Versicherten mittels Vertragsmodellen einkaufen, so wird sich auch ihre Sonderstellung im Sozialgesetzbuch aufweichen. Denkbar wäre daher, dass sich durch die Angleichung der Rechtsformen von gesetzlichen und privaten Krankenversicherungen, etwa die Aufspaltung in Vollversicherungen und Zusatzversicherungen, auch der Wettbewerbsrahmen und der Zugang zu Versicherungsverträgen angleichen. Dies hätte ebenso Auswirkungen auf die Ausgabenseite. Für gesetzlich Versicherte gibt es Budgets der Ärzte bezüglich medizinischer Leistungen und Arzneimittel, für privat Versicherte hingegen nicht. Auch der Zugang zur ambulanten Versorgung ist für privat Versicherte besser, etwa zu liquidationsberechtigten Ärzten. Notwendig wäre auf der Finanzierungsseite eine Angleichung der Zugangsbedingungen und damit die verpflichtende Maßgabe an den behandelnden Arzt, ausschließlich nach medizinischer Notwendigkeit und Dringlichkeit zu behandeln.

Jedoch ist die Vereinheitlichung des Wettbewerbsrahmens zwischen gesetzlichen und privaten Krankenversicherung bisher nur Gegenstand ausgedehnter ökonomischer, politischer und juristischer Kontroversen. Aus gesundheitsökonomischer Sicht ist ein einheitlicher Wettbewerbsrahmen zu befürworten. Ob sich die Krankenversicherungszweige bei einer Angleichung eher in Richtung des Geschäftsmodells der privaten oder der gesetzlichen Krankenversicherung bewegen sollten, hängt im Wesentlichen von der Effizienz beider Modelle ab. Gemessen an den Pro-Kopf-Ausgaben der privaten und der gesetzlichen Krankenversicherung ist die Kosteneffizienz der gesetzlichen Krankenversicherung im Bereich der Vergütung im ambulanten Bereich, der Ausgaben für Arznei-, Heil- und Hilfsmittel sowie der Administrationskosten günstiger. Tabelle 12.3-1 stellt die sektorenspezifischen Pro-Kopf-Ausgaben in PKV und GKV von 2001 bis 2003 gegenüber. Vor allem die Verwaltungsausgaben sind in der privaten Krankenversicherung deutlich höher als in der gesetzlichen Krankenversicherung, da die Vergütung für Vertragsabschlüsse in der PKV relativ hohe Kosten verursacht. Das Wettbewerbsmodell der PKV, einen intensiven Wettbewerb um neue Versicherungsverträge zu führen zulasten des Wettbewerbs um eine kosteneffektive Versorgung, scheint insgesamt keine Vorteile für die gesellschaftlichen Ziele einer Beitragssatzstabilität zu bringen.

Literatur

Anonymous. Die BKK 2007; 03: 98–101.

Berenson RA. Which way for competition? Health Aff (Millwood) 2005; 24: 1536–42.

Kommission für die Nachhaltigkeit in der Finanzierung der sozialen Sicherungssysteme (Rürup-Kommission). Gutachten Berlin 2003.

Kommission Soziale Sicherheit (Herzog-Kommission). Zur Reform der sozialen Sicherungssysteme. Gutachten Berlin 2003.

Lauterbach K. Das Prinzip der Bürgerversicherung. In: Engelen-Kefer U (Hrsg). Reformoption Bürgerversicherung. 2004; 48–63. http://www.medizin.uni-koeln.de/kai/igmg/Buergerversicherung.pdf (15. November 2009).

Lüngen M, Stollenwerk B, Gerber A, Lauterbach K. Einbeziehung der privaten Krankenvollversicherung in den Risikostrukturausgleich der gesetzlichen Krankenversicherung in Deutschland. Abschätzung der quantitativen Auswirkungen. GRIR 2007; 3: 46–57.

Niehaus F, Weber C. Der überproportionale Finanzierungsbeitrag privat versicherter Patienten zum Gesundheitswesen. Köln: Wissenschaftliches Institut der PKV 2005.

Passon AM, Lüngen M, Gerber A, Stock S. Das Krankenversicherungssystem in Deutschland. In: Lauterbach K, Stock S, Brunner H (Hrsg). Gesundheitsökonomie. Lehrbuch für Mediziner und andere Gesundheitsberufe. 2. Aufl. Bern: Huber 2009.

Prognos AG. Beitrag der Prognos AG zur Pressekonferenz der Hans-Böckler-Stiftung „Alternativen zur Finanzierung der Gesetzlichen Krankenversicherung“. Transferveranstaltung der Hans-Böckler-Stiftung und des DGB „Bürgerversicherung und Kopfpauschale – Gegenwartsanalyse und Zukunftsoptionen“. Gutachten Berlin 2006.

Rice T. The Economics of Health reconsidered. 2nd ed. Chicago: Health Administration Press 2003.

Sachverständigenrat zur Begutachtung der gesamtwirtschaftlichen Entwicklung. Staatsfinanzen konsolidieren – Steuersystem reformieren. Jahresgutachten 2003/2004. Stuttgart: Metzler-Poeschel 2003.

III
Management

13 Organisationstheorie und Führungskonzepte

Matthias Schrappe

Organisationstheoretische Konzepte haben im Gesundheitswesen in den letzten Jahren eine zunehmende Bedeutung erfahren. Der auslösende Tatbestand für diese Bedeutungszunahme ist in dem tief greifenden Strukturwandel mit pauschalierter Vergütung und Aufhebung der sektoralen Grenzen zu sehen. Als Folge kommt es zu einer Destabilisierung der Beziehung zwischen Organisation und Umwelt: Waren die Institutionen des Gesundheitswesens in Deutschland noch bis vor kurzem in ihrem Bestand gesichert und konnten sich auf die Bewältigung nicht abwendbarer interner Entwicklungen beschränken, so ist in der Gegenwart der Bestandsschutz aufgehoben. Der Austausch mit der sich rasch wandelnden Umwelt ist Normalität und eine Notwendigkeit geworden. Die Bewältigung dieses Bestandsproblems fällt zeitlich zusammen mit einem Innovationsschub im medizinischen Angebot, das durch neue Behandlungsmethoden (z.B. Biologika), neue technische Verfahren (z.B. Bildgebung) und durch die sog. Individualisierung der Medizin (z.B. genetische Prognosefaktoren) und in der Konsequenz durch einen enormen Kostenschub gekennzeichnet ist. Dieser Strukturwandel trifft auf Organisationen, deren Management unter den Bedingungen der „Kostendeckung" sozialisiert wurde und deren ärztliche Leitungsebene wegen des auf die Profession ausgerichteten, freiberuflich orientierten Selbstbildes keinen tiefen Bezug zur Organisation sowie kein elaboriertes Organisationsverständnis aufweist.

Die aktuellen strukturellen Anforderungen lassen jedoch aus den folgenden Gründen eine handlungsfähige Organisation notwendig erscheinen:

- Wegen der sich rasch ändernden Rahmenbedingungen bedürfen die Organisationen des Gesundheitswesens einer ausgeprägten **strategischen Flexibilität** und Zielgerichtetheit.
- Sowohl auf der organisatorischen als auch auf der fachlichen Ebene sind transsektorale Strukturen und **populationsbezogene Leistungsangebote** aufzubauen; die sektorale Perspektive ist Vergangenheit.
- Innerhalb der Organisationen sind im Lichte der Spezialisierung zunehmend heterogene Angebote **organisatorisch zu integrieren**.
- **Qualität** und Qualitätsverbesserungen müssen verständlich dargelegt werden, die Veröffentlichung von Qualitätsdaten sowie qualitätsbezogene Vergütungssysteme sind aktuell.
- Eine **hohe Patienten- und Zuweiserzufriedenheit** ist aufrechtzuerhalten.
- Innovative, hoch spezialisierte Angebote sind im Sinne eines umfassenden **Innovationsmanagements** zu integrieren.

Diese Anforderungen treffen auf Organisationen, die durch zahlreiche Defizite im Vergleich zu anderen Bereichen der Gesellschaft in den Rückstand geraten sind:

- Die Managementstrukturen sind meist auf ausschließlich auf die betriebswirtschaftliche und weniger auf die strategische Ebene ausgerichtet.
- Defizite existieren im Bereich der Personalentwicklung und des Human-Resources-Management (z.B. sichtbar bei der Bewältigung des Ärztemangels).
- Der Übergang von der verrichtungsorientierten in die divisionale Organisati-

onsform (s. S. 222) ist noch nicht bewältigt und zeigt derzeit vor allem negative Auswirkungen (Verstärkung des Integrationsdefizits).
- Die Integration der fachlichen Experten (ärztliche Leitungsebene) in die Führungsaufgaben und die Ausbildung einer Corporate Governance ist noch ungenügend konzeptionell hinterlegt und umgesetzt (s. Abschn. 13.4).
- Insgesamt bestehen ausgeprägte Integrationsdefizite, die ausführlich in Abschnitt 13.3 dargestellt werden.

13.1 Organisationstheoretische Ansätze

Auf eine vollständige Übersicht der organisationstheoretischen Ansätze muss hier aus Platzgründen verzichtet werden. Es sollen hier nur 4 Konzepte kurz dargestellt werden, die für die gegenwärtige Diskussion im Gesundheitswesen eine wichtige Rolle spielen. Die organisationstheoretischen Konzepte insgesamt werden eingeteilt in die folgenden 3 Klassen (weiterführend s. Staehle 1999):
- klassische Ansätze (z.B. Bürokratieansatz)
- neoklassische Ansätze (z.B. Human-Relations-Ansatz)
- moderne Ansätze (z.B. Human-Resources-Ansatz, systemtheoretische Konzepte)

Die Organisationstheorie beschäftigt sich zentral mit 3 Fragenkomplexen:
- Abgleich zwischen den Außenanforderungen und der internen Strukturierung (**Arbeitsteilung und Integration**)
- Aufbauorganisation und sog. **Primärstruktur** (Verhältnis zwischen verantwortlicher Führungsstruktur und der Leitungsebene der Abteilungen)
- dem Ausgleich zwischen **Zentralität und Dezentralität** in der Verantwortlichkeit für Produktion und Ressourcen

Der **Bürokratieansatz** ist im deutschen Gesundheitswesen gerade im Krankenhausbereich noch sehr weit verbreitet. Er ist eng mit der verrichtungsorientierten, funktionalen Form der Aufbauorganisation (s. S. 221 f.) verbunden. Wie von Max Weber (Weber 1972) herausgearbeitet, stellt dieser Ansatz – anders als heute häufig mit dem Begriff Bürokratie assoziiert – in seinem historischen Kontext durchaus einen Vorteil dar, indem er vor Willkür schützt und den Boden für die Spezialisierung im Bereich wichtiger gesellschaftlicher Aufgaben bildet. Die Elemente des Bürokratieansatzes sind:
- Regelgebundenheit der Amtsführung
- Zuständigkeiten und Befugnisse auf der Basis der Amtskompetenz
- Amtshierarchie mit umschriebener Befehlsgewalt
- Aktenmäßigkeit der Vorgänge
- Unpersönlichkeit der Amtsführung
- Amtsführung durch Experten bzw. Fachleute
- Einheitlichkeit der Leitung (keine Doppelunterstellung)

Der Bürokratieansatz findet jedoch seine Grenzen durch sein reduziertes Verständnis der Rolle von Mitarbeitern („Rädchen in der Maschine“) sowie in seiner Inflexibilität in Zeiten schnellen strukturellen Wandels und bei der Bewältigung neuer, unvorhergesehener Anforderungen (s. S. 222 funktionale Aufbauorganisation).
Der zu den neoklassischen Ansätzen gehörende **Human-Relations-Ansatz** grenzt sich davon vor allem durch sein anderes Verständnis der Autonomie, der interpersonellen Interaktion und der Leistungsbereitschaft von Mitarbeitern ab. Ausgehend von empirischen Befunden wie z.B. den Hawthorne-Experimenten (s. Kap. 15.2) wurde

von der rein arbeitsteiligen Gestaltung der Arbeitsprozesse abgegangen und Ansprache, Eigenständigkeit und Kommunikation größere Bedeutung zugemessen. Dieses Konzept wurde von den **Human-Resources-Ansätzen** aufgegriffen und mit der Notwendigkeit des Wandels in der Organisation verbunden. Gemäß dem Konzept der Organisationsentwicklung wird bei Krisen und bei Anpassungsnotwendigkeiten ein Wandel – häufig unterstützt durch externe Experten und zentral von der Betriebsleitung gesteuert – planmäßig und alle Betriebsebenen umfassend herbeigeführt, um die Wirksamkeit und „Gesundheit der Organisation" zu fördern. Die Organisationsentwicklung basiert hierbei auf den Erkenntnissen der Verhaltenswissenschaften, die heute auch im Bereich der Versorgungsforschung, welche die Entwicklung von Organisationen im Gesundheitswesen selbst zu ihrem Gegenstand macht, stark vertreten sind.

Die **systemtheoretischen Schulen**, die ebenso wie der Human-Resources-Ansatz zu den modernen organisationstheoretischen Konzepten gehören, adressieren direkt das Verhältnis der Organisation zur sich wandelnden Umwelt. Sie sehen nicht die Instabilität der Organisation und das unbeständige Verhältnis zur Außenwelt als primäres Bestandsproblem an, sondern bezeichnen im Gegensatz dazu gerade die Stabilität als größte Gefahr für den Erfolg der Organisation. Stabilität ist nicht ein sinnvoller Wesenszug von Organisationen, denn Veränderungen der Umwelt sind keine „Störungen", sondern sind dem Lebenszyklus einer Organisation inhärent; die Grenzziehung gegenüber der Umwelt ist eine aktive Leistung, die der Organisation als zweckorganisiertes Sozialsystem kontinuierlich abgefordert wird. Das sog. AGIL-Schema von Parsons (Parsons 1960) definiert die Grundfunktionen von Organisationen:

- **Adaptation:** Umweltorientierung zur Sicherstellung des Ressourcenzugangs
- **Goal-Attainment:** Zielsetzung und Zielverwirklichung
- **Integration:** Integration und Kontrolle von vorhandenen Subsystemen
- **Latency:** Aufbau und Erhaltung der Sozialstruktur (Normen, Werte) und Mitgliedermotivation

Aus der Systemtheorie stammt auch das Konzept des **Organisationslernens**, welches das Lernen auf individueller und Gruppenebene ergänzt und im Sinne eines Feedbacks auf allen 3 Ebenen nicht nur verbessert, sondern auch nachhaltig gestaltet. Bestandteil des Organisationslernens ist die Veränderung der Organisationskultur, die ihrerseits einen Basiskonsens über Grundfragen darstellt, handlungskoordinierend und in den externen Beziehungen positionierend gemeinsame Werte und Normen definiert sowie letztlich handlungslegitimierend und sinnvermittelnd wirkt. Wie groß die Bedeutung solcher modernen Konzepte im Gesundheitswesen heute ist, zeigt etwa die Diskussion um einfache medizinische bzw. pflegerische Maßnahmen wie die Händedesinfektion. Hier ist ein Übergang von der „Kultur des Anordnens" zu einer „Kultur des Lernens" dringend notwendig.

13.2 Aufbauorganisation

Die kurz geschilderten organisationstheoretischen Konzepte haben unmittelbare Auswirkungen auf die sog. Primärstruktur, d.h. die organisatorische Gestaltung der Beziehung zwischen der Führungsebene und der Ebene der Abteilungsleitungen. Zu unterscheiden sind der funktionale Organisationstypus, die divisionale Organisation und die Matrixorganisation (s. Abb. 13.2-1).

Die **funktionale Organisationsform**, die auch als **verrichtungsorientierte Organisationsstruktur** bezeichnet wird, baut unmit-

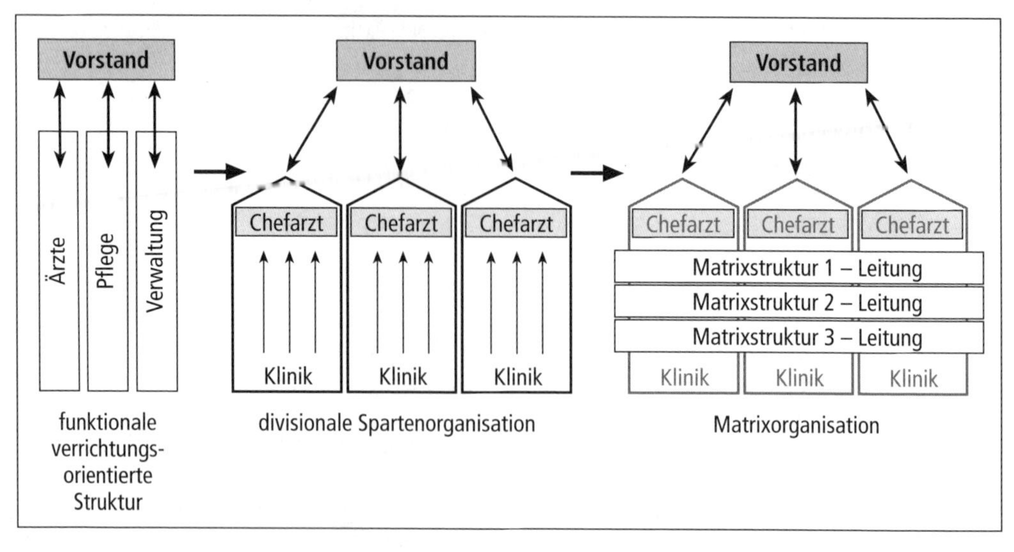

Abb. 13.2-1 Schematische Darstellung der funktionalen, divisionalen und Matrixorganisation

telbar auf dem Bürokratieansatz auf. Wegen der starken Bedeutung der unterschiedlichen Gesundheitsberufe ist sie im Gesundheitswesen sehr weit verbreitet und historisch verankert. Gerade in den Krankenhäusern verfügen die einzelnen Berufsgruppen über eigene Hierarchien („Linien"), die sich häufig auch in der Zusammensetzung der Geschäftsführung bzw. der Vorstände wiederfinden. Die funktionale oder verrichtungsorientierte Organisation ist gekennzeichnet durch ihre Gliederung nach ausgeübten Berufstätigkeiten und wahrgenommenen Funktionen (z.B. Ärzte, Pflege, Verwaltung) und erst sekundär nach der Erledigung speziell definierter Aufgaben. Die funktionale Organisationsform hat historisch gesehen zahlreiche Vorteile; insbesondere stellt sie eine hervorragende Ausgangsbedingung für gesellschaftliche Bereiche dar, in denen ein Spezialisierungsprozess mit zunehmender Arbeitsteilung im Gang ist. Eine solche Entwicklung war in den letzten 50 Jahren im Gesundheitswesen zweifelsohne gegeben. Durch eindeutige disziplinarische Unterstellung können Ressourcen effizient genutzt werden, Synergien werden zentral gesteuert bereitgestellt, soweit es die Beweglichkeit des Systems zulässt. Allerdings sind bereits seit Anfang des letzten Jahrhunderts Nachteile der funktionalen Organisation bekannt, insbesondere die Tendenz zum sog. Ressort-Egoismus, die die Ergebnisse der eigenen Linie bzw. des eigenen Ressorts über das Interesse der Gesamtorganisation bzw. anderer Ressorts stellt, wodurch sich insgesamt eine Tendenz zur Suboptimierung einstellt. Außerdem ist ein hohes Maß an Kommunikation notwendig, da alle Koordination letztendlich auf obersten Ebene stattfindet und die Problemlösungskompetenz vor Ort nur wenig ausgeprägt ist. Die sehr weit gehende Arbeitszerteilung erlaubt zwar die Umsetzung einer fortschreitenden Spezialisierung, wirkt aber wenig motivationsfördernd für den einzelnen Mitarbeiter.

In der letzten Zeit, da die Wandlungsfähigkeit von Organisationen zunehmend gefragt ist, werden nun Nachteile der funktionalen Organisation deutlich sichtbar, nämlich Zuordnungsprobleme und somit Schwierigkeiten in der Bewältigung von unerwarteten, eine schnelle Reaktion erfordernden und sich rasch ändernden Aufgaben. Hierzu gibt es im deutschen Gesundheitswesen zahlreiche Beispiele in der jüngsten Vergangenheit, da sich etwa durch die DRG-Einführung und die transsektorale Versorgung die Rahmenbedingungen massiv ändern. So können die (durchaus vorhersehbaren) Konsequenzen von den Beteiligten nicht abgearbeitet werden, weil die Zuständigkeiten nicht geklärt und insofern personelle Ressourcen nicht vorhanden sind.

Die **divisionale Organisation** zieht daraus die Konsequenzen und delegiert die Entscheidungen auf die Ebene der Abteilungsleitungen. Die Abteilungen sind nicht nach Berufsgruppen, sondern nach sog. Sparten organisiert. Diese Geschäftsfelder sind entsprechend den Produkten (im Gesundheitswesen am ehesten entsprechend den Fachgebieten), aber auch nach Märkten oder nach Regionen organisiert. Eine wichtige Voraussetzung einer divisionalen Struktur ist daher die Möglichkeit, die geschäftlichen Aktivitäten den einzelnen Sparten zuzuweisen, ohne dass es zu Überschneidungen kommt. Da die Experten des jeweiligen Fachgebietes die Steuerung innehaben, können sie sich flexibler und spezifischer auf den Markt ausrichten, was zu einer besseren Steuerbarkeit der Abteilungen und zu einer besseren Leistungsbeurteilung dieser Abteilungen durch das Management führt. Innerhalb der Abteilung verbessern die höhere Handlungsautonomie, die bessere Identifikation mit den Aufgaben und die höhere Verantwortung für das Abteilungshandeln die Motivation auf nahezu allen Ebenen.

Allerdings weist die divisionale Organisation auch Irritationen und spezifische Nachteile auf:

- Durch mangelnde Abgrenzung bzw. Überlappung der Geschäftsfelder kommt es zu Effizienzverlusten (z.B. ausbleibende gemeinsame Nutzung apparativer Einrichtungen durch benachbarte Abteilungen wie Kardiochirurgie und Kardiologie).
- Es gibt Schwierigkeiten in der Bildung von Kernkompetenzen, da alle Geschäftsfelder um ihre Bedeutung innerhalb des Konzerns besorgt sind.
- Am wichtigsten ist jedoch die Konkurrenz zwischen den Spartenzielen und den Unternehmenszielen, insbesondere durch die sog. Substitutionskonkurrenz zwischen den Sparten, die um Ressourcen und vor allen Dingen um Marktanteile wetteifern. Die Optimierung des Spartenergebnisses steht hinter den Interessen der Gesamtorganisation zurück („Spartenkannibalismus“).

So sinnvoll die Einführung dezentraler Entscheidungsstrukturen im Gesundheitswesen (insbesondere im Krankenhaus) ist, so sorgsam müssen auch die Nachteile, vor allem die Substitutionskonkurrenz, im Auge behalten werden. Da im Gesundheitswesen primär eine interdisziplinäre Leistung gefragt ist, kann es nicht sinnvoll sein, dass die Verfolgung der Abteilungsinteressen zulasten dieser interdisziplinären Leistungserbringung geht. Man versucht dies durch Vereinbarungen (z.B. Leitlinien) und interne Verrechnungspreise auszugleichen, diese müssen jedoch sehr genau justiert sein, um einen Over-Use (Leistungen werden im Übermaß erbracht, wenn die Verrechnungspreise zu hoch angesetzt werden) bzw. einen Under-Use (Verrechnungspreise sind zu niedrig angesetzt) zu vermeiden. Abteilungsübergreifende Leistungen werden hinter andere Abteilungsziele zurückgestellt.

In der Folge sind sog. **laterale Organisationsformen** entwickelt worden, deren wichtigsten Vertreter die **Matrixorganisation** darstellt (s. Abb. 13.2-1). Diese Organisationsform versucht dem der divisionalen Struktur innewohnenden Integrationsdefi-

zit durch Vernetzung und übergreifende, projektgebundene Strukturen entgegenzuwirken. Im Übergang zwischen divisionaler Struktur und Matrixorganisation gibt es alle Abstufungen, allerdings ist die vollständig projektgebundene, reine Matrixstruktur wegen ihrer Komplexität wieder verlassen worden. Meist bleibt die divisionale Struktur dem Grunde nach bestehen, zusätzlich wird aber eine bestimmte Zahl von Querschnittsstrukturen etabliert (z.B. Gefäßzentrum, Ultraschallzentrum, Projekt transsektorale Versorgung).
Die Implikationen eines solchen organisatorischen Umbaus sind tief greifend, denn es kommt regelhaft zu Konflikten zwischen der divisionalen Struktur und der jeweiligen Matrixkomponente. Die Konflikte resultieren daraus, dass Mitarbeiter einerseits eine bestimmte hierarchische Stellung in der divisionalen Struktur einnehmen (z.B. Oberarzt in einem chirurgischen Fach), auf der anderen Seite aber für bestimmte Aufgaben Leitungsfunktionen innehaben (z.B. als Leiter eines interdisziplinär aufgebauten Gefäßzentrums). Letztendlich handelt es sich bei der Matrixorganisation um die explizite Institutionalisierung des Konfliktes von Spezialisierung (Sparte) und Integration (Querschnittsstruktur). Dieser Umstand wird von Verfechtern des Matrixgedankens als wichtiger Vorteil des Matrixkonzeptes angeführt, da er das klassische Organisationsproblem offenlegt. Die Führung muss allerdings die daraus resultierende Komplexität akzeptieren und die entstehenden Führungskonflikte aktiv austragen. Die Vorteile einer Matrixorganisation liegen in der Erweiterung der Perspektive der leitenden Mitarbeiter, einer guten Nutzung gemeinsam vorgehaltener Ressourcen und in einem verbesserten Vernetzungsgrad mit gemeinsamer Verantwortung fachlich benachbarter Abteilungen. Nachteile bestehen in einer zu hohen Komplexität und evtl. auftretenden Intransparenzen, der Koordinationsaufwand ist hoch, die Konfliktdichte kann zunehmen. Aufgrund bisheriger Erfahrungswerte kann davon ausgegangen werden, dass in einem mittelgroßen oder großen Krankenhaus nicht mehr als 5 bis 10 solcher Matrixelemente (z.B. fachübergreifende Zentren) mit eigener Leitung eingerichtet werden können, ohne die Koordination und Funktionsfähigkeit zu gefährden.

13.3 Umsetzung im Gesundheitswesen

Der Strukturwandel im Gesundheitswesen konfrontiert die Organisationen mit massiven Anpassungszwängen, die sich zunächst als Mangel an Ressourcen darstellen. Im Krankenhausbereich wiegt der Mangel an Investitionsmitteln besonders stark, der durch das Versagen der dualen Finanzierung zustande gekommen ist. Der Ressourcenmangel akzentuiert jedoch Probleme der Organisationen im Gesundheitswesen, die sich unabhängig von den Ressourcen herausgebildet haben und aktuell dazu führen, dass der Anpassungsprozess nur schwer in Gang kommt. Es handelt sich um 3 hauptsächliche Problembereiche.

- **Die sektorale Perspektive wird aufgehoben:** Die Organisationen müssen sich auf transsektorale und populationsbezogene Finanzierungskonzepte einstellen und verlieren die Sicherheit ihrer sektoralen Vertragsabschlüsse (gemeinsames Kontrahieren im Krankenhausbereich, Finanzierung über die Kassenärztlichen Vereinigungen im ambulanten Bereich). Die Krankenhäuser stellen fest, dass die Einführung der DRGs nicht zu einem stabilen Zustand geführt hat, sondern der Transparenz im Leistungsgeschehen dient mit der Folge, dass der Bereich der potenziell ambulant zu erbringenden Leistungen neu verteilt wird. Um in transsektoralen

Finanzierungs- und Vertragskonzepten bestehen zu können, müssen sich die Organisationen daher in den benachbarten Versorgungssektoren betätigen und Know-how aufbauen, das bislang nicht zu ihrem Tätigkeitsfeld gehörte und für das sie die Qualifikationen nicht aus dem eigenen Bereich bereitstellen können. Darüber hinaus sind die Organisationen gezwungen, im Kontext einer sektorübergreifenden, auf Versichertenpopulationen ausgerichteten Versorgung strategiefähig zu werden, d.h. langfristige Entwicklungen einzuschätzen und darauf Perspektiven der eigenen Weiterentwicklung aufzusetzen.

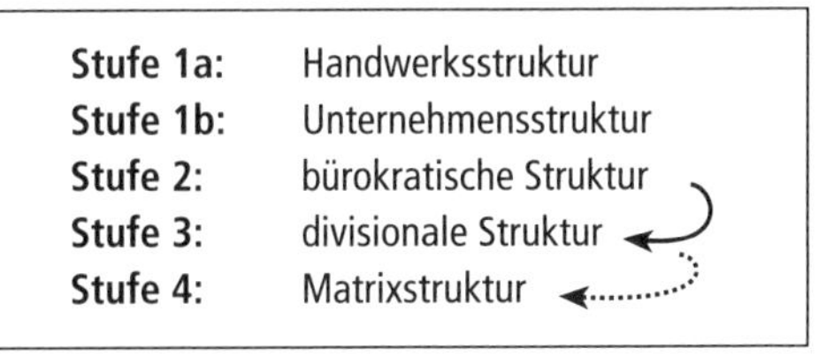

Abb. 13.3-1 Die Krankenhäuser machen derzeit den Wandel von der bürokratischen zur divisionalen Struktur durch, sind jedoch gezwungen, sich mit weitergehenden Konzepten wie der Matrixorganisation zu beschäftigen, da divisionale Strukturen das Integrationsdefizit noch deutlich verschärfen (nach Mintzberg 1979).

■ **Das Integrationsdefizit stellt das führende Organisationsproblem dar:** Die letzten Jahrzehnte waren im Gesundheitswesen durch eine beispiellose Differenzierung und Zunahme der Arbeitsteilung gekennzeichnet, sowohl hinsichtlich der Fachdisziplinen als auch der Berufsgruppen. Die Hauptaufgabe der zukünftigen Entwicklung wird daher in der Integration der Leistungen bestehen, sowohl innerhalb der Organisationen als auch außerhalb in Kooperation mit anderen Einrichtungen. Bereits mittelfristig wird der Zunahme chronischer und multipler Erkrankungen nur noch in gut koordinierten Behandlungsangeboten zu begegnen sein; die Behandlung ausschließlich aus der Perspektive einer einzelnen Fachdisziplin oder Berufsgruppe ist hier nicht adäquat. Diese Entwicklung wird derzeit noch erschwert, weil der Differenzierungsprozess massiv an Geschwindigkeit zunimmt: Leistungsanbieter schließen sich zu Gruppen zusammen und kontrahieren direkt mit Kostenträgern, die Kostenträger folgen wenig transparenten Anreizen aus den Ausgleichsmechanismen des Gesundheitsfonds und die sozialrechtlichen Vorschriften zu den besonderen Versorgungsformen erreichen eine hohe Komplexität.

■ **Der Übergang auf eine divisionale Aufbauorganisation im Krankenhausbereich ist nur ein Zwischenschritt:** Der organisatorische Wandel der Krankenhäuser mit Überwindung der bürokratisch-verrichtungsorientierten Strukturen und dem Übergang in eine divisionale Spartenorganisation dezentralisiert zwar die Verantwortung und setzt Motivation frei, die unerwünschten Nebeneffekte divisionaler Strukturen (z.B. Spartenkannibalismus, Substitutionskonkurrenz, s. S. 222) verstärken jedoch das bestehende Integrationsdefizit noch weiter. Daher sehen sich die Krankenhäuser mit der Notwendigkeit konfrontiert, sich nicht nur intensiv damit zu beschäftigen, wie die Integrationsleistung verstärkt werden kann, sondern sich darüber hinausgehend organisatorisch mit Matrix- und anderen lateralen Organisationsformen zu befassen (s. Abb. 13.3-1; Mintzberg 1979).

In den folgenden Abschnitten werden auf der Basis dieser grundsätzlichen Einschätzung

- die Optionen zur Verbesserung der Integrationsleistung,
- die Konsequenzen aus der Eigenschaft als Expertenorganisation und
- die Erfordernisse an die zunehmende Komplexität der Organisation

dargestellt, bevor abschließend (Abschn. 13.4) auf die Führungskonzepte eingegangen wird.

13.3.1 Methoden zur Stärkung der Integrationsleistung

Man unterscheidet horizontale, vertikale und laterale Integrationsformen. Die Institutionen des Gesundheitswesens müssen allen 3 Formen verstärkte Aufmerksamkeit zuwenden:

- Die **horizontale Integration** umfasst die Zusammenarbeit der Fachdisziplinen und Berufsgruppen innerhalb der Institution.
- Die **vertikale Integration** betrifft die Verständigung mit bzw. die Einbeziehung von vor- und nachgelagerten Versorgungseinheiten im eigenen Sektor (z.B. im Krankenhausbereich: Regelversorgung, Schwerpunkt- und Maximalversorgung) und über die Sektoren hinweg (z.B. ambulante Versorgung – stationäre Versorgung – Rehabilitation – ambulante Versorgung).
- Die **lateralen Integrationsformen** umfassen Matrixstrukturen und netzförmige Ad-hoc-Strukturen.

Auf der institutionellen Ebene sind in den letzten 20 Jahren auch in Deutschland zahlreiche Mittel entwickelt worden, um die Integrationsleistung der Organisationen im Gesundheitswesen, insbesondere der Krankenhäuser, zu verbessern. Es handelt sich im Einzelnen um:

- institutionelle Leitlinien und Behandlungspfade
- Bildung von Zentren
- multiprofessionelle Teambildung
- horizontale Integration durch Fusion und Kooperation
- vertikale Integration durch Kooperation und Fusion mit vor- und nachgelagerten Partnern
- Evidence-based Medicine als Instrument der Organisationskultur

Institutionelle **Leitlinien und Behandlungspfade** verbessern die Kooperation

- **horizontal**, d.h. zwischen den Fachdisziplinen und internen Dienstleistern (schnittstellenbezogene Leitlinien), sowie
- **vertikal**, d.h. zwischen den an der Behandlung eines Falls beteiligten Sektoren und Abteilungen (Behandlungspfade oder Clinical Pathways; s. Kap. 22.4).

Die Leitlinien und Behandlungspfade basieren auf übergeordneten Leitlinien z.B. der Fachgesellschaften und werden auf die institutionellen Bedürfnisse übertragen (Tailoring) und in sog. „Task-Listen" übersetzt, die den Behandlungsablauf vor Ort unterstützen. Insbesondere die über die Abteilungen hinweg wirksamen Leitlinien und Pfade sind wertvoll, weil sie die Kooperation und die gemeinsame Verantwortung stärken. Sie wirken der allein auf die Abteilung bezogenen Optimierung entgegen.
In der letzten Zeit ist die Bildung von **Zentren** sehr in den Mittelpunkt der Diskussion gerückt, weil man sich hierdurch eine Verbesserung der Kooperation erwartet (Schrappe 2007). Der Begriff des Zentrums wird dabei sehr unterschiedlich gebraucht. Ausgehend von einem einfachen organisationstheoretischen Konzept wurde eine Systematisierung in

- funktionale,
- divisionale und
- prozessorientierte Zentren

vorgeschlagen. Funktionale Zentren sind relativ einfacher Natur und fassen supportive Dienstleistungen zusammen, z.B. Ultraschall- oder Laborzentrum. Sie lassen die verrichtungsorientierte Struktur unverändert. Divisionale Zentren koordinieren benachbarte Fächer und verkürzen die Leitungsspanne (z.B. Zentrum für operative Medizin, Zentrum für Innere Medizin), ohne jedoch die Fachgrenzen in Richtung einer verstärkten Integration infrage zu stellen. Sie können jedoch z.B. für die Gestaltung der Facharztausbildung oder für die Organisation der Notfallaufnahme bzw. einer zentralen Aufnahmeeinheit sehr sinnvoll sein. Hinsichtlich der Integrationswirkung sind allerdings die prozessorientierten Zentren, die Matrixelemente darstellen, am wichtigsten. Diese Querschnittszentren richten sich simultan an funktionalen und prozessbezogenen Perspektiven aus. Sie bilden die Komplexität des klinischen Alltags ab, erhöhen aber den Koordinations- und Führungsaufwand und sind daher nur für eine beschränkte Zahl von Leistungen sinnvoll einzusetzen.

Die **multiprofessionelle Teambildung** ist durch das Gutachten 2007 des Sachverständigenrates und die Diskussion um die Veränderung der Berufsbilder im Gesundheitswesen, die durch die neuen Anforderungen an die Berufsgruppen im Rahmen der gewandelten Alters- und Morbiditätsstruktur erforderlich wird, zu einem wichtigen Thema geworden (Wille et al. 2008, Nr. 65 ff.). Es besteht grundsätzlich Einvernehmen darüber, dass die „kleinräumige Optimierung" auf der Ebene der einzelnen Berufsgruppen den Anforderungen nicht gerecht wird und es stattdessen sowohl im ambulanten als auch im stationären Bereich zu neuen Kooperationsformen kommen muss. Mehrere Untersuchungen konnten empirisch die Überlegenheit von Teamstrukturen hinsichtlich Outcome-Parametern wie Patientensicherheit belegen (s. Kap. 16).

Regionalisierung und Abbau von stationären Überkapazitäten haben die Tendenz zur **horizontalen Kooperation und Fusion** von Krankenhäusern verstärkt. Aus regionaler Perspektive wurde auf diese Art und Weise versucht, spezialisierte Behandlungsangebote (z.B. die Versorgung von Risikogeburten) durch weniger, dafür aber leistungsfähigere Zentren zu erbringen. Die Diskussion um die Mindestmengenregelung ist wegen der damit verbundenen Reduzierung der Zahl von Krankenhausbetten, die ja zusätzlich durch die DRG-Finanzierung verstärkt wird, nicht einfach zu führen. Die wissenschaftliche Evidenz für einen Zusammenhang von Behandlungsvolumen und Qualität ist jedoch unzweifelhaft gegeben, auch wenn der Schwellenwert politisch gesetzt werden muss.

Gleiche Notwendigkeiten bestehen für eine bessere **Kooperation über die Versorgungssektoren hinweg** im Sinne einer **vertikalen Integration** (ambulant, stationär, Rehabilitation, Pflege). Diskontinuitäten in der Versorgung stellen für Patienten schwerwiegende Einschränkungen dar (Schoen et al. 2005), typischerweise bei der Einweisung, der Entlassung oder an der Schnittstelle zwischen stationärer Versorgung und Rehabilitation. Unter Einsatz von Behandlungspfaden und Case Management ist es für alle beteiligten Institutionen sinnvoll, die vertikalen Behandlungsabläufe besser zu strukturieren, durchaus auch im Sinne der Sicherung ihrer Marktposition. Diejenigen Leistungserbringer, die für bestimmte Patientengruppen eine vertikale Integration der Versorgungskette verwirklichen können, haben hinsichtlich ihrer strategischen Aufstellung klare Vorteile.

Ein weiteres Instrument der Integration, das eher auf der Ebene der Organisationskultur angesiedelt ist, besteht in der Verwendung der **Evidence-based Medicine** (EbM) als Wissensbasis und Instrument zur Systematisierung von Erkenntnissen in der Organisation. EbM bildet für interne Entscheidungsprozesse (Leitlinien, aber auch die Vorhersage des Nutzens der medizinischen Innovation) einen faktischen Vorteil, verstärkt aber ebenfalls Einstellungen und Werte, die die Organisation nach innen und in ihrer Außendarstellung stabilisieren. Im Innenraum gibt EbM die Möglichkeit, Interessen- und persönliche Konflikte auf der Fachebene zu klären. Bei investiven Entscheidungen ist die verwandte Technik des Health Technology Assessments (HTA) hilfreich, die auch die Umsetzungs- und Angemessenheitsfaktoren mit einbezieht (s. Kap. 23).

13.3.2 Krankenhaus als Expertenorganisation

Über die geschilderten organisationstheoretischen Schulen hinausgehend wird das Integrationsdefizit der Organisationen im Gesundheitswesen dadurch verstärkt, dass sie in ihrer organisatorischen Struktur ähnlich wie Universitäten als Expertenorganisationen anzusehen sind (Grossmann et al. 1999). Diese Organisationsform ist durch eine große Autonomie der zweiten Führungsebene charakterisiert und wurde von H. Mintzberg als „professional bureaucracy" in die Organisationstheorie eingeführt (Mintzberg 1979). Ihre Mitglieder sind hoch spezialisiert und stark in ihre Fachstrukturen integriert, sie fühlen sich in erster Linie den Fach-Peers verantwortlich und verfügen über direkte Kundenbeziehungen.

Die Expertenorganisation mit der großen Autonomie der Leitenden Ärzte bedingt zwar eine hohe Identifikation und Zufriedenheit mit der beruflichen Situation, kann aber zu einer vertikalen Dissoziation zwischen der Führungs- und Abteilungsebene sowie zu einer horizontalen Dissoziation der Abteilungen untereinander führen (Chandler 1999). Sie überbetont somit die in der Organisationstheorie seit langem bekannten negativen Konsequenzen des divisionalen Systems, nämlich die Optimierung des Abteilungsergebnisses auf Kosten der Gesamtinstitution („Gewinne werden privatisiert, Risiken werden sozialisiert"). Im Extremfall werden Patienten zur Operation in ein anderes Krankenhaus überwiesen, nur um interne Verrechnungspreise zu umgehen oder anderweitig das Abteilungsbudget vorteilhaft zu entwickeln. Dieser sog. Spartenkannibalismus macht die Weiterentwicklung zu vernetzten Strukturen (Matrixstrukturen) notwendig, die dezentrale Steuerungskompetenz mit dem Gesamtinteresse verbinden. Außerdem koppeln sich in der Expertenorganisation die Geschäftsführung und die Leitenden Ärzte im Sinne einer vertikalen Dissoziation voneinander ab (Schrappe 2009).

Die Experten sind durch einen stark ausgeprägten Professionalismus gekennzeichnet (Relman 2007). „Professionalism" ist in diesem Zusammenhang definiert als eine Organisationsform eines Berufes, die neben einer hochgradigen Spezialisierung eine privilegierte Stellung auf dem Arbeitsmarkt und eine Hoheit über die professionellen Standards aufweist, wie sie sich über den Begriff des medizinischen Standards dann auch im Haftungsrecht abbildet.

13.3.3 Die komplexe Organisation

In Erweiterung der oben ausgeführten organisationstheoretischen Konzepte ist der Begriff der „komplexen Organisation" entwickelt worden (Dörner 2007). Dieser Begriff geht davon aus, dass die im traditionellen Verständnis implizit vorhandene Annahme einer linearen Wirkungsbeziehung zwischen organisatorischer Intervention und organisatorischer Wirkung nicht zutreffend ist und durch nicht lineare Effekte sowie Paradoxien ersetzt werden muss. Man unterscheidet im Grundsatz die folgenden Situationen:

- **Einfache Entscheidungen** können auf vorhandenes Wissen zurückgreifen, werden jedoch wegen überkommener Denkmuster der Führungskräfte nicht adäquat getroffen. Der Ansatzpunkt sind Prozessreorganisation und Benchmarking durch externe Experten.

- Bei **komplizierten Entscheidungen** sind zumindest die Wissenslücken bekannt (Wie funktioniert ein Ferrari?) und im Einzelfall kommen daher mehrere Lösungen infrage, die jedoch vonseiten der Experten blockiert werden. Schwache Signale müssen identifiziert werden, die Reaktion der Organisation muss analysiert werden, die Situation ist aber lösbar.
- Bei **komplexen Entscheidungen** sind auch die Wissenslücken nicht bekannt (Wie funktioniert der Regenwald?), sodass es unmöglich ist, auf direktem Wege richtige Antworten zu finden. Man muss daher verschiedene Lösungen ausprobieren und Muster erkennen, notwendig ist ein vorsichtiges Vorgehen (die größte Gefahr sind die „bombensicheren Vorschläge").
- **Chaotische Situationen** im Sinne einer existenziellen Krise zeigen sich ohne irgendein Muster. Es sind keine Regeln vorhanden, die Ordnung muss zunächst wiederhergestellt werden.

Im Gesundheitswesen lässt sich dieses Konzept sinnvoll einsetzen, da Innovationen, Arbeitsteilung und Verdichtung der Arbeit im letzten Jahrhundert zu einer starken Erhöhung des Komplexitätsgrades der Organisationen geführt haben (Plsek u. Greenhalgh 2001). Einfache Entscheidungen treten in der Minderzahl auf bzw. betreffen nicht die relevanten Probleme (z. B. OP-Organisation). Auch komplizierte Situationen stehen nicht im Mittelpunkt, wenngleich z. B. die Erstellung von Leitlinien gerade wegen der Existenz mehrerer Optionen und der Abhängigkeit von Expertenmeinungen ein wichtiges Thema ist. Zentral sind jedoch komplexe Situationen, in denen zunächst keine Muster erkennbar sind und Einzelinitiativen wirkungslos bleiben. Es besteht eine allgemeine Ziel- und Strategielosigkeit, die Mitarbeiter geben an, dass „nichts funktioniert". Hier besteht auf der Führungsebene oft die Neigung, mit „Magic Bullets" die gesamte Bandbreite der Probleme auf einen Schlag lösen zu wollen, jedoch wird auch dieser Versuch rasch wirkungslos verpuffen, weil er dem Irrtum einer Vorstellung von linearen Zusammenhängen aufsitzt. Richtig ist es vielmehr, in einer solchen Situation zunächst Anzeichen der tatsächlich existenten Zusammenhänge zu suchen und dann mit einem schrittweisen Vorgehen die Interdependenzen der verschiedenen Teile der Organisation zu testen. Dieser Aspekt ist in der letzten Zeit gerade im Zusammenhang mit der Thematik Patientensicherheit intensiv diskutiert worden (Plsek u. Wilson 2001).

13.4 Führung

Das Thema Führung im Krankenhaus hat zahlreiche Facetten, die nahezu jede Entwicklung der letzten Jahre berühren:
- evidenzbasierte Medizin
- Qualitätsmanagement
- Patientensicherheit
- Verantwortlichkeit
- das Verhältnis von Krankenversorgung und Management
- die Beziehung der Berufsgruppen untereinander
- das organisatorische Selbstverständnis von Krankenhäusern
- das grundlegende Verständnis von Führung und Corporate Governance

Die nach fachlichen und Berufsgruppen-Gesichtspunkten organisierten Führungsstrukturen können die Strukturveränderungen nicht mehr erklären und sind nicht in der Lage, adäquate Handlungsoptionen zu entwickeln. Neue Konzepte sind gefragt, die Führung auf der Ebene der Abteilungen, der Geschäftsführungen und der Aufsichtsgremien neu definieren, die die Krankenhäuser nach außen öffnen, sie im Strukturwandel strategisch beweglich gestalten und im Inneren den Bedarf an Vision, Mitarbeiterorientierung und Richtungsweisung befriedigen.

Das ärztliche Selbstverständnis von Führung ist sehr traditionell geprägt, es bezieht sich auf persönliche Führungseigenschaften und Führungsstile (z.B. paternalistisch, charismatisch) und beachtet die interaktiven, am Organisationslernen orientierten modernen Theorien nur wenig. Andererseits ist dieses Führungsverständnis unter Druck geraten, denn es gibt zahlreiche Hinweise darauf, dass der transaktionale Managementstil, der auf hierarchischen Top-down-Ansätzen beruht, dem transformatorischen Konzept unterlegen ist, in dem Führungspersonen die Rolle der „Enabler" annehmen und versuchen, in flacheren Strukturen den notwendigen Wandel und die Integrationsleistung zu bewältigen (Peck et al. 2006; Xirasagar et al. 2005).

Die Führungsproblematik wird derzeit wegen des Übergangs von der funktionalen (verrichtungsorientierten) Organisation zu divisionalen Strukturen (sparten- oder fachbezogene Organisation) und wegen des fundamentalen Integrationsdefizits relevant. Klassisch ist die funktionale Strukturierung des Krankenhauses in den ärztlichen, den Pflege- und den Verwaltungsdienst, die sich auf der Führungsebene durch das „Triumvirat" von kaufmännischer, ärztlicher und pflegerischer Geschäftsführung abbildet. Dieses System wird gegenwärtig zugunsten der Bildung von fachbezogenen Sparten verlassen, weil die verrichtungsorientierte Struktur zu schwerfällig ist, um den Wandel zu gestalten. Die Entscheidungswege sind zu lang und die zentrale Steuerung zu komplex. Allerdings ist dieser Übergang zur divisionalen Struktur noch sehr unvollständig, die Autonomie der Sparten ist oft gar nicht gegeben, eine eigenständige Mittelverwendung nicht möglich.

Vor diesem Hintergrund hat sich in den letzten Jahren der Begriff **„Clinical Governance"** oder „Clinical Leadership" (etwa „patientenorientierte Führung") in der Diskussion etabliert (Lega u. DePietro 2005). In England wurde der Begriff zum Zeitpunkt des 50-jährigen Bestehens des National Health Service (NHS) 1998 aufgebracht und vorrangig mit dem Qualitätsmanagement-Gedanken verbunden:

„Clinical governance is a system through which NHS organisations are accountable for continuously improving the quality of their services and safeguarding high standards of care by creating an environment in which excellence in clinical care will flourish." (Scally u. Donaldson 1998)

Es gibt in der Literatur zahlreiche Hinweise darauf, dass Führung gerade auch im Hinblick auf die Vorbildfunktion ein entscheidendes Element ist, um Verhalten positiv zu beeinflussen und Qualitätsdefizite abzubauen. So wurde in einer Schweizer Studie in der multivariaten Analyse nachgewiesen, dass die Vorbildfunktion durch die Vorgesetzten einen unabhängigen Prädiktor für die korrekt durchgeführte Händedesinfektion darstellt (Pittet et al. 2004). Das Commitment und der Einsatz der ärztlichen Leitung für die Entscheidungsprozesse auf einer Intensivstation tragen entscheidend dazu bei, dass Qualitätsprobleme weitgehend und auf ein erstaunlich niedriges Niveau minimiert werden. Das Engagement der Leitungsebene war mit der Umsetzung von Verbesserungen der Patientensicherheit korreliert.

Der Begriff „Clinical Governance" wird daher mit der Fähigkeit in Zusammenhang gebracht, Qualitätsverbesserung, Patientenorientierung und finanzielle Transparenz zu einem Führungskonzept zu vereinen (Lega u. DePietro 2005). Folgende Komponenten sind zu unterscheiden:

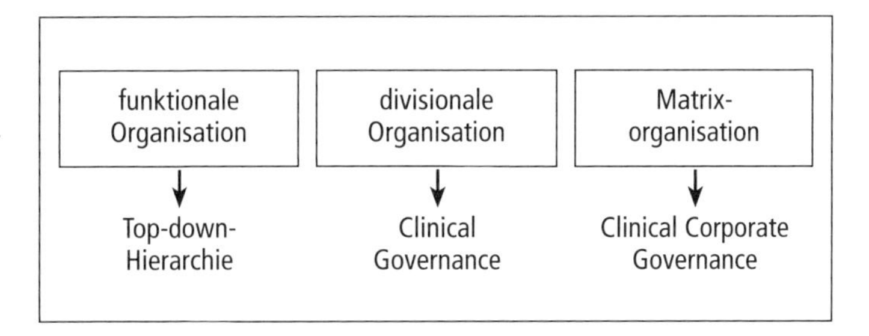

Abb. 13.4-1 Clinical Governance entspricht der divisionalen Spartenorganisation, Clinical Corporate Governance fortgeschritteneren Organisationen, die Matrixelemente wie prozessorientierte Querschnittszentren (z. B. Gefäßzentrum) integriert haben (nach Schrappe 2009).

■ **Evidenzgesicherte Leistungen:** Die Anwendung und hausinterne Adaptation von Leitlinien auf der Basis der evidenzbasierten Medizin wird nicht nur erwartet, sondern sollte die gemeinsame Grundlage der Leitung aller Fachabteilungen darstellen. Zu beachten ist dabei, dass Mittel und Wege gefunden werden, Innovationen rasch zu bewerten und zu integrieren, wie es z. B. durch eine kontinuierlich tagende Leitlinienkonferenz ermöglicht wird.

■ **Qualität in den Ergebnissen:** Selbstbewusstsein und Lernfähigkeit, um die Prozessqualität zu verbessern, standen am Anfang, derzeit richtet sich das Interesse auf die Ergebnisqualität. Wichtig ist die Interpretation: Eine selbstbewusste Abteilungsführung wird die Ergebnisqualität der erbrachten Leistung immer offen handhaben, um die Leistungsfähigkeit und gleichzeitig Lernfähigkeit zu demonstrieren, eine adäquate Risikoadjustierung vorausgesetzt.

■ **Patientensicherheit im Fokus:** Von besonderer Relevanz sind die Aspekte der Patientensicherheit, insbesondere die Umsetzung konsentierter und praktikabler Präventionsmaßnahmen. Innovation und zunehmende Komplexität der Gesundheitsversorgung rücken das Thema Sicherheit immer mehr in das Zentrum der Anforderungen an die Führung.

■ **Multiprofessionalität als Voraussetzung für eine sichere und zukunftsfähige Gesundheitsversorgung:** Clinical Governance ist im internationalen Rahmen nicht auf die ärztliche Behandlung beschränkt, sondern wird genauso vom pflegerischen Dienst und den anderen Berufsgruppen akzeptiert. Die Bildung multiprofessioneller Teams stellt eine Grundbedingung für die Verbesserung der Patientensicherheit und der Bewältigung der kommenden Anforderungen an das Krankenhaus dar.

■ **Beachtung und Förderung der Versorgungsforschung:** Eine adäquate Krankenversorgung setzt Forschungsorientierung voraus, neben der klinischen Forschung im Sinne klinischer Studien (absolute Wirksamkeit) vor allem hinsichtlich der Umsetzung der Ergebnisse in die Versorgungswirklichkeit (relative Wirksamkeit).

■ **Förderung finanzieller Verantwortung als integratives Element:** Die finanziellen Mittel werden im Krankenhausbereich und den anderen Sektoren des Gesundheitssystems begrenzt bleiben. Daher ist es für den Erfolg eines Krankenhauses von essenzieller Bedeutung, dass die Frage der Ressourcenverteilung keiner Berufsgruppe allein aufgetragen wird, sondern eine der (schwierigsten) Aufgaben der Gesamtinstitution ist.

■ **Entwicklung strategischer Vorstellungen:** Strategische Visionen bilden die Basis für die Weiterentwicklung der Abteilung und sind gegenüber den Mitarbeitern, der Geschäftsführung und nach außen zu vertreten.

Clinical Governance bezieht sich in erster Linie auf die Abteilungsführung und entspricht daher am ehesten der divisionalen Organisationsstruktur (s. Abb. 13.4-1). Wie die letztgenannten Punkte zur finanziellen Steuerung und zur Strategieentwicklung jedoch bereits zeigen, ist die rein abteilungsbezogene Betrachtung nicht ausreichend; zu groß sind die Dissoziationskräfte einer Expertenorganisation („Disconnecting"). Besonders das Verhältnis zwischen den Leitenden Ärzten und der Geschäftsführung sowie die Rolle der Pflege sind Probleme, die mit dem abteilungsbezogenen Ansatz nicht zu lösen sind.

Der Konzept des **Clinical Corporate Governance** geht daher über Clinical Governance und die Abteilung hinaus und betont die Einbeziehung der Unternehmensperspektive, unter der sich alle Bestandteile, Ebenen und Organe des Krankenhauses zusammenfinden – von den Aufsichtsgremien bis hin zu den Mitarbeitern vor Ort, von der Geschäftsführung bis zu den Abteilungsleitern – und die die Patientenorientierung naturgemäß mit einbezieht. Der Begriff „Clinical Corporate Governance" greift auf das Konzept der Corporate Governance zurück, unter dem in der Wirtschaft die Gesamtheit der gesetzlichen und untergesetzlichen Regelungen verstanden wird, die eine verantwortungsvolle, auf langfristige Wertschöpfung ausgerichtete Unternehmensleitung und -kontrolle ermöglichen (Regierungskommission Deutscher Corporate Governance Kodex 2007). Der hier vorgeschlagene deutschsprachige Begriff der „unternehmensorientierten Führung" gibt diesen Bezug zur langfristig angelegten Unternehmensführung wieder, wenngleich die Ansprache eines Krankenhauses als Unternehmen für viele – auch leitende – Mitarbeiter immer noch fremd ist.

Über das Clinical Governance hinaus müssen im Hinblick auf Clinical Corporate Governance folgende 4 Bedingungen erfüllt werden:

(1) Die Geschäftsführung muss die Leitenden Ärzte gezielt integrieren und beteiligen. Um dieses zu erreichen, ist zunächst die Trennung zwischen Management und „professioneller Bürokratie" als Tatsache zu akzeptieren. Es müssen Methoden entwickelt werden, die Experten an der Steuerung zu beteiligen.

(2) Die Leitenden Ärzte müssen Clinical Corporate Governance als explizites Führungskonzept und damit die Bindung ihres Handelns an die Patienten, ihre Abteilung *und* an die Interessen der Gesamtinstitution akzeptieren. Damit ist die Übernahme von Managementaufgaben im Sinne von Punkt (1) verbunden, ebenso wie die Pflicht, sich entsprechend fortzubilden. Der ärztliche Dienst, die Pflege und die anderen Berufsgruppen sind verpflichtet, im Sinne der multiprofessionellen Zusammenarbeit die Orientierung an der Gesamtinstitution über die Orientierung an ihren Berufsgruppen zu stellen und Kooperationsformen zu entwickeln, die einer integrativen Patientenbehandlung dienen.

(3) Die Fragmentierung der Befugnisse und Verantwortlichkeiten ist aufzuheben, die Prozessverantwortung für den gesamten Behandlungsablauf steht im Vordergrund, die Mitarbeiterorientierung muss gefördert werden. Diese Integrationsperspektive einzunehmen, stellt den entscheidenden Schritt dar. Lega und DePietro (2005) stellen im Sinne einer patientenorientierten (Care-focused) Organisation die klinische Integration und die Ressourcenintegration sowie die Patientenorientierung in den Mittelpunkt. Sehr plastisch lässt sich dieser Ansatz beim

Thema Patientensicherheit herausarbeiten (s. Kap. 16): Auf den ersten Blick stellt das Person-System-Paradoxon (Systemverantwortung und Relativierung der Schuld auf der einen Seite, individuelle Verantwortung auf der anderen Seite) eine unlösbare Situation dar. Wenn man Fehler nicht enttabuisiert, kann es keine Prävention geben, gleichzeitig darf es aber nicht zu einer Nivellierung der individuellen Verantwortung kommen. Die Lösung liegt in einem anderen Führungsverständnis, das letztendlich auch für den einzelnen Mitarbeiter gilt: Die kleinräumige Verantwortung wird in einen anderen Rahmen gestellt (und hat ja auch hinsichtlich der Prävention versagt), über Fehler kann und muss gesprochen werden, das Interesse der Leitungsebene ist eher auf die Prävention als auf Sanktion gerichtet. Die Mitarbeiter müssen aber verpflichtet werden, für einen viel weiteren Bereich als vorher, u. U. für den gesamten Prozess, Verantwortung zu übernehmen, Fehler erkennbar zu machen und an der Verbesserung zu arbeiten: Offenheit für Fehlererkennung auf der einen Seite, Prozessverantwortung auf der anderen Seite.

(4) Das Krankenhaus öffnet sich gegenüber seiner Umwelt: Stabilität ist die Ausnahme, Ressourcenaustausch mit der Umwelt und Existenzbedrohung der Normalfall. Das ist aber nur möglich, wenn offene Kommunikation auch nach innen gelebt wird: Eine transparente Organisation und offene Kommunikation sind nach außen unmöglich ohne offene Kommunikation nach innen. Weiterhin ist Verantwortung nur zu tragen, wenn sie mit Handlungsfähigkeit gepaart ist, daher sind die strategische Ausrichtung und die kohärente Darstellung des Unternehmens von so großer Bedeutung.

Literatur

Chandler C. The role and education of doctors in the delivery of health care. Lancet 1999; 353: 1178–81.

Dörner D. Die Logik des Misslingens. Strategisches Denken in komplexen Situationen. 6. Aufl. Reinbek: Rowohlt 2007.

Grossmann R, Pellert A, Gotwald V. Krankenhaus, Schule, Universität: Charakteristika und Optimierungspotentiale. In: Grossmann R (Hrsg). Besser, billiger, mehr. Zur Reform der Expertenorganisation Krankenhaus, Schule, Universität. Wien: iff Texte 1999; 24–42.

Lega F, DePietro C. Converging patterns in hospital organization: beyond the professional bureaucracy. Health Policy 2005; 74: 261–81.

Mintzberg H. The Structuring of Organisations. Englewood Cliffs, NJ: Prentice Hall 1979.

Parsons T. Structure and Process in Modern Society. New York: Free Press 1960.

Peck E, Dickinson H, Smith J. Transforming or transacting? The role of leaders in organisational transition. Brit J Leadership Publ Serv 2; 2006: 4–14.

Pittet D, Simon A, Hugonnet S, Pessoa-Silva CL, Sauvan V, Perneger TV. Hand hygiene among physicians: performance, beliefs, and perceptions. Ann Intern Med 2004; 141: 1–8.

Plsek PE, Greenhalgh T. The challenge of complexity in health care. BMJ 2001; 323: 625–8.

Plsek PE, Wilson T. Complexity, leadership, and management in healthcare organisations. BMJ 2001; 323: 746–9.

Regierungskommission Deutscher Corporate Governance Kodex. Deutscher Corporate Governance Kodex in der Fassung vom 14.06.2007. http://www.corporate-governance-code.de/ger/download/D_Kodex%202007_final.pdf (15. November 2009).

Relman AS. Medical professionalism in a commercialized health care market. JAMA 2007; 298: 2668–70.

Scally G, Donaldson LJ. Looking forward. Clinical governance and the drive for quality improvement in the new NHS in England. BMJ 1998; 317: 61–5.

Schoen C, Osborn R, Huynh PT, Doty M, Zapert K, Peugh J, Davis K. Taking the pulse of health care systems: experiences of patients with health problems in six countries. Health Aff (Millwood) 2005; W5-509-25, DOI 10.1377/htlaff.W5.509.

Schrappe M. Medizinische Zentren – Systematik und Nutzen. Z ärztl Fortbild Qual Gesundhwes 2007; 101: 141–6.

Schrappe M. Führung im Krankenhaus – Clinical Corporate Governance. Z ärztl Fortbild Qual Gesundhwes 2009; 103: 198–204.

Staehle WH. Management: eine verhaltenswissenschaftliche Perspektive. 8. Aufl. München: Vahlen 1999.

Weber M. Wirtschaft und Gesellschaft. 5. Aufl. Tübingen: Mohr 1972 (1. Auf. 1921).

Wille E, Scriba PC, Fischer GC, Glaeske G, Kuhlmey A, Rosenbrock R, Schrappe M. Kooperation und Verantwortung. Voraussetzungen für eine zielorientierte Gesundheitspolitik. Gutachten 2007 des Sachverständigenrates für die Begutachtung der Entwicklung im Gesundheitswesen. Bd. I u. II. Baden-Baden: Nomos 2008.

Xirasagar S, Samuels ME, Stoskopf CH. Physician leadership styles and effectiveness: an empirical study. Med Care Res Rev 2005; 62: 720–40.

14 Krankenhaus-Controlling und -finanzierung

Ludwig Kuntz und Verena Pick

14.1 Grundlagen des Krankenhaus-Controllings

Die veränderten Rahmenbedingungen, die komplexeren Unternehmensstrukturen und der steigende Wettbewerbsdruck im deutschen Gesundheitswesen fordern von den Krankenhäusern in verstärktem Maße, dass sie eine qualitativ hochwertige und zugleich wirtschaftliche Leistungserbringung gewährleisten. Um diesen und weiteren Anforderungen gerecht zu werden, ist das Krankenhausmanagement auf die Implementierung und den Aufbau eines ganzheitlichen Controlling-Systems angewiesen. Durch die Integration von Controlling in das Management der Krankenhäuser wird vor allem eine ausreichende Informationsbasis für Entscheidungen geschaffen, die eine funktionsübergreifende Steuerung des Krankenhauses ermöglichen. Auch ist die Weiterentwicklung verschiedener Controlling-Instrumente ein wirksamer Ansatz, um die Effektivität und Effizienz des Leistungserstellungsprozesses eines Krankenhauses zu erhöhen. Bei vielen Krankenhäusern bildet derzeit eine Kosten- und Leistungsrechnung, die z.T. sehr unterschiedlich differenziert ausgestaltet ist und auf eine Steigerung der Transparenz bezüglich der Kosten- und Leistungssituation des Krankenhauses abzielt, die Grundlage für den Aufbau eines Controllings.

Bei der Beschreibung der wesentlichen Aufgaben und Ziele des Krankenhaus-Controllings greift man auf die verschiedenen Definitionsansätze bzw. -konzeptionen von Controlling in Industriebetrieben zurück. Jedoch hat sich bisher weder in der betriebswirtschaftlichen Theorie noch in der Praxis eine einheitliche Definition von Controlling durchsetzen können (Wall 2008). Zentraler Bestandteil vieler theoretischer Definitionen ist die Koordinationsaufgabe. So wird Controlling als „Koordination des Führungsgesamtsystems" (Küpper 2005) oder als „Koordination segmentierter Führungssysteme von Organisationen" (Ossadnik 2003) charakterisiert. Neben den koordinationsorientierten Ansätzen wird Controlling auch als „Rationalitätssicherung der Führung" verstanden (Weber u. Schäffer 2006) oder mit interner Unternehmensrechnung und Unternehmenssteuerung gleichgesetzt. In einem weit gefassten Verständnis können Planung, Koordination, Information und Steuerung des gesamten Unternehmensgeschehens als zentrale Aufgabenschwerpunkte des Controllings beschrieben werden. Auch Kontrolle ist ein wichtiger Bestandteil, der aber nicht mit Controlling (= „steuern, lenken") gleichzusetzen ist.

Krankenhaus-Controlling wird u.a. definiert als „Planung und Steuerung der Prozesse nach betriebswirtschaftlichen Kriterien" (Kuntz 2002). Nach Schirmer (2006) liegen die zentralen Merkmale des Krankenhaus-Controllings in der Gestaltung und Anwendung der notwendigen Informations-, Steuerungs-, Planungs- und Kontrollsysteme, um durch Aufbereitung der entsprechenden Informationen eine ergebnisorientierte Entscheidung des Krankenhausmanagements zu unterstützen. Aus theoretischer Sicht ist das vorherrschende Controlling-Verständnis in Industriebetrieben und Krankenhäusern vergleichbar. Die praktische Entwicklung und Umsetzung von Controlling-Instrumenten in den Kranken-

häusern liegt jedoch im Vergleich mit Industriebetrieben zurück.
Bei der Übertragung der für Industriebetriebe entwickelten Controlling-Konzepte und -Instrumente auf die Krankenhäuser als spezielle Dienstleistungsbetriebe sind vor allem die Besonderheiten des Gesundheitswesens zu berücksichtigen. Zu den Hauptgründen für die Konzipierung eines **krankenhausspezifischen Controllings** zählen die besonderen und auch dynamischen Rahmenbedingungen, in denen Krankenhäuser agieren. Starke regulierende Eingriffe (Budgetverhandlung, Entgeltsystem etc.) und die Krankenhausplanung der Bundesländer setzen Krankenhäuser einer hohen Planungsunsicherheit aus, die einen ständigen Anpassungsprozess bedingt. Insbesondere der durch den Krankenhausplan festgelegte Versorgungsauftrag hat zur Folge, dass anders als in einem Industrieunternehmen eine bestimmte Grundversorgung sichergestellt werden muss und daher die Produktion aufgrund des Versorgungsauftrages nicht eingestellt werden kann (Schirmer 2006). Auch die Anzahl der Privatisierungen im Krankenhaussektor hat stark zugenommen, sodass die zunehmend erwerbswirtschaftlich handelnden Krankenhäuser zur langfristigen Sicherung ihrer Existenz auf ein gezieltes Management angewiesen sind. Diese und weitere Aspekte erfordern neben der Erfüllung der gesetzlichen Anforderungen eine krankenhausspezifische Ausgestaltung der Controlling-Konzepte und -Instrumente (Schirmer 2006).

14.1.1 Operatives versus strategisches Controlling

Im Allgemeinen werden die Aufgabenfelder und Instrumente des Controllings danach unterschieden, ob diese primär operativ bestimmt sind oder eher eine langfristige Sicherung der Unternehmensexistenz zum Ziel haben. Das **operative Controlling** ist auf einen kurzfristigen Planungszeitraum ausgerichtet und befasst sich mit der kosten- und leistungsmäßigen Aufbereitung, Planung und Koordination der Abläufe und Prozesse im Krankenhaus innerhalb eines Geschäftsjahres. Demgegenüber besteht das wesentliche Ziel des **strategischen Controllings** – unter zusätzlicher Berücksichtigung von Umweltfaktoren – in der langfristigen Existenzsicherung des Unternehmens (Schirmer 2006; Kuntz u. Vera 2003). In der Praxis liegen die Aufgaben von Krankenhaus-Controllern derzeit oft noch im operativen Bereich. Das strategische Controlling hat bisher in deutschen Krankenhäusern nur eine untergeordnete Rolle gespielt, gewinnt aber seit der DRG-Einführung zunehmend an Bedeutung. Obwohl operatives und strategisches Controlling aufgrund der Wechselwirkungen zwischen den beiden Bereichen nicht streng voneinander zu trennen sind, liegt der Schwerpunkt dieses Beitrages auf den überwiegend dem operativen Bereich zuzurechnenden Instrumenten des Controllings.

14.1.2 Medizin-Controlling

Mit der fortschreitenden Umsetzung des Controllings in den Krankenhäusern hat sich in jüngster Zeit ein spezifischer Teilbereich, das Medizin-Controlling, herausgebildet. Dieses fungiert als Schnittstelle zwischen den medizinisch-klinischen Bereichen und den Verwaltungsbereichen (hauptsächlich Controlling und Qualitätsmanagement). Hier wird dem Prinzip Rechnung getragen, dass eine betriebswirtschaftlich sinnvolle Steuerung nur dann möglich ist, wenn medizinisches Fachwissen ins Controlling integriert wird. Ein umfassendes Krankenhaus-Controlling bedarf medizinischer Prozessinformationen (Kuntz u. Vera 2003).
Das **Aufgabenspektrum** der Medizin-Controller ist breit angelegt. Im operativen Be-

reich fallen Aufgaben wie die Unterstützung der medizinischen Dokumentation, die Sicherstellung einer korrekten Verschlüsselung von Diagnosen und Prozeduren oder die Pflege des DRG-Berichtswesens an. Zu den eher dem strategischen Bereich zuzuordnenden Aufgaben zählt die Weiterentwicklung des Krankenhausbetriebsvergleiches oder die Umsetzung gesetzlich geforderter Qualitätssicherungsmaßnahmen.

Es ist zu erwarten, dass die Bedeutung des Medizin-Controllings für die Krankenhäuser weiter zunehmen wird und die Implementierung sowie der Ausbau dieses Bereiches zu einem entscheidenden Faktor im Wettbewerb mit anderen Krankenhäusern werden kann. Ein funktionierendes Krankenhaus-Controlling setzt ein unmittelbares Zusammenspiel von Medizin und Controlling und damit die Verknüpfung von betriebswirtschaftlichen und medizinischen Kenntnissen voraus.

Die organisatorische Integration des Controllings ist entsprechend seiner konzeptionellen Entwicklung in den einzelnen Krankenhäusern noch sehr unterschiedlich. In größeren Krankenhäusern hat sich das Controlling mittlerweile oft als eigene Abteilung oder Stabstelle etabliert, wohingegen es in kleineren Krankenhäusern funktionell in anderen Bereichen (z.B. Personal-Controlling) integriert ist.

14.2 Krankenhausfinanzierung in Deutschland

Controlling definiert als „Planung und Steuerung der Prozesse nach betriebswirtschaftlichen Kriterien“ (Kuntz 2002) bedeutet für die Krankenhäuser eine zwingende Notwendigkeit, die eigenen Prozesse und Strukturen an den für die Leistungserstellung gültigen Vergütungsverfahren auszurichten. Anders als bei Industrieunternehmen gibt es jedoch für die Leistungen der Krankenhäuser keine klassische Marktpreisbildung, es gelten die jeweiligen Regelungen des Krankenhausfinanzierungssystems. Veränderungen im Krankenhausfinanzierungssystem wirken sich entscheidend auf die Ausrichtung des Krankenhaus-Controllings und die krankenhausspezifische Ausgestaltung und Anwendung der Controlling-Instrumente aus (s. z.B. Ernst u. Szczesny 2008 zu Auswirkungen der Einführung von gedeckelten Budgets im Krankenhaussektor). Auch sind z.B. die grundlegenden Aufgaben der Kosten- und Leistungsrechnung in der Krankenhaus-Buchführungsverordnung (KHBV 2008) vorgeschrieben.

Aus diesen Gründen ist für das Verständnis und die Ausgestaltung des Krankenhaus-Controllings eine eingehende Auseinandersetzung mit dem Krankenhausfinanzierungssystem unerlässlich. Nachfolgend werden die wesentlichen Grundzüge dargestellt.

Die Entgeltarten für allgemeine Krankenhausleistungen in Deutschland sind in § 7 des Krankenhausentgeltgesetzes (KHEntgG) aufgelistet (KHEntgG 2005). Die Vergütung der für den Patienten erforderlichen Leistungen erfolgt durch Fallpauschalen, Zusatzentgelte, Entgelte bei Über- oder Unterschreitung der Verweildauer, Zuschläge für Qualitätssicherung und Ausbildung, Entgelte für neue Untersuchungs- und Behandlungsmethoden, Entgelte für Leistungen, die noch nicht mit Fallpauschalen und Zusatzentgelten erfasst werden sowie den DRG-Systemzuschlag. Insgesamt liegt der Schwerpunkt des Vergütungssystems bei den diagnosebezogenen Fallpauschalen, den Diagnosis Related Groups (DRGs). Durch die Vergütung auf Basis von DRGs werden Art und Anzahl der Krankenhausfälle in klinisch relevanter und nachvollziehbarer Weise in Bezug zum Ressourcenverbrauch des Krankenhauses gesetzt.

Im DRG-System setzt die richtige Erlösermittlung eine vollständige und korrekte Kodierung aller Diagnosen und Maßnahmen voraus. Vor allem dem Medizin-Controlling kommt die Aufgabe zu, den Kodierungsprozess entsprechend zu lenken und zu überwachen.

Die deutsche DRG-Klassifikation sowie die Zuordnung eines Behandlungsfalles zu einer bestimmten DRG erfolgen im Rahmen eines mehrstufigen Gruppierungsprozesses. Die im Folgenden beschriebene Vorgehensweise basiert auf den Ausführungen des Definitionshandbuchs G-DRG (German Diagnosis Related Groups), Version 2008 (Definitionshandbuch 2008).

Die Grundlage für den Gruppierungsprozess bilden sowohl demografische als auch klinische Merkmale der Patienten, die zunächst auf ihre Plausibilität hin überprüft werden. Unter Umständen werden fehlkodierte bzw. nicht gruppierbare Fälle ausselektiert oder besonders aufwendige Fälle den vorgeschalteten Hauptdiagnosegruppen (Prä-MDC) zugeordnet. Die Patienten, die keine dieser Merkmale erfüllen, werden auf Basis der Hauptdiagnose einer der 23 Hauptdiagnosegruppen (MDC, Major Diagnostic Category) zugeordnet. Diese bauen grundsätzlich auf einem Organsystem oder einer Erkrankungsätiologie auf, die mit einem speziellen medizinischen Fachgebiet verbunden ist. Weiterhin wird die Art der Behandlung bestimmt (Partitionierung). Die Zuweisung der Fälle zu einer operativen, medizinischen oder „anderen“ Partition hängt von den zugrunde liegenden Prozeduren ab. Als Zwischenergebnis erhält man die Basis-DRG(s), eine oder mehrere DRGs mit gleichen Diagnose- und Prozedurenkodes. Für die abschließende Zuordnung der DRG innerhalb einer Basis-DRG wird die Angabe des Gesamtschweregrades für den Patienten (PCCL, Patient Clinical Complexity Level) benötigt. Dieser lässt sich in einem komplexen Verfahren aus den Schweregraden (CCL, Complication and Comorbidity Level) jeder Nebendiagnose ableiten. Zusätzlich werden weitere Faktoren wie Ressourcenverbrauch, Alter, Verweildauer, Beatmung, Entlassungsgrund, Hauptdiagnose, Nebendiagnose und Prozedur berücksichtigt.

Als Ergebnis des Gruppierungsprozesses erhält man eine DRG, deren Notation sich im Allgemeinen aus einer vierstelligen Kombination zusammensetzt. Die erste Stelle bezeichnet die Hauptdiagnosegruppe (z.B. MDC 01 Krankheiten und Störungen des Nervensystems = B). Die zweite und dritte Stelle stehen für die entsprechende Art der Behandlung (Partition). Für eine operative Partition stehen die Ziffern 01–39, für eine „andere“ Partition die Ziffern 40–59 und für eine medizinische Partition die Ziffern 60–99. Die letzte Stelle spiegelt den ökonomischen Schweregrad (Ressourcenverbrauch) wider, wobei absteigend zwischen dem höchsten Ressourcenverbrauch mit A und keiner Unterteilung mit Z differenziert wird (Definitionshandbuch 2008).

Die Beurteilung der Wirtschaftlichkeit und Leistungsfähigkeit des Krankenhauses erfolgt im Allgemeinen auf Basis von Kennzahlenvergleichen. Im DRG-System erfolgt die Analyse der Leistungsstruktur mithilfe DRG-basierter Kennzahlen.

Die Abrechnung einer Fallpauschale erfolgt nach der in der Fallpauschalenvereinbarung (FPV 2009) und in dem Fallpauschalenkatalog (Anlage 1 zur FPV) beschriebenen Systematik. Hier wird jeder DRG eine Bewertungsrelation (Kostengewicht, Relativgewicht) zugeordnet, die den ökonomischen Schweregrad eines Falls widerspiegelt. Zusätzlich wird nach Haupt- und Belegabteilung differenziert. Die Summe aller Relativgewichte eines Krankenhauses innerhalb einer Periode wird als **Case Mix** (CM) oder ökonomischer Fallmix bezeichnet. Der Quotient aus Case Mix und Fallzahl des Krankenhauses gibt den **Case-Mix-Index** (CMI), die durchschnittliche ökonomische Fallschwere eines Krankenhauses, wieder. Zur Kalkulation des Entgeltes wird zusätzlich noch der **Basisfallwert** – der „Preis", für den eine Bewertungsrelation von 1 zugrunde gelegt wird – benötigt. Im einfachsten Fall ergibt sich das Entgelt aus der Multiplikation des Relativgewichtes mit dem Basisfallwert. Eine Anpassung des Entgeltes erfolgt bei Unterschreitung der unteren und Überschreitung der oberen Grenzverweildauer. Eine frühzeitige Entlassung führt durch einen Abschlag auf das Relativgewicht zu einem geringeren Entgelt für das Krankenhaus, eine spätere Entlassung bewirkt die Zahlung von Zuschlägen und damit ein steigendes Entgelt.

> Zum Aufgabenbereich des Krankenhaus-Controllings zählt auch die Bereitstellung von Informationen für die einmal jährlich zwischen dem Krankenhausträger und allen Sozialleistungsträgern oder deren Arbeitsgemeinschaften stattfindenden Budgetverhandlungen.

Die Budgetvereinbarung ist grundsätzlich ein wichtiges Instrument der Finanzplanung, da Absprachen getroffen werden, die die Erlössituation des Krankenhauses entscheidend beeinflussen können. Als Basis für jede Verhandlung dient die Aufstellung der Entgelte und Budgetberechnung (AEB) nach § 11 Abs. 4 KHEntgG. Diese umfasst die Aufstellung der Fallpauschalen (E1), der Zusatzentgelte (E2) und der krankenhausindividuell verhandelten Entgelte (E3). Für die Aufschlüsselung der geplanten Mengen je Entgelt stellt eine interne Leistungsplanung eine unerlässliche Voraussetzung dar.

Auf Grundlage der Leistungsmengenplanung wird im Rahmen der Budgetermittlung das Erlösbudget prospektiv festgelegt (§ 4 KHEntgG). Weicht das vereinbarte Erlösbudget von den tatsächlichen Erlösen ab, wirken entsprechende Ausgleichsmechanismen. Im Bereich der Fallpauschalen müssen Mehrerlöse im Folgejahr zu einem bestimmten Prozentsatz zurückgezahlt werden, Mindererlöse hingegen werden zu einem bestimmten Teil ausgeglichen (§ 4 Abs. 9 KHEntgG). Zusätzlich wird in der Konvergenzphase von 2005–2009 der krankenhausindividuelle Basisfallwert verhandelt. Die Preisverhandlung über den krankenhausindividuellen Basisfallwert entfällt, sobald die schrittweise Anpassung an den landeseinheitlichen Basisfallwert für alle Krankenhäuser vollzogen ist und ein einheitlicher Preis für gleiche Leistungen besteht.
Im DRG-System stellen die vormals zentralen Leistungskennzahlen – durchschnittliche Bettenbelegung und durchschnittliche Verweildauer – keine zentralen Entscheidungsgrößen mehr für die Budgetermittlung dar.

14.3 Controlling-Instrumente

Im Mittelpunkt der aktuellen Controlling-Forschung steht die instrumentenbezogene Darstellung des Controllings (Wall 2008). Die einzelnen Controlling-Instrumente dienen der Unternehmensführung als Hilfsmittel zur strukturierten Analyse von Informationen sowie zur zielgerichteten Planung und Gestaltung der Organisation. Tabelle 14.3-1 gibt einen Überblick über die Instrumente des operativen Controllings, die auch im Krankenhaus Anwendung finden (Wall 2008; Schirmer 2006). Instrumente wie die Kosten- und Leistungsrechnung werden von den Krankenhäusern kontinuierlich eingesetzt, andere, wie z. B. Simulationsmodelle, finden nur vereinzelt Anwendung. Es kann

Tab. 14.3-1 Instrumente des operativen Controllings im Krankenhaus (nach Wall 2008 u. Schirmer 2006)

- Planungs-, Kalkulations- und Rechnungsverfahren
  - Kosten- und Leistungsrechnung
  - Profitcenter-Rechnung
  - Plankostenrechnung
  - Deckungsbeitragsrechnung
  - Prozesskostenrechnung
  - Target Costing
  - Investitionsrechnung
- Informations-/Berichtssystem
- Kontrollsystem
  - Abweichungsanalyse
- Koordinationssystem
  - interne Budgetierung
  - Kennzahlensysteme
  - Verrechnungspreise, Leistungsverrechnung
- Finanzplanung und Liquiditätssteuerung
- Simulations- und Optimierungsverfahren
  - Produktionsprogrammplanung
  - Warteschlangentheorie
  - Monte-Carlo-Simulation

keine vollständige Übersicht gegeben werden, da vor allem auch die Abgrenzung zwischen operativen und strategischen Instrumenten nicht trennscharf ist. Manche Instrumente eignen sich für beide Richtungen des Controllings.

Im Folgenden werden ausgewählte **Instrumente des operativen Controllings** vorgestellt, wobei die Kosten- und Leistungsrechnung und deren krankenhausspezifische Ausgestaltung im Vordergrund stehen. In der Praxis kommt diesem Steuerungsinstrument eine besondere Bedeutung zu, da Controlling in vielen Krankenhäusern mit der Kosten- und Leistungsrechnung gleichgesetzt wird. Beispiele für **Instrumente des strategischen Controllings** sind Portfolioanalyse, Umfeldanalyse, Stärken-Schwächen-Analyse, Erfahrungskurve oder Kennzahlensysteme wie die Balanced Scorecard (z.B. Fleßa u. Nickel 2008; Schirmer 2006). Auch wenn der Aufbau eines ganzheitlichen Controlling-Systems sicherlich die Bereitstellung von Informationen durch das strategische Controlling bedingt, so stehen diese Instrumente nicht im Mittelpunkt der Betrachtung.

14.3.1 Kosten- und Leistungsrechnung

Aufgaben

Das betriebliche Rechnungswesen lässt sich – differenziert nach Aufgabenschwerpunkt und Informationsadressat – in ein externes und internes Rechnungswesen gliedern. Das **externe Rechnungswesen**, das die Finanzbuchhaltung beinhaltet, betrachtet vor allem die finanziellen Vorgänge zwischen dem Krankenhaus und seiner Umwelt. Zur Erfüllung der externen Aufgaben hat das Krankenhaus besonders folgende gesetzliche Vorschriften zu beachten:

- Krankenhausfinanzierungsgesetz (KHG)
- Bundespflegesatzverordnung (BPflV)
- Krankenhausentgeltgesetz (KHEntgG)
- Krankenhaus-Buchführungsverordnung (KHBV)
- Abgrenzungsverordnung (AbgrV)

Dem gegenüber steht das **interne Rechnungswesen**, das sich mit der Planung und Steuerung der internen Prozesse im Krankenhaus beschäftigt. Internes und externes Rechnungswesen sind nicht als völlig unabhängig voneinander zu betrachten, da viele Instrumente des operativen Controllings auf die Daten der Finanzbuchhaltung zurückgreifen (Kloock et al. 2008). Das wichtigste Teilgebiet des internen Rechnungswesens ist die Kosten- und Leistungsrechnung. Die Kosten- und Leistungsrechnung dient als Informations- und Steuerungsinstrument des Krankenhausmanagements, um diesem eine fundierte betriebswirtschaftliche Planung und Entscheidung zu ermöglichen. Im

Wesentlichen ist die Kosten- und Leistungsrechnung zur Erfüllung von 3 Aufgabengruppen entwickelt worden (Kloock et al. 2008):

- **Kontrollaufgaben:** Die Kosten- und Leistungsrechnung soll der Unternehmensleitung möglichst aktuelle (Kontroll-) Informationen über das Geschehen im Unternehmen zur Verfügung stellen. Auf Basis dieser Informationen können Abweichungen zwischen Ist- und Soll-Größen erkannt und geeignete Maßnahmen zur Beseitigung der Ursachen ergriffen werden.
- **Planungsaufgaben:** Um das zukünftige Geschehen im Unternehmen zu planen, benötigt die Unternehmensleitung vor allem Informationen über mögliche Handlungsalternativen und zukünftige Konsequenzen. Durch die Verknüpfung dieser Informationen mit den Zielen des Unternehmens wird die Unternehmensleitung dazu befähigt, zielorientierte Entscheidungen zu treffen.
- **Publikationsaufgaben:** Die Veröffentlichung der Kosten- und Leistungsrechnung dient als Basis für die Information und Dokumentation gegenüber Dritten.

Neben den allgemeinen Aufgaben der Kosten- und Leistungsrechnung werden die krankenhausspezifischen Aufgaben in § 8 der KHBV festgehalten (s. Tab. 14.3-2).
Eine betriebsinterne Steuerung – nicht nur im Krankenhaus – setzt voraus, dass Entscheidungen nicht ausschließlich auf der Basis von Informationen aus der Vergangenheit gefällt werden. Dies impliziert die Notwendigkeit einer zukunftsorientierten (Plan-)Kostenrechnung. Des Weiteren werden seit Einführung des DRG-Systems tagesgleiche Pflegesätze nur noch für Leistungen psychiatrischer Abteilungen bezahlt, sodass die Ermittlung der „pflegesatzfähigen Kosten“ in weiten Teilen durch die Ermittlung der **DRG-relevanten Kosten** ersetzt wird. Insbesondere die Kosten für vor- und nachstationäre Behandlung (Vergütung nach § 115a SGB V), für ambulante ärztliche Leistungen des Krankenhauses (Gebühren nach der geltenden Gebührenordnung) oder wahlärztliche Leistungen (Kostenerstattung durch die Ärzte) werden nicht berücksichtigt. Die Ermittlung der DRG-relevanten Kosten dient als Basis für Soll-Ist-Vergleiche und damit für die Beurteilung der Wirtschaftlichkeit und Leistungsfähigkeit des Krankenhauses. Zur Erfüllung der in der KHBV beschriebenen Aufgaben der Kosten- und Leistungsrechnung werden Mindeststandards, wie die Kostenarten- und Kostenstellenrechnung, vorausgesetzt.

Kostenrechnungssysteme

Ausgehend von den Aufgaben der Kosten- und Leistungsrechnung werden die Systeme der Kostenrechnung insbesondere unterschieden

Tab. 14.3-2 Aufgabenschwerpunkte des betrieblichen Rechnungswesens

Externes Rechnungswesen: Finanzbuchhaltung	Internes Rechnungswesen: Kosten- und Leistungsrechnung (§ 8 KHBV)
• Feststellen des Betriebsvermögens in der Bilanz • Gewinn- oder Verlustermittlung in der Erfolgsrechnung (Gewinn- und Verlustrechnung) • planmäßige, lückenlose und ordnungsgemäße Aufzeichnung aller Geschäftsvorfälle in der Buchführung	• betriebsinterne Steuerung • Beurteilung der Wirtschaftlichkeit und Leistungsfähigkeit des Krankenhauses • Ermittlung der „pflegesatzfähigen Kosten"

- nach dem Objektbezug: **Kostenarten-, Kostenstellen- und Kostenträgerrechnung**,
- nach dem zeitlichen Bezug: **Ist-, Normal- und Plankostenrechnungssysteme** oder
- nach dem Umfang der zu verrechnenden Kosten: **Voll- und Teilkostenrechnungssysteme**.

Sowohl für Industriebetriebe als auch für Krankenhäuser empfiehlt sich allgemein die Anwendung mehrerer kombinierter Kostenrechnungssysteme (Hentze u. Kehres 2008; Kloock et al. 2008).

Tab. 14.3-3 Kontenrahmen der Krankenhaus-Buchführungsverordnung (KHBV)

Kontenklasse 6 – Aufwendungen	
60–64	Personalaufwendungen
-00	Ärztlicher Dienst
-01	Pflegedienst
-02	Medizinisch-technischer Dienst
-03	Funktionsdienst
-04	Klinisches Hauspersonal
-05	Wirtschafts- u. Versorgungsdienst
-06	Technischer Dienst
-07	Verwaltungsdienst
-08	Sonderdienste
-10	Personal der Ausbildungsstätten
-11	Sonstiges Personal
-12	Nicht zurechenbare Personalkosten
65	Lebensmittel
66	Medizinischer Bedarf
67	Wasser, Energie, Brennstoffe
68	Wirtschaftsbedarf
69	Verwaltungsbedarf
Kontenklasse 7 – Aufwendungen	
70	Aufwendungen für zentrale Dienstleistungen
71	
72	Wiederbeschaffte Gebrauchsgüter
73	Instandhaltung
74	Steuern, Abgaben, Versicherung
78	Zinsen und ähnliche Aufwendungen
79	Sonstige ordentliche Aufwendungen Außerordentliche Aufwendungen

Im Folgenden wird zunächst die grundlegende Systematik der traditionellen Kostenrechnung vorgestellt. Das Beispiel der Abweichungsanalyse zeigt, dass neben den tatsächlich angefallenen Kosten für eine gezielte betriebliche Steuerung auch Plangrößen im Rahmen einer Plankostenrechnung zu bestimmen sind. Mit der Prozesskostenrechnung wird eine spezifische Form der Vollkostenrechnung vorgestellt, die eine prozessorientierte Verrechnung der Gemeinkosten vornimmt. Die häufigste Form der Teilkostenrechnung im Krankenhaus ist die Deckungsbeitragsrechnung, die eine Trennung in fixe und variable Kostenbestandteile vornimmt (ausführlicher zur Deckungsbeitragsrechnung s. z. B. Fleßa u. Nickel 2008).

Teilgebiete

Im Allgemeinen unterscheidet die Kostenrechnung zwischen den Teilgebieten Kostenarten-, Kostenstellen- und Kostenträgerrechnung (Keun u. Prott 2006; Hentze u. Kehres 2008):

- Die **Kostenartenrechnung** erfasst in systematischer Art und Weise alle im Laufe einer Abrechnungsperiode angefallenen Kosten. Hier wird die Frage beantwortet, *welche* Kosten angefallen sind.
- In der **Kostenstellenrechnung** werden die einzelnen Kostenarten den Leistungsbereichen (Kostenstellen) möglichst verursachungsgerecht zugeordnet. Die Kostenstellenrechnung beantwortet die Frage, *wo* die Kosten entstanden sind.
- Aufgabe der **Kostenträgerrechnung** ist die Zuordnung der Kosten zu bestimmten Kostenträgern. Hier stellt sich die Frage, *wofür* die Kosten im Einzelnen angefallen sind.

Ausgewählte Aspekte der einzelnen Teilgebiete der Kosten- und Leistungsrechung werden im Folgenden näher erläutert.

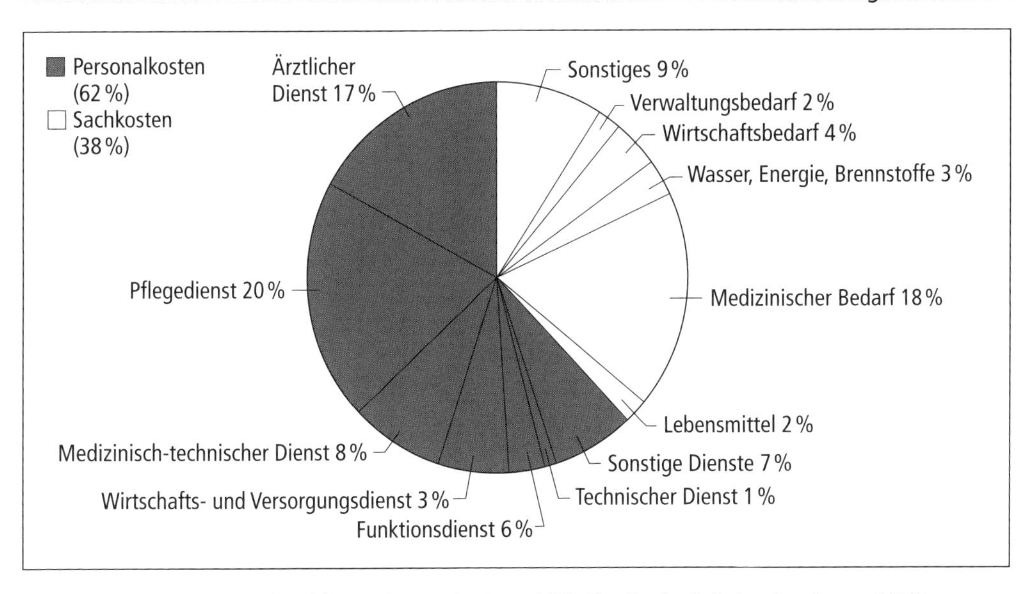

Abb. 14.3-1 Personal- und Sachkosten im Krankenhaus 2007 (Quelle: Statistisches Bundesamt 2008)

Tab. 14.3-4 Gliederung des medizinischen Bedarfes nach der KHBV

Kontengruppe 66: Medizinischer Bedarf		**Anteile** der Hauptposten [%]**
6600	Arzneimittel (außer Implantate und Dialysebedarf)	24
6601	Kosten der Lieferapotheke	*
6602	Blut, Blutkonserven und Blutplasma	6
6603	Verbandmittel, Heil- und Hilfsmittel	2
6604	Ärztliches und pflegerisches Verbrauchsmaterial, Instrumente	11
6606	Narkose- und sonstiger OP-Bedarf	12
6607	Bedarf für Röntgen- und Nuklearmedizin	*
6608	Laborbedarf	8
6609	Untersuchungen in fremden Instituten	*
6610	Bedarf für EKG, EEG, Sonographie	*
6611	Bedarf der physikalischen Therapie	*
6612	Apothekenbedarf, Desinfektionsmaterial	*
6613	Implantate	15
6614	Transplantate	0
6615	Dialysebedarf	*
6616	Kosten für Krankentransporte	*
6617	Sonstiger medizinischer Bedarf	*
6618	Honorare für nicht im Krankenhaus angestellte Ärzte	*
		100

* keine Angabe; Summe der restlichen Posten: 22 %
** für das Jahr 2007 (Quelle: Statistisches Bundesamt 2008)

Kostenartenrechnung

Ziel der Kostenartenrechnung ist es, die in einer Periode angefallenen Kosten vollständig zu erfassen und zweckentsprechend in die einzelnen Kostenarten (bewertete Verbräuche einzelner Güterarten) zu gliedern (Kloock et al. 2008).
Die Gliederung der Kostenarten kann nach verschiedenen Gesichtspunkten erfolgen. So ist eine Einteilung der Kostenarten nach der Herkunft der Kostengüter, der Art der verbrauchten Kostengüter, der Art der Zurechnung oder der gesetzlichen Vorgabe des Kontenrahmens gemäß § 8 KHBV und Anlage 4 der KHBV denkbar (Keun u. Prott 2006).
Der Kontenrahmen der KHBV gibt eine Mindestgliederung von 9 Kontenklassen vor, die krankenhausindividuell ausgestaltet werden können. Die Kontenklassen 6 und 7 stellen die Aufwandskonten dar (s. Tab. 14.3-3). Die einzelnen Kontenklassen werden in weitere Kontengruppen, Kontenuntergruppen und einzelne Konten differenziert. Dieser Kontenrahmen ermöglicht eine weitgehend überschneidungsfreie, bereichsunabhängige sowie periodische Abgrenzung der Kosten.
Durch die Kostenartenrechnung wird es möglich, die Kostenstruktur eines Krankenhauses zu analysieren und zu kontrollieren. Den größten Anteil an der Gesamtkostenstruktur des Krankenhauses bilden die Personal- und Sachkosten. Die Personalkosten werden hauptsächlich durch die Kontengruppen 60–64 und die Sachkosten durch die Kontengruppen 65–74 beschrieben. Bei den Personalkosten ist für die laufende Kostenrechnung und zur Erfüllung der Steuerungsaufgabe vor allem eine Gliederung der Personalkosten nach Dienstarten vorzunehmen (Hentze u. Kehres 2008). Abbildung 14.3-1 zeigt die Gegenüberstellung der Personal- und Sachkosten der Krankenhäuser in Deutschland für das Jahr 2007.
Mit einer Kostenstruktur von im Allgemeinen ca. zwei Dritteln Personalkosten und einem Drittel Sachkosten zeigt sich eine krankenhaustypische Verteilung. Durch die unmittelbare Erbringung von Dienstleistungen am Patienten ist eine hohe Personalintensität gegeben. Bei der Differenzierung der Personalkosten nach den einzelnen Dienstarten lässt sich erkennen, dass der Pflegedienst zu den kostenintensivsten Bereichen zählt. Ärztlicher Dienst und Pflegedienst zusammen machen über die Hälfte der Personalkosten aus. Bei den Sachkosten überwiegt der medizinische Bedarf, der allein fast 50 % der Sachkosten umfasst.

Tab. 14.3-5 Steuerung über Bezugsgrößen (nach Kuntz 2002)

Fachbereich	Mögliche Bezugsgröße
Betten führende Fachabteilung	Anzahl der Pflegetage, Fallzahl
Radiologie	Anzahl der Patienten oder der radiologischen Aufnahmen
Anästhesie	Anzahl und Dauer der durchgeführten Anästhesien
Intensivstationen	Beatmungsstunden, Fallzahl
OP-Bereich	Anzahl der Operationen, OP-Minuten

Steuerung des medizinischen Bedarfes

Aufgrund seiner wertmäßigen Bedeutung und dem unmittelbaren Zusammenhang zu der Leistungserstellung des Krankenhauses kommt dem medizinischen Bedarf unter den Sachkosten eine besondere Bedeutung zu (Kuntz 2002; s. auch Abb. 14.3-1). Daher werden im Rahmen des operativen Controllings lenkende Maßnahmen ergriffen, um diese Kostenart gezielt zu steuern. Denn oft kann eine Reduzierung des medizinischen Sachbedarfes (s. Tab. 14.3-4) schon durch bewusste Verhaltensänderungen beim Ressourceneinsatz durch das medizinische Personal erzielt werden.

Zur Steuerung des medizinischen Sachbedarfes sind verschiedene Strategien denkbar. In einigen Krankenhäusern werden **feste Budgets** für die Sachkosten vorgegeben, um damit die Leistungsausgaben zu begrenzen. Die Umsetzung stößt aber oft auf Probleme, da die richtige Höhe der Budgets festgelegt werden muss, ohne Anreize zu einer Fehlsteuerung zu setzen. Daneben gab es in der Vergangenheit Ansätze der **Arzneimittelkommission**, wie die Forderung, vermehrt Generika einzusetzen, eine nachhaltige Reduzierung der Sachkosten konnte damit aber nicht erreicht werden. Eine weitere Möglichkeit ist die Steuerung und Planung des medizinischen Sachbedarfes über **Bezugsgrößen**, die im Folgenden vorgestellt wird.

Für die Anwendung des bezugsgrößenorientierten Verfahrens sind einige Grundannahmen zu treffen:

- Die Anzahl der Patienten in den medizinischen Fachbereichen ist steuerbar.
- Nicht jede medizinisch-ärztliche Entscheidung ist notwendig.
- Die Kosten folgen den Leistungen (Einsatz von leistungsbezogenen Kennzahlen).
- Die Fachabteilungsorientierung dient als Basis für abteilungsübergreifende Analysen.

Eine weitere Voraussetzung besteht in der Verfügbarkeit von Daten aus der Finanzbuchhaltung bzw. Kostenrechnung. Nur wenn belastbare Kosten- *und* Leistungsdaten vorliegen, ist eine Steuerung über Bezugsgrößen sinnvoll möglich. Die absolute Summe der Aufwendungen für einen Fachbereich hat nur eine geringe Aussagekraft, da mit steigenden Fallzahlen in der Regel auch die Aufwendungen für den medizinischen Bedarf steigen.

Allgemein ergibt sich die zu steuernde Kennzahl aus der Division der Aufwendungen des medizinischen Bedarfes durch die entsprechende Bezugsgröße (Euro/Bezugsgröße). In Tabelle 14.3-5 sind Beispiele möglicher Bezugsgrößen für verschiedene Fachbereiche dargestellt. Im Bereich der Radiologie ergibt sich z.B. auf Basis der Bezugsgröße „Anzahl der radiologischen Aufnahmen" die Kennzahl „Euro/radiologische Leistung" oder in der Anästhesie der Kennwert „Euro/Anzahl der Anästhesien".

Bei einer vollständigen und richtigen Erfassung der Kosten lassen sich so die Kosten des medizinischen Bedarfes mithilfe verschiedener Kennzahlen für die einzelnen Fachbereiche kontrollieren und lenken. Zusätzlich müssen die gewonnenen Informationen durch ein monatliches Berichtswesen adressatenorientiert aufgearbeitet und den Verantwortlichen zur Verfügung gestellt werden. Eine alleinige Berichterstattung wird jedoch in der Regel nicht ausreichen, sodass sich weiterhin die Einrichtung neuer Gesprächsplattformen empfiehlt. In gemeinsamen Gesprächen, an denen neben Vertretern aus den direkten medizinischen Entscheidungsbereichen und dem allgemeinen Controlling auch Vertreter aus dem Einkauf, der Apotheke und dem medizinischen Controlling beteiligt werden sollten, können Strategien des Arzneimitteleinsatzes, der Einsatz neuerer medizinischer Entwicklungen oder der Narkose- und OP-Bedarf diskutiert werden.

In diesem Zusammenhang ist es auch von entscheidender Bedeutung, dass man die Bereiche der Kostenentstehung kennt. Hier bietet die Kostenstellenrechnung einen weiteren wichtigen Baustein.

Kostenstellenrechnung

Die Kostenstellenrechnung schließt sich an die Erfassung der einzelnen Kostenarten im Rahmen der Kostenartenrechnung an. Zu den primären Aufgaben der Kostenstellenrechnung zählen die kostenstellenbezogene Kontrolle der Wirtschaftlichkeit und die Überwachung kostenstellenbezogener Bud-

gets. Daneben soll diese Berechnung die Kostenträgerrechnung vorbereiten, um eine möglichst detaillierte Zurechnung der Gemeinkosten zu den Kostenträgern zu ermöglichen (Hentze u. Kehres 2008).
Die Einrichtung der Kostenstellenrechnung wird im Wesentlichen in 3 Stufen vollzogen (Hentze u. Kehres 2008). In einem ersten Schritt werden zunächst die Kostenstellen definiert und in einem Kostenstellenplan zusammengefasst. Die Grundstruktur für den Kostenstellenrahmen der Kosten- und Leistungsrechnung im Krankenhaus wird durch die Anlage 5 der KHBV vorgegeben (s. Tab. 14.3-6).
Innerhalb der vorgeschriebenen Mindestgliederung sind weitere krankenhausspezifische Differenzierungen der Kostenstellen möglich. Die Bildung zusätzlicher Kostenstellen muss nach bestimmten Prinzipien wie Übersichtlichkeit, Eindeutigkeit, Selbstständigkeit etc. erfolgen (s. Hentze u. Kehres 2008; Keun u. Prott 2006). Vor dem Hintergrund der sich anschließenden Kostenträgerrechnung lassen sich die Kostenstellen nach folgenden leistungstechnischen Gesichtspunkten gruppieren:

- **Hauptkostenstellen:** Erbringung der eigentlichen Krankenhausleistungen (z. B. Kliniken, Institute, allgemeine Chirurgie, Urologie)
- **Hilfskostenstellen:** Abgabe innerbetrieblicher Leistungen an andere Kostenstellen, hauptsächlich Hauptkostenstellen (z. B. Fuhrpark, Wäscherei, Apotheke)
- **Nebenkostenstellen:** Erbringung von Leistungen, die nicht zum eigentlichen Leistungsprogramm des Krankenhauses gehören (z. B. Forschung und Lehre, Labor)

Tab. 14.3-6 Kostenstellenrahmen nach Anlage 5 der KHBV

90	Gemeinsame Kostenstellen
91	Versorgungseinrichtungen
92	Medizinische Institutionen
93–95	Pflegefachbereiche – Normalpflege
96	Pflegefachbereiche – abweichende Pflegeintensität
97	Sonstige Einrichtungen
98	Ausgliederungen
99	Frei

Unter rechentechnischen Gesichtspunkten werden Hauptkostenstellen auch als **Endkostenstellen** bezeichnet, da hier eine direkte Überwälzung der Kosten auf die Kostenträger möglich ist. Entsprechend werden die Hilfskostenstellen auch **Vorkostenstellen** genannt, um zu verdeutlichen, dass die Kosten nicht auf die Kostenträger, sondern auf die belieferten Kostenstellen übergewälzt werden. Die Kostenstellen der Gruppen 90–92 bilden die Vorkostenstellen.
Nach dem Aufbau des Kostenstellenplans erfolgt die Zuordnung der **Kostenarten** auf die Kostenstellen. Die einzelnen Vorschriften für eine möglichst verursachungsgerechte Zuordnung der Kostenarten auf die Kostenstellen werden in einem Kontierungskatalog festgehalten.
Die letzte Stufe der Kostenstellenrechnung bildet die Verrechnung der Kosten innerhalb des Kostenstellensystems. Zunächst werden die Kosten verrechnet, die sich unmittelbar durch den Einsatz von Produktionsfaktoren in den jeweiligen Kostenstellen ergeben (**primäre Kosten**). Des Weiteren werden den Endkostenstellen die Kosten für die Inanspruchnahme von innerbetrieblich erstellten Gütern zugewiesen (**sekundäre Kosten**). Im Rahmen der Kostenverrechnung werden die primären Kosten der Vorkostenstellen so zu sekundären Kosten der Endkostenstellen.
Grundsätzlich sind 2 Arten der Kostenverrechnung denkbar:

- Innerbetriebliche Leistungsverrechnung (ILV)
- Umlagenrechnung

In der Regel ist eine Kostenverrechnung auf Grundlage von gemessenen Leistungen (Innerbetriebliche Leistungsverrechnung) vorzuziehen (s. auch S. 249). Wenn eine leistungsbezogene Verrechnung nicht möglich bzw. aus Wirtschaftlichkeitsgründen nicht sinnvoll ist, wird die Umlagenrechnung angewandt. Die Verrechung der Kosten für die Kostenstellen der nicht medizinischen Fachbereiche erfolgt dann z.B. mithilfe von Bezugsgrößen (Hentze u. Kehres 2008).

Kostenträgerrechnung

Seit Einführung des DRG-Systems sah das Management vieler Krankenhäuser die Notwendigkeit, die Kostenrechnung, die im Krankenhaus vielfach nur aus Kostenarten- und Kostenstellenrechnung bestand, um eine fallbezogene Kostenrechnung (Kostenträgerrechnung) zu ergänzen. Denn erst im Rahmen der Kostenträgerrechnung – als letzter Stufe der Kostenrechnung – werden die angefallenen Kosten auf die Kostenträger verteilt. Als Kostenträger bezeichnet man im engeren Sinne die für den Absatz bestimmten Leistungen und im weiteren Sinne auch die innerbetrieblichen Leistungen. Im Krankenhaus wird in der Regel der Patient bzw. der einzelne Fall oder auch die Fallgruppe (DRG) als Kostenträger bezeichnet. In Bereichen, in denen nicht nach Fallpauschalen abgerechnet wird, zählt vereinzelt auch der Pflegetag zu den Kostenträgern.
Die Kostenträgerrechnung verfolgt im Wesentlichen 2 Ziele:

- Ermittlung der Kosten je Kostenträger zu einem bestimmten Zeitpunkt **(Kostenträgerstückrechnung)**
- Ermittlung der Kosten je Kostenträger für eine bestimmte Abrechnungsperiode **(Kostenträgerzeitrechnung)**

Aus der Gegenüberstellung der ermittelten Kosten mit den angefallenen Erlösen der Kostenträger können Implikationen für die Planung, Steuerung und Analyse des Leistungsprogramms gewonnen werden (Hentze u. Kehres 2008).
Da die Kostenrechnung viele Spielräume zur Kalkulation der Fallkosten lässt, hat das Institut für das Entgeltsystem im Krankenhaus (InEK) einen einheitlichen Kalkulationsstandard im DRG-Kalkulationshandbuch (Version 3.0) festgelegt (InEK 2007). Dieses bietet einen Überblick über die zentralen Kalkulationsschritte der DRG-Kalkulation und damit vor allem auch der DRG-orientierten Kostenträgerrechnung der Krankenhäuser. Der Fallkostenberechnung liegt ein klassischer Vollkostenansatz zugrunde, der sich an der grundlegenden Kostenrechnungssystematik (Kostenarten-, Kostenstellen- und Kostenträgerrechnung) orientiert (s. Abb. 14.3-2).

Ablauf

- **Vorbereitung der Kalkulationsgrundlage:** In einem ersten Schritt werden die für die Nachkalkulation benötigten Daten (fallbezogene Daten und Kostendaten) im Hinblick auf die für die Kalkulation geltenden Anforderungen aufbereitet. Dies beinhaltet u.a. den Abgleich der Gewinn- und Verlustrechnung des testierten Jahresabschlusses mit den Summen- und Saldenlisten der Finanzbuchhaltung oder den Abgleich der Kostenarten- mit der Kostenstellenrechnung.

In einem zweiten Schritt werden die Personalkosten für den ärztlichen Dienst, den Pflegedienst, den medizinisch-technischen Dienst und den Funktionsdienst einberechnet. Neben der mitarbeiterbezogenen Zeiterfassung sind hierfür auch andere statistische Unterlagen oder Schätzungen (z.B. der personalbedarfsrechnerische Ansatz) denkbar.
Als weitere Teilschritte zur Berechnung der Fallkosten schließen sich die Ermittlung der DRG-relevanten Leistungen sowie der DRG-relevanten Kosten auf Kostenarten- und Kostenstellenebene an. Bei der Ermittlung

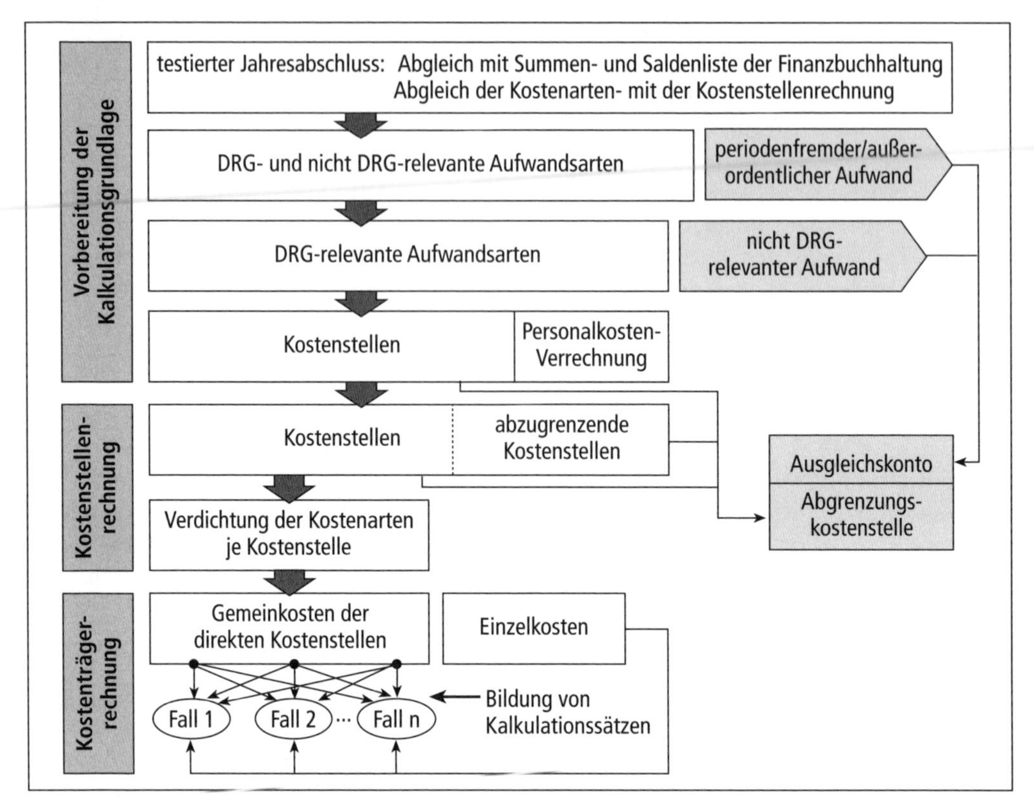

Abb. 14.3-2 Schritte zur Ermittlung DRG-relevanter Fallkosten laut DRG-Kalkulationshandbuch (DRG = Diagnosis Related Groups) (in Anlehnung an InEK 2007)

der DRG-relevanten Leistungen ist für jede Kostenstelle zu prüfen, in welchem Umfang das dort erbrachte Leistungsvolumen zu berücksichtigen oder abzugrenzen ist (z.B. Leistungen für ambulante Patienten). Des Weiteren müssen nicht DRG-relevante Aufwendungen (z.B. periodenfremder und außerordentlicher Aufwand) auf ein Ausgleichskonto ausgegliedert werden. Als Basis für die Kostenstellenverrechnung werden zusätzlich unterschiedliche **Kostenstellenkategorien** definiert:

- direkte Kostenstellen: Leistungserbringung unmittelbar am Patienten (z.B. Pflegefachbereiche)
- indirekte Kostenstellen: kein direkter medizinisch-pflegerischer Leistungsbezug zum Patienten
  - Kostenstelle der medizinischen Infrastruktur (z.B. Apotheke)
  - Kostenstelle der nicht medizinischen Infrastruktur (z.B. Controlling)
- abzugrenzende Kostenstellen: Vergütung außerhalb des DRG-Systems (z.B. Ambulanz)
- gemischte Kostenstellen: Erbringung von DRG-relevanten wie auch nicht DRG-relevanten Aufwendungen (z.B. Anästhesie)

■ **Kostenstellenverrechnung:** Zu den Hauptaufgaben der Kostenstellenverrechnung zählt die Verteilung der Kosten der indirekten Kostenstellen auf die direkten Kostenstellen im Rahmen einer innerbetrieblichen Leistungsverrechnung sowie die Ausgliederung abzugrenzender Kostenstellen. Zudem werden die auf den direkten Kostenstellen erfassten Kostenarten zu definierten Kostenartengruppen verdichtet.

- **Durchführung der Kostenträgerrechnung:** In einem letzten Schritt erfolgt die verursachungsgerechte Zuordnung der Einzel- und Gemeinkosten auf die leistungsempfangenden Fälle. Die Einzelkosten sind den jeweiligen Behandlungsfällen direkt zuzuordnen. Die erste Priorität besitzt dabei die fallbezogene Einzelkostenzurechnung anhand des dokumentierten Ist-Verbrauchs. Wenn eine direkte Zuordnung der Einzelkosten nicht möglich ist, werden diese über hausindividuelle klinische Verteilungsmodelle für homogene Patientengruppen den Diagnosen und/oder Prozeduren zugerechnet. Bei der Gemeinkostenkalkulation finden vor allem 2 Kalkulationsverfahren Anwendung:
  - ungewichtete Bezugsgrößenkalkulation
  - gewichtete Bezugsgrößenkalkulation

Bei der ungewichteten Bezugsgrößenkalkulation werden die Kosten verteilt, ohne den eigentlichen Ressourceneinsatz bei der Leistungserstellung zu berücksichtigen. Die Anwendung sollte sich auf wenige Kostenmodule beschränken. Bei der gewichteten Bezugsgrößenkalkulation werden die von den direkten Kostenstellen erbrachten Leistungen mit dem zugrunde liegenden Ressourcenverzehr gewichtet.
Das **DRG-Kalkulationsschema** bietet den Krankenhäusern ein einheitliches Schema zur Durchführung der Kostenträgerrechnung an. Eine notwendige Voraussetzung für den Aufbau einer derartigen Kostenträgerrechnung in den Krankenhäusern ist der Einsatz von Leistungserfassungssystemen, die eine fallbezogene Ausweisung der Einzelleistungen sicherstellen. Alternativ zu der beschriebenen Vorgehensweise der DRG-Kalkulation kann auch eine krankenhausindividuelle Ausgestaltung und Implementierung der Kostenträgerrechnung erfolgen.

Mit Abschluss der Kostenträgerrechnung ist die Zuordnung sämtlicher DRG-relevanter Kosten zu den Kostenträgern erfolgt und die letzte Stufe der Kosten- und Leistungsrechnung vollzogen. Die Kosten- und Leistungsrechnung ermöglicht es, das Unternehmensgeschehen insgesamt abzubilden, und kann damit als ein wichtiges Instrument zur internen Steuerung des Unternehmens angesehen werden.

14.3.2 Innerbetriebliche Leistungsverrechnung als Steuerungsinstrument

Als Baustein der Kostenstellenrechnung kommt der innerbetrieblichen Leistungsverrechnung – insbesondere auch als Instrument zur internen Steuerung – eine besondere Bedeutung zu. In diesem Abschnitt sollen hauptsächlich die möglichen Anreiz- und Steuerungswirkungen einer innerbetrieblichen Leistungsverrechnung vorgestellt werden.
Der Grundgedanke der innerbetrieblichen Leistungsrechnung liegt darin, dass die Kostenstelle, die Leistungen von anderen Kostenstellen in Anspruch nimmt, diese über eine interne Rechnungslegung verrechnet. Damit soll die Transparenz über das Leistungsgeschehen innerhalb des Krankenhauses erhöht werden. Im Rahmen der innerbetrieblichen Leistungsverrechnung werden verschiedene Fragestellungen beantwortet (s. Tab. 14.3-7).
Ein typischer Bereich, der Leistungen für andere Bereiche erbringt, ist die Anästhesie. Hier – wie auch in anderen Bereichen – ergibt sich das Problem einer verursachungsgerechten Verrechnung. In Abbildung 14.3-3

Tab. 14.3-7 Leistungsinformationen (nach Hentze u. Kehres 2008)

Frage	Spezifikation
Was?	Kostenart
Wo?	sendende Kostenstelle
Für wen?	anfordernde Kostenstelle bzw. Patient
Wann?	Zeitpunkt der Leistungserbringung
Wie viel?	Art und Menge der Leistung
Wie teuer?	Verrechnungssatz

ist die Grundstruktur der Verrechnung von Anästhesieleistungen dargestellt.

Zur Durchführung einer Operation nimmt der Chirurg die Leistungen des Anästhesisten in Anspruch. Im Rahmen der innerbetrieblichen Leistungsverrechnung werden die Leistungen, die die Anästhesie für die Chirurgie erbringt, über Verrechnungspreise vergütet. Als Bezugsgrößen für die Bestimmung der Verrechnungspreise werden hauptsächlich zeitliche Bezugsgrößen angewandt. Die gängigsten Zeitspannen sind die Schnitt-Naht-Zeit, die perioperative Zeit, die Anästhesiezeit und die Anästhesieanwesenheitszeit (von der kürzesten bis zur längsten Zeitspanne). Durch die Multiplikation der zeitbezogenen Bezugsgröße mit einer Preiskomponente erhält man den tatsächlichen Verrechnungspreis für die beanspruchten Anästhesieleistungen (Kuntz u. Vera 2005).

Ein wesentliches Ziel der innerbetrieblichen Leistungsverrechnung ist es, **Anreize** zu wirtschaftlichen Verhaltensweisen und zur Verbesserung der Effizienz zu setzen. Der Leistungsanforderer soll angehalten werden, gezielt und nur bei unmittelbarer Notwendigkeit Leistungen anzufordern. Dies kann u.a. über die Leistungsdichte (= Anzahl der Leistungen pro Patient je Fachabteilung bzw. Patientenkategorie) kontrolliert werden. Aufseiten der Leistungserbringer wird eine effiziente Leistungserbringung angestrebt. Inwieweit diese Anreize zu einer tatsächlichen Verhaltensänderung führen, ist zunächst unklar. Jedoch können durch die Integration der internen Verrechnung der Leistungen ins Informations- und Steuerungssystem der Ressourceneinsatz und die entsprechenden Prozessabläufe optimiert werden. Die interne Leistungsverrechnung schafft so Transparenz und zeigt Anhaltspunkte zur Verbesserung der Effizienz auf.

Dies zeigen auch die Ergebnisse einer empirischen Studie, welche die Auswirkungen der Einführung einer internen Leistungsverrechnung für Anästhesieleistungen auf die Effizienz der beteiligten Operateure sowie der Anästhesisten untersucht (Kuntz u. Vera 2005). Grundlage für die Analyse waren Anästhesiedaten von ca. 60 000 Operationen einer deutschen Universitätsklinik für die

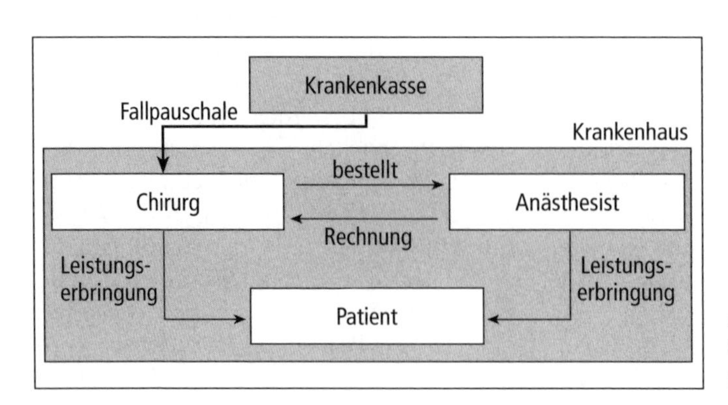

Abb. 14.3-3 Grundstruktur der Verrechnung von Anästhesieleistungen (nach Kuntz u. Vera 2005)

Jahre 2000–2002. Die Ergebnisse zeigen deutliche Anzeichen dafür, dass durch die Einführung einer innerbetrieblichen Leistungsverrechnung die Effizienz der beteiligten Ärzte – Operateure und Anästhesisten – verbessert werden kann.

14.3.3 Abweichungsanalyse

Ein wichtiger Aufgabenbereich des Controllings umfasst die Kontrolle von Kosten, Leistungen und Erlösen zur Beurteilung der in § 8 der KHBV geforderten Wirtschaftlichkeit und Leistungsfähigkeit des Krankenhauses. Mithilfe der Abweichungsanalyse als Kontrollinstrument werden Abweichungen zwischen vorgegebenen und tatsächlich eingetretenen Werten ermittelt und analysiert. Abweichungen können im Allgemeinen aus verschiedenen Gründen auftreten, daher müssen sie einer ausführlichen Ursachenanalyse unterzogen werden. Zunächst können sie aufgrund von nicht vorhersehbaren Zufallsereignissen wie z. B. einem unerwarteten Markteinbruch entstehen. Diese Abweichungen sind nicht kontrollierbar. Das Hauptaugenmerk der Abweichungskontrolle liegt bei den kontrollierbaren Fällen, also solchen Abweichungen, deren Ursachen ggf. vermeidbar sind. Hierzu zählen Planungsfehler (z. B. Prognosefehler), Realisationsfehler (z. B. unbeabsichtigte und beabsichtige Fehler) oder Auswertungsfehler (z. B. fehlerhafte Ist-Größen-Ermittlung) (Ewert u. Wagenhofer 2008).
Die Abweichungsanalyse wird im Krankenhaus vor allem für eine kontinuierliche Kontrolle von Finanzgrößen eingesetzt, die eine Mengenkomponente, wie z. B. Produktmenge oder Fallzahlen, beinhalten. Dafür wird als Ausgangspunkt zunächst die **Gesamtabweichung** für den entsprechenden Bereich, die entsprechende Kostenstelle bzw. die entsprechende Kostenart bestimmt. Die Gesamtabweichung wird als Differenz von Ist-Kosten und geplanten Kosten berechnet. Da die Gesamtdifferenz für sich wenig aussagekräftig ist, wird diese in **Teilabweichungen** aufgelöst. Die aus der verursachungsgerechten Aufspaltung der Gesamtabweichung resultierenden Einzelabweichungen sind durch unterschiedliche Abweichungsgrade gekennzeichnet:

- Abweichungen 1. Grades: Preis- und Mengenabweichung
- Abweichungen 2. Grades: Verbundabweichung bzw. gemischte Abweichung

Für die Abweichungen ersten Grades ist ein einzelner Kostenfaktor verantwortlich, für die Abweichungen zweiten Grades sind 2 Kostenfaktoren (z. B. Produkt aus Mengen- und Preisabweichung) ursächlich. Bei einer **mehrdimensionalen Abweichungsanalyse** treten auch Abweichungen höherer Ordnung auf (Ewert u. Wagenhofer 2008). Für eine 2-dimensionale Abweichungsanalyse können die Abweichungen ersten und zweiten Grades grafisch veranschaulicht werden (s. Abb. 14.3-4).
Ursachen für Preisabweichungen können eine kurzfristige Erhöhung der Einkaufspreise für Verbrauchsmaterialien oder zu hohe Lagerkosten aufgrund einer falschen Bestellpolitik sein. Im Allgemeinen muss für Preisabweichungen der Preisverantwortliche einstehen. Auch die Ursachen für Mengenabweichungen können unterschiedlicher Art sein (auftrags- oder materialbedingte Abweichungen, Unwirtschaftlichkeiten etc.). Wenn die Mengenabweichung einen Indikator für unwirtschaftlichen Verbrauch darstellt, ist diese vom Mengenverantwortlichen zu vertreten. Bei einer Verbundabweichung ist eine genaue Zuordnung der Verantwortung im Allgemeinen unklar (Ewert u. Wagenhofer 2008).
Insgesamt ist die Abweichungsanalyse ein wichtiges Kontrollinstrument, das Aufschluss über die Wirtschaftlichkeit der Leistungserbringung im Krankenhaus gibt. Bei

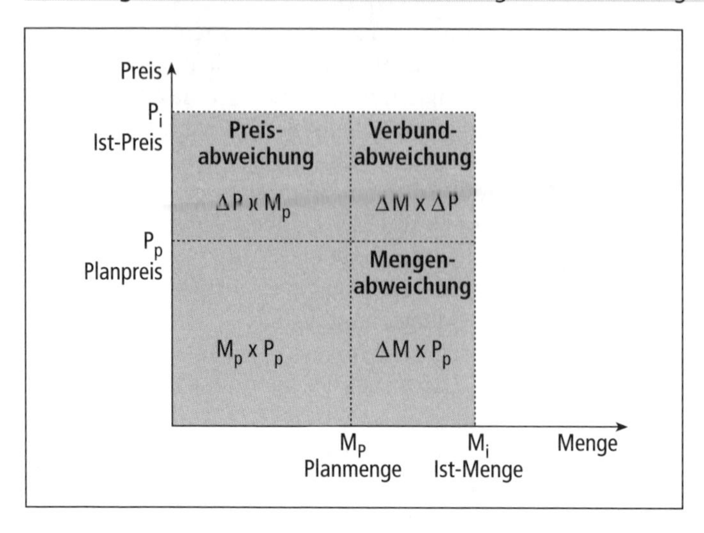

Abb. 14.3-4 Aufspaltung der Gesamtabweichung (nach Ewert u. Wagenhofer 2008)

einer kontinuierlichen Durchführung der Abweichungsanalyse können auf Basis der gewonnenen Informationen die Ursachen von Unwirtschaftlichkeiten festgestellt werden. So ist es ggf. möglich, zeitnah gegensteuernde Maßnahmen zu ergreifen.

14.3.4 Neuere Kostenrechnungsverfahren

Ein großer Teil der Kosten, die im Krankenhaus auf die Kostenträger verrechnet werden, besteht aus Gemeinkosten. Mit den traditionellen Kostenrechnungssystemen werden diese Kosten mithilfe von Bezugsgrößen auf die Kostenträger verteilt. Diese Bezugsgrößensysteme gewährleisten jedoch bei hohen Gemeinkosten nicht immer eine verursachungsgerechte Zuordnung zu den Kostenträgern. Hinzu kommt, dass auch für die Krankenhäuser die Prozesse der Leistungserstellung zunehmend an Bedeutung gewinnen. Vor diesem Hintergrund ergab sich die Notwendigkeit, die traditionellen Systeme der Kostenrechnung weiterzuentwickeln. Zu den neueren Kostenrechungssystemen zählt u.a. die **Prozesskostenrechnung**, die im Folgenden vorgestellt wird.

Prozesskostenrechnung

Die Prozesskostenrechnung stellt eine Verfeinerung der Kostenträgerrechnung dar, die

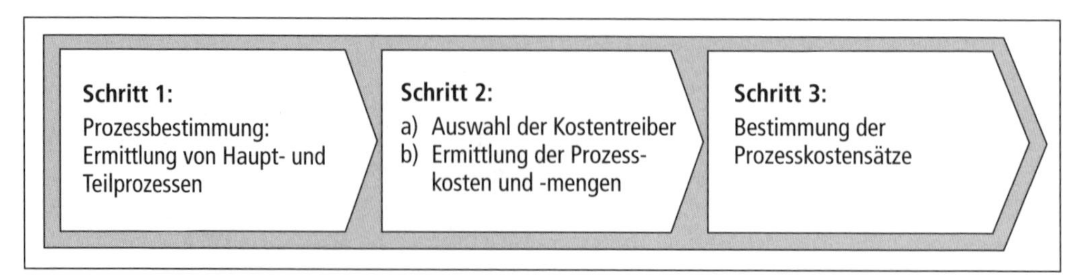

Abb. 14.3-5 Grundstruktur der Prozesskostenrechnung

der zunehmend prozessorientierten Betrachtung der Patientenbehandlung – von der Aufnahme bis zur Entlassung – Rechnung trägt. Das wesentliche Ziel der Prozesskostenrechnung ist die Verrechnung der Gemeinkosten auf die Kostenträger auf der Basis von Prozessen. Die Implementierung der Prozesskostenrechnung kann in 3 Schritten vollzogen werden (s. Abb. 14.3-5).

■ **Schritt 1: Prozessbestimmung:** Die Grundlage der Prozesskostenrechnung besteht in der Bestimmung der relevanten Prozesse im Krankenhaus. Die Abbildung und Strukturierung der Unternehmensprozesse setzt eine ausführliche Analyse der Abläufe voraus und eignet sich nicht für alle Fachbereiche. Geeignet sind vor allem Prozesse, die wiederholt stattfinden, also z.B. bei Patienten, die ähnliche Behandlungsprozesse durchlaufen bzw. für die klinische Behandlungspfade definiert werden können.
Im Rahmen der Prozesskostenrechnung wird der Gesamtprozess der Leistungserstellung in Haupt- und Teilprozesse unterteilt. Die Teilprozesse werden den jeweils durchführenden Kostenstellen zugeordnet. Eine Besonderheit der Zuordnung der Teilprozesse zu entsprechenden Hauptprozessen ist, dass diese auch kostenstellenübergreifend erfolgen kann. Weiterhin können die Prozesse unterschieden werden in **leistungsmengeninduzierte (lmi) Vorgänge**, bei denen die Prozesskosten von der Menge der erbrachten Prozessleistung abhängig sind, sowie **leistungsmengenneutrale (lmn) Vorgänge**, bei denen die Prozesskosten von der Menge der erbrachten Prozessleistung unabhängig sind (Fleßa u. Nickel 2008). Beispiele aus dem Bereich der ärztlichen Tätigkeit sind für einen lmi-Teilprozess die Patientenvisite, für einen lmn-Teilprozess die Stationsleitung (s. Tab. 14.3-8).

■ **Schritt 2a: Auswahl der Kostentreiber:** In einem zweiten Schritt werden für jeden Teilprozess – so weit wie möglich – geeignete Kostentreiber (Bezugsgrößen) bestimmt. Diese stellen die Haupteinflussgrößen für die Kostenentstehung dar und sollten proportional zum Output stehen.
Die Auswahl der Kostentreiber kann für manche Teilprozesse eindeutig sein. Bei dem Teilprozess „Patient waschen“ ergibt sich unmittelbar die Anzahl der zu waschenden Patienten als geeignete Bezugsgröße. Hingegen sind für den Zeitverbrauch einer anästhesiologischen Leistung während eines operativen Eingriffes (s. S. 244 ILV) verschiedene Zeiten ansetzbar. Für leistungs-

Tab. 14.3-8 Beispiel zur Prozesskostenrechnung aus dem Bereich der ärztlichen Tätigkeiten

	(1)	(2a)	(2b)	(2b)	(3)	(3)	(3)
	Teilprozesse	**Kostentreiber**	**Prozessmenge**	**Prozesskosten (€)**	**Prozesskostensatz (lmi)**	**Umlagesatz (lmn)**	**Gesamtkostensatz (€/ Prozess)**
Ärztlicher Dienst	Patientenvisite (lmi)	Anzahl der Patienten	850	212 500	250	42,28	292,28
	ZVK anlegen (lmi)	Anzahl der ZVK	320	24 000	75	12,68	87,68
	Stationsleitung (lmn)	–	–	40 000	–	–	–

lmi = leistungsmengeninduziert, lmn = leistungsmengenneutral, ZVK = zentraler Venenkatheter

mengenneutrale Prozesse können keine Kostentreiber bestimmt werden (Fleßa u. Nickel 2008). Im vorliegenden Beispiel (Tab. 14.3-8), das die Prozesskosten und die Prozessmenge der 3 Teilprozesse für den ärztlichen Dienst darstellt, dient die Anzahl der Patienten als Kostentreiber für den Teilprozess der Patientenvisite und die Anzahl der zentralen Venenkatheter (ZVK) als Bezugsgröße für den Prozess „ZVK anlegen".

Schritt 2b: Ermittlung der Prozessmengen und der Prozesskosten: Bei der Ermittlung der Prozessmengen werden verschiedene Verfahren angewandt. Da in der Regel Teilprozesse mit regelmäßig wiederkehrenden Aktivitäten vorliegen, können die Prozessmengen am einfachsten aus Statistiken und Erfahrungswerten abgeleitet werden. Auf der Basis der ermittelten Prozessmengen werden die einzelnen Prozesskosten geplant.

Schritt 3: Bestimmung der Prozesskostensätze: Die Bestimmung der Gesamtkostensätze erfolgt im Rahmen einer mehrstufigen Vorgehensweise (s. Tab. 14.3-8):

- Der Prozesskostensatz für den einzelnen leistungsmengeninduzierten Teilprozess ergibt sich aus der Division der gesamten Prozesskosten (lmi) durch die entsprechende Prozessmenge. Im vorliegenden Beispiel ergibt sich z.B. ein Prozesskostensatz für den Teilprozess „Patientenvisite" von 250 Euro (212 500 Euro/850). Dieser Prozesskostensatz spiegelt die Durchschnittskosten zur einmaligen Durchführung dieses Prozesses wider.
- Die leistungsmengenneutralen Prozesskosten können z.B. mithilfe eines Umlagesatzes auf die leistungsmengeninduzierten Prozesse umrechnet werden. Der Umlagesatz in Prozent ergibt sich anhand der Formel:

$$\frac{\text{Prozesskosten (lmn)}}{\text{Summe Prozesskosten (lmi)}} \times 100\ \%$$

  Im vorliegenden Beispiel ist jeder lmi-Prozesskostensatz um 16,91 % zu erhöhen.
- Der Gesamtprozesskostensatz ergibt sich aus der Summe des Prozesskostensatzes und der Umlage.

Abschließend können die für die definierten Prozesse ermittelten Kosten den konkreten Erlösen gegenübergestellt werden.

Die wesentliche Stärke der Prozesskostenrechnung liegt darin, dass sie der steigenden Prozessorientierung im Krankenhaus Rechnung trägt und damit einen stärkeren Bezug zum klinischen Geschehen gewährleistet. Dies erfolgt vor allem durch eine über die Abteilungsgrenzen hinausgehende Prozessbildung sowie Betrachtung der Arbeitsabläufe. Seit der zunehmenden Implementierung von klinischen Behandlungspfaden beginnen viele Krankenhäuser eine Prozesskostenrechnung einzuführen. Kritisch anzumerken ist, dass die Einrichtung einer Prozesskostenrechnung insgesamt mit hohem Aufwand verbunden ist und daher oft nur für ausgewählte Teilbereiche angewandt wird. Auch ist die Prozesskostenrechnung – trotz der genaueren Schlüsselung der Gemeinkosten – dennoch eine Vollkostenrechnung, bei der letztlich unabhängig von der Kostenart alle Kosten auf die Kostenträger verteilt werden. Vor dem Hintergrund der durch die Prozesskostenrechnung verbesserten Möglichkeit des Gemeinkostenmanagements ist an dieser Stelle auf die Problematik der **Kostenremanenz** hinzuweisen. Das Konzept der Kostenremanenz beschreibt allgemein, dass der Verlauf der SG&A-Kosten (Selling, General and Administrative Costs) bei zunehmender Beschäftigung anders ist als bei abnehmender Beschäftigung. Die Kosten bei abnehmender Beschäftigung können nicht in dem Maße abgebaut werden, wie die Beschäftigung tatsächlich zurückgeht (s. Abb. 14.3-6). Die Stückkosten steigen bei abnehmender Beschäftigung an.

Die Ursachen für die veränderte Kostenanpassung sind vielfältiger Natur. Personalpolitische, rechtliche (Kündigungsfristen), wirtschaftliche oder sonstige Gründe ermöglichen keinen zeitnahen Abbau der Kosten. Traditionell wird Kostenremanenz als Zeichen für ineffizientes Management gedeutet, jedoch kann es auch sinnvoll sein, die Bereithaltungskosten zu tragen, bis sich die Nachfrage erholt und die Produktion wieder ausgedehnt werden kann. Kostenremanenz wäre so ein Zeichen für Effizienz (ausführlicher s. Homburg u. Nasev 2008).

Das Phänomen der Kostenremanenz tritt auch im Rahmen des Kostenmanagements von Krankenhäusern auf. Noreen und Soderstrom (1997) zeigen, dass sich die Gemeinkosten bei Krankenhäusern in Washington State nicht proportional zur Beschäftigung verhalten. Die Kostenstruktur der untersuchten Krankenhäuser ist durch einen geringen Anteil variabler Kosten innerhalb der Gemeinkosten gekennzeichnet. Der Effekt der Kostenremanenz ist so auch für die Entscheidungsunterstützung und die Bewertung der Leistungen im Krankenhaus zu berücksichtigen.

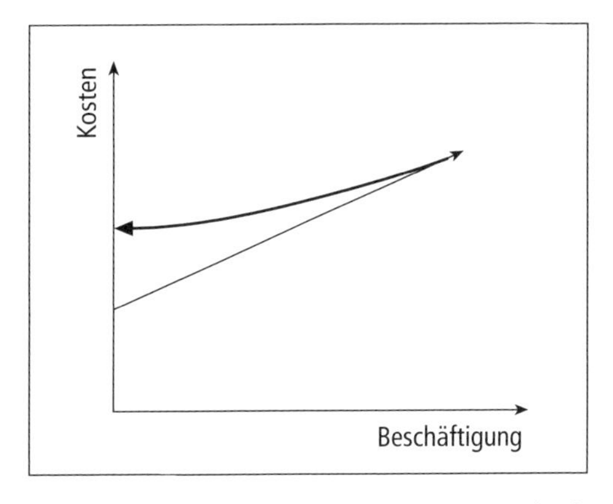

Abb. 14.3-6 Phänomen der Kostenremanenz (nach Homburg u. Nasev 2008)

Profitcenter-Konzeption und Ergebnisverantwortung

Das wesentliche Ziel der Einrichtung einer Center-Konzeption ist die Analyse und Optimierung der Effizienz von selbstständigen Verantwortungsbereichen im Krankenhaus. Dies erfordert die Delegation von Entscheidungskompetenz und -verantwortung und bedarf daher entsprechender aufbau- und ablauforganisatorischer Voraussetzungen (Huch u. Lenz 2005). Die hierfür entwickelten Profit- und Costcenter-Konzepte sollen im Folgenden kurz dargestellt werden.

Als **Profitcenter** werden medizinische Hauptbereiche wie Betten führende Kliniken oder eigenständige Institute geführt. Ziel einer solchen dezentralen Center-Organisation ist es, den Beitrag des Verantwortungsbereiches zum Gesamterfolg zu bestimmen. Damit den Centern eine möglichst eigenverantwortliche Handlungsfreiheit gewährt werden kann, muss eine umfassende Ergebnisverantwortung gewährleistet sein. Dazu müssen folgende Bedingungen erfüllt sein (Behrends u. Kuntz 2002):

- volle Verantwortung für direkt zugeordnete Kosten und Erlöse
- Mengenverantwortung für innerbetrieblich in Anspruch genommene Leistungen
- keine Verantwortung für Kosten, die den Centern im Rahmen einer Umlagerechnung zugeordnet werden

Die Profitcenter übernehmen sowohl Kosten- als auch Erlösverantwortung, da die am Markt erzielten Erträge den entstandenen Kosten gegenübergestellt werden können. Im Rahmen der Zielvereinbarung zwischen den Centern und dem Vorstand kann die Ergebnisverantwortung durch die in Tabelle 14.3-9 dargestellte Struktur festgelegt werden.

Tab. 14.3-9 Ergebnisverantwortung der Center (nach Behrends u. Kuntz 2002)

Erlöse
– direkte Kosten
= Ergebnis I
– ILV
= Ergebnis II
– Umlagen
= Ergebnis III

Um die Einhaltung des zwischen dem Center-Verantwortlichen und dem Vorstand vereinbarten Ergebnisbeitrages sicherzustellen, bedarf es eines dezentralen, Center-spezifischen Controllings (Behrends u. Kuntz 2002). Die Center-Konzeption ermöglicht eine gezielte Steuerung der Teilbereiche durch Erhöhung der Transparenz und des Kostenbewusstseins für diese Bereiche.
Wenn keine direkten Erlöse am Markt erzielt werden, können Center auch nur die Kostenverantwortung tragen. Bei diesen sog. **Costcentern** steht das Ziel der Kostendeckung im Vordergrund. Hier können z.B. die Ergebnisse der Abweichungsanalyse als Maßstab zur Kostenkontrolle zugrunde gelegt werden. Als Costcenter werden medizinische Hilfsbereiche, wie die Verwaltung, Haustechnik etc., ausgestaltet.

14.3.5 Ergebnisse einer empirischen Studie

Die Instrumente Profitcenter-Rechnung, innerbetriebliche Leistungsverrechnung und Prozesskostenkostenrechnung wurden in einer empirischen Studie von Kuntz und Vera (2007) auf ihre Effizienzwirkung hin untersucht. Die Messung der Effizienz von Krankenhäusern erfolgte auf der Basis von Kennziffern wie der Personaleffizienz (Mitarbeiter je Fall), der Verweildauer (Tage je Fall) und der Gesamteffizienz (gemessen auf der Basis des Data-Envelopment-Ansatzes nach Charnes et al. 1978). Die Ergebnisse der Untersuchung zeigen, dass zwischen der Durchführung einer **Profitcenter-Rechnung** und der Gesamt- und Personaleffizienz ein signifikanter Zusammenhang besteht. Das heißt, bei implementierter Profitcenter-Organisation können Effizienzsteigerungen realisiert werden. Durch eine **innerbetriebliche Leistungsverrechnung** werden die Gesamteffizienz und die Personaleffizienz gesteigert, sodass insgesamt eine effizientere Gestaltung der Leistungsbeziehungen innerhalb des Krankenhauses möglich wird. Die Einführung von internen Verrechnungspreisen bewirkt ein erhöhtes Kostenbewusstsein bei den Mitarbeitern. Zusätzlich kann die Verweildauer gesenkt werden. Bei der **Prozesskostenrechnung** waren keine signifikanten Auswirkungen erkennbar. Dies mag daran liegen, dass diese zum Zeitpunkt der Durchführung der Studie (2002–2003) nur geringe Anwendung in der Praxis fand (Zobel et al. 2007). Die Ergebnisse der Studie deuten darauf hin, dass das Krankenhausmanagement vor allem durch die Gestaltung einer Profitcenter-Organisation und einer ausbalancierten Ausgestaltung der ILV Effizienzsteigerungen erzielen kann.

14.4 Fazit

Es zeigt sich, dass die Implementierung betriebswirtschaftlicher Controlling-Instrumente ein wesentlicher Erfolgsfaktor auch im Gesundheitswesen ist. So wird der Erfolg eines Krankenhauses zukünftig davon abhängig sein, inwieweit es dem Management des Krankenhauses gelingt, durch den Einsatz geeigneter Controlling-Konzepte und -Instrumente eine entsprechend langfristige Planung, Kontrolle und Steuerung der Unternehmensziele zu gewährleisten. Vor allem ein funktionierendes Kosten- und Leistungsmanagement kann durch eine kontinuierliche Weiterentwicklung, Verbesserung und Koordination der Prozesse im Krankenhaus – als Antwort auf den intensiver werdenden Wettbewerb und den zunehmenden Kostendruck im Gesundheitswesen – einen wertvollen Beitrag dazu leisten. Eine unabdingbare Voraussetzung dafür ist der Aufbau eines ganzheitlichen Controlling-Systems, das über eine Kosten- und Leistungsrechnung hinausgeht.

Literatur

Behrends B, Kuntz L. Die Bedeutung von medizinischen Zentren in Universitätskrankenhäusern und deren Einbindung ins Steuerungssystem. BFuP 2002; 2: 130–43.

Charnes A, Cooper W, Rhodes E. Measuring the efficiency of decision making units. Eur J Oper Res 1978; 2: 429–44.

Definitionshandbuch G-DRG-Version 2008. http://www.g-drg.de/cms/index.php/inek_site_de/Aktuelles/Definitionshandbuch_G-DRG-Version_2008 (15. November 2009).

Ernst C, Szczesny A. Capped hospital budgets, risk-influencing activities and financial consequences. J Account Public Pol 2008; 27: 38–61.

Ewert R, Wagenhofer A. Interne Unternehmensrechnung. Berlin u. a.: Springer 2008.

Fleßa S, Nickel S. Grundzüge der Krankenhaussteuerung. München: Oldenbourg 2008.

Hentze J, Kehres E. Kosten- und Leistungsrechnung in Krankenhäusern – systematische Einführung. Stuttgart: Kohlhammer 2008.

Homburg C, Nasev J. How Timely are Earnings When Costs are Sticky? (July 29, 2008). AAA 2009 Management Accounting Section (MAS) Meeting Paper. http://ssrn.com/abstract=1187082.

Huch B, Lenz I. Operatives Controlling im Krankenhaus. In: Hentze J, Kehres, E (Hrsg). Kosten- und Leistungsrechnung in Krankenhäusern – systematische Einführung. Stuttgart: Kohlhammer 2005; 69–94.

Institut für das Entgeltsystem im Krankenhaus (InEK). Kalkulation von Fallkosten. Handbuch zur Anwendung in Krankenhäusern, Version 3.0, 10. Juli 2007. http://www.g-drg.de/cms/index.php/inek_site_de/Kalkulation/Kalkulationshandbuch (15. November 2009).

Keun F, Prott R. Einführung in die Krankenhaus-Kostenrechnung. Wiesbaden: Gabler 2006.

Krankenhausentgeltgesetz (KHEntgG) (2005). http://www.g-drg.de/cms/index.php/inek_site_de/Rechtsgrundlagen/Gesetze_und_Verordnungen/Krankenhausentgeltgesetz_KHEntgG (15. November 2009).

Kloock J, Sieben G, Schildbach T, Homburg C. Kosten- und Leistungsrechnung. Stuttgart: Lucius & Lucius 2008.

Kuntz L. Krankenhauscontrolling in der Praxis – quantitative Methoden. Stuttgart: Kohlhammer 2002.

Kuntz L, Vera A. Krankenhauscontrolling und Medizincontrolling – eine systematische Schnittstellenanalyse. Arbeitsbericht der Universität Köln 2003. http://www.mig.uni-koeln.de/content/downloads/AB-1-Medizincontrolling.pdf (15. November 2009).

Kuntz L, Vera A. Modular organization and hospital performance. Health Serv Manage Res 2007; 20: 48–58.

Kuntz L, Vera A. Transfer pricing in hospitals and efficiency of physicians: the case of anesthesia services. Health Care Manage Rev 2005; 30: 262–9.

Küpper H. Controlling: Konzeption, Aufgaben, Instrumente. Stuttgart: Schäffer-Poeschel 2005.

Noreen E, Soderstrom N. The accuracy of proportional cost models: evidence from hospital service departments. Rev Acc Stud 1997; 2: 89–114.

Ossadnik W. Controlling. München, Wien: Oldenbourg 2003.

Schirmer H. Krankenhaus Controlling – Handlungsempfehlungen für Krankenhausmanager und Krankenhauscontroller. Renningen: expert 2006.

Statistisches Bundesamt Deutschland. Grunddaten der Krankenhäuser 2007 – Fachserie 12 Reihe 6.1.1. https://www-ec.destatis.de/csp/shop/sfg/bpm.html.cms.cBroker.cls?cmspath=struktur,vollanzeige.csp&ID=1023232 (15. November 2009).

Vereinbarung zum Fallpauschalensystem für Krankenhäuser für das Jahr 2009 (FPV). http://www.dkgev.de/media/file/5004.Vereinbarung_zum_Fallpauschalensystem_fuer_Krankenhaeuser_fuer_2009.pdf (15. November 2009).

Verordnung über die Rechnungs- und Buchführungspflichten von Krankenhäusern (KHBV). http://www.gesetze-im-internet.de/bundesrecht/khbv/gesamt.pdf (15. November 2009).

Wall F. Controlling zwischen Entscheidungs- und Verhaltenssteuerungsfunktion. DBW 2008; 64: 463–82.

Weber J, Schäffer U. Einführung in das Controlling. Stuttgart: Schäffer-Poeschel 2006.

Zobel C, Borges P, Kuntz L. Krankenhausmanagement im Wandel: empirische Evidenz, Praxis und Qualitätsrisiken. ZögU 2007; 96–110.

15 Qualitätsmanagement

Frank Grüne, Matthias Schrappe, Hans-Joachim Schubert und Ingrid Seyfarth-Metzger

15.1 Terminologie, Verständnis und gesetzliche Grundlagen

Matthias Schrappe

15.1.1 Qualität und Strukturveränderungen im Gesundheitssystem

Die großen Entwicklungslinien, die „Megatrends" in der Entwicklung der Gesundheitssysteme, in den Industrieländern sind:

- Rationalisierung
- Patientenorientierung
- Outcome-Perspektive

Die Diskussion um die **Rationalisierung** geht in Deutschland bis in die 1970er Jahre zurück (s. Serien im Wochenmagazin Der Spiegel: „Geschäft mit der Krankheit" und „Krankheitskosten: Die Bombe tickt" in den Jahren 1972 und 1975) und reflektiert die gesellschaftliche Erwartung, dass die Mittel, die im Gesundheitswesen verausgabt werden, effektiv und effizient eingesetzt werden. Durch die zunehmende Bedeutung des informationellen Selbstbestimmungsrechtes und der Wahlmöglichkeiten der informierten Patienten kam es zu einer Veränderung der Rolle der Patienten: **Patientenorientierung** bezieht sich auf partielle Kundeneigenschaften des Patienten, bedeutet aber auch, dass die Einschätzungen und Werte des Patienten vermehrt Beachtung finden. In den USA wurde der Begriff des „Health Care Consumerism" geprägt, wobei der Grad der Konsumentensouveränität unterschiedlich beurteilt wird (Angell u. Kassirer 1996). In Deutschland wird unter dem Begriff „Qualitätswettbewerb" den Patienten durch Public Disclosure (Veröffentlichung von Qualitätsdaten, z.B. im Qualitätsbericht) und Pay-for-Performance-Ansätze die Option einer Verbesserung nicht nur ihrer eigenen Versorgung, sondern auch der Gesundheitsversorgung auf Systemebene geboten (s. Kap. 15.4 Qualitätswettbewerb).

Diese Entwicklung führte zur Betonung der **Outcome-Perspektive**, die den Nutzen von Behandlungs- und Untersuchungsmethoden nicht nur im medizinischen Alltag, sondern auch auf der Ebene der Patienten beschreibt („Was kommt beim Patienten an?") und wissenschaftlich von der Versorgungsforschung bearbeitet wird. Die Nutzenbestandteile, die sich unter Alltagsbedingungen realisieren, werden auch unter dem Begriff „Angemessenheit von Verfahren" im Gesundheitswesen zusammengefasst (s. S. 277).

Im Laufe dieser aktuellen gesundheitspolitischen Diskussionen und vor dem Hintergrund der vergangenen und anstehenden Reformen haben die Anforderungen an die externe Qualitätssicherung, das interne Qualitätsmanagement und die Qualitätsindikatoren deutlich zugenommen. Diese Anforderungen werden zugleich stark ausdifferenziert, z.B. durch die zunehmende Bedeutung des Themas Patientensicherheit bzw. Risikomanagement und vor allem durch die Integration des ambulanten Bereichs, der Pflege, der Rehabilitation und der transsektoralen Perspektive.

Im Gegensatz zu diesem Bedeutungszuwachs steht die Tatsache, dass es bezüglich der Absicherung der Methoden des Qualitätsmanagements in Deutschland Nachholbedarf gibt. Diesen Umstand hat der Sachverständigenrat in seinem Gutachten 2001 und der Empfehlung zum Ausbau der „Qualitäts- und Versorgungsforschung" im Auge gehabt (Schwartz et al. 2001, Nr. 274). Für Teilbereiche ist die Wirksamkeit und Kosteneffektivität des Qualitätsmanagement-Ansatzes belegt (Infektionsmanagement); die Frage, inwieweit die Einführung eines umfassenden Qualitätsmanagements im Krankenhausbereich kosteneffektiv ist, muss jedoch bis heute unbeantwortet bleiben. Die verfügbaren Studien beziehen sich wiederum lediglich auf Teilbereiche (Jarlier u. Charvet-Protat 2000).

Qualität und Qualitätsmanagement in den Phasen von Kostendeckung und -dämpfung

Moderne Gesundheitssysteme machen eine Entwicklung durch, die im Allgemeinen über 3 Phasen führt (Relman 1990):

1. Kostendeckung
2. Kostendämpfung
3. Effizienz

Unter den Bedingungen der Kostendeckung, die in Deutschland bis ins Jahr 1992 andauerte, werden alle anfallenden Kosten übernommen, in den Krankenhäusern wurde nach tagesgleichen Pflegesätzen abgerechnet. Im Gesundheitsstrukturgesetz von 1993 wurden sektorale Budgets eingeführt, die sich nur gekoppelt an die allgemeine Lohnsteigerung entwickeln durften, und im stationären Bereich wurden knapp 25 % der Leistungen in fixe Fallpauschalen und Sonderentgelte überführt. Die Situation änderte sich grundlegend in der Phase der Effizienz, die mit der Einführung der DRG begann und zur Überwindung der sektoralen Fragmentierung durch populationsbezogene Strukturen ähnlich den Managed-Care-Konzepten führen soll.

Für das Verständnis der Qualitätsdiskussion zu einem gegebenen Zeitpunkt ist der Entwicklungsstand des jeweiligen Gesundheitssystems von grundlegender Bedeutung. Den unterschiedlichen Phasen sind unterschiedliche Anreize auf Menge, Kostenstruktur sowie Qualität und Effizienz der Leistung ei-

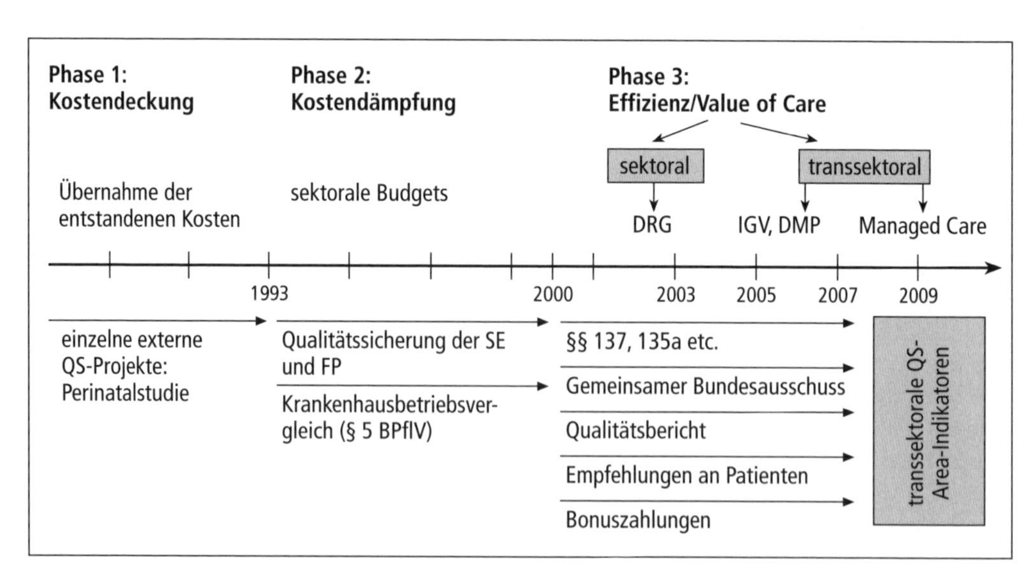

Abb. 15.1-1 Entwicklung des Gesundheitssystems in 3 Phasen und entsprechende Entwicklungen hinsichtlich Qualität, Qualitätssicherung (QS) und Qualitätsmanagement (IGV = Integrierte Versorgung, DMP = Disease Management, DRG = Diagnosis Related Groups, SE = Sonderentgelte, FP = Fallpauschalen)

gen (s. Abb. 15.1-1). Unter den Bedingungen der **Kostendeckung** bestand kein expliziter Anreiz für Qualitätssicherung oder die Steigerung der Effizienz, da alle entstandenen Kosten unabhängig von ihrer Entstehungsursache bzw. unabhängig von der ihnen entsprechenden medizinischen bzw. pflegerischen Leistung erstattet wurden. Der entscheidende Anreiz konnte in dieser Phase allein in einer Mengenausweitung bestehen, die automatisch zu einer Erweiterung des Budgets führte. Die große Ausnahme ist die Perinatalerhebung, ein in dieser Zeit initiiertes Projekt, das noch heute große Bedeutung hat (Selbmann 1998).

In der zweiten Phase (**Kostendämpfung**) war die Anreizbildung insgesamt sehr eingeschränkt. Eine Mengenausweitung war nicht möglich, wenngleich diese immer noch als das attraktivste Verhandlungsziel der Leistungserbringer betrachtet wurde. Ein Anreiz, die Qualität der medizinischen Dienstleistung zu verbessern, die Effizienz zu erhöhen und somit in eine Gewinnsituation zu kommen, wurde nur von wenigen Kostenträgern realisiert – insgesamt eine Situation, die durch die Metapher der sog. Punktlandung gut beschrieben wird. Doch wegen der partiellen Überführung der Finanzierung der stationären Versorgung in (noch nicht komorbiditäts- und komplikationsadjustierte) Fallpauschalen wurde die externe Qualitätssicherung ausgebaut und insbesondere die Qualitätssicherung der Sonderentgelte und Fallpauschalen eingeführt, da man sich nicht sicher war, ob die Fallpauschalierung zu negativen Auswirkungen auf die Qualität der Versorgung führen würde. Krankenhäuser waren zur Qualitätssicherung verpflichtet. Weiterhin sollte der Krankenhausbetriebsvergleich nach § 5 BPflV durch Bildung vergleichbarer Gruppen von Krankenhäusern bei der Ermittlung leistungsgerechter Entgelte Unterstützung leisten.

Die Qualitätssicherung war auf der Ebene der Landesärztekammern organisiert, es wurden teilweise bereits anonymisierte Benchmarking-Verfahren eingesetzt. Auf Förderung des Bundesministeriums für Gesundheit wurden weiterhin Qualitätsentwicklungs- und Benchmarking-Projekte ausgeschrieben, die zu einer breiten Beschäftigung mit Qualitätsmanagement und Qualitätssicherung führten und den Grundstock für die weitere Entwicklung legten.

Die Phase der **Effizienz** wird auch als Phase des Value of Care bezeichnet (Wenzel 1992; Kizer 2001; Brennan u. Reisman 2007). Der Begriff „Value“ wird als „Wert“ verstanden, wobei auf der Input-Seite der finanzielle Aufwand, auf der Output-Seite aber nicht nur die Wirksamkeit in medizinischer Hinsicht, sondern die Angemessenheit als Nutzen unter Einbeziehung der Patientenpräferenzen eingesetzt wird („Wertschätzung“):

$$\text{Value} = \frac{\text{Wirksamkeit} + \text{Angemessenheit}}{\text{Kosten}}$$

Die Phase der Effizienz (Value of Care) beginnt meist mit der Einführung der DRGs im stationären Sektor, da hier vorher bei Abrechnung über Einzelleistungen oder tagesgleiche Pflegesätze keine Transparenz über die Beziehung zwischen eingesetzten Ressourcen und Output zu erreichen war. Im deutschen Gesundheitssystem setzte sich die Entwicklung in den letzten Jahren über 3 Zwischenstufen, die das Verhältnis des ambulanten und stationären Sektors sowie die transsektorale Perspektive zum Gegenstand hatten, bis hin zur Einführung populationsbezogener Versorgungskonzepte nach dem Muster der Managed Care fort (Übersicht s. Tab. 15.1-1). Der Sachverständigenrat zur Beurteilung der Entwicklung im Gesundheitswesen hat in seinen Gutachten 2007 und 2009 die Situation hinsichtlich der populationsbezogenen Versorgung analysiert

Tab. 15.1-1 Entwicklung in der Phase des Value of Care im deutschen Gesundheitswesen von der DRG-Einführung bis zur Einführung von Managed-Care-Ansätzen

Instrumente	Effekte
DRG-Einführung	Transparenz über die stationär erbrachten Leistungen; Rationalisierungspotenzial intern und im Abgleich mit der Leistungsfähigkeit des ambulanten Sektors („ambulantes Potenzial")
Integrierte Versorgung, Disease Management	Stärkung der transsektoralen Versorgungsperspektive, jedoch auf die Ebene der Leistungserbringer beschränkt; Schwächung der Kassenärztlichen Vereinigungen
Medizinische Versorgungszentren, ambulante Versorgung durch Krankenhäuser nach § 116b SGB V	Stärkung des Krankenhaussektors
Vertragsarztrechtsänderungsgesetz (VAÄndG) (01.01.2008)	Stärkung des ambulanten Sektors durch die Möglichkeit der Bildung von Mehrfachniederlassungen und der ambulanten Tätigkeit angestellter Ärzte
Krankenhausfinanzierungsreformgesetz (17.03.2009)	Praxiskliniken (§ 122 SGB V)
Wettbewerbsstärkungsgesetz (01.04.2008)	Option zu populationsbezogenen Verträgen zur Integrierten Versorgung; selektives Kontrahieren der Kostenträger mit Hausärzten (§ 73b SGB V) und Fachärzten (§ 73c SGB V); Entwicklung von Managed-Care-Modellen

und festgestellt, dass alle Elemente einer Managed-Care-Versorgung in der deutschen Sozialgesetzgebung umgesetzt sind (Wille et al. 2008, Nr. 378 ff.; und Wille et al. 2009, Nr. 859 ff.).

Die Einführung der DRGs ist also zunächst als eine sektorale Finanzierungsform zu verstehen, die zwar verweildauerverkürzende und somit die Effizienz steigernde Auswirkungen auf den Krankenhaussektor hatte; ihre Hauptwirkung bestand jedoch in einem Zuwachs an Transparenz. Die Einführung der Integrierten Versorgung und des Disease Managements schaffen durchaus für einzelne Erkrankungen eine Nivellierung der sektoralen Abgrenzung, können aber die Handlungslogik der sektoralen Optimierung von Qualität, Kosten und Effizienz nicht außer Kraft setzen. Erst mit den Möglichkeiten zum selektiven Kontrahieren in den sog. besonderen Versorgungsformen (z.B. hausarztzentrierte Versorgung nach § 73b SGB V etc.) wurde die Option eröffnet, die umfassende, nicht mehr sektoral organisierte Verantwortung für die gesamte Versorgung der Bevölkerung zu übernehmen.

Vor diesem Hintergrund wird es verständlich, dass in der dritten Phase der Entwicklung eine deutliche Steigerung der Aktivitäten des Gesetzgebers zu Qualitätssicherung und -management zu erkennen ist. Im Folgenden wird eine kurze Übersicht über die gesetzlichen Grundlagen gegeben.

Gesetzliche Regelungen des SGB V zur Qualität

A Grundlegende Bestimmungen

Bereits im Ersten Kapitel des SGB V werden unter „Allgemeine Vorschriften" in § 2 „Leistungen" die Begriffe Qualität, Wirksamkeit und Wirtschaftlichkeit eingeführt:

„Qualität und Wirksamkeit der Leistungen haben dem allgemeinen Stand der medizinischen Erkenntnisse zu entsprechen und den medizinischen Fortschritt zu berücksichtigen." (§ 2 Abs. 1 Satz 3)

„Krankenkassen, Leistungserbringer und Versicherte haben darauf zu achten, dass die Leistungen wirksam und wirtschaftlich erbracht und nur im notwendigen Umfang in Anspruch genommen werden." (Abs. 4)

In dem für die Thematik zentralen § 12 „Wirtschaftlichkeitsgebot" des SGB V wird die Begrifflichkeit präzisiert und die Trias „ausreichend, zweckmäßig und wirtschaftlich" begründet, die die Basis für die Gesamtheit der Bestimmungen zur Qualität im Sozialgesetzbuch V darstellt:

„Die Leistungen müssen ausreichend, zweckmäßig und wirtschaftlich sein; sie dürfen das Maß des Notwendigen nicht überschreiten. Leistungen, die nicht notwendig oder unwirtschaftlich sind, können Versicherte nicht beanspruchen, dürfen die Leistungserbringer nicht bewirken und die Krankenkassen nicht bewilligen." (§ 12 Abs. 1 SGB V)

Im Vierten Kapitel des SGB V „Beziehung der Krankenkassen zu den Leistungserbringern" wird unter „Erster Abschnitt: Allgemeine Grundsätze" in § 70 „Qualität, Humanität und Wirtschaftlichkeit" die Terminologie wieder aufgenommen und in Bezug zum „allgemein anerkannten Stand der medizinischen Erkenntnisse" gesetzt:

„Die Krankenkassen und die Leistungserbringer haben eine bedarfsgerechte und gleichmäßige, dem allgemein anerkannten Stand der medizinischen Erkenntnisse entsprechende Versorgung der Versicherten zu gewährleisten. Die Versorgung der Versicherten muss ausreichend und zweckmäßig sein, darf das Maß des Notwendigen nicht überschreiten und muss in der fachlich gebotenen Qualität sowie wirtschaftlich erbracht werden." (§ 70 Abs. 1 SGB V)

B Zuständigkeit

Mit dem Wettbewerbsstärkungsgesetz (WSG) wurde zum 01.07.2008 dem Gemeinsamen Bundesausschuss (GBA) nach § 91 SGB V die Zuständigkeit für die Qualitätsthematik übertragen. Der GBA ist ein Organ der Selbstverwaltung unter Aufsicht des Bundesministeriums für Gesundheit (BMG).

„Das Beschlussgremium des Gemeinsamen Bundesausschusses besteht aus einem unparteiischen Vorsitzenden, zwei weiteren unparteiischen Mitgliedern, drei gemeinsam von den Kassenärztlichen Bundesvereinigungen und der Deutschen Krankenhausgesellschaft benannten und drei von dem Spitzenverband Bund der Krankenkassen benannten Mitgliedern." (§ 91 Abs. 2 Satz 1 SGB V)

In der Verfahrensordnung des GBA wird festgelegt, dass seine Beschlüsse mit Mehrheit zu fassen sind und „Beschlüsse zur Arzneimittelversorgung und zur Qualitätssicherung sind in der Regel sektorenübergreifend zu fassen" (§ 91 Abs. 7 Satz 1 SGB V). In § 92 „Richtlinien des Gemeinsamen Bundesausschusses" wird dem GBA über weite Bereiche des Gesundheitswesens, insbesondere aber auch über die Fragen der Qualitätssicherung eine Richtlinienkompetenz zugewiesen:

„Der GBA beschließt die zur Sicherung der ärztlichen Versorgung erforderlichen Richtlinien über die Gewähr für eine ausreichende, zweckmäßige und wirtschaftliche Versorgung der Versicherten; [...] er kann dabei die Erbringung und Verordnung von Leistungen einschließlich Arzneimittel oder Maßnahmen einschränken oder ausschließen, wenn nach allgemein anerkanntem

Stand der medizinischen Erkenntnisse der diagnostische oder therapeutische Nutzen, die medizinische Notwendigkeit oder die Wirtschaftlichkeit nicht nachgewiesen sind sowie wenn insbesondere ein Arzneimittel unzweckmäßig oder eine andere, wirtschaftlichere Behandlungsmöglichkeit mit vergleichbarem diagnostischen oder therapeutischen Nutzen verfügbar ist. Er soll insbesondere Richtlinien beschließen über die

1. ärztliche Behandlung [...]
5. Einführung neuer Untersuchungs- und Behandlungsmethoden
6. Verordnung von Arznei-, Verband-, Heil- und Hilfsmitteln, Krankenhausbehandlung, häuslicher Krankenpflege und Soziotherapie [...]
9. Bedarfsplanung [...]
13. Qualitätssicherung,
14. spezialisierte ambulante Palliativversorgung [...].“ (§ 92 Abs. 1 SGB V).

Nach § 137b hat der GBA in regelmäßigen Abständen einen Bericht über den Stand der Qualitätssicherung in Deutschland zu erstellen und den Handlungsbedarf zu benennen.
Der Gemeinsame Bundesausschuss wird in seiner Zuständigkeit für Qualität durch 2 Einrichtungen unterstützt: das Institut für Qualität und Wirtschaftlichkeit im Gesundheitswesen (IQWiG) nach § 139a und die unabhängige Institution nach § 137a SGB V. Das IQWiG hat insbesondere Aufgaben im Bereich der Wissensbewertung, der Bewertung von Leitlinien, der Nutzenbewertung (bei Arzneimitteln auch Kosten-Nutzen-Bewertung) sowie der Patienteninformation:

„Das Institut wird zu Fragen von grundsätzlicher Bedeutung für die Qualität und Wirtschaftlichkeit der im Rahmen der gesetzlichen Krankenversicherung erbrachten Leistungen insbesondere auf folgenden Gebieten tätig:

1. Recherche, Darstellung und Bewertung des aktuellen medizinischen Wissensstandes zu diagnostischen und therapeutischen Verfahren bei ausgewählten Krankheiten,
2. Erstellung von wissenschaftlichen Ausarbeitungen, Gutachten und Stellungnahmen zu Fragen der Qualität und Wirtschaftlichkeit der im Rahmen der gesetzlichen Krankenversicherung erbrachten Leistungen unter Berücksichtigung alters-, geschlechts- und lebenslagenspezifischer Besonderheiten,
3. Bewertungen evidenzbasierter Leitlinien für die epidemiologisch wichtigsten Krankheiten,
4. Abgabe von Empfehlungen zu Disease-Management-Programmen,
5. Bewertung des Nutzens und der Kosten von Arzneimitteln,
6. Bereitstellung von für alle Bürgerinnen und Bürger verständlichen allgemeinen Informationen zur Qualität und Effizienz in der Gesundheitsversorgung sowie zu Diagnostik und Therapie von Krankheiten mit erheblicher epidemiologischer Bedeutung.“ (§ 139a Abs. 3 SGB V)

Im WSG hat der Gesetzgeber außerdem Regelungen für die Nachfolge der Bundesgeschäftsstelle Qualitätssicherung (BQS) erlassen, die im Jahr 2001 ursprünglich auf der Basis des „Kuratoriumsvertrages“ zwischen den GKV-Spitzenverbänden und der Deutschen Krankenhausgesellschaft unter Beteiligung der Bundesärztekammer und des Deutschen Pflegerates gegründet worden war. Diese „fachlich unabhängige Institution“ wird vom GBA beauftragt,

„(1) [...] Verfahren zur Messung und Darstellung der Versorgungsqualität für die Durchführung der einrichtungsübergreifenden Qualitätssicherung nach §§ 115b Abs. 1, 116b Abs. 4 Satz 4 und 5, 137 Abs. 1 und 137 f Abs. 2 Nr. 2 zu entwickeln, die möglichst sektorenübergreifend anzulegen sind. Dieser

Institution soll auch die Aufgabe übertragen werden, sich an der Durchführung der einrichtungsübergreifenden Qualitätssicherung zu beteiligen." (§ 137a Abs. 1 SGB V)

Erstmalig wird im SGB V der Begriff des Indikators verwendet:

„(2) Die Institution ist insbesondere zu beauftragen
1. für die Messung und Darstellung der Versorgungsqualität in allen Versorgungsbereichen möglichst sektorenübergreifend abgestimmte Indikatoren und Instrumente zu entwickeln,
2. die notwendige Dokumentation für die einrichtungsübergreifende Qualitätssicherung unter Berücksichtigung des Gebotes der Datensparsamkeit zu entwickeln,
3. sich an der Durchführung der einrichtungsübergreifenden Qualitätssicherung zu beteiligen und soweit erforderlich, die weiteren Einrichtungen nach Satz 2 einzubeziehen, sowie
4. die Ergebnisse der Qualitätssicherungsmaßnahmen durch die Institution in geeigneter Weise und in einer für die Bürgerinnen und Bürger verständlichen Form zu veröffentlichen." (§ 137a Abs. 2 SGB V)

C Verpflichtung der Leistungserbringer

Im 9. Abschnitt des Vierten Kapitels des SGB V werden unter der Überschrift „Sicherung der Qualität der Leistungserbringung" die Vorschriften zusammengefasst, die die Leistungserbringer einschließlich der neuen Versorgungsformen betreffen. Der für die Qualitätsthematik zentrale § 135a „Verpflichtung zur Qualitätssicherung" lautet folgendermaßen:

„(1) Die Leistungserbringer sind zur Sicherung und Weiterentwicklung der Qualität der von ihnen erbrachten Leistungen verpflichtet. Die Leistungen müssen dem jeweiligen Stand der wissenschaftlichen Erkenntnisse entsprechen und in der fachlich gebotenen Qualität erbracht werden.
(2) Vertragsärzte, medizinische Versorgungszentren, zugelassene Krankenhäuser, Erbringer von Vorsorgeleistungen oder Rehabilitationsmaßnahmen und Einrichtungen, mit denen ein Versorgungsvertrag nach § 111a besteht, sind nach Maßgabe der §§ 137 und 137d verpflichtet,
1. sich an einrichtungsübergreifenden Maßnahmen der Qualitätssicherung zu beteiligen, die insbesondere zum Ziel haben, die Ergebnisqualität zu verbessern, und
2. einrichtungsintern ein Qualitätsmanagement einzuführen und weiterzuentwickeln.
Vertragsärzte, medizinische Versorgungszentren und zugelassene Krankenhäuser haben der Institution nach § 137a Abs. 1 die für die Wahrnehmung ihrer Aufgaben nach § 137a Abs. 2 Nr. 2 und 3 erforderlichen Daten zur Verfügung zu stellen."

Gesondert wird auf die Rolle der Kassenärztlichen Vereinigungen eingegangen (§ 136 SGB V), die „Maßnahmen zur Förderung der Qualität der vertragsärztlichen Versorgung durchzuführen" haben (§ 136 Abs. 1) und „die Qualität der in der vertragsärztlichen Versorgung erbrachten Leistungen einschließlich der belegärztlichen Leistungen im Einzelfall durch Stichproben" zu prüfen haben, „in Ausnahmefällen sind auch Vollerhebungen zulässig" (Abs. 2).
Aufbauend auf § 135a kommt dem § 137 SGB V unter dem Titel „Richtlinien und Beschlüsse zur Qualitätssicherung" (in Kraft seit 01.07.2008) die entscheidende Funktion in den gesetzlichen Regelungen zu:

„(1) Der Gemeinsame Bundesausschuss bestimmt für die vertragsärztliche Versorgung und für zugelassene Krankenhäuser durch Richtlinien nach § 92 Abs. 1 Satz 2 Nr. 13 insbesondere

1. die verpflichtenden Maßnahmen der Qualitätssicherung nach § 135a Abs. 2, § 115b Abs. 1 Satz 3 und § 116b Abs. 4 Satz 4 und 5 unter Beachtung der Ergebnisse nach § 137a Abs. 2 Nr. 1 und 2 sowie die grundsätzlichen Anforderungen an ein einrichtungsinternes Qualitätsmanagement und
2. Kriterien für die indikationsbezogene Notwendigkeit und Qualität der durchgeführten diagnostischen und therapeutischen Leistungen, insbesondere aufwendiger medizintechnischer Leistungen; dabei sind auch Mindestanforderungen an die Struktur-, Prozess- und Ergebnisqualität festzulegen.
Soweit erforderlich erlässt er die notwendigen Durchführungsbestimmungen und Grundsätze für Konsequenzen insbesondere für Vergütungsabschläge für Leistungserbringer, die ihre Verpflichtungen zur Qualitätssicherung nicht einhalten.
(2) Die Richtlinien nach Absatz 1 sind sektorenübergreifend zu erlassen, es sei denn, die Qualität der Leistungserbringung kann nur durch sektorbezogene Regelungen angemessen gesichert werden. Die Regelungen in Absatz 3 und 4 bleiben unberührt."

In Nr. 1 wird über § 135a hinaus auf die Bestimmungen zum Ambulanten Operieren (§ 115b), zu den ambulant am Krankenhaus zu erbringenden hoch spezialisierten Leistungen nach § 116b sowie auf die Ergebnisse der „unabhängigen Institution" nach § 137a Bezug genommen. Absatz 2 verweist sehr aktuell auf die Notwendigkeit der sektorübergreifenden Perspektive der Qualitätssicherung. In § 137 wird der GBA weiterhin für den Krankenhausbereich zu Beschlüssen über die Fortbildungspflichten der Ärzte (Abs. 3, Nr. 1), die Mindestmengen (Nr. 2), die Zweitmeinungen (Nr. 3) und den Qualitätsbericht (s. Kap. 15.1.4 Qualitätsdarlegung) verpflichtet.

Die Regelungen zum Qualitätsbericht enthalten eine Verpflichtung zur Veröffentlichung der Inhalte:

„4. Inhalt, Umfang und Datenformat eines im Abstand von zwei Jahren zu veröffentlichenden strukturierten Qualitätsberichts der zugelassenen Krankenhäuser, in dem der Stand der Qualitätssicherung insbesondere unter Berücksichtigung der Anforderungen nach Absatz 1 sowie der Umsetzung der Regelungen nach Nummer 1 und 2 dargestellt wird. Der Bericht hat auch Art und Anzahl der Leistungen des Krankenhauses auszuweisen und ist in einem für die Abbildung aller Kriterien geeigneten standardisierten Datensatzformat zu erstellen. Er ist über den in dem Beschluss festgelegten Empfängerkreis hinaus auch von den Landesverbänden der Krankenkassen und den Ersatzkassen im Internet zu veröffentlichen." (§ 137 Abs. 3 Nr. 4)

Die Mindestmengen stellen ungeachtet aller Diskussionen um Sensitivität und Spezifität den Sonderfall eines gesetzlich festgelegten Qualitätsindikators dar:

„2. einen Katalog planbarer Leistungen nach den §§ 17 und 17b des Krankenhausfinanzierungsgesetzes, bei denen die Qualität des Behandlungsergebnisses in besonderem Maße von der Menge der erbrachten Leistungen abhängig ist, sowie Mindestmengen für die jeweiligen Leistungen je Arzt oder Krankenhaus und Ausnahmetatbestände [...]" (§ 137 Abs. 3 Nr. 2 SGB V),

ergänzt durch Regelungen zur Krankenhauszulassung und Krankenhausplanung:

„4. Wenn die nach Satz 1 Nr. 2 erforderliche Mindestmenge bei planbaren Leistungen voraussichtlich nicht erreicht wird, dürfen entsprechende Leistungen nicht erbracht werden.

5. Die für die Krankenhausplanung zuständige Landesbehörde kann Leistungen aus dem Katalog nach Satz 1 Nr. 2 bestimmen, bei denen die Anwendung von Satz 2 die Sicherstellung einer flächendeckenden Versorgung der Bevölkerung gefährden könnte; sie entscheidet auf Antrag des Krankenhauses bei diesen Leistungen über die Nichtanwendung von Satz 2." (§ 137 Abs. 3 Satz 4 und 5 SGB V).

Eine Verpflichtung zur Qualitätssicherung besteht über die in § 135a (s. S. 265) genannten Einrichtungen und die in § 137 Abs. 1 genannten Formen der Leistungserbringung (Ambulantes Operieren, hoch spezialisierte Leistungen) hinaus in folgenden Versorgungsformen:

- nach § 137f Abs. 2 SGB V auch für Strukturierte Behandlungsprogramme (Disease Management) (§ 139 f und g)
- nach § 140b Abs. 3 SGB V für Integrierte Versorgungsverträge (§ 140a ff)
- nach § 73b Abs. 2 Nr. 4 für Verträge zur hausarztzentrierten Versorgung (ebd.)
- nach § 73c Abs. 4 für Verträge zu besonderen ambulanten ärztlichen Versorgung (ebd.)
- nach § 122 Nr. 2 für die Behandlung in Praxiskliniken (Regelung eingefügt im Krankenhausfinanzierungsreformgesetz 2009; s. auch § 115 Abs. 2 Nr. 1)

D Qualitätswettbewerb

Auf die Thematik des Qualitätswettbewerbes wird in Kap. 15.4 inhaltlich eingegangen. In erster Linie handelt es sich um gesetzliche Regelungen zum Qualitätsbericht nach § 137 SGB V (s. Kap. 15.1.4; gesetzliche Grundlage s. S. 285 f.), auf dessen Basis erstmalig ein offener Vergleich von Krankenhäusern ermöglicht wird:

„Zum Zwecke der Erhöhung von Transparenz und Qualität der stationären Versorgung können die Kassenärztlichen Vereinigungen sowie die Krankenkassen und ihre Verbände die Vertragsärzte und die Versicherten auf der Basis der Qualitätsberichte nach Nummer 4 auch vergleichend über die Qualitätsmerkmale der Krankenhäuser informieren und Empfehlungen aussprechen." (§ 137 Abs. 3 Satz 6 SGB V)

Im Pflegeweiterentwicklungsgesetz von 2008 wurden in § 136 „Förderung der Qualität durch die Kassenärztlichen Vereinigungen" die Grundlagen für Pay-for-Performance-Programme gelegt, indem leistungsbezogene Zuschläge an Vertragsärzte ermöglicht werden:

„(4) Zur Förderung der Qualität der vertragsärztlichen Versorgung können die Kassenärztlichen Vereinigungen mit einzelnen Krankenkassen (...) ab dem 1. Januar 2009 gesamtvertragliche Vereinbarungen schließen, in denen für bestimmte Leistungen einheitlich strukturierte und elektronisch dokumentierte besondere Leistungs-, Struktur- oder Qualitätsmerkmale festgelegt werden, bei deren Erfüllung die an dem jeweiligen Vertrag teilnehmenden Ärzte Zuschläge zu den Vergütungen erhalten. In den Verträgen nach Satz 1 ist ein Abschlag von den nach § 87a Abs. 2 Satz 1 vereinbarten Punktwerten für die an dem jeweiligen Vertrag beteiligten Krankenkassen und die von dem Vertrag erfassten Leistungen, die von den an dem Vertrag nicht teilnehmenden Ärzten der jeweiligen Facharztgruppe erbracht werden, zu vereinbaren, durch den die Mehrleistungen nach Satz 1 für die beteiligten Krankenkassen ausgeglichen werden." (§ 136 Abs. 4 SGB V)

In die Regelungen zur zahnärztlichen Versorgung wurde für Zahnfüllungen und Zahnersatz nach § 137 Abs. 4 eine 2-jährige Gewährleistungspflicht aufgenommen.
Unterstützt werden diese Regelungen aufseiten der Patienten durch die Möglichkeit

von Bonuszahlungen durch die Versicherungen:

„Die Krankenkasse hat in ihrer Satzung zu regeln, dass für Versicherte, die an besonderen Versorgungsformen nach § 63, § 73b, § 73c, § 137f oder § 140a teilnehmen, Tarife angeboten werden. Für diese Versicherten kann die Krankenkasse eine Prämienzahlung oder Zuzahlungsermäßigungen vorsehen." (§ 53 Abs. 3 SGB V)

Auch das Verhalten der Versicherten selbst kann über einen Bonus beeinflusst werden (§ 65a „Bonus für gesundheitsbewusstes Verhalten"):

(1) Die Krankenkasse kann in ihrer Satzung bestimmen, unter welchen Voraussetzungen Versicherte, die regelmäßig Leistungen zur Früherkennung von Krankheiten nach §§ 25 und 26 oder qualitätsgesicherte Leistungen der Krankenkasse zur primären Prävention in Anspruch nehmen, Anspruch auf einen Bonus haben."

Durch die Etablierung des Amtes eines Patientenbeauftragten der Bundesregierung (§ 140h SGB V) und durch die Aufnahme von Patientenvertretern in die Gremien des GBA (mit Rede- und Antragsrecht, ohne Abstimmungsrecht) im Rahmen des Gesundheitsmodernisierungsgesetzes (GMG) wurde diese Tendenz weiter verstärkt (§ 140f SGB V).

Literatur

Angell M, Kassirer JP. Quality and the medical marketplace – following elephants. N Engl J Med 1996; 335: 883–5.

Brennan T, Reisman L. Value-based insurance design and the next generation of consumer-driven health care. Health Aff (Millwood) 2007; 26: w204–7.

Jarlier A, Charvet-Protat S. Can improving quality decrease hospital costs? Int J Qual Health Care 2000; 12: 125–31.

Kizer KW. Establishing health care performance standards in an era of consumerism. JAMA 2001; 286: 1213–7.

Relman AS. The trouble with rationing. N Engl J Med 1990; 323: 911–3.

Schwartz FW, Wille E, Fischer CG, Kuhlmey A, Lauterbach KW, Rosenbrock W, Scriba PC; Sachverständigenrat für die Konzertierte Aktion im Gesundheitswesen. Bedarfsgerechtigkeit und Wirtschaftlichkeit. Gutachten 2000/2001. Bd. I: Zielbildung, Prävention, Nutzerorientierung und Partizipation, Bd. II: Qualitätsentwicklung in Medizin und Pflege, Bd. III: Über-, Unter- und Fehlversorgung. http://www.svr-gesundheit.de (15. November 2009).

Selbmann HK. Münchner Perinatalstudien 1975–77. Daten, Ergebnisse, Perspektiven. Köln: Deutscher Ärzteverlag 1998.

Wenzel RP (ed). Assessing Quality Health Care. Perspectives for Clinicians. Baltimore: Williams & Wilkins 1992.

Wille E, Scriba PC, Fischer GC, Glaeske G, Kuhlmey A, Rosenbrock R, Schrappe M. Kooperation und Verantwortung. Voraussetzungen für eine zielorientierte Gesundheitspolitik. Gutachten 2007 des Sachverständigenrates für die Begutachtung der Entwicklung im Gesundheitswesen. Bd. I u. II. Baden-Baden: Nomos 2008.

15.1.2 Qualitätsbegriff im Gesundheitswesen

In Deutschland haben Qualität, Qualitätsdarlegung und Qualitätsmanagement sowie das Thema Patientensicherheit in den letzten Jahren eine Bedeutung und eine methodische Ausprägung gewonnen, die das deutsche Gesundheitswesen im internationalen Kontext ungeachtet aller weiteren Entwicklungsnotwendigkeiten als eines der am weitesten entwickelten Länder erscheinen lässt. Gleichzeitig hat sich auf der Ebene der Europäischen Gemeinschaft und der WHO eine Internationalisierung des Themas durchgesetzt, sodass heute auch grenzüberschreitende und auf einem Systemvergleich beruhende Entwicklungen relevanten Einfluss gewinnen.

Zugang

Für das Verständnis von Qualität in der Gesundheitsversorgung gibt es 2 grundsätzliche Herangehensweisen:
- das implizite Verständnis
- das explizite Verständnis von Qualität

Trotz der einführend genannten Entwicklungen herrscht immer noch ein **implizites Verständnis** von Qualität im Gesundheitswesen vor, das stark auf der Sichtweise der beteiligten Professionen und Berufsgruppen basiert und davon ausgeht, dass die professionellen Standards allein ausreichen, um Qualität zu beschreiben und zu sichern, und dass externe Partner wenig Kenntnisse und daher auch Eingriffsmöglichkeiten haben.
Das **explizite Verständnis** beruht dagegen auf der Messung, der Kommunikation und dem Vergleich von Qualität, es stellt allerdings an das Konzept von Qualität im Gesundheitswesen hohe Anforderungen und bringt eine ganze Reihe von grundsätzlichen und methodischen Fragen ans Licht. So kann die Qualität der Versorgung nur dann ihrer zentralen Rolle gerecht werden, wenn die methodischen Probleme der Messung von Qualität gelöst sind und abgesichertes Wissen zur Wirksamkeit der unterschiedlichen Verbesserungsstrategien vorliegt (s. Kap. 15.3 zu Indikatoren).
Für das implizite Verständnis kennzeichnend ist die Tendenz, Veränderungen des gesundheitspolitischen Umfelds für Qualitätsdefizite verantwortlich zu machen: „The best way to achieve substantial improvement in the quality of care [...] would be to change the system." (Relman 2001), während die explizite Herangehensweise die Verantwortung der Leistungserbringer selbst in den Vordergrund stellt: „Quality of care is the problem, not managed care." (Chassin et al. 1998)
Aus expliziter Perspektive seien daher der Definition von Qualität 5 unterschiedliche Zugangsmöglichkeiten zur Thematik vorangestellt:
- gesellschaftliche und gesundheitspolitische Sicht
- gesetzliche Konformität
- interinstitutioneller Vergleich
- institutionelle Steuerung und Controlling
- professionelle Sichtweise

Die **gesellschaftliche und gesundheitspolitische** Herangehensweise rekurriert auf Setzungen und Annahmen, die der Qualität der Gesundheitsversorgung eine zentrale Bedeutung in der Steuerung und Entwicklung des Gesundheitssystems zuweisen. Das Thema Qualität wird daher entsprechend der Aktualität anderer gesellschaftlicher und gesundheitspolitischer Themen auf die Agenda gesetzt, z.B. im Rahmen der allgemeinen Bedeutungszunahme des informationellen Selbstbestimmungsrechts oder der gesundheitspolitischen Befürchtung einer Qualitätsverschlechterung durch Strukturreformen (z.B. DRG-Einführung). Die Veränderung der Patientenrolle spiegelt sich sowohl in der Betonung der Konsumentensouveränität im gesundheitspolitischen Diskurs als auch im besseren und leichteren Zugang zu medizinisch relevanten Informationen (z.B. Angebot von Gesundheitsportalen im Internet) wider. Diese Zugangsebene unterliegt in besonderem Maße Unterschieden je nach Art und Problematik der jeweiligen nationalen Gesundheitssysteme. Entsprechend werden Gesichtspunkte wie faire Nutzungsmöglichkeiten für alle Bevölkerungsteile, Schonung der Ressourcen, Entwicklung der Lohnnebenkosten oder Patientensicherheit in den Vordergrund gestellt.
Als Folge der gesellschaftlichen Diskussion finden **gesetzgeberische Aktivitäten** statt, die der normativen Umsetzung entsprechen. Im Gesetzgebungsprozess werden grundlegende Entscheidungen getroffen, z.B. dar-

über, wie die institutionelle Umsetzung von Qualitätsdarlegung und Qualitätsmanagement auf den verschiedenen Ebenen angegangen wird. So war es in Deutschland eine sehr wichtige Entscheidung, als im Jahr 2008 im Wettbewerbsstärkungsgesetz (WSG) der Gemeinsame Bundesausschuss die Richtlinienkompetenz für die transsektorale Qualitätssicherung und die Erarbeitung von Indikatoren erhielt und die Bestimmungen für die Unabhängige Institution nach § 137a SGB V erlassen wurden.

Die am häufigsten gewählte Herangehensweise argumentiert aus der Sicht der Leistungserbringer und bezieht sich auf Wettbewerbselemente, die auf einer expliziten Darstellung von Qualität beruhen. Im **interinstitutionellen Vergleich** werden Qualitätsfragen zu einem wichtigen Merkmal in der Konkurrenz zu anderen Einrichtungen. Der Vergleich muss auf reliablen und validen Indikatoren (s. Kap. 15.4) basieren; z.B. muss durch ein Stichprobenverfahren sichergestellt sein, dass die Aussagekraft nicht durch Dokumentationsfehler verfälscht wird. Administrative und Abrechnungsdaten müssen auf ihre Validität hin überprüft werden. Weiterhin ist die Frage zu klären, ob bei der Darstellung der Ergebnisse des interinstitutionellen Vergleichs die einzelnen Einrichtungen anonym oder i.S. des Public Disclosure de-anonymisiert genannt werden.

Die Entwicklung und Wahrung der Marktchancen ist von der **innerbetrieblichen Steuerung** und dem **Controlling** zu unterscheiden. Das kurzfristige wirtschaftliche Überleben kann zwar über eine Leistungserbringung minderer Qualität und resultierende hohe Deckungsbeiträge gewährleistet werden, langfristig können die Nachfrager jedoch nur an die jeweilige Institution gebunden werden, wenn die angebotene Versorgung eine hohe Qualität aufweist. Es reicht dabei nicht aus, Leistungen hoher Qualität tatsächlich zu erbringen – die entsprechenden Institutionen müssen auch in der Lage sein, ihre Leistungsfähigkeit und die Verbesserungsstrategien nach außen, z.B. in Verhandlungen mit den Kostenträgern, klar darzustellen (s. S. 285 f. Qualitätsbericht nach § 137 SBG V). In der innerbetrieblichen Steuerung müssen Qualitätsdefizite erkannt und durch Verbesserungsmaßnahmen angegangen werden. Dies gilt in besonderem Maße auch für die Qualität der intern im Austausch zwischen den Abteilungen und Disziplinen angebotenen Leistungen.

Die gesundheitspolitischen Strukturveränderungen führen zu einer Veränderung des **professionellen Selbstverständnisses** der beteiligten Berufsgruppen (Wille et al. 2008, Nr. 65 ff.). Es wird immer wichtiger, den spezifischen Beitrag der Berufsgruppe in der interprofessionellen Leistungserbringung zu beschreiben. Die Darstellung der Qualität der eigenen Tätigkeit wird zur Notwendigkeit, gleichzeitig aber auch zur Plattform, auf der neue Formen der Zusammenarbeit ausgebildet werden können. Durch die Fortentwicklung des medizinisch-wissenschaftlichen Kenntnisstandes und die daraus resultierende Erweiterung des Leistungsangebotes kommt es zu einer immer weiter fortschreitenden Arbeitsteilung und Spezialisierung. Da diese Spezialisierungstendenz die Gefahr des Informationsverlustes und der mangelnden Kooperation im Behandlungsprozess mit sich bringt, nimmt die Notwendigkeit zur interprofessionellen und interdisziplinären Zusammenarbeit rasch und in großem Umfang zu:

„There is now a growing awareness that quality patient care depends not only on the performance of individuals but also on collaborative efforts and integrated managerial and clinical processes that must function well if care objectives are to be achieved." (JCAHO 1990)

Definition

Vor dem Hintergrund der geschilderten Bedeutungszunahme der Qualität in der Gesundheitsversorgung wird die Notwendigkeit deutlich, methodische Probleme zu lösen und eine einheitliche Nomenklatur zu schaffen. Dabei ist unübersehbar, dass jede definitorische und methodische Diskussion mit dem **alltagsbezogenen Verständnis** von Qualität interferiert. Zum einen wird dem Begriff der Qualität automatisch die Konnotation der „guten Qualität" zugeordnet, wie es in der Alltagssprache in Begriffen wie „Qualitätsarbeit" deutlich wird. Eine andere Bedeutung hat der Qualitätsbegriff in der medizinischen Fachsprache, wenn eine „qualitative" Beschreibung im Sinne nicht genau definierbarer, der Wahrnehmung aber durchaus zugänglicher Eigenschaften von der quantitativen Beschreibung von Dingen und Prozessen unterschieden wird. Offensichtlich wird dem Begriff der Qualität in diesem Zusammenhang die Bedeutung beigegeben, es handele sich um nicht objektive, nicht zählbare Eigenschaften, die in einem Spannungsverhältnis zu den quantitativen Eigenschaften stehen. Andererseits nehmen qualitative Methoden (z.B. Interviewtechniken) in der Versorgungsforschung heute einen wichtigen Platz ein.
Für die Diskussion über Qualität in der Gesundheitsversorgung und die Klärung der Leistungsfähigkeit des Begriffs in den geschilderten Situationen ist allerdings im Sinne einer operationalisierbaren Nomenklatur ein Verständnis notwendig, das auf Implikationen und Begriffsergänzungen verzichtet (als Referenz und Übersicht über die Nomenklatur wird auf die Arbeit von Sens et al. (2007) verwiesen, die über die Begrifflichkeiten eine hervorragende Übersicht erstellt haben). Aus der großen Menge der vorgeschlagenen Definitionen sei hier auf die Definition der DIN-EN-ISO-Norm 8402 von 1995 Bezug genommen (DIN 1995):

Qualität ist die Gesamtheit der Merkmale einer Einheit bezüglich ihrer Eignung, festgelegte und vorausgesetzte Erfordernisse zu erfüllen.

Die zitierte Norm führt im weiteren Text aus, dass „die Benennung ‚Qualität' [...] weder als einzelnes Wort gebraucht werden [sollte], um einen Vortrefflichkeitsgrad im vergleichenden Sinne auszudrücken, noch [...] in einem quantitativen Sinne für technische Bewertungen verwendet werden" sollte. Der Begriff der Qualität wird also abgegrenzt gegenüber dem Begriff der Quantität; beide bilden ein Begriffpaar, ähnlich der Wechselwirkung, die im Alltag angedeutet wird, wenn man davon spricht, dass „Quantität in Qualität umschlägt".
Sowohl Quantität als auch Qualität beziehen sich auf Eigenschaften von Dingen, wobei diejenigen, die dem Begriff „Quantität" zugeordnet sind, leichter fassbar scheinen. Es handelt sich hier um die messbaren, zählbaren, durch Unterteilungen in kleinste Einheiten zerlegbaren und wieder zusammensetzbaren Eigenschaften, die so einer naturwissenschaftlichen Beschreibung zugänglich sind. Dagegen handelt es sich bei Eigenschaften, die mit dem Begriff „Qualität" zusammenhängen, um solche, die dem Wesen eines Dinges, dem Gesamteindruck, dem nicht zergliederten Zustand näher stehen. „Qualität lässt sich nicht messen" – dies ist eine Meinung, mit der man sich im Qualitätsmanagement sehr häufig konfrontiert sieht.
In der Philosophiegeschichte wurde der Begriff der Qualität sehr lange als subjektiv, nur den Sinnen zugänglich, verstanden. Locke und später Kant unterschieden objektive (mathematisch-naturwissenschaftlich beschreibbare) von subjektiven Qualitäten, wobei Letztere nur durch psychische Prozesse verstehbar seien. Während die objektiven Qualitäten *a priori* vorliegen, sind die subjektiven *a posteriori* vorhanden, vom

Verstand zur Ordnung der Umwelterfahrung herangezogen (Kant). Bei Hegel wird jedoch deutlich, dass Qualität sich nur durch das Wechselverhältnis des Objekts zu einem Gegenüber vergegenständlicht: Qualität besteht also nicht an sich, sondern setzt voraus, dass sie wahrgenommen wird (im doppelten Sinne).

Die oben beispielhaft angenommene Definition nach DIN ISO übersetzt diesen Hintergrund, indem sie solche Eigenschaften als Qualität beschreibt, die erstens eine Gesamtheit bilden und zweitens definierten Erfordernissen genügen. Die Nennung der „festgelegten und vorausgesetzten Erfordernisse" verdeutlicht, dass diese Merkmale (mit) von einer äußeren Institution bestimmt werden. Aus dem Begriff der Erfordernisse lässt sich folglich eine **Zielbestimmtheit** ableiten, ein Aspekt des Begriffs der Qualität, der im Zusammenhang mit dem Qualitätsmanagement außerordentlich wichtig ist.

Die genannte Definition ist allerdings sehr durch ihre Fokussierung auf sachliche Produkte eingeschränkt. Die in der Fassung aus dem Jahr 2000 überarbeitete DIN-Definition von Qualität löst diese Beschränkung auf, indem sie den Begriff auf Dienstleistungen und Prozesse erweitert und dadurch für das Gesundheitswesen besser nutzbar macht (DIN 2005):

> [Qualität ist das] Vermögen einer Gesamtheit inhärenter Merkmale eines Produkts, Systems oder Prozesses zur Erfüllung von Forderungen von Kunden und anderen interessierten Parteien.

In der Neufassung von 2001 wird diese Erweiterung zunächst wieder aufgehoben in der Formulierung (DIN 2005):

> [Qualität ist der] Grad, in dem ein Satz inhärenter Merkmale Anforderungen erfüllt.

Der Verweis auf Dienstleistungen findet sich in den nachfolgenden Erläuterungen zum Begriff der „Anforderung". Es bleibt jedoch bei der Verwendung des Begriffs des „inhärenten Merkmals", der ebenso wie der in der Definition von 1995 verwendete Begriff der „Gesamtheit der Merkmale" das wesensmäßige, nicht trennbare Element beschreibt, auf das der Qualitätsbegriff Bezug nimmt.

Wie oben bereits angeführt, ist allen Definitionen von Qualität, die einen eher allgemeinen Charakter haben und zur systemübergreifenden Beurteilung von Produkten und Prozessen geeignet sind, gemeinsam, dass sie von der Interpretation und Wertung bestimmter Eigenschaften absehen. Dieser Grundsatz hat sich auch für die Gesundheitsversorgung bewährt. Allerdings ergeben sich Unterschiede in der Auswahl und Betonung der Merkmale, die der jeweiligen Verwendung des Begriffs „Qualität" zugrunde gelegt werden. Die Wertung der Merkmale hängt dabei vor allem von ihrer Einordnung im Spannungsfeld zwischen objektiver und subjektiver Qualität, von objektnahen und wahrnehmungsnahen Eigenschaften ab. Im sog. **produktbezogenen Ansatz** werden messbare Eigenschaften zur Messung der Qualität herangezogen, die zur objektiven Beschreibung der Eigenschaften des Produktes bzw. der Dienstleistung geeignet sind. Beim **fertigungsbezogenen Ansatz** werden diese Eigenschaften mit den vorher vom Produzenten festgelegten Anforderungen (Spezifikationen) verglichen, beim **kundenbezogenen Ansatz** geht die Entscheidung über die Erfüllung dieser Anforderungen und Erwartungen an den Kunden über. Der **wertbezogene Ansatz** stellt das Preis-Leistungs-Verhältnis in den Mittelpunkt mit

dem Nachteil, dass der erzielbare Preis nicht in jedem Fall mit der Qualität einhergehen muss. Problematisch und gleichwohl für die Qualitätsdiskussion in der Medizin sehr wichtig ist der **transzendente Ansatz**, der von einer absoluten, „zeitlosen" Qualität ausgeht, die lediglich erfahrbar, aber nicht quantifizierbar ist (Eichhorn 1997). Parallel zu dieser Abfolge wird der zunehmende Verzicht auf die Aspekte der Messbarkeit und der Objektivierbarkeit der Qualität deutlich, die beim produktbezogenen Ansatz ganz im Mittelpunkt stehen, während sie beim transzendenten Ansatz kaum mehr existieren.
Neben den geschilderten übergreifenden Definitionen von Qualität gibt es eine Reihe von Definitionen, die engeren Bezug zur Gesundheitsversorgung nehmen. Die bekannteste Variante stammt vom Institute of Medicine (Lohr et al. 1990):

> „Quality of care is the degree to which health services for individuals and populations increase the likelihood of desired health outcomes and are consistent with current professional knowledge."

Systematik

Es gibt zahlreiche Versuche, die verschiedenen Qualitätsaspekte, die für die Gesundheitsversorgung eine Rolle spielen, zu Konzepten zusammenzufügen, die ihrerseits in der Lage sind, alle Implikationen zu berücksichtigen:

- Einteilung in Struktur-, Prozess- und Ergebnisqualität
- Einteilung nach Dienstleistungsdimension
- Einteilung nach Über-, Unter- und Fehlversorgung
- Aufteilung in Qualitätsanforderungen von Nachfragern und Leistungsanbietern

Die klassische Einteilung in **Struktur-, Prozess- und Ergebnisqualität** hat bereits in den 1960er Jahren eine über den Bereich der Medizin hinausgehende Bedeutung erlangt (Donabedian 1986). Strukturqualität (oder auch Potenzialqualität) beschreibt die vorgegebene Ausstattung (hinsichtlich Ausbildung, Organisation, apparativer Ausstattung usw.), Prozessqualität in erster Linie die organisatorischen Abläufe und die Ergebnisqualität die Behandlungsergebnisse. In der ursprünglichen Fassung von Donabedian wird der medizinische Behandlungsprozess ebenfalls unter dem Begriff „Prozessqualität" subsumiert, im Licht der Leitliniendiskussion ein moderner Standpunkt (s. Kap. 22 Leitlinien; Neugebauer et al. 1997).
In der Praxis des Qualitätsmanagements hat die Einteilung nach Donabedian allerdings an Bedeutung verloren, vor allem, da die Abgrenzung zwischen Prozess- und Ergebnisqualität nicht immer sinnvoll möglich ist. Zu Beginn der Qualitätsmanagement-Diskussion stand in Deutschland und auch international die Prozessqualität im Vordergrund, da die Prozesssicht der Behandlung die Interdependenzen der Prozessbeteiligten und die Schnittstellen deutlich macht und es sinnvoll erschien, nicht ausschließlich das Ergebnis, sondern auch „den Weg dahin" zu beschreiben. Weiterhin konnten Prozessparameter gut zur Vorhersage von Ergebnisparametern genutzt werden, ohne dass unerwünschte Ergebnisse schon eingetreten waren. Derzeit wird nun mehr die Ergebnisqualität präferiert – auch dies ist verständlich, denn letztlich kommt es ja auf die Ergebnisse an. Es geht also letztlich um eine adäquate Mischung von Prozess- und Ergebnisqualität.
Eine andere Einteilung sieht die Gesundheitsversorgung in erster Linie als **Dienstleistung**. Dienstleistungen sind von der industriellen Fertigung durch die obligate Mitwirkung externer Faktoren in der Pro-

duktion abzugrenzen. Das Spektrum der möglichen Ausprägungen ist weit und umfasst sowohl persönlich-interaktive, problemorientiert-interaktive als auch technische Dienstleistungen. Bei den persönlich-interaktiven Formen muss der Kunde persönlich anwesend sein und die Dienstleistung wird vom Anbieter in der Regel auch persönlich erbracht. Bei den beiden anderen Formen erfolgt ein Austausch von Informationen (z.B. EDV-Beratung), die in die Dienstleistung einfließen, bzw. ein Einsatz technischer Mittel an einem Sachgut des Kunden (z.B. Autowerkstatt). Dienstleistungen sind grundsätzlich immaterieller Natur, der Kunde bzw. ein Sachgut des Kunden (die oben genannten externen Faktoren) müssen zwingend bei der Erbringung der Leistung anwesend sein (Uno-actu-Prinzip).

Es ist innerhalb dieser Systematik leicht verständlich, dass das Gesundheitswesen als **persönlich-interaktiv** betonte Dienstleistung aufzufassen ist, bei dem sowohl der Kunde (der Patient) als auch die Therapeuten persönlich anwesend sind. Dies hat die Folge, dass die Erzielung optimaler Ergebnisse die enge Kooperation aller Beteiligten voraussetzt, einschließlich der des Patienten („Kotherapeuten"). Bei der Beurteilung der medizinischen Dienstleistung können daher unterschiedliche Standpunkte eingenommen werden, die jeweils von der speziellen Erwartungshaltung, also den Zielen der Beteiligten abhängen. Wartezeiten in der Arztpraxis oder der Endoskopie-Ambulanz sprechen von schlechter Qualität bezüglich der Ablauforganisation und Ausnutzung der zeitlichen bzw. finanziellen Ressourcen aller Beteiligten. Aus dem Blickwinkel älterer Patienten jedoch, so zeigen Befragungen zur Patientenzufriedenheit, ist eine deutliche Reduzierung der Wartezeiten nicht in jedem Fall erwünscht, da manches Gespräch mit dem Nachbarn im Wartezimmer stattfindet und damit kommunikative Bedürfnisse erfüllt werden, wo andere Außenkontakte kaum mehr existieren. Konstituierendes Element des Begriffs „Qualität" sind, wie bereits ausgeführt, das Ziel bzw. die Erfordernisse, bezüglich derer die Eigenschaften des Objektes bewertet werden.

Die große Rolle der persönlich-interaktiven Dimension in der Dienstleistung im Gesundheitswesen kann gar nicht hoch genug eingeschätzt werden. Daneben sind sachliche Aspekte jedoch nicht zu vernachlässigen, wobei hier unterschieden werden muss, wer diese nachfragt. Oft übersehen oder nicht richtig gewertet werden gesellschaftliche Erwartungen, die sich in politischer Hinsicht, jedoch auch in kulturellen Werten vergegenständlichen. Als Beispiel sei der Versorgungsauftrag innerhalb der Kommune genannt, aber auch die Verständigung zu umstrittenen Themen wie der pränatalen Diagnostik oder die Wertung palliativer Therapieformen.

Die Trias nach Donabedian beschreibt vor allem die sachliche Dimension der Qualität der Gesundheitsversorgung (Eichhorn 1997), während die interaktive oder gesellschaftliche Dimension sich nicht sinnvoll in diese 3 Aspekte unterteilen lässt. Eine Synopse der Qualitätsaspekte nach Donabedian und der Qualitätsdimensionen „sachlich", „interaktiv" und „gesellschaftlich" muss dies berücksichtigen, da die beiden zuletzt genannten Dimensionen für das Qualitätsverständnis in dem zum Dienstleistungsbereich gehörenden Gesundheitswesen von geradezu konstituierender Bedeutung sind (s. Abb. 15.1-2).

Im Sinne eines umfassenderen Verständnisses muss man sich vergegenwärtigen, dass das Wesentliche, das den Begriff „Qualität" prägt, den Dingen bzw. Dienstleistungen zwar mitgegeben ist, jedoch nur im Hinblick auf eine definierte **Zielbestimmtheit** in den Vordergrund tritt. Wenn man also auf der phänomenologischen Ebene das „Wesentliche" zu beschreiben versucht, wird man wenig Erfolg haben, da es im Qualitätsbe-

Dimensionen: sachlich	interaktiv	gesellschaftlich
Struktur*	persönlich-interaktiv ausgeprägte Dienstleistung	in Zukunft wichtiger (z.B. Umwelt)
Prozess*		
Ergebnis*		

* Einteilung nach Donabedian

Abb. 15.1-2 Systematik des Begriffs Qualität in der Gesundheitsversorgung

griff selbst begründet ist, dass eine vollständige Systematisierung (Zergliederung) auf diesem Wege kaum möglich ist. Abhilfe ergibt sich durch eine stärkere Beachtung der Zielbestimmung, die die unterschiedlichen Kunden im Gesundheitswesen als Erwartung an den Leistungsanbieter formulieren. Auf dieser Ebene lassen sich weitere Systeme gut verstehen und interpretieren. Eine große Rolle in der deutschen gesundheitspolitischen Diskussion (Schwartz et al. 2001) spielt das in den USA entwickelte Konzept der Über-, Unter- und Fehlversorgung des Institute of Medicine (IOM) (Chassin et al. 1998).

Unter **Unterversorgung** (Under-Use) versteht das IOM ein „failure to provide a service that would have produced a favourable outcome for the patient“ (Chassin et al. 1998). Der Sachverständigenrat bezieht den Begriff des Bedarfs mit ein: Unterversorgung sei „eine Versorgung bei individuellem, professionell und wissenschaftlich anerkanntem Bedarf, die verweigert wird oder nicht (zumutbar) erreichbar zur Verfügung gestellt wird, obwohl an sich Leistungen mit hinreichend gesichertem gesundheitlichen Nutzen und einer akzeptablen Nutzen-Kosten-Relation vorhanden sind“ (Schwartz et al. 2001, S. 52).

Mit **Überversorgung** (Over-Use) bezeichnet das IOM eine Versorgungssituation, bei der das „potential for harm from the provision of a service exceeds the possible benefit“ (Chassin et al. 1998). Auch der Sachverständigenrat bezieht sich auf den fehlenden Nutzen: Als Überversorgung gelten Versorgungsleistungen, die „über die individuelle Bedarfsdeckung hinaus und ohne oder ohne hinreichend gesicherten gesundheitlichen (Zusatz-)Nutzen (z.B. aus Unwissenheit, Gefälligkeit, zu Marketingzwecken oder aus Einkommensinteressen) gewährt werden“ (Schwartz et al. 2001, S. 52).

Als **Fehlversorgung** (Misuse) definiert das IOM „avoidable complications that prevent

Tab. 15.1-2 Zusammenhang zwischen Bedarf und den Begriffen Über-, Unter- und Fehlversorgung (nach Schwartz et al. 2001)

Leistung* / Bedarf	wird fachgerecht erbracht	wird nicht fachgerecht erbracht	wird nicht erbracht**
nur objektiv, kein subjektiver Bedarf (latenter Bedarf)	bedarfsgerechte Versorgung	Fehlversorgung	(latente) Unterversorgung
subjektiver und objektiver Bedarf	bedarfsgerechte Versorgung	Fehlversorgung	Unterversorgung (ggf. Fehlversorgung)
nur subjektiver, kein objektiver Bedarf	Überversorgung (ggf. Fehlversorgung)	Überversorgung und Fehlversorgung	bedarfsgerechte Versorgung

* Annahme: Leistung mit gesichertem gesundheitlichem Nettonutzen und angemessener Nutzen-Kosten-Relation

** Annahme: Es wird auch keine alternative Leistung erbracht

patients from receiving full potential benefit of a service" (Chassin et al. 1998). Der Sachverständigenrat schließt sich an: Fehlversorgung sei „jede Versorgung, durch die ein vermeidbarer Schaden entsteht, bzw. jede Versorgung mit Leistungen, deren Schaden oder Schadenspotenzial ihren (möglichen) Nutzen deutlich übersteigt" (Schwartz et al. 2001, S. 53; zu den 3 Begriffen s. auch Kap. 4.1). In der Tabelle 15.1-2 wird der Zusammenhang zwischen Bedarf und Über-, Unter- und Fehlversorgung zusammenfassend dargestellt (vgl. Kap. 15.3.4).

Tab. 15.1-3 Die Qualitätsaspekte der Joint Commission on accreditation of Healthcare Organizations (JCAHO 1990)

1. **Accessibility of care:** the ease with which patients can obtain the care that they need when they need it.
2. **Appropriateness of care:** the degree to which the correct care is provided, given the current state of the art.
3. **Continuity of care:** the degree to which the care needed by patients is coordinated among practitioners and across organizations and time.
4. **Effectiveness of care:** the degree to which care (for example, a procedure) is provided in the correct manner (that is, without error) given the current state of the art.
5. **Efficacy of care:** the degree to which a service has the potential to meet the need for which it is used.
6. **Efficiency of care:** the degree to which the care received has the desired effect with a minimum of effort, expense, or waste.
7. **Patient perspective issues:** the degree to which patients (and their families) are involved in the decision-making processes in matters pertaining to their health, and the degree to which they are satisfied with their care.
8. **Safety of the care environment:** the degree to which the environment is free from hazard or danger.
9. **Timeliness of care:** the degree to which care is provided to patients when it is needed.

Die Abbildung von Qualitätsaspekten auf die spezifischen Interessen der beteiligten Gruppen ist in der praktischen Arbeit sehr nützlich, da sie die Kundenverhältnisse (extern und intern) hervorhebt. Allerdings können diese Interessen von Land zu Land unterschiedlich sein, was die Übertragbarkeit von Systematiken zu den Qualitätsanforderungen in der Gesundheitsversorgung einschränkt – ähnlich wie dies für die in der öffentlichen Diskussion als vordringlich angesehenen Grundprobleme der Versorgung gilt. In den USA steht daher die Frage des Zugangs zur Versorgung als Qualitätsaspekt sehr viel mehr im Vordergrund als in manchen europäischen Gesundheitssystemen. Die National Committee for Quality Assurance (NCQA) setzt dieses Kriterium (Access to Care) in dem Health Plan Employer Data and Information Set (HEDIS 2.0) vor weiteren 4 Kriterien (Appropriateness, Efficiency, Technical Outcome of Care, Members Satisfaction with Services Provided) auf Platz 1 (Anonymous 1993), ähnlich wie die Joint Commission on Accreditation of Healthcare Organizations (JCAHO 1990) (s. Tab. 15.1-3).

Als grundlegendes Gliederungskriterium kann man außerdem zwischen **Leistungsanbietern** und **Nachfragern** unterscheiden. Bezieht man sich auf die Bedingungen des deutschen Gesundheitssystems, sind bei den Nachfragern Patienten, zuweisende Ärzte (niedergelassene Ärzte und Krankenhausärzte), Kostenträger und die Gesellschaft mit ihren Interessen vertreten; in Zukunft wird man auch die Interessen von Investoren verstärkt berücksichtigen müssen.

Aus der Sicht der Patienten stehen die sachliche und die interaktive Dimension der Leistungen im Vordergrund. Hinsichtlich der **sachlichen Qualität** handelt es sich durchaus nicht nur um die sog. Hotelqualität von Krankenhäusern, sondern es werden zunehmend Parameter der Versorgungsqualität nachgefragt, die vor allem die Prozess-

und Ergebnisqualität betreffen. Die zunehmende Nutzung des Internets zur Marktorientierung wird die hochgradige Varianz der ärztlichen Leistungserbringung in den Vordergrund rücken. Zudem werden verstärkt Fragen der Patientensicherheit Interesse finden (Buchan 1998), die eng mit der Mindestmengen-Problematik in Zusammenhang stehen (Dudley et al. 2000). Weiterhin kommt der **interaktiven Qualität** große Bedeutung zu, wobei es sich hier nicht nur um die Aufklärung über Diagnosen und Eingriffe handelt, sondern auch um die Informiertheit über die Abläufe und das kommunikative Klima, in dem das Verhältnis der Berufsgruppen im Krankenhaus untereinander und die Einbeziehung des Patienten in den therapeutischen Prozess eine große Rolle spielen.

Die Erwartungen der zuweisenden Leistungsanbieter im Gesundheitswesen, seien es Krankenhäuser oder niedergelassene Ärzte, sind in erster Linie auf die sachliche Qualität gerichtet. Da es sich um grundsätzlich in Konkurrenz mit dem Leistungsanbieter stehende Partner handelt, wird vor allem darauf geachtet, dass die Leistung sachgerecht erbracht wird, wozu auch die Information über die durchgeführte Leistung gehört (Schreiben von Arztbriefen). Zu beachten ist, dass die Zuweiser eine der wichtigsten Informationsquellen des Patienten sind, wenn er seine Entscheidung zur Wahl einer bestimmten Einrichtung trifft.

Kostenträger und Gesellschaft sind vor allem an der **gesellschaftlichen Dimension** der Leistungserbringung interessiert, zu der die Kosten und die Kosteneffektivität sowie die Beachtung kultureller, juristischer und gesetzlicher Regeln gehören. Auch der Aspekt der Sicherheit ist hier von Bedeutung: „The public is a patient population." (Buchan 1998)

Auf der Anbieterseite stehen die Erfüllung gesetzlicher Anforderungen, die Erfordernisse des Marktes und die Darstellung der Konkurrenzfähigkeit (einschließlich Marketing), aber auch Aspekte der Organisationsentwicklung und der Darstellung der Berufsgruppen im Vordergrund.

Angemessenheit

Ein weiteres Einteilungsschema geht auf Donabedian (1986) zurück (s. Tab. 15.1-4) – ein Schema, das 2 Kriterien, die sich auf die Wirksamkeit der Versorgung beziehen, um 2 Kriterien ergänzt, die das Kosten-Nutzen-Verhältnis, die individuelle und gesellschaftliche Akzeptanz sowie die soziale Fairness beschreiben.

Zum einen ist die den persönlichen Präferenzen entsprechende Akzeptanz durch den Patienten (Acceptability) mit aufgenommen, ein Begriff, der auf Patientenorientierung und die bekannte Tatsache verweist, dass ohne eine intakte Patient-Arzt-Interaktion kein therapeutisches Konzept aufgehen kann. Sauber getrennt wird zum anderen die absolute Wirksamkeit (Efficacy), die die wissenschaftliche Erkenntnis im artifiziellen

Tab. 15.1-4 Qualität in der Gesundheitsversorgung nach Donabedian (1986)

Seven attributes of health care define its quality:
(1) **Efficacy:** the ability of care, at it's best, to improve health (2) **Effectiveness:** the degree to which atainable health improvements are realized (3) **Efficiency:** the ability to obtain the greatest health improvement at the lowest cost (4) **Optimality:** the most advantageous balancing of costs and benefits (5) **Acceptability:** conformity to patient preferences regarding accessability, the patient-practitioner relation, the amenities, the effects of care, and the cost of care (6) **Legitimacy:** conformity to social preferences concerning all of the above (7) **Equity:** fairness in the distribution of care and its effects on health

Setting der klinischen Studie beschreibt, von der relativen Wirksamkeit (Effectiveness), die der Umsetzung dieser Erkenntnisse in der allgemeinen Versorgungswirklichkeit entspricht. Dieser Unterschied wird auch als Effectiveness Gap bezeichnet und ist Gegenstand der Versorgungsforschung (s. Kap. 3 und Kap. 4).

Der Begriff der Angemessenheit (Appropriateness) als Eigenschaft von Leistungen des Gesundheitswesens hat in Deutschland bislang wenig Beachtung gefunden. Das Attribut „angemessen" wird umgangssprachlich im Sinne von „passend", „adäquat" und „den Bedürfnissen entsprechend" verwendet, hat bisher aber keine für das Gesundheitswesen spezifische Ausprägung erfahren. Das Bundesministerium für Gesundheit (BMG) hat sich allerdings zusammen mit der WHO in einem Workshop im Jahre 2000 des Themas angenommen und damals festgestellt, dass der Begriff der Angemessenheit über die klinische Beschreibung des Nutzens von Methoden hinausgeht und „das öffentliche Gesundheitswesen betreffende, ökonomische, soziale, ethische und rechtliche Überlegungen" bezeichnet (BMG 2001). Im internationalen Schrifttum ist der Begriff der Angemessenheit schon länger in Verwendung, es werden 3 Ebenen unterschieden. Ein relativ einfaches Verständnis betrifft die Konformität mit Qualitätsanforderungen und wird z. B. in der Compliance-Forschung von Leitlinien verwendet. Auf der zweiten Ebene wird Angemessenheit als Qualitätsdimension verstanden (s. S. 277; Donabedian 1986). Die dritte Ebene geht jedoch insofern darüber hinaus, als sie Angemessenheit als Kontext der Umsetzung von Verfahren im Gesundheitswesen beschreibt (Brook et al. 1986).

Der Sachverständigenrat hat vor diesem Hintergrund Angemessenheit „als Attribut wirksamer Maßnahmen" definiert, „in dem deren Effizienz und deren Übereinstimmung mit Grundsätzen, Werten und Präferenzen auf der Ebene von Personen, Gemeinschaften und Gesellschaft zusammenfassend zum Ausdruck kommen" (Wille et al. 2008, Nr. 579). In dieser Definition wird die (absolute) Wirksamkeit von Maßnahmen (Efficacy) vorausgesetzt und der Begriff der Angemessenheit für die Gesamtheit der Aspekte der relativen Wirksamkeit (Effectiveness) verwendet. Besondere Bedeutung hat hier, dass auch die Effizienzbetrachtung unter dem Begriff der Angemessenheit subsumiert wird, da letztlich auch die Wertung gesundheitsökonomischer Ergebnisse in der Diskurshoheit von Personen, Gemeinschaften und Gesellschaft liegt.

Die Angemessenheit von Gesundheitsleistungen stellt aus dieser Sicht den Gegenstand der auf die Evaluation der relativen Wirksamkeit gerichteten Versorgungsforschung dar. In den letzten Jahren hat auch in Deutschland das Konzept der klinischen Forschung, vormals arbeitsteilig die Grundlagen-, Krankheitszeit- und patientenorientierte Forschung unterscheidend, eine auf den Innovationstransfer ausgerichtete Erweiterung erfahren. Neben der Grundlagenforschung werden die translationale Forschung, die klinisch-evaluative Forschung (Kontrollierte Studien zur absoluten Wirksamkeit) und als vierte Stufe die Versorgungsforschung (relative Wirksamkeit) unterschieden (Schrappe u. Scriba 2006).

In zweiter Hinsicht ist der Begriff der Angemessenheit jedoch auch wichtig für die aktuelle Diskussion zu Nutzen, Bedarf und Allokationsentscheidung. Der Sachverständigenrat hat sich bereits in seinem Gutachten 2001 mit dem Begriff des objektiven Bedarfs beschäftigt. Er hat dabei den Terminus Bedarf, definiert als „Zustand, dessen Behandlung gesundheitlichen Nutzen erwarten lässt", von dem Begriff der Nachfrage (Wunsch nach Versorgung und Zahlungsbereitschaft) abgegrenzt und den objektiven Bedarf als solchen spezifiziert, der fachlich und wissenschaftlich bestätigt ist (Schwartz et al. 2001, III.1, Nr. 24 u. 30 ff.). Bereits damals wurde jedoch darauf hingewiesen, dass bei der Formulierung des objektiven Bedarfs außer der wissenschaftlich-fachlichen Ebene noch der kulturelle Kontext, der gesellschaftliche Wandel und die gesellschaftliche Akzeptanz zu berücksichtigen seien. Diese Diskussion hat mittlerweile eine erhebliche Bedeutung gewonnen. Vordergründig als Kritik an der Aussagekraft randomisierter Studien verstanden, geht es im Kern um die Einbeziehung von „Patient-reported Outcomes" (PRO), der öffentlichen Meinungsbildung und der politischen Umsetzung. So hat auch der Gesetzgeber z. B. in § 35b SGB V bei der „Bewertung des Nutzens und der Kosten von Arzneimitteln" den Patientennutzen nicht nur als „Verbesserung des Gesundheitszustandes" verstanden, sondern auch die Verbesserung der Lebensqualität als Kriterium mit aufgenommen.

Verantwortung

Neben Begriffen wie Qualität, Leitlinien, evidenzbasierte Medizin, Management und Führung ist der Begriff der Verantwortung (Accountability) mehr und mehr in das Zentrum des Interesses gerückt. Zum einen spielt dieser Begriff auf der gesellschaftlichen Ebene bei der Charakterisierung von Unternehmen eine größere Rolle, ein Blickwinkel, der auch für Einrichtungen des Gesundheitswesens sinnvoll erscheint: *„The public is the patients population."* Zum anderen wird der Begriff der Verantwortung mehr und mehr als Bestandteil adäquater Führungskonzepte im Gesundheitswesen betrachtet. Aktuelle Konzepte der „Clinical Governance" richten sich in erster Linie an die ärztliche Führungsebene und umfassen Qualitätsmanagement, evidenzbasierte Medizin, Leitlinien und Behandlungspfade, Bekenntnis zur Patientensicherheit und zur Patientenorientierung sowie die aktive Auseinandersetzung mit ökonomischen Rahmenbedingungen (s. Kap. 13.4; Lega et al. 2005). Diese Konzepte gehen jedoch auf die Probleme der Expertenorganisationen und auf die spezifischen Anforderungen an die Träger- und Eigentümerstrukturen nicht genügend ein. In Erweiterung des Fokus der angesprochenen Führungsanforderungen erscheint daher der Begriff der „Clinical Corporate Governance" sinnvoll, der eine Professionalisierung von Aufsichts- und Eigentümerfunktion und die Integration der ärztlichen Leitungen in die Entscheidungen des Managements bei gleichzeitiger Einbindung in die Gesamtinteressen der Institution umfasst, die Fragmentierung der Befugnisse und Verantwortlichkeiten beendet, die Prozessverantwortung aller Beteiligten für den gesamten Behandlungsablauf festschreibt und die Institution in einer sich verändernden Umwelt beschreibt (Schrappe 2009).

Literatur

Anonymous: Health Plan Employer Data and Information Set and User's Manual, Version 2.0. Washington, DC: National Committee for Quality Assurance 1993.

Bundesministerium für Gesundheit (BMG) (Hrsg). Angemessenheit medizinischer Leistungen. Appropriateness in Health Care Services. Report of a WHO-Workshop in Koblenz from 23. to 25.3.2000. Bd. 136 der Schriftenreihe des Bundesministerium für Gesundheit. Baden-Baden: Nomos 2001.

Brook RH, Chassin MR, Fink A, Solumon DH, Kosicoff J, Park RE. A message of the detailed assessment of appropriateness of medical technologies. Health Care 1986; 2: 53–63.

Buchan H. Different countries, different cultures: convergent or divergent evolution for healthcare quality? Qual Health Care 1998; 7: 62–7.

Chassin MR, Galvin RW, and the National Roundtable on Health Care Quality. The urgent need to improve health care quality. JAMA 1998; 280: 1000–5.

Deutsches Institut für Normung e.V. (DIN). DIN EN ISO 8402: Qualitätsmanagement – Begriffe. Berlin: Beuth 1995.

Deutsches Institut für Normung e.V. (DIN). DIN EN ISO 9000: Qualitätsmanagementsysteme – Grundlagen und Begriffe. Berlin: Beuth 2005.

Donabedian A. Criteria and standards for quality assessment and monitoring. Qual Rev Bull 1986; 12: 99–108.
Dudley RA, Johansen KL, Brand R, Rennie DJ, Milstein A. Selective referral to high-volume hospitals. Estimating potentially avoidable deaths. JAMA 2000; 283: 1159–66.
Eichhorn S. Integratives Qualitätsmanagement im Krankenhaus. Konzeption und Methoden eines qualitäts- und kostenintegrierten Krankenhausmanagements. Stuttgart: Kohlhammer 1997.
Joint Commission on Accreditation of Healthcare Organizations (JCAHO). Primer on Indicator Development and Application. Oakbrook Terrace, IL: JCAHO 1990.
Lega F, Depietro C. Converging patterns in hospital organization: beyond the professional bureaucracy. Health Policy 2005; 74: 261–81.
Lohr KN. Medicare: a Strategy for Quality Assurance. Washington, DC: National Academy Press 1990.
Neugebauer E, Dietrich A, Lefering R, Bouillon B. Qualitätssicherung in der Chirurgie. In: Häring R, Zilch H (Hrsg). Chirurgie mit Repetitorium. 4. Aufl. Berlin, New York: de Gruyter 1997; 35–41.
Relman AS. The Institute of Medicine report on the quality of health care crossing the quality chasm: a new health system for the 21st century. N Engl J Med 2001; 345: 702–3.
Schrappe M. Führung im Krankenhaus – Clinical Corporate Governance. Z ärztl Fortbild Qual Gesundhwes. doi:10.1016/j.zefq.2009.01.003.
Schrappe M, Scriba PC. Versorgungsforschung: Innovationstransfer in der klinischen Forschung. Z ärztl Fortbild Qual Gesundhwes 2006; 100: 571–80.
Schwartz FW, Wille E, Fischer CG, Kuhlmey A, Lauterbach KW, Rosenbrock W, Scriba PC; Sachverständigenrat für die Konzertierte Aktion im Gesundheitswesen. Bedarfsgerechtigkeit und Wirtschaftlichkeit. Gutachten 2000/2001. Bd. III: Über-, Unter- und Fehlversorgung. Bonn: Sachverständigenrat für die Konzertierte Aktion im Gesundheitswesen; 52–4. http://www.svr-gesundheit.de (15. November 2009).
Sens B, Fischer B, Bastek A, Eckardt J, Kaczmarek D, Paschen U, Pietsch B, Rath S, Ruprecht T, Thomeczek C, Veit C, Wenzlaff P. Begriffe und Konzepte des Qualitätsmanagements. 3. Aufl. GMS Med Inform Biom Epidemiol 2007; 3: Doc05.
Wille E, Scriba PC, Fischer GC, Glaeske G, Kuhlmey A, Rosenbrock R, Schrappe M. Kooperation und Verantwortung. Voraussetzungen für eine zielorientierte Gesundheitspolitik. Gutachten 2007 des Sachverständigenrates für die Begutachtung der Entwicklung im Gesundheitswesen. Bd. I u. II. Baden-Baden: Nomos 2008.
Wille E, Schrappe M, Gerlach F, Glaeske G, Haubitz M, Kuhlmey A, Rosenbrock R. Koordination und Integration – Gesundheitsversorgung in einer Gesellschaft des längeren Lebens. Sondergutachten 2009 des Sachverständigenrates für die Begutachtung der Entwicklung im Gesundheitswesen. www.svr-gesundheit.de.

15.1.3 Qualitätsmanagement

Qualitätsmanagement (QM) beschreibt eine Managementmethode, die die Verbesserung der Qualität der erbrachten Leistung zum Gegenstand hat. In Deutschland ist der Begriff Qualitätssicherung historisch länger in Gebrauch, der international und wissenschaftlich jedoch eher im Sinne der Qualitätsdarlegung oder -beschreibung verwendet wird (s. Kap. 15.1.4). Da Qualitätsmanagement zwar auf der Beschreibung von Qualität beruht, im Kern des Begriffes jedoch die Steuerung betrifft, ist es nun üblich geworden, Qualitätsmanagement als übergreifenden Begriff zu verwenden.
Grundsätzlich können Qualitätsverbesserungsstrategien (continuous quality improvement) auf den folgenden 4 Ebenen ansetzen:
- gesellschaftliche Ebene
- institutionenübergreifende Ebene
- institutionelle Ebene
- individuelle Ebene

Der Begriff „Qualitätsmanagement“ wird vorwiegend für die institutionelle Ebene verwendet und versteht sich daher auch im eigentlichen Sinn als Managementmethode, bezieht aber interinstitutionelle Elemente – z. B. als Benchmarking – und auch individuelle Ansatzpunkte des individuellen und organisatorischen Lernens mit ein. Die Systemebene wird betrachtet, wenn es um die

Auswirkungen von Rahmenbedingungen geht, die die Messung und Kommunikation von Qualität fördern oder behindern (z.B. Qualitätswettbewerb, s. Kap. 15.4), und wenn die Auswirkungen von institutionellen Programmen (z.B. Indikatoren) auf die Qualität der Gesamtversorgung beschrieben werden. Regionale Vergleiche sind dann wichtig, wenn über Managed Care bzw. populationsbezogene Programme regional unterschiedliche Verantwortlichkeiten bestehen.

Wenn man eine prägnante und griffige Definition sucht, kann Qualitätsmanagement kurz als „Steuerung von Qualität" definiert werden. Die DIN ISO Norm bezeichnet Qualitätsmanagement als „aufeinander abgestimmte Tätigkeiten zum Leiten und Lenken einer Organisation bezüglich Qualität" (DIN 2005, Nr. 3.2.8). In der entsprechenden Anmerkung heißt es weiter:

„Leiten und Lenken bezüglich Qualität umfasst üblicherweise das Festlegen der Qualitätspolitik und der Qualitätsziele, die Qualitätsplanung, die Qualitätslenkung, die Qualitätssicherung und die Qualitätsverbesserung."

Es wird also deutlich herausgestellt, dass es sich um eine Führungsaufgabe handelt („Leiten"), dass es definierter Ziele („Qualitätsziele") bedarf und dass es sich um innerhalb der Organisation „aufeinander abgestimmte" Vorgehensweisen handeln muss. Unter dem letzten Punkt ist zu verstehen, dass es nicht sinnvoll ist, in einzelnen Teilbereichen oder in einzelnen Berufsgruppen isoliert Qualitätsmanagement einzuführen.

In einer sprachlich etwas eingängigeren Form kann Qualitätsmanagement als Interventionstechnik verstanden werden, die auf einer umfassenden Anstrengung aller Betriebsebenen beruht, basierend auf einer Analyse der Prozesse eine Verbesserung der Abläufe und Ergebnisse zum Ziel hat und diese Verbesserung evaluiert. Diese Definition beschreibt mehr das Vorgehen, das auf einer Analyse (s. Kap. 15.2.2 Prozessanalyse) mit anschließender Evaluation beruht. In Gebrauch ist auch der Plan-Do-Check-Act-Zyklus (PDCA-Zyklus), wie er im Verfahren der KTQ® (Kooperation für Transparenz und Qualität) verwendet wird, der die aufeinanderfolgenden Phasen der Planung eines Qualitätsverbesserungsprozesses über die Erhebung des Ist-Zustandes, dessen Abgleich mit den Soll-Vorstellungen und die Umsetzung der Verbesserungsmaßnahme umfasst.

Die DIN-ISO-Norm und die dieser Norm zugrunde liegende Nomenklatur halten eine Kaskade von Begriffen vor, die ganz detailliert und sinnvoll aufeinander aufbauend die einzelnen Elemente des Qualitätsmanagements bezeichnen (vgl. Sens et al. 2007):

- Qualitätspolitik (Vision und Leitbild)
- Qualitätsplanung (Festlegung von Qualitätszielen und Ressourcenbereitstellung)
- Qualitätsziele (messbare Parameter, an denen das Erreichte gemessen wird)
- Qualitätslenkung (i.S. eines Controllings)
- Qualitätssicherung (Darlegung)
- (ständige) Qualitätsverbesserung

Auf der Basis dieser Definitionen wird verständlich, dass der Begriff der Qualitätskontrolle überholt ist, da die Kontrolle lediglich an einem Punkt des Produktions- oder Dienstleistungsprozesses nicht mit dem „Continuous Quality Improvement", der Durchdringung der Organisation und der Führungsverantwortung des QM-Ansatzes, vereinbar ist. Otto Kahn schrieb sein „OK" auf die Ford-Automobile erst am Ende der Montage.

Historisch war noch vor nicht langer Zeit (als QM noch isolierter verstanden wurde) der Begriff „Total Quality Management" (TQM) im Gebrauch, um auf die umfassende Bedeutung des QM-Begriffes hinzuweisen. Im allgemeinen Verständnis, aber auch nachvollzogen durch die DIN-Nomenklatur, ist dieser Begriff als gesonderter Terminus jedoch nicht mehr sinnvoll, denn Qualitätsmanagement kann ohne den TQM-Ansatz nicht verstanden und praktiziert werden. In der DIN-Norm wird daher eine „Philosophie" dargelegt (vgl. auch hierzu Sens et al. 2007), die folgende Bereiche umfasst:

- Kundenorientierung
- Führung
- Einbeziehung der Mitarbeiter
- prozessorientierter Ansatz
- systemorientierter Managementansatz
- ständige Verbesserung
- Analyse als Basis der Entscheidungen (sachbezogener Ansatz)
- Lieferantenbeziehungen zum gegenseitigen Nutzen

Das Total Quality Management findet in der DIN-Norm daher keine gesonderte Erwähnung mehr, da alle Elemente bereits im Verständnis von Qualitätsmanagement vorhanden sind.

Es wird an dieser Stelle deutlich, dass Qualitätsmanagement im Grunde nicht ohne ein organisationstheoretisches Konzept denkbar ist (s. Kap. 13; Moss et al. 1998). Im Vordergrund stehen dabei weniger die verrichtungsorientierten Linienstrukturen, die zwar Arbeitsteilung gewährleisten, aber wegen der Abgrenzung der Verantwortungsbereiche und wegen des Ressortegoismus wenig Anreize für ein übergreifendes, an der Leistung der ganzen Organisation orientiertes Qualitätsverständnis bieten. Auch die divisionalen Spartenorganisationen sind wegen ihrer zentrifugalen Kräfte und der Optimierung der Sparte in Konkurrenz zu den Zielen der Gesamtorganisation wenig geeignet. Typischerweise weisen Krankenhäuser, die divisional organisiert sind, QM-Systeme in den Einzelabteilungen auf, sind aber bar jeden Qualitätsgedankens bei den abteilungsübergreifenden, „Schnittstellen"-bezogenen Prozessen und Ergebnissen – dieses Phänomen ist derzeit in Deutschland vielfach zu beobachten.

Ein Erfolg versprechendes Qualitätsmanagement-Konzept muss dagegen insbesondere die Integrationsleistung der Organisation betonen und fördern und damit das hauptsächliche Managementproblem in den gegenwärtigen Strukturen des Gesundheitswesens angehen. Dies ist in erster Linie auf der Basis vernetzender, matrixähnlicher Strukturen möglich, wie sie z.B. durch prozessorientierte Zentren (s. Kap. 13.3) dargestellt werden. In den letzten Jahren hat es eine starke Zunahme von Qualitätsmanagement-Initiativen solcher Zentren (Brustzentren etc.) gegeben, oft gekoppelt an Zertifizierungsangebote, die häufig Kritik hervorgerufen haben. Wenn man es vor dem Hintergrund organisationstheoretischer Überlegungen bedenkt, weisen solche Vorgehensweisen durchaus in die richtige Richtung. Zusätzlich – aber eingebettet in ein derartiges Konzept – ist gegen ein aktives Qualitätsmanagement auf Abteilungsebene nichts zu sagen.

Ähnlich sind Instrumente des Qualitätsmanagements zu beurteilen (s. Kap. 15.2). Dient eine Qualitätsmanagement-Kommission nur dazu, die Zertifizierungen von Einzelabteilungen nachzuhalten, wird davon kaum ein fördernder Einfluss ausgehen. Wird eine QM-Kommission jedoch autorisiert, ein Einverständnis über anzugehende Querschnittsprobleme herzustellen und der Geschäftsleitung entsprechende Projektpläne vorzuschlagen, wird das prozessorientierte und übergreifende Potenzial des Qualitätsmanagements optimal genutzt. Ähnliche positive Effekte sind von einer interdisziplinären und multiprofessionell besetzten Leitlinienkonferenz oder „Konferenz Klinische Pfade" zu erwarten.

In einer Konzentration auf die wesentlichen Aspekte kann man Qualitätsmanagement als Konstrukt aus 4 konstituierenden Komponenten verstehen:

- Qualitätssicherung
- Qualitätsverbesserung
- Managementorientierung
- Organisationslernen

In der übergreifenden Führungs- und Managementorientierung und in dem Konzept des Organisationslernens wird die Orientierung des Qualitätsmanagements an modernen Organisationskonzepten deutlich, am ehesten in systemtheoretischen Schulen, die nicht die Stabilität der Organisation, sondern den Austausch mit einer sich stetig wandelnden Umwelt zum Gegenstand haben.

Es ist darauf hinzuweisen, dass gerade im managementnahen Bereich von Organisationen einer Zersplitterung Einhalt geboten werden muss. Es ist sicher nicht sinnvoll und mit integrativ angelegten Organisationskonzepten nicht vereinbar, wenn man Qualitätsmanagement, Patientensicherheit bzw. Risikomanagement, Medizincontrolling, Datenverarbeitung etc. als getrennte, unter Umständen noch gegeneinander konkurrierende Stabseinheiten aufbaut. Gerade in diesem Bereich muss eine optimale Durchlässigkeit und Kooperation zu jedem Zeitpunkt gewährleistet sein (integratives Management; s. Sens et al. 2007).

Neben der Organisationstheorie sind für das Qualitätsmanagement weitere methodisch wichtige Nachbarthemen und -disziplinen zu beachten:

- Patientensicherheit und Risikomanagement
- Controlling und Medizincontrolling
- Klinische Epidemiologie
- Evidence-based Medicine
- Versorgungsforschung

Bei der Thematik **Patientensicherheit und Risikomanagement** ist der Begriff „Nachbarthema" allerdings nicht zutreffend, es ist integraler Bestandteil des Qualitätsmanagements (s. Kap. 16). **Controlling und Medizincontrolling** sind recht einfach über den Gegenstand abzugrenzen, da es hier um betriebswirtschaftliche Ressourcen und nicht primär um Qualität geht, wobei zum Medizincontrolling Überschneidungen vorhanden sind und man in der Praxis beachten muss, dass es nicht zu Abgrenzungen kommt (Conrad 1999). Die **Klinische Epidemiologie** bildet zum einen eine Grundvoraussetzung für das Qualitätsmanagement, da sie das Zählen und Messen lehrt (Blumenthal 1996), gleichzeitig findet sie im Qualitätsmanagement eine wichtige Ergänzung, denn „population-based studies, whether of general population or of an institutions' patients, demonstrate only where the problems lie, not what the problems are" (White 1992). Die **Evidence-based Medicine** spielt im Qualitätsmanagement als Wissensbasis (z. B. für die Leitlinienerstellung) und als Konzept für das Organisationslernen eine große Rolle (Schrappe 2001); gleichzeitig sind viele QM-Maßnahmen nicht EbM-basiert (Shojania u. Grimshaw 2005). Die **Versorgungsforschung** bildet das Dach für die Qualitätsforschung; als eines der wichtigsten Themen ist hier die Evaluierung der Patientenpräferenzen zu nennen (Ellwood 1988).

Literatur

Blumenthal D. The origins of the quality-of-care debate. N Engl J Med 1996; 335: 1146–9.

Conrad HJ. Betriebswirtschaftliche Aspekte des klinischen Qualitätsmanagements und Controlling. Gesundh ökon Qual manag 1999; 4: 164–6.

Deutsches Institut für Normung e.V. (DIN). DIN EN ISO 9000: Qualitätsmanagementsysteme – Grundlagen und Begriffe. Berlin: Beuth 2005.

Ellwood PM. Shattuck lecture – outcome management: a technology of patient experience. N Engl J Med 1988; 318: 1549–56.

Moss F, Garside P, Dawson S. Organisational change: the key to quality improvement. Qual Health Care 1998; 7 (Suppl): 1–2.

Schrappe M. Leitlinien-Konferenz und EBM-Kolloquium am Klinikum der Universität Köln. Vortrag auf dem 107. Kongress der Deutschen Ge-

sellschaft für Innere Medizin, 24.4.2001. Wiesbaden: Med. Klinik 2001; 9 (Suppl 1): 70.
Sens B, Fischer B, Bastek A, Eckardt J, Kaczmarek D, Paschen U, Pietsch B, Rath S, Ruprecht T, Thomeczek C, Veit C, Wenzlaff P. Begriffe und Konzepte des Qualitätsmanagements. 3. Aufl. GMS Med Inform Biom Epidemiol 2007; 3: Doc05.
Shojania KG, Grimshaw JM. Evidence-based quality improvement: the state of the science. Health Aff (Millwood) 2005; 24: 138–50.
White KL. Introduction. In: Wenzel RP (ed). Assessing Quality Health Care. Perspectives for Clinicians. Baltimore: Williams & Wilkins 1992; xvii–xxii.

15.1.4 Qualitätsdarlegung

Als Bestandteil des Qualitätsmanagements ist der Begriff der Qualitätssicherung unter Hervorhebung seiner qualitätsbeschreibenden Funktion schon erwähnt worden. Ohne Beschreibung oder Messung von Qualität kann weder ein Verbesserungszyklus seinen Anfang nehmen noch die Wirksamkeit der Maßnahmen evaluiert werden. Zur Messung werden Indikatoren (Kennzahlen) verwendet, die möglichst im konkreten Kontext validiert wurden und deren Messung zuverlässig erfolgen kann (s. Kap. 15.3).
Qualitätssicherung gehört zu den sog. Qualitätsdarlegungsverfahren, die folgende Elemente umfassen:

- Qualitätssicherung
- Qualitätsberichte
- Selbstbewertungsverfahren
- Zertifizierungsverfahren

Qualitätsdarlegung wird als „Teil des Qualitätsmanagements, der auf das Erzeugen von Transparenz über Qualität gerichtet ist" verstanden (Sens et al. 2007). Die Qualitätsdarlegungsverfahren stellen in Deutschland einen sehr wichtigen Bereich dar und werden – etwas anders als das Qualitätsmanagement – nicht nur im institutionellen Rahmen, sondern auch im Institutionenvergleich und auf Systemebene angewandt. Die Managementorientierung steht bei den Qualitätsdarlegungsverfahren nicht so sehr im Vordergrund; ihre Bedeutung haben diese Verfahren mehr in Benchmarking-Projekten, in der anonymisierten Darstellung der Varianz der Behandlung (z. B. Berichte für die Bundesgeschäftsstelle Qualitätssicherung [BQS]) und im Zusammenhang mit Public Disclosure, wo Leistungserbringer nicht anonymisiert miteinander verglichen werden.
Nach DIN ISO wird **Qualitätssicherung** definiert als „Teil des Qualitätsmanagements, der auf das Erzeugen von Vertrauen darauf gerichtet ist, dass Qualitätsanforderungen erfüllt werden" (DIN 2005, Nr. 3.2.11). Der Begriff „Qualitätssicherung" hat ganz zentral mit den Anforderungen an Qualität zu tun, das Qualitätsproblem muss daher bekannt und das Qualitätsziel definiert sein. Bei Indikatoren muss regelmäßig ein Referenzbereich definiert sein. Im eigentlichen Kern wird also der Verbesserungszyklus nicht mit eingeschlossen, wenngleich es jeder Institution, die Qualitätssicherungsdaten erhebt, natürlich empfohlen werden muss, diese Daten als Ausgangspunkt für das interne Qualitätsmanagement zu nutzen (Stausberg et al. 2007).
Das in Deutschland historisch am längsten bestehende Qualitätssicherungsverfahren ist die bereits seit den 1970er Jahren zunächst in München und dann bundesweit durchgeführte Perinatalerhebung, die in ihren Ergebnissen über eine Regionalisierung der Versorgung von Neugeborenen insbesondere mit erhöhtem Risiko (Perinatalzentren) zu einem Qualitätsverbesserungsprozess auf Systemebene geführt hat (Selbmann 1998). Die Perinatalerhebung wurde in das BQS-Verfahren integriert. Heute ist die Zahl der durchgeführten organ- bzw. erkrankungsbezogenen Qualitätssicherungsprogramme fast unübersehbar; diese stellen einen erheblichen Beitrag zur Verbesserung der Gesundheitsversorgung und zum Erhalt eines ho-

hen Niveaus der Versorgung dar. Diese Entwicklung wird nicht nur durch die Public-Disclosure-Debatte angeregt, sondern ist oft auch ein Ergebnis eines professionellen Verbesserungsprozesses, der in einzelnen Fällen auch zur Aufhebung der Anonymität des Datenvergleichs führt (s. Abb. 15.1-3).

Nach den Regelungen des Wettbewerbsstärkungsgesetzes (WSG) ist der Schwerpunkt der Qualitätssicherung in Zukunft ausdrücklich auf die transsektorale Qualitätssicherung zu legen (§ 137 Abs. 2 SGB V). Dies ist ein wichtiger Schritt, denn auf dem Hintergrund der abfallenden Verweildauer wird es immer seltener, dass das Ergebnis der Behandlung bereits während des stationären Aufenthaltes zu beurteilen ist, sodass die transsektorale Perspektive (z. B. 30 Tage nach Aufnahme) mit Beobachtung der Patienten während der anschließenden ambulanten Behandlung an Bedeutung gewinnt (Coleman 2006). In Deutschland ist dies durch das sog. QSR-Projekt (Qualitätssicherung durch Routinedaten) des Helios-Konzerns zusammen mit dem Wissenschaftlichen Institut der Ortskrankenkassen (WIdO) umgesetzt worden (Heller et al. 2008).

Der **Qualitätsbericht** geht auf das Gesundheitsmodernisierungsgesetz (GMG) vom 14.11.2003 zurück und betrifft zugelassene Krankenhäuser, die alle 2 Jahre (beginnend im Jahr 2005) diesen Qualitätsbericht erstellen und der Öffentlichkeit zugänglich machen müssen. Der Qualitätsbericht ist zu definieren als ein systematisch erstellter Bericht, der der interessierten Öffentlichkeit in regelmäßigen Zeitabständen repräsentative und valide Daten zur Qualität der erbrachten Dienstleistung in verständlicher Form zur Verfügung stellt. In einer alten DIN-De-

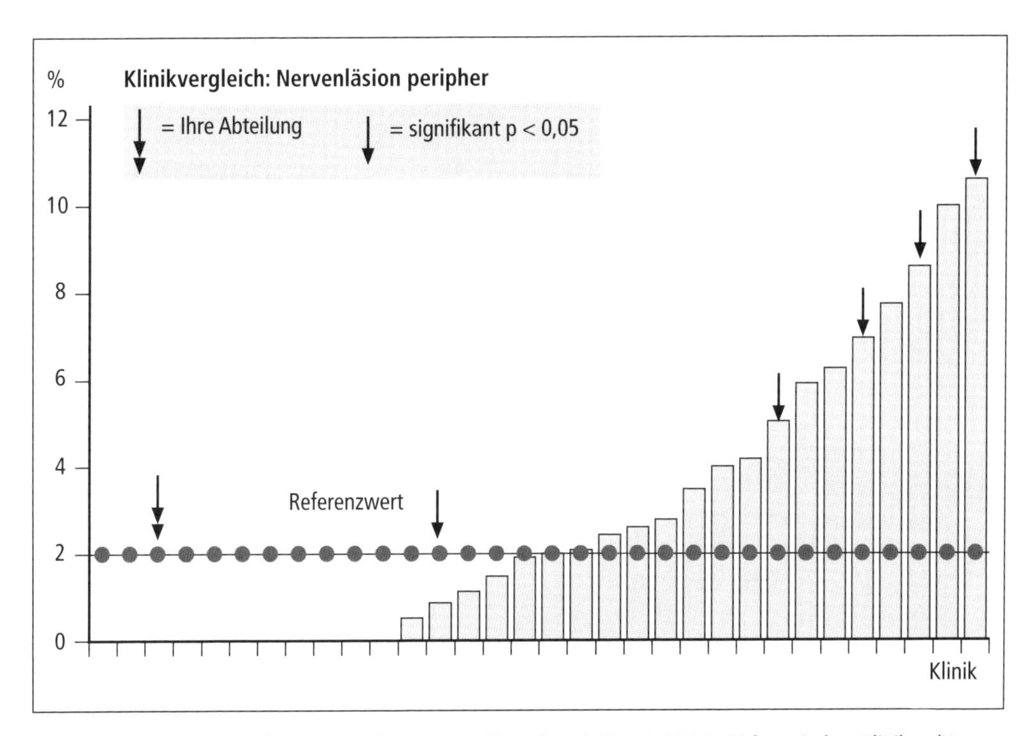

Abb. 15.1-3 Qualitätsindikator „Periphere Nervenläsion" nach Karotis-TEA in 32 bayerischen Kliniken (Hermanek et al. 2000)

finition wird der Qualitätsbericht als eine „Zusammenstellung von produktbezogenen Qualitätsaufzeichnungen, die für die Qualitätsplanung, die Qualitätslenkung und die Qualitätsprüfung erforderlich oder nützlich sind" bezeichnet (DIN 55350-11/1995, zit. n. Paschen 2003). Die erste Definition geht insofern weiter, als dass sie Anforderungen an die Validität der Daten und vor allem die Adressaten (die Öffentlichkeit) mit einbezieht, denen die Information in verständlicher Form zugänglich gemacht wird (s. Kap. 15.4).

In den letzten Jahren gibt es vermehrt Anstrengungen von Krankenhäusern und Klinikketten, den Qualitätsbericht nicht als ein gesondertes Dokument zu verstehen, sondern zusammen mit dem Risikomanagementbericht als Bestandteil des Jahres- bzw. Geschäftsberichtes zu veröffentlichen. Im Sinne eines integrativen Managementverständnisses ist diese Herangehensweise sicherlich zu empfehlen.

Die gesetzlichen Anforderungen an den Qualitätsbericht nach dem Wettbewerbsstärkungsgesetz (WSG) vom 02.02.2007 (§ 137 Abs. 3 Satz 1 Nr. 4) sind umfangreich. Sie beziehen sich auf folgende Bereiche:

- die vom GBA durch Richtlinien gemäß § 92 SGB V spezifizierten, nach § 135a SGB V verpflichtenden Maßnahmen zur Qualitätssicherung von Vertragsärzten, Krankenhäusern, Medizinischen Versorgungszentren sowie Vorsorge- und Rehabilitationseinrichtungen, außerdem Einrichtungen des Ambulanten Operierens nach § 115b und der hoch spezialisierten ambulanten Versorgung durch Krankenhäuser nach § 166b
- die ebenfalls vom GBA durch Richtlinien gemäß § 92 SGB V zu spezifizierenden grundsätzlichen Anforderungen an das einrichtungsinterne Qualitätsmanagement nach § 135a SGB V
- die Kriterien für die indikationsbezogene Notwendigkeit und Qualität der durchgeführten diagnostischen und therapeutischen Leistungen einschließlich der Mindestanforderungen an die Struktur-, Prozess- und Ergebnisqualität
- die Erfüllung der vom GBA festgelegten Fortbildungspflichten von Ärzten und Psychotherapeuten
- die Umsetzung der Mindestmengenregelungen nach § 17 und § 17b Krankenhausfinanzierungsgesetz
- die Art und Anzahl der Leistungen der Krankenhäuser
- die Veröffentlichung des Qualitätsberichts im Internet

Die Ergebnisse der Qualitätsberichte können auch vergleichend dargestellt werden:

„Zum Zwecke der Erhöhung von Transparenz und Qualität der stationären Versorgung können die Kassenärztlichen Vereinigungen sowie die Krankenkassen und ihre Verbände die Vertragsärzte und die Versicherten auf der Basis der Qualitätsberichte nach Nummer 4 auch vergleichend über die Qualitätsmerkmale der Krankenhäuser informieren und Empfehlungen aussprechen." (§ 137 Abs. 3 Nr. 4 Satz 6)

Die konkrete Umsetzung wird in einem regelmäßig aktualisierten Beschluss des GBA festgelegt, zuletzt am 17.10.2006 für den Qualitätsbericht 2007 (die Anforderungen für den Qualitätsbericht 2009 werden nach Drucklegung des vorliegenden Buches veröffentlicht).
Der Qualitätsbericht hat 4 Abschnitte:

A Struktur- und Leistungsdaten des Krankenhauses
B Struktur- und Leistungsdaten der Organisationseinheiten bzw. Fachabteilungen
C Qualitätssicherung
D Qualitätsmanagement

Die Struktur- und Leistungsdaten des Krankenhauses umfassen die Organisationsstruktur, Fall- und Bettenzahl sowie fachabteilungsübergreifende Versorgungsschwerpunkte, auf Abteilungsebene werden neben den Fallzahlen die Hauptdiagnosestatistik nach ICD und der Statistik nach dem Operationen- und Prozedurenschlüssel (OPS) die apparative und Personalausstattung aufgeführt. Teil C dient dann dem eigentlichen Ziel; es werden Informationen über die Dokumentationsraten für die BQS-Dokumentation, die Ergebnisse ausgewählter Indikatoren (s. Tab. 15.1-5), weitere Qualitätssicherungsmaßnahmen auf Landesebene und in Disease-Management-Programmen sowie Daten über die Umsetzung der Mindestmengenvereinbarung genannt. Teil D gibt Raum für die Darstellung des Qualitätsmanagements, angefangen von der Qualitätspolitik über den Aufbau des einrichtungsinternen QM bis zu einer Auswahl von QM-Projekten.

Die Bedeutung der Qualitätsberichte ist groß, weil die Verfügbarkeit nicht anonymi-

Tab. 15.1-5 Ausgewählte Indikatoren, die im Qualitätsbericht 2007 von jedem Haus veröffentlicht werden mussten (Stand 7/2007)

Leistungsbereich	Bezeichnung des Indikators
Cholezystektomie	• präoperative Diagnostik bei extrahepatischer Cholestase • Erhebung eines histologischen Befundes • Reinterventionsrate
Geburtshilfe	• E-E-Zeit bei Notfallkaiserschnitt • Anwesenheit eines Pädiaters bei Frühgeborenen • antenatale Kortikosteroidtherapie
gynäkologische Operationen	• Antibiotikaprophylaxe bei Hysterektomie • Thromboseprophylaxe bei Hysterektomie
Herzschrittmacher	• leitlinienkonforme Indikationsstellung bei bradykarden Herzrhythmusstörungen • leitlinienkonforme Systemwahl bei bradykarden Herzrhythmusstörungen • leitlinienkonforme Indikationsstellung u. leitlinienkonforme Systemwahl bei bradykarden Herzrhythmusstörungen • perioperative Komplikationen
Hüft-Endoprothesen-Erstimplantation	• Endoprothesenluxation • postoperative Wundinfektion • Reinterventionen wegen Komplikation
Karotis-Rekonstruktion	• Indikation bei asymptomatischer Karotisstenose • Indikation bei symptomatischer Karotisstenose • perioperative Schlaganfälle oder Tod risikoadjustiert nach logistischem Karotis-Score I
Knie-Totalendoprothesen-Erstimplantation	• postoperative Wundinfektion • Reinterventionen wegen Komplikation
Koronarangiographie und Perkutane Koronarintervention (PCI)	• Indikation zur Koronarangiographie – Ischämiezeichen • Indikation zur PCI • Erreichen des wesentlichen Interventionsziels bei PCI
Koronarchirurgie, isoliert	• Letalität
Mammachirurgie	• postoperatives Präparatröntgen • Hormonrezeptoranalyse • Angabe des Sicherheitsabstandes

sierter Daten in Form eines Public-Disclosure-Ansatzes in Deutschland vorher nicht gängig und die Weitergabe dieser Information einschließlich Empfehlungen sogar nicht gestattet war. Es entstanden mehrere Internetplattformen, die sich dieser Daten bedienen und Vergleiche herstellen, auf deren Basis sich Patienten informieren können. In mehreren Städten und Regionen nahm sich die lokale Presse dieses Themas an und veröffentlichte diagnose- und fachbezogene Ranking-Listen. Allerdings stellte sich bald heraus, dass die Patienten als Adressaten des Qualitätsberichtes Schwierigkeiten hatten, die Angaben im Qualitätsbericht zu verstehen und für ihre Entscheidungen zu nutzen. Der Grund hierfür lag zum einen in einer mangelnden sprachlichen Verständlichkeit (Friedemann et al. 2009), zum anderen waren nicht die für die Patienten relevanten Fragen angesprochen.

Selbstbewertungs- und Zertifizierungsverfahren werden häufig gemeinsam betrachtet, obwohl sie klar voneinander getrennte Konzepte darstellen. Eine **Selbstbewertung** ist ein Prozess der Analyse und Beschreibung der eigenen Institution, wie sie z.B. Bestandteil des Verfahrens der European Foundation for Quality Management (EFQM) oder des ersten Teils des KTQ®-Verfahrens (Verfahren der Kooperation für Transparenz und Qualität) ist. Die DIN-Norm definiert Selbstbewertung als „eine umfassende Bewertung der Tätigkeiten und Ergebnisse der Organisation, die auf das Qualitätsmanagementsystem oder ein Exzellenzmodell bezogen werden" (DIN 2005, Nr. 2.8.4). Im Anschluss kann in beiden Verfahren ein Audit durchgeführt werden, das in die Anerkennung eines Exzellenzpreises oder eine Zertifizierung münden kann (KTQ®).

Eine **Zertifizierung** ist ein Konformitätsverfahren, das von Dritten durchgeführt wird und die Übereinstimmung mit einer Norm überprüft:

„Verfahren, nach dem eine dritte Stelle schriftlich bestätigt, dass ein Produkt, ein Prozess oder eine Dienstleistung mit festgelegten Anforderungen konform ist." (DIN 1995, Nr. 45020)

Eine Zertifizierung beinhaltet also nicht zwingend einen Verbesserungszyklus (s. Abb. 15.1-4). Die Durchführung einer Zertifizierung ist daher nicht frei von Gefahren, da ein statisches „Abhaken" der Konformität sich nur dann positiv auf die Organisation auswirkt, wenn sie in ein funktionierendes Qualitätsmanagement eingebettet ist. Abzugrenzen ist der Be-

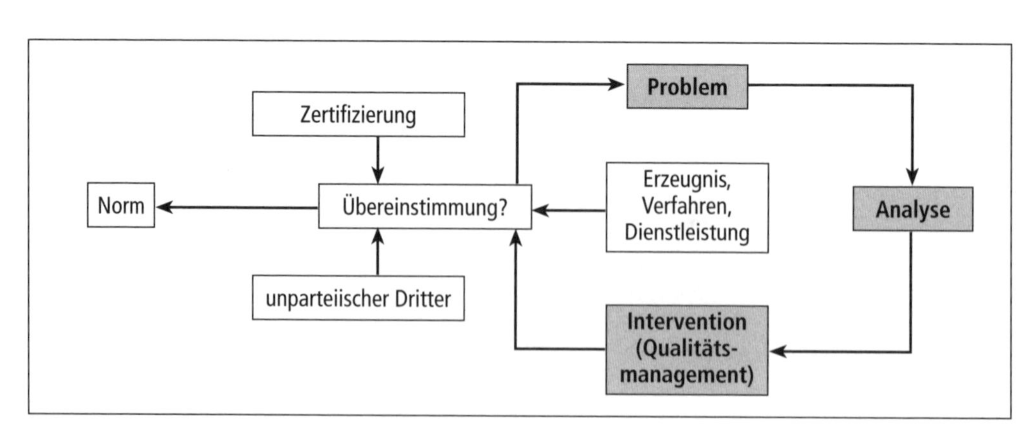

Abb. 15.1-4 Zertifizierung als Konformitätsnachweis

griff der **Akkreditierung**, der sich auf die Zulassung zur Prüfung von Verfahren (u.a. auch von Zertifizierungen!) bezieht:

„Formelle Anerkennung der Kompetenz einer Organisation oder Person, bestimmte Leistungen erbringen zu dürfen, durch eine dazu legitimierte Institution, die für den Rechtsraum dieser Institution verbindlich sind und deren Nichtbeachtung definierte Sanktionen nach sich zieht." (Sens et al. 2007)

Beispielsweise müssen Institutionen, die nach einem bestimmten Verfahren zertifizieren dürfen, vorher für dieses Verfahren akkreditiert werden. Im Unterschied dazu ist die **Lizenz** definiert als behördliche Erlaubnis oder Genehmigung, eine genehmigungspflichtige Tätigkeit auszuüben (z.B. Kraftfahrzeugführerschein).
Selbstbewertungs- und Zertifizierungsverfahren haben insbesondere im Gesundheitswesen in den letzten Jahren stark an Zahl zugenommen. In ihrer **Systematik** können sie folgendermaßen eingeteilt werden:

- **normative**, in der technischen Tradition stehende Verfahren: DIN EN ISO
- **indikatorbasierte** Verfahren: KTQ®, ProCumZert, QMK, MHA-QI, Joint Commission, ambulante Verfahren
- **managementorientierte** Verfahren: EFQM

Auf das DIN-EN-ISO-Verfahren ist im Text bereits eingegangen worden (s. S. 271 f.). Aus der technischen Tradition stammend, hatte es noch vor einigen Jahren keinen engen Bezug zum Dienstleistungsbereich, dieses konnte aber mittlerweile ausgeglichen werden. Es ist sehr prozessorientiert und bezieht Ergebnisse weniger mit ein. Von zentraler Bedeutung sind die indikatorbasierten Verfahren, da sie wegen der Nutzung von Kennzahlen einen hohen Praxisbezug aufweisen. Das Verfahren der Kooperation für Transparenz und Qualität (KTQ®) ist von mehreren Partnern der Selbstverwaltung des deutschen Gesundheitssystems entwickelt worden (u.a. dem Verband der Angestelltenkrankenkassen, der Deutschen Krankenhausgesellschaft, dem Pflegerat und der Bundesärztekammer), wird fortlaufend weiterentwickelt und liegt mittlerweile auch in einer Version für den ambulanten Bereich vor. Verwandt, jedoch ergänzt um Kriterien aus dem Bereich der konfessionellen Krankenhäuser, ist das Verfahren nach ProCumZert. Zunehmend werden in Deutschland auch Verfahren aus den USA verwendet, so das Quality-Indicator Project, das ursprünglich von der Maryland Hospital Association (MHA-CI) stammt, und das Verfahren der Joint Commission, das als eines der fortgeschrittensten Verfahren bezeichnet werden muss und insbesondere auch einen deutlichen Schwerpunkt auf die Thematik Patientensicherheit legt.
Im ambulanten Bereich ist es in den letzten Jahren zu einer konkurrierenden Entwicklung mehrerer Systeme gekommen, die alle indikatorbasiert sind, wie „Qualität und Entwicklung in Praxen" (QEP) der Kassenärztlichen Bundesvereinigung, den Verfahren „KV Praxis QM" und „QM in Nordrhein" der Kassenärztlichen Vereinigung Westfalen-Lippe bzw. Nordrhein, dem schon erwähnten ambulanten Ableger von KTQ® und dem „Europäischen Praxisassessment" (EPA). Das klassische managementorientierte System ist das Selbstbewertungsverfahren der European Foundation for Quality Management (EFQM), das weit über die Prozessqualität hinausgeht. 500 von 1 000 maximal erreichbaren Punkten entsprechen der Ergebnisqualität, darunter 150 Punkte im Sinne des Geschäftsergebnisses, aber 200 Punkte der Kundenzufriedenheit und auch 90 Punkte der Mitarbeiterzufriedenheit sowie 60 Punkte der gesellschaftlichen Verantwortung. Die andere Hälfte der erreichbaren Punkte betrifft die Enabler-Funktionen wie

Führung, Ressourcen, Mitarbeiterorientierung, Politik bzw. Strategie und Prozesse.
Ein wichtige Frage besteht darin, welches Zertifizierungs- bzw. Selbstbewertungssystem für eine Organisation in einer gegebenen Situation in Frage kommt. Es steht fest, dass die Anforderungen der unterschiedlichen Systeme sehr differieren. Man kann sich an einem Modell zur Einführung und Integration des Qualitätsmanagements orientieren, das sich auf 3 Phasen bezieht (s. Abb. 15.1-5):

1. Phase: Projektphase
2. Phase: Phase der strukturellen Umsetzung
3. Phase: voll integriertes QM-System

In der **Projektphase** werden einzelne QM-Projekte durchgeführt, oft Bottom-up noch ohne expliziten Auftrag der Führung, es werden erste positive Erfahrungen gemacht, die Führung diskutiert Qualitätsmanagement und beginnt, eine Qualitätspolitik zu formulieren. In dieser Phase ist eine Zertifizierung nur selten sinnvoll einzusetzen, zu groß ist die Gefahr, dass kein Qualitätsmanagement-Ansatz vorhanden ist, mit dem sich der aus der Zertifizierung resultierende Handlungsbedarf praktisch umsetzen lässt. Meist geht in dieser Phase der Aufwand für die Zertifizierung, wenn sie denn doch durchgeführt wird, zulasten der projektbezogenen QM-Arbeit mit der Folge, dass sich die aktiven Mitarbeiter abwenden und es kein Verbesserungssignal an die verschiedenen Abteilungen und Berufsgruppen gibt.

In der **Phase der strukturellen Umsetzung** (Phase 2) formuliert die Führung eine Qualitätspolitik und integriert Qualitätsdaten (z. B. aus der BQS-Dokumentation) in die Führungsgespräche mit der zweiten Führungsebene (Chefärzte). Es werden Strukturen für die QM-Arbeit geschaffen; so koordiniert eine QM-Kommission die verschiedenen Initiativen, berichtet dem Vorstand über Projektergebnisse und schlägt dort Projekte zur Durchführung vor. Sinnvoll ist es, für die ablauforganisatorischen Probleme eine koordinierende Untergruppe der QM-Kommission einzurichten, ebenso wie eine Koordinationsinstanz für die Leistungserbringung (z. B. Leitlinienkonferenz). In dieser zweiten Phase ist es sinnvoll, mit indikatorbasierten Zertifizierungssystemen zu arbeiten, da diese die datengetriebenen Rückkopplungsprozesse unterstützen. Ob managementorientierte Systeme (EFQM) hier sinnvoll eingesetzt werden können, hängt entscheidend vom Vorwissen und von der Strategie der Führungspersonen ab.

Bei einem voll **etablierten QM-System** (dritte Phase) ist die laufende Erhebung und Rückkopplung von Qualitätsdaten (sowie von finanziellen Daten) Normalität und wird kontinuierlich durchgeführt. Im Prozess des Qualitätsmanagements werden fortlaufend neue QM-Projekte kreiert, eine Zer-

1. Phase: Projektphase
- einzelne Projekte Bottom-up
- positive Erfahrungen
- Führung diskutiert und formuliert Strategie

2. Phase: Strukturelle Umsetzung
- Struktur der Ablauforganisation
- Strukturen der Leistungserbringung
- QM-Kommission
- Führung formuliert Qualitätspolitik
- 2. Leitungsebene: Zielgespräche zu Qualitätsdaten

3. Phase: QM-System
- laufende Erhebung und Rückkopplung von Qualitätsdaten
- Selbstbewertung und Zertifizierung
- Generierung neuer Projekte im CQI-Prozess

Abb. 15.1-5 Phasen der Implementierung von Qualitätsmanagement als Grundlage für die Nutzung von Zertifizierungsmaßnahmen (CQI = Continuous Quality Improvement, QM = Qualitätsmanagement)

tifizierung oder Selbstbewertung kann mit den vorliegenden Daten ohne großen Zusatzaufwand bewältigt werden.

Literatur

Coleman EA. Transitional care performance measurement. In: Institute of Medicine. Performance Measurement: Accelerating Improvement. Washington: National Academy Press 2006; 250–86.

Deutsches Institut für Normung e.V. (DIN). DIN EN ISO 8402: Qualitätsmanagement – Begriffe. Berlin: Beuth 1995.

Deutsches Institut für Normung e.V. (DIN). DIN EN ISO 9000: Qualitätsmanagementsysteme – Grundlagen und Begriffe. Berlin: Beuth 2005.

Friedemann J, Schubert H-J, Schwappach D. Zur Verständlichkeit der Qualitätsberichte deutscher Krankenhäuser: Systematische Auswertung und Handlungsbedarf. Gesundheitswesen 2009; 71: 3–9.

Heller G, Günster C, Swart E. Perspektiven der Qualitätssicherung mit Routinedaten. In: Klauber J, Robra B-P, Schellschmidt H (Hrsg). Krankenhaus-Report 2007. Schwerpunkt: Krankenhausvergütung – Ende der Konvergenzphase. Stuttgart, New York: Schattauer 2008; 171–85.

Hermanek P, Mersdort E. Karitos TEA (Halsschlagaderoperation). In: BAQ (Hrsg). Qualitätsbericht Krankenhaus Bayern 1999/2000. Dachau: Zauner 2000; 81–95.

Paschen U. Fachglossar Qualitätsmanagement. Qualitätsbericht. Gesundh ökon Qual manag 2003; 8: 275.

Selbmann HK. Münchner Perinatalstudien 1975–77. Daten, Ergebnisse, Perspektiven. Köln: Deutscher Ärzteverlag 1998.

Sens B, Fischer B, Bastek A, Eckardt J, Kaczmarek D, Paschen U, Pietsch B, Rath S, Ruprecht T, Thomeczek C, Veit C, Wenzlaff P. Begriffe und Konzepte des Qualitätsmanagements. 3. Aufl. GMS Med Inform Biom Epidemiol 2007; 3: Doc05.

Stausberg J, Bartels C, Bobrowski C. Gewinnung von Managementinformationen aus der externen vergleichenden Qualitätssicherung. Med Klin (Munich) 2007; 102: 507–14.

15.2 Qualitätsmanagement in Einrichtungen des Gesundheitswesens

15.2.1 Qualitätsmanagement als Managementinstrument

Matthias Schrappe

Die Hintergründe für die gestiegene Bedeutung des Qualitätsmanagements (QM) in den letzten Jahren sind in den vorangegangenen Kapiteln ausführlich dargestellt. Der Gesetzgeber setzt auf die Qualität der Versorgung als Wettbewerbsinstrument, verlangt die Veröffentlichung von Qualitätsberichten und Behandlungszahlen und gestattet ausdrücklich die Weitergabe dieser Informationen an die Patienten. Die nun abgeschlossene Einführung der DRGs macht eine interne Steuerung der Kosten-, Erlös- und Qualitätsdaten unabdingbar; die Kooperation der Fachdisziplinen, aber auch die Zusammenarbeit der Berufsgruppen steht dabei im Mittelpunkt. Die gesetzliche Verpflichtung zur transsektoralen Perspektive und die anstehende Entwicklung von populationsbezogenen Verträgen fördern ein Verständnis von Qualitätsmanagement, das über die Zuständigkeit des einzelnen Leistungserbringers hinausgeht und die Versorgung von Patienten in der Gesamtperspektive einer Erkrankung oder sogar die Gesamtversorgung einer Gruppe von Versicherten im Fokus hat. Die allgemeine gesellschaftliche Entwicklung führt zu einer gesteigerten Autonomie der Patienten, unterstützt durch die neuen Informationsmedien, die dem Patienten in der Wahl seiner Präferenzen bislang ungeahnte Möglichkeiten geben.

Für Krankenhäuser, genauso aber für Medizinische Versorgungszentren, für Arztpraxen und Praxisverbünde und für andere Leistungserbringer ist daher die Einführung eines internen Qualitätsmanagements lange nicht mehr gesetzliche Pflicht allein, sondern die adäquate Reaktion auf diese Entwicklungen. Die zunehmende Bedeutung der externen Qualitätssicherung durch die Bundesgeschäftsstelle Qualitätssicherung (BQS) bzw. ihre Nachfolgeorganisationen in der Zertifizierung von Einrichtungen im Gesundheitswesen (DIN ISO 9000, EFQM und KTQ®) tun ihr Übriges: Qualitätsmanagement ist ein zentrales Managementinstrument geworden, ohne das ein Krankenhaus derzeit nicht erfolgreich zu führen ist. Die gestiegene Bedeutung durch die gesetzlichen Initiativen darf aber nicht den Blick dafür verstellen, dass in Deutschland noch Nachholbedarf bezüglich der konkreten Umsetzung und Ausgestaltung sowie bezüglich der Evaluation der Methodik des Qualitätsmanagements besteht. Der Vergleich mit dem Ausland ist wertvoll, kann bedingt durch Unterschiede in der Entwicklung der Gesundheitssysteme und der Berufsbilder jedoch nicht alle Fragen lösen. An die inhaltlichen Voraussetzungen, die methodischen Konzepte und die Effektivität der eingesetzten Instrumente des Qualitätsmanagements werden große Anforderungen gestellt, da durch die Analysen und Aktivitäten des Qualitätsmanagements Entscheidungen getroffen und Entwicklungen in Gang gesetzt werden, die aus der Sicht der Institution von großer Tragweite sind, von der Bindung zusätzlicher Ressourcen ganz abgesehen: Qualitätsmanagement ist ein mächtiges Instrument – und kann mächtige Fehlentwicklungen verursachen.

Im folgenden Abschnitt sollen daher in 9 Thesen die Anforderungen an die Einführung eines internen Qualitätsmanagements systematisch dargestellt werden, die gleichzeitig den Handlungsbedarf für die methodische Evaluation in den nächsten Jahren vorgeben.

Tab. 15.2-1 Charakteristika des internen Qualitätsmanagements

(1)	Qualitätsmanagement ist integraler Bestandteil des Managements.
(2)	Qualitätsmanagement ist Ausdruck einer planvollen Entwicklung der Organisation.
(3)	Qualitätsmanagement ist in der Aufbauorganisation des Krankenhauses abgebildet.
(4)	Zertifizierung und Selbstbewertung sind Ergebnis, nicht Ausgangspunkt eines Qualitätsmanagements.
(5)	Qualitätsmanagement versteht die Organisation als Einheit.
(6)	Qualitätsmanagement berücksichtigt finanzielle Aspekte.
(7)	Qualitätsmanagement arbeitet zielgebunden.
(8)	Qualitätsmanagement basiert auf einer exakten Analyse als Voraussetzung einer Intervention, beruht auf Quantifizierung und evaluiert die erarbeiteten Lösungsansätze.
(9)	Qualitätsmanagement betont die Verbundenheit mit der Patientenversorgung und dem klinischen Alltag.

Konzept

Zunächst werden einige grundsätzliche Voraussetzungen geschildert, die sowohl die konzeptionelle Basis als auch die alltäglichen Bezugspunkte der Arbeit eines Qualitätsmanagements darstellen (s. Tab. 15.2-1), allerdings keinen Anspruch auf Vollständigkeit erheben. Manche Aspekte sind nicht als selbstständiger Grundsatz genannt, obwohl sie dem Autor als ausgesprochen wichtig erscheinen.

(1) Qualitätsmanagement ist integraler Bestandteil des Managements.

Die verschiedenen aktuellen Aspekte des Qualitätsmanagements, die Erstellung des Qualitätsberichtes, die externe Qualitätssicherung, die verschiedenen qualitätsrelevanten Fragen in der Ablauforganisation und der Leistungserbringung sowie die

Selbstbewertungs- und Zertifizierungstechniken haben den Charakter einer Tätigkeit angenommen, die auf der Basis einer eigenen Methodik und anerkannter Ergebnisse in den letzten Jahren eine weitgehende Spezialisierung erfahren hat. Die Entwicklung von Querschnittsstrukturen (z.B. Zentren) und speziellen Angeboten mit spezifischen Anforderungen an das Qualitätsmanagement haben diese Entwicklung noch verstärkt. Entsprechende Ausbildungsangebote sind vorhanden, der studentische Sektor ist jedoch noch fast vollständig davon ausgenommen. Qualitätsmanagement als Ziel und Verantwortungsbereich kann und darf jedoch trotzdem nicht an einzelne Personen delegiert werden, sondern muss in der unmittelbaren Verantwortung der Führung liegen. Es ist eine der zentralen Aufgaben des Managements, selbst wenn zur Problemanalyse und Problemlösung hierarchieübergreifende Ansätze gewählt werden, Bottom-up-Lösungen also eine große Bedeutung haben, und aufgrund der notwendigen speziellen Kenntnisse der Einsatz von „QM-Spezialisten" sicher sinnvoll ist.
Als Managementkonzept ist hierfür ein integrativer Ansatz sinnvoll; Qualitätsmanagement steht dabei neben Risikomanagement (die Überschneidungen sind hier besonders groß), Controlling und Medizincontrolling, IT, Personalentwicklung und Beschwerdemanagement.

(2) Qualitätsmanagement ist Ausdruck einer planvollen Entwicklung der Organisation mit Mitarbeiterorientierung, Strukturbildung und Unternehmenskultur.
Qualitätsmanagement stellt der betriebswirtschaftlichen Steuerung mittels Leistung, Kosten und Erlösen die Steuerung über die erzielte Qualität der angebotenen Dienstleistung gegenüber. Diese Steuerung bezieht sich auf die Mitarbeiter und befähigt sie, die Qualität ihrer Arbeit und der erbrachten Dienstleistung zu verbessern und Fehler zu vermeiden. Die Zusammenarbeit mit dem Bereich Personalentwicklung ist essenziell. Der Ansatz des Qualitätsmanagements geht jedoch noch darüber hinaus und entwickelt innerhalb der Organisation Strukturen, die sich der qualitätsrelevanten Fragen annehmen. Diese Strukturen (z.B. eine Qualitätsmanagement-Kommission) bieten ein Forum für die Mitarbeiter, die an Qualitätsprojekten arbeiten, und entwickeln Vorschläge für Veränderungen der Organisation, die die Verbesserung der Qualität der Dienstleistung unterstützen bzw. erst möglich machen. Auf der dritten Ebene setzt sich Qualitätsmanagement für eine „kundenorientierte" Unternehmenskultur ein. Der Begriff der Kultur bezieht sich auf die Werte und Einstellungen, die in einer Institution verankert sind. Eine kundenorientierte Unternehmenskultur betrifft nicht nur die externen Kunden, sondern ebenso die internen Leistungsanbieter und -nachfrager. Sind auf dem Gebiet der Unternehmenskultur Fortschritte sichtbar, können diese in einem Leitbild niedergelegt werden. Im Sinn der Organisationsentwicklung setzt das Qualitätsmanagement also beim Individuum, den Strukturen und der Gesamtorganisation an:

„Real improvement – the sort that will give many patients a better deal – requires changes not only to individual working practice but in the system and organisation of care." (Moss 1998)

(3) Qualitätsmanagement ist in der Aufbauorganisation der Organisation abgebildet.
Als spezialisierte Tätigkeit (ohne dass die Verantwortung der Leitung infrage gestellt sei) muss dem Qualitätsmanagement ein fester Platz innerhalb der Aufbauorganisation der Institution zugewiesen werden (meist

als Stabsstelle). In dem jetzigen Entwicklungsstand des Gesundheitswesens und seiner Organisationen ist es noch nicht möglich, Qualitätsmanagement als integralen Bestandteil jeder Tätigkeit anzusehen, zu steuern und daher auf eine spezielle aufbauorganisatorische Struktur zu verzichten. Eine entsprechende Ausbildung ist bei der Besetzung der Stabsstelle eine ganz entscheidende Bedingung; aufgrund des Handlungsbedarfs und des wünschenswerten Spezialisierungsgrades wird die Frage der Hauptamtlichkeit heute kaum noch kontrovers diskutiert. Die Qualitätsmanagement-Kommission sollte einen genau bezeichneten Auftrag und eine klar formulierte Geschäftsordnung haben, der Leitungsebene gegenüber berichtspflichtig und -berechtigt sein und die Belange der Ablauforganisation und der Leistungserbringung gleichermaßen abdecken. Die wichtigsten Berufsgruppen müssen repräsentiert sein. Auf die Zusammenarbeit mit anderen Kommissionen (z.B. Arzneimittel-Kommission, Hygiene-Kommission) ist besonderer Wert zu legen, um Defizite und Überschneidungen zu vermeiden.

(4) Zertifizierung und Selbstbewertung sind das Ergebnis, nicht der Ausgangspunkt des Qualitätsmanagements.
Eine Zertifizierung bzw. Selbstbewertung ist ein hervorragendes Mittel, um das Ergebnis des Aufbaus eines internen Qualitätsmanagements zu dokumentieren. Die Struktur eines internen Qualitätsmanagements kann durch die Wahl des Zertifizierungskonzeptes beeinflusst werden, das Konzept kann den Aufbau eines Qualitätsmanagements jedoch nicht ersetzen. Dementsprechend wird in einigen Systemen zur Qualitätsdarlegung ein funktionierendes Qualitätsmanagement zur Voraussetzung gemacht (z.B. KTQ®). Von einer QM-Einführung *durch* Zertifizierung ist dringend abzuraten.

(5) Qualitätsmanagement versteht die Organisation als Einheit.
Qualitätsmanagement versucht durch die Einbeziehung aller Hierarchien, Berufsgruppen und Disziplinen, das in der Institution vorhandene Wissen zu mobilisieren und für eine Problemlösung nutzbar zu machen. Isolierte Betrachtungen (Insellösungen) werden zugunsten von umfassenden Vorgehensweisen zurückgestellt. Die Ebenen, auf denen die anstehenden Probleme sich darstellen – in erster Linie die medizinisch-pflegerische, die organisatorische, die kommunikative und die ökonomische Dimension – werden synoptisch betrachtet. Methodisch setzt dies allerdings eine Antizipation der verschiedenen Ebenen voraus (s. Kap. 15.2.3 Methodik der Qualitätszirkel), da ein primär synoptischer Ansatz für die praktische Durchführung der Analyse zu komplex ist. Die unterschiedlichen Ebenen müssen zunächst getrennt erarbeitet, die Widersprüche sichtbar gemacht und die Bezüge charakterisiert werden.

(6) Qualitätsmanagement berücksichtigt finanzielle Aspekte.
Aus Punkt (5) ist als Sonderfall abzuleiten, dass finanzielle Gesichtspunkte jedwelcher Art aus der Betrachtung nicht ausgeschlossen sind – ein Aspekt, der wegen seiner ethischen Konsequenzen spezielle Erwähnung finden muss. Die offene Miteinbeziehung ökonomischer Aspekte in die Methodik des Qualitätsmanagements hat einen zweifachen Vorteil: Zum einen wird die finanzielle Bedeutung der anstehenden Entscheidungen offengelegt und der Wahrnehmung zugänglich gemacht, zum anderen wird der Blickwinkel geklärt. Dies hat eine große Bedeutung für die Motivation der Mitarbeiter, da die Bedeutung und Perspektive geklärt und finanzielle Aspekte nicht nur als externe Zwänge verstanden werden. Darüber hinaus muss das Management des Hauses die qualitätsrelevanten Daten im

Zusammenhang mit Kosten und Erlösen beurteilen, so das die Zusammenarbeit mit dem Controlling und – soweit vorhanden – dem Medizinischen Controlling (Steuerung der medizinischen Budgets) sehr eng sein muss (Conrad 1999).

(7) Qualitätsmanagement arbeitet zielgebunden.
Konstituierendes Merkmal des Begriffes „Qualität" ist das Ziel, bezüglich dessen die Tauglichkeit einer Dienstleistung (oder eines Produktes) beurteilt wird. Entsprechendes gilt für das Qualitätsmanagement, das zielorientierte und projektgebundene Aufgaben übernehmen sollte. Qualitätsmanagement kann nicht „für Qualität zuständig" sein (schon aus methodischen Gründen nicht), sondern hat die primäre Aufgabe, zu definierten Problemen Lösungen auf der Basis einer Analyse aller relevanten Aspekte zu erarbeiten und innerhalb festgelegter Zeiträume umzusetzen. Das Qualitätsmanagement ist grundsätzlich (nur) der Unternehmensführung berichtspflichtig.

(8) Qualitätsmanagement basiert auf einer exakten Analyse als Voraussetzung einer Intervention, beruht auf Quantifizierung und evaluiert die erarbeiteten Lösungsansätze.
Die Prozessanalyse spielt eine zentrale Rolle im Qualitätsmanagement (s. Kap. 15.2.2) und ist in ihrer sachgerechten Durchführung als Basis aller erarbeiteten Interventionen zu verstehen. Die Verlässlichkeit der erarbeiteten Ergebnisse ist in ihrer Bedeutung nicht zu überschätzen, da Fehler in der Analyse weitreichende Folgen haben sowohl für die Entscheidungen, die auf deren Grundlage getroffen werden, als auch für die Motivation der Mitarbeiter, an Veränderungen mitzuarbeiten und den Entscheidungen der Unternehmensführung Vertrauen zu schenken. Die Analyse muss in eine Quantifizierung münden (s. Kap. 15.3 Indikatorenkonzept), die im Qualitätsmanagement im Gesundheitswesen aus vielerlei Gründen unerlässlich ist. Zum einen erlaubt nur die Quantifizierung den exakten Vergleich der Zustände vor und nach einer Intervention, zum anderen kann ein Prozess nur dann über eine längere Zeit verfolgt werden, wenn er durch Messung einer Beobachtung zugänglich gemacht wird. Letzteres ist notwendig, da die interventionsabhängigen Wirkungen von unspezifischen Wirkungen unterschieden werden müssen, die nur eine begrenzte Zeit anhalten und unabhängig von der Gestaltung der eigentlichen Intervention sind (sog. Hawthorne-Effekt). Nach einer Zeitspanne allgemein erhöhter Motivation und Produktivität kann das hohe Niveau der ersten Monate fast nie gehalten werden, und in genau dieser Situation ist die exakte Quantifizierung ein wichtiges Mittel, um zu entscheiden und zu demonstrieren, ob bzw. dass der erreichte Zustand noch immer besser ist als der Zustand vor der Intervention (s. Abb. 15.2-1).

(9) Qualitätsmanagement betont die Verbundenheit mit der Patientenversorgung und dem klinischen Alltag.
Gerade im Licht der Zunahme krankenversorgungsferner Tätigkeiten ist dieser – im

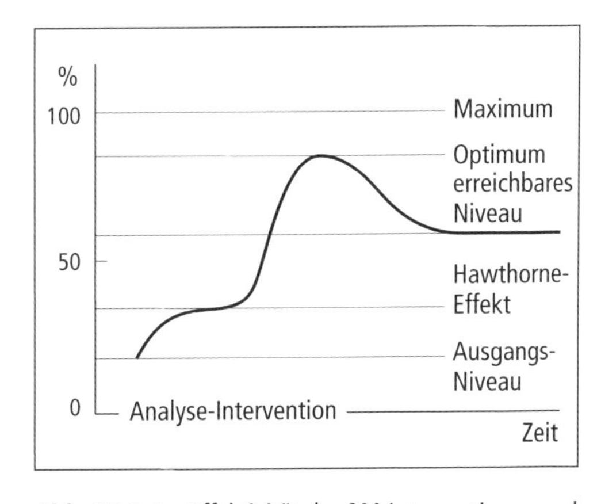

Abb. 15.2-1 Effektivität der QM-Interventionen und Hawthorne-Effekt: Notwendigkeit einer exakten Quantifizierung

eigentlichen Sinne selbstverständliche – Grundsatz der Arbeit des Qualitätsmanagements von zentraler Bedeutung. Qualitätsmanagement stellt, wie bereits ausgeführt, ein Managementinstrument dar, das Aspekte der Qualität der medizinischen und pflegerischen Dienstleistung in den Vordergrund stellt. Ein interner oder externer Diskurs zu diesem Thema ist jedoch nur möglich, wenn die betreffenden Personen engen Kontakt zur Fortentwicklung der Praxis und Wissenschaft haben und sich in produktiven Diskussionszusammenhängen befinden. Qualitätsmanagement kann nur dann in der Praxis umsetzbare und wirksame Vorschläge erbringen, wenn hier eine auf die lokalen Gegebenheiten zugeschnittene Lösung gefunden wird. Darüber hinaus ist das Postulat der Patientenverbundenheit jedoch auch als grundsätzliche Ausrichtung der Arbeit des Qualitätsmanagements unverzichtbar, da es das übergeordnete Ziel der Institution wiedergibt. Dies gilt insbesondere, da die in diesem Bereich tätigen Personen intern mit Strukturveränderungen und finanziellen Engpässen in Verbindung gebracht werden und ein Widerspruch zur Patientenversorgung zumindest implizit unterstellt wird.

Aufgabenstellung

Aus den im vorhergehenden Abschnitt genannten grundsätzlichen Begründungszusammenhängen und den auf Seite 299 genannten allgemeinen Organisationsprinzipien sind für die Arbeit des Qualitätsmanagements folgende konkrete Aufgabenstellungen abzuleiten (vgl. Tab. 15.2-2).

Tab. 15.2-2 Aufgabenstellungen des internen Qualitätsmanagements

Aufgabenstellung	Konkretisierung
Ablauforganisation	Prozessanalyse, Evaluation von Lösungsansätzen
Patientensicherheit und Risikomanagement	Bestandteil des Qualitätsmanagements mit Schwerpunkt Fehlervermeidung und -prävention
Qualität der Leistungserbringung	Prozess- und Ergebnisqualität, Komplikationen, externe Qualitätssicherung
Struktur der Leistungserbringung	Organisation der Versorgung, interdisziplinäre und interprofessionelle Zusammenarbeit, Querschnittsstrukturen (z. B. Infection Control Committee), Zentrenbildung
interne Leitlinien und Clinical Pathways	Standardisierung, Kooperation, Fehlervermeidung, zentrales Steuerungsinstrument, Kalkulationsgrundlage
Evidence-based Medicine	Absicherung klinischer und strategischer Entscheidungen
Personalentwicklung	Förderung der Kenntnisse und Fähigkeiten der Mitarbeiter
Public Relations und Marketing	Darstellung der Qualität der Leistungserbringung
Corporate Identity/Leitbilderstellung	Klärung der Aufgabe und der Vision der Institution
Ausbildung	Vermittlung des Qualitätsmanagement-Gedankens an jüngere und auszubildende Mitarbeiter, Vermittlung spezifischen Wissens zu QM

Die Basis der praktischen Arbeit des Qualitätsmanagements besteht in der Ablauforganisation, in der Gewährleistung von Qualität und Struktur der Leistungserbringung und in der Fehlerprävention. Die wichtigsten Hilfsmittel der Analyse und Verbesserung **ablauforganisatorischer Prozesse** sind die Prozessanalyse (s. Kap. 15.2 und 15.3), die Fehleranalyse (s. Kap. 16) und die anschließende Evaluation der Lösungsansätze. Die Implementierung und Validierung von Indikatoren muss Bestandteil des Vorgehens sein, um die Effektivität der Lösungsansätze auch in der Beobachtung über die Zeit überprüfbar zu machen (Schubert u. Zink 2001). Typische Beispiele ablauforganisatorischer Probleme sind in Tab. 15.2-3 zusammengefasst.

Eine Zusammenarbeit mit externen Beratern ist ausdrücklich zu befürworten, wobei hier dem Qualitätsmanagement zusätzlich die Funktion zukommt, die methodische Qualität der Angebote und des Fortganges der Arbeit kritisch zu prüfen (z.B. Leitung der Steuergruppe). Die Zusammenarbeit ist auch deshalb wichtig, damit der Fortgang des Projektes gewährleistet ist, wenn das Beratungsunternehmen seine Arbeit beendet hat.

Ein weiterer zentraler Arbeitsbereich des Qualitätsmanagements ist das **Risikomanagement** (s. Kap. 16.7), das die Erhöhung der Patientensicherheit zur Aufgabe hat. Es handelt sich nicht nur um eine Prozessanalyse, die sich mit Ereignissen beschäftigt, die medikolegale Konsequenzen haben und daher finanziell bei der Bemessung der Haftpflichtversicherungsprämien eine große Rolle spielen, sondern um ein Konzept, das generell die Verhinderung von Fehlern zur Aufgabe hat (Barach u. Small 2000). Typische Beispiele von Risiken sind Stürze aus dem Bett, Narkosezwischenfälle, Transfusionszwischenfälle, nosokomiale Infektionen, jodinduzierte Hyperthyreose, geburtshilfliche Komplikationen, medikamentös bedingtes Organversagen oder Organisationsfehler.

Ganz im Zentrum der Arbeit des Qualitätsmanagements steht die Beschäftigung mit der **Qualität der Leistungserbringung**. Hierzu gehören die verschiedenen Programme zur externen Qualitätssicherung genauso wie interne Projekte, etwa die Erstellung des Qualitätsberichtes oder die Arbeit von Morbidity-Mortality-Kommissionen. Methodische Fragen sind in Kapitel 15.1.4 ausführlich dargestellt und hängen eng mit einen korrekten Verständnis des Indikatorenkonzeptes zusammen (s. Kap. 15.3). Es ist nicht nur im aktuellen gesundheitspolitischen Kontext von Bedeutung, die Qualität der Leistungserbringung beschreiben zu können, sondern auch als Basis für die interne Diskussion und die Weiterentwicklung der Organisation.

Die **Struktur der Leistungserbringung** ist wiederum eng mit der Qualitätsdiskussion verbunden, geht jedoch auch darüber hinaus und betrifft die kritische Frage der Rationalisierungsreserven durch Veränderung der Organisation und Strukturen. Alle Schätzungen zu der Größe der hier verborgenen Ressourcen liegen im zweistelligen Prozentbereich. Das Medizinische Controlling ist integraler Bestandteil dieser Aufgabe. Im Vordergrund stehen meist interdisziplinäre und berufsgruppenübergreifende

Tab. 15.2-3 Typische ablauforganisatorische Probleme im Krankenhaus

- Wartezeit
- Stationsbelegung
- Speise-Bestellsystem
- Speisetransport
- Transport von Untersuchungsmaterialien
- Reorganisation des Patiententransports
- Reorganisation des Zentral-OP
- Vorbereitung einer EDV-Ausstattung
- Reorganisation des Einkaufs
- Organisation der Versorgung mit Blutprodukten

Probleme, jedoch müssen auch den Fachdisziplinen entsprechende Methoden vermittelt werden. Die Synopse der Strukturbeschreibung und -entwicklung mündet in eine strategische Diskussion, die die Ausrichtung des Krankenhauses und seine Marktpositionierung bestimmt. Es muss konstatiert werden, dass hier immer noch die größte Schwäche der Unternehmen im Krankenhausbereich liegt.

Die Analyse von Qualität und Struktur der Leistungserbringung führt zu der Notwendigkeit komplexer Interventionen. Hier hat sich die Erstellung **interner Leitlinien**, die sowohl medizinische Notwendigkeiten als auch deren organisatorische und finanzielle Umsetzbarkeit einbeziehen, bewährt (s. Kap. 22). Man unterscheidet schnittstellenbezogene Leitlinien, die fachübergreifende Probleme, wie z.B. die Schmerztherapie oder die die künstliche Ernährung, betreffen, von fallbezogenen Leitlinien, die von der Aufnahmediagnose oder der Aufnahmesymptomatik ausgehen und in mehrere DRGs münden können. Unterstützt wird die interne Leitlinienerarbeitung durch die Methodik der **Evidence-based Medicine**. Hier ist es meist notwendig, Ausbildung und Training anzubieten, wie es derzeit von einigen Krankenhausträgern bereits praktiziert wird. Wird die Leitlinienerstellung durch eine Leitlinienkonferenz (Köln) oder eine „Gruppe klinische Prozesse" (Marburg) koordiniert, empfiehlt sich für die in der praktischen Arbeit sehr wichtige Klärung der Einschätzung grundlegender Diagnose- und Therapieprinzipien die Einrichtung eines Evidence-based-Medicine-Kolloquiums, wie es an der Kölner Universitätsklinik existierte. Anzumerken ist an dieser Stelle, dass gewährleistet werden muss, dass die Leitlinienkonferenz oder ein ähnliches Gremium sehr eng mit anderen Institutionen, die ebenfalls an der Konsensbildung über wichtige Bereiche der Leistungserbringung arbeiten, abgestimmt ist. Die wichtigsten Instrumente sind in Tabelle 15.2-4 zusammengefasst.

Die geschilderten Aufgaben des Qualitätsmanagements sind nicht lösbar, wenn die Kooperation mit benachbarten Sachgebieten nicht sehr eng gestaltet werden kann. In erster Linie ist hier die **Personalentwicklung** zu nennen, die für die Mitarbeiter im Krankenhaus Möglichkeiten zur Weiterbildung und zum Ausbau der persönlichen Fähigkeiten bietet. Weiterhin müssen die Kunden des Krankenhauses, d.h. Patienten, zuweisende Ärzte, andere Krankenhäuser etc., über den Stand der Entwicklungen in der leistungsanbietenden Institution (Krankenhaus, Praxisnetz) optimal informiert werden, sodass die Kooperation mit der **Öffentlichkeitsarbeit** – soweit vorhanden – von entscheidender Bedeutung ist.

Die Qualitätsmanagementarbeit ist stets eng verbunden mit der Frage der Entwicklung eines **Leitbildes** bzw. einer Corporate Identity (s. Kap. 15.2.4). Eine Leitbilddiskussion sollte nicht am Anfang einer Qualitätsmanagement-Einführung stehen, da zunächst Strukturen zur Fortentwicklung der Organisation aufgebaut werden müssen. Hat der Aufbau des Qualitätsmanagements eine gewisse Reife erlangt, ist jedoch die Leitbilddiskussion ein sehr nützliches und auch notwendiges Instrument.

Letztlich unabdingbar ist eine Verzahnung von Qualitätsmanagement und **Ausbildung** in allen Berufsgruppen im Krankenhaus. Dies betrifft sowohl die Integration von Inhalten des Qualitätsmanagements in die klassischen Ausbildungskonzepte der Berufsgruppen als auch das Angebot einer vollständigen Qualitätsmanagement-Ausbildung für interessierte Mitarbeiter. Hier sind insbesondere die Universitäten gefordert; auf der anderen Seite ist es aber für jedes Krankenhaus lohnenswert, wenn nicht unverzichtbar, Kompetenz auf diesem Gebiet aufzubauen, vorzuhalten und zu erweitern.

Organisatorische Umsetzung

Die organisatorische Umsetzung baut auf dem geschilderten Konzept und der Aufgabenstellung auf. Dabei sind die folgenden Punkte hervorzuheben.

- **Einordnung in der Aufbauorganisation:** Auf die aufbauorganisatorische Einordnung ist schon eingegangen worden. Die Stabsstellenfunktion mit direkter Zuordnung zur Leitung ist adäquat. In der Aufteilung der Geschäftsbereiche ist die Zuordnung zum Ärztlichen Direktor sinnvoll, die Kooperation mit der Pflege und dem Verwaltungsbereich sollte aber nicht behindert werden. Im Sinne eines integrierten Management-Verständnisses ist alternativ eine Gesamtverantwortung der Führung für das Qualitätsmanagement wahrscheinlich überlegen. In operativer Hinsicht hat die Leitung insbesondere die Aufgabe der Autorisierung der Projekte, sie ist auch verantwortlich für die Mitarbeiterführung der professionell in dem Bereich Qualitätsmanagement Beschäftigten, die die Schwierigkeit dieser Tätigkeit berücksichtigen muss. Diesen Mitarbeitern müssen selbstverständlich der Zugang zu den vorstandsinternen Informationen und die Möglichkeit geboten werden, bei Bedarf Projekte im Vorstand vorzustellen und über die Ergebnisse zu berichten.

Tab. 15.2-4 Interne Kooperationen zur Qualität und Struktur der Leistungserbringung

Kommission	Beschreibung der Aufgaben
Leitlinienkonferenz/ klinische Prozesse	zentrale Koordination der internen Leitlinien und Pfade
Arzneimittelkonferenz	traditionelle, sehr wichtige Einrichtung zur Standardisierung und Steuerung des Arzneimitteleinsatzes hinsichtlich Handhabung, unerwünschter Wirkungen und Kosten, Erstellung der Arzneimittelliste
Medikalprodukte-kommission	Analogon der Arzneimittelkommission für die Bereiche Verbrauchsmaterialien, Implantate etc.; berät den Einkauf
Hygienekommission und Infection-Control-Committee	Umsetzung der Erfordernisse der Hygiene, Statistik über nosokomiale Infektionen, Resistenzbildung, Antibiotikatherapie
Laborkommission	Organisation der Laboruntersuchungen, Point of Care, Qualitätssicherung, Standardisierung der Diagnostik in Zusammenarbeit mit der Leitlinienkommission
Transfusionskommission	Qualitätssicherung, Standardisierung im Gebrauch von Blutprodukten, Fehler bei der Gabe von Blutprodukten (Risikomanagement!)
EDV-Kommission	Integration von Leitlinien in Klinikarbeitsplätze
Risikomanagement-kommission	Ausarbeitung von Fehlervermeidungsstrategien, Incident-Report-Systemen, Einzelfallanalyse
Evidence-based Medicine	Klärung der wissenschaftlichen Entscheidungsgrundlagen, Bearbeitung von „Aufträgen" anderer Kommissionen, methodische Weiterbildung für Ärzte, Pflege und Verwaltung
Qualitätsmanagement-Kommission	Ansprechpartner für organisatorische Probleme, die in den anderen Kommissionen nicht lösbar sind (Ablauforganisation)

■ **Professionalisierung:** Unumgänglich ist die Professionalisierung des Qualitätsmanagements. Ausgehend von der Tatsache, dass das Qualitätsmanagement mittlerweile einer elaborierten Methodik gehorcht, anderseits aber bei methodischen Fehlern zu folgenschweren Fehlentscheidungen führen kann, sollte einer hauptamtlichen Lösung der Vorzug gegeben werden. Auch der Arbeitsaufwand durch Qualitätsberichte, externe Qualitätssicherung etc. lässt keine andere Wahl. Spezialkenntnisse in den verschiedenen Zertifizierungstechniken z.B. von Zentren sind hilfreich, im Vordergrund steht aber weiterhin die Fähigkeit zur Prozessanalyse und Moderation. Wenn es sich um gut ausgebildete und klinisch erfahrene Mitarbeiter handelt, ist eine gute Bezahlung anzubieten (die z.B. die in Oberarztfunktion durch die Dienstbezahlung erzielbaren Gehälter berücksichtigt).

■ **Qualitätsmanagement-Kommission:** Abgesehen von der Besetzung der Stabsstellenfunktion muss eine Struktur geschaffen werden, die die Verzahnung mit interessierten Mitarbeitern der Fachdisziplinen und Berufsgruppen ermöglicht. Das beste Instrument zu diesem Zweck ist eine Qualitätsmanagement-Kommission, die einerseits eine arbeitsfähige Größe aufweisen sollte, gleichzeitig jedoch hinsichtlich Transparenz und Zugänglichkeit ein Angebot an die operative Ebene darstellen sollte. Mitarbeiter sollten ermutigt werden, eigene Projekte einzubringen und unter methodischer Anleitung durchzuführen. Bei der Zusammensetzung der Qualitätsmanagement-Kommission muss darauf geachtet werden, dass in der Personalstärke die Arbeitsfähigkeit nicht eingeschränkt wird, gleichzeitig jedoch sämtliche Berufsgruppen (besonders kritisch ist hier die ärztliche Berufsgruppe), Hierarchieebenen und Fachgebiete bzw. Abteilungen berücksichtigt werden. Es sollte vermieden werden, ausschließlich Befürworter des Qualitätsmanagement-Gedankens in die Qualitätsmanagement-Kommission zu berufen, sondern es sollte besonderes Augenmerk darauf gelegt werden, hier auch Kritiker mit einzubeziehen. Die QM-Kommission sollte die Möglichkeit haben, eigenständig Projekte zu initiieren, hierzu einen Projektplan zu erstellen (am besten standardisiert) und diesen der Leitung zur Autorisierung vorzulegen. Die Leitung sollte einem Vertreter der Kommission die Möglichkeit geben, das Projekt vorzustellen, und darauf achten, dass ebenso die Ergebnisse nach Fertigstellung des Projektes in der Leitung berichtet und gutgeheißen werden.

Im Einzelnen kann es sinnvoll sein, die Qualitätsmanagement-Kommission zu teilen (z.B. in Ausschüsse). Eingängig ist die Teilung in eine Kommission, die direkt die Leistungserbringung im Fokus hat und die Behandlungsprozesse analysiert und verbessert (z.B. Leitlinienkonferenz, AG Klinische Prozesse), und eine zweite Kommission, die mehr die organisatorischen Probleme zum Thema hat (z.B. AG Prozessreorganisation). Ergänzend ist es sinnvoll, vom Vorstand aus und unter dessen Beteiligung einige Male im Jahr eine offene Veranstaltung für Mitarbeiter, die an Qualitätsmanagement interessiert sind, anzubieten und diesen die Möglichkeit zu geben, Anregungen und Verbesserungsvorschläge vorzubringen (sog. „QM-Club“). Hierzu können auch (externe) Gäste eingeladen werden, die über spezielle Themen referieren; aus der Diskussion und der Reflexion durch die Mitarbeiter können für die Leitung wiederum wichtige Informationen resultieren. Der Vorstand bzw. die Geschäftsführung kann ihrerseits Themen bzgl. der Qualitätspolitik ansprechen und die Reaktion dieser QM-interessierten Mitarbeiter aufnehmen.

■ **Initiale Projekte:** Gerade die initialen Projekte sind von großer Wichtigkeit; sie müssen eine große Chance zur Umsetzung haben, damit die Mitarbeiter zur Mitarbeit an weiteren Projekten ermutigt werden. Bei der Beauftragung von Projektarbeitsgruppen ist auf die präzise Definition der Ziele und eine zeitliche Terminierung, evtl. als Zwischenbericht, zu achten.

■ **Mitarbeitertraining:** Wichtiger Bestandteil des Aufbaus eines Qualitätsmanagements ist das Training von Mitarbeitern zusätzlich zu den hauptamtlichen Funktionsträgern, die sich neben ihrer Tätigkeit mit Qualitätsmanagement beschäftigen mögen. Diese Mitarbeiter sind z.B. als Moderatoren zur Leitung von Qualitätszirkeln einzusetzen und können in den einzelnen Abteilungen bzw. Kliniken als „Brückenköpfe“ des Qualitätsmanagements dienen.

■ **Optimierung der Kooperation:** Im Bereich der Stabsstellen (Qualitätsmanagement, Patientensicherheit, Medizincontrolling, IT, Hygiene etc.) muss von der Führung sehr genau auf die optimale Kooperation geachtet werden. Regelmäßige gemeinsame Treffen mit der Leitung sind obligat. Auch die Kooperation mit dem Betriebswirtschaftlichen Controlling muss von der Klinikleitung sehr eng gestaltet werden, damit Kosten-, Erlös- und Qualitätsaspekte in der notwendigen integrativen Sichtweise aufgearbeitet werden können.

■ **Gremien und Kommissionen:** Das Qualitätsmanagement sollte in sämtlichen Gremien und Kommissionen des Klinikums vertreten sein, wie sie in Tabelle 15.2-4 dargestellt sind. Evtl. ist es sinnvoll und auch naheliegend, diese Kommissionen einer organisatorischen Umstrukturierung zu unterwerfen mit dem Ziel, eine effektivere und für die Mitarbeiter attraktivere Gestaltung der meist ungeliebten Kommissionsarbeit zu erreichen.

■ **Fortbildung:** Den Mitarbeitern im Qualitätsmanagement muss die Möglichkeit der Fortbildung in der Methodik und den Techniken des QM sowie in angrenzenden Gebieten geboten werden. Ein Austausch mit anderen Institutionen ist anzustreben, da Erfahrungen über die klassischen Probleme, denen sich das Qualitätsmanagement widmet, in der praktischen Arbeit sehr wertvoll sind (das Rad muss nicht immer neu erfunden werden).

Fazit

Die Einführung eines professionellen Qualitätsmanagements ist ein wichtiges Instrument im Zusammenhang mit den aktuellen gesundheitspolitischen Veränderungen und hiermit eine adäquate Reaktion auf den erhöhten institutionellen Steuerungsbedarf. Im transsektoralen und populationsbezogenen Zusammenhang (z.B. Programme zur Integrierten Versorgung) ist Qualitätsmanagement ebenso unverzichtbar. Die Einbeziehung und die Zusammenarbeit aller Berufsgruppen und Fachdisziplinen sind ein hervorragendes Ziel, insbesondere muss dies bei der Bearbeitung ablauforganisatorischer Probleme und bei der Leistungserbringung im Vordergrund stehen. Die Entwicklung von internen Leitlinien und Behandlungspfaden ist ein zentrales Thema, die organisatorischen Fragen, das Risikomanagement und EbM sind weitere relevante Arbeitsfelder. Die Darstellung und die Verbesserung der Qualität der Leistungserbringung werden jedoch die wichtigsten Arbeitsfelder bleiben.

Literatur

Barach P, Small SD. Reporting and preventing medical mishaps: lessons from non-medical near miss reporting systems. BMJ 2000; 320: 759–63.
Conrad HJ. Betriebswirtschaftliche Aspekte des klinischen Qualitätsmanagements und Controlling. Gesundh ökon Qual manag 1999; 4: 164–6.

Moss F, Garside P, Dawson S. Organisational change: the key to quality improvement. Qual Health Care 1998; 7 (Suppl): 1–2.
Schubert HJ, Zink KJ (Hrsg). Qualitätsmanagement im Gesundheits- und Sozialwesen. 2., erw. Aufl. Neuwied: Luchterhand 2001.

15.2.2 Projektgruppenarbeit und Prozessanalyse

Frank Grüne

Das Gesundheitsstrukturgesetz zwingt die Krankenhäuser zur Überprüfung ihrer Wirtschaftlichkeit und ihres Leistungsangebots. Traditionell gewachsene Strukturen im Klinikbetrieb gelangen bei zunehmenden Patientenzahlen und aufwendigeren Therapien an ihre Leistungsgrenze. Den Organisationsformen der Stationen, Transportdienste, Zentralküchen und Funktionseinheiten wie OP-Bereiche, die viele Schnittstellen zu anderen Abteilungen haben, gilt zunehmendes Interesse, da deren direkte und indirekte Kosten schätzungsweise 30 % der Gesamtkosten im Etat eines Krankenhauses ausmachen. Während bisher überwiegend die reinen Material- und Personalkosten als Sparquelle angesehen werden, blieb die Optimierung der Verfahrensabläufe weitestgehend außer Betracht. Im Vergleich zu Produktionsbetrieben in der Industrie sind die Abteilungen oder Funktionsbereiche in den Krankenhäusern auf den Gesamtprozess des sog. „Patientenpfades" nicht ausreichend abgestimmt.

Probleme entstehen vor allem, wenn an den Schnittstellen dieser Funktionsbereiche keine Absprachen getroffen werden – mit der Folge von langen Warte- oder Transportzeiten, kaltem Essen, abgesetzten Operationen oder Untersuchungen mit entsprechender Patientenliegedauer. Neben der Unwirtschaftlichkeit und der Verärgerung der Patienten führt ebenso die steigende Arbeitsbelastung zur Unzufriedenheit innerhalb der betroffenen Berufsgruppen mit der Konsequenz ungeplanter Ausfallzeiten als zusätzlichem Kostenfaktor.

Veränderungen bei einzelnen Abteilungen oder Berufsgruppen bringen oft nur eine geringfügige Änderung des Gesamtprozesses oder können am Ende des „Pfades" sogar zu einer Verschlechterung der Arbeitsbedingungen bei der benachbarten Funktionseinheit führen. Prozesse werden hier als Abfolgen von Aktivitäten innerhalb des Krankenhausleistungsgeschehens verstanden, die dadurch in einem logischen inneren Zusammenhang stehen, dass sie im Ergebnis zu einer Leistung führen, die vom Patienten nachgefragt wird. Die Arbeitsprozesse prägen entscheidend das Kompetenzprofil eines Krankenhauses (Eichhorn 1997) und gehören somit zu den Hauptkriterien zur Bewertung von Krankenhäusern (Flenker et al. 2002).

Die Klinikleitung eines „Unternehmens Krankenhaus" wird in Zukunft Strategien zur Verbesserung der Ablauforganisation entwickeln müssen. Bei der Vielzahl der Aufgaben kann jedoch die Klinikleitung allein nicht alle Probleme zeitgerecht und fachkundig lösen. Weiterhin sind die klassischen Organisationsformen in den Krankenhäusern mit ihren vielen, sehr eigenständig arbeitenden Abteilungen stark hierarchisch geprägt. Das bisherige Verständnis von Unternehmenskultur beziehen die Krankenhausangestellten primär auf die Fachabteilung oder die Berufsgruppe und nicht auf das gesamte Krankenhaus. Die Entwicklung immer weiterer Spezialdisziplinen in der Medizin führt dazu, dass ein Patient von mehreren Ärzten und Pflegekräften behandelt wird. Veränderungen von patientenbezogenen Abläufen werden in der Regel nur innerhalb der eigenen Abteilung umgesetzt, interdisziplinäre Absprachen finden kaum statt. Unter diesen Bedingungen werden Initiativen zur Verbesserung von Abläufen oder Organisationsformen von den meisten Mit-

arbeitern in der Regel sehr kritisch und eher negativ bewertet.
Moderne Organisationsformen zielen darauf ab, das Problembewusstsein der Mitarbeiter für bestimmte Unternehmensziele zu fördern („Top-down") und sie darüber hinaus dafür zu begeistern, Lösungsideen zu finden und an neuen Entwicklungen mitzuarbeiten („Bottom-up"). Voraussetzung für diese Haltung und Loyalität ist eine Krankenhaus-Unternehmenskultur, mit der sich die Mitarbeiter identifizieren können. Wesentliche Faktoren einer solchen Unternehmenskultur sind:

- soziale Kompetenz
- Teamfähigkeit
- interdisziplinäre Zusammenarbeit
- Entwicklung von gemeinsamen Standards auf medizinischer und organisatorischer Ebene
- transparente und gerechte Aufgabenverteilung
- gleichmäßige Arbeitsbelastung

Hier hat sich die Einführung von Projektarbeitsgruppen als besonders geeignet erwiesen. In der Projektarbeitsgruppe können Probleme und Prozesse nach einem standardisierten Vorgehen bearbeitet werden. Die Projektarbeit erlaubt es, im Gruppenprozess Konflikte jenseits des Alltagsgeschehens zu bearbeiten. Eine sachliche Betrachtung der Beziehungen und die Entwicklung von Regeln im Umgang miteinander wird so erst möglich (s. Tab. 15.2-5).

Einführung von Projektarbeitsgruppen im Krankenhaus

Projektinitiierung: von der Makro- zur Mikroebene

Bei der Vielzahl der Probleme in einem Krankenhaus können nicht alle Projekte gleichzeitig begonnen werden. Für die Einführung von Projektarbeitsgruppen muss die Klinikleitung festlegen, welche Probleme im Krankenhaus vorherrschen und mit welchen Instrumenten sie gelöst werden sollen (Makroebene). Andererseits können auch die Mitarbeiter der Funktionsbereiche Anträge zur Bildung von Projektarbeitsgrup-

Tab. 15.2-5 Mögliche Ziele von Projektarbeitsgruppen (nach Walther u. Walther 1998)

Sachebene (Veränderungen im Patientenpfad)	Beziehungsebene (Veränderungen in der „Krankenhausunternehmenskultur")
Verbesserung der Patientenversorgung	Förderung der gegenseitigen Akzeptanz
effektivere und effizientere Leistungserbringung	Klärung der Zuständigkeiten zwischen den Berufsgruppen
Entwicklung von Standards oder Leitlinien für das Vorgehen	berufsgruppenübergreifendes Bewältigen von Problemen
Steigerung des Verantwortungsbewusstseins für Kosten und Qualität von Diagnostik und Behandlung sowie der dabei verwendeten Produkte	Förderung des Bewusstseins, gemeinsam für ein Ziel zu arbeiten
wechselseitige Nutzbarmachung von unterschiedlichem Wissen	Abbau von Ängsten und Unsicherheitsgefühlen im Umgang mit Kollegen und Vorgesetzten und damit der Durchsetzungswiderstände
	Steigerung des Problembewusstseins
	Verbesserung der Konfliktbewältigung
	erhöhte Offenheit für Feedback

pen stellen. In Zusammenarbeit mit der Qualitätsmanagement-Stabsstelle oder einer Qualitätsmanagement-Kommission muss die Klinikleitung alle möglichen Problemthemen auflisten (Problemsammlung). In einem zweiten Schritt können ähnliche oder voneinander abhängige Probleme zusammengefasst werden (Kondensierung). Erst dann wird der Grad der Dringlichkeit, Wichtigkeit und Machbarkeit für die Bearbeitung des jeweiligen Problems ermittelt (Priorisierung).

Hinsichtlich der Themenauswahl sollten verschiedene Kriterien erfüllt bzw. berücksichtigt sein. Der Grad der **praktischen Relevanz** eines Themas für die tägliche Arbeit, deren **betriebswirtschaftliche Bedeutung** wie auch bisher unbefriedigende Problemlösungen stellen ein hohes Motivationspotenzial für die Mitarbeiter dar. Die ausgewählten Themen sollten häufig genug auftreten. Die Bearbeitung setzt bestimmte Infrastrukturen, Daten oder den **Rückgriff auf wissenschaftliche Erkenntnisse** voraus. Da die Ressource Zeit oft den häufigsten Engpass in Projektarbeitsgruppen darstellt und deren Aktionsumfang begrenzt, sollten Projekte, in denen wissenschaftliche Arbeit betrieben werden soll, anfangs zurückgestellt werden. Für den zielgerichteten Diskussionsprozess sind die **Themendefinition** und die Abgrenzbarkeit zu benachbarten Prozessen von entscheidender Bedeutung. Je konkreter ein Thema ausgewählt wurde (z. B. „Patientenvorbereitung vor operativen Eingriffen" gegenüber „Wartezeiten im stationären Betrieb"), desto leichter fallen den Mitarbeitern die Prozessanalyse und die Entwicklung von Lösungen (s. Tab. 15.2-6).

Die Klinikleitung wählt unter Beratung und Absprache mit der Qualitätsmanagement-Stabsstelle diejenigen Projektthemen aus, die für die Erreichung der Unternehmensziele am sinnvollsten sind. Die ausgewählten Projekte werden dann an einzelne Projektleiter übertragen. Das Zusammenspiel der einzelnen Projektgruppen, die Zusammensetzung der Teilnehmer, die Zeitplanung und Moderation kann von einer Qualitätskommission oder Stabsstelle koordiniert werden.

Tab. 15.2-6 Fragen, die bei der Problemauswahl berücksichtigt werden sollten (Quelle: Bundesärztekammer 2001)

Ist das Problem im Krankenhaus überhaupt lösbar?
Wer will das Problem wirklich lösen?
Für wen ist das Problem wichtig? (Patienten, Mitarbeiter, Unternehmen)
Unterstützen die Mitarbeiter/Leitung das Projekt?
Ist das Problem messbar?
Sind die Lösungen in einer akzeptablen Zeit erreichbar?

Organisation und Moderation von Projektarbeitsgruppen

Projektarbeitsgruppen sind von der Klinikleitung autorisierte Kleingruppen, bestehend aus 6–15 Personen aller Berufsgruppen und Hierarchieebenen, die **zielorientiert** und **zeitlimitiert** Probleme ihres Aufgaben- und Arbeitsbereichs systematisch lösen sollen. Diese Lösungen müssen nach ihrer Implementierung in den Tagesablauf evaluiert werden. Die Projektarbeitsgruppe wird von einem neutralen Moderator begleitet und von einem Projektleiter organisiert. Entsprechend der Aufgabenstellung und dem Schwierigkeitsgrad des Projektes können Moderation und Projektleitung auch von einer Person durchgeführt werden. Der Unterschied von Projektarbeitsgruppen zu anderen Gruppenprozessen wie z. B. Ärztekonferenzen, Stationsbesprechungen, Balint-Gruppen, Weiterbildungsseminaren oder Ärztestammtischen besteht somit in dem

Personen- und Themenbezug, der Zielvorgabe, der Arbeitstechnik, der Systematik und in der Kontrolle der umgesetzten Ergebnisse (Bahrs et al. 1996).

Die Projektarbeitsgruppen müssen entsprechend ihrer jeweiligen Bedeutung von der Klinikleitung oder sogar dem Krankenhausträger schriftlich zur Entwicklung und Umsetzung ihrer Aufgaben autorisiert sein.

Hinsichtlich der betroffenen und beteiligten Personen wird in der Projektarbeitsgruppe ein umfassender Ansatz gewählt. Die Mitarbeiter vor Ort kennen die Probleme aufgrund der täglichen Auseinandersetzungen mit den Alltagsschwierigkeiten am besten. Sie sind deshalb die eigentlichen Experten für ihren Arbeitsbereich. Weiterhin bietet die Einbeziehung vieler Mitarbeiter aus allen Hierarchieebenen ein Kreativitäts- und Problemlösungspotenzial, das in traditionellen Führungskonzepten bisher kaum genutzt wurde.

Wichtigstes Instrument in der Projektgruppenarbeit ist die Prozessanalyse. Die systematische Darstellung der Patienten- oder Warenabläufe hinsichtlich der Dimensionen Zeit, Räume und Personen ermöglicht es den betroffenen oder beteiligten Mitarbeitern, die Realität abzubilden. Gemessen an den Soll-Vorstellungen ihres Aufgabenbereichs können dann Lösungen entwickelt werden.

Für eine Projektinitiierung bieten sich verschiedene Wege zur Einladung von Mitarbeitern an. Die Teilnehmer können direkt persönlich angesprochen oder angeschrieben werden. Die Abstimmung von Ort und Zeitpunkt im persönlichen Gespräch mit den Teilnehmern fördert Motivation und Kooperationsbereitschaft. In den Einladungsschreiben sollten Thema, Datum, Zeitfenster und Tagungsort genannt sowie eine Tagesordnung enthalten sein, um den Teilnehmern die Möglichkeit zur Vorbereitung zu geben.

Projektplanung

Nach Auswahl des Projektthemas wird mit der Abteilungs- und/oder Klinikleitung die Projektplanung abgestimmt, autorisiert und schriftlich fixiert. Der Projektplan sollte folgende Themen behandeln:

- Zusammenfassung der Gründe für das Projekt
- Beschreibung der gewünschten bzw. erwarteten Ergebnisse des Projektes
- Beschreibung der benötigten Arbeitsschritte
- Zusammensetzung der Arbeitsgruppe und deren Verantwortlichkeiten
- detailliertes Projektschema mit Festlegung von Projektphasen, Projektdauer und Evaluation
- Kostenrechnung
- Kommunikation innerhalb der Arbeitsgruppe, mit dem Auftraggeber und mit der Abteilung
- Umgang mit Problemen (z. B. Krankheit, Budgetkürzungen, Mitarbeiterwechsel)
- Berichtswesen und Präsentation

Die Ausführung eines Projekts umfasst die 6 Phasen Initiierung, Definition, Entwurf, Vorbereitung, Realisierung und Evaluation. Jede Phase wird durch die 5 Größen Zeit, Kosten, Qualität, Information und Organisation (ZKQIO) beschrieben. Nach Abschluss jeder dieser Phasen sollte erneut über den Fortgang oder die Beendigung des Projektes entschieden werden, um die verfügbaren Ressourcen zu schonen. Bei den Entscheidungen an den Phasenübergängen werden Projektinhalte und -regulierung miteinander verknüpft (Kor u. Wijnen 2006; Grit 2008). Das erhöht die Kontinuität und die Projektziele werden somit besser erreicht (s. Abb. 15.2-2).

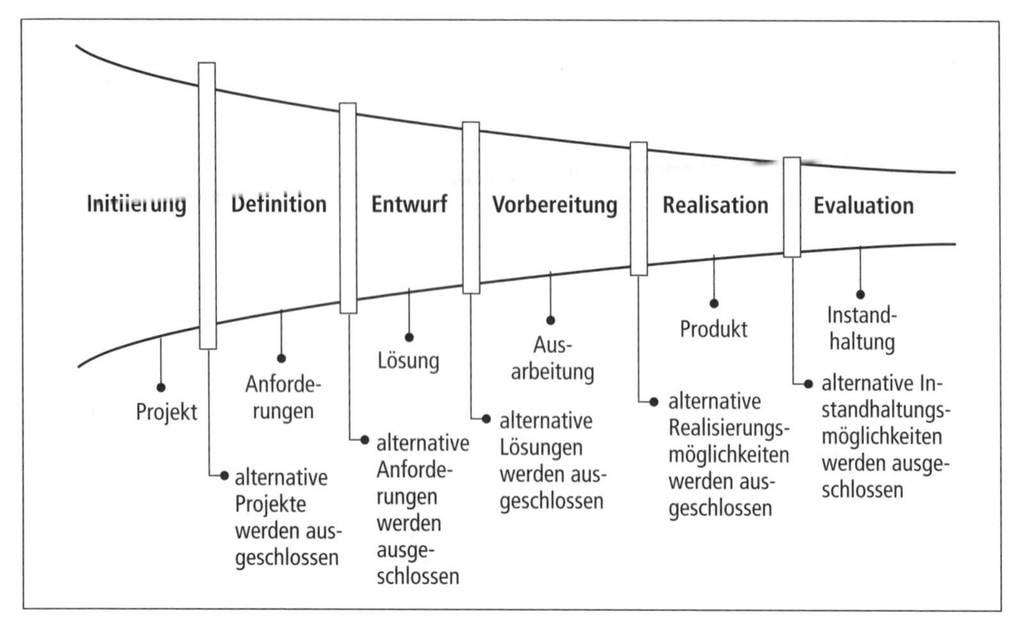

Abb. 15.2-2 „Den Fisch in die Reuse treiben" bedeutet hier, das Projekt sicher ans Ziel zu führen. Zwischen den jeweiligen Projektphasen wird erneut über den Fortgang oder die Beendigung des Projektes entschieden. Dabei werden Projektinhalte und Projektregulierung integriert (Kor u. Wijnen 2006).

Projektmanagement-Software

Für die Planung und Ausführung von kleineren Projekten sind gewöhnliche Programme zur Textbearbeitung, Tabellenkalkulation, Terminplanung und Präsentation vollkommen ausreichend. Das Angebot spezieller Software für das Projektmanagement ist vielfältig mit oft variabler Funktionalität und die Qualitätsunterschiede sind groß. Die Verwendung verlangt sowohl vom Projektmanager als auch vom Team Erfahrung und Disziplin. Vorteilhaft sind die Terminplanung, eine Kostenrechnung sowie die Grafik- und Analysefunktionen. Als Nachteile der Projektmanagement-Software werden oft genannt: schlechte Integrationsmöglichkeiten in ein bestehendes EDV-System, aufwendige Mitarbeiterschulungen, Zusatzkosten, Zeitaufwand, geringe Freiheiten und Flexibilität in der Projektplanung (Portney 2007; Grit 2008).

Projektmanagement-Software ist nicht *per se* schlecht. Der Projektmanager sollte nur genau wissen, welche Software er für welches Projekt sinnvoll einsetzen möchte. Um sich für eine Software zu entscheiden, sind folgende Fragen sehr hilfreich:

- An wie vielen Projekten arbeitet die Abteilung?
- Muss die Software kompatibel mit dem EDV-System der Abteilung sein?
- Welche Software wird innerhalb der Abteilung verwendet?
- Wie hoch ist der Kenntnisstand der Mitarbeiter mit Computern und Software?
- Welchen Umfang und Qualität für das Berichtswesen bietet die Software?
- Können die Arbeitsstunden für das Projekt auch mit abteilungsinterner EDV wiedergegeben werden?

Rolle des Projektleiters

Zu den Aufgaben des Projektleiters gehören die organisatorische Vorbereitung (z. B. Terminplanung, Dokumentation) und die Vermittlung in der Zusammenarbeit mit Experten oder kooperierenden Institutionen (z. B. Krankenhausträger, Ärztekammer, Stiftungen). Darüber hinaus kann er die wissenschaftliche Begleitung der Projektarbeitsgruppe selbst durchführen oder unterstützen. Der Projektleiter sollte vor Beginn der Projektarbeit gezielt um bestimmte Teilnehmer werben. Eine „virtuelle" Arbeitsgruppe wird zusammengestellt, d. h., dass bei der Auswahl der Teilnehmer nicht nur die „Meinungsführer" oder die „Sympathieträger" angesprochen werden sollten, sondern alle von dem Prozess oder Problem betroffenen Mitarbeiter. Eine allzu harmonische Projektarbeitsgruppe läuft Gefahr, die Probleme nicht erschöpfend zu behandeln. Für die spätere Implementierung des Projektes sind die „Nörgler" und „Schwarzmaler" ebenso wichtig. Neben der Gleichberechtigung der Teilnehmer und ihrer Autorisierung ist die Kontinuität ein unabdingbares Prinzip der Zirkelarbeit. Zur Sicherung der Kontinuität gehören:

- Erstellung eines Projektplans
- Organisation des Projektes
  - regelmäßige Einladungen
  - langfristige und überschaubare Zeitplanung
  - Organisation des Tagungsraums
  - Beschaffung von technischen Geräten (Overhead-Projektor, Beamer, Flipchart oder Videorekorder)
- Kommunikation
  - Festlegung von Umgangsregeln innerhalb der Arbeitsgruppe
  - schriftliche Protokolle der Besprechungen
  - regelmäßige Berichte an die Abteilungsleitung (z. B. quartalsweise)
  - regelmäßige Zwischenberichte für die gesamte Abteilung (schriftlich und/oder mittels Präsentationen)

Die Teilnahme an der Gruppenarbeit muss verbindlich sein. Eine diskontinuierliche Teilnahme (z. B. bei Urlaub, Krankheit, Notfällen) sollte dennoch in einem gewissen Rahmen akzeptiert und eingeplant werden.

Rolle des Moderators

Die Visualisierung der Probleme, die Strukturierung des Themas, die Konsensfindung in der Problemlösung, die Motivation und Kontinuität zur Projektarbeit sowie die Harmonisierung der Gruppe sind die Hauptaufgaben eines Moderators (s. Tab. 15.2-7). Das Motto einer professionellen Moderation

Tab. 15.2-7 Aufgaben eines Moderators (nach Walther u. Walther 1998)

Neutrales, zielorientiertes Begleiten der Gruppe durch:	Einsetzen verschiedener Methoden der Gruppenarbeit Visualisieren von Problemen Einsetzen von Methoden zur Mediation (Konfliktvermittlung) Stellen offener Fragen Aufzeigen von Querverbindungen Festhalten von Zwischenergebnissen
Gleichberechtigung aller Teilnehmer	Betonen von Gemeinsamkeiten
Wahrung der eigenen Neutralität durch:	Verzicht auf Kommentare zu Beiträgen der Gruppe Verzicht auf Wertung von Beiträgen einzelner Teilnehmer Verzicht auf inhaltliche Aussagen

lautet: So viel Moderation und so wenig Leitung wie möglich (Seifert u. Kraus 2002). Professionelle Moderation muss erlernt werden und setzt Kenntnisse der Kommunikation und Mediation voraus. Bei offenen oder verdeckten Konflikten ist es Aufgabe des Moderators, im Konflikt zu vermitteln und das Problem oder den Streit zwischen den Teilnehmern von der emotionalen Ebene auf die Sachebene zurückzuführen. Die Wahrung der Gleichberechtigung der Teilnehmer setzt ein hohes Maß an Verantwortung und Führungsqualität voraus. Falls der Moderator gleichzeitig als Projektleiter oder Experte fungiert, erwarten die Gruppenteilnehmer von ihm zudem eine „innere Neutralität“ oder „inhaltliche Abstinenz“.

Tab. 15.2-8 Fragen für die Vorbereitung einer Sitzung

Inhalt	Moderation
Worum geht es? (Inhalt, Ziel)	Wie will ich die Gruppe zum Ziel führen? (Methodik)
Weiß ich genug zum Thema und zur Zielsetzung) Welche Informationen muss ich noch beschaffen?	Was muss vorbereitet werden? (Organisation, Medien)
Ist es sinnvoll, einen externen Experten einzuladen?	Worauf muss ich besonders achten? (persönliche Rahmenbedinungen)

Die erste Sitzung einer Projektarbeitsgruppe

Nach Auswahl der Teilnehmer und Eingrenzung des Themenbereichs müssen sich Moderator und Projektleiter inhaltlich und situativ auf die Sitzungen vorbereiten (s. Tab. 15.2-8).

Die erste Sitzung hat einen konstitutionierenden Charakter und dient dazu, neben der Einstimmung auf das Thema den persönlichen Kontakt der Gruppenmitglieder untereinander herzustellen. Ist die Methodik der Projektgruppenarbeit im Krankenhaus bisher unbekannt, müssen den Teilnehmern Arbeitstechniken, Kommunikationsregeln und Ziele vorgestellt werden (s. Tab. 15.2-9).

Tab. 15.2-9 Beispiel einer Tagesordnung (1. Sitzung einer Projektarbeitsgruppe)

1.	Begrüßung/Vorstellung
2.	Einführung in die Methoden einer Projektarbeitsgruppe
3.	Einführung der Funktion eines Moderators
4.	Regeln für den Umgang miteinander
5.	Klärung der Protokollführung
6.	Themenfindung
7.	Problembeschreibung
8.	Frage nach Vollständigkeit
9.	Autorisierung
10.	Planung (Häufigkeit/Ort/Zeit)

Medien und Methoden zur Visualisierung

Zur Dokumentation der Beiträge und zur Visualisierung ist das bekannteste Medium das Flipchart. An einer Pinnwand können Karten mit Heftnadeln verankert werden. Ein schnelles Umsortieren der Karten zur Gruppierung oder zur Bildung einer Rangfolge ist auf einer Pinnwand leicht möglich.

Tab. 15.2-10 Spielregeln für die Kommunikation in der Gruppe

Reden von nur einer Person zu einem Zeitpunkt
gegenseitiges Ausredenlassen (jedoch keine Monologe)
keine Schuldzuweisungen
Einbeziehung aller Teilnehmer
Gleichberechtigung aller Teilnehmer

Die Overhead-Projektion ermöglicht die Vorbereitung eines Themas auf Folien, die für die Teilnehmer auch vervielfältigt werden können. Da die Projektion an jeder Wand einsetzbar ist und der Raum nicht verdunkelt werden muss, ist der Overhead-Projektor vor allem für größere Gruppen sehr geeignet. Videoaufzeichnungen oder die PC-Präsentation sind für eine Projektarbeitsgruppe nur bedingt einsetzbare Medien, da sie nur einen geringen interaktiven Charakter besitzen. Veränderungen von Flussdiagrammen, das Einsetzen von Schlagwörtern oder Korrekturen sind nicht unmittelbar möglich. Für die Nachbereitung von Tafelbildern sind hingegen PC-Präsentationen sehr gut geeignet.

Kommunikation in der Gruppe

Bei der Einführung von Projektarbeitsgruppen mit unterschiedlichen Berufsgruppen und Hierarchieebenen sind Konfliktsituationen unausweichlich. Da unsachliche Konfrontationen, Verschlossenheit und Passivität eine konstruktive Arbeit stören, ist es sinnvoll, in der ersten Sitzung Spielregeln für den Umgang miteinander zu vereinbaren (s. Tab. 15.2-10).

Interventionstechniken

Um eine Gruppe zu führen und einen Gruppenprozess zu steuern, gibt es einige zentrale Interventionstechniken, die unabhängig von der konkreten Störung Anwendung finden. Hierzu zählen Fragetechniken, Blitzlicht und die Feedback-Technik (s. Tab. 15.2-11).

Methoden der Gruppenarbeit

Zur Erkennung und Lösung von Problemen und zur Steuerung der Abläufe werden in der Projektgruppenarbeit verschiedene (Qualitäts-)Werkzeuge verwendet. Zu ihnen gehören Brainstorming, Kartenabfrage, Mind-Mapping, Metaplan®, Flussdiagramm,

Tab. 15.2-11 Interventionstechniken (nach Walther u. Walther 1998)

Fragetechniken	Mit verschiedenen Fragetechniken kann der Moderator Ursachen aufzeigen, Unklarheiten beseitigen und sog. „Killerphrasen“ wirksam begegnen. Klassische Fragetechniken zur Ergründung von Problemen oder Zusammenhängen sind z. B.: • „6 W-Fragen“: Was? Wann? Wo? Warum? Wer? Wie? • „5 Warum-Fragen“*
Blitzlicht	Unter einem Blitzlicht wird eine Momentaufnahme der aktuellen Standpunkte, Empfindungen oder Wünsche verstanden. Jeder Teilnehmer wird gebeten, zu einer Frage vom Moderator eine kurze Stellungnahme abzugeben. Dies erleichtert den Teilnehmern das Sprechen über die aktuelle Gruppensituation und hilft, Konflikte in der Gruppe zu bearbeiten. Klassische Situationen für die Anwendung des Blitzlichts sind der Sitzungseinstieg, die Zwischenbilanz, kritische Situationen und der Sitzungsabschluss.
Feedback-Technik	Unter einem Feedback wird eine Rückmeldung an einen Teilnehmer oder an die gesamte Gruppe verstanden, die sein Verhalten bzw. das Verhalten der Gruppe betrifft. Mit einem Feedback kann der Moderator intervenieren, wenn ein Teilnehmer die Arbeitsfähigkeit massiv stört. Hierzu muss er von der Gruppe legitimiert sein. Die Feedback-Theorie geht davon aus, dass das Ausmaß der Störung dem Störenfried nicht bewusst ist. Die Intervention macht die Störung zum Thema in der Gruppe.

* Beschreibung der Technik „5 Warum-Fragen“ s. Walther u. Walther 1998, S. 80 f.

Fehlersammelliste und die Pareto-Analyse (s. Tab. 15.2-12).
Die Anwendung der Werkzeuge erlaubt den Teilnehmern der Projektarbeitsgruppe auch dann eine systematische Vorgehensweise, wenn die Gruppe sich aus Mitarbeitern zusammensetzt, die seit vielen Jahren ein schulmäßiges Vorgehen nicht mehr geübt haben.
Zur Verbesserung der Transparenz wird der Gruppe vor jedem Moderationsschritt das methodische Vorgehen erklärt. Die Darle-

Tab. 15.2-12 Werkzeuge in der Projektarbeitsgruppe

Brainstorming	Spontane Ideensammlung zu bestimmten Problempunkten. Die Sammlung der Punkte kann auf Zuruf erfolgen (Ideen-Triggerung) oder auf Karten notiert werden (Gleichberechtigung). In dieser Phase besteht ein Kritik- und Diskussionsverbot für alle Teilnehmer. Quantität geht hier vor Qualität.
Kartenabfrage	Zu einer bestimmten Frage oder einem Thema notieren die Mitarbeiter ihre Gedanken auf einer Karte. Pro Schlagwort sollte je eine Karte verwendet werden. Die Bearbeitungszeit beträgt ca. 5 Minuten. Die Karten werden eingesammelt und unsortiert auf eine Pinnwand geheftet. Nach der Umsortierung und Gruppierung der Karten werden Oberbegriffe gesucht. Je nach Häufigkeit von Doppelnennungen können erste Priorisierungen durchgeführt werden.
Mind-Mapping	Das zentrale Schlagwort wird in die Mitte eines Flipcharts oder Tafel geschrieben. Entsprechend den Schlagworten werden vom Zentrum aus Haupt- und Nebenäste mit den dazugehörigen Punkten abgeleitet. Im Vergleich zum Brainstorming kann beim Mind-Mapping vermehrt mit Symbolen gearbeitet werden. Zudem ist das Aufzeigen von Querverbindungen in der Diskussion leichter möglich und sichtbar.
Metaplan®	Bei der Metaplan®-Technik wird in mehreren Schritten mit Karten auf einer Pinnwand gearbeitet: 1. Überschrift, Kartenabfrage, Visualisieren der Schlagworte 2. Karten ordnen, Cluster bilden, Oberbegriffe auf runde Karten schreiben (Kondensieren) 3. Gegenargumente kennzeichnen 4. Priorisierung durch Punktevergabe
Flussdiagramm	Mit dem Flussdiagramm (Algorithmus) werden Abläufe und Prozesse auf einem Flipchart, einer Pinnwand oder Tafel abgebildet. Die Einzelschritte werden als Handlungen und Entscheidungen (ja/nein) dargestellt. Neben der Optimierung der Arbeitsabfolge können im Algorithmus auch die Verantwortung und die Kompetenzen festgelegt werden. Eine anschließende Übertragung in PC-Programme und eine Adaptation an ein Krankenhausinformationssystem (KIS) erleichtern die Implementierung des reorganisierten Prozesses.
Fehlersammelliste	Die Fehlersammelliste (Check Sheet) ist eine einfache Methode zur rationellen Erfassung und übersichtlichen Darstellung attributiver Daten (Fehler) nach Art und Anzahl (Ebeling 1989). Die Darstellung erfolgt meist in einem Pareto-Diagramm.
Pareto-Analyse	Die Pareto-Analyse ergibt ein Säulendiagramm (Pareto Chart) mit Darstellung der Ursachen der Probleme in absteigender Reihenfolge (in %). Zusätzlich wird eine Summenkurve gebildet (Bühl 2008). Empirisch sind ca. 20 % aller Fehlerarten für ca. 80 % aller Fehler verantwortlich (20 : 80-Regel: vital few, useful many) (Ebeling 1989; Juran u. Godfrey 2000).

gung der Probleme und die Entwicklung der Lösungen werden vom Moderator parallel zum Diskussionsprozess (z.B. auf einer Pinnwand oder Flipchart) festgehalten. Im Sitzungsverlauf legt der Moderator auch Querverbindungen dar und fasst Zwischenergebnisse zusammen. Dadurch behalten Teilnehmer und Moderator die Übersicht und die Zielorientierung auf das ausgewählte Thema. Die Betonung von Gemeinsamkeiten ist dabei ein wichtiges rhetorisches Instrument zur Konsensbildung in der Gruppe.

Tab. 15.2-13 Schritte einer standardisierten Problem- und Prozessanalyse

1. Problemsammlung
2. Gruppierung der gesammelten Probleme (Kondensierung)
3. Selektion der Probleme nach Priorität (Priorisierung)
4. exakte Beschreibung des ausgewählten Problems
5. deskriptive Prozessanalyse
6. Analyse hinsichtlich „Ware", Zeit, Raum und Personal
7. Erarbeitung von Lösungsansätzen
8. Entwicklung von Indikatoren
9. Evaluation

Standardisiertes Vorgehen in der Prozessanalyse

Je nach Auswahl des Themas (z.B. Speiseversorgung, Patiententransport, OP-Reorganisation, Leitlinien zur präoperativen Diagnostik, OP-Vorbereitung in der Pflege) ergeben sich zwar unterschiedliche Schwerpunkte in der Verwendung der Qualitätswerkzeuge, sie dienen jedoch alle einem exakten methodischen Vorgehen und können standardisiert bearbeitet werden. Die Arbeitsweise nach dem Paradigma des Qualitätsmanagements hat vor allem in kontinuierlich tätigen Projektarbeitsgruppen Vorteile, da die Teilnehmer die Arbeitsweise verinnerlichen und somit der Bearbeitungsprozess beschleunigt wird (s. Tab. 15.2-13).
Für die Problemsammlung in der Gruppe eignen sich die Brainstorming- und die Kartenabfrage-Technik. Hier dürfen die Teilnehmer alle ungezielt ihre täglichen Probleme, jedoch noch keine Lösungsmöglichkeiten äußern. Zu früh gefundene Lösungsmöglichkeiten erfassen nur Teile des Gesamtprozesses, sodass es an nachfolgenden Schritten im Versorgungsweg zu neuen, u.U. sogar schwerwiegenderen Problemen kommen kann (s. Abb. 15.2-3). Der Moderator hat in diesem Stadium die schwierige Aufgabe, der Arbeitsgruppe verschiedene Sichtweisen (z.B. Perspektive des Patienten, des Arztes, der Schwester, der Reinigungskraft) nahezubringen. Dazu gehört auch die Darstellung von Transport- oder Informationswegen. Nur so wird jeder Einzelne den Versorgungsprozess lösgelöst von seiner eigenen Tätigkeit erfassen und Verständnis für die Probleme anderer am Auftrag beteiligter Personen aufbringen.
Für die anschließende Kondensierung der Probleme oder Schlagwörter findet häufig die Metaplan®-Technik Verwendung. Bei der Problembeschreibung können zuvor eine Datenerhebung oder statistische Ver-

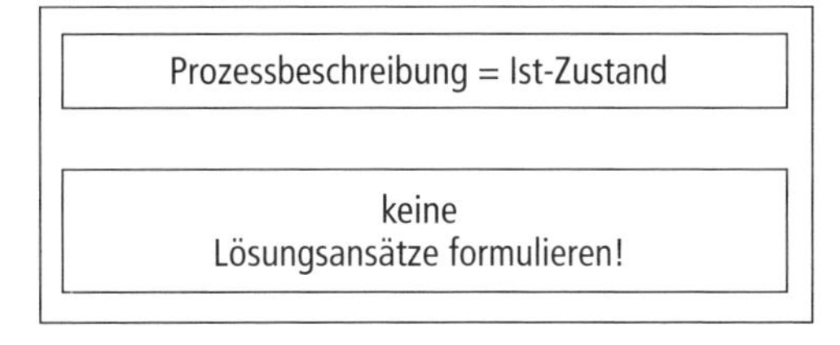

Abb. 15.2-3 Häufigster Fehler in der Prozessanalyse: Es wird zu früh an Lösungsansätze gedacht. Die Arbeitsgruppe muss lernen, erst die Realität des gesamten Versorgungsprozesses mit allen ihren Details abzubilden, um dann Gesamtlösungen zu finden.

fahren wie die Fehlersammelliste oder die Pareto-Analyse wertvolle Hilfsmittel sein. Zur Sammlung von weiteren Einflussfaktoren eignet sich das Mind-Mapping-Verfahren. Entsprechend der Priorisierung der Problemthemen beginnt die Gruppe mit der deskriptiven Analyse der einzelnen Problemthemen (s. Abb. 15.2-4).

Ein Werkzeug zur deskriptiven Analyse ist die Abbildung des Prozesses (z. B. Patientenweg im OP-Bereich, Speiseweg, Versorgung eines Patienten mit Schädel-Hirn-Trauma) mit einem Flussdiagramm. Die Entwicklung eines Algorithmus macht den Ablauf für alle Teilnehmer sichtbar und transparent. Nach der Darstellung des sog. „Warenweges" (z. B. Patient, Blutkonserve, Speisetablett, Anforderungsschein zur Untersuchung) wird der Algorithmus um die Dimensionen „Zeit", „Räume" und „Personen" erweitert (vgl. Tab. 15.2-13). Anhand des Flussdiagramms lassen sich die Problemursachen darstellen. Das Flussdiagramm führt damit anschließend direkt in die Problemlösung. Die Ideallösung vereinfacht den Prozess durch Reduktion der Einzelschritte und der Anzahl

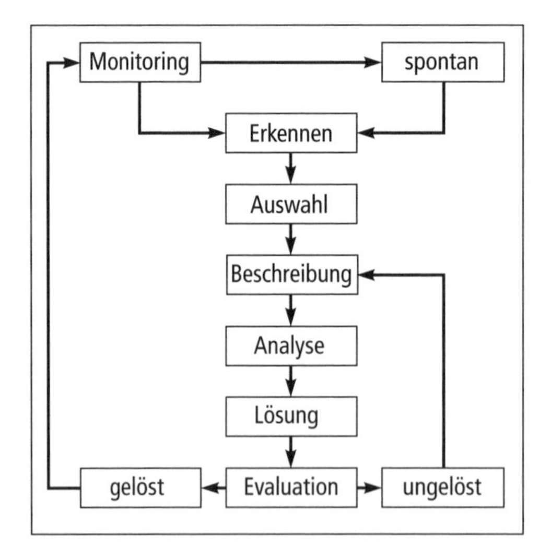

Abb. 15.2-4 Ablauf einer Problembearbeitung (nach Bundesärztekammer 2001)

der beteiligten Personen. Dabei wird die Gruppe angehalten, über verschiedene Lösungsalternativen nachzudenken. Die ausgewählten Lösungen müssen messbar den Gesamtprozess beeinflussen und die Lösungsvorschläge anschließend evaluiert werden. Durch eine Evaluierung wird überprüft, ob die durchgeführten Veränderungen geeignet waren, die Probleme zu beheben oder den Prozess zu reorganisieren. Wiederholte Datenerhebungen (entsprechend der Phase der Problemsammlung und -beschreibung) müssen zur Ergebnismessung herangezogen werden. Fehlersammellisten, Pareto-Analysen und Zeiterfassungen können hier als Werkzeuge eingesetzt werden. Da ständige Datenerhebungen aufwendig sind und unnötig Personal binden, ist die Projektarbeitsgruppe gefordert, auch Kennzahlen oder Parameter zu finden, die definierte unerwünschte Ereignisse im reorganisierten Prozess vorhersagen könnten. Diese sog. Indikatoren erfassen den Gesamtprozess nicht in allen Einzelheiten, sondern spiegeln nur ein Funktionieren oder Nichtfunktionieren des Ablaufs wider. Im Sinne einer kontinuierlichen Verbesserung im Unternehmen Krankenhaus, in einem Funktionsbereich oder einer Praxis sollten die Ergebnisse der Indikatorenmessung den Mitarbeitern in regelmäßigen Abständen zurückgemeldet werden.

Die Arbeit der Projektarbeitsgruppe mit Darstellung von Hintergründen, Zielen, Methodik, Datensammlung, Prozessanalyse, Lösungen und Indikatoren wird schriftlich in einem Projektbericht zusammengefasst. Vor der Einführung werden die Ergebnisse und die durch die Projektarbeitsgruppe geplanten Veränderungen mit der Kommission, dem klinischen Vorstand oder dem Krankenhausträger entsprechend der Autorisierung und Bedeutung diskutiert. Die geplanten Veränderungen sollten offiziell durch die Klinikleitung beschlossen werden.

Der Zeitraum für die kurz- und langfristige Implementierung der Ergebnisse einer Projektarbeit in den klinischen Alltag eines Krankenhauses wird oft unterschätzt. Gerade im ärztlichen Bereich werden Informationen oft verzögert oder gar nicht weitergegeben. Durch Fortbildungsveranstaltungen, in Ärzte- oder Pflegeleitungsbesprechungen, aber auch in Rundschreiben an jeden Mitarbeiter können die geplanten Veränderungen einem großen Publikum vorgestellt werden. Zur Umsetzung müssen die Mitarbeiter oder Funktionsbereiche jedoch einzeln geschult werden. Weiterhin können die Abläufe in Handbüchern oder in einem EDV-Informationssystem hinterlegt werden. Neue und alte Mitarbeiter haben so die Möglichkeit, die Prozessbeschreibung wiederholt nachzulesen. Die Klinikleitung hingegen muss für alle betroffenen Mitarbeiter Zeiträume zur Schulung und Wiederholung einplanen. Die Projektarbeitsgruppe sollte bereits Verantwortliche für die Umsetzung ihrer Ziele benennen, die auch langfristig Neu-Schulungen und Wiederholungen organisieren und durchführen. Nur so ist eine kontinuierliche Verbesserung der Abläufe zu erwarten.

Tipps aus der Praxis

- **Sie brauchen Ausdauer und Geduld:** Starten Sie nicht zu viele Projekte zu gleicher Zeit.
- **Überschätzen Sie sich nicht:** Beginnen Sie mit einem Projekt mit geringem Umfang und leichtem bis mittlerem Schwierigkeitsgrad. Erfolg macht Spaß.
- **Sie benötigen Disziplin:** Wenn Sie einen Projektplan erstellt haben, halten Sie sich auch daran!
- **Investieren Sie in Kommunikation:** Projektarbeit bedeutet viel Arbeit. Machen Sie das allen Beteiligten deutlich
- durch regelmäßige kurze Berichte an die Arbeitsgruppe, die Abteilungsleitung und gesamte Abteilung.
- **Minimieren Sie den Organisationsaufwand:** Projektplanung und Zeitmanagement sind nicht immer einfach. Wählen Sie eine Projektmanagement-Software, die zu Ihnen und Ihren Projekten passt.
- **Nutzen Sie Datenmanagement-Technik:** Sichern Sie alle Dokumente (im Textformat und PDF-Format) auf einem Server und stimmen Sie die Zugangsrechte ab. Damit ersparen Sie sich das lästige Verschicken von Dokumenten via E-Mail.
- **Hinterfragen Sie sich selbst:** Projektmanager müssen lernen, sich selbst zu evaluieren, und brauchen evtl. konstruktive Kritik von außen. Bei schwierigen Projekten kann ein persönlicher Coach, ein Mentor oder ein Schattenmanager von großem Nutzen sein.

Literatur

Bahrs O, Gerlach FM, Joachim S. Ärztliche Qualitätszirkel: Leitfaden für den niedergelassenen Arzt. 3. Aufl. Köln: Deutscher Ärzte-Verlag 1996.

Bühl A. SPSS 16: Einführung in die moderne Datenanalyse. 11. Aufl. München: Pearson Studium 2008.

Bundesärztekammer (Hrsg). Leitfaden: Qualitätsmanagement im deutschen Krankenhäusern. 3. Aufl. München: Zuckschwerdt 2001.

Ebeling J. Die sieben Werkzeuge der Qualität. In: Kamiske GF (Hrsg). Die Hohe Schule der Qualitätstechnik. Berlin: Tagungsband Technische Universität Berlin 1989.

Eichhorn S. Integratives Qualitätsmanagement im Krankenhaus: Konzeption und Methoden eines qualitäts- und kostenintegrierten Krankenhausmanagements. Stuttgart: Kohlhammer 1997.

Flenker I, Kolkmann FW, Stobrawa FF, Jonitz G, Krumpaszky HG, Weidringer JW. Krankenhäuser: Zertifizierung wird Routine. Dtsch Arztebl 2002; 99: A614–6.

Grit R. Projectmanagement. 5. Aufl. Groningen (NL): Wolters-Noordhoff 2008.

Juran JM, Godfrey AB. Juran's Quality Handbook. 5th ed. New York: Mac-Graw Hill 2000.
Kor R, Wijnen G. Projectmatigwerken bij de Hand. 10. Aufl. Deventer (NL): Kluwer 2006.
Portney SE. Projektmanagement für Dummies. Weinheim: Wiley-VCH 2007.
Seifert JW, Kraus R. Mitarbeiter-Gruppen. Offenbach: Gabal 2002.
Walther M, Walther A. Qualitätszirkel im Krankenhaus: gestalten – organisieren – moderieren. Ulm: Gustav Fischer 1998.

15.2.3 Qualitätsprojekte, Erfolgsfaktoren, methodische Vorgehensweise, Werkzeuge

Ingrid Seyfarth-Metzger, Bernhard Liebich und Alexander Volz

In den Kliniken des Städtischen Klinikums München wurde bereits vor 19 Jahren mit der Einführung von Qualitätsmanagement begonnen. Ausgangspunkt des Münchner Modells für die kommunalen Krankenhäuser war die sog. interne Qualitätssicherung. Darunter wurden alle Maßnahmen verstanden, die zur Sicherung einer hohen Qualität im Krankenhaus selbst ergriffen werden. Einen besonders hohen Stellenwert nahmen Qualitätssicherungs-Projekte (Seyfarth-Metzger u. Höcherl 1999) ein.
Da die Patientinnen und Patienten von Anfang an als wichtigste Kunden eines Krankenhauses bestimmt worden waren, bestand auch Konsens darüber, dass sich die Versorgungsprozesse vorrangig nach ihren Bedürfnissen ausrichten müssen. Die Ergebnisse von Patientenbefragungen haben die Themen für die Qualitätsprojekte entscheidend beeinflusst. Ein Schwerpunkt der Kritik der Patienten waren organisatorische Probleme, Verzögerungen und Wartezeiten, die die Kranken belasten und in der Regel zudem unwirtschaftlich sind. Diese Kritik hat dazu geführt, dass einige Projekte – insbesondere zu den Prozessen der Aufnahme und Entlassung, des Patiententransportes sowie der Koordination und Terminvergabe für Untersuchungen – aufgenommen wurden. Im Jahr 2009 hat das Thema „Optimierung der klinischen Prozesse" – auch unter dem Fokus der Zentralisierung und Rationalisierung von medizinischen Dienstleistungen – eine noch weitaus größere Bedeutung.
Wichtige Themen wurden und werden in Projektarbeit von speziell damit beauftragten interdisziplinär zusammengesetzten Projektgruppen bearbeitet. Die Aufgabe der Projektgruppe ist es, mit methodischer Unterstützung durch das Competence Center Qualitätsmanagement des Städtischen Klinikums München sowie Finanz- und Personalcontrolling die Probleme gründlich zu analysieren, Lösungswege zu entwickeln, für die Umsetzung zu sorgen und die Lösungen zu evaluieren. Die Vorgehensweise erfolgt entsprechend dem PDCA-Zyklus (PDCA = Plan – Do – Check – Act).
Dieses Vorgehen hat sich außerordentlich bewährt. Die Optimierung von Abläufen, die Gestaltung von Prozessen, die Neueinführung von Versorgungsformen (z. B. Tageskliniken) und die Qualitätsplanung werden in Projektform erarbeitet und organisiert.
Im Folgenden stellen wir dar, welche Faktoren nach unserer Erfahrung entscheidend für die erfolgreiche Arbeit in Projekten sind.

Strukturiertes Projektmanagement

Projektdefinition

Projekte sind zeitlich befristete Aktivitäten (d. h., es gibt einen definierten Anfang und ein definiertes Ende, z. B. Zielerreichung), die Ressourcen sind limitiert und die Zielsetzung ist klar formuliert. Ein Projekt ist einmalig und klar von Routineaufgaben abzugrenzen.
Projekttypen sind:
- Basisstudien: Sie schaffen Datengrundlagen für Projekte.

- Qualitätsverbesserungs-Projekte: Sie haben die Lösung einer konkreten Problemstellung zum Ziel.
- Umsetzungsprojekte: Sie setzen ein größeres Vorhaben um; die Lösung ist bereits erarbeitet.

Erfolgsfaktoren, Auswahl geeigneter Themen

Die Auswahl geeigneter Themen für Qualitätsprojekte ist sehr wichtig, weil damit sowohl eine Verschwendung von Ressourcen als auch eine erhebliche Frustration und Demotivierung der beteiligten Mitarbeiter vermieden werden können. Erfolgreiche Qualitätsprojekte sind ein entscheidender Motivationsfaktor bei der Einführung von Qualitätsmanagement. Eine wichtige Erfahrung der interdisziplinären und berufsgruppenübergreifenden Arbeit in den Projektgruppen ist es, dass das gemeinsame Verfolgen sachlicher Ziele die Zusammenarbeit im Interesse des Krankenhauses erheblich verbessert und dadurch auch zur Herausbildung einer Corporate Identity beiträgt.

Häufig werden **Themen** für Qualitätsprojekte vorgeschlagen, die tatsächlich dringend sind, aber nicht mithilfe eines Qualitätsprojektes, sondern z. B. durch personelle Veränderungen gelöst werden können. So können etwa Führungsprobleme nicht mithilfe von Qualitätsprojekten gelöst werden. Es kann sein, dass es zur Optimierung wichtiger Prozesse erforderlich ist, erst personelle Veränderungen vorzunehmen und danach die Optimierung anhand eines Qualitätsprojektes zu entwickeln und umzusetzen.

Häufig werden **zu viele Projekte** begonnen, können dann aber wegen mangelnder personeller Ressourcen nicht oder nicht rasch genug zu Ende geführt werden. Eine lange **Projektdauer** verschlechtert die Motivation der Projektteilnehmer. Projekte, die Jahre andauern, werden häufig nicht zu Ende geführt. Man sollte lieber wenige Projekte beginnen, ausreichend Ressourcen zur Verfügung stellen und die Projekte auch zu Ende führen. Wir empfehlen eine möglichst kurze Projektdauer von etwa 12 Monaten vom Beginn der Projektarbeit bis zur Evaluation der Umsetzung. Manche Projekte dauern infolge ihrer Komplexität und der schwierigen Umsetzung der Lösungen länger. Das sollte jedoch bereits in der Planung berücksichtigt werden.

Projekte können bereits in der Phase der Prozessanalyse oder der Formulierung von Lösungsvorschlägen scheitern, weil Einzelpersonen oder auch Berufsgruppen innerhalb der Projektgruppe auf bereits vorhandene subjektive Einschätzungen oder Lösungsvorschläge (häufig verbunden mit Schuldzuweisungen an andere Berufsgruppen oder Organisationseinheiten) fixiert sind und es dann unmöglich wird, Probleme gemeinsam gründlich zu analysieren und gemeinsam Lösungsvorschläge zu entwickeln.

Viele Führungskräfte und Mitarbeiter im Gesundheitswesen sind immer noch der Meinung, dass mehr Geld und mehr Personal immer die beste Lösung sind. Kosten schlechter Qualität werden oft nicht wahrgenommen (z. B. Materialverschwendung, Arbeiten, die wiederholt werden müssen, Ausschuss, Unzuverlässigkeit, schlechte Arbeitsmoral, unzufriedene Kunden). Mit dieser Denkweise werden die möglichen Lösungen oft unzulässig eingeschränkt.

Nach unserer Erfahrung sind die folgenden Punkte entscheidend für den **Erfolg von Projekten** und deshalb bereits bei der Projektauswahl zu berücksichtigen:

- Unterstützung für das Qualitätsprojekt durch die verantwortliche Leitung und die betroffenen Mitarbeiter
- Motivation der Gruppe (Kann die Motivation durch Anreize, wie Beteiligung an Einsparungen, Teilnahme an Fortbildung, verbessert werden?)
- breite Information aller an den Veränderungen beteiligten Mitarbeiter

- Bereitschaft zur offenen Diskussion und zur Transparenz
- klare Zuständigkeiten und Verantwortlichkeiten, Prozessverantwortliche
- nicht zu viele involvierte Bereiche (z.B. IT oder Controlling in zu vielen parallelen Projekten)
- etabliertes Multi-Projekt-Management
- kurze Projektdauer (6–12 Monate)

Erfahrungsgemäß scheitern Projekte am häufigsten in der Phase der Umsetzung und in der Nachhaltigkeit der Umsetzung, weil sich dann herausstellt, dass die Unterstützung für die Problemlösung bei Führungskräften und Mitarbeitern nicht ausreicht. Diese versuchen deshalb, Umsetzungen zu verhindern, zu verzögern oder bereits umgesetzte Lösungen wieder rückgängig zu machen. Auch bei personellem Wechsel geraten erarbeitete Lösungen häufig wieder in Vergessenheit. Besonders günstig für die nachhaltige Umsetzung von Projekten sind IT-gestützte Prozesse (die die Einhaltung der veränderten Abläufe erzwingen) oder verpflichtende äußere Rahmenbedingungen (Vorgaben durch Zertifizierungsverfahren, gesetzliche Vorgaben), welche die Verbindlichkeit der entwickelten Maßnahmen unterstützen.

Problembeschreibung

Mit der schriftlichen Problembeschreibung wird das zu bearbeitende Thema eines Projektes verbindlich formuliert. Wichtig bei einer Problemformulierung ist, das Problem eindeutig, klar und verständlich (auch für Außenstehende) zu beschreiben. Die Folgen des Problems für Kunden, Mitarbeiter und das Unternehmen sind aufzuzeigen. Die Problemformulierung darf keine Schuldzuweisungen an einzelne Bereiche bzw. Berufsgruppen beinhalten, denn dies führt dazu, dass die Betroffenen nur schwer zur Mitarbeit an der Lösung des Problems zu motivieren sind. Eine gute Problemformulierung enthält keine Unterstellungen oder Behauptungen, sondern beschreibt die Situation neutral und fundiert. In einer Problembeschreibung werden keine Lösungen vorweggenommen und keine Patentrezepte angeboten. Wenn Lösungen bereits bekannt sind, dann ist eine Problemanalyse überflüssig, vielmehr geht es dann nur noch darum, diese Lösungen umzusetzen.

Nach Möglichkeit sollte dargestellt werden, wie oft das Problem in einem bestimmten Zeitraum auftritt (täglich, monatlich, jährlich), welche Kunden bzw. Mitarbeiter davon betroffen sind und welche Berufsgruppen und Abteilungen an dem Prozess beteiligt sind. Es ist günstig, darzustellen, woran das Problem erkannt werden kann und welche Folgen es hat (z.B. für Patienten [Komplikationen], für das Personal [Arbeitsaufwand], für die Organisation [Kosten]).

Kernfragen bzw. -punkte für eine Problembeschreibung sind:

- Woran erkennt man das Problem?
- Wo und wie oft tritt das Problem auf?
- Wer ist davon betroffen?
- Wer ist am Prozess beteiligt?
- klare, eindeutige, verständliche Formulierung
- Aufzeigen der Folgen des Problems
- keine Schuldzuweisungen
- keine Unterstellungen oder Behauptungen
- keine Lösungen und Patentrezepte

Projektbeschreibung

Mit der Projektbeschreibung erfolgt eine erste strukturierte Beschreibung eines (möglichen) Projektes mit den folgenden Aspekten:

- Problemsituation
- Lösungsmöglichkeiten
- Ziele – Nichtziele

- Zeithorizont
- Ressourcen (Projektorganisation)

Die Projektbeschreibung hat in dieser Phase die Funktion eines Projektantrags an die jeweiligen Verantwortlichen bzw. die Unternehmensleitung.
Jede Organisationseinheit kann einen solchen Projektantrag stellen. Auch die Unternehmensleitung kann natürlich eigenständig Projekte initiieren und Organisationseinheiten mit deren Durchführung beauftragen, also Projektaufträge vergeben.

Projektpriorisierung und -auswahl

Die Unternehmensführung muss aufgrund der begrenzten Ressourcen (Personal, Sachmittel, Raum usw.) aus der Vielzahl von möglichen Projekten (Projektanträgen) diejenigen identifizieren, die die Erreichung der Unternehmensziele am umfassendsten unterstützen (Fischermanns u. Liebelt 1997).
Um die zahlreichen Projektanträge in eine Reihung zu bringen und die „richtigen" auszuwählen, stehen verschiedene Priorisierungsmethoden zur Verfügung.

Portfolio-Analyse

Als einfaches und zweckdienliches Instrument ist insbesondere die Portfolio-Analyse zu nennen. Jeder Projektbeschreibung (Projektantrag) ist eine solche Portfolio-Analyse beizufügen, in der die Einschätzung des Antragstellers in Bezug auf die Frage dargestellt wird, welche Unternehmensziele durch das Projekt in welchem Umfang unterstützt werden.
Die Bewertung ist durch die zuständigen Verantwortlichen, die Unternehmensleitung oder eine vorgelagerte zentrale Stelle (Qualitätsmanagement, Organisationsabteilung) zu überprüfen und gegebenenfalls zu korrigieren. Die Analyse stellt damit eine wesentliche Grundlage für die Entscheidung der Unternehmensleitung dar, ob der Projektantrag unterstützt werden kann oder nicht.

Priorisierung auf der Grundlage von Selbst- und Fremdbewertungen

Eine weitere Möglichkeit, über die Priorität eines Projektes zu entscheiden, kann das Ergebnis einer Selbstbewertung (z.B. nach Kriterien der EFQM oder KTQ) oder das Feedback nach der Durchführung von Zertifizierungen sein. Zumeist sind in den Visitations- oder Auditberichten Verbesserungspotenziale schon klar definiert und Lösungsvorschläge und Handlungsschwerpunkte vorgegeben. Auch geänderte gesetzliche Vorgaben können dazu führen, dass die Reihenfolge der Projektdurchführung verändert werden muss (z.B. Richtlinien der Bundesärztekammer, RiLiBÄK).

Projektauswahl

Auf der Grundlage der Priorisierungsergebnisse entscheiden die zuständigen Führungskräfte oder die Unternehmensführung über die tatsächliche Durchführung einzelner Projekte und stellen hierfür die notwendigen Ressourcen zur Verfügung. Sie delegieren überdies die erforderlichen Kompetenzen auf die Projektleitung bzw. Projektgruppe. Im Städtischen Klinikum München entscheiden Abteilungsleitungen über Stations- und Abteilungsprojekte, die Geschäftsführung dagegen über unternehmensweite Projekte, nachdem auf Basis der Projektbeschreibung in einem Portfolio-Gremium diskutiert worden ist.
Damit wird ein „offizieller" Projektauftrag erteilt und das Projekt kann beginnen.

Projektdurchführung

Projektorganisation

Für Qualitätsverbesserungs-Projekte entwickelte sich in unserem Krankenhaus eine klare Aufgabenverteilung zwischen den

Führungskräften, der Projektleitung und dem Competence Center Qualitätsmanagement.

Führungskräfte übernehmen die Verantwortung für das Gelingen des Projektes in ihrem jeweiligen Organisationsbereich und oft auch die Projektleitung, da durch die hierarchische Stellung die Durchsetzungsfähigkeit (gerade bei bereichsübergreifenden Projekten) verbessert wird. Die Führungskraft ist in der Regel auch nach Abschluss des Projektes für kontinuierliche weitere Verbesserungen verantwortlich (zur Zusammensetzung der Projektgruppen s. Kap. 15.2.2, S. 304 f.).

Das Competence Center Qualitätsmanagement ist demgegenüber für die methodische Unterstützung zuständig, die ihrerseits durch folgende Aspekte gekennzeichnet ist:

- Einsatz geeigneter Methoden der Prozessanalyse sowie der Ursachen-Wirkungs-Analyse
- Entwicklung geeigneter Kennzahlen
- Auswahl der Erhebungs- und Befragungsmethoden
- Vor- und Nachbereitung der Projektgruppensitzungen
- Überwachung der Zeitplanung

Infolge dieser Arbeitsweise konnten sich nicht nur die Mitarbeiter des Competence Centers Qualitätsmanagement, sondern auch die Projektgruppen (vor allem die Projektleitungen) methodisch und inhaltlich weiter qualifizieren.

Bevor das Projekt starten kann, muss eine hinreichende Projektorganisation etabliert sein. Dabei müssen die Projektmitarbeiter gegebenenfalls durch Freistellung von Regelaufgaben den nötigen Freiraum erhalten und die Projektleitung bzw. -koordination in die Lage versetzt werden, auf die Projektmitarbeiter zugreifen zu können. Dies kann nur durch eine enge Zusammenarbeit, Information und Kommunikation mit den direkten Vorgesetzten erreicht werden.

Erhebung und Analyse des Ist-Zustandes

Innerhalb des Untersuchungsbereichs sollten folgende Faktoren erhoben und analysiert werden:

- Prozesse, Abläufe, Schnittstellen (Organisationsentwicklung)
- Persönlichkeitsstruktur, Verhaltensstruktur und informelle Kommunikationsstruktur (Personalentwicklung)
- Werte und Normen (Kulturentwicklung)

Auch wenn in der Praxis der Schwerpunkt auf der Organisationsentwicklung liegt, sollten Personal- und Kulturentwicklung nicht gänzlich unberücksichtigt bleiben.

Besonders geeignete Werkzeuge bei der Ist-Analyse sind das Flussdiagramm, das Ursachen-Wirkungs-Diagramm, die Fehlermöglichkeits-Analyse und die Einfluss-Wirkungs-Analyse (s. Abschn. „Werkzeuge zur Qualitätsverbesserung“, S. 320).

Geklärt werden muss, ob eine aufwendige Überprüfung der Ist-Situation durch Erhebung von Daten erforderlich ist. Dies ist insbesondere dann der Fall, wenn im Unternehmen die Ist-Situation von verschiedenen Gruppen kontrovers beurteilt wird und ein Konsens in der Beurteilung nur durch eine mit Daten fundierte Ist-Analyse erreicht werden kann (z.B. Beurteilung der Wartezeiten durch Station, Patiententransportdienst und Funktionseinheit).

Da viele Prozesse im Krankenhaus überhaupt nicht beschrieben sind, ist die Ist-Analyse schon deshalb äußerst schwierig. Häufig haben verschiedene Mitarbeiter eine unterschiedliche Sichtweisen des gleichen Prozesses.

Bewertung und Würdigung des Ist-Zustandes

Hier sind in erster Linie die Schwächen und Risiken des Untersuchungsbereichs, aber auch dessen Stärken und Chancen übersichtlich darzustellen und zu bewerten. Aus dem zusammengefassten und dokumentierten Würdigungsergebnis sind weitere Erkenntnisse für die anschließende Soll-Entwicklung zu ziehen.

Entwicklung des Soll-Zustandes

Bei der Entwicklung eines neuen, verbesserten Soll-Zustandes kann in folgenden Schritten vorgegangen werden:

1. Lösungsentwürfe entwickeln
2. Lösungsentwürfe bewerten (Zielerreichungsgrad ermitteln)
3. Lösungsentwürfe auswählen (Welche Lösungen sollen umgesetzt werden?)
4. Lösungsentwürfe messbar machen (Soll-Indikatoren zur Zielerreichung definieren, Messverfahren festlegen)

Umsetzung

Hat sich die Projektgruppe auf einen Lösungsvorschlag oder auf ein Konzept geeinigt, besteht der nächste Schritt darin, die zuständige Leitung sowie die beteiligten und betroffenen Mitarbeiter von diesem Vorschlag zu überzeugen. Dies gelingt umso leichter, wenn diese bereits über das Projekt und die Notwendigkeit der Verbesserungsmaßnahme informiert worden sind. Für die Umsetzung von Lösungen ist es auch erforderlich, einen abgestimmten Zeitplan zu erstellen, in dem die Anschaffung von Sachmitteln, die Raumnutzung sowie die Information von Mitarbeitern berücksichtigt werden. Eine Pilotphase, in der praktische Erfahrungen mit dem Lösungsvorschlag gemacht und ausgewertet werden, erleichtert oft die Durchsetzung der Lösung.

Projekt-Controlling

Die Phase des Projektcontrollings ist eigentlich als Parallelphase zu verstehen, die die gesamte Projektdurchführung kontinuierlich begleitet. Kernaufgabe des Projektcontrollings ist es, sämtliche Projektaktivitäten hinsichtlich ihrer Übereinstimmung mit dem Projektauftrag zu prüfen. Oftmals werden, insbesondere in längeren Projekten, die (ursprünglich) gesteckten Ziele aus den Augen verloren.

Speziell das **„magische Dreieck“** des Projektmanagements (Qualitäts-, Zeit- und Kostenaspekte) ist regelmäßig zu analysieren. Falls es nicht mehr besteht, muss man entgegenwirken, das Dreieck also wiederherstellen.

Sind relevante Abweichungen zum Projektauftrag festzustellen bzw. zu erwarten, dann hat die Projektleitung dem Auftraggeber (Unternehmensführung) Vorschläge zur planmäßigen Zielerreichung zu unterbreiten. Dies sind in der Regel Änderungen gegenüber bestehenden Qualitäts-, Zeit- oder Kostenvorgaben.

Projekt-Review bzw. Projektevaluation

Der Projekt-Review stellt sicher, dass nach einer angemessenen Zeit nach der Einführungsphase die Erreichung der Projektziele überprüft wird (Fischermanns u. Liebelt 1997). Hierbei ist es von besonderer Bedeutung, die bereits im Projektauftrag vorgezeichneten und bei der Entwicklung von Lösungsentwürfen konkretisierten Soll-Indikatoren zur Zielerreichung im Ist-Zustand zu messen und so einen Zielerreichungsgrad zu ermitteln.

Häufig zeigt sich bei der Überprüfung, dass Projektziele nur teilweise erreicht wurden, sodass Nachbesserungen erforderlich sind. Wir haben die Erfahrung gemacht, dass es sinnvoll ist, bereits bei der Projektplanung, spätestens jedoch bei der Einführung von Lösungen zu vereinbaren, ab wann und wie die Zielerreichung gemessen wird, bzw. parallel mit der Einführung auch die Zielerreichung zu messen und erforderliche Nachbesserungen fortlaufend vorzunehmen.

Werkzeuge zur Qualitätsverbesserung

Wie in Kapitel 15.2.2 dargestellt wurde, existiert eine Vielzahl von Werkzeugen, die bei der Projektarbeit eingesetzt werden können. Im Folgenden stellen wir die Werkzeuge vor, die im Städtischen Klinikum München häufig eingesetzt werden, und erläutern die konkrete Vorgehensweise, wie sie sich in der Projektarbeit bewährt hat.

Flussdiagramm

Eine sehr gute Methode, um einen Prozess übersichtlich und nachvollziehbar darzustellen, ist das Flussdiagramm.

> Ein Flussdiagramm ist eine bildliche Darstellung der Schritte oder Aktivitäten, die einen Prozess bilden. (Gilbert 1998)

Für die Erstellung von Flussdiagrammen gibt es bestimmte Vereinbarungen oder **Normen**: Beginn und Ende werden in einem Oval, die einzelnen Prozessschritte mit einem Rechteck, die Entscheidungspunkte mit einer Raute dargestellt.

Das Flussdiagramm ist dazu geeignet, den Ablauf eines Prozesses zu dokumentieren. In dieser Form ist das Aufeinanderfolgen von Aktivitäten übersichtlich und nachvollziehbar. Deshalb eignet es sich besonders gut dazu, Fehlerquellen und Probleme in einem Prozess zu erkennen.

Beim **Erstellen eines Flussdiagramms** gehen wir folgendermaßen vor: Zunächst werden Anfang und Ende des Prozesses festgelegt, dann die wichtigsten Schritte in der üblichen Reihenfolge (häufig stellt man fest, dass es über die Reihenfolge Unklarheiten oder Meinungsverschiedenheiten gibt). Danach werden wichtige Entscheidungspunkte markiert.

Das Flussdiagramm hilft, die unterschiedlichen Sichtweisen eines Prozesses durch verschiedene Mitarbeiter deutlich zu machen. Häufig ist die Reihenfolge der einzelnen Prozessschritte nicht eindeutig festgelegt. Die Teilnehmer der Projektgruppe haben je nach Berufsgruppen- und Abteilungszugehörigkeit eine sehr unterschiedliche Wahrnehmung dessen, wie der Prozess abläuft, sodass zunächst jeder Beteiligte ein etwas anderes Flussdiagramm über denselben Prozess erstellt. Dadurch werden die einzelnen Sichtweisen deutlicher (s. Abb. 15.2-5).

Es ist sinnvoll, anfangs mit dem Flussdiagramm nur die wichtigsten Prozessschritte darzustellen (**High-Level-Diagramm**) und erst im zweiten Schritt den Prozess so detailliert wie erforderlich abzubilden (**Low-Level-Diagramm** mit den wichtigen Entscheidungsrauten). Schon bei der Erstellung eines High-Level-Diagramms wird in der Regel deutlich, welche Prozessschritte problematisch sind, weil sie zu Wiederholungen, erhöhtem Arbeitsaufwand und Überschneidungen führen. Für die Mitarbeiter in der Projektgruppe führt die Darstellung von Prozessen in einem Flussdiagramm häufig

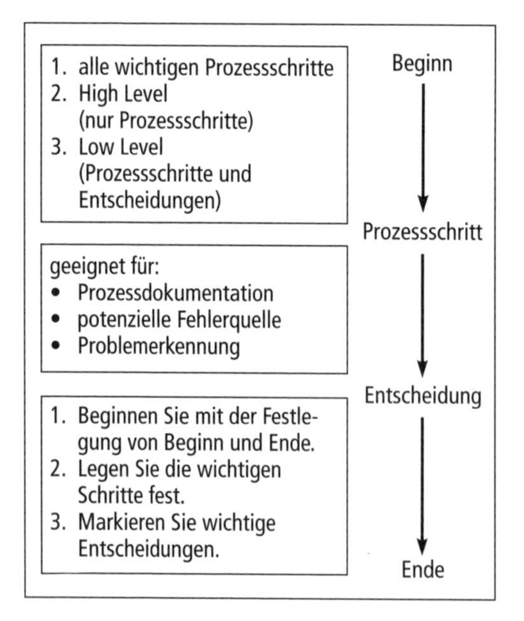

Abb. 15.2-5 Erstellung eines Flussdiagramms

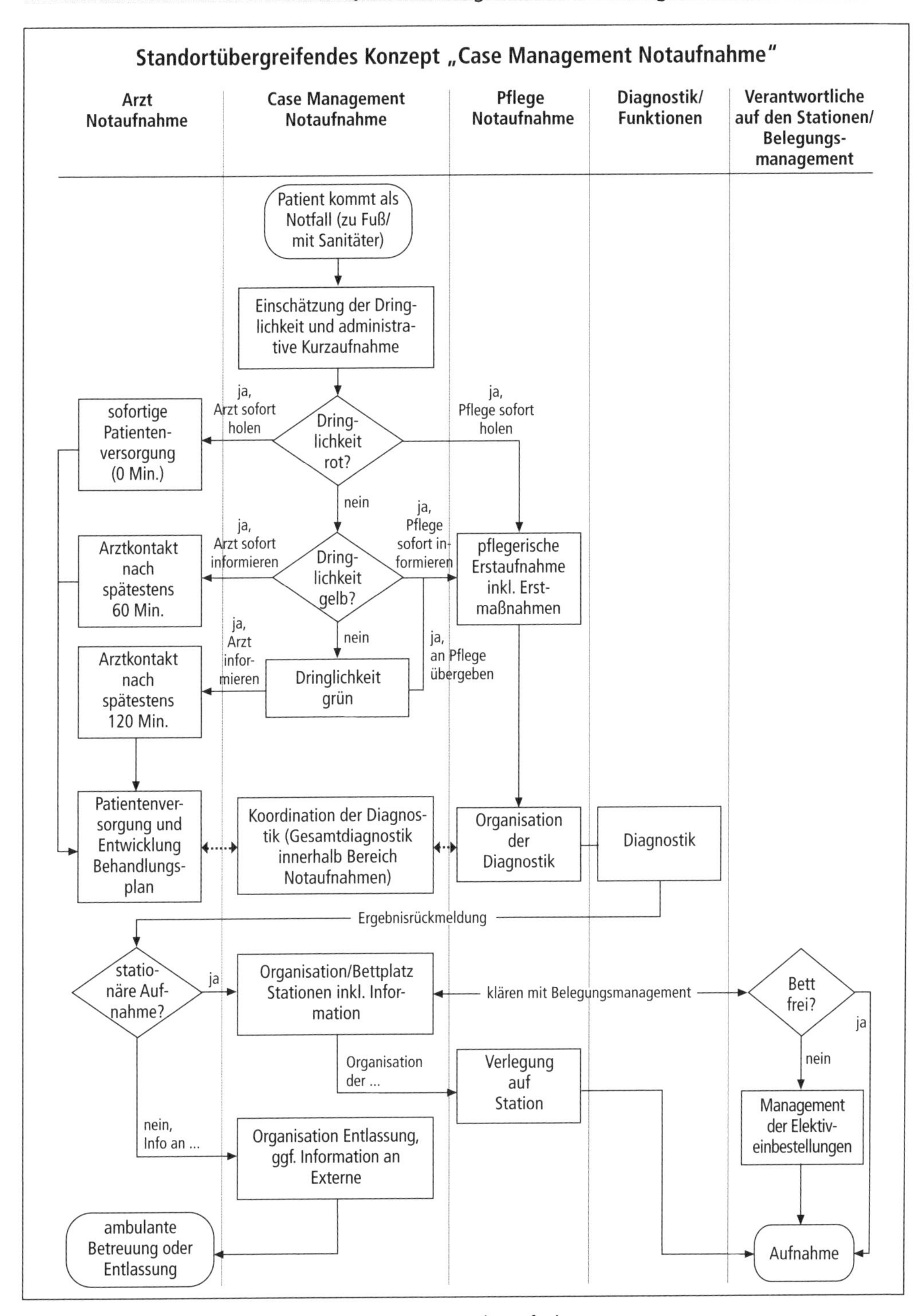

Abb. 15.2-6 Flussdiagramm zum Case Management in der Aufnahme

zu Aha-Effekten, da bei dieser Darstellungsform oft erst klar wird, warum der Prozess nicht ohne Störungen verlaufen kann. Dies liegt häufig auch an den Schnittstellen zu anderen Bereichen, die im Diagramm transparent werden. Die problematischen Prozessschritte müssen dann detailliert mit einem Low-Level-Diagramm betrachtet werden.

Bei Prozessen, die nicht systematisch gestaltet worden sind, ist es oft nicht möglich, sie in einem Flussdiagramm darzustellen. Dann sollte man sich nicht zu lange mit der Darstellung des Ist-Zustandes beschäftigen, sondern versuchen, den Soll-Zustand des Prozesses gemeinsam in einem Flussdiagramm festzulegen.

Bei dem in der Abbildung 15.2-6 zu sehenden Beispiel ist die Projektgruppe in dieser Weise vorgegangen und hat die wichtigsten Prozessschritte in einem Flussdiagramm dargestellt. Dabei werden auch die Schnittstellen zwischen unterschiedlichen Bereichen sichtbar.

Ursachen-Wirkungs-Diagramm

Das Ursachen-Wirkungs-Diagramm ist auch unter dem Namen **„Fischgrätdiagramm"** oder Ishikawa-Diagramm (nach seinem Erfinder) bekannt. Dieses Diagramm ist eine Methode des **strukturierten Brainstormings**, mit der möglichst viele Ursachen eines Problems in der Projektgruppe gesammelt und übersichtlich dargestellt werden können (Gilbert 1998). Es ermöglicht eine Darstellung aus der Sicht *aller* Beteiligten, verhindert, dass wichtige Ursachen übersehen werden, und erleichtert es, alle mit einzubeziehen.

Man schreibt das Ziel, das Problem oder die Idee auf den Kopf des Fisches und teilt die Faktoren, die zur Erreichung des Ziels oder Problems beitragen, in Kategorien ein, z.B. in die 6 M-Kategorien: Menschen, Maschinen, Material, Methode, Milieu, Messung (s. Abb. 15.2-7). Man muss sich nicht strikt an diese Kategorien halten, sondern kann auch andere einführen. Die klassische Methode beinhaltet die ersten 4 Kategorien; sie sind oft ausreichend.

Die wirksamen Faktoren können dann von der Projektgruppe gesammelt, eingefügt und noch weiter differenziert werden. Diese Vorgehensweise kann eine große Hilfe zur Strukturierung und übersichtlichen Darstellung von Ursachen sein. Am Schluss sehen die Diagramme tatsächlich wie eine Fischgräte mit vielen Verästelungen aus (s. Abb. 15.2-8). In dem vorliegenden Beispiel wurden die Ursachen für Prozessdefizite in einer Funktionseinheit zusammengestellt und priorisiert (s. dunkelgrau hinterlegte Felder).

Ein Ursachen-Wirkungs-Diagramm ist sehr nützlich, um die Beziehung zwischen Ursachen und Wirkung aufzuzeigen. Es sagt jedoch nichts darüber aus, wie häufig bestimmte Ursachen oder Faktoren auftreten; dies kann erst durch entsprechende Messungen festgestellt werden. Diese Messung kann oft sehr einfach dadurch geschehen, dass per Strichliste festgehalten wird, wie oft ein Problem in einer bestimmten Zeit tatsächlich auftritt. Häufig sind jedoch aufwendigere Messungen erforderlich. Es müssen Zeiten gemessen oder Messgrößen mithilfe von vorhandenen Daten berechnet werden. Diese Daten werden dann in Form von geeigneten Diagrammen oder Histogrammen dargestellt, um aufzuzeigen, welche Faktoren für die Entstehung eines Problems entscheidend sind. Häufig sind einige wenige Faktoren ausschlaggebend. Deshalb ist es wichtig, gerade diese Faktoren zu erkennen und zu bewerten.

Die ausführlichere Erläuterung von Messmethoden und Darstellungen in Diagrammen oder Grafiken kann an dieser Stelle nicht erfolgen, sie sollte in den entsprechenden Lehrbüchern nachgelesen werden (vgl. Imai 1993).

Qualitätsplanung, Fehlermöglichkeits-Analyse und Einfluss-Wirkungs-Analyse

Die Fehlermöglichkeits-Analyse und Einfluss-Wirkungs-Analyse (Failure Mode and Effects Analysis, **FMEA**) ist eine analytische Methode, um vorherzusagen, welche Fehler in einem Prozess auftreten können, welchen Risikograd oder welche Priorität diese Fehler haben. Nicht akzeptabel hohe Risiken werden herausgefiltert und korrektive Maßnahmen entwickelt (Gilbert 1998).
Zunächst wird in der Projektgruppe ein bestimmter Prozess daraufhin analysiert, welche Fehler auftreten können und warum und in welchem Prozessschritt dies geschehen kann.
Dementsprechend werden die möglichen Fehler nach Faktoren wie Schweregrad, Wirkung und Häufigkeit bewertet. Dazu gibt es speziell ausgearbeitete Formblätter mit Festlegung der Bewertungsfaktoren. Eine genaue Darstellung der Vorgehensweise und der Bewertung der Faktoren mit den Formblättern ist in der entsprechenden Literatur nachzulesen (Rothballer 1996).
In einem zweiten Schritt wird dieser Prozess so gestaltet, dass der Fehler zukünftig nicht mehr auftreten kann. In unserem Krankenhaus haben wir dieses Verfahren pragmatisch angepasst und vereinfacht.
Vor allem bei der Einführung neuer Versorgungsformen hat sich diese Vorgehensweise bewährt. So gingen wir bei der Einführung der Tageschirurgie folgendermaßen vor: Zunächst listete die Projektgruppe auf, welche Fehler keinesfalls auftreten dürfen. Es war klar, dass keine schweren Komplikationen (Bewusstlosigkeit, starke Blutung, schweres Erbrechen) auftreten dürfen, wenn der Patient nach der Entlassung allein zu Hause ist. Die Vermeidung dieses Fehlers hatte höchste Priorität. Dementsprechend musste der gesamte Versorgungsprozess (Auswahl der Patienten nach Anamnese und Vorerkrankungen, Auswahl des operativen Eingriffs

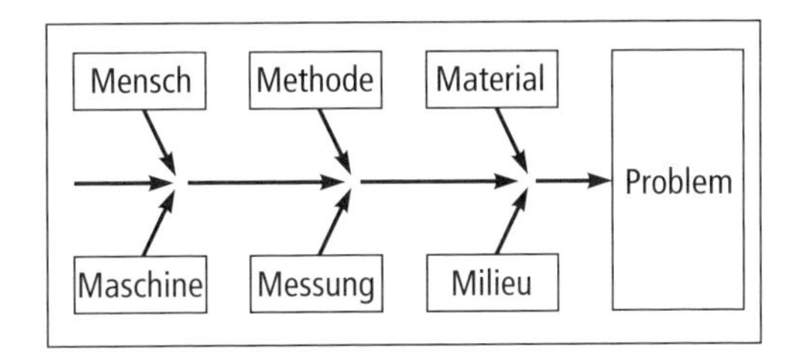

Abb. 15.2-7 Ursachen-Wirkungs-Diagramm nach Ishikawa

und seine möglichen Komplikationen, zeitlicher Ablauf, Information der Patienten, Entlassungskriterien, Vereinbarungen und Regelungen) für die Nachsorge gestaltet werden (Seyfarth-Metzger et al. 1996).

Projektdokumentation

Das oben beschriebene strukturierte Projektmanagement erfordert ein dafür geeignetes Dokumentationssystem. Die Anforderungen an eine Projektdokumentation sind:
- einheitlich für alle Arten von Projekten
- projektbegleitend und geeignet für Projekt-Review, Projektplanung und -durchführung sowie Statusberichte
- PC-gestützt
- leicht handhabbar
- geeignet zur Projektdarstellung für den Qualitätsbericht
- verwendbar als Informationsbasis für eine Gesamtprojektübersicht

Die Projektdokumentation, die heute im Städtischen Klinikum München im Einsatz ist, orientiert sich am PDCA-Zyklus und enthält entsprechend unserer Projektorganisation und -durchführung folgende Angaben:
- Projekttitel, -typ, -leitung und -team
- Zeitangaben für die Phasen des Projektes, Beginn, geplantes Ende
- Ausgangslage, Problembeschreibung
- Zielsetzung, Projektplan, Meilensteine

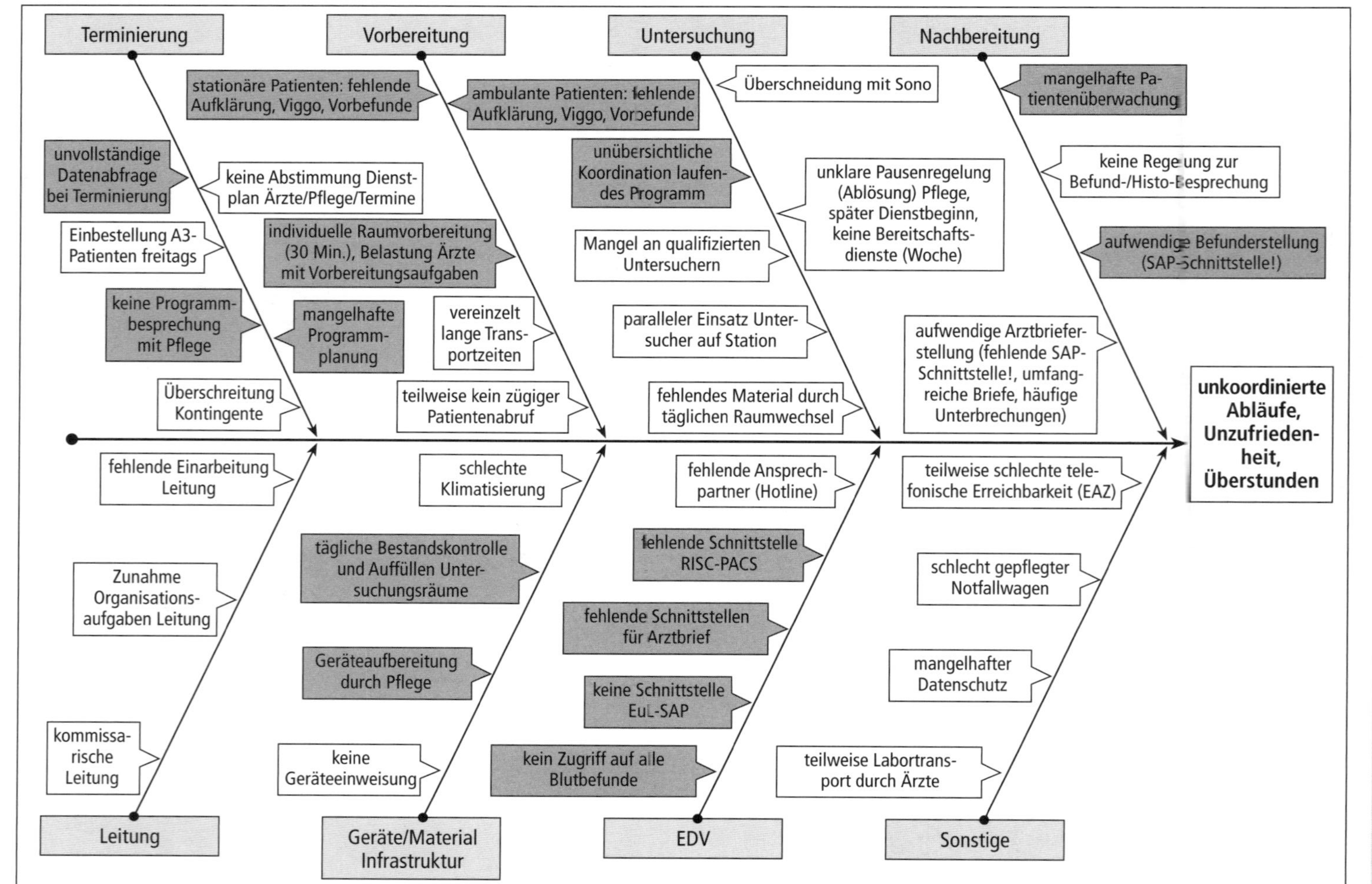

Abb. 15.2-8 Beispiel eines Ursachen-Wirkungs-Diagramms: Prozessdefizite in einer Funktionseinheit (RISC-PACS = digitale Röntgenbildverarbeitung und -archivierung, EuL = Spezialprogramm, EAZ = Elektives Aufnahmezentrum)

- Maßnahmen, vorbereitende Aktionen, Art der Interventionen und deren Umfang
- Ergebnis, Grad der Zielerreichung, dargestellt anhand von Indikatoren (Plan, Ist, Soll)
- Aufwand: Projektkosten für Personal, Investitionen, externe Beratung und Material
- Nutzen: Einsparungen (Personal- und Sachmittel)
- Organisation: Projektbeteiligte, interne Genehmigung und Abstimmung, Nachweis weiterer Dokumente
- Möglichkeit, Status- und Abschlussberichte zu generieren

Wir halten eine solche Form der Projektdokumentation für unbedingt erforderlich für ein strukturiertes und systematisches Projektmanagement. Nur auf dieser Grundlage war eine kontinuierliche Verbesserung unseres Projektmanagements möglich.

Literatur

Fischermanns G, Liebelt W. Grundlagen der Prozeßorganisation. Schriftenreihe „Der Organisator“. Bd. 9. Gießen: Dr. Götz Schmidt 1997.

Gilbert J. How to Eat an Elephant. A slice by Slice Guide to Total Quality Management. 10th ed. Kent: Tudor Business Publishing Ltd. 1998.

Imai M (Hrsg). Kaizen. Der Schlüssel der Japaner zum Erfolg im Wettbewerb. München: Langen-Müller 1993.

Rothballer W. Risiken und Fehler, Fehleranalyse und -bewertung. In: Hindringer B, Rothballer W, Thomann HJ (Hrsg). Qualitätsmanagement im Gesundheitswesen. Aktueller Ratgeber für alle Bereiche des Gesundheitswesens. Köln: Verlag TÜV Rheinland 1996; 1–27.

Seyfarth-Metzger I, Höcherl E. Orientierung am Patientenwunsch, Berliner Ärzte 1999; 4: 15–16.

Seyfarth-Metzger I, Engel M, Höpner F, Hofmann R. Qualitätsplanung „Ambulantes Operieren – Tageschirurgie“ im Krankenhaus München Schwabing. Das Krankenhaus 1996; 6: 305–8.

15.2.4 Entwicklung eines Leitbildes: Chancen und Gefahren

Hans-Joachim Schubert

Die gezielte Auseinandersetzung mit folgenden Fragen gehört mittlerweile zum festen Bestandteil eines fortschrittlichen Managements:

- Woraus leitet eine Organisation ihre Existenzberechtigung ab, worin besteht ihr grundlegender Auftrag?
- Wie wird dieser Auftrag verstanden oder interpretiert?
- Was soll kennzeichnend für die Arbeitsweise sein?
- In welche Richtung soll sich die Organisation zukünftig entwickeln?

In der Regel münden die Ergebnisse entsprechender Reflexions-, Diskussions- und Entscheidungsprozesse in die Formulierung und Veröffentlichung eines Leitbildes. Dabei kann es durchaus Überschneidungen zu anderen Begriffen wie „Grundsätze“, „Leitlinien“, „Philosophie“, „Mission“ oder „Vision“ geben, die alle in ihrem Gebrauch nicht eindeutig voneinander abgegrenzt werden.
Die Art und Weise, wie Leitbilder entwickelt werden und wie ihre Umsetzung vorangetrieben wird, variiert sehr stark. Darin zeigen sich auch sehr unterschiedliche Grundauffassungen über die Bedeutung von Leitbildern. Während es für die einen eher den Charakter eines „nice-to-have“ im Sinne der Anpassung an aktuelle Trends im Bereich der Managementmethoden einnimmt, verstehen andere diesen Begriff stärker im Sinne einer normativen Setzung mit höchst verbindlichem Charakter. Daraus sowie aus möglichen Diskrepanzen zwischen den inhaltlichen Aussagen in einem Leitbild und den Realisierungen lassen sich nicht zuletzt die z.T. sehr kontroversen Auffassungen über Sinn oder Unsinn bzw. über Chancen oder Gefahren von Leitbildern erklären.

Ausgehend von einer kurzen Erläuterung relevanter Begriffe, werden im Folgenden die wichtigsten Zielsetzungen und Vorgehensweisen zur Leitbildentwicklung dargestellt. Gezielte Maßnahmen zur schrittweisen Umsetzung von Leitbildinhalten sowie eine Diskussion möglicher Gefahren bei der Initiierung von Leitbildentwicklungsprozessen bilden einen zweiten Schwerpunkt des Beitrags.

Definition

Unter einem Leitbild als Oberbegriff sollen inhaltliche Aussagen und Festlegungen wie folgt verstanden werden:

- zum Zweck oder zum Auftrag einer Organisation (gelegentlich auch als „Mission" deklariert)
- zu den langfristigen Entwicklungszielen (häufiger auch als „Vision" bezeichnet)
- zum spezifischen Selbstverständnis in der Auftragserfüllung einschließlich der zugrunde liegenden Werthaltungen gegenüber Kunden bzw. Nutzern oder Leistungsempfängern, Mitarbeitern und der Gesellschaft insgesamt

Die zuletzt genannten Aspekte sind z. T. auch mit Begriffen wie Unternehmens- bzw. Organisations- oder Managementphilosophie belegt.

Funktionen

Wenn die eingangs genannten Fragen zum Zweck, zum Selbstverständnis und zu den langfristigen Zielsetzungen einer Organisation immer häufiger als diskussions- oder klärungswürdig empfunden werden, so müssen sich offensichtlich wichtige Determinanten, die Einfluss auf die Führung von Organisationen haben, geändert haben.
Hier lassen sich unmittelbar Verbindungen zu den gravierenden Umbruchsituationen herstellen, in denen sich Einrichtungen im Gesundheits- und Sozialwesen befinden. Durch die Auseinandersetzung mit existenziellen Fragen, zunehmendem Wettbewerb und Rationalisierungsnotwendigkeiten kommen selbst sicher geglaubte Strukturen auf den Prüfstand. Leistungsangebote und Abläufe werden daraufhin hinterfragt, ob sie zukunftsträchtig sind. Neue Leistungen oder Formen der Leistungserbringung müssen aufgebaut werden. Neue Kooperationsformen, Partnerschaften oder Netzwerke sind zu entwickeln und zu erproben. Allein schon dieser kurze Überblick in Bezug auf strukturelle Veränderungen macht deutlich, welche Unsicherheiten sich daraus sowohl für die Mitarbeiter als auch für die Nutzer bzw. für das gesellschaftliche Umfeld ergeben können. Von Leitbildern erhofft man sich in dieser Situation wieder einen Zugewinn von Sicherheit und eine verlässliche Orientierungshilfe bei der Bewältigung komplexer Veränderungen, deren Richtung und Ausmaß immer schwieriger vorherzusagen sind.
Es sind jedoch nicht allein die strukturellen Veränderungen und deren Auswirkungen, die zu einer Renaissance von Diskussionen um das Thema Leitbildentwicklung und -umsetzung geführt haben. Neue Führungs- und Organisationsmodelle, gekennzeichnet durch eine stärkere Dezentralisierung von Entscheidungsbefugnissen und die Bildung von relativ selbstständigen Organisationseinheiten, erfordern neue Instrumente zur Koordination und Integration. Leitbilder und daraus abgeleitete Zielvereinbarungen treten an die Stelle traditioneller Abstimmungsprozesse über den Hierarchieweg und sollen helfen, ein Auseinanderdriften relativ selbstständiger Einheiten zu verhindern. Leitbilder sollen das gemeinsame Fundament bilden, wenn sich dezentrale Einheiten in ihrer Ausgestaltung an die jeweiligen spezifischen Erfordernisse anpassen müssen.

Mit der Diskussion um den Zweck und die Zielsetzungen einer Organisation sowie das spezifische Selbstverständnis wird schließlich auch versucht, einem gestiegenen Anspruch von Mitarbeitern nach Sinnbezügen für ihre Arbeit und Identifikationsmöglichkeiten Rechnung zu tragen.
Vor diesem Hintergrund lassen sich im Wesentlichen 3 Kategorien von Leitbildfunktionen voneinander abgrenzen:

- **mitarbeiterbezogene Funktionen:** z. B. Förderung der Identifikations- und Motivationspotenziale oder Schaffung von Orientierungshilfen bei der Bewältigung von Veränderungsprozessen
- **organisationsbezogene Funktionen:** z. B. Sicherung einer gemeinsamen Ausgangsbasis zur Ableitung strategischer Entscheidungen und daran zu orientierenden Zielvereinbarungen oder Unterstützung bei Koordinationsaufgaben
- **gesellschaftsbezogene Funktionen:** z. B. Darlegung und Erläuterung der Legitimation oder Befriedigung der wachsenden Informationsansprüche der Öffentlichkeit

Entwicklung und Umsetzung

Mit der Entscheidung, ein Leitbild zu entwickeln, beginnen die Überlegungen zur konkreten Gestaltung dieses Prozesses unter Berücksichtigung der jeweiligen organisationsspezifischen Rahmenbedingungen. Wesentliche Fragen, die dabei entschieden werden müssen, sind:

- Wer übernimmt die Verantwortung für den Leitbildentwicklungsprozess?
- Welche Personen(-gruppen) sollen intensiver in die Erarbeitung eingebunden werden?
- Wie kann die Beteiligung der anderen Mitarbeiter ermöglicht werden?
- Was ist bei der zeitlichen Planung für die Bearbeitung dieser Aufgabe zu berücksichtigen?

Sowohl mit Blick auf die eingangs genannten zentralen Fragen, die durch ein Leitbild beantwortet werden sollen, als auch mit Blick auf die erwünschten Funktionen, die ein Leitbild übernehmen soll, lassen sich einige allgemeine Anforderungen an Leitbildinhalte sowie den Weg zu deren Erarbeitung ableiten:

- Ein Leitbild muss mit seinen Aussagen weit in die Zukunft gerichtet sein, darf aber in seinen Formulierungen nicht völlig unrealistisch sein, wenn dadurch Motivationspotenziale eröffnet werden sollen.
- Idealerweise gelingt es, im Leitbild die Verbindung zu den Wurzeln und den bis zum Zeitpunkt seiner Erstellung gemeinsam gelebten Werten herzustellen, wenn zukünftige Szenarien und Werte beschrieben werden.
- Die Aussagen in einem Leitbild müssen trotz der langfristigen Orientierung so konkret und spezifisch sein, dass sie Differenzierungs- und Identifikationspotenziale bieten.
- Die Inhalte eines Leitbildes sollten auf eine möglichst hohe Akzeptanz bei möglichst vielen Mitgliedern einer Organisation stoßen.

Gemessen an der zentralen Bedeutung der zu behandelnden Fragestellungen wie Auftrag, Selbstverständnis und Zukunftsentwicklungen kann die Verantwortung für den Leitbildentwicklungsprozess nur von einem Mitglied der obersten Leitung einer Organisation übernommen werden. Eine Delegation dieser Aufgabenstellung an eine Stabsstelle für strategisches Management oder für Öffentlichkeitsarbeit oder aber die häufiger zu beobachtende Praxis, Eckpunkte eines Leitbildes in einem Bottom-up-Prozess von der Mitarbeiterschaft entwickeln zu lassen, würde diesem Verständnis nicht gerecht werden.

Orientiert an den oben formulierten Anforderungen könnte ein möglicher Weg zur Erarbeitung eines Leitbildes folgende 4 Schritte umfassen:

- Die Ausarbeitung erster zentraler Elemente eines Leitbildes erfolgt wesentlich von Mitgliedern der obersten bzw. oberen Führungsebene. Bei der Zusammensetzung einer Arbeitsgruppe oder von Teilnehmern eines Workshops ist darauf zu achten, dass die Sichtweise von „Kunden" und Mitarbeitern ausreichend vertreten ist.
- Im Sinne eines „Top-down-Bottom-up-Vorgehens" werden diese ersten Arbeitsergebnisse in der Form von wichtigen Elementen, Positionen oder Eckpunkten eines Leitbildes durch möglichst viele Mitglieder der Organisation kommentiert oder ergänzt.
- Die Anregungen der Organisationsmitglieder bilden dann den Input für eine zweite Ausarbeitungsrunde der zuständigen Arbeitsgruppe. Im Ergebnis wäre dann ein erster ausformulierter Entwurf eines Leitbildes zu erwarten. Auch in dieser Phase empfiehlt es sich, erneut möglichst vielen Mitgliedern der Organisation Gelegenheit einzuräumen, den ersten Entwurf eines Leitbildes zu kommentieren und Änderungsvorschläge einzubringen.
- Auf der Basis dieser Rückmeldungen wird von der zuständigen Arbeitsgruppe eine letzte Überarbeitung vorgenommen werden, bevor das Leitbild veröffentlicht werden kann.

Je nach Größe der Organisation sowie Ausmaß und Art der Einbeziehung von Mitarbeitern muss für diesen Prozess bis zur Fertigstellung eines Leitbildes ein Zeitraum von einem halben bis zu einem Jahr veranschlagt werden.

Mit der Verabschiedung und Bekanntmachung des Leitbildes beginnt die eigentlich entscheidende Phase der Umsetzung.

Unabhängig von konkreten Maßnahmen und Entscheidungen, Leitbildkonformität vorausgesetzt, kommt gerade in den ersten Jahren der Umsetzung der Kommunikation darüber, welche Verbindungen zwischen Leitbildinhalten und weitreichenden Entscheidungen bestehen, eine herausragende Bedeutung zu. Erläuterungen dazu, in welcher Beziehung Leitbildinhalte und konkrete weitreichende Entscheidungen für die Organisation stehen, können nicht häufig genug erfolgen und sollten auf unterschiedlichen Wegen erfolgen.

Gezielte Maßnahmen zur schrittweisen Umsetzung von sachbezogenen Leitbildinhalten erfolgen üblicherweise über den Weg strategischer Projekte bzw. Programme sowie über unterschiedlich strukturierte Zielvereinbarungsprozesse. Als entscheidend für die Glaubwürdigkeit von Leitbildinhalten erweist sich jedoch immer wieder der Umgang mit den wertebezogenen Aussagen. Fehlende Konsequenz in deren Umsetzung oder die folgenlose Duldung von Verletzungen entsprechender Festlegungen führt nicht selten dazu, dass Leitbilder als weiteres sozialtechnologisches Werkzeug bezeichnet werden.

Förderlich für die Umsetzung eines Leitbildes sind Verankerungen der wesentlichen Inhalte, beispielsweise in Einstellungsverträgen, Personalbeurteilungssystemen oder etwa in Kriterienkatalogen zur Bewertung von größeren Investitionsentscheidungen.

Über Jahre hinweg bleibt es eine permanente Aufgabe, insbesondere von oberen Führungskräften, immer wieder die Verbindungen zwischen Leitbildinhalten und wichtigen Entscheidungen herzustellen und zu vermitteln.

Gefahren

Wenn man von Gefahren in Verbindung mit dem Thema „Leitbildentwicklung und -umsetzung" sprechen will, so können sich diese zum einen auf mögliche Fehler bei der Ausarbeitung oder der späteren Umsetzung beziehen, was dazu führt, dass die Potenziale eines Leitbildes nicht oder nur begrenzt zur Entfaltung kommen und das Aufwand-Nutzen-Verhältnis ungünstig ausfällt. Zum anderen kann es durchaus zu kontraproduktiven Effekten kommen, wenn der Eindruck bei den Mitarbeitern entsteht, dass sie bei Diskussionen und Informationsveranstaltungen um das Leitbild nur einem weiteren kurzlebigen Managementtrend aufgesessen sind.
Insofern ist die Entscheidung, einen Leitbildentwicklungsprozess zu starten, gründlich zu bedenken und nur dann zu empfehlen, wenn die feste Absicht besteht, die Inhalte konsequent umzusetzen.

Literatur

Belzer V. Sinn in Organisationen? – oder: Warum haben moderne Organisationen Leitbilder? München: Hampp 1998.

Bleicher K. Das Konzept Integriertes Management. Visionen – Missionen – Programme. Frankfurt/M.: Campus 1999.

Maelicke B. Unternehmensphilosophie, Leitbild, Corporate Identity. In: Arnold U, Maelicke B (Hrsg). Lehrbuch der Sozialwirtschaft. Baden-Baden: Nomos 1998; 479–94.

15.3 Indikatoren

Matthias Schrappe

15.3.1 Hintergrund

Folgendes Zitat gibt die Situation insofern richtig wieder, als dass es zumindest für den geübten Beobachter rasch ersichtlich ist, wie „gut" ein Arzt seiner Aufgabe gerecht wird:

„As one watches a man handle a patient, it is easy to tell whether or not he has had a proper training, and for this purpose fifteen minutes at the bedside are worth three hours at the desk." (Gonnella et al. 1993)

Allerdings liegt dem Zitat ein implizites Verständnis von Qualität zugrunde, das in hohem Maße von der Person des Beobachters abhängig ist und nicht dem Bedürfnis nach expliziten, verallgemeinerbaren Kriterien entspricht (vgl. Tab. 15.3-1). Erst eine nachvollziehbare Qualitätsbeschreibung der betreffenden Leistungen ermöglicht die Beschreibung eines „Value of Health Care" mit der Folge einer Stärkung der Steuerungsfähigkeit des Systems, der Schaffung effektiver Anreizformen und der Einführung marktwirtschaftlicher Komponenten (Wenzel 1992; Kizer 2001).
Die gesundheitspolitische Diskussion der letzten Jahre hat diesen Gedanken in mehrfacher Hinsicht aufgegriffen:

- Der Gemeinsame Bundesausschuss hat die „fachlich unabhängige Institution" (BQS-Nachfolge) nach § 137a zu beauftragen, „für die Messung und Darstellung

Tab. 15.3-1 Begründung für die Anwendung expliziter Qulitätskriterien

Begründung für die Anwendung expliziter Qualitätskriterien
Information der Patienten
überregionales Benchmarking
Konkurrenz zwischen Anbietern
Ressourcenallokation durch Kostenträger
internes Qualitätsmanagement
Zertifizierung
Verhinderung einer Qualitätsverschlechterung (DRG, Einkaufsmodelle, Disease-Management-Programme)
Schwerpunktsetzung der Politik (z. B. durch Richtlinien des G-BA)

der Versorgungsqualität möglichst sektorenübergreifend abgestimmte Indikatoren und Instrumente zu entwickeln" und „die Ergebnisse der Qualitätssicherungsmaßnahmen durch die Institution in geeigneter Weise und in einer für die Allgemeinheit verständlichen Form zu veröffentlichen" (§ 137a Abs. 2 Satz 1 Nr. 1 und 4).

- Der strukturierte Qualitätsbericht nach § 137 SGB V „hat auch Art und Anzahl der Leistungen des Krankenhauses auszuweisen. [...] Er ist über den in der Vereinbarung festgelegten Empfängerkreis hinaus von den Landesverbänden der Krankenkassen und den Ersatzkassen im Internet zu veröffentlichen" (§ 137 Abs. 3 Nr. 4). Unter anderem wird hier die Anzahl der Leistungen als Indikator für die Leistungsqualität angegeben, vor allem ist für eine definierte Zahl von Erkrankungen seit 2007 auch die nicht anonymisierte Veröffentlichung der Ergebnisindikatoren im Sinne eines Public Disclosure verpflichtend (s. Tab. 15.1-5).
- Die Zertifizierung nach KTQ® und einige andere Zertifizierungsverfahren (z.B. von der Joint Commission) sind indikatorenbasiert und werden im Fall von KTQ® als Bericht im Internet veröffentlicht.
- Im Pflegeweiterentwicklungsgesetz von 2008 wurde § 136 SGB V um eine Regelung erweitert, der leistungsbezogene Zuschläge (Pay for Performance), die sich auf Indikatoren stützen, an Vertragsärzte ermöglicht (§ 136 Abs. 4 SGB V).

Die Gründe für die methodische Schwierigkeit, explizite Qualitätskriterien aufzustellen, liegen zum einen in der Komplexität und Individualität der Gesundheitsversorgung, zum anderen in grundsätzlichen Vorbehalten (Brook et al. 1996, Werner und McNutt 2009). Es besteht Furcht vor externer Kontrolle und vor Individualitätsverlust in der therapeutischen Beziehung, weiterhin vor einer weiteren Zunahme der Dokumentationslast und – verbunden mit Pay for Performance-Ansätzen – vor möglichen finanziellen Einbußen. Andererseits ist die Entwicklung und Validierung von Indikatoren international und in Deutschland in den letzten Jahren deutlich vorangeschritten. Zum einen sind die Indikatoren der Agency for Healthcare Quality and Research (AHRQ) als Beispiel zu nennen (Davies et al. 2001), zum anderen in Deutschland ganz zuvorderst die Arbeit der Bundesgeschäftsstelle Qualitätssicherung (BQS) (Reiter et al. 2007).

Folgende Entwicklungen werden die nächsten Jahre bestimmen:

- Risikoadjustierung im Kontext des deutschen Gesundheitssystems
- Etablierung eines adäquaten Mix von administrativen und klinischen sowie Prozess- und Ergebnisindikatoren
- Ergänzung der leistungserbringerbezogenen Indikatoren durch sektorübergreifende und vor allem populationsbezogene Indikatoren, die im Zusammenhang mit der Einführung von Managed Care- und ähnlichen Versorgungsprogrammen die Qualität der Versorgung einer Population von Versicherten beschreiben
- Etablierung von Patientensicherheitsindikatoren (PSI)

15.3.2 Definition

In einer ersten Annäherung ist ein Indikator als Konstrukt zu verstehen, der vor dem Hintergrund der Komplexität des medizinischen Leistungsgeschehens eine explizite Darstellung der Versorgungsqualität bei vertretbarem Aufwand der Messung ermöglicht. Die Beurteilung des Messaufwandes und die Art der darzustellenden Qualitätsaspekte differieren je nach Verwendung des Indikators; so sind Indikatoren, die die Ver-

sorgungsqualität aus Sicht des Gesundheitssystems beschreiben, von solchen zu unterscheiden, die dies aus Sicht der Kostenträger oder der Institutionen tun.
Für den Begriff des Indikators sind in dieser Situation folgende **allgemeine Grundsätze** zu beachten:

- **Selektion:** Indikatoren müssen aus einer großen Anzahl potenziell qualitätsrelevanter Parameter ausgewählt werden. Der Aufwand für die Indikatormessung hat zu dem zu erwartenden Nutzen in einem sinnvollen Verhältnis zu stehen. Eines der häufigsten Missverständnisse besteht darin, dass Parameter aller Art sogleich als Indikatoren bezeichnet werden, obwohl solche Messwerte nur einen kleinen Teilaspekt eines Prozesses beschreiben, die Gesamtheit des Prozesses jedoch nicht erfassen. *Beispiel:* In der Behandlung eines Pneumoniepatienten ist der Wert der Blutsauerstoffsättigung zwar ein wichtiger Einzelparameter, jedoch nicht in jedem Fall aussagekräftig für die Qualität des Gesamtablaufes von der Aufnahme bis zur Entlassung (eher evtl. der Zeitpunkt der Bestimmung).

- **Abstraktion:** Indikatoren können, müssen selbst aber nicht direkt qualitätsrelevant sein (und sind es im typischen Fall auch nicht). *Beispiel:* Die bekannten OP-Kennzahlen können die Qualität einzelner Schritte in der OP-Organisation beschreiben, als Indikator ist je nach Situation aber vielleicht die Vollständigkeit der Krankenakten auf der Station anzusehen (deren Suchen den Transport zum OP verhindert) – nur ein mittelbarer Bestandteil des OP-Ablaufes.

- **Zielgerichtetheit:** Indikatoren beschreiben Qualität, sind aber abhängig vom jeweiligen Blickwinkel und Qualitätsverständnis. *Beispiel:* Die Wartezeit vor einer Konsultation kann je nach Gesichtspunkt einen maßgeblichen Qualitätsmangel oder aber die Gelegenheit zu einem Gespräch im Wartezimmer darstellen.

- **Machbarkeit:** „Indicators do not measure quality, people do!" (Kazandjian et al. 1995) Dieser bekannte Ausspruch verweist darauf, dass die Messung des Indikatorwertes die Aufgabe motivierter, die Messung korrekt durchführender Mitarbeiter ist. Dieser Messung dürfen keine organisatorischen oder sonstigen Hindernisse entgegenstehen. Daher ist die Machbarkeit (Feasibility) als erster Schritt des Validierungsprozesses zu überprüfen. *Beispiel:* Erfassung nosokomialer Infektionen – der Wert dieser Daten ist vom Training in der Anwendung der Definitionen einer nosokomialen Infektion und damit von der Motivation der Mitarbeiter abhängig.

- **Validierung:** Indikatoren müssen mittels einer exakten Methodik daraufhin überprüft werden, ob sie wiedergeben, was sie wiedergeben sollen, und ob sie dies mit hinreichend großer Genauigkeit tun. *Beispiel:* Es stellt sich entgegen der Erwartung heraus, dass die Rate von Patienten mit unvollständigen Untersuchungsunterlagen nicht die Qualität der Ablauforganisation im OP vorhersagt, da auch im Fall vollständiger Untersuchungsunterlagen wiederholt der Tagesablauf im OP schlecht organisiert erscheint.

Indikatoren sind also auf Validität hinsichtlich eines speziellen Problems untersuchte Parameter, die aus mehreren Prozessparametern ausgewählt werden und selbst nicht zwingend qualitätsrelevant sein müssen. In diesem Sinne kann man folgende Definition eines Indikators verwenden:

> Ein Indikator ist ein gut messbarer Parameter, der definierte unerwünschte Ereignisse valide vorhersagt.

Im Mittelpunkt der Definition steht die „Vorhersage“: Der Indikator gibt selbst nicht in jedem Fall Qualität an, sondern verweist darauf, dass die Wahrscheinlichkeit steigt (oder konstant bleibt), dass unerwünschte Ereignisse bevorstehen. Die Facette der Vorhersage wird von Kazandjian betont, indem er die Metapher des Spürhundes heranzieht, der das Rebhuhn aufscheucht (mit einer bestimmten Zuverlässigkeit), was aber den Jäger nicht davon entbindet, vor dem Schuss zu entscheiden, ob es wirklich ein Rebhuhn ist (Kazandjian 1995). Der Begriff des Indikators ist mit dem Begriff der Kennzahl, die im technischen und betriebswirtschaftlichen Bereich verwendet wird, verwandt (Sens et al. 2007).

Die klassische Definition aus dem „Primer on Indicator Development and Application“ der Joint Commission on Accreditation of Healthcare Organizations fasst diese Aspekte zusammen (JCAHO 1990):

> „An indicator is a quantitative measure that can be used to monitor and evaluate the quality of important governance, management, clinical, and support functions that affect patient outcomes. An indicator is not a direct measure of quality. Rather, it is a tool that can be used to assess performance that can direct attention to potential performance issues that may require more intense review within an organization.“

Tab. 15.3-2 Eigenschaften von Indikatoren (AHRQ = Agency for Healthcare Research and Quality; Davies et al. 2001)

Allgemeine Grundsätze	• Selektion • Abstraktion • Zielgerichtetheit • Machbarkeit • Validierung
RUMBA-Regel	• Relevant for the selected problem • Understandable for providers and patients • Measurable with high reliability and validity • Behaviourable i.e. changeable by behaviour • Achievable and feasible
AHRQ-Kriterien	• Augenscheinvalidität • Präzision • Komorbiditätsadjustierung • Konstruktvalidität • Eignung zur realen Qualitätsverbesserung • praktische Anwendbarkeit und Kombinierbarkeit mit anderen Indikatoren

15.3.3 Eigenschaften

Wichtige Eigenschaften von konkreten Indikatoren sind in der sog. RUMBA-Regel zusammengefasst (s. Tab. 15.3-2). Indikatoren sollen für das zugrunde liegende Problem relevant, für Mitarbeiter und Patienten verständlich, mit hoher Verlässlichkeit und Validität messbar und durch Maßnahmen beeinflussbar sein.

In einer Erhebung der Agency for Healthcare Research and Quality (AHRQ) wurden Eigenschaften zusammengestellt, die besonders auf die vergleichende Beurteilung von Indikatoren abgestellt sind (s. Tab. 15.3-2; Davies et al. 2001). Unter dem Begriff der **Augenscheinvalidität** wird hier die klinische Anwendbarkeit und Relevanz verstanden. **Präzision** und **Komorbiditätsadjustierung** bezeichnen in diesem Zusammenhang die Unabhängigkeit von zufälligen oder systematischen Unterschieden der Patientenkollektive und die Verfügbarkeit einer Korrektur, falls Unterschiede bestehen. **Konstruktvalidität** bedeutet, dass andere Indikatoren entsprechende Ergebnisse liefern, und die letzten beiden Punkte beschreiben die **praktische Anwendbarkeit** sowie die Fähigkeit, zu tatsächlichen **qualitätsverbessernden Maßnahmen** anzuleiten.

Es ist wichtig hervorzuheben, dass Indikatoren neben technischen Aspekten auch solche grundsätzlicher Art implizieren. Indikatoren sind nicht einzig und allein als Kennzahlen anzusehen, sondern die Arbeit mit Indikatoren impliziert eine Methode der Erkenntnis und Unternehmensführung auf der programmatischen und normativen Ebene, die der Nachvollziehbarkeit und kontinuierlichen Verbesserung als tragende Idee und zentrales Konzept großen Stellenwert gibt (Sheldon 1998).

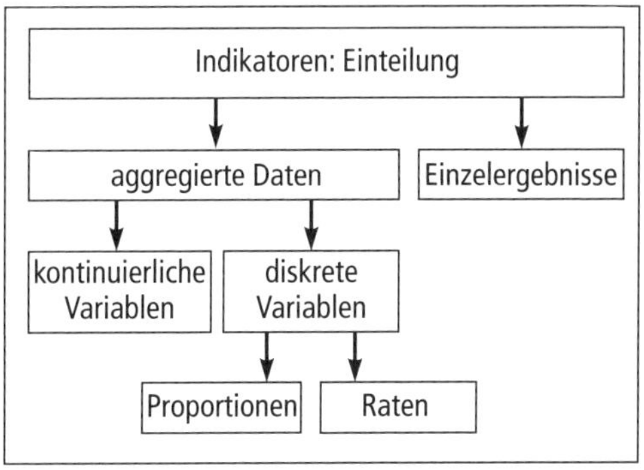

Indikatoren: Einteilung
aggregierte Daten
Einzelergebnisse
kontinuierliche Variablen
diskrete Variablen
Proportionen
Raten

Abb. 15.3-1 Epidemiologische Einteilung von Indikatoren

15.3.4 Einteilung

Die Klassifikation von Indikatoren hat eine große Bedeutung, da verschiedene Arten von Indikatoren unterschiedlichen Bedingungen gehorchen und für unterschiedliche Aufgaben geeignet sind. Es werden folgende Einteilungen vorgenommen:

- Epidemiologie
- Inhalt und Gegenstand
- Systematik des Qualitätsbegriffes
- Erhebungsmethodik
- Perspektive

Epidemiologische Einteilung

Die epidemiologische Einteilung unterteilt Indikatoren in Einzelereignisse und aggregierte (zusammengefasste) Daten, Letztere wiederum in kontinuierliche und diskrete Variablen (Abb. 15.3-1). Indikatoren, die auf Einzelereignissen basieren, sind eher selten und dienen bereits bei einmaligem Auftreten als Anlass für eine gründliche Überprüfung der zugrunde liegenden Prozesse (sog. Sentinel Events, z. B. Transfusionszwischenfälle). Kontinuierliche Variablen können über einen gewissen Bereich jeden möglichen Wert annehmen, z. B. Laborwerte, die als Indikator über einen Grenzwert definiert werden. Diskrete Variablen nehmen dagegen nur bestimmte Werte an (z. B. weiblich/männlich). Sie werden weiter in Verhältnisse (Proportionen: Zähler und Nenner weisen die gleiche Einheit auf) und Raten (verschiedene Einheiten in Zähler und Nenner) unterteilt. Typische Beispiele sind Komplikationen, die entweder im Verhältnis „erkrankte Patienten" zu „Gesamtheit der Patienten" oder, meist präziser, als „Erkrankung" zu „Patiententagen at Risk" ausgedrückt werden. Letztere Form erlaubt bereits eine Korrektur über einen der wichtigsten Einflussfaktoren, nämlich die Einwirkungsdauer des Risikos (z. B. Katheterinfektionen pro Kathetertage, das bedeutet Patienten mit Katheter [= at Risk] über die Zeit). Bei der praktischen Entwicklung von Indikatoren ist die Klärung dieser Zuordnung von größter Bedeutung, da nur so die adäquate Datensammlung und Verarbeitung gewährleistet werden kann.

Einteilung nach Inhalt und Gegenstand

Von der **inhaltlichen Ausrichtung auf der Krankenhausebene** geht das sehr funktionale Einteilungsprinzip der Joint Commission on Accreditation of Healthcare Organizations (JCAHO) aus. Es sieht zunächst eine Aufteilung in globale und spezifische Indi-

katoren vor. Die spezifischen Indikatoren werden weiter unterteilt in fachspezifische, erkrankungs- bzw. diagnosespezifische und übergeordnete, alle Bereiche betreffende Indikationen (Nadzam 1991). Der Sachverständigenrat hat diese Einteilung noch erweitert um Indikatoren organisatorischen Ursprungs (Wille et al. 2008, Nr. 649 ff.).
Typische **globale Indikatoren** sind:

- Mortalität im Krankenhaus
- nosokomiale Infektionen
- unerwünschte Arzneimittelereignisse
- Stürze aus dem Bett
- ungeplante Wiederaufnahmen

Diese Indikatoren geben natürlich nur ein grobes Bild, wenn sie auch ein wichtiges Informationsmittel darstellen. Die Vergleichbarkeit hinsichtlich Komorbidität und Risikoprofil muss im Einzelfall geklärt werden bzw. in die Beschreibung des Indikators mit einfließen. Mittlerweile liegen für einige dieser Indikatoren in Deutschland entsprechende Daten vor, sodass mit der Entwicklung sinnvoller Risikoadjustierungsinstrumente begonnen werden kann.
Fachspezifische Indikatoren werden meist als Erstes erarbeitet. Klassisch sind in der Geburtshilfe die Sectiorate und der pH-Wert nach Sectio, in den operativen Fächern das Verhältnis zwischen vermuteter Diagnose und histologischer Bestätigung, bei der Appendektomie der Prozentsatz der „chronischen Appendizitiden" usw. Etwas schwieriger ist die Situation in den konservativen Fächern, auch wenn die Entwicklung zumindest im Ausland weit vorangeschritten ist. Als Beispiele seien der nosokomiale Myokardinfarkt (z. B. später als 6 Stunden nach Aufnahme), das kontrastmittelinduzierte Nierenversagen oder die Indikatoren der BQS zur Therapie der ambulant erworbenen Pneumonie zu nennen.
Diagnosespezifische Indikatoren sind mit den fachspezifischen Indikatoren eng verwandt und häufig nicht sinnvoll von diesen zu separieren. Beispiele sind die Rate der Patienten mit akutem Myokardinfarkt, die mit Betablockern und Aspirin® versorgt werden, die Anzahl der Histologieberichte bei Mammakarzinom, in denen die Angaben über Rezeptorstatus, Tumorgrading und Tumorgröße vollständig sind, sowie die Anzahl der Patienten mit neu entstandener Pflegebedürftigkeit nach proximaler Femurfraktur.
Sehr wichtig, da fachübergreifend und häufig auch von berufsgruppenübergreifender Bedeutung, sind die **übergeordneten Indikatoren**. Beispiele sind die Patientenzufriedenheit, die Wiederfindungsrate von Krankenakten oder von Röntgenbildern, die adäquate Schmerztherapie und Fehler bei der enteralen sowie parenteralen künstlichen Ernährung – interdisziplinäre Parameter, von deren Relevanz jeder Krankenhaus-Insider weiß.
Ein Beispiel aus dem Gebiet der Infektiologie betrifft die Qualität der antimikrobiellen Therapie: Antimikrobielle Substanzen beanspruchen einen großen Teil des Arzneimittelbudgets von Krankenhäusern und sind bei inadäquatem Einsatz für Probleme in der klinischen Effektivität, für eine zunehmende Toxizität und für Resistenzprobleme verantwortlich. Es ist so gut wie unmöglich, alle Aspekte der antimikrobiellen Therapie direkt einem Monitoring zu unterziehen, um qualitätsrelevante Daten in Bezug auf die Qualität der infektiologischen Versorgung oder einen generellen Eindruck über sie zu gewinnen. Eine Lösungsmöglichkeit besteht jedoch darin, sich exemplarisch auf das Problem der aminoglykosidbedingten Nephrotoxizität zu beschränken, das einen großen Teil der Fälle mit nosokomial erworbenem akutem Nierenversagen repräsentiert. Diesem Herangehen liegt die Annahme zugrunde, dass man von einer zufriedenstellenden Qualität der Therapie im gesamten Bereich der antimikrobiellen Therapie ausgehen kann, falls das schwierige Problem der

Aminoglykosidtherapie zufriedenstellend gelöst wird (d.h. die Rate von Patienten, bei denen in diesem Zusammenhang eine Niereninsuffizienz auftritt, in einem vertretbaren Rahmen bleibt). Es reicht also für das Monitoring des gesamten Sektors der Antibiotikatherapie die Beobachtung eines einzelnen Parameters, der sogar ohne großen Aufwand durch Verknüpfung der zentralen Patientendatenbank mit der Labordatenbank gewonnen werden kann. Wenn dieser Indikator anspricht (eine bestimmte Rate überschreitet), muss man sich detaillierter mit dem Problem beschäftigen.
Eine wichtige Erweiterung hat die inhaltliche Systematik von Indikatoren durch die Entwicklung von **Patientensicherheitsindikatoren** (PSI) erfahren (AHRQ 2003; Wille et al. 2008, Nr. 616 ff.). Wie in Kap. 16.5 dargestellt, sind diese inhaltlich auf die Vorhersage von unerwünschten Ereignissen ausgerichtet und zeichnen sich durch eine hohe Sensitivität sowie Regelbasiertheit aus.

Einteilung nach der Qualitätssystematik

Die Einteilung nach der Qualitätssystematik basiert auf den in Kapitel 15.1.2 genannten Kriterien und unterscheidet die Einteilung in

- Über-, Unter- und Fehlversorgung,
- Struktur-, Prozess- und Ergebnisqualität sowie
- die sachliche, interaktive und gesellschaftliche Dimension.

Die Einteilung nach Über-, Unter- und Fehlversorgung geht auf das Institute of Medicine zurück (Chassin et al. 1998) und wurde auch vom Sachverständigenrat übernommen (Schwartz et al. 2001). Typische Unterversorgungsindikatoren sind solche, die sich mit dem Zugang zur Gesundheitsversorgung beschäftigen. Die zweitgenannte Einteilung hat das Konzept von Donabedian zum Gegenstand, das Indikatoren zur Struktur-, Prozess- und Ergebnisqualität unterscheidet (Donabedian 1986). Letztlich ist allerdings davon auszugehen, dass Indikatoren sehr häufig zugleich Aspekte der Prozessqualität und der Ergebnisqualität beinhalten und dass gerade diese Indikatoren oft sehr aussagekräftige Parameter darstellen. Als Beispiel sei der Parameter einer zu hohen Kontaminationsrate in der Blutkultur-Diagnostik erwähnt. Eine Analyse erbringt meist Unklarheiten sowohl bei der Indikationsstellung zur Durchführung einer Blutkultur als auch Unsicherheiten bei der Durchführung, Schwierigkeiten beim Transport und Unklarheiten in der Befundinterpretation. Der sehr nützliche Indikator „Kontaminationsrate der Blutkultur-Diagnostik" umfasst folglich sowohl medizinische Ergebnisaspekte als auch organisatorische Prozessaspekte. Von großem Wert ist auch die Einteilung nach Einhorn (1997), weil sie interaktive (z.B. Patientenzufriedenheit) und gesellschaftliche (z.B. Umweltorientierung) Indikatoren von den sachlich orientierten Indikatoren abgrenzt.

Einteilung nach der Erhebungsmethodik

Die Einteilung nach der zugrunde liegenden Erhebungsmethodik ist vor allem bei den Patientensicherheitsindikatoren stark in der Diskussion. Man unterscheidet:

- direkte Beobachtung
- Chart Review (intern oder extern)
- Abrechnungsdaten
- klinische Daten
- EDV
- freiwillige Meldesysteme

Die letztgenannten freiwilligen Meldesysteme (z.B. CIRS) sind jedoch als Indikatoren nur begrenzt einsetzbar, weil sie keine hohe Sensitivität aufweisen (s. Kap. 16.4).
Eine große Rolle spielt derzeit in Deutschland die Diskussion über die auf Routine- bzw. administrativen Daten basierenden

Qualitätsindikatoren, die wie in anderen Ländern auch auf der besseren Verfügbarkeit von Abrechnungsdaten durch die DRG-Einführung beruhen (Übersicht bei Wille et al. 2008, Nr. 654 ff.). Routinedaten weisen viele Vorteile auf, sie sind insbesondere gut erreichbar, wenngleich ihre Erhebung zu Zwecken des Qualitätsmanagements durchaus nicht ohne Aufwand ist. Weiterhin sind sie in großen Stichproben erhältlich. Andererseits sind Routinedaten zu Abrechnungszwecken optimiert und hinzu kommt, dass das deutsche DRG-System zwar kostenhomogen, aber nicht medizinisch homogen ist und daher keine Qualitätsvergleiche zwischen DRGs erlaubt. Die wichtigsten Kritikpunkte sind jedoch

- die mangelnde Sensitivität, d.h., anders, als man erwarten sollte, erfassen Routinedaten nicht alle Ereignisse,
- die Vernachlässigung der konservativen Fächer, da das DRG-System sehr stark auf Prozeduren fokussiert ist,
- somit der Ausschluss dieser Fächer aus dem aus der Arbeit mit den Indikatoren resultierenden Verbesserungsprozess und
- die Konzentration auf Ergebnisindikatoren.

Tab. 15.3-3 Inhaltliche Einteilung von Indikatoren auf der Gesundheitssystemebene des Healthcare Cost and Utilization Project II (HCUP II) der Agency for Healthcare Research and Quality (AHRQ) (Davies et al. 2001)

provider level	• procedure volume indicators • procedure utilization indicators • in-hospital medical mortality indicators • in-hospital provider mortality indicators
area level	• procedure utilization • ambulatory care sensitive conditions

Ergebnisindikatoren sind durchaus von großer Bedeutung, jedoch ist der alleinige Gebrauch von Ergebnisindikatoren nicht sinnvoll, denn „das Kind ist jeweils schon in den Brunnen gefallen“, während Prozessindikatoren den Vorteil haben, unerwünschte Ergebnisse vorhersagen zu können. Insofern ist die richtige Mischung von Ergebnis- und Prozessindikatoren die beste Lösung, ebenso wie der richtige Mix von routinedatenbasierten und klinischen Indikatoren.

Einteilung nach der Perspektive

Die Perspektive, unter der Indikatoren entwickelt und verwendet werden, ist von ganz entscheidender Bedeutung, wie es auch schon aus dem zielbezogenen Begriff des Indikators hervorgeht. In erster Linie sind hier folgende Perspektiven zu unterscheiden:

- Gesellschaft
- Kostenträger
- Leistungserbringer
- Patienten

Das Healthcare Cost and Utilization Project (HCUP) der Agency for Healthcare Research and Quality (AHRQ) unterscheidet in erster Linie Indikatoren, die die Leistungsanbieter betreffen (Provider Level Indicators), und solche, die die Gesundheitsversorgung in bestimmten Regionen betreffen (Area Level Indicators) (s. Tab. 15.3-3; Davies et al. 2001). Der Sachverständigenrat hat in seinem Gutachten 2007 auf die Notwendigkeit hingewiesen, auch in Deutschland mit der Entwicklung von Area-Indikatoren zu beginnen (Wille et al. 2008, Nr. 501) und insofern über den Auftrag an den Gemeinsamen Bundesausschuss bzw. die unabhängige Institution nach § 137a SGB V zur Entwicklung von transsektoralen Indikatoren hinauszugehen, die dem sektoralen Denken noch verhaftet sind und nicht die Qualität der Versorgung von Populationen beschreiben.

15.3.5 Entwicklung und Validierung

Der Begriff des Indikators ist kritisch für das Verständnis eines „Continuous Quality Improvements" oder Qualitätsmanagements im Gesundheitswesen, wenn dieser Begriff auch, wie Kazandjian schreibt, das „most popular and misused concept in health care" darstellt (Kazandjian 1995). An die Validität von Indikatoren müssen daher sehr hohe Anforderungen gestellt werden. Natürlich wäre das Fehlen jeglicher expliziten Qualitätskriterien (Indikatoren) ein Problem, jedoch wäre eine Messung mit falschem Ergebnis aufgrund ungeeigneter Messinstrumente, nämlich invalider Indikatoren, von größerer Tragweite, da eine erhöhte Steuerungsfähigkeit vorgetäuscht wird, die aber auf ungeeigneten Entscheidungsgrundlagen basiert. Man muss anerkennen, dass die Entwicklung und Anwendung von Messparametern im Gesundheitswesen eine außerordentlich verantwortungsvolle Aufgabe ist, die mit hoher methodischer Sorgfalt vorzunehmen ist. Aus der mehrjährigen praktischen Arbeit könnte man hier eine große Anzahl von Beispielen anführen, die belegen, dass das voreilige Vertrauen auf Daten und Zusammenhänge zu groben Fehlern und Fehleinschätzungen geführt hätte. In den USA sind zur Indikatorenentwicklung in Krankenhäusern sog. „Indicator Development Forms" im Gebrauch. Zusätzlich zu den unten genannten Schritten der Validierung wird auf die statistische Darstellung, vor allem die Bezugsgrößen (bestimmte Patientenpopulationen, Patiententage at Risk usw.) und die Problematik der Confounder bzw. der Risikoadjustierung eingegangen.

Grundsätzlich sind 2 verschiedene Vorgehensweisen bei der **Entwicklung von Indikatoren** zu unterscheiden. Zum einen können Indikatoren auf dem Boden eines **Systematischen Reviews** der wissenschaftlichen Literatur entwickelt werden, indem man Quellen identifiziert, die den Indikator beschreiben und ihn in seiner Fähigkeit, definierte Ereignisse vorherzusagen, untersucht haben. Als Beispiel sei hier der Indikator „Betablockergabe bei Entlassung nach akutem Myokardinfarkt" zu nennen, der den weiteren Verlauf bei dem Patienten vorhersagt; hierzu sind Studien vorhanden. Die andere Möglichkeit ist, dass man auf der Basis einer exakten **Prozessanalyse** Parameter gewinnt, die man dann als „Kandidaten" für spätere Indikatoren hinsichtlich Sensitivität

Tab. 15.3-4 Kriterien des Qualify-Instruments zur Validierung von Indikatoren (Reiter et al. 2007)

Kategorie	Gütekriterium
Relevanz	Bedeutung des mit dem Qualitätsindikator erfassten Qualitätsmerkmals für das Versorgungssystem Nutzen Berücksichtigung potenzieller Risiken/Nebenwirkungen
Wissenschaftlichkeit	Indikatorevidenz Klarheit der Definitionen (des Indikators und seiner Anwendung) Reliabilität statistische Unterscheidungsfähigkeit Risikoadjustierung Sensitivität Spezifität Validität
Praktikabilität	Verständlichkeit und Interpretierbarkeit für Patienten und interessierte Öffentlichkeit Verständlichkeit für Ärzte und Pflegende Beeinflussbarkeit der Indikatorausprägung Datenverfügbarkeit Erhebungsaufwand Implementationsbarrieren berücksichtigt Richtigkeit der Daten überprüfbar Vollständigkeit der Daten überprüfbar Vollzähligkeit der Daten überprüfbar

und Spezifität in der Vorhersage des „Problems“ untersucht.
Für die erstgenannte Vorgehensweise ist von der Bundesgeschäftsstelle Qualitätssicherung (BQS) das sog. „Qualify-Instrument“ entwickelt worden (Reiter et al. 2007), das methodische Gütekriterien zur Relevanz des Indikators, zur wissenschaftlichen Absicherung und zur Praktikabilität unterscheidet (s. Tab. 15.3-4). Der Prozess wird durch einen Delphi-Prozess mit Experten hinterlegt.
Die zweite Vorgehensweise, die auf der Prozessanalyse beruht, wird meist im institutionellen Umfeld angewandt. Man muss hier 5 Schritte unterscheiden:

1. Identifikation des Problems, das den Anlass für den Einsatz von Messmethoden darstellt
2. Formulierung der Anforderungen an die Messinstrumente
3. Analyse des Problems mit Auswahl möglicher Messinstrumente
4. Validierung der Instrumente mit Definition des Indikators
5. Risikoadjustierung

Am Anfang steht eine genaue **Definition des Problems** und des Endpunktes, der mittels der Messung genauer beschrieben werden soll – ein Schritt, der sehr häufig überschlagen wird (Lawthers u. Palmer 1997). Die größte Gefahr besteht darin, Qualität an sich und global messen zu wollen. Sind Parameter auf dem 5-%-Niveau validiert, ergibt eine einfache statistische Überlegung, dass die Messung von 100 Parametern bereits per Zufall in 5 Fällen Auffälligkeiten erbringt, ohne dass eine Abgrenzung von zufällig beobachteten Phänomenen möglich wäre. Außerdem können bestimmte Parameter für den einen Zweck sehr gute Indikatoren abgeben, für das nächste Problem aber als Indikatoren völlig versagen. Das Problem muss vor der Entwicklung von Indikatoren also sehr genau bekannt und definiert sein.

Um ein Beispiel zur Problemorientierung eines Indikators zu nennen: Die Aufzugwartezeit ist im Krankenhaus ein viel diskutierter Faktor und wird zur Beschreibung einer großen Zahl von Vorgängen herangezogen (Planbarkeit von Operationen, Terminplanungen, Unzulänglichkeiten des Patiententransportes usw.). Bevor man das Symptom der Aufzugwartezeit bearbeitet, muss klargestellt sein, für welches Problem die Aufzugwartezeit relevant sein soll. Sehr häufig, das kommt dazu, ist die Aufzugwartezeit gar nicht auffällig verlängert – wenn man sie denn genau misst – und andere Prozessschritte verursachen die Beschwerden.
Nach Klärung der Problemdefinition folgt die **Definition der Anforderungen** an das Messinstrument. Hierzu gehört die Beschreibung, von welchen Personen es verwendet werden soll, ob technische Vorbereitungen notwendig sind (z.B. EDV), zu welchen Zeiten und in welchen Zeiträumen gemessen werden soll und gegen welche Einflüsse das Instrument unempfindlich sein soll (z.B. Messung über 24 Stunden oder nur während der Arbeitszeit). Die Anforderungen an einen Indikator können nur im Hinblick auf das zu beobachtende Problem formuliert werden.
Als dritter Schritt erfolgt die **Analyse des Problems** und die Identifikation möglicher, im vierten Schritt dann einer Validierung zu unterwerfenden Indikatoren (Blumenstock 1996). Die Bearbeitung des Problems erfolgt nach der Technik der Prozessanalyse. Die Entwicklung von Indikatoren verbindet die Technik der Prozessanalyse und die Klinische Epidemiologie. Die Klinische Epidemiologie kann in einer (multivariaten) Risikofaktoranalyse nur Parameter berücksichtigen, die vorher bekannt sind und daher in der Stichprobe erhoben werden können. Nach einem bekannten Zitat beschreibt die Klinische Epidemiologie sehr genau, wo das Problem liegt, jedoch nicht, was das Problem ist (White 1992). Hier kann die Prozessana-

lyse eingreifen und solche Einflussfaktoren identifizieren, die a priori nicht bekannt sind und in die Risikofaktoranalyse mit einbezogen werden können. Einer Risikofaktoranalyse sollte daher eine Prozessanalyse vorausgehen, die sich ihrerseits jedoch wieder der Klinischen Epidemiologie bedienen muss, um die Relevanz des Einflussfaktors zu untersuchen.
Eine praktische Konsequenz aus dieser Bindung der Indikatorenentwicklung an die Prozessanalyse ist die Integration der Entwicklung von Indikatoren in laufende Prozessreorganisationen oder die Erstellung von Leitlinien:

„Indicators should be developed alongside the production of evidence-based clinical practice guidelines of guidance to which people are signed up to at a local or national level.“ (Sheldon 1998)

In diesem Prozess bedeutet es entgegen nahe liegenden Vermutungen keinen maßgeblichen methodischen Unterschied, ob es sich um Probleme aus dem Bereich der Ablauforganisation oder aus dem Bereich der medizinischen Entscheidungsprozesse handelt. Gleichermaßen ist es nicht entscheidend, ob es sich um übergeordnete, globale Fragestellungen handelt, um Detailfragen, die dem Behandlungsprozess sehr nahe sind, oder ob Probleme prozessualen Charakters oder aus dem Bereich der Behandlungsergebnisse im Zentrum stehen. In jedem Fall ist es allerdings von größter Wichtigkeit, sich ein zutreffendes Bild der Vorgänge sowie der Kenntnisse und Interessenlagen der Beteiligten zu machen; man bedient sich daher der gleichen Techniken wie in der ablauforganisatorischen Prozessanalyse (s. Kap. 15.2.2).
Im Lichte der Komplexität des Behandlungsgeschehens muss ausdrücklich vor der Auswahl einer zu großen Anzahl von Parametern gewarnt werden. Hier lohnt eine Anleihe an die Erfahrungen aus der Arbeit mit klinisch-wissenschaftlichen Therapiestudien, um zu illustrieren, wie groß die Gefahr ist, zu viele Messparameter in Betracht zu ziehen, „um nichts zu übersehen“. Dies geschieht regelmäßig bei unerfahrenen Studienplanern; je erfahrener die Studiengruppen werden, umso mehr lernen sie, den zu beobachtenden Effekt mit einzelnen, gut ausgewählten (und gut zu beobachtenden!) Parametern zu beschreiben. Ganz abgesehen von den bereits angeführten Überlegungen über den Fehler erster Ordnung führt ohne diese Einschränkung jede Studie zu einem „Datenfriedhof“; der Dokumentationsaufwand ist zwar enorm, die Aussage bleibt aber meist schon allein durch die notwendigen Kontrollen und den Auswertungsaufwand weit hinter den Erwartungen zurück.
Die **Validierung** eines Indikators, der vierte Schritt in der Entwicklung von Indikatoren, umfasst ihrerseits 3 Schritte: die Überprüfung hinsichtlich

- der Machbarkeit (Feasibility),
- der Verlässlichkeit (Reliability) und
- der Validität (Validity).

Die **Machbarkeit** der Messung untersucht man im Rahmen eines Pilotversuches, der noch nicht der Überprüfung der Reliabilität oder Validität dient, sondern nur die Durchführbarkeit der Messung klären soll. Als Beispiel sei auf den Parameter und potenziellen globalen Indikator der Phlebitis bei peripheren Verweilkanülen verwiesen. Die Machbarkeit zielt auf die Frage ab, ob die Erfassung der Daten alle 24 Stunden in den Arbeitsablauf auf den Stationen integriert werden kann, ob die Definition der Phlebitis bekannt ist und ob die Dokumentation realisierbar ist.
Die Überprüfung der Validität und Reliabilität geht darüber hinaus. Im besten Falle sollte ein Messinstrument reliabel und valide sein, d.h. es muss messen, was man zu messen beabsichtigt, und es muss dies genau und reproduzierbar tun. Als Beispiel seien

die nosokomialen (im Krankenhaus erworbenen) Infektionen genannt, die mit Recht immer wieder im Zentrum der Diskussion stehen (Rüden et al. 1996) und als globaler Indikator für die Qualität der Krankenhausbehandlung gelten. Die Forderung der Validität bezieht sich hierbei auf die Frage, ob es zutreffend ist, dass dieser Indikator die Qualität der Krankenhausbehandlung wiedergibt (und nicht z.B. die Komorbidität der Patienten). Die Forderung der Reliabilität ist mehr an der methodischen Zuverlässigkeit der Messung orientiert und beschreibt, ob die Messung unabhängig von Urlaubszeiten oder von den Personen, die die Dokumentation durchführen, vergleichbare Ergebnisse erbringt. Validität und Reliabilität stehen in einem komplexen Verhältnis zueinander. Nicht reliable Indikatoren sind meistens nicht valide, reliable Indikatoren können aber durchaus durch eine mangelnde Validität eingeschränkt sein.

Die **Reliabilität** kann auch als Zuverlässigkeit oder Exaktheit eines Indikators beschrieben werden und bezieht sich in erster Linie auf die technische Stabilität des Indikators, und zwar sowohl in Bezug auf die Zeit als auch auf die dokumentierenden Personen und im Vergleich zu anderen Parametern. Man testet die Reliabilität durch Doppelmessungen (Test-Retest), durch den Vergleich mit einem Goldstandard (Paralleltest) oder durch Prüfung der Konsistenz, indem ein Zielereignis mit mehreren Instrumenten gemessen wird und man statistisch (z.B. mittels Cronbachs Alpha) die Konsistenz der Ergebnisse überprüft. Unerwünscht im Sinne einer hohen Reliabilität sind falsch-positive und falsch-negative Ergebnisse, also Messungen, bei denen der Indikator ein auffälliges Ergebnis zeigt, obwohl ein Normalwert vorliegt (falsch-positiv), und ein Normalwert vorliegt, obwohl in Wirklichkeit ein auffälliges Ergebnis angezeigt wird (falsch-negativ). Statistisch erfasst man die Reliabilität als Verhältnis der Summe der falsch-positiven (fp) und falsch-negativen (fn) Befunde zu allen durchgeführten Messungen mit folgender Formel:

$$\text{Reliabilität} = \frac{fn + fp}{rp + fp + rn + fn}$$

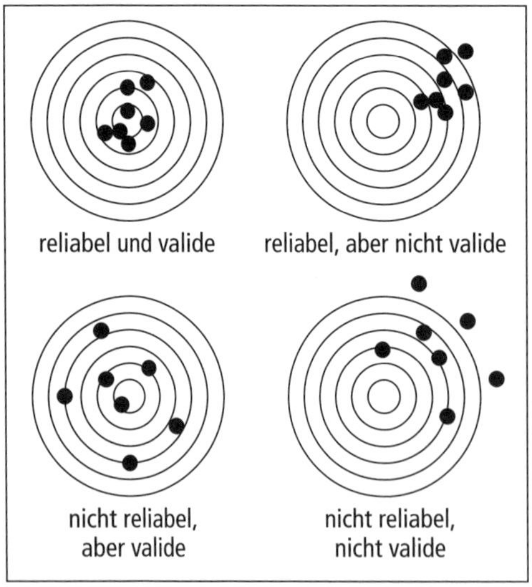

Abb. 15.3-2 Reliabilität und Validität

In dem in der Abbildung 15.3-2 dargestellten Beispiel entspricht die Reliabilität der Streuung der Treffer und ist gering, wenn alle Treffer eng beieinander liegen, zunächst unabhängig davon, ob sie im Zentrum der Schießscheibe oder an deren Peripherie liegen.

Dieser letztere Umstand wird durch die **Validität** beschrieben, die den Grad wiedergibt, in dem der Indikator den im Zentrum des Interesses stehenden Problemaspekt richtig vorhersagt. Um beim Beispiel der katheterassoziierten Phlebitis zu bleiben: Die Reliabilität wäre niedrig, wenn z.B. dadurch, dass die Definition der Phlebitis nicht ausreichend bekannt ist, häufiger eine Phlebitis übersehen wird, obwohl sie vorliegt, und umgekehrt. Die Aussage über die Qualität der stationären Versorgung – falls dies das vorauszusagende Ereignis wäre – würde bei einem Wechsel der dokumentierenden Personen stark schwanken. Die Validität dagegen untersucht, ob eine katheterassoziierte Phlebitis überhaupt mit der Qualität der Versorgung im Zusammenhang steht und ob sich die Qualität der Versorgung mit der Phlebitisrate zutreffend beschreiben lässt.

Um die Validität zu messen (der anspruchvollere der 3 Parameter), kann man sich auf den Augenschein verlassen (sog. **Augenscheinvalidität**). Dies ist vor allem in der Entwicklungsphase der Indikatoren ein häufig angewendetes Vorgehen und kann nur durch frühen und vertieften Einbezug aller betroffenen Personen gewährleistet werden. Es ist aber kein objektives Verfahren, sondern setzt auf den subjektiven Eindruck der Experten von den untersuchten Prozessen. Bestimmte Teilschritte der Prozessanalyse sind geeignet, Indikatoren zu identifizieren, deren Augenscheinvalidität hoch ist (Vollständigkeit der Projektgruppe, Brainstorming, Failure Mode and Effects Analysis [FMEA]; s. Kap. 15.2.2 u. 15.2.3).

Das wichtigste Instrument zur Validierung ist die **Kriteriumsvalidität**. Hier verwendet man einen Goldstandard und berechnet die Übereinstimmung mit diesem externen, manifesten Merkmal. Der potenzielle Indikator muss hierzu über einen gewissen Zeitraum im Abgleich gegen einen Goldstandard beobachtet werden. Gewünscht ist in erster Linie eine hohe Sensitivität (das unerwünschte Ereignis soll möglichst nicht übersehen werden). Man nimmt u.U. in Kauf, dass man das unerwünschte Ereignis eher zu häufig vermutet (bei falsch-positivem Ansprechen des Indikators), d.h. auf die Spezifität legt man nicht den gleichen Wert wie auf die Sensitivität. Hier kommt wieder zur Geltung, dass Indikatoren selbst nicht qualitätsrelevant sein müssen. Wenn der Indikator anspricht, wird man den Prozess genauer unter die Lupe nehmen, um zu sehen, ob unerwünschte Verläufe vorliegen. Die JCAHO formuliert dies als „the degree to which the indicator identifies events that merit further review" (JCAHO 1991).

Hat die Prozessanalyse mehrere als geeignet erscheinende Parameter ergeben, wird die **Auswahl** des besten Kandidaten, des letztlich als solchen identifizierten Indikators, anhand der Sensitivität vorgenommen. Allerdings ist zusätzlich der positive prädiktive Wert des Indikators zu berechnen, d.h. das Verhältnis richtig-positiver zu falsch-positiven Vorhersagen. Dieser Wert ist abhängig von den lokalen Gegebenheiten, insbesondere der Prävalenz des als Indikator definierten Parameters, und kann nicht von Institution zu Institution verglichen werden. Er ist aber praktisch wichtig bei der Abschätzung der Beobachtungsfrequenz und des Beobachtungsaufwandes in der konkreten lokalen Situation.

Beispiel: Finanzielle Unterdeckung bei der Fallpauschale zur laparoskopischen Cholezystektomie

Bei der Prozessanalyse zur laparoskopischen Cholezystektomie (Gallenblasenentfernung durch Bauchspiegelung) stehen 2 zentrale Tatbestände im Vordergrund:

- das Zusammenspiel zwischen Operateur und Konsiliar (Gastroenterologe), vor allem beim präoperativen Ausschluss von Gallengangssteinen
- das Ereignis des postoperativen Ikterus (Gelbsucht nach Operation, die auftritt, wenn trotz der Gallenblasenentfernung ein Stein im Gallengang verbleibt)

Der zweite Tatbestand macht eine endoskopische Entfernung dieses Steins mittels ERCP (endoskopische retrograde Cholangiopankreatographie) notwendig und verursacht eine Verlängerung der Liegezeit. Werden Gallengangssteine durch eine unrichtige Beurteilung der Laborwerte und der bildgebenden Verfahren sowie durch mangelnde Kooperation der operativen und konservativen Fächer präoperativ nicht richtig ausgeschlossen, wird der postoperative Gallengangsverschluss häufig zu beobachten sein. Ein einfach zu messender Parameter (Machbarkeitsprüfung!) ist also die Rate von postoperativ durchgeführten ERCPs pro durchgeführter laparoskopischer Cholezystektomie pro Monat. Die Reliabilität bezieht sich auf die Zählung der ERCPs anhand des OPS-Kataloges im Vergleich zur direkten Auswertung des Eingriffsbuches in der Endoskopieabteilung (Paralleltest-Verfahren) und durch die Auswertung des OPS-Kataloges in verschiedenen Zeiträumen sowie durch unterschiedliche Personen (Test-Rest-Verfahren, hier wahrscheinlich nicht relevant). Die Überprüfung der Validität erfordert einen Goldstandard, der in der fallweisen Kalkulation der Kosten besteht (ein umständliches Verfahren, das man eigentlich durch die Einführung des Indikators zu vermeiden versucht). Es zeigt sich, dass in allen Monatszeiträumen, in denen mehr als 2 Fälle die Fallpauschale überschreiten, die Rate der Post-Cholezystektomie-ERCPs erhöht war. Die Sensitivität ist also 100 %, das unerwünschte Ereignis der finanziellen Unterde ckung kann richtig vorausgesagt werden. Allerdings war die Rate der ERCPs auch in einem Monatszeitraum erhöht, in dem nur eine Unterdeckung vorhanden war (niedrige Spezifität).

Eine dritte Möglichkeit ist die **Konstruktvalidität**, die versucht, bereits gesicherte Hypothesen mit Daten, die durch das zu validierende Instrument gewonnen werden, auch mit dem neuen Indikator zu bestätigen. Sie spielt in der institutionellen Praxis keine so große Rolle wie bei Indikatoren, die die Versorgungsqualität aus Sicht des Gesundheitssystems beschreiben.

In manchen Fällen, insbesondere beim Vergleich von Institutionen, ist die **Risikoadjustierung** von Indikatoren unumgänglich

Tab. 15.3-5 Funktion von Indikatorensystemen. Literatur im Text.

Funktion/Aufgabe	Beispiel	Land
vergleichende Qualitätsmessung	Ext. Qualitätssicherung der BQS[1]	Deutschland
	MHA-QI Project[2]	USA
	JCAHO[3] Inpatient Quality Indicators V. 2.1	USA
qualitätsadjustierte Ressourcenallokation	LORAS[4]	Schweiz
Zertifizierung im Krankenhausbereich	KTQ®[5]	Deutschland
	JCAHO[3]	USA
Zertifizierung von MCO[6]	NCQA[7]	USA
Information von Nachfragern von Versicherungsleistungen (Arbeitgeber)	NCQA (HEDIS[8])	USA
	ORYX-Initiative und Core Measures der JCAHO[5]	USA
gesundheitspolitische Ziele	National Framework des NHS[9]	Großbritannien

1 Bundesgeschäftsstelle Qualitätssicherung, 2 Maryland Hospital Association Quality Indicator Project, 3 Joint Commission for Accreditation of Health Care Organizations, 4 leistungsorientierte Ressourcenallokation im Spitalwesen, 5 Kooperation für Transparenz und Qualität (KTQ®), 6 Managed Care Organizations, 7 National Committee for Quality Assurance, 8 Health Plan Employer Data and Information Set, 9 National Health System

(Salem-Schatz et al. 1994). Im Allgemeinen werden zu diesem Zweck gut zugängliche klinische Daten verwendet (z. B. Alter, Geschlecht, Aufnahmebefund, Stadium). Allerdings wird das Ausmaß, in dem eine Risikoadjustierung eine Reduktion der beobachteten Varianz der Indikatoren bewirkt, meistens überschätzt (Davies et al. 2001).

15.3.6 Systeme

Indikatoren haben die Aufgabe, die Qualität der Versorgung zu beschreiben und unerwünschte Ergebnisse in definierten Bereichen der Gesundheitsversorgung vorherzusagen. Die Verwendung und Nachfrage von Indikatoren hat in den letzten Jahren vor dem Hintergrund der in Deutschland und international stattfindenden Strukturveränderungen im Gesundheitswesen stark zugenommen. Da jeder Indikator eine bestimmte Charakteristik hat und für spezifische Aufgaben entwickelt worden ist, wurde von Beginn an versucht, Indikatoren sinnvoll zu Indicator Sets zusammenzustellen, um einen umfassenderen Eindruck von der Qualität der Versorgung durch Institutionen oder Gesundheitssysteme zu erhalten (O'Leary 1998). Hierbei werden im optimalen Fall nicht nur Indikatoren verschiedener Typen berücksichtigt, sondern auch solche, die unterschiedliche Qualitätsdimensionen, Fächer, Bereiche, Einzelereignisse sowie übergreifende Prozesse und Ergebnisse beschreiben.

Ebenso wie einzelne Indikatoren müssen Indikatorensysteme validiert werden. Eine entscheidende Rolle spielt dabei die Frage, für welche Aufgabe ein Indikatorsystem entworfen worden ist (s. Tab. 15.3-5). Zu unterscheiden sind die klassisch motivierte externe Qualitätssicherung, die Zertifizierung von Krankenhäusern, die Information an Nachfrager von Versicherungsleistungen und die Verfolgung gesundheitspolitischer Globalziele.

Je nach aktueller gesundheitspolitischer Situation und Art des Gesundheitssystems stehen unterschiedliche Aspekte im Vordergrund und spiegeln sich entsprechend in der Zusammenstellung und der Hierarchie der verwendeten Indikatoren wider. In den Gesundheitssystemen, die entweder durch Managed Care oder durch ein geschlossenes staatliches Gesundheitssystem (Großbritannien) gekennzeichnet sind, ist daher z. B. der Zugang zur Versorgung von größter Bedeutung, während dieser Parameter im bundesdeutschen System hinter Fragen der Ergebnisqualität, der Prozessqualität und der Patienten- sowie Zuweiserzufriedenheit zurücktritt.

Es gibt eine große Zahl von Indikatorensystemen, sodass nur eine Übersicht gegeben werden kann. Das bekannteste und am weitesten verbreitete Modell ist das **Indicator Measurement System** (IMSystem) der Joint Commission (JCAHO), das seit 1994 für die Zertifizierung von Krankenhäusern Verwendung findet und Voraussetzung für die Kostenerstattung von Medicare- bzw. Medicaid-versicherten Patienten ist (Loeb u. Nadzam 1997). Es umfasst Indikatoren für die perioperative Versorgung, Geburtshilfe, Traumatologie, Onkologie und die kardiologische Versorgung sowie für Medikation und Infektionskontrolle. Beispiele sind der Myokardinfarkt innerhalb der ersten 2 postoperativen Krankenhaustage, lebend geborene Kinder zwischen 1 000 und 2 500 g Gewicht und einem Apgar-Wert unter 4 nach 5 Minuten, die Zeit zwischen dem Eintreffen in der Notfallaufnahme und dem Eingriff bzw. der entscheidenden Diagnostik, der Anteil der Tumorpatienten mit Stadienangabe durch den verantwortlichen Arzt in der Krankenakte, der Anteil der Patienten mit der Diagnose „Herzinsuffizienz" und angegebener Ätiologie. Zur Medikation wird z. B. der Zeitpunkt der perioperativen Antibiotikagabe erfragt, der mit der Wirksamkeit in unmittelbarem Zusammenhang steht. Auf Infection Control geht das IMSystem gesondert ein. Beispiele von Infection-Control-Indikatoren innerhalb des JCAHO-Systems sind die nosokomiale Wundinfektionsrate, die Rate von Beatmungspneumonien auf Intensivstationen, die Rate von Katheterinfektionen bzw. Patienten mit einer Kathetersepsis, der nosokomialen Infektion mit der höchsten Letalität.

Ergänzt wurde dieses Vorgehen im Jahr 1997 durch die sog. ORYX-Initiative, die den Anbietern von Indikatorensystemen einen Rahmen für deren Entwicklung bietet. Die Krankenhäuser haben hier eine weitgehende Freiheit in der Auswahl der Systeme, verpflichtend sind lediglich die sog. Core-Indikatoren, die sich auf den akuten Myokardinfarkt, die chronische Herzinsuffizienz, die ambulant erworbene Pneumonie, chirurgische Eingriffe und die Geburtshilfe beziehen (s. Tab. 15.3-6).

Neben den Indikatoren, die zur Zertifizierung verwendet werden, bietet die JCAHO noch Indikatoren zur freiwilligen vergleichenden Qualitätsmessung an (JCAHO 2002). Neben Letalitätsraten für Syndrome bzw. Diagnosen und Prozeduren stehen hier Diagnosen und Eingriffe im Vordergrund, bei denen die Zahl der behandelten Patienten im jeweiligen Krankenhaus bzw. in der Region eine große Rolle spielt (JCAHO 2002).

Tab. 15.3-6 Core Measures der JCAHO

Erkrankung	Core-Indikatoren
akuter Myokardinfarkt	• Aspirin bei Einlieferung • ACE-Inhibitoren bei AMI und Linksherzinsuffizienz • Stop-Smoking-Beratung • Betablocker bei Entlassung • Zeit bis zur Thrombolyse • Zeit bis zur PTCA • Mortalität der stationären AMI-Patienten
chronische Herzinsuffizienz	• Marcumar® bei Vorhofflimmern • Information bei Entlassung über Diät, Gewicht und Medikation • Evaluierung der linksventrikulären Funktion • ACE-Inhibitoren bei Entlassung bei eingeschränkter linksventrikulärer Funktion • Raucherentwöhnungsberatung • Influenzaimpfung
ambulant erworbene Pneumonie	• Pneumokokkenimpfung • Raucherentwöhnungsberatung • Bestimmung von SO_2 bzw. pO_2 innerhalb von 24 h nach Aufnahme • Blutkultur vor erster Antibiotikadosis • Zeit von der Aufnahme bis zur ersten Antibiotikagabe • Antibiotikatherapie entsprechend den Leitlinien
chirurgische Eingriffe	• postoperative Wundinfektionen innerhalb 30 Tagen • Timing der perioperativen Antibiotikaprophylaxe
Schwangerschaft	• Patientinnen 24.–34. SSW mit präpartaler Cortisongabe • vaginale Geburt nach Kaiserschnitt • Dammriss 3.–4. Grades • neonatale Sterblichkeit

Neben der JCAHO ist das National Committee for Quality Assurance (NCQA) führend in der Ausarbeitung von Indikatoren-Sets in den USA. Die NCQA evaluiert vor allem Managed-Care-Organisationen (MCOs), die durch Qualitätsmängel und Zugangsbehinderungen die öffentliche Aufmerksamkeit auf sich gezogen hatten (Übersicht bei Geraedts 1999). Die ursprünglichen Nachfrager der NCQA sind jedoch die Arbeitgeber, die mit MCOs Verträge abschließen. Für diese Adressaten wurde das Health Plan Employer Data and Information Set (HEDIS) entwickelt (Schneider 1999). Hier werden ganz konkret Daten zum Outcome der Versorgung gesammelt und zugänglich gemacht, weiterhin Angaben zum Zugang und zur Organisation der MCOs selbst.

Eine ähnliche Ausrichtung verfolgt die Foundation for Accountability (FACCT), die im Jahr 1995 gegründet wurde und sich sowohl an MCOs als auch an Arbeitgeber, vor allem aber auch an Patienten und Consumer wendet. Zu einer Reihe von Krankheiten (z.B. Diabetes mellitus) wurden Indikatoren entwickelt, die relativ versorgungsnah die Qualität der Versorgung abbilden (Bethell u. Lansky 1997). Während HEDIS auf lange Sicht die Durchführung von vergleichenden Untersuchungen, die klassischen epidemiologischen Standards entsprechen, und Zertifizierungen nicht ausschließt, beabsichtigt die FACCT keine Vergleiche und Zertifizierungen, sondern möchte die Öffentlichkeit informieren und hierdurch zu einer Anhebung des Standards beitragen.

Ein weiteres Indikatorenmodell, das durch seine lange Tradition und sehr konkrete, gut umsetzbare Parameter sowie dadurch, dass aus der Entwicklung mehr wissenschaftlich verwertbare Erkenntnisse veröffentlicht und in die Diskussion eingeführt wurden, gekennzeichnet ist, stellt das System der Maryland Hospital Association dar (Kazandjian 1995). Es wird nicht nur in den USA, sondern auch in Kanada und Großbritannien angewandt (Thomson et al. 1997). Eine wichtige Eigenheit besteht hier darin, dass man sich zunächst auf Krankenhäuser konzentrierte, um von dort aus auch den ambulanten Sektor und insbesondere das Zusammenspiel des stationären und ambulanten Sektors in die Betrachtung mit einzubeziehen.

Das bedeutendste europäische Projekt ist in der Schweiz in Zürich unter dem Namen „Leistungsorientierte Ressourcenallokation im Spitalwesen" (LORAS) entwickelt worden. Das Projekt läuft seit 1996 und ist ausführlich publiziert worden (Anonymous 1999). Auch hier wurden verschiedene Indikatortypen zusammengeführt, die von ablauforganisatorischen über ergebnisorientierte Indikatoren bis hin zur Patientenzufriedenheit reichen. Einschränkend muss hinzugefügt werden, dass die Indikatoren, die in diesem Projekt angewandt wurden, nicht im eigentlichen Sinne validiert, sondern nur auf ihre Praktikabilität überprüft wurden. Trotzdem stellt dieses Projekt einen außerordentlichen Fortschritt dar, gerade da die Machbarkeit im europäischen Kontext bislang nicht in einem solchen Umfang dargestellt worden war.

In Deutschland basiert die externe Qualitätssicherung nach § 137 SGB V (s. Kap. 15.1.4) auf Indikatoren, wenngleich auch hier die Validierung zum Teil noch nicht abgeschlossen ist. Beide Ansätze – LORAS und das deutsche Konzept – reflektieren die Notwendigkeit, in Zeiten eines tief greifenden gesundheitspolitischen Strukturwandels die Qualität der Versorgung nicht zu gefährden. Auch das in Großbritannien entwickelte National Framework for Assessing Performance in Health Care stellt eine Initiative dar, die in einem konkreten gesundheitspolitischen Kontext gesehen werden muss (s. Tab. 15.3-7) (Department of Health 1998).

Je wichtiger die Bedeutung von Indikatoren und Indikatorensets wird, umso entscheidender wird die Frage der Validierung sowohl im lokalen als auch im nationalen Kontext. Die kritiklose Übernahme von im Ausland erfolgreich angewandten Indikatorenkonzepten ist grundsätzlich problematisch. Andererseits ist es natürlich sinnvoll, die Erfahrungen des Auslandes mit einzubeziehen, da hier bereits eine beträchtliche Entwicklungsarbeit geleistet wurde und Erfahrungen in der praktischen Umsetzung vorliegen. Diese können sich auf die Praktikabilität genauso beziehen wie auf die Validierung im engeren Sinne. Man kann aus diesen Erfahrungen in jedem Fall ableiten, dass die Arbeit mit Indikatoren recht gut praktikabel ist und im positiven Fall die Steuerungsfähigkeit eines Leistungsanbieters (z.B. Krankenhauses) ebenso positiv beeinflussen kann, wie es möglich ist, Qualitätsdefizite auf der Systemebene zu bearbeiten. Indikatorenbasierte Systeme in Deutschland wie z.B. KTQ® gründen sich daher auf eine lange internationale Erfahrung und dürften auch in Zukunft eine wichtige Rolle spielen.

Tab. 15.3-7 Das National Framework for Assessing Performance aus Großbritannien – Übersicht (Anonymous 1998)

Areas		Aspects of performance
I	health improvement	the overall health of populations, reflecting social and environmental factors and individual behaviour as well as care provided by the NHS and other agencies
II	fair access	the fairness of the provision of services in relation to need on various dimensions: • geographical • socio-economic • demographic (age, ethnicity, sex) • care groups (eg. people with learning difficulties)
III	effective delivery of appropriate healthcare	the extent to which services are: • clinically effective (interventions or care packages are evidence-based) • appropriate to need • timely • in line with agreed standards • provided according to best practice service organisation • delivered by appropriately trained and educated staff
IV	efficiency	the extent to which the NHS provides efficient services, including: • cost per unit of care/outcome • productivity of capital estate • labour productivity
V	patient/carer experience	the patient/carer perceptions on the delivery of services including: • responsiveness to individual needs and preferences • the skill, care and continuity of service provision • patient involvement, good information and choice • waiting times and accessibility • the physical enviroment; the organisation and courtesy of administrative arrangements
VI	health outcomes of NHS care	NHS success in using ist resources to: • reduce levels of risk factors • reduce levels of disease, impairment and complications of treatment • improve quality of life for patients and carers • reduce premature deaths

Ausblick

Für die Einführung von Indikatorensystemen sind die Mitarbeit und die Zusammenarbeit aller Berufsgruppen unabdingbare Voraussetzungen. Es kann nur wiederholt werden, dass nicht Indikatoren die Qualität messen, sondern Mitarbeiter, deren Aufmerksamkeit, Einsatz und Idealismus gebraucht werden, um verwertbare Ergebnisse zu erhalten. Die Individualität des Patienten-Arzt-Verhältnisses ist zu achten. Spitzenleistungen im diagnostischen und therapeutischen Bereich werden jedoch nur dann möglich sein, wenn eine mit hoher Validität verbundene, extern vermittelbare, explizite Qualitätsbeschreibung vorgenommen wird.
Nicht zuletzt im Zusammenhang mit der wachsenden Bedeutung der Diskussion um Patientensicherheit und Risikomanagement werden die Einzelereignisse (Sentinel Events) in Zukunft eine wichtige Rolle spielen, auf die in diesem Kapitel nur kurz im Zusammenhang mit der Systematik eingegangen werden konnte (zur Information s. Sentinel Event Alert der JCAHO, www.jcaho.org).
Je mehr das Prinzip des „Health Care Consumerism" Verbreitung findet (Kizer 2001), desto mehr wird die Validität von Indikatoren eine Rolle spielen. In diesem Zusammenhang ist auf die Diskussion um die „Evidenzbasierung" von Indikatoren zu verweisen, worunter zu verstehen ist, den Grad der Absicherung (die Validität) nach den Kriterien der Evidence-based Medicine zu beschreiben.
Die Veröffentlichung von Ergebnissen aus der Verwendung von Indikatorensystemen wird derzeit im Rahmen der gesundheitspolitischen Diskussion gefordert und diskutiert (KTQ®, strukturierter Qualitätsbericht). Diese Problematik (Public Disclosure) geht auf die Hypothese zurück, dass Patienten und andere Kunden sich entsprechend der (veröffentlichten) Qualität als Nachfrager rational verhalten, und wird z.B. in Großbritannien und in den USA bereits seit Jahren untersucht. Die Ergebnisse müssen als widersprüchlich angesehen werden. Grundsätzlich kann zwar festgehalten werden, dass die Veröffentlichung solcher Daten eher einen Vertrauensgewinn für die betreffenden Krankenhäuser zur Folge habt, natürlich erst recht in dem Fall, dass nicht optimale Ergebnisse Anlass zu entsprechenden Verbesserungsmaßnahmen geben. Allerdings gibt es Zweifel, ob die Informationen so aufbereitet werden, dass Patienten sie verstehen und ihr Verhalten danach ausrichten können, und ob die Leistungsanbieter nicht eine Risikoselektion vornehmen, um „gute Zahlen" vorweisen zu können.

Literatur

Agency for Healthcare Research and Quality: Guide to patient safety indicators. March 2003 Version 3.0a. http://www.qualityindicators.ahrq.gov (1. Mai 2006).

Anonymous. Outcome 98. Hrsg. Gesundheitsdirektion des Kantons Zürich. Zürich 1999.

Bethell C, Lansky D. Foundation for accountability. Framework for accountability. In: Seltzer J, Nash DB (eds). Models for Quality in Managed Care: Analysis and Impact. New York: Faulkner & Gray's Healthcare Information Center 1997; 55–78.

Blumenstock G. Qualitätsmanagement im Krankenhaus. Qualitätsindikatoren der stationären Versorgung auf der Basis administrativer Daten. Public Health Bd. 6. St. Augustin: Asgard 1996.

Brook RH, McGlynn EA, Cleary PD. Quality of health care. Part 2: Measuring quality of care. N Engl J Med 1996; 335: 966–9.

Chassin MR, Galvin RW, and the National Roundtable on Health Care Quality. The urgent need to improve health care quality. JAMA 1998; 280: 1000–5.

Davies SM (ed). AHRQ Quality Indicators. Guide to Inpatient Quality Indicators: Quality of Care in Hospitals. Volume, Mortality, and Utilization. Revision 4. AHRQ Publication No. 02-RO204. Rockville, MD: Agency for Healthcare Research and Quality 2004.

Davies SM, Geppert J, McClellan M, McDonald, KM, Romano PS, Shojania KG. Refinement of the HCUP quality indicators. Technical review number 4 (prepared by UCSF-Stanford Evidence-Based Practice Center under contract No. 290-97-0013). AHRQ Publication No. 01-0035. Rockville, MD: Agency for Healthcare Research and Quality 2001.

Department of Health, NHS Executive. The New NHS Modern and Dependable: A National Framework for Assessing Performance. Consultation Document. 1998. http://www.dh.gov.uk/en/Publicationsandstatistics/Publications/PublicationsPolicyAndGuidance/DH_4002713?IdcService=GET_FILE&dID=8753&Rendition=Web (15. November 2009).

Donabedian A. Criteria and standards for quality assessment and monitoring. Qual Rev Bull 1986; 12: 99–108.

Eichhorn S. Integratives Qualitätsmanagement im Krankenhaus. Konzeption und Methoden eines qualitäts- und kostenintegrierten Krankenhausmanagements. Stuttgart: Kohlhammer 1997.

Geraedts M. Qualitätsbewertung in amerikanischen Managed-Care-Organisationen. Gesundh ökon Qual manag 1999; 4: 4–13.

Gonnella JS, Hojat M, Erdmann JB, Veloski JJ. Assessment Measures in Medical School, Residency, and Practice. Berlin, Heidelberg, New York: Springer 1993.

Joint Commission on Accreditation of Healthcare Organizations (JCAHO). Primer on indicator development and application. Oakbrook Terrace, IL: JCAHO 1991.

Joint Commission on Accreditation of Healthcare Organizations (JCAHO). Inpatient Quality Indicators Version 2.1. http://www.ahrq.gov/data/hcup/inpatqi.htm (22. August 2002).

Kazandjian VA. Indicators of performance or the search for the best pointer dog. In: Kazandjian VA (ed). The Epidemiology of Quality. Gaithersburg, Maryland: Aspen Publications 1995; 25–37.

Kazandjian VA, Wood P, Lawthers J. Balancing science and practice in indicator development: The Maryland Hospital Association Quality Indicator (QI) Project. Int J Qual Health Care 1995; 7: 39–46.

Kizer KW. Establishing health care performance standards in an era of consumerism. JAMA 2001; 286: 1213–7.

Lawthers AG, Palmer H. Conquest. In search of a few good performance measures. In: Seltzer J, Nash DB (eds). Models for Quality in Managed Care: Analysis and Impact. New York: Faulkner & Gray's Healthcare Information Center 1997; 121–50.

Loeb JM, Nadzam DM. Joint Commission on Accreditation of Healthcare Organizations. Performance measurement and accreditation. In: Seltzer J, Nash DB (eds). Models for Quality in Managed Care: Analysis and Impact. New York: Faulkner & Gray's Healthcare Information Center 1997; 79–99.

Nadzam DM. Development of medication-use indicators by the Joint Commission on Accreditation of Healthcare Organizations. Am J Health Promot 1991; 48: 1925–8.

O'Leary DS. Reordering performance measurement priorities. Health Affairs (Millwood) 1998; 17: 38–9.

Reiter A, Fischer B, Kötting J, Geraedts M, Jäckel WH, Barlag H, Döbler K. QUALIFY: ein Instrument zur Bewertung von Qualitätsindikatoren. Düsseldorf: BQS 2007.

Rüden H, Gastmeier P, Daschner F, Schumacher M. Nosokomiale Infektionen in Deutschland. Epidemiologie in den alten und neuen Bundesländern. Dtsch Med Wochenschr 1996; 121: 1281–7.

Salem-Schatz S, Moore G, Rucker M, Pearson SD. The case for case-mix adjustment in practice profiling. When good apples look bad. JAMA 1994; 272: 871–4.

Schneider EC, Riehl V, Courte-Wienecke S, Eddy DM, Sennett C. Enhancing Performance Measurement. NCQA's road map for a health information framework. JAMA 1999; 282: 1184–90.

Schwartz FW, Wille E, Fischer CG, Kuhlmey A, Lauterbach KW, Rosenbrock W, Scriba PC; Sachverständigenrat für die Konzertierte Aktion im Gesundheitswesen. Bedarfsgerechtigkeit und Wirtschaftlichkeit. Gutachten 2000/2001. Bd. I: Zielbildung, Prävention, Nutzerorientierung und Partizipation, Bd. II: Qualitätsentwicklung in Medizin und Pflege, Bd. III: Über-, Unter- und Fehlversorgung. www.svr-gesundheit.de (15. November 2009).

Sens B, Fischer B, Bastek A, Eckardt J, Kaczmarek D, Paschen U, Pietsch B, Rath S, Ruprecht T, Thomeczek C, Veit C, Wenzlaff P. Begriffe und Konzepte des Qualitätsmanagements. 3. Aufl. GMS Med Inform Biom Epidemiol 2007; 3: Doc05.

Sheldon T. Promoting health care quality: what role performance indicators? Qual Health Care 1998; 7 (Suppl): S45–50.

Thomson RG, McElroy H, Kazandjian VA. Maryland Hospital Quality Indicator Project in the United Kingdom: an approach for promoting continuous quality improvement. Qual Health Care 1997; 6: 49–55.

Wenzel RP (ed). Assessing Quality Health Care. Perspectives for Clinicians. Baltimore: Williams & Wilkins 1992.

Werner RM, McNutt R. A new strategy to improve quality. Rewarding actions rather than measures. JAMA 2009; 301: 1375–7.

White KL. Introduction. In: Wenzel RP (ed). Assessing Quality Health Care. Perspectives for clinicians. Baltimore: Williams & Wilkins 1992; xvii–xxii.

Wille E, Scriba PC, Fischer GC, Glaeske G, Kuhlmey A, Rosenbrock R, Schrappe M. Kooperation und Verantwortung. Voraussetzungen für eine zielorientierte Gesundheitspolitik. Gutachten 2007 des Sachverständigenrates für die Begutachtung der Entwicklung im Gesundheitswesen. Bd. I u. II. Baden-Baden: Nomos 2008.

15.4 Qualitätswettbewerb

Matthias Schrappe

15.4.1 Konzept

In den letzten Jahren sind in den USA und auch in Deutschland auf Systemebene indirekte Anreizsysteme zur Steigerung der Qualität entwickelt worden. In den USA handelt es sich um folgende Konzepte (Rosenthal 2008):

- Non-Payment für vermeidbare Komplikationen (seit 01.10.2008 im Medicare-Bereich)
- Pauschalen im Bereich der Managed-Care-Versorgung
- transsektorale Pauschalen mit mittelfristiger Gewährleistung
- Rückerstattung von Einsparungen im Bereich Medicare

In Deutschland sind erstmalig im Jahr 2007 de-anonymisierte Angaben zur Ergebnis- und Prozessqualität im Qualitätsbericht nach § 137 SGB V verpflichtend geworden, die auch im Internet veröffentlicht werden. Diese lösen die anonymisierten Angaben der BQS-Dokumentation der externen Qualitätssicherung ab, die dem meldenden Krankenhaus lediglich die eigenen Daten im Vergleich zu den anonymisierten Daten der anderen Häuser mitteilen. Qualitätsbezogene Vergütungselemente sind in einigen Verträgen zur integrierten bzw. zur hausarztzentrierten Versorgung enthalten und werden z. B. in der Kassenärztlichen Bundesvereinigung diskutiert.

Die zugrunde liegenden konzeptionellen Überlegungen gehen auf den Begriff des „Health Care Consumerism“ zurück, der die Kundeneigenschaften der Patienten in den Mittelpunkt stellt (Angell u. Kassirer 1996). Dabei wird vorausgesetzt, dass der informierte Patient über eine weitgehende Konsumentensouveränität verfügt, die ihm die Wahlentscheidung über den Kauf bzw. die Inanspruchnahme einer Gesundheitsleistung ermöglicht. Dieses Konzept hat viele Argumente für sich, es gibt jedoch auch Gegenargumente:

Pro-Argumente zum Consumerism

- In der Vergangenheit sind die Entscheidungsmöglichkeiten des Patienten zu wenig berücksichtigt worden (Paternalismus).
- Insbesondere bei elektiven Eingriffen sind nach entsprechender Beratung und Information für den Patienten Entscheidungsoptionen real vorhanden.
- Die Berücksichtigung der Entscheidungsoptionen korrespondiert mit der gesellschaftlich begründeten Tendenz zur Stärkung der informationellen Selbstbestimmungsrechte.
- Die stärkere Berücksichtigung der Entscheidungsoptionen entspricht modernen Konzepten der Patientenautonomie (Shared Decision Making).
- Aus juristischer Sicht wird dem eigenständigen Entscheidungsprozess auf der Basis von Therapiealternativen eine immer größere Bedeutung für eine wirksame Aufklärung zugewiesen.

Contra-Argumente zum Consumerism

- Eine informierte Entscheidung ist für den Patienten nicht möglich, auch wenn die Informationen physisch zugänglich sind (Informationsasymmetrie).
- Nicht alle Patienten sind an einer aktiven Rolle im Entscheidungsprozess interessiert (passiver Patiententyp).
- Aus medizinischer Sicht ist eine informierte Entscheidung in zahlreichen Situationen nicht möglich (z.B. bei Notfalleingriffen oder Bewusstlosigkeit).
- Selbst bei einem Informationsbedürfnis, dem Erhalt der Information und hinreichendem Verständnis verhält sich der Patient nicht nach dem Muster der individuellen Nutzenmaximierung, sondern verfolgt (zusätzlich) andere, konkurrierende Ziele.

In der Folge spricht man von partiellen Kundeneigenschaften der Patienten, wobei die Entwicklung der letzten Jahre mit einer zunehmenden Betonung der Entscheidungskompetenz der Patienten einschließlich neuer Kommunikationsmodelle in der Beziehung zwischen Arzt bzw. Pflege und Patient als relevante und notwendige Entwicklung angesehen werden muss.
Der Sachverständigenrat hat in seinem Gutachten 2007 (Wille et al. 2008, Nr. 685 ff.) das Konzept des „Qualitätswettbewerbs" ausführlich dargestellt und diskutiert. Die Aktualität des Konzeptes liegt ebenso wie in den USA in den Anreizwirkungen der derzeitigen Finanzierung, die praktisch ausschließlich auf die Erhöhung der Leistungsmengen gerichtet sind. Sowohl die Vergütung nach tagesgleichen Pflegesätzen als auch die Einzelleistungsvergütung, insbesondere aber pauschalierte Vergütungssysteme (z.B. DRG) und Bestimmungen wie die Mindestmengenregelung haben einen starken Mengenanreiz, für eine bessere Qualität bestehen nur indirekte Anreize z.B. über die vergleichende Qualitätssicherung.

Das Konzept des Qualitätswettbewerbs umfasst folgende **Grundannahmen**:

- Patienten informieren sich, verstehen die Information, erachten sie als entscheidungsrelevant und verhalten sich entsprechend, indem sie die Anbieter mit höherer Qualität bevorzugen (Nutzenmaximierung).
- Anbieter höherer Qualität werden von den Zuweisern und in Kooperationen bevorzugt.
- Leistungsanbieter mit höherer Qualität werden besser bezahlt und weisen einen Effizienzvorsprung auf.
- Die Veröffentlichung von Qualitätsdaten führt bei den Leistungsanbietern zur Befürchtung eines Reputationsverlustes mit der Folge, dass sie in qualitätssteigernde Maßnahmen investieren.
- Ärzte und die Angehörigen der anderen Gesundheitsberufe werden in ihrer professionellen Motivation durch die Anreize gestärkt und (z.B. wegen widersprüchlicher Anreizwirkungen durch finanzielle Anreize) die Motivation wird dadurch nicht geschwächt.
- Insgesamt nimmt die Verantwortlichkeit der Beteiligten im Gesundheitswesen zu und es kommt auf Systemebene zu einer nachweisbaren Qualitätsverbesserung.

Im Einzelnen lassen sich 2 Anreizsysteme unterscheiden:

- Public Disclosure (nicht anonymisierte Veröffentlichung von Qualitätsdaten)
- Pay for Performance (qualitätsbezogene Vergütung)

15.4.2 Public Disclosure

Public Disclosure wird als nicht anonymisierte Veröffentlichung von Qualitätsdaten definiert, d.h. der Bericht wird nicht ausschließlich staatlichen oder im staatlichen Auftrag handelnden Stellen, sondern auch anderen Leistungsanbietern und der Öffentlichkeit zugänglich gemacht. Die Veröffentlichung erfolgt in der Regel de-anonymisiert (non-confidential), entweder hinsichtlich der Nennung der Krankenhäuser bzw. Institutionen oder aber sogar hinsichtlich der Nennung der einzelnen Ärzte. In einigen Staaten der USA sind auch spezifische Angaben zu einzelnen Zwischenfällen enthalten. Es ergibt sich folgende Systematik:

- interne Rückkopplung an Institutionen (Private Disclosure)
- Veröffentlichung (Public Disclosure)
  - anonymisiert bzw. de-anonymisiert
    - auf der Ebene der Krankenhäuser
    - auf der Ebene der behandelnden Ärzte
  - ohne bzw. mit Nennung von Details von Zwischenfällen

Weitere häufig verwendete englischsprachige Begriffe sind Public Report, Performance Report, Public Profiling, Quality Assessment Report, League Tables.

Eine Analyse der internationalen Literatur zur Veröffentlichung von Qualitätsdaten erbringt nach der Analyse des Sachverständigenrates erst dann ein schlüssiges Ergebnis, wenn die vorliegenden Studien nach

- der Art der untersuchten Endpunkte (z.B. Mortalität),
- den jeweiligen Adressaten (z.B. Patienten, Krankenhaus, Marktgeschehen) und
- dem verwendeten Studiendesign (z.B. historische Kontrolle)

systematisiert werden (s. Wille et al. 2008, Nr. 685 ff.). Dabei lassen sich folgende Ergebnisse festhalten:

- Krankenhäuser reagieren am stärksten, und zwar hinsichtlich Outcome-relevanter Endpunkte und hinsichtlich der Einleitung von internen Qualitätsmaßnahmen, weil sie einen Reputationsverlust befürchten – so negativ die Befragungen zur Einstellung von Krankenhausleitungen auch ausfallen.
- Patienten sind zwar im Prinzip sehr an Qualitätsinformationen interessiert, rufen diese aber nicht ab und nutzen sie nicht, wenn die Informationen nur auf konventionellem Weg disseminiert und aufbereitet sind. Wenn die Informationen jedoch gut aufbereitet sind und sie diese tatsächlich zur Kenntnis nehmen, können sie sie verstehen und im Sinne einer Entscheidungsunterstützung nutzen.
- Zuweisende bzw. überweisende Ärzte machen von veröffentlichten Qualitätsdaten wenig Gebrauch und sind skeptisch.
- Kostenträger sind interessiert, handeln aber letztendlich nicht nach den Informationen.
- Das Gesundheitssystem als Ganzes profitiert zumindest dadurch, dass die Varianz der Qualitätsindikatoren dargestellt und der öffentlichen Diskussion zugänglich gemacht wird, obgleich der Nachweis einer nachhaltigen Verbesserung auf Systemebene oder eine breite Verschiebung der Marktanteile bislang nicht oder nur in einzelnen Studien zu führen war.

Bezüglich der Endpunkte ist deutlich zwischen Studien zur Ergebnis- und Prozessqualität auf der einen Seite und Befragungen zu Einstellungen und Haltungen auf der anderen Seite zu unterscheiden. Die Befragungen ergeben sowohl bei Krankenhausleitungen als auch bei Krankenhausärzten und niedergelassenen Ärzten ein eher negatives Bild. Patienten ziehen umso mehr Nutzen aus den Informationen, je besser diese aufbereitet sind. Harte Endpunkte zur Ergebnisqualität (Mortalität) und zur Prozessqualität (z.B. Investition in Qualitätsmanagement) zeigen dagegen in einer größeren Zahl von Studien einen Effekt zugunsten der Veröffentlichung von Qualitätsdaten. Qualitativ gibt es jedoch

Hinweise, dass methodisch bessere Studien auch einen stärkeren Effekt zeigen:
- Studien, die eine bessere Aufbereitung der Information für die Patienten zur Grundlage haben, können auch eine bessere Nutzung dieser Information zur Entscheidungsfindung aufzeigen.
- Methodisch höherwertige Studien mit einem quasi-experimentellen Design zeigen im Krankenhausbereich eine stärkere Verbesserung der Outcome-Parameter und der Prozessqualität.

Wenn Qualitätsdaten eine wichtige Rolle für die Positionierung einer Einrichtung im Gesundheitswesen spielen, wie es bei Public Disclosure oder Pay for Performance der Fall ist, sind jedoch Verfälschungen der Daten zu befürchten (Scott u. Ward 2006):
- **Gaming:** Datenmanipulation
- **Early Discharge:** Reduktion von Letalität und Komplikationen durch frühe Entlassung
- **Avoidance:** Risikoselektion
- **Outsourcing:** Verlegung von Hochrisikopatienten
- **Defensive Medicine:** Unterlassung riskanter, aber indizierter Behandlungsmethoden
- **Withdrawal:** Reduktion der Behandlung
- **Tunnel Vision:** Konzentration auf die für die Berichterstattung relevanten Bereiche unter Zurückstellung anderer qualitätsrelevanter Bereiche

Es müssen daher Methoden zur Vermeidung oder Neutralisierung solcher Effekte entwickelt werden („Qualitätssicherung der Qualitätssicherung"), insbesondere
- die Entwicklung einer adäquaten Risikoadjustierung,
- eine streng transsektorale Perspektive sowie
- Stichproben- und Auditverfahren.

Seit dem Jahr 2001 verfügt das deutsche Gesundheitssystem mit der Bundesgeschäftsstelle Qualitätssicherung (BGS) über ein Private-Disclosure-System. Zur Steigerung der Reliabilität werden bei Auffälligkeiten Stichprobenprüfungen durchgeführt, bei auffälligen Befunden wird ein Auditverfahren aktiviert. Der Gemeinsame Bundesausschuss hat eine Liste von 26 Indikatoren veröffentlicht, die von den Krankenhäusern ab dem Qualitätsbericht 2007 verpflichtend veröffentlicht werden müssen (Public Disclosure). Die „unabhängige Institution" nach § 137a SGB V soll diese Entwicklung weiter verfolgen.

15.4.3 Pay for Performance (P4P)

Die qualitätsbezogene Vergütung (Pay for Performance, P4P) gehört zu den Konzepten, die mittels externer Anreize eine Qualitätsverbesserung der Gesundheitsversorgung zu erreichen versuchen. Im Gegensatz zur Veröffentlichung von Qualitätsdaten (Public Disclosure) handelt es sich um unmittelbar finanzielle und nicht um immaterielle Anreize, beide Formen können sich aber gegenseitig unterstützen und werden auch häufig gemeinsam eingesetzt. Die Entwicklung von P4P-Programmen wurde in den letzten Jahren vor allem in den USA und in Großbritannien vorangetrieben, die Diskussion hat jetzt aber auch Deutschland erreicht.

Qualitätsbezogene Vergütung ist definiert als ein Vergütungssystem, das die Qualität der Leistungserbringer in den Mittelpunkt stellt (Wille et al. 2008, Nr. 732). Einige international gebräuchliche Definitionen greifen weiter und beziehen die Effizienz mit ein. Englischsprachige Begriffe, die den Inhalt der qualitätsbezogenen Vergütung beschreiben, sind Value-based Performance, Performance-based Contracting, Quality-based Purchasing, Payment for Quality und

Value-based Purchasing. P4P-Programme zielen darauf ab, die Anreizbildung der Vergütungssysteme statt auf die Leistungsmengen auf die Qualität der Leistungen auszurichten (Lindenauer et al. 2007).
Bei der Etablierung von Programmen zur qualitätsbezogenen Vergütung sind die nachfolgend beschriebenen grundsätzlichen Fragen zu klären (vgl. Rosenthal u. Dudley 2007).

■ **Adressaten:** In erster Linie ist zu klären, ob einzelne Ärzte oder größere Organisationen (Krankenhäuser, Ärztenetze) angesprochen werden sollen, da unterschiedliche Wirkungsaspekte zu beachten sind. Werden einzelne Ärzte angesprochen, stehen individuelle Faktoren im Mittelpunkt, wobei noch zwischen Hausärzten, Fachärzten und Ärzten in Krankenhäusern unterschieden werden muss. Werden dagegen Organisationen angesprochen, stehen Management- und Systemfaktoren im Vordergrund, die aufgrund der finanziellen Anreize Gegenstand der Veränderung sind. Weiterhin ist die Frage zu klären, ob die Beteiligung freiwillig oder verpflichtend ist.

■ **Höhe der zusätzlichen Vergütung:** Ein klarer Zusammenhang zwischen Vergütungshöhe und Effekt ist in der Literatur nicht erkennbar. Die Vergütung sollte in der gleichen Größenordnung liegen wie die inkrementellen Kosten der Qualitätsverbesserungsmaßnahme einschließlich der Opportunitätskosten (z.B. Verdienstausfall durch die nicht mögliche Behandlung anderer Patienten in diesem Zeitraum). Die Höhe der zusätzlichen Vergütung muss weiterhin die Höhe der notwendigen Investitionen (z.B. EDV-Einrichtung) berücksichtigen. Zu klären ist, ob die umverteilten Gelder durch Einsparungen über Abzüge oder als zusätzliche Mittel beschafft werden.

■ **Auswahl der Indikatoren:** In vielen frühen Programmen werden klinische Prozess- und Strukturvariablen verwendet. In einem Systematischen Review verwendeten 13 von 17 Studien Prozessindikatoren (Petersen et al. 2006). Prozessindikatoren haben den Vorteil, dass sie wegen ihrer hohen Reliabilität und wegen der geringeren Anfälligkeit für ein Gaming (s. S. 352) gut zu verwenden sind. Allerdings führen sie zu einer Konzentration der Aktivitäten auf diese Parameter, wodurch andere Bereiche vernachlässigt werden (mangelnde Validität). Ergebnisindikatoren sind diesbezüglich weniger anfällig, verlangen aber einen hohen Aufwand bzgl. der Risikoadjustierung und stehen auch hinsichtlich der Reliabilität unter Druck (Dokumentationsqualität). Im Endergebnis werden in modernen Programmen immer Prozess- und Ergebnisindikatoren kombiniert, Strukturqualitätsindikatoren treten in den Hintergrund. Weiterhin ist eine Kombination von administrativen und klinischen Daten sinnvoll. Durch die Auswahl der Indikatoren dürfen keine „blinden Flecken" entstehen, in denen kein Verbesserungsanreiz gegeben ist. Wichtig ist es, den Dokumentationsaufwand zu berücksichtigen und möglichst die Indikatoren so zu wählen, dass sie in der gegebenen IT-Umgebung ohne zusätzlichen Aufwand zu erheben sind.

■ **Spezifizierung der Indikatoren:** Die Indikatoren müssen hinsichtlich Zähler und Nenner genau beschrieben und definiert sein. Insbesondere ist die Frage zu klären, wie mit Outlier-Patienten verfahren wird. Im Programm „Quality and Outcomes Framework" in Großbritannien wird Ärzten die Möglichkeit eingeräumt, Patienten mit besonderem Verlauf oder auch besonderem sozioökonomischem Hintergrund vom Programm auszunehmen (Exception Reporting) (Doran et al. 2006).

■ **Monetäre Bewertung:** Die verwendeten Indikatoren müssen monetär bewertet werden, was an die Spezifizierung besonders hohe Anforderungen stellt.

■ **Populations- und systembezogene Qualitätsziele:** Jede Intervention auf der Ebene der Leistungserbringer hat Auswirkungen auf die Versorgung der Gesamtbevölkerung und die Koordination der Versorgung auf Systemebene. Zu nennen sind im Einzelnen präventive Maßnahmen, übergeordnete Ziele wie Vermeidung von Ungleichheit und Benachteiligung, die Verbesserung der Infrastruktur und der Grad der Integration der Versorgung über die Sektorgrenzen und Organisationen hinweg. Bei der Auswahl der Indikatoren sollten Anreize mit berücksichtigt werden, die diese Ziele umzusetzen helfen.

■ **Andere Zielparameter:** Je nach Verständnis und Definition von qualitätsbezogener Vergütung können auch finanzielle Ziele mit einfließen. Dies muss klar herausgestellt und durch entsprechende Effizienzkennzahlen operationalisiert werden.

■ **Spezifizierung der Anreize:** Grundsätzlich existieren 3 Möglichkeiten, qualitätsbezogene Vergütungsanreize umzusetzen. Zum einen können die Anbieter in den Top-Positionen eines Rankings oder oberhalb eines Grenzwertes belohnt werden („absolut Top"), zum anderen kann man den oberen 10 oder 20 % Vergütungsanreize bieten („relativ Top"), und außerdem kann man die relative Verbesserung in Bezug auf den individuellen Ausgangswert belohnen („relativ Delta"). Die 3 Vorgehensweisen haben alle Vor- und Nachteile. Die beiden „Top"-Optionen laufen Gefahr, immer die gleichen Anbieter zu belohnen, die dadurch immer besser werden und den niedriger gelisteten Anbietern keine Möglichkeit lassen, in die Top-Positionen aufzurücken. Außerdem gibt es die Gefahr einer sozialen Desintegration. Andererseits ist dieses Verfahren leistungsbezogen, weil die zusätzliche Vergütung immer wirklich den Besten zukommt. Die „relativ Delta" Option stärkt die Verbesserungswirkung, weil jeder, der sich verbessert, gestärkt und motiviert wird, unabhängig davon, wie die Ausgangssituation aussieht, allerdings werden u. U. niedriger gelistete Anbieter besser vergütet als solche in Top-Positionen. Eine hiermit im Zusammenhang stehende Frage betrifft die Art der zusätzlichen Vergütung, es sind absoluter Bonus, absolute Einbehaltung, relative Zahlung (in % der Basisvergütung), relative Abschläge, Sonderzahlungen (Grants) und Zuweisung von Versicherten (Auto-Assignment) möglich.

■ **Kombination mit Public Disclosure:** Die Veröffentlichung von Qualitätsdaten stellt einen nicht monetären Anreiz dar. Gerade bei den oben dargestellten „Top"-Optionen der Bonusbildung ist die Veröffentlichung der Ranking-Liste eine sinnvolle Ergänzung zur finanziellen Anreizbildung. Aber auch bei der Option, die relative Verbesserung zu belohnen, ist die Veröffentlichung der Ranking-Liste sinnvoll, weil dadurch den Top-Anbietern trotz nur noch geringer Verbesserungsmöglichkeit die entsprechende Sichtbarkeit geboten wird. Daher wird allgemein die Kombination von Qualitätsdatenveröffentlichung und qualitätsbezogener Vergütung empfohlen.

Der Sachverständigenrat hat in seinem Gutachten 2007 einen Systematischen Review zu der Frage veröffentlicht, ob beim Einsatz von P4P mit einer Qualitätsverbesserung zu rechnen ist (Wille et al. 2008, Nr. 734 ff.). Der Systematische Review umfasst 28 Studien, die Primärdaten in einem kontrollierten Design hinsichtlich festgelegter Endpunkte (z.B. der Einfluss von P4P auf Impfraten oder andere Qualitätsindikatoren) auswerten. 21 von 28 Studien zeigten einen positiven Effekt der P4P-Intervention, von den 7 Studien ohne einen positiven Effekt wiesen 3 Studien ein gemischtes Ergebnis auf. Es lag kein Unterschied zwischen den Studien, die einen einfachen Endpunkt untersuchten (z.B. Impfraten; Erfolg bei 15 von 19 Studien), und solchen, die komplexe Endpunkte zum Gegenstand hatten (z.B. Qualität der Diabetesversorgung; Erfolg bei 6 von 9 Studien). Auch hinsichtlich der Frage, ob P4P als alleinige Intervention (positives Ergebnis in 14 von 18 Studien) oder als komplexe Intervention (7 von 10 Studien) untersucht wurde, ergab sich kein Unterschied. In der Subgruppenanalyse zeigte sich allerdings, dass 12 von 12 historisch kontrollierte Studien ein positives Ergebnis erbrachten gegenüber 9 von 16 Studien mit einem höherwertigen Design (randomisiert, quasiexperimentell oder Case-Control). Es ist also nicht auszuschließen, dass ein durch das Studiendesign bedingter Bias vorliegt, da eine Tendenz zur Überschätzung des Effekts bei methodisch schlechteren Studien vorzuliegen scheint.

Mittlerweile ist die Diskussion fortgeschritten. In Deutschland wurden im Pflegeweiterentwicklungsgesetz die Grundlagen für die Umsetzung von P4P-Programmen geschaffen (§ 136 Abs. 4 SGB V). In der Kassenärztlichen Bundesvereinigung wird ein Set von Indikatoren für die ambulante Versorgung entwickelt (sog. AQUIK-Programm). In den USA ist am 01.10.2008 eine Regelung in Kraft getreten, die für Medicare-Patienten eine Versichertenleistung bei Eintreten bestimmter Komplikationen ganz ausschließt (z.B. Wundinfektionen bei bestimmten elektiven Eingriffen; s. Graves u. McGowan 2008; Pronovost et al. 2008). Der Sachverständigenrat wird in seinem derzeit in Erarbeitung befindlichen Sondergutachten zum Thema „Generationsspezifische Gesundheitsversorgung in einer Gesellschaft des längeren Lebens“ insbesondere auf die Koordinationsprobleme zwischen den Versorgungssektoren, aber auch in der Versorgung der Generationen und innerhalb von Regionen, in denen angesichts der demographischen Entwicklung und zunehmenden Multimorbidität der Bevölkerung eine Unterversorgung droht, eingehen.

Literatur

Angell M, Kassirer JP. Quality and the medical marketplace – following elephants. N Engl J Med 1996; 335: 883–5.

Doran T, Fullwood C, Gravelle H, Reeves D, Kontopantelis E, Hiroeh U, Roland M. Pay-for-performance programs in family practices in the United Kingdom. N Engl J Med 2006; 355: 375–84.

Graves N, McGowan JE. Nosocomial infection, the deficit reduction act, and incentives for hospitals. JAMA 300: 2008, 1577–9.

Lindenauer PK, Remus D, Roman S, Rothberg MB, Benjamin EM, Ma A, Bratzler DW. Public reporting and pay for performance in hospital quality improvement. N Engl J Med 2007; 356: 486–96.

Petersen LA, Woodard LD, Urech T, Daw C, Sookanan S. Does pay-for-performance improve the quality of health care? Ann Intern Med 2006; 145: 265–72.

Pronovost JP, Goeschel CA, Wachter RM. The wisdom and justice of not paying for „preventable complications“. JAMA 299: 2008, 2197–9.

Rosenthal MB. Beyond pay for performance – emerging models of provider-payment reform. N Engl J Med 2008; 359: 1197–2000.

Rosenthal MB, Dudley RA. Pay-for-performance. Will the latest payment trend improve care? JAMA 2007; 297: 740–7.

Scott IA, Ward M. Public reporting of hospital outcomes based on administrative data: risks and opportunities. Med J Aust 2006; 184: 571–5.

Wille E, Scriba PC, Fischer GC, Glaeske G, Kuhlmey A, Rosenbrock R, Schrappe M. Kooperation und Verantwortung. Voraussetzungen für eine zielorientierte Gesundheitspolitik. Gutachten 2007 des Sachverständigenrates für die Begutachtung der Entwicklung im Gesundheitswesen. Bd. I u. II. Baden-Baden: Nomos 2008.

15.5 Qualität und Finanzierungssystem

Matthias Schrappe

Die Entwicklung von Qualitätsmanagement und Qualitätssicherung ist vor dem Hintergrund der Entwicklung des Gesundheitssystems zu verstehen (s. 3-Phasen-Modell auf S. 260, Abb. 15.1-1). Qualität als Ergebnis der Umsetzung von Leistungen des Gesundheitswesens unter Alltagsbedingungen ist in ganz erheblichem Maß das Resultat von Systemfaktoren wie Finanzierung und Struktur des Gesundheitswesens. Eine der maßgeblichen Strukturentscheidungen der letzten Jahre bestand in der Einführung des DRG-Systems im Krankenhausbereich. Ungeachtet der Tatsache, dass bislang noch keine Ergebnisse der gesetzlich geforderten Begleitforschung zur DRG-Einführung vorliegen, wird der internationale Kenntnisstand zur Qualität der Versorgung hier kurz dargestellt. Allerdings handelt es sich bei den DRGs um ein sektorales Finanzierungssystem, sodass die Auswirkungen der populationsbezogenen Versorgungsformen im Sinne der Managed Care, die derzeit in Deutschland Verbreitung finden, für die Qualität der Versorgung noch viel bedeutsamer werden dürften. Der Sachverständigenrat hat daher in seinem Sondergutachten 2009 (Wille et al. 2009) zur Frage von Managed Care und der Qualität der Versorgung einen Systematischen Review durchgeführt und veröffentlicht.

15.5.1 Auswirkung der DRG-Einführung auf die Qualität der Gesundheitsversorgung

Diagnosis Related Groups (DRGs) stellen ein epidemiologisches Klassifikationsinstrument für Krankenhausfälle dar, das mit einer prospektiven, sektoralen und pauschalierten Finanzierung gekoppelt ist. DRGs werden seit 1983 in den Vereinigten Staaten für die Vergütung von stationären Leistungen eingesetzt und wurden dort mit dem Prospective Payment System (PPS) kombiniert. DRGs basieren auf der Diagnose sowie definierten Prozeduren und sind über Nebendiagnosen sowie Komplikationen komorbiditäts- und komplikationsadjustiert. Diese Adjustierung unterscheidet DRGs von Fallpauschalen, wie sie im Gesundheitsstrukturgesetz von 1992 im deutschen Gesundheitssystem für gut 20 % der stationären Leistungen festgeschrieben wurden.

DRGs finden international zunehmende Verbreitung. In Österreich werden sie seit dem 01.01.1997 verwendet, Australien hat ab 1995 die AR-DRGs (Australian Refined DRG) eingeführt. In Deutschland werden die aus dem australischen System hervorgegangenen German DRGs (G-DRG) seit 2003 im Rahmen der sog. Optionslösung und seit 2004 verpflichtend eingesetzt. Die DRG-Einführung in Deutschland wurde durch die GKV-2000-Reform vom 17.12.1999 initiiert (§ 17b Krankenhausfinanzierungsgesetz) und durch das Fallpauschalengesetz und die Verordnung zum Fallpauschalensystem für Krankenhäuser von 2002 sowie nachfolgende Fallpauschalenverordnungen fortgeführt. Die Fallpauschalen sowie die Zusatzentgelte sind im jährlich aktualisierten Fallpauschalenkatalog aufgeführt, der auf der Basis der jeweils 2 Jahre zurückliegenden Kalkulation die Fallgewichte der einzelnen DRGs enthält und in der jüngsten Fassung (2009) 1 152 DRGs umfasst. Mit der Ausnahme von Psychiatrie und Psychosomatik werden alle stationären Fälle einschließlich der belegärztlich behandelten Patienten mit DRGs abgerechnet. Investitionskosten wurden nicht mit aufgenommen, die DRGs betreffen lediglich die laufenden Behandlungskosten. Die sog. Konvergenzphase, in der die aus dem bestehenden Budget berechneten krankenhausindividuellen Werte an die bundeslandweiten Basisfallwerte herangeführt wurden, und die sich zunächst auf 3 Jahre, später auf 5 Jahre erstreckte, wird am 31.12.2009 abgeschlossen sein.

Das deutsche DRG-System besteht aus kostenhomogenen und nicht medizinisch homogenen Gruppen, ein Umstand, der Qualitätsvergleiche zwischen DRG-Gruppen methodisch schwierig macht und auch die Nutzung von G-DRGs für eine Risikoadjustierung problematisch gestaltet. Im Krankenhausfinanzierungsreformgesetz vom 17.03.2009 wurden eine schrittweise Angleichung der Landesfallwerte an einen bundesweiten Basisfallwert (Korridor von –1,5 bis +2,5 %) ab dem Jahr 2010 und die Einbeziehung von Psychiatrie und Psychosomatik beschlossen; zur Einbeziehung der Investitionskosten (monistische Finanzierung) wird ein Entwicklungsauftrag an das Statistische Bundesamt vergeben. Vorschläge des Sachverständigenrates (Wille et al. 2008, Nr. 543 ff.) zur Aufhebung des Kontrahierungszwangs (sog. selektives Kontrahieren) für bestimmte elektive Eingriffe und zur Umstellung der Krankenhausplanung auf Fälle statt Krankenhausbetten wurden nicht aufgegriffen, z.T. weil sie in die Planungskompetenz der Bundesländer fallen.

Die sektorale prospektive Capitation (Pauschalierung) bedeutet eine eingreifende Veränderung der Anreizbildung im stationären Bereich des Gesundheitswesens mit massiven Auswirkungen auch auf die anderen Sektoren (z.B. ambulanter Bereich). Dabei kann man die Anreize wie folgt zusammenfassen:

- deutliche Verkürzung der Verweildauer
- veränderte Arbeitsteilung mit den anderen Sektoren
- Erhöhung der Transparenz im stationären Leistungsgeschehen
- vertikale Differenzierung des Krankenhaussektors
- Standardisierung, Spezialisierung und Regionalisierung
- starker Mengenanreiz
- Gefahr einer Qualitätsverschlechterung

Die **Verweildauerverkürzung** verlief in Deutschland zunächst langsam, weil man diese durch Abschläge bei kurzen Verweildauern und hoch angesetzte sog. untere Grenzverweildauern, die auf der 2 Jahre zurückliegenden Kalkulation beruhten, zu bremsen versuchte. Derzeit (2008) liegt die Verweildauer um 8 Tage und wird weiter bis auf 6 Tage absinken (in Österreich bereits 2005 5,8 Tage). Die Verkürzung der Verweildauer ist auch eines der wichtigsten Gründe dafür, dass eine DRG-Einführung zu Veränderungen in der **Arbeitsteilung mit den anderen Sektoren** führt, in der ersten Linie mit dem ambulanten und dem rehabilitativen Sektor, da Patienten früher entlassen werden und sich zu diesem Zeitpunkt noch in einem Zustand befinden, in dem sie einer intensiveren Weiterbetreuung bedürfen, als dies bei längeren Verweildauern unter einer Finanzierung nach tagesgleichen Pflegesätzen der Fall wäre.

Die wichtigste Konsequenz der DRG-Einführung insbesondere unter dem Aspekt der mittelfristigen Weiterentwicklung des Gesundheitssystems ist die **Transparenz** über das stationäre Leistungsgeschehen, weil dadurch deutlich wird, wie viele Fälle oder Eingriffe einer bestimmten Art ein Krankenhaus durchführt und ob es sich bei den Patienten eines Krankenhauses um solche handelt, die wirklich einer stationären Behandlung bedürfen, oder ob sie in einer gut entwickelten ambulanten Versorgung behandelt werden können. In der Folge findet eine **vertikale Differenzierung** des Krankenhaussektors statt mit Regelversorgungshäusern in der Fläche und Häusern der Maximal- und universitären Versorgung als regionale Zentren, die sich auf Patienten mit komplexem Krankheitsverlauf und hohem relativen Fallgewicht (Case Mix) spezialisieren müssen. Gleichzeitig führt diese **Spezialisierung** zu einer regionalen Zentralisierung der Versorgung. Intern werden Leitlinien und klinische Pfade eingesetzt, um die Spezialisierung umsetzen zu können. Die vertikale Differenzierung erfordert allerdings gleichzeitig eine vertikale Integration unter Einbeziehung des ambulanten und des Rehabilitationsbereiches.

Jedes Krankenhaus ist in seinem Bereich einem starken **Mengenanreiz** ausgesetzt, der durch die niedrigen Grenzkosten bei Erhöhung der Fallzahl entsteht und jedem fallpauschalierten Vergütungssystem innewohnt. Der Mengenanreiz wird im deutschen Gesundheitssystem verstärkt durch die Mindestmengenregelung nach § 137 SGB V, die Veröffentlichung von Fallzahlen im Qualitätsbericht und die Tendenz zur Bildung von Zentren für spezielle Erkrankungen, die durch „Versorgung aus einer Hand" eine bessere Kooperation und Qualität der Versorgung erreichen können (z.B. Brustzentren).

Die wichtigste Befürchtung bei Einführung von pauschalierenden Vergütungssystemen besteht in der **Gefahr einer Qualitätsverschlechterung**. Im Gesundheitsstrukturgesetz 1993 wurde daher die Qualitätssicherung der Fallpauschalen und Sonderentgelte begründet, die bei den Landesärztekammern angesiedelt war (s. Kap. 15.1.1). Nach Einführung der DRGs kam es in Deutschland zu einem weiteren erheblichen Ausbau der Qualitätssicherung und des institutionellen Qualitätsmanagements. Diesen Maßnahmen lagen Überlegungen zugrunde, dass insbesondere durch Risikoselektion, Unterbehandlung und durch eine zu frühzeitige Entlassung oder Verlegung Qualitätsprobleme auftreten könnten. Allerdings liegen in der internationalen Literatur, die weitestgehend aus den USA stammt, keine entsprechenden Ergebnisse vor (Rich u. Freedland 1988). In Studien der RAND-Corporation in den USA wurde die Qualität der Versorgung an einem Set von Indikatoren untersucht, es ließ sich jedoch keine Verschlechterung der Qualität feststellen. Die einzige Ausnahme bildet eine geringfügige Zunahme der klinischen Instabilität bei Entlassung von 15,0 auf 18,3 % der Patienten (Kahn et al. 1990, Kosecoff et al. 1990). Zu beachten ist allerdings, dass die Sterblichkeit oder die Rate nosokomialer Infektionen während der stationären Aufnahme nicht als Indikator heranzuziehen ist, da durch die Verkürzung der Verweildauer hier eine Abnahme zu beobachten ist, weil die Ereignisse in den ambulanten oder nachfolgenden Behandlungsbereich fallen (Desharnais et al. 1987).

15.5.2 Qualität und integrierte populationsbezogene Versorgung (Managed Care)

Der Sachverständigenrat zur Beurteilung der Entwicklung im Gesundheitswesen hat in seinem Gutachten 2007 die Situation hinsichtlich der populationsbezogenen Versorgung analysiert und festgestellt, dass praktisch alle Elemente einer Managed-Care-Versorgung in der deutschen Sozialgesetzgebung umgesetzt sind (Wille et al. 2008, Nr. 378 ff.). Nach den Erfahrungen in den USA wird die Einführung von Managed-Care-Ansätzen auch im deutschen Gesundheitswesen zu einer Intensivierung der Qualitätsdiskussion führen (s. Kap. 15.1.1).

Seit der Einführung in den 1970er Jahren in den USA (HMO Act 1972) hat die Managed-Care-Versorgung in den USA eine große Bedeutung gewonnen, die Struktur der Versorgung hat sich maßgeblich verändert. In den 1990er Jahren fand in den USA eine intensive Debatte über die Auswirkungen von Managed Care auf die Qualität der Versorgung statt, in deren Mittelpunkt die Tendenz zur Vorenthaltung von Leistungen und die Versorgung chronisch Kranker stand (Berwick 1996). Die Studien seit Beginn des jetzigen Jahrzehnts zeigen wieder eine etwas positivere Wertung von Managed Care.

Der Sachverständigenrat hat in seinem Sondergutachten 2009 in einem Systematischen Review zur Auswirkung von Managed Care auf die Qualität Stellung genommen (Wille et al. 2009, Nr. 988 ff.). Es zeigte sich an 107 identifizierten Studien, die ausnahmslos in den USA durchgeführt worden waren, kein eindeutiger Befund für negative oder positive Effekte von Managed Care auf die Qualität der Gesundheitsversorgung. 36 % der Studien zeigen einen positiven oder überwiegend positiven Effekt auf die Qualität der Versorgung, 26 % einen negativen oder überwiegend negativen und 37 % einen neutralen Effekt. Damit liegt der Review auf einer Linie mit mehreren Reviews und Übersichten in der internationalen Literatur (Gosden et al. 2000; Hellinger 1998; Miller u. Luft 2002; Simonet 2003).

Auf der Basis dieses Reviews und der Literatur können folgende Feststellungen getroffen werden (s. Wille et al. 2009, Nr. 1049):

- Studien, die zu Beginn der Managed-Care-Einführung durchgeführt wurden, kommen ebenso wie neuere Studien zu eher positiven, die in den 1990er Jahren durchgeführten Studien zu eher negativen Ergebnissen.
- Die Art des Managed-Care-Konzeptes (HMO vs. andere Formen) spielt keine nachweisbare Rolle.
- Managed Care weist im Vergleich zu privater Fee-for-Service-(FFS-)Erstattung schlechtere Ergebnisse auf als im Vergleich zu FFS im Medicare-Bereich.
- Es ließ sich kein Vorteil von Studien mit einfachen Endpunkten gegenüber solchen mit komplexen Endpunkten nachweisen, ebenso wenig eine Tendenz zu einer Überschätzung des Ergebnisses durch Studien mit geringwertigerem Studiendesign.
- Studien, die gezielt die Auswirkung von Managed-Care-Programmen auf bestimmte demographische Gruppen, in erster Linie Frauen, Kinder und Jugendliche sowie ältere Versicherte, oder auf Versicherte in Medicare bzw. Medicaid untersuchten, zeigen – bei aller Einschränkung durch die jeweils geringe Zahl von Studien – eher einen Qualitätsvorteil für diese Personengruppen.
- 8/12 Studien an chronisch Kranken zeigen eine Qualitätsverbesserung.
- Die Patientenzufriedenheit in Managed-Care-Programmen ist gleich gut bzw. in der Tendenz etwas schlechter ist als in den Vergleichssystemen (abgesehen von der Zufriedenheit über die Prämienhöhe).
- Es lassen sich hinsichtlich der medizinischen Prävention recht deutliche Vorteile zugunsten Managed Care nachweisen.
- Eindeutige Hinweise für einen Einfluss der Perspektive des Managed-Care-Programms (national vs. regional vs. lokal) auf die Qualität ergeben sich nicht.

Der Befund des Reviews, dass Health Maintenance Organizations (HMOs) keinen Unterschied zu den anderen oder unspezifizierten Managed-Care-Formen aufweisen, entspricht nicht ganz dem Stand der Literatur, wo gerade Managed-Care-Konzepte mit hohem Integrationsgrad zwischen Leistungserbringung und Finanzierungsfunktion (z.B. Staff-HMOs) bei multimorbiden Patienten negative Ergebnisse in der Qualität der Versorgung zeigen (Luft 2003). Allerdings gibt es auch Studien, die z.B. bei Präventionsmaßnahmen in der Versorgung von Frauen in die entgegengesetzte Richtung weisen (Gillies et al. 2006).

8 Studien wurden ausschließlich mit weiblichen Versicherten durchgeführt; es zeigte sich eher eine Tendenz zu einer besseren Qualität als bei Studien mit gemischten Populationen. Innerhalb der Managed-Care-

Programme ist jedoch eine Benachteiligung der weiblichen Versicherten immer wieder beschrieben, die vor allem die Akutbehandlung und weniger die Prävention betrifft (Asch et al. 2006).

Auch in Studien zu Programmen, die sich an Kinder und Jugendliche sowie ältere Versicherten richten, ist in dem Review des Sachverständigenrates eher eine bessere Qualität der Versorgung nachweisbar als bei unselektierten Studien. Gerade für die älteren Versicherten ist dieser Befund bemerkenswert, da in nicht Systematischen Reviews immer wieder auf eine Verschlechterung der Versorgungsqualität bei dieser Gruppe hingewiesen wird (Simonet 2003), insbesondere beim Zugang zu Leistungen, bei der häufigeren Verlegung in ein Pflegeheim statt in die Rehabilitation, bei einzelnen Leistungen und in Bezug auf die Patientenzufriedenheit. Allerdings gibt es auch Studien mit einem gegenteiligen Ergebnis (Barton et al. 2001). Zur Rolle der ethnischen Zugehörigkeit kann der vorliegende Review keine detaillierten Aussagen machen. Aus der Literatur ist bekannt, dass z.B. Afroamerikaner unter Managed Care eine schlechtere Versorgung erhalten als andere ethnische Gruppen (Krishnan 2001), allerdings beziehen auch diese Studien nicht den Versichertenstatus bzw. die Zugehörigkeit zu einem Managed-Care-Programm als Variable mit ein und können insofern keine Aussage über die Leistungsfähigkeit von Managed Care im Vergleich zu anderen Versicherungsformen machen.

24 von 58 (41%) der Studien an Medicare- bzw. Medicaid-versicherten Populationen zeigten ein positives oder überwiegend positives Ergebnis gegenüber nur 26,5% der 49 Studien in Nicht-Medicare- bzw. -Medicaid-Populationen. Auch hier ist augenscheinlich die gezielte Intervention nicht selten erfolgreich. Andererseits gibt es zahlreiche Hinweise in der Literatur, dass unter Managed Care eine Benachteiligung der Versorgung von vulnerablen Gruppen nicht auszuschließen ist (Hellinger 1998).

Chronisch Kranke repräsentieren 10% der Versicherten und verursachten im Jahr 1996 in den USA 75% der Kosten. Die Argumentation lautet, dass es unter Managed Care keinen Anreiz gebe, für chronisch Kranke und ältere Patienten Programme hoher Qualität aufzulegen, weil sie dann von chronisch kranken Versicherten überlaufen würden. Gerade bei For-Profit-MCOs berichten Patienten jedoch von Zugangsproblemen. In dem Review des Sachverständigenrates ergab sich für 12 Studien, die sich speziell an chronisch Kranke richteten, eine geringfügig schlechtere Qualität als für die Studien mit unselektierten Krankheitsbildern (Miller et al. 1998).

Unter der Vielzahl der untersuchten Endpunkte waren 2 Endpunkte von besonderer Bedeutung: Patientenzufriedenheit und die Wirkung auf Prävention. Die Patientenzufriedenheit wurde in insgesamt 17 Studien untersucht, davon in 10 Studien als einfacher Endpunkt. Die Ergebnisse sind uneinheitlich; es gibt zahlreiche Studien, in denen eine geringere Zufriedenheit der Patienten dokumentiert wird, andere Studien zeigen eine höhere Patientenzufriedenheit. Hinsichtlich der Prävention zeigt sich dagegen ein deutlicheres Bild: Von ebenfalls 17 Studien zeigen 58% eine positive Auswirkung auf Präventionsmaßnahmen, insbesondere bei den 7 Studien mit einfachem Endpunkt. Auch ältere Patienten profitieren davon (Barton et al. 2001).

Literatur

Asch SM, Kerr EA, Keesey J, Adams JL, Setodji CL, Malik S, McGlynn EA. Who is at greatest risk for receiving poor-quality health care? N Engl J Med 2006; 354: 1147–56.

Barton MB, Dayhoff DA, Soumerai SB, Rosenbach ML, Fletcher RH. Measuring access to effective care among elderly medicare enrollees in managed and fee-for-service care: a retrospective cohort study. Health Serv Res 2001; 1: 11.

Berwick DM. Payment by capitation and the quality of care. N Engl J Med 1996; 335: 1227–31.

Desharnais S, Kobrinski E, Chesney J, Long M, Ament R, Fleming S. The early effects of the prospective payment system on inpatient utilization and the quality of care. Inquiry 1987; 24: 7–16.

Gillies RR, Chenok KE, Shortell SM, Pawlson G, Wimbush JJ. The impact of health plan delivery system organization on clinical quality and patient satisfaction. Health Serv Res 2006; 41: 1181–99.

Gosden T, Forland F, Kristiansen IS, Sutton M, Leese B, Giuffrida A, Sergison M, Pedersen L. Capitation, salary, fee-for-service and mixed systems of payment: effects on the behaviour of primary care physicians. Cochrane Database of Systematic Reviews 2000, Issue 3. Art. No.: CD002215. DOI: 10.1002/14651858.CD002215.

Hellinger FJ. The effect of managed care on quality: a review of recent evidence. Arch Intern Med 1998; 158: 833–41.

Kahn KL, Keeler EB, Sherwood MJ, Rogers WH, Draper D, Bentow SS, Reinisch EJ, Rubenstein LV, Kosecoff J, Brook RH. Comparing outcomes of care before and after implementation of the DRG-based prospective payment system. JAMA 1990; 264: 1984–8.

Kosecoff J, Kahn KL, Rogers WH, Reinisch EJ, Sherwood MJ, Rubenstein LV, Draper D, Roth CP, Chew C, Brook RH. Prospective payment system and impairment at discharge. JAMA 1990; 264: 1980–3.

Krishnan JA, Diette GB, Skinner EA, Clark BD, Steinwachs D, Wu AW. Race and sex differences in consistency of care with national asthma guidelines in managed care organizations. Arch Intern Med. 2001; 161: 1660–8.

Luft HS. Variations in patterns of care and outcomes after acute myocardial infarction for medicare beneficiaries in fee-for-service and HMO settings. Health Serv Res 2003; 38: 1065–79.

Miller EA, Weissert WG, Chernew M. Managed care for elderly people: a compendium of findings. Am J Med Qual 1998; 13: 127–40.

Miller RH, Luft HS. HMO plan performance update: an analysis of the literature, 1997–2001. Health Aff (Millwood) 2002; 21: 63–81.

Rich MW, Freedland KE. Effect of DRGs on three-month readmission rate of geriatric patients with congestive heart failure. Am J Public Health 1988; 78: 680–2.

Simonet D. Managed care and traditional insurance. Comparing quality of care. Int Soc Secur Rev 2003; 56: 95–114.

Wille E, Scriba PC, Fischer GC, Glaeske G, Kuhlmey A, Rosenbrock R, Schrappe M. Kooperation und Verantwortung. Voraussetzungen für eine zielorientierte Gesundheitspolitik. Gutachten 2007 des Sachverständigenrates für die Begutachtung der Entwicklung im Gesundheitswesen. Bd. I u. II. Baden-Baden: Nomos 2008.

Wille E, Schrappe M, Gerlach F, Glaeske G, Haubitz M, Kuhlmey A, Rosenbrock R. Koordination und Integration – Gesundheitsversorgung in einer Gesellschaft des längeren Lebens. Sondergutachten 2009 des Sachverständigenrates für die Begutachtung der Entwicklung im Gesundheitswesen. www.svr-gesundheit.de.

16 Patientensicherheit und Risikomanagement

Matthias Schrappe

Patientensicherheit, unerwünschte Ereignisse, Fehler und Schäden in der Gesundheitsversorgung spielen in der öffentlichen Wahrnehmung eine immer größere Rolle. Die Größenordnung des Problems ist erkannt, die Gesundheitsberufe und Institutionen des Gesundheitswesens öffnen sich der Problematik, erkennen die Vorteile einer größeren Öffentlichkeit und tragen zusammen mit den Medien dazu bei, dass bei gegebener Verantwortung die Prävention von Fehlern und Ereignissen das oberste Ziel darstellt. Mit der Gründung des Aktionsbündnis Patientensicherheit e.V. (APS) ist eine Plattform geschaffen worden, die die Diskussion, die Systematisierung der Grundlagen und die Präventionsmaßnahmen koordiniert im Austausch mit den internationalen Aktivitäten. Die Thematik Patientensicherheit ist eng mit Fragen der Qualität verbunden und folgt der gesundheitspolitischen Argumentation, dass Versorgungsauftrag, Ressourcenzuweisung und Qualität im wechselseitigen Bezug stehen. Patientensicherheit, Fehlerverständnis und Fehlerprävention bilden wichtige Bausteine in der Organisationskultur der Institutionen im Gesundheitswesen und stehen für eine der zentralen aktuellen Führungsaufgaben.

16.1 Konzept

Eine Verbesserung der Patientensicherheit ist nur zu erwarten, wenn das katastrophale Ereignis mit gesundheitlichen Folgen für den Patienten kognitiv und analytisch verstanden werden kann, sodass sich eine Präventionsperspektive ergibt. Dieses gilt sowohl für die gesellschaftliche Rezeption als auch für das Umgehen mit unerwünschten Ereignissen in den Organisationen, für die Frage der persönlichen Verantwortung der Mitarbeiter und letztendlich auch für die Patienten und ihre Angehörigen.

Der Schlüssel für das Verständnis von Schäden liegt in dem Konzept der Fehlerkette, der „Verkettung unglücklicher Umstände". Der letzte Schritt der Fehlerkette führt zu dem vermeidbaren unerwünschten Ereignis, ist aber nicht dessen Ursache im eigentlichen Sinn, sondern stellt nur den letzten von mehreren unsicheren Prozessschritten dar (s. Abb. 16.1-1). Die Fehlerkette steht für einen unsicheren Prozess, der sich meist aus 6–8 unsicheren Prozessschritten zusammensetzt. Jeder unsichere Prozessschritt kann jeweils Risiken und Ursachen auf insgesamt 7 Ebenen aufweisen (Vincent et al. 1998):

- individuelle Fehler und Risiken
- Risiken aufseiten der Patienten
- Teamfaktoren
- Risiken bei der Aufgabenspezifizierung und Technik
- Risiken im Bereich der Arbeitsumgebung
- Organisation und Management
- externer institutioneller Kontext

Diese auf den Prozess gerichtete Sicht stellt folglich nicht (allein) den letzten Fehler vor Eintreten des Schadens in den Mittelpunkt, sondern die Aufeinanderfolge von meist nicht für möglich gehaltenen Fehlern, die auch als Beinahe-Schäden bezeichnet werden[1]. Anschaulich lässt sich dieses Konzept

1 Der früher gebrauchte Begriff des „Beinahe-Fehlers" ist systematisch nicht zu halten und sollte

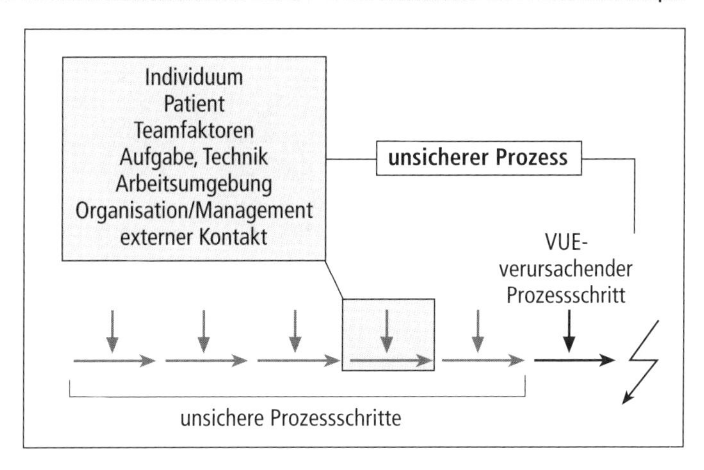

Abb. 16.1-1 Prozesssicht von vermeidbaren unerwünschten Ereignissen (VUE) als Resultat einer Fehlerkette, die aus einen unsicheren Prozess besteht. Jeder unsichere Prozessschritt hat Ursachen und Risiken, nach dem London-Protokoll auf 7 Ebenen (Vincent et al. 1998), die gesondert analysiert werden müssen.

auch durch das Swiss-Cheese-Modell erklären. Das Ereignis tritt nur ein, wenn der Prozess in allen Schritten einen unerwünschten Verlauf nimmt, also alle „Scheiben" des Käses (die den Schritten entsprechen) passieren kann (Reason 2000). Dabei werden jeweils 3 Ebenen angesprochen:

- **Leistungserbringung im Team:** Mehrere Personen, die bei der Behandlung des Patienten zusammenarbeiten, tragen eine gemeinsame Verantwortung.
- **Verantwortung der Organisation:** Ungenügende Spezifizierung der Aufgabe und andere organisatorische Risiken spielen eine wichtige Rolle bei der Entstehung von unerwünschten Ereignissen.
- **Organisationskultur:** Schon „nicht über Fehler reden können" stellt ein Risiko für die Fehlerentstehung dar.

Man bezeichnet dieses Herangehen auch als Human-Factor-Ansatz, ein multidisziplinäres Konzept, das das Verhalten von Menschen in komplexen soziotechnischen Systemen beschreibt. Dieses Verständnis wird prototypisch durch das Organizational-Accident-Konzept von Ch. Vincent (Vincent et al. 1998) dargelegt, das folgende 5 Schritte umfasst:

1. **Latent Failures:** Es bestehen latente kulturelle und organisatorische Risiken und Fehler (z.B. mangelndes Eingehen auf Fehler).
2. **Conditions at Work:** Am Arbeitsplatz kommt es zu Risikosituationen, Strukturen machen Fehler wahrscheinlicher.
3. **Active Failures:** Die Mitarbeiter vor Ort (sharp end) verletzen Regeln, es ereignen sich Fehler.
4. **Defense Barriers:** Mechanismen zur Abwehr der Fehlerfolgen versagen.
5. **Outcome:** Das vermeidbare unerwünschte Ereignis (der Schaden) tritt ein.

Die Fehlerkette hat also noch eine zweite Dimension: Sie entwickelt sich von latenten Risiken zu real stattfindenden Fehlern und durch die Überwindung von Barrieren zum unerwünschten Ereignis fort.

---

nicht verwendet werden, da es sich in der Tat um Fehler und verwirklichte Risiken handelt.

16.2 Terminologie

Die Terminologie hat für ein modernes Fehlerverständnis eine große Bedeutung, wie es exemplarisch beim Begriff „Beinahe-Schaden" statt „Beinahe-Fehler" deutlich wird. Die terminologische Hauptschwierigkeit besteht in der Überschneidung von juristischer und epidemiologischer Nomenklatur. Im internationalen Schrifttum zur Patientensicherheit bedient man sich der folgenden **epidemiologischen Termini**, die zuletzt durch den Sachverständigenrat nochmals zusammenfassend dargestellt wurden (Wille et al. 2008, Nr. 602):

- **Ereignis** (Event, Incident): unerwünschtes Ereignis und/oder Fehler
- **unerwünschtes Ereignis** (UE; Adverse Event): negatives Ergebnis bedingt eher durch die Behandlung als durch den Krankheitsverlauf
- **Fehler** (Error): Regelverletzung oder falscher Plan
- **Beinahe-Schaden** (Near Miss): Fehler, bei dem kein unerwünschtes Ereignis aufgetreten ist
- **vermeidbares unerwünschtes Ereignis** bzw. Schaden (VUE; Preventable Adverse Event): unerwünschtes Ereignis, das auf einen Fehler zurückzuführen ist
- **Behandlungsfehler** (Negligent Adverse Event): vermeidbares unerwünschtes Ereignis, bei dem eine Verletzung der Sorgfaltspflicht vorliegt

Die unerwünschten Ereignisse stellen eine Untergruppe aller negativen Ergebnisse dar, die vermeidbaren unerwünschten Ereignisse bzw. Schäden wiederum diejenige Untergruppe der unerwünschten Ereignisse, die auf einen Fehler zurückgehen, und die Behandlungsfehler die Untergruppe der vermeidbaren unerwünschten Ereignisse, bei denen eine Sorgfaltsverletzung festzustellen ist (s. Abb. 16.2-1).

Zu vermeiden ist eine zu achtlose Verwendung des Begriffes „Fehler" wie in der oft gestellten Frage: „Wie häufig sind Fehler in deutschen Krankenhäusern?", wenn eigentlich die Häufigkeit von UE gemeint ist. Ein Fehler ist eine Regelverletzung oder eine Festlegung auf einen falschen Plan. Man unterscheidet im Einzelnen (Dean et al. 2002):

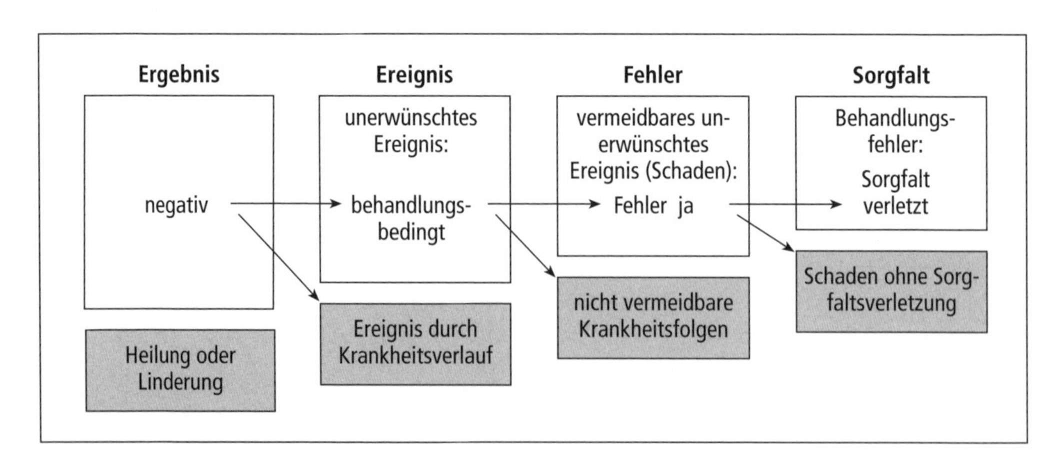

Abb. 16.2-1 Epidemiologische Nomenklatur, ausgehend von einem negativen Ergebnis der Behandlung, das behandlungsbedingt ist (unerwünschtes Ereignis [UE]), auf einem Fehler beruht (vermeidbares unerwünschtes Ereignis [VUE]) oder durch mangelnde Sorgfalt zustande kommt (Behandlungsfehler) (nach Wille et al. 2008)

- **Irrtum** (Mistake): Verfolgen eines unrichtigen Plans, da die Situation nicht richtig erkannt wird bzw. das notwendige Wissen nicht vorhanden ist. *Beispiel:* Ein Operateur verwechselt rechts und links, führt die Operation aber richtig aus. Er ist sich seines Irrtums (der Seitenverwechselung) nicht bewusst.
- **Versehen** (Lapse): Das notwendige Wissen und die Kenntnis sind vorhanden, aufgrund eines Versagens der Aufmerksamkeit oder Gedächtnisses unterläuft einem aber eine Flüchtigkeit. *Beispiel:* Beim Abfassen eines Arztbriefes stellt der Onkologe den Verlauf der Erkrankung richtig dar. Abgelenkt durch einen Anruf gibt er jedoch in der Diagnoseübersicht das Krankheitsstadium nicht richtig an, obwohl aus den zugrunde liegenden Befunden das zutreffende Krankheitsstadium klar hervorgeht.
- **Patzer** (Slip): Das notwendige Wissen über die Umstände und den Ablauf ist auch hier vorhanden, aufgrund eines Wahrnehmungsfehlers bzw. aufgrund eines Versagens der Wahrnehmungsselektion kommt es aber zu einer unrichtigen Ausführung (Ausführungsfehler). *Beispiel:* Ein Heparinperfusor wird richtig eingerichtet, die Dosierung stimmt, beim richtigen Patienten angehängt, die Geschwindigkeit wird richtig eingestellt, am Schluss vergisst der Arzt bzw. die Krankenpflegekraft jedoch, den Perfusor anzustellen.

Der Begriff des **Beinahe-Schadens** ist für das Verständnis eines modernen Risikomanagementkonzeptes von entscheidender Bedeutung. Unter diesem Terminus werden alle Ereignisse zusammengefasst, die potenziell ein unerwünschtes Ereignis hätten erbringen können, bei denen dieses jedoch ausgeblieben ist (Barach u. Small 2000). In der englischsprachigen Literatur werden hierfür die Termini „Incident", „Near Miss" und „Threat" verwendet, wobei die letzten beiden Begriffe als manifester und latenter Beinahe-Schaden zu übersetzen wären: Ersterer bezieht sich auf stattgehabte Ereignisse, letzterer auf organisatorische und institutionelle Prädispositionen (z. B. „Fehlerkultur"). Helmreich (2000) unterscheidet die folgenden 3 Formen von **Threats**:

- Environmental Conditions (Umgebungsbedingungen, z. B. Raumbeleuchtung)
- Staff-related Conditions (z. B. Kommunikation)
- Patient-related Conditions (z. B. Begleiterkrankungen)

Der Begriff des Beinahe-Schadens entspricht theoretisch dem Begriff des Indikators, der laut Definition ein unerwünschtes Ereignis vorhersagt (s. Kap. 15.3.2). Dieser Zusammenhang untermauert aus theoretischer Sicht die Integration des Risikomanagements in das Konzept des Qualitätsmanagements.

In den epidemiologischen Studien ist besonders die Definition der **Vermeidbarkeit von UE** bedeutsam, also die Frage, wie die auf Fehler zurückgehenden UE identifiziert werden können (Kohn et al. 1999). Gefordert wird der Nachweis eines Fehlers im Behandlungsablauf, der auf der Verletzung der Regeln der fachlich akzeptieren Praxis auf individueller oder Systemebene beruht (Davis et al. 2001).

Im Begriff des **Behandlungsfehlers** (Negligent Adverse Event) überschneidet sich die epidemiologische mit der juristischen Systematik:

„Behandlungsfehler ist ein diagnostischer oder therapeutischer Eingriff,

- der medizinisch nicht indiziert war oder
- bei dem die nach den Erkenntnissen der medizinischen Wissenschaft und der ärztlichen Praxis unter den jeweiligen Umständen erforderliche Sorgfalt objektiv außer Acht gelassen wurde, sowie

- das Unterlassen eines nach diesem Maßstab medizinisch gebotenen Eingriffs.“ (Laum 2000, S. 44).

Das Institute of Medicine definiert (Kohn 1999):

„Negligent adverse events represent a subset of preventable adverse events that satisfy legal criteria used in determining negligence (i.e., whether the care provided failed to meet the standard of care reasonably expected of an average physician qualified to take care of the patient in question).“

Als **Haftungsvoraussetzung** ist neben dem stattgehabten Behandlungsfehler und dem Eintritt eines Schadens in erster Linie das Vorliegen eines Verschuldens des Arztes anzusehen. Zur Verwirklichung einer **Schadensersatzforderung** ist der Nachweis einer Kausalität zwischen Behandlungsfehler und Schaden zu fordern.
Letztendlich dienen alle Anstrengungen der Verbesserung der **Patientensicherheit**. Gemäß dem Report des Institute of Medicine „To Err Is Human“ ist Patientensicherheit definiert als „freedom from accidental injury“ (Kohn 1999, S. 3), mit anderen Worten als Nichtvorhandensein oder Schutz vor unerwünschten Ereignissen. Die Agency for Health Care Research and Quality (AHRQ) definiert darauf aufbauend den Begriff **„Maßnahme zur Schaffung von Patientensicherheit“** als „a type of process or structure whose application reduces the probability of adverse events resulting from exposure to the health care system across a range of diseases and procedures“ (Shojania 2001, S. 1). Diese Definitionen unterscheiden sich deutlich von der Definition der Qualität, die keine normative Setzung wie „Verhinderung von UE“ enthält, sondern neutral auf die Konformität gegenüber Anforderungen abhebt (s. Kap. 15.1.2).

Literatur

Barach P, Small SD. Reporting and preventing medical mishaps: lessons from non-medical near miss reporting systems. BMJ 2000; 320: 759–63.
Davis P, Lay-Yee R, Schug S, Briant R, Scott A, Johnson S, Bingley W. Adverse Events Regional Feasibility Study: methodological results. N Z Med J 2001; 114: 200–2.
Dean B, Schachter M, Vincent C, Barber N. Causes of prescribing errors in hospital inpatients: a prospective study. Lancet 2002; 359: 1373–8.
Helmreich RL. On error management: lessons from aviation. BMJ 2000; 320: 781–5.
Kohn LT, Corrigan JM, Donaldson MS (eds). To Err Is Human. Building a Safer Health System. Washington: Committee on Quality of Health Care in America, Institute of Medicine 1999.
Laum HD. Statut der Gutachterkommission für ärztliche Behandlungsfehler bei der Ärztekammer Nordrhein. Köln: Schmidt 2000.
Reason J. Human error: models and management. BMJ 2000; 320: 768–70.
Shojania KG, Duncan BW, McDonald KM, Wachter RM (eds). Making Health Care Safer: A Critical Analysis of Patient Safety Practices. Evidence Report/Technology Assessment No. 43. AHRQ Publication No. 01-E058. Rockville, July 2001.
Vincent C, Taylor-Adams S, Stanhope N. Framework for analysing risk and safety in clinical medicine. BMJ 1998; 316: 1154–7.
Wille E, Scriba PC, Fischer GC, Glaeske G, Kuhlmey A, Rosenbrock R, Schrappe M. Kooperation und Verantwortung. Voraussetzungen für eine zielorientierte Gesundheitspolitik. Gutachten 2007 des Sachverständigenrates für die Begutachtung der Entwicklung im Gesundheitswesen. Bd. I u. II. Baden-Baden: Nomos 2008.

16.3 Unerwünschte Ereignisse (UE)

16.3.1 Systematik

Unerwünschte Ereignisse lassen sich nach inhaltlichen Kriterien und nach ihrem Schweregrad einteilen. Den **Schweregrad** bestimmt man ähnlich wie bei der Prozessanalyse (s. S. 323 f.) durch das Produkt von Wahrscheinlichkeit und Ausmaß des unerwünschten Ereignisses, bei dem beide Di-

mensionen Werte zwischen 1 und 3 zugewiesen werden (sog. Safety Assessment Code; Mills et al. 2008).
Unerwünschte Ereignisse (UE) lassen sich **inhaltlich** einteilen in:

- unerwünschte Arzneimittelereignisse (UAE)
- eingriffsbezogene UE
- technische UE
- organisatorisch bedingte UE

Die **unerwünschten Arzneimittelereignisse (UAE)** sind neben den nosokomialen Infektionen die häufigste Untergruppe der UE und werden wiederum eingeteilt in

- unerwünschte Arzneimittelwirkungen (bei Gabe der physiologischen und nicht physiologischen Dosis) und
- Medikationsfehler (z.B. Dosierungsfehler).

In der Harvard Medical Practice Study als Prototyp einer auf die Erfassung aller UE-Formen ausgerichteten Untersuchung ist die Häufigkeit der UAE mit einem Wert von ca. 0,5 % aller Krankenhauspatienten (Leape et al. 1991) deutlich geringer als bei den Studien, die sich ausschließlich auf die Erhebung von UAE konzentrieren (ca. 3 % aller Krankenhauspatienten) (APS 2006). Antibiotika, Antikoagulanzien und kardial wirksame Präparate sind die häufigsten betroffenen Medikamente, die Ereignisse stellen sich meist als Hautveränderungen, Übelkeit und Durchfall, zentralnervöse Befunde und sekundäres Nierenversagen dar. Auch im ambulanten Bereich (Gandhi et al. 2003) und bei der Krankenhauseinweisung (Pouyanne et al. 2000; Pirmohamed et al. 2004), bei der bei 3–5 % aller Patienten ein solches Ereignis zugrunde liegt, spielen UAE eine große Rolle.
Während bei den **unerwünschten Arzneimittelwirkungen (UAW)** z.B. über die Vigilanzsysteme schon längere Zeit Daten zur Verfügung stehen, die zwar keine repräsentativen Häufigkeitsangaben ermöglichen, trotzdem aber wichtige Informationen über die Arzneimitteltherapiesicherheit geben, ist die Auseinandersetzung mit den Medikationsfehlern relativ neu. Man unterscheidet **Medikationsfehler** in folgenden Phasen des Medikationsprozesses (Zusammenfassung von Grandt et al. 2005):

- Verordnungsphase
- Übertragungsphase
- Distributionsphase
- Applikationsphase

Die **Verordnungsfehler** bilden mit 50 % die größte Gruppe der Medikationsfehler, insbesondere die fehlende Dosisanpassung bei Niereninsuffizienz, die nicht durchgeführte Anpassung an das Körpergewicht und die fehlende Berücksichtigung der Allergieanamnese betreffend (Übersicht bei Schnurrer u. Frölich 2003). Zu der Übertragungs- und Distributionsphase gehören die sog. Sound-alike-look-alike-Fälle, bei denen entweder ein gleich klingender oder ein ähnlich zu schreibender Medikamentenname bzw. ein ähnliches äußeres Aussehen zu Verwechselungen führt. In der Applikationsphase erfolgt z.B. bei der Gabe von intravenösen Medikamenten eine Bolusinjektion statt einer kontinuierlichen Infusion (Taxis u. Barber 2003).
Im Zusammenhang mit der internationalen Safe Surgery Initiative der WHO sind die **eingriffsbezogenen unerwünschten Ereignisse** bei chirurgischen Patienten in den Mittelpunkt des Interesses gerückt. Die vorliegenden Studien zeigen eine große Streuung von UE zwischen 3 und 22 % der operierten Patienten (Kable et al. 2002; Gawande et al. 1999). Die größte Gruppe der eingriffsbezogenen unerwünschten Ereignisse sind die **nosokomialen Infektionen**, nach § 2 Infektionsschutzgesetz definiert als „Infektion mit lokalen oder systemischen Infektionszeichen als Reaktion auf das Vorhandensein von Erregern oder ihren Toxi-

nen, die im zeitlichen Zusammenhang mit einem Krankenhausaufenthalt oder einer ambulanten medizinischen Maßnahme steht, soweit die Infektion nicht bereits vorher bestand". Nach internationalen und deutschen Studien werden 3–7% der Krankenhauspatienten von einer nosokomialen Infektion betroffen, in Deutschland handelt es sich Schätzungen zufolge um 500 000 Patienten pro Jahr (Gastmeier u. Geffers 2008). Die häufigsten Formen nosokomialer Infektionen sind:

- Harnwegsinfektion (ca. 2% aller Krankenhauspatienten)
- postoperative Wundinfektion (ca. 1%)
- Pneumonie (ca. 1%)
- Sepsis (ca. 0,5%)
- nosokomiale Magen-Darm-Infektionen (mit zunehmender Bedeutung)

Zu den eingriffsbezogenen UE gehören weiterhin die nach Operationen belassenen Fremdkörper („Bauchtücher") und die Gruppe der sog. „wrong side, wrong procedure, wrong patient events" (WSPEs), in der **Eingriffs- und Patientenverwechselungen** zusammengefasst werden. Eingriffsverwechselungen, unter denen sowohl die Rechts-links-Verwechselungen (wrong side) als auch die Durchführung des falschen Eingriffs (wrong site) zusammengefasst werden, kommen nach einer auf Haftpflichtdaten beruhenden Untersuchung in den USA ca. alle 100 000 Operationen vor (Kwaan et al. 2006). Entsprechend müssten in Deutschland pro Jahr ca. 150 Eingriffsverwechselungen auftreten, allerdings ist zu bedenken, dass Haftpflichtdaten das Risiko deutlich unterschätzen. Patientenverwechselungen, wozu auch die Verwechselungen von Patienten bei der Arzneimittelgabe und in der Dokumentation gehören (z.B. falsches Röntgenbild in der Röntgenmappe), sind deutlich häufiger, wenn man den Begriff so weit fasst (Chassin u. Becher 2002). Die nach Operationen **belassenen Fremdkörper** sind nach den vorliegenden Studien häufiger als die WSPEs, sie treten ungefähr in jeder 10 000. Operation auf (Gawande et al. 2003). Es handelt sich um Tupfer, Tücher und Operationsinstrumente, die trotz des Abzählens am Operationsende im Operationsgebiet verbleiben. Das Risiko ist besonders hoch bei Notfalloperationen, einem Wechsel des Operationsverfahrens und bei adipösen Patienten. Anhand von administrativen Daten wurde hierfür in den USA eine Häufigkeit von 0,017% aller operierten Patienten geschätzt (Rosen et al. 2005).

Zu den **technischen unerwünschten Ereignissen** gehören in erster Linie die unerwünschten Medizinproduktereignisse (UME, engl. adverse medical device events, AMDE). Auch hier gibt es nur wenige Daten zur Häufigkeit, wenngleich die große Verbreitung von Medizinprodukten und ihre Anwendungsdichte, aber auch die Komplexität ihrer Anwendung Anlass zu der Vermutung geben könnte, dass man die Häufigkeit dieser Ereignisse deutlich unterschätzt. Die einzige epidemiologische Studie kommt auf 8,4 UME auf 100 Patienten (Samore et al. 2004). Die Besonderheiten der UME liegen zum einen im Zulassungsverfahren, das in Deutschland keines Wirksamkeitsnachweises analog zur Arzneimittelzulassung bedarf, und in der kurzen Zykluszeit bis zur nächsten Stufe der Innovation, sodass insgesamt wenig Daten zur Medizinproduktsicherheit vorliegen.

Die **organisatorisch bedingten UE** weisen entsprechend dem in Kapitel 16.1 beschriebenen Fehlerkonzept auf in der Organisation liegende Ursachen von UE, werden hier aber zunächst als Ereignisse und nicht als Ursachen dargestellt. Zu organisatorischen UE gehören Ereignisse durch:

- fehlerhafte Planung des Behandlungsablaufes
- fehlerhafte Planung der organisatorischen Prozesse
- Mängel in der Personalplanung

- mangelnde Informationsweitergabe
- Koordinationsdefizite

Zur ersten Gruppe gehören z.B. fehlende Absprachen im Bereich der Notfallversorgung oder in der Zuständigkeit für die Versorgung mit Blutkonserven, zur zweiten Gruppe Fehler, die bei der Patientenaufnahme entstehen (z.B. Vergabe einer falschen Fallnummer). Mängel in der Personalplanung betreffen sowohl die Unterausstattung als auch die mangelnde Gewährleistung der fachlichen Qualifikation und Kooperation. Informationsweitergabe- und Koordinationsdefizite betreffen z.B. den Verlegungs- und Entlassungsprozess, wenn die Informationen über den betreffenden Patienten nicht vollständig sind oder falsche Angaben enthalten (vgl. Schoen et al. 2008).

Literatur

Aktionsbündnis Patientensicherheit e.V. (APS). Agenda Patientensicherheit 2006. Witten: APS 2006.

Chassin MR, Becher EC. The wrong patient. Ann Intern Med 2002; 136: 826–33.

Gandhi TK, Weingart SN, Borus J, Seger AC, Peterson J, Burdick E, Seger DL, Shi K, Federico F, Leape L, Bates DW. Adverse drug events in ambulatory care. N Engl J Med 2003; 348: 1556–64.

Gastmeier P, Geffers C. Nosokomiale Infektionen in Deutschland: Wieviele gibt es wirklich? Eine Schätzung für das Jahr 2006. Dtsch Med Wochenschr 2008; 133: 111–5.

Gawande AA, Thomas EJ, Zinner MJ, Brennan TA. The incidence and nature of surgical adverse events in Colorado and Utah in 1992. Surgery 1999; 126: 66–75.

Gawande AA, Studdert DW, Orav EJ, Brennan TA, Zinner MJ. Risk factors for retained instruments and sponges after surgery. N Engl J Med 2003; 348: 229–35.

Grandt D, Friebel H, Müller-Oerlinghausen B. Arzneimitteltherapie(un)sicherheit. Notwendige Schritte zur Verbesserung der Patientensicherheit bei medikamentöser Therapie. Dtsch Ärztebl 102; 2005: 399–405.

Kable AK, Gibberd RW, Spigelman AD. Adverse events in surgical patients in Australia. Int J Qual Health Care 2002; 14: 269–76.

Kwaan MR, Studdert DM, Zinner MJ, Gawande AA. Incidence, patterns, and prevention of wrong-site surgery. Arch Surg 2006; 141: 353–8.

Leape LL, Brennan TA, Laird N, Lawthers AG, Localio AR, Barnes BA, Hebert L, Newhouse JP, Weiler PC, Hiatt H. The nature of adverse events in hospitalized patients. Results of the Harvard Medical Practice Study II. N Engl J Med 1991; 324: 377–84.

Mills PD, Neily J, Kinney LM, Bagian J, Weeks WB. Effective interventions and implementation strategies to reduce adverse drug events in the Veterans Affairs (VA) system. Qual Saf Health Care 2008; 17: 37–46.

Pirmohamed, M, James S, Meakin S, Grenn C, Scott AK, Walley TJ, Farrar K, Park BK, Breckenridge AM. Adverse drug reactions as cause of admission to hospital: prospective analysis of 18 820 patients. BMJ 2004; 329: 15–19.

Pouyanne P, Haramburu F, Imbs JL, Bégaud B. Admissions to hospital caused by adverse drug reactions. Cross sectional incidence study. BMJ 2000; 320: 1036.

Rosen AK, Rivard P, Zhao S, Loveland S, Tsilimingras D, Christiansen CL, Elixhauser A, Romano PS. Evaluating the patient safety indicators. How well do they perform on the Veterans Health Administration data? Med Care 2005; 43: 873–84.

Samore MH, Evans RS, Lassen A, Gould P, Lloyd J, Gardner RM, Abouzelof R, Taylor C, Woodbury DA, Willy M, Bright RA. Surveillance of medical device-related hazards and adverse events in hospitalized patients. JAMA 2004; 291: 325–34.

Schnurrer JU, Frölich JC. Zur Häufigkeit und Vermeidung von tödlichen unerwünschten Arzneimittelwirkungen. Internist (Berl) 2003; 44: 889–5.

Schoen C, Osborn R, How SKH, Doty MM, Peugh J. In chronic condition: experiences of patients with complex health care needs, in eight countries, 2008. Health Aff (Millwood) 2009; 28: w1–16.

Taxis K, Barber N. Ethnographic study of incidence and severity of intravenous drug errors. BMJ 2003; 326: 684–7.

16.3.2 Fehlerursachen und Analyse

Entsprechend dem in Abbildung 16.1-1 (S. 363) dargestellten Konzept sind nicht die zum unerwünschten Ereignis führenden Prozessschritte als „Ursachen" zu bezeichnen, sondern die jedem unsicheren Prozessschritt inhärenten Gründe für daraus resultierende Fehler oder Risiken. In der sog. **Root Cause Analysis** geht man systematisch auf diese Ursachen ein und versucht sie zu identifizieren, sodass daraus Präventionsmaßnahmen abgeleitet werden können. Es gibt mehrere Untersuchungen, die hierzu Informationen liefern (Dean et al. 2002; Rogers et al. 2006), auch auf der Webseite der Joint Commission sind Root Causes für schwere Einzelereignisse (Sentinel Events) aufgeführt (http://www.jointcommission.org/Sentinel Events/Statistics/). Im sog. London-Protokoll ist das Vorgehen auf den auf Seite 362 bereits angeführten 7 Ebenen der Analyse exemplarisch dargestellt (Vincent et al. 1998).

■ **Individuelle Ebene:** Auf dieser Ebene stehen zum einen gesundheitliche (z.B. Müdigkeit) und psychische Probleme, zum anderen ein Mangel an Wissen, Fähigkeiten und Kompetenz im Vordergrund. „Skills and Knowledge" umfassen dabei Ausbildungs- und Erfahrungsmangel, aber auch verhältnismäßig einfach erscheinende Dinge wie Rechen- und Schreibfehler.

■ **Patientenseitige Faktoren:** Ihre Einbeziehung an dieser Stelle ist nicht unumstritten, da sie nicht dem professionellen Kontext zuzurechnen sind, andererseits können die Komplexität der Erkrankung oder persönliche sowie soziale Faktoren eine große Rolle spielen.

■ **Teamfaktoren:** Eine entscheidende Bedeutung haben die sog. Teamfaktoren, die die Funktion therapeutischer Teams einschließlich der Regelungen zur Delegation und Wahrung der Verantwortung gegenüber dem Patienten beschreiben (Teamstruktur), weiterhin Kommunikation und Supervision.

■ **Aufgabenspezifizierung und Technik:** Hinsichtlich der mangelnden Aufgabenspezifizierung und Technik sind ungenaue Tätigkeitsbeschreibungen und Zuständigkeiten, das Fehlen von Leitlinien und Standards, mangelnde Einarbeitung sowie unklare Vorgehensweisen in kritischen Situationen zu nennen. Gerade der letzte Punkt ist von Wichtigkeit, denn die Folgen eines Ereignisses hängen davon ab, ob weitere Schäden und Auswirkungen noch aufgehalten werden können. Hier ist auch die Zuständigkeit und die klare Regelung bezüglich der automatischen Warnsysteme zu nennen, die sonst häufig missachtet oder umgangen werden. Ebenso gehören die technischen Bedingungen hierher; sie betreffen die Funktionsfähigkeit von Informationssystemen und die apparative Ausstattung (s. S. 368 UME). Überraschend häufig erbringen die entsprechenden Analysen, dass einfache technische Defekte wie Telefonstörungen auftreten oder die Funktionsfähigkeit der Funksysteme nicht gesichert ist.

■ **Umgebungsfaktoren:** Hierbei wird in erster Linie an die Arbeitsumgebung gedacht. Dies sind zum einen die sehr wichtigen baulichen Bedingungen, die z.B. bei der Überwachung von Patienten eine sehr große Rolle spielen, zum anderen Geräuschbelästigung, Unruhe durch mangelnde Abschirmung, unklar organisierte Arbeitsplätze und ganz entscheidend die Planung des Personaleinsatzes.

■ **Organisatorische Risiken und Management:** Sie betreffen alle Angelegenheiten, die durch adäquate Organisation von Prozessen zu regeln sind, beginnend mit der Personalausstattung und -entwicklung sowie der Verteilung und Steuerung der finanziellen Ressourcen bis hin zu den Führungsaufgaben, die sich insbesondere auch auf das Umgehen mit dem Thema „Fehler" selbst beziehen (sog. Sicherheitskultur).

■ **Externe Kontextfaktoren:** Diese Faktoren beschreiben die Außenbeziehungen der Organisation und die gesundheitspolitischen Rahmenbedingungen, wozu natürlich auch der Zugang zu finanziellen Ressourcen gehört.

Die Analyse insbesondere von solchen Prozessen, die zu schwerwiegenden unerwünschten Ereignissen führen, bedient sich der Technik der Prozessanalyse, wie sie auch im Qualitätsmanagement und der Logistik angewandt wird (s. Kap. 15.2.2). Allerdings sind hier die folgenden Besonderheiten zu berücksichtigen, die ebenfalls Gegenstand eines speziellen Trainings sein sollten:

■ **Einschätzung der Dringlichkeit und der Wiederholungsgefahr:** Wegen der Schwere der Folgen ist die Analyse unter zeitkritischen Bedingungen durchzuführen. Bestimmte Schritte der Prozessanalyse, z. B. die Zusammenstellung der Projektgruppe, die Darstellung des Prozesses und die Suche nach den fehlerhaften Prozessschritten, müssen schneller und gestraffter durchlaufen werden, als dies bei einer üblichen Prozessanalyse der Fall ist.

■ **Regelbasierte Vorgehensweise:** Eine Prozessanalyse beinhaltet üblicherweise eine ausführliche Öffnungsphase, in der möglichst viele Informationen über den Prozess zusammengetragen werden, gerade auch aus ungewohnter Perspektive. Die Ist-Analyse wird strikt von der Soll-Darstellung getrennt. Bei einer Schadensfallanalyse ist dies einerseits aus Dringlichkeitsgründen, andererseits wegen der „Schreckstarre der Organisation" nicht in diesem Maße möglich. Während im Qualitätsmanagement die Mitarbeiter gut zu motivieren sind, an einer Prozessanalyse mitzuarbeiten, insbesondere wenn sie sich einen Nutzen davon versprechen, ist davon bei der Analyse unerwünschter Ereignisse nicht auszugehen – zu groß sind die Befürchtungen vor disziplinarischen oder sogar rechtlichen Konsequenzen. Es ist daher unumgänglich, die Analyse gezielt bei den für den Prozess bzw. die einzelnen Prozessschritte bestehenden Regeln anzusetzen und somit die Soll-Situation von Anfang an mit einzubeziehen. Man engt dabei den Blickwinkel willentlich ein, riskiert also gegenüber der offeneren Vorgehensweise im Qualitätsmanagement einen Informationsverlust, kommt jedoch zu einem raschen Abgleich mit der Soll-Situation und kann fehlerhafte Prozessschritte zeitnah erkennen.

■ **Non-punitives Vorgehen:** Aus Sicht der Führungsebene ist grundsätzlich die Frage zu klären, welches Ziel die Prozessanalyse in erster Linie verfolgen soll. Alternativ stehen sich hier die disziplinarische Ahndung von individuellem Fehlverhalten und die möglichst umfassende Informationsgewinnung gegenüber. Steht die disziplinarische Ahndung im Vordergrund, wird die Mitarbeit der Prozessbeteiligten in jedem Fall begrenzt bleiben. Kann demgegenüber die Führungsebene klar vermitteln, dass das oberste Interesse darin liegt, möglichst umfassend über den fehlerhaften Prozess informiert zu werden, damit wirksame Prävention betrieben werden kann, und ist dies Bestandteil einer authentischen Qualitätspolitik, dann ist die Prozessanalyse hinsichtlich dieses Ziels meist erfolgreich. Individuelle Verantwortung muss jedoch Maßstab jedes Handelns bleiben (s. Kap. 16.4 zu CIRS und Kap. 16.7 zu Risikomanagement als Führungsaufgabe).

Literatur

Dean B, Schachter M, Vincent C, Barber N. Causes of prescribing errors in hospital inpatients: a prospective study. Lancet 2002; 359: 1373–8.

Rogers SO, Gawande AA, Kwaan M, Puopolo AL, Yoon C, Brennan TA, Studdert DM. Analysis of surgical error in closed malpractice claims at 4 liability insurers. Surgery 2006; 140: 25–33.

Vincent C, Taylor-Adams S, Stanhope N. Framework for analysing risk and safety in clinical medicine. BMJ 1998; 316: 1154–7.

16.3.3 Erfassung von UE und Fehlern

Sowohl im institutionellen als auch im regionalen bzw. nationalen Kontext kann es notwendig erscheinen, über die Häufigkeit und Verteilung von unerwünschten Ereignissen (UE), vermeidbaren unerwünschten Ereignissen (VUE) und Fehlern quantitative Informationen zu erhalten. Die Erfassungsmethoden unterscheiden sich je nach Zusammenhang:

- institutioneller Kontext
  - freiwillige Meldung
  - interner und externer Chart Review
  - computergestützte Erfassung
  - administrative Daten
  - teilnehmende Beobachtung
  - Obduktion
- überinstitutioneller Kontext
  - externe Qualitätssicherung
  - Schlichtungsstellen
  - Haftpflichtversicherungen
  - Krankenkassen
  - Verbraucherschutz und Patientenverbände

Unter den **institutionellen Methoden** führt die freiwillige Meldung von Ereignissen zu niedrigen Häufigkeiten, sie ist aber z.B. in den Critical-Incident-Report-Systemen (CIRS) sinnvoll einsetzbar, da es hier nicht auf quantitativ repräsentative Daten ankommt (s. Kap. 16.4). Der Chart Review (Analyse von Krankenakten) durch interne oder externe geschulte Experten ist das am häufigsten angewandte Verfahren, das aber ebenfalls zu einem Underreporting führt. Das in zahlreichen Studien eingesetzte, zweistufige Harvard Medical Practice Study Design kombiniert eine Vorsichtung der Akten durch speziell ausgebildete Pflegekräfte mit einer endgültigen Festlegung durch ärztliche Experten (Leape et al. 1991). Die Unterstützung durch die Krankenhausinformationssysteme mit Anwendung definierter Trigger kann die Ergebnisse deutlich verbessern (z.B. Anforderung eines Antidots als Hinweis auf ein unerwünschtes Arzneimittelereignis; Bates et al. 1994). Zunehmend werden auch administrative Abrechnungsdaten zur Erfassung von UE eingesetzt (AOK Bundesverband et al. 2007). Eine große Ausbeute von Ereignissen ergibt die teilnehmende Beobachtung durch trainiertes Personal, diese ist aber sehr aufwendig (Andrews et al. 1997). Von besonderem Wert ist die Obduktion, die allerdings von der Obduktionsrate abhängt, die in Deutschland nicht sehr hoch ist (Madea 2008).

Im **überinstitutionellen Kontext** sind in Deutschland natürlich in erster Linie die Daten der externen Qualitätssicherung nach § 137 Abs. 1 SGB V für Erhebungen von Informationen zur Patientensicherheit zu nutzen. Wichtige Informationsquellen sind außerdem die Daten der Schiedsstellen bei den Landesärztekammern (Schaffartzik u. Neu 2008), die im optimalen Fall mit den Datenbanken der Haftpflichtversicherer und der Krankenkassen abgeglichen werden.

Für das spätere Ergebnis und die Durchführbarkeit der Untersuchung ist es entscheidend, vor Beginn der aktuellen Planungen Klarheit über die Frage zu schaffen, wie die Häufigkeit der Ereignisse statistisch ausgedrückt werden soll. Zur Auswahl stehen zunächst folgende Werte:

- **Proportion:** Zahl der Patienten mit mindestens einem Ereignis pro 100 Patienten
- **Rate:** Zahl der Ereignisse pro 100 Patienten
- **Prävalenz:** Zahl der Ereignisse zu einem Zeitpunkt
- **Inzidenz:** Zahl der Ereignisse pro 100 Patienten pro Jahr
- **Inzidenzdichte:** Zahl der Ereignisse pro 1 000 Patiententage
- **spezifische Inzidenzdichte:** Zahl der Ereignisse pro 1 000 Patiententage mit Exposition

Raten ergeben im allgemeinen höhere Angaben als Proportionen, bei denen meist das zeitlich zuerst auftretende Ereignis gezählt und die weiteren Ereignisse bei einem Patienten unbeachtet gelassen werden. Proportionen haben allerdings den großen Vorteil, dass diese Erstereignisse voneinander unabhängig sind und die Interdependenzen zwischen Erst- und Folgeereignis nicht weiter berücksichtigt werden müssen (z.B. bei der multivariaten Analyse). Die Untersuchung der Inzidenz unterschätzt, die der Prävalenz überschätzt die Häufigkeit; beide Angaben sind über einen Korrekturfaktor ineinander zu überführen, der aus der mittleren Dauer des Ereignisses gebildet wird: Je länger ein Ereignis andauert, desto größer ist die Chance, dass eine Prävalenzuntersuchung dieses Ereignis „trifft" (Gastmeier et al. 2001). Die Inzidenzdichte korrigiert die Häufigkeitsangaben gegenüber der Verweildauer, da das Risiko mit der Dauer der Behandlung in einer Institution (z.B. einer Station) zunimmt. Die spezifische Inzidenzdichte berücksichtigt zusätzlich die Dauer der Exposition gegenüber einem Risikofaktor: Ein nicht beatmeter Patient kann keine Beatmungspneumonie bekommen.
Um Ursachen analysieren zu können, ist weiterhin zu unterscheiden zwischen der

- **retrospektiven Analyse**, bei der die Ereignisse bekannt sind und mögliche Einflussfaktoren gesucht werden (Fall-Kontroll-Studie, Häufigkeitsangabe als Odds Ratio), und der
- **prospektiven Analyse** in einer Kohortenstudie, bei der die Expositionsfaktoren bekannt sind und die auftretenden Fälle (Cases) auf den Zusammenhang mit den Risikofaktoren untersucht werden (Relatives Risiko).

Wenn ein Risikofaktor identifiziert worden ist, sollte die absolute Risikodifferenz berichtet werden und nicht allein die relative Risikodifferenz: Eine aplastische Anämie tritt unter dem Antiepileptikum Carbamazepin 13-mal häufiger auf als ohne das Medikament, aber nur in der Häufigkeit von 0,7 Fällen bei einer Million Patienten, die das Mittel eine Woche lang nehmen (Kaufman u. Shapiro 2000; weitere Angaben zur Epidemiologie s. Kap. 2).

Perspektive der Ereigniserfassung

Unter Beachtung der Erfassungsinstrumente und der statistischen Methodik muss vor allem Klarheit über die Perspektive der Erfassung geschaffen werden. Hier stehen 3 Möglichkeiten zur Auswahl, die ganz unterschiedliche Erhebungsmethoden bedingen:

- quantitative Erfassung
- Erfassung zum Zweck der Analyse und Prävention
- Erfassung für Vorhersage und Risikomanagement

Die **quantitative Erfassung** verfolgt das Ziel, für unerwünschte Ereignisse valide Häufigkeitsangaben zu machen (sog. clinical Surveillance). Von 100 solcher Ereignisse sollen möglichst 100 durch das Erfassungsinstrument erkannt werden (Sensitivität 100%). Gleichzeitig sollen keine Ereignisse, die nicht zu den UE gehören, identifiziert werden (hohe Spezifität). Geeignet sind die Chart-Review-Verfahren, besonders auch IT-gestützte Vorgehensweisen und die Verwendung von administrativen Abrechnungsdaten sowie die direkte Beobachtung. Diese Verfahren kommen zum Einsatz, wenn z.B. ein Krankenhaus sich über die Häufigkeit von bestimmten UE Klarheit verschaffen möchte. Die Limitationen liegen in der oftmals zu klein gewählten Stichprobe, die es unmöglich erscheinen lässt, aussagekräftige Belege für den Vergleich mit anderen Institutionen oder innerhalb der Institution zu erhalten, und in der Tendenz, dass die Kennzahlen kleinerer Einrichtungen bei Auftreten schwererer Ereignisse stärker ansprechen als bei großen Einrichtungen (Random Bias). Abrechnungsdaten können auch für den interinstitutionellen Vergleich herangezogen werden, ihre Sensitivität ist jedoch genauso wie bei den Daten zur externen Qualitätssicherung nach § 137 SGB V eingeschränkt, da sie für Abrechnungszwecke optimiert sind bzw. die Dokumentation nicht genügend kontrolliert wird.

Zur **Analyse und** zur **Entwicklung von Präventionsmaßnahmen** werden Daten gebraucht, die über die Prozesse, Fehler und Risiken Auskunft geben, die vorher unbekannt waren und daher der quantitativen Erfassung nicht zugeführt werden konnten. Hierzu verwendet man z.B. Critical-Incident-Report-Systeme (CIRS), aber auch Angaben aus dem Beschwerdemanagement und den Patientenzufriedenheitsbefragungen; Obduktionen oder die Analyse von Schiedsstellen- oder Haftpflichtversicherungsfällen ergeben ebenfalls solche Informationen. Bei diesen Daten steht nicht eine hohe Sensitivität im Vordergrund, vielmehr ist es entscheidend, dass Hinweise auf die realen Strukturen und Abläufe sowie latente Fehler generiert werden (Thomas u. Petersen 2003). Der Unterschied zu den Surveillance-Daten ist von großer Wichtigkeit, denn „population-based studies, whether of general population or of an institutions' patients, demonstrate only where the problems lie, not what the problems are" (White 1992). Es ist aber andererseits nicht zulässig, von Daten zur Meldehäufigkeit in CIRS auf reale Häufigkeiten zu schließen.

Daten zur **Vorhersage von Ereignissen** und zur Nutzung im praktischen **Risikomanagement** bilden ebenfalls nicht die Häufigkeit von unerwünschten Ereignissen direkt ab, sondern nehmen als typische Indikatoren eine Vorhersagefunktion für diese Ereignisse wahr (s. Kap. 15.3). Es handelt sich um eine Untergruppe der Indikatoren, die man als Patientensicherheitsindikatoren (PSI) bezeichnet (s. Kap. 16.5). Im Risikomanagement arbeitet man mit solchen Kennzahlen, um das Sicherheitsniveau einer Organisation im Auge behalten zu können, da es nicht möglich ist, alle Ereignisse kontinuierlich direkt quantitativ aufzuzeichnen. Patientensicherheitsindikatoren sind besonders sensitiv eingestellt, d.h. in den Fällen, in denen sich die Patientensicherheit verschlechtert, sollen sie ansprechen. Man verzichtet zugunsten der Sensitivität auf eine hohe Spezifität, d.h., in einem sinnvollen Maß wird ein falsch-positives Ansprechen toleriert.

Wie sehr die verschiedenen Erhebungsinstrumente voneinander abweichende Ergebnisse erbringen, je nachdem, in welcher Perspektive sie eingesetzt werden, lässt sich empirisch am „Goldstandard" der klinischen Beobachtung zeigen. In einer Studie wurden von 71 UE aus Case Notes nur 3 Ereignisse durch CIRS, 2 durch Beschwerden, eines über das institutionelle Risikomanagement, 6 über das Krankenhausinformationssystem und keines über juristische Verfahren identifiziert. Umgekehrt waren von 484 CIRS-Meldungen nur 35 im Krankenhausinformationssystem aufzufinden (Hogan et al. 2008).

Literatur

Andrews LB, Stocking C, Krizek T, Gottlieb L, Krizek C, Vargish T, Siegler M. An alternative strategy for studying adverse events in medical care. Lancet 1997; 349: 309–13.

AOK Bundesverband, Forschungs- und Entwicklungsinstitut für das Sozial- und Gesundheitswesen Sachsen-Anhalt, Helios Kliniken, Wissenschaftliches Institut der AOK (WIdO) (Hrsg). Qualitätssicherung der stationären Versorgung mit Routinedaten. Abschlussbericht. Bonn: WIdO 2007.

Bates DW, O'Neil AC, Boyle D, Teich J, Chertow GM, Komaroff AL, Brennan TA. Potential identifiability and preventability of adverse events using information systems. J Am Med Inform Assoc 1994; 1: 404–11.

Gastmeier P, Bräuer H, Sohr D, Geffers C, Forster DH, Daschner F, Rüden H. Converting incidence and prevalence data of nosocomial infections: results from eight hospitals. Infect Control Hosp Epidemiol 2001; 22: 31–4.

Hogan H, Olsen S, Scobie S, Chapman E, Sachs R, McKee M, Vincent C, Thomson R. What can we learn about patient safety from information sources within an acute hospital: a step on the ladder of an integrated risk management? Qual Saf Health Care 2008; 17: 209–15.

Kaufman DW, Shapiro S. Epidemiological assessment of drug-induced disease. Lancet 2000; 356: 1339–43.

Leape LL, Brennan TA, Laird N, Lawthers AG, Localio AR, Barnes BA, Hebert L, Newhouse JP, Weiler PC, Hiatt H. The nature of adverse events in hospitalized patients. Results of the Harvard Medical Practice Study II. N Engl J Med 1991; 324: 377–84.

Madea B. Autoptisch bestätigte Behandlungsfehler. Z Evid Fortbild Qual Gesundhwes 2008; 102: 535–41.

Schaffartzik W, Neu J. Ergebnisse der Gutachterkommissionen und Schlichtungsstellen. Z Evid Fortbild Qual Gesundhwes 2008, 102: 525–8.

Thomas EJ, Petersen LA. Measuring errors and adverse events in health care. J Gen Intern Med 2003; 18: 61–8.

White KL. Introduction. In: Wenzel RP (ed). Assessing quality health care. Perspectives for clinicians. Baltimore: Williams & Wilkins 1992; xvii–xxii.

16.3.4 Häufigkeit von UE und Sterblichkeit

Nach dem Report „To Err Is Human“ des Institute of Medicine im Jahr 1999 (Kohn et al. 1999), der sich des zweistufigen Harvard Medical Practice Study Design (s. S. 372) bediente und sich vor allem auf die Harvard-Studie II und die Utah-Colorado-Studie stützt (Leape et al. 1991; Thomas et al. 2000), sind in zahlreichen weiteren Ländern Untersuchungen zur Häufigkeit von unerwünschten Ereignissen, vermeidbaren unerwünschten Ereignissen und Fehlern durchgeführt worden. Wahrscheinlich bedingt durch die kontinuierlich verbesserte Dokumentationsqualität durch die internationale Umstellung der Krankenhausfinanzierung auf DRG liegen die neueren Studien in ihren Ergebnissen eher über den Angaben aus Harvard und Utah bzw. Colorado.

Da die Forderung, auch in Deutschland weitere Studien durchzuführen, eine große Bedeutung für die Handlungsfähigkeit des Aktionsbündnisses Patientensicherheit (APS) und die Initiierung von sinnvollen Präventionsprojekten hatte, hat das Aktionsbündnis bald nach seiner Gründung im Jahr 2005 einen ersten Systematischen Review der internationalen Literatur zur Frage der Häufigkeit von Adverse Events (AE) durchgeführt (APS 2006), diesen in der Folge um einen Review zur Frage der Sterblichkeit ergänzt (APS 2007) und den Review zur Häufigkeit mittlerweile um den Zeitraum der Jahre 2006 und 2007 erweitert (APS 2008). Es handelt sich um die größten Reviews in der internationalen Literatur.

Eingeschlossen in den zweiten Review (APS 2008) wurden Originalarbeiten aus den Datenbanken Pubmed und Embase, die zwischen 1995 und Juni 2007 publiziert wurden und Primärdaten zur Häufigkeit von unerwünschten Ereignissen, Schäden, Behandlungsschäden, Fehlern und Beinahe-Schäden enthielten, die mit einer klar benannten Erhebungsmethode an einem definierten Patientenkollektiv durchgeführt wurden. Es wurden keine Studien eingeschlossen, die nur ein einzelnes Behandlungsverfahren oder ein einzelnes Medikament beschrieben, wohl aber Studien, die sich auf eine komplette Gruppe von Verfahren (z.B. alle unerwünschten Arzneimittelereignisse oder die Gesamtheit der nosokomialen Infektionen) bezogen. Die Literaturverzeichnisse der primär eingeschlossenen Studien wurden einer zusätzlichen Analyse unterzogen.

Der Literaturreview identifizierte 230 Veröffentlichungen mit **insgesamt 241 Studien**. Der größte Teil dieser Studien stammte aus den Vereinigten Staaten von Amerika.

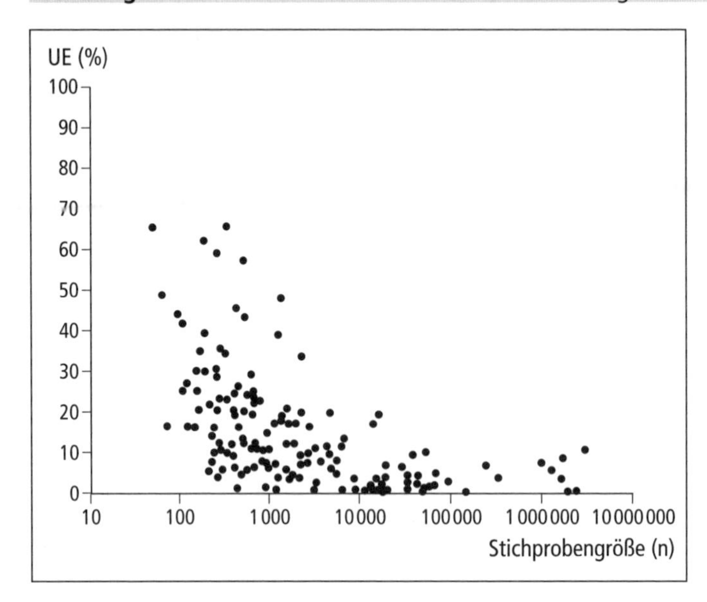

Abb. 16.3-1 Häufigkeit von unerwünschten Ereignissen (UE) als Proportion (% der Patienten mit mindestens einem Ereignis im Verhältnis zu allen Patienten) in Abhängigkeit von der Stichprobengröße der in die Untersuchung eingeschlossenen Patienten (mod. nach APS 2008).

Deutschland fand sich mit 12 Studien auf dem sechsten Platz. Die meisten der 241 Studien wurden in stationären Einrichtungen durchgeführt, ein weiterer Schwerpunkt lag im Arzneimittelbereich. Die Häufigkeit von UE im Krankenhaus lag zwischen 0,1 und 20 % und die Häufigkeit von VUE zwischen 0,1 und 10 % der eingeschlossenen Patienten. In Studien ab einer Teilnehmerzahl von 1 000 Patienten stabilisiert sich die Häufigkeit von UE in einer Größenordnung zwischen 5 % und 10 % und die Häufigkeit von VUE auf Werte zwischen 2 % und 4 % der eingeschlossenen Patienten. Diese Verteilung lässt indirekt auf eine gute Validität und Reliabilität der Studien schließen (Abb. 16.3-1), insbesondere da kein Zusammenhang zwischen der ermittelten Häufigkeit und der Art der verwendeten Erhebungsmethode oder den Ländern, in denen die Studien durchgeführt wurden, festgestellt werden konnte.

Die **deutschen Studien** gaben Ereignishäufigkeiten wieder, wie sie auch in den internationalen Studien gemessen wurden. Das vorhandene Studienmaterial genügte weder, um die Verteilung nach Fachdisziplinen zu bewerten, noch die verhältnismäßige Häufigkeit zwischen verschiedenen Ereigniskategorien (z. B. Medikationsereignisse oder Ereignisse im Bereich operativer Eingriffe) darzustellen. Die verwendete Erhebungsmethode wurde deutlich von der Art der Beobachtungsendpunkte bestimmt. So eignete sich die Durchsicht von Patientenunterlagen vor allem für die Feststellung von unerwünschten Ereignissen und vermeidbaren UE, während Fehler und Beinahe-Schäden eher anhand von freiwilligen Meldungen und direkter Beobachtung untersucht wurden.

Aus einer Untergruppe von 51 Studien des ersten Reviews wurden Daten zur **Mortalität** extrahiert (APS 2007). Es handelte sich um 39 Kohortenstudien und 12 Fall-Kontroll-Studien. In 45 von 51 Studien wurde die Sterblichkeit bezogen auf die Grundeinheit der Gesamtpopulation untersucht, sodass Raten bzw. Proportionen zu bilden waren. In 43 Studien wurden Krankenhauspatienten beobachtet, 31 davon gehörten zu der wichtigen Gruppe der 36 Kohortenstudien über UE. Der mediane Stichprobenumfang betrug 4 031 Patienten, 18 Studien wurden in den USA, 2 in Deutschland durchgeführt. Unerwünschte Ereignisse (UE) wurden in 43 und vermeidbare unerwünschte Ereignisse (VUE) in 19 Studien erhoben, beide Formen in 11 Studien. Die Ergebnisse der 19 Studien zu VUE als Todesursache zeigen, dass man mit der Angabe eines Risikos von 0,1 % aller Krankenhauspatienten, an einem VUE zu versterben, die Situation sicher nicht übermäßig dramatisiert, sondern eher konservativ einschätzt (s. Abb. 16.3-2).

Zusammenfassend kann aufgrund der Systematischen Reviews zumindest für den Krankenhausbereich von folgenden Größenordnungen ausgegangen werden:

- zwischen 5 und 10 % unerwünschte Ereignisse
- zwischen 2 und 4 % vermeidbare unerwünschte Ereignisse
- um 1 % Behandlungsfehler
- um 0,1 % Todesfälle, die auf Fehler zurückgehen

Bezogen auf 17 Mio. Krankenhausfälle pro Jahr in Deutschland ergibt sich folglich eine Größenordnung von

- 850 000 bis 1,7 Mio. unerwünschten Ereignissen,
- 340 000 bis 720 000 vermeidbaren unerwünschten Ereignissen,
- 170 000 Behandlungsfehlern (mangelnde Sorgfalt) und
- 17 000 auf VUE zurückgehenden Todesfällen.

Die angegebenen Zahlen können als zuverlässige Schätzung gewertet werden, insbesondere wenn sie im Zusammenhang mit Ereignisgruppen mit bekannter Häufigkeit gesehen werden (s. Kap. 16.2). Das Robert-Koch-Institut gab für das Jahr 2006 in Deutschland 400 000–600 000 nosokomiale Infektionen an, die bei 10 000–15 000 Patienten die Todesursache darstellten (Gastmeier et al. 2008). Geht man davon aus, dass davon ein Drittel vermeidbar gewesen wäre, kommt man auf 3 000–5 000 vermeidbare Todesfälle durch nosokomiale Infektionen, eine Zahl, die mit der Gesamtzahl von 17 000 Todesfällen durch VUE gut zu vereinbaren ist. Auch stimmen diese Zahlen mit der Einschätzung der Patienten in Befragungen überein; in einer internationalen Studie der WHO gaben 12–15 % der Patienten an, sie oder ihre Angehörige hätten bei der medizi-

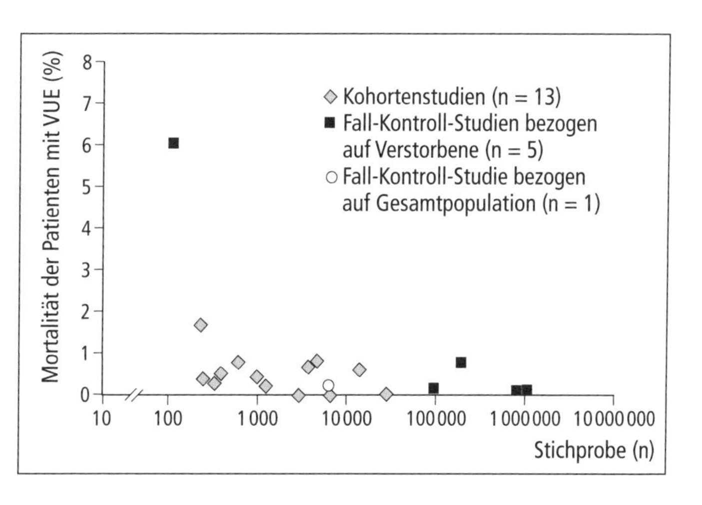

Abb. 16.3-2 Mortalität von Patienten an vermeidbaren unerwünschten Ereignissen (VUE) über alle Studiengruppen (n = 19 Studien). Halblogarithmische Darstellung über die Stichprobengröße (mod. nach APS 2007). Die Fall-Kontroll-Studien zu an VUE Verstorbenen bezogen auf Verstorbene insgesamt sind wenig aussagekräftig.

nischen Behandlung einen „Fehler“ bemerkt (Schoen et al. 2005).
Wichtig ist die Abgrenzung dieser epidemiologischen Zahlen von Daten aus den Schiedsstellen, den Haftpflichtversicherern und den Krankenkassen, die dem **juristischen Umfeld** entstammen. Man geht in Deutschland von ca. 20 000 Fällen mit nur 500–600 Todesfällen pro Jahr aus, die durch die Schiedsstellen oder juristisch weiterverfolgt werden. Zu beachten ist, dass es sich hierbei hier nicht um populationsbezogene Daten handelt und dass nicht davon auszugehen ist, dass alle UE und VUE sowie Behandlungsfehler, die epidemiologisch nachweisbar wären, juristisch verfolgt werden. In der internationalen Literatur wird dieses Phänomen als Litigation Gap (übersetzt etwa „Haftungslücke“) bezeichnet (Blendon et al. 2002; Davis et al. 2002; Studdert et al. 2000): Nur zwischen 1 und 6% der Patienten, die ein Ereignis erleiden, reichen Klage ein. Korrigiert man die juristischen Daten um den Faktor 30, kann man wieder auf die beschriebene Größenordnung der epidemiologischen Daten rückschließen.

Literatur

Aktionsbündnis Patientensicherheit e.V. (APS). Agenda Patientensicherheit 2006. Witten: APS 2006.

Aktionsbündnis Patientensicherheit e.V. (APS). Agenda Patientensicherheit 2007. Witten: APS 2007.

Aktionsbündnis Patientensicherheit e.V. (APS). Agenda Patientensicherheit 2008. Witten: APS 2008.

Blendon RJ, Desroches CM, Brodie M, Benson JM, Rosen AB, Schneider E, Altman DE, Zapert K, Herrmann MJ, Teffenson AE. Views of practicing physicians and the public on medical errors. N Engl J Med 2002; 347: 1933–40.

Davis P, Lay-Yee R, Briant R, Ali W, Scott A, Schug S. Adverse events in New Zealand public hospitals I: occurrence and impact. N Z Med J 2002; 115: 1–9.

Gastmeier P, Geffers C. Nosokomiale Infektionen in Deutschland: Wieviele gibt es wirklich? Eine Schätzung für das Jahr 2006. Dtsch Med Wochenschr 2008; 133: 111–5.

Kohn LT, Corrigan JM, Donaldson MS (eds). To Err Is Human. Building a Safer Health System. Washington: Committee on Quality of Health Care in America, Institute of Medicine 1999.

Leape LL, Brennan TA, Laird N, Lawthers AG, Localio AR, Barnes BA, Hebert L, Newhouse JP, Weiler PC, Hiatt H. The nature of adverse events in hospitalized patients. Results of the Harvard Medical Practice Study II. N Engl J Med 1991; 324: 377–84.

Schoen C, Osborn R, Huynh PT, Doty M, Zapert K, Peugh J, Davis K. Taking the pulse of health care systems: experiences of patients with health problems in six countries. Health Aff (Millwood) 2005; W5-509-25, DOI 10.1377/htlaff.W5.509.

Studdert DM, Thomas EJ, Burstin HR, Zbar BIW, Orav EJ, Brennan TA. Negligent care and malpractice claiming behaviour in Utah and Colorado. Med Care 2000; 38: 250–60.

Thomas EJ, Studdert DM, Burstin HR, Orav EJ, Zeena T, Williams EJ, Howard KM, Weiler PC, Brennan TA. Incidence and types of adverse events and negligent care in Utah and Colorado. Med Care 2000; 38: 261–71.

16.4 Critical-Incident-Report-Systeme (CIRS)

Das Ziel einer sinnvollen Beschäftigung mit dem Thema Patientensicherheit ist die Vermeidung von unerwünschten Ereignissen und deren Folgen. Hierzu müssen Daten zur Häufigkeit von Ereignissen vorliegen, vor allem aber Informationen über unsichere Prozessschritte, die auftreten, bevor sich eine vollständige Fehlerkette mit resultierendem Ereignis bildet. Wie in Kapitel 16.3.3 ausgeführt, können hierzu Angaben aus folgenden Bereichen verwendet werden:

- Critical-Incident-Report-Systeme (CIRS)
- Beschwerdemanagement
- Patientenzufriedenheitsbefragungen (v.a. der Freitext)
- Obduktionen
- Schiedsstellenverfahren bzw. Haftpflichtversicherungsfälle

CIRS ist ein Instrument des Risikomanagements. Die **Methodik** des CIRS wurde in der Luftfahrtindustrie, der Raumfahrt, der chemischen Industrie und der Nuklearindustrie bereits in den 1980er Jahren entwickelt und hat heute das Gesundheitswesen erreicht (Barach u. Small 2000). Das Ziel dieser Entwicklung war das Bedürfnis, möglichst viele Informationen über fehlerträchtige Situationen, Prozesse und Ereigniskonstellationen zu erhalten, um frühzeitig präventiv eingreifen zu können. Dieser Wunsch nach einem frühzeitigen Eingreifen führte dazu, dass man weitgehend auf Sanktionen verzichtete, um den Zugang zu diesen Informationen nicht zu behindern.

Ein Critical-Incident-Report-System (CIRS) ist **definiert** als Erfassungssystem für Risiken, Fehler und Beinahe-Schäden sowie unerwünschte Ereignisse, das der Analyse von Fehlerketten und der Prävention von vermeidbaren unerwünschten Ereignissen dient. Eine deutschsprachige Bezeichnung lautet „Fehlererfassungssystem“ oder „Fehlerlernsystem“, CIRS hat sich als Begriff jedoch durchgesetzt. Allerdings birgt CIRS als Begriff das Risiko eines Missverständnisses, da ein „Critical Incident“ nämlich definiert ist als „an incident resulting in serious harm (loss of life, limb, or vital organ) to the patient, or the significant risk thereof. Incidents are considered Critical when there is an evident need for immediate investigation and response“ (Davies et al. 2003). Unter „Critical Incidents“ sind also schwere Schäden mit hoher Dringlichkeit oder das Risiko des Eintretens solcher schweren Schäden zu verstehen.

Das **Konzept** des CIRS beruht jedoch auf anderen Annahmen:

- Ein CIRS zielt auf die **Erfassung von Risiken und Beinahe-Schäden**, gerade weil noch keine „Critical Incidents“ aufgetreten sind und Veränderungen der Prozesse und Strukturen noch möglich erscheinen, „ohne dass das Kind in den Brunnen gefallen ist“.
- CIRS präferiert die Erfassung von **Beinahe-Schäden** (Near Misses), weil diese deutlich häufiger auftreten als die kritischen unerwünschten Ereignisse und sie daher der Analyse in einem sehr viel größeren Umfang zugänglich sind. Wie aus dem Fehlerkonzept (s. Kap. 16.1, S. 362 f.) hervorgeht, müssen die unsicheren Prozessschritte einzeln auf unterschiedlichen Ebenen analysiert werden, es ist also vorteilhaft, wenn man mehrere solcher Beinahe-Schäden vorfindet. Man geht im Allgemeinen davon aus, dass Beinahe-Schäden ca. 300-mal häufiger auftreten als unerwünschte Ereignisse mit Schäden für den Patienten. Man hat daher im englischsprachigen Schrifttum auch die Begriffe „Incident Reporting System“ oder „Near Misses Report System“ diskutiert (Barach u. Small 2000).
- „CIRS ist ein **Beteiligungssystem**“ (APS 2007) – ohne die Mitarbeit der am Prozess beteiligten Mitarbeiter kann ein CIRS nicht die notwendige Information erbringen. Auf der institutionellen Ebene kann zwar keine Garantie für das Unterbleiben von straf- oder zivilrechtlichen Konsequenzen übernommen werden (s. S. 381), es ist aber möglich, die interne disziplinäre Ahndung hinter das Ziel der Informationsgewinnung zurückzustellen. Dies gelingt um so leichter, je mehr man sich auf Beinahe-Schäden ohne konsekutives unerwünschtes Ereignis konzentriert, da die Mitarbeiter keine Sanktionen befürchten müssen.

Die Erfahrung zeigt im Übrigen, dass die Mitarbeiter nach kurzer Zeit auch vermeidbare unerwünschte Ereignisse bzw. Schäden melden, soweit sie die Erfahrung machen, dass das CIRS sinnvolle Verbesserungen mit sich bringt.

In der **Systematik** unterscheidet man sehr einfach CIRS-Systeme im überinstitutionellen Rahmen und solche innerhalb der Institutionen (z.B. in einem Krankenhaus).

Überinstitutionelle CIRS wurden in Deutschland im ambulanten Bereich von der Kassenärztlichen Bundesvereinigung oder dem Institut für Allgemeinmedizin der Universität Frankfurt (www.jeder-fehler-zaehlt.de) eingerichtet und erfreuen sich großer Beliebtheit. Hier können tatsächlich stattgefundene Fälle anonym berichtet werden, sie werden ausgewertet, kommentiert und in einem Internetforum diskutiert und es gibt gesonderte Berichte („Fehler des Monats"). Im stationären Bereich werden CIRS-Systeme von den Fachgesellschaften für Anästhesie und Chirurgie organisiert. Weiterhin gibt es das Projekt einer größeren Zahl norddeutscher Kinderkliniken, bei dem ein CIRS im Bereich der Pädiatrie eingeführt und wissenschaftlich untersucht wurde (Hart et al. 2007, 2008, 2009).

Die Erfahrungen aus anderen Ländern (z.B. Schweiz) zeigen, dass überinstitutionelle CIRS nur dann auf Dauer erfolgreich sind, wenn man die personellen Ressourcen zur Verfügung hat, die gemeldeten Fälle wirklich zu sichten, zu kommentieren und Rückmeldungen zu geben (Shaw et al. 2005).

Im **institutionellen Bereich** ist die Rückkopplung und Diskussion einfacher zu gestalten (s. S. 381), deswegen kann man mit einem gewissen Recht festhalten, dass CIRS den Schwerpunkt seiner Anwendung im institutionellen Bereich hat (Dominguez Fernández et al. 2008; Rose u. Germann 2005). Man kann hier wiederum CIRS, die die gesamte Institution umfassen, von abteilungsbezogenen CIRS (z.B. Chirurgie) abgrenzen. In der Praxis neigen Krankenhausleitungen dazu, ein „Gesamt-CIRS" einzurichten, Abteilungsleitungen (Chefärzte, Pflegedienstleitungen) sehen eher einen Vorteil in abteilungsbezogenen Lösungen. Wie im Folgenden auszuführen ist, hängt dies eng mit der Deckungsgleichheit von Verantwortung und organisatorischem Lernen zusammen.

Die **Umsetzung** und Einrichtung von innerinstitutionellen CIRS ist nicht einfach. Zum einen müssen formale Regelungen getroffen werden (z.B. mit der Mitarbeitervertretung), zum anderen muss sich die Leitungsebene darüber im Klaren sein, dass ein CIRS nur sinnvoll ist, wenn der aus den Meldungen resultierende Handlungsbedarf auch wirklich zu entsprechenden Veränderungen führt; CIRS bedeutet also Führungsarbeit. In den „Empfehlungen zur Einführung von CIRS im Krankenhaus" hat das Aktionsbündnis daher folgenden Vorschlag für die schrittweise Einführung gemacht (APS 2007):

1. **Entscheidungsphase:** Klärung der Verantwortung der Führung, Beschlussfassung, Klärung der rechtlichen Grundlagen, innerbetriebliche Kommunikation, Pilotierung, Ansprechpartner in den Abteilungen
2. **Planungsphase:** Bildung einer Steuergruppe unter Einbeziehung der Führung, Information und ggf. Beschlussfassung in der Mitarbeitervertretung, Klärung von Berichtsverfahren und Rückkopplung, Anonymisierungsverfahren, Vorbereitung vertrauensbildender Maßnahmen, Einbeziehung von Qualitätsmanagement, Medizin-Controlling und Krankenhaushygiene
3. **Einführung:** Informationsveranstaltung, Schulung, ggf. Coaching, Koordination speziell bei abteilungsbezogenen CIRS, Klärung von konkreten Fragen in der Umsetzung
4. **Umsetzung der Auswertung:** Bewertung der Berichte, Rückkopplung, Bericht bei schweren Ereignissen
5. **Verbesserungsmaßnahmen:** Analyse der Prozesse, Intervention, evtl. Anstoß gesonderter Projekte durch die Führung
6. **Umgang mit Rückmeldungen:** Erstellung von Auswertungsberichten, Mitarbeiterinformation, Unterrichtung von QM-, Arzneimittel- und Hygienekommission

7. **Evaluation:** zusammenfassende Darstellung z.B. im Geschäfts- bzw. Risikobericht, Bericht an die Aufsichtsgremien, Bericht an die Mitarbeitervertretung, Abgleich mit Beschwerdemanagement und Patientenbefragung

Von besonderer Bedeutung in der Umsetzung ist der **non-punitive Führungsansatz**. Um den Mitarbeitern die Angst vor Sanktionen zu nehmen, vor allem um die Fehlerthematik im Sinne einer positiven Sicherheitskultur offen und ergebnisorientiert angehen zu können, muss für alle Mitarbeiter erkennbar kommuniziert werden, dass es der Führung daran gelegen ist, möglichst viel über Fehler und Risiken in Erfahrung zu bringen, und dass Sanktionen dahinter zurückstehen. Wichtig ist dabei, dass bei bestehendem Handlungsbedarf auch wirklich Abhilfe geschaffen wird, weil sonst die Kooperationsbereitschaft der Mitarbeiter nach anfänglicher Euphorie rasch wieder zusammenbricht. Vertrauensbildende Maßnahmen sind z.B. die Einrichtung der Institution eines Ombudsmanns, einer Vertrauensperson, die von den Mitarbeitern im Zusammenhang mit Fehlern und UE angesprochen werden kann und der ein Schweigerecht eingeräumt wird.

Das Konzept des CIRS beruht letztlich auf dem **Konzept des Organisationslernens** (s. Kap. 13.1). Der „Meldekreis" muss daher garantieren, dass die gemeldeten Informationen auch wieder auf die Ebene derjenigen, die zur Meldung aufgerufen werden, zurückgelangen, und dass diese Mitarbeiter in die Erarbeitung von Verbesserungsmaßnahmen aktiv einbezogen werden. Die Ergebnisse eines krankenhausweiten Systems können z.B. in der QM- oder Risikomanagement-Kommission besprochen werden, für die abteilungsbezogenen Systeme muss eine Rückmeldung auf der Ebene der Abteilungen gefunden werden. Hier ist die Klinikkonferenz eine gute Gelegenheit, sie muss zu diesem Zweck jedoch um alle Berufsgruppen erweitert werden. Auch die evtl. schon bestehenden Morbidity-Mortality-Konferenzen können sehr gut hierfür genutzt werden.

Bei der Einführung ist neben der Einbeziehung der Mitarbeitervertretung darauf zu achten, dass man Opinion Leader gewinnt, die den Gedanken des „Lernens aus Fehlern" tragen. In den Abteilungen sollten erfahrene und anerkannte Mitarbeiter die Funktion von Mediatoren wahrnehmen, die in der Lage sind, zu Fragen hinsichtlich des CIRS Auskunft zu geben. Gleich zu Beginn muss darauf hingewiesen werden, dass im Sinn der Gesamtverantwortung für den Patienten ein CIRS berufsgruppenübergreifend eingerichtet wird und dass die Meldung von Ereignissen auch berufsgruppenübergreifend erfolgen kann.

CIRS ist nicht mit Risikomanagement identisch, sondern dient als Instrument des Risikomanagements. Aus dieser Perspektive ist es auch verständlich, dass CIRS nur im Rahmen anderer Instrumente des Risikomanagements wie einer Qualitätsmanagement- bzw. Risikomanagement-Kommission, der Kooperation zwischen Krankenhaushygiene, Controlling, QM und Arzneimittelkommission – um nur einige zu nennen – und einer entsprechenden Qualitätspolitik der Führung nützlich sein kann. Immer wieder wird die Frage angesprochen, ob aus strafrechtlicher Sicht von einem CIRS haftungsrechtliche Konsequenzen für die Krankenhausführung oder einzelne Mitarbeiter ausgehen können. Diese Frage wird heute verneint, da ein CIRS nicht zur patientenbezogenen Dokumentation gehört, die CIRS-Daten anonymisiert sind und entgegen entsprechenden Befürchtungen eher als Argument gewertet werden können, dass man sich intensiv und offen sowie präventiv mit der Fehlerproblematik auseinandersetzt. Diese Sichtweise gilt allerdings nur dann, wenn die im CIRS angesprochenen Probleme auch wirklich angegangen und gelöst werden.

Literatur

Aktionsbündnis Patientensicherheit e.V. (APS). Empfehlungen zur Einführung von CIRS im Krankenhaus. Witten: APS 2007. http://www.aktionsbuendnis-patientensicherheit.de/apsside/07-07-25-CIRS-Handlungsempfehlung.pdf (15. November 2009).

Barach P, Small SD. Reporting and preventing medical mishaps: lessons from non-medical near miss reporting systems. BMJ 2000; 320: 759–63.

Davies JM, Hébert P, Hoffman C. The Canadian Patient Safety Dictionary. The Royal College of Physicians and Surgeons of Canada 2003. http://rcpsc.medical.org/publications/ (15. November 2009).

Dominguez Fernández E, Kolios G, Schlosser K, Wissner W, Rothmund M. Einführung eines Critical Incident Reporting System an einer chirurgischen Universitätsklinik: Was kann kurzfristig erreicht werden? Dtsch Med Wochenschr 2008; 133: 1229–34.

Hart D, Becker-Schwarze K: Risiken vermeiden, Sicherheit steigern: ein Critical Incident Reporting System in norddeutschen Kinderkliniken. Gesundh ökon Qual manag 2007; 12: 87–95.

Hart D, Becker-Schwarze K, Claßen M, Wille H. Risikomanagement in pädiatrischen Kliniken – Ergebnisse des Projektes „Risiken verringern – Sicherheit steigern". Monatsschr Kinderheilkd 2008; 156: 1104–13.

Hart D, Mattern H, Trent M, Lauberberg J (Hrsg). Risiken verringern, Sicherheit steigern – Kinderkliniken für Patientensicherheit. Köln: Deutscher Ärzte-Verlag 2009.

Rose N, Germann D. Resultate eines krankenhausweiten Critical Incident Reporting System (CIRS). Das St. Galler CIRS-Konzept. Gesundh ökon Qual manag 2005; 10: 83–9.

Shaw R, Drever F, Hughes H, Osborn S, Williams S. Adverse events and near miss reporting in the NHS. Qual Saf Health Care 2005; 14: 279–83.

16.5 Patientensicherheitsindikatoren

Patientensicherheitsindikatoren (PSIs) dienen, ganz im Einklang mit dem Indikatorenkonzept des Qualitätsmanagements (s. Kap. 15.3), der Vorhersage von unerwünschten Ereignissen und machen somit Aussagen über den Stand der Sicherheit in einer Institution. Sie stehen damit neben den quantitativen und den analytischen Methoden (z. B. CIRS) und werden in erster Linie zur Beobachtung der sicherheitsbezogenen Stabilität einer Organisation eingesetzt. Sie können Einzelprozesse genauso betreffen wie die Sicherheitskultur einer Gesamteinrichtung.

PSIs und damit das Risikomanagement als Ganzes sind insofern gut mit dem grundlegenden Konzept des Qualitätsmanagements vereinbar, als dass Beinahe-Schäden ebenso wie Indikatoren Ereignisse vorhersagen und daher als eine besondere **Spezifikation des Indikatorenkonzeptes** anzusehen sind (s. Abb. 16.5-1). Aus dieser Erkenntnis folgt, dass PSIs idealerweise Beinahe-Schäden benennen, die vermeidbare unerwünschte Ereignisse vorhersagen, wie z. B. eine vergessene Unterschrift oder ein vertauschtes Röntgenbild, das allein für sich noch kein UE darstellt, in einer Fehlerkette aber zu einem solchen führen kann.

Die **Abgrenzung** von PSIs zu anderen Indikatoren des Qualitätsmanagements geschieht zunächst inhaltlich. PSIs „focus on potentially preventable instances or complications and other iatrogenic events resulting from the exposure to the health care system" (Davies 2002). McDonald et al. (2002) formulieren die folgende Definition.

> „[PSIs are] specific quality indicators which also reflect the quality of care inside hospitals, but focus on aspects of patient safety. Specifically, PSIs screen for problems that patients experience as a result of exposure to the healthcare system, and that are likely amenable to prevention by changes at the system or provider level."

Patientensicherheitsindikatoren unterscheiden sich von QM-Indikatoren also dadurch,

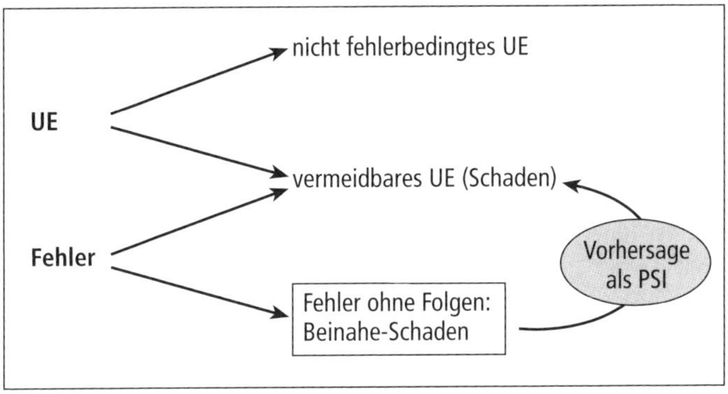

nicht fehlerbedingtes UE
UE
vermeidbares UE (Schaden)
Fehler
Vorhersage als PSI
Fehler ohne Folgen: Beinahe-Schaden

Abb. 16.5-1 Beinahe-Schäden sagen analog zum Indikatorenkonzept vermeidbare unerwünschte Ereignisse voraus (PSI = Patientensicherheitsindikator, UE = unerwünschtes Ereignis).

dass sie auf Aspekte der Patientensicherheit ausgerichtet sind. Es gibt allerdings 3 strukturelle Faktoren, die die PSIs aus der großen Zahl genereller Qualitätsindikatoren hervorheben (Wille et al. 2008, Nr. 616):

- PSIs sagen besonders schwere und relevante Ereignisse voraus, deren Nichtkenntnis nicht zu vertreten ist (daher **hohe Sensitivität**).
- PSIs machen auf Ereignisse aufmerksam, bei denen Wiederholungen rasch ausgeschlossen werden müssen. Der Lernzyklus, der durch diese Indikatoren in Gang gesetzt wird, muss kurz sein (daher **gute Machbarkeit**).
- PSIs müssen einen stärker **normativen Charakter** aufweisen als dies im Qualitätsmanagement üblich ist, sie sollten eher regelbezogen sein.

In der **Umsetzung** müssen PSIs insgesamt in der Lage sein, die Patientensicherheit in einer Organisation tatsächlich zu stärken, indem sie (Pronovost et al. 2007)

- mit gut zugänglichen Daten arbeiten,
- einen Nutzen aufweisen, der die Kosten der Datenerhebung deutlich übersteigt,
- den generellen Prioritäten der Organisation entsprechen und
- das Qualitätsmanagement insgesamt stärken.

Die Integration von PSIs in „normale" Qualitätsindikatoren-Sets erscheint sinnvoll, weil die durch andere Indikatoren ermittelte Begleitinformation die Analyse der Institution bzw. der Problemstellung erleichtert. Andererseits ist es reizvoll, PSI-Sets aufzustellen, die einen umfassenden Blick auf die Patientensicherheit in einer Einrichtung erlauben. Es gibt weltweit ungefähr ein halbes Dutzend solcher PSI-Sets, die wichtigsten sind:

- das auf Routinedaten beruhende Set der Agency for Health Care Research and Quality (AHRQ 2007)
- das Health Care Quality Indicator Set der OECD (Kelley u. Hurst 2006)
- das Set „Safety Improvement for Patients in Europe" (SimPatiE) der EU (Kristensen et al. 2007)

Der Sachverständigenrat hat in seinem Gutachten 2007 eine umfassende Literaturübersicht über die international gebräuchlichen Patientensicherheitsindikatoren angefertigt und daraus ein Set von 30 PSIs abgeleitet (s. Tab. 16.5-1). Diese PSIs sind in Anlehnung an die Systematik der Joint Commission for Accreditation of Health Care Organizations (JCAHO) eingeteilt in

- globale Indikatoren,
- übergreifende Indikatoren,
- diagnosebezogene Indikatoren,

Tab. 16.5-1 PSI-Set des Sachverständigenrates im Gutachten 2007 (Wille et al. 2008, Nr. 649)

Bereiche	Indikatoren
1. globale Indikatoren	1a. Sterblichkeit bei DRGs mit niedriger Mortalitätsrate 1b. Dekubitus 1c. Hüftfrakturen im Krankenhaus
2. übergreifende Indikatoren	2a. perioperative Mortalität 2b. nosokomialer Myokardinfarkt
2.1 (Wieder-)Aufnahme	2.1a. ungeplante stationäre Wiederaufnahme innerhalb von 30 Tagen 2.1b. ungeplante Aufnahme bzw. Rückkehr auf die Intensivstation
2.2 intraoperativ	2.2a. Anästhesiekomplikation 2.2b. Eingriffs- und Seitenverwechselung 2.2c. Belassen eines Fremdkörpers während des Eingriffs
2.3 postoperativ	2.3a. ungeplante Re-Operation 2.3b. postoperative pulmonale Embolie oder tiefe Venenthrombose 2.3c. postoperative Sepsis 2.3d. postoperative Hämorrhagie oder Hämatom
2.4 ausgewählte nosokomiale Infektionen (nach AHRQ)	2.4a. Wundinfektion 2.4b. beatmungsbedingte Pneumonie 2.4c. Infektionen von intravasalen und Harnwegskathetern sowie Drainagen
2.5 Technical Devices	2.5a. unerwünschte Ereignisse im Zusammenhang mit Medikalprodukten (AMDE)
2.6 medikamentenbedingt	2.6a. Medikationsfehler 2.6b. Mortalität infolge einer vermeidbaren unerwünschten Medikamentenwirkung
2.7 Sentinel Events	2.7a. iatrogener Pneumothorax 2.7b. Transfusionsreaktion 2.7c. erfolglose Wiederbelebung
3. diagnosebezogene Indikatoren	3a. Schlaganfall nach einem herzchirurgischen Eingriff 3b. Amputation bei Diabetespatienten 3c. Amputation nach einem gefäßchirurgischen Eingriff
4. fachspezifische Indikatoren (Beispiel Geburtshilfe)	4a. geburtshilfliches Trauma – vaginale Entbindung mit Instrument 4b. geburtshilfliches Trauma – vaginale Entbindung ohne Instrument
5. organisatorische Indikatoren	
5.1 Vorfälle	5.1a. körperliche Zwangsmaßnahmen (Dauer, Zeit, Grund, Verletzungen)
5.2 Personal- und Einrichtungsressourcen	5.2a. Arbeitszeit

AHRQ = Agency for Health Care Research and Quality, AMDE = Adverse Medical Device Events

- fallbezogene Indikatoren und
- organisatorische Indikatoren.

Sie können in Deutschland anwendbar sein und sollten Eingang finden in die Diskussion der unabhängigen Institution nach § 137a SGB V (Wille et al. 2008, Nr. 649), evtl. auch hinsichtlich ihrer Nutzung im Qualitätsbericht. Untersuchungen zur Validität und zur Datengrundlage sowie zur Reliabilität sind im Gange.

Literatur

Agency for Health Care Research and Quality (AHRQ): Inpatient Quality Indicators Version 3.1. http://www.qualityindicators.ahrq.gov/iqi_download.htm, Zugang 22.05.07.

Davies SM (Ed). AHRQ Quality indicators – guide to inpatient quality indicators: quality of care in hospitals – volume, mortality, and utilization. Rockville, MD: Agency for Healthcare Research and Quality, 2002. Revision 4 (December 22, 2004). AHRQ Pub. No. 02-RO204.

Kelley E, Hurst J. Health Care Quality Indicators Project. Initial Indicators Report, OECD.

Kristensen S, Mainz J, Bartels P. Catalogue of Patient Safety Indicators. Safety Improvement for Patients in Europe. SimPatIE – Work Package 4. ESQH, Aarhus, Dänemark, February 2007, www.simpatie.org.

McDonald KM, Romano PD, Geppert J, Davies SM, Duncan BW, Shojania KG, Hansen A. Measures of patient safety based on hospital administrative data – the patient safety indicators. AHRQ Publication No. 02-0038, Rockville 2002.

Pronovost PJ, Berenholtz SM, Needham DM. A Framework for health care organizations to develop and to evaluate a safety scorecard. JAMA 2007; 298: 2063–5.

Wille E, Scriba PC, Fischer GC, Glaeske G, Kuhlmey A, Rosenbrock R, Schrappe M. Kooperation und Verantwortung. Voraussetzungen für eine zielorientierte Gesundheitspolitik. Gutachten 2007 des Sachverständigenrates für die Begutachtung der Entwicklung im Gesundheitswesen. Bd. I u. II. Baden-Baden: Nomos 2008.

16.6 Prävention

Die **Basis** jeder wirksamen Prävention im Bereich der Patientensicherheit liegt in der Fähigkeit der Organisation und ihrer Führung, unerwünschte Ereignisse, Fehler und vermeidbare unerwünschte Ereignisse zur Kenntnis zu nehmen, diese zu analysieren und daraus präventiv wirksame Verbesserungsmaßnahmen abzuleiten. Dies gilt auch für solche Ereignisse, die wegen mangelnder Sorgfalt als Behandlungsfehler angesehen werden müssen: Hinschauen heißt die Losung, Lernen aus Fehlern. Dieser Ansatz bedingt auch einen Wandel im Verständnis von Veränderungen in der Organisation – weg von der Kultur des Anordnens, hin zur Kultur des Organisationslernens. Eine entsprechende Sicherheitskultur beinhaltet, Fehler nicht „zu verbieten", sondern im Sinne eines Rückkopplungsprozesses Verhalten und Verhaltenskodizes zu ändern. Es ist davon Abstand zu nehmen, allein den Schuldigen zu suchen und damit das Problem zu externalisieren. Bemerkungen wie „so einen Fehler *darf* man einfach nicht machen" oder „das sieht ja fast nach Absicht aus" sind fehl am Platz.

In der **Analyse**, die der präventiven Intervention vorangeht, geht man im o.g. Sinne von dem Modell der Fehlerkette aus und identifiziert Risiken, Fehler sowie die übersprungenen Barrieren. Jeder unsichere Prozessschritt wird z.B. entsprechend dem London-Protokoll (s. S. 362f.) auf seine Ursachen hin untersucht, wobei die Ebene der individuellen Verantwortung, die aufgaben- und organisationsbezogenen Ursachen etc. streng unterschieden werden. An den unsicheren Prozessschritten setzen dann die präventiven Interventionen an. Es ist sinnvoll, mehrere Fälle zu analysieren, um über die einzelnen Prozessschritte genügend Erkenntnisse zu gewinnen.

In wirksamen Präventionsstrategien lassen sich die nachfolgend erläuterten **übergeordneten Prinzipien** erkennen.

■ **Technische Lösungen:** Diese Maßnahmen (z. B. Patientenarmband zur Prävention von Patientenverwechselungen) sind wichtig, aber nicht hinreichend – sie werden im Allgemeinen in ihrer Wirkung überschätzt. Der Grund liegt einerseits darin, dass der Vielschichtigkeit des Prozessablaufes und der Fehlerursachen nicht mit einer Maßnahme umfassend begegnet werden kann (Beispiel Vertauschung von Neugeborenen in Saarlouis im Dezember 2007: Die vertauschten Kinder trugen ein Identifikationsarmband [SZ 12.12.2007]). Andererseits zeigt die Analyse von Fehlerketten immer wieder, dass die technischen Lösungen – so wichtig sie sind – ausgeschaltet oder übergangen werden, wenn man sich unter Druck gesetzt oder zu sicher fühlt („auf manuelle Steuerung umstellen").

■ **Kommunikation im Mittelpunkt:** Kommunikationsdefizite und Diskontinuitäten in der Informationsweitergabe stellen die wichtigsten Ursachen für fehlerhafte Prozessschritte dar und nehmen wegen der immer weiteren Arbeitsteilung und -verdichtung an Bedeutung laufend zu (z. B. Schichtdienst im ärztlichen Dienst). Gleichzeitig ist „schlechte Kommunikation" global als Ursache schwer anzugehen. Es müssen daher Kommunikationsregeln aufgestellt werden (z. B. immer bidirektional kommunizieren), es sind vermehrt schriftliche und computergestützte Verfahren einzusetzen (z. B. IT-gestützte Arzneimittelverordnungssysteme).

■ **Ansprache und Stärkung des Teams:** Indem die Teammitglieder sich bei der Einhaltung von Standards gegenseitig beobachten, stellen Teams sicherere Arbeitsstrukturen dar als stark ausgeprägte Hierarchien oder Einzelarbeit. Bei Präventionsmaßnahmen müssen daher Teamstrukturen gezielt gefördert werden (z. B. Team-Time-out bei der Eingriffsverwechselung; s. APS 2007). Neuere empirische Daten bestätigen die Überlegenheit der Teamstrukturen gegenüber konventionellen Strukturen (Mazzocco et al. 2008; Shojania et al. 2006).

■ **Präzise Benennung der Interventionen:** Veränderungen können nur erreicht werden, wenn die Intervention klar darstellbar ist. „Wir müssen besser kommunizieren" ist ein unwirksamer Appell; stattdessen ist die Situation genau zu beschreiben, in der mit welchen Mitteln besser zu kommunizieren ist („die Medikamentenanordnung schriftlich festhalten und abzeichnen").

■ **Standardisierung:** Grundsätzlich ist eine höhergradige Standardisierung und damit auch Spezifizierung der Behandlungsabläufe ein gutes Mittel für die Prävention von unerwünschten Ereignissen und deren Folgen. Dieser Aspekt ist einer der tragenden Argumente für den Einsatz von institutionellen Leitlinien und Behandlungspfaden (Heimpel 2003; s. Kap. 22.4). Leitlinien und Pfade müssen konkret auf die aktuelle Behandlungs- und Arbeitssituation heruntergebrochen sein. So sind Checklisten in der Chirurgie empirisch als wirksame Maßnahme zur Prävention von UE beschrieben (Haynes et al. 2009; Lingard et al. 2008). Allerdings dürfen beim Einsatz von Leitlinien die kritische Reflexion und die individuelle Verantwortung des Handelnden nicht eingeschränkt werden.

■ **Multiple Interventionen:** Mehrere Veränderungen können in Bundles implementiert werden (z. B. bei der Vermeidung von intravenösen Katheterinfektionen: Desinfektion, Ablaufveränderung, Kooperation im Team, Präzisierung der Indikation). Solche multiplen Interventionen sind vor allem bei komplexen Fehlerketten sinnvoll und erreichen mehr als die Summe der Einzelmaßnahmen, da eine Einstellungsveränderung so besser erreicht werden kann (Jain et al. 2006). Insbesondere ist es sinnvoll, die unterschiedlichen Interventionen durch unterschiedliche Methoden zu implementieren (kognitiv, Rückkopplung, Einbeziehung der Entscheider, Anreizbildung; s. Greco u. Eisenberg 1993).

■ **Aktive Einbindung der Patienten:** Die Mehrzahl der Interventionen impliziert eine stärkere Mitarbeit und ein kritisches Hinterfragen durch die Patienten (s. Entwistle 2007). Patienten sind darauf hinzuweisen, dass es erwünscht ist, wenn sie unverständliche oder als fehlerhaft erachtete Abläufe oder Ereignisse beobachten und aktiv darauf aufmerksam machen (z. B. Vermeidung von Medikationsfehlern: „gestern war die Tablette noch grün").

Beispiel: Vermeidung von Eingriffsverwechselungen

Die Empfehlung zur Vermeidung von Eingriffsverwechselungen, unter denen sowohl Rechts-links-Verwechselungen (wrong side) als auch die Durchführung des falschen Eingriffes (wrong site) verstanden werden, ist die erste Handlungsempfehlung, die vom Aktionsbündnis Patientensicherheit öffentlich vorgestellt wurde (Rothmund et al. 2006). Zwischen 10 und 15% der Bevölkerung haben eine Rechts-links-Schwäche, daher kommen Seitenverwechselungen relativ häufig vor. Eine auf Daten von juristischen bzw. Haftpflichtversicherungsverfahren beruhende Untersuchung zeigt eine Häufigkeit der Verwechselungen von ungefähr 1 : 100 000 Operationen (Kwaan et al. 2006). Die Empfehlung basiert einerseits auf der Analyse von 84 Ereignissen, andererseits auf den international verfügbaren Empfehlungen. Sie beinhaltet folgende Maßnahmen:

- den Patienten bitten, die Stelle der Beschwerden mit dem Finger zu zeigen, und sich nicht auf die mündliche Auskunft des Patienten verlassen, da dieser ebenfalls rechts-links-schwach sein kann
- bei der Aufklärung des Patienten den Eingriffsort auf der Haut mit einem wasserfesten, nicht abwischbaren Stift markieren, nicht auf dem Thrombosestrumpf
- bei der Einschleusung bzw. in der Narkosevorbereitung alle Parameter kontrollieren
- ein Team-Time-out unmittelbar vor dem Schnitt einplanen: kurzes Innehalten des OP-Teams und Klärung, ob richtiger Patient, richtiger Eingriff, richtige Röntgenbilder und richtiges Implantat

Diese Empfehlungen sind durch die Deutsche Krankenhausgesellschaft an alle Krankenhäuser in Deutschland verteilt worden, ähnlich wie nachfolgende bzw. in Arbeit befindliche Empfehlungen zur Prävention von Patientenverwechselungen, belassenen Gegenständen im Operationsbereich und zur Einführung von CIRS (weitere Informationen unter www.aktionsbuendnis-patientensicherheit.de). Der Team-Time-out ist auch Bestandteil der Checklist Safe Surgery der WHO, deren Wirksamkeit in der Prävention von Komplikationen bei chirurgischen Patienten eindrucksvoll belegt werden konnte (Haynes et al. 2009).

Literatur

Aktionsbündnis Patientensicherheit (APS). Empfehlung zur Vermeidung von Eingriffsverwechselungen. Witten: APS 2007. http://www.aktionsbuendnis-patientensicherheit.de (15. November 2009).

Entwistle VA. Differing aspects on patient involvement in patient safety. Qual Saf Health Care 2007; 16: 82–3.

Greco PJ, Eisenberg JM. Changing physicians' practices. N Engl J Med 1993; 329: 1271–4.

Haynes AB, Weiser TG, Berry WR, Lipsitz SR, Breizat A-HS, Dellinger EP, Herbosa T, Joseph S, Kibatala PL, Lapitan MCM, Merry AF, Moorthy K, Reznick RK, Taylor B, Gawande AA, for the Safe Surgery Saves Lives Study Group. A surgical safety checklist to reduce morbidity and mortality in a global population. N Engl J Med 2009; 360: 491–9.

Heimpel H. Zur Bedeutung nationaler und lokaler Leitlinien für ärztliche Entscheidungen: Erfahrungen mit 30 Jahren interner Leitlinien in der Hämatologie. Med Klin (Munich) 2003; 98: 226–30.

Jain M, Miller L, Belt D, King D, Berwick DM. Decline in ICU adverse events, nosocomial infections and cost through a quality improvement initiative focusing on teamwork and culture change. Qual Saf Health Care 2006; 15: 235–9.

Kwaan MR, Studdert DM, Zinner MJ, Gawande AA. Incidence, patterns, and prevention of wrong-site surgery. Arch Surg 2006; 141: 353–8.

Lingard L, Regehr G, Orser B, Reznick R, Baker GR, Doran D, Espin S, Bohnen J, Whyte S. Evaluation of a preoperative checklist and team briefing among surgeons, nurses, and anesthesiologists to reduce failures in communication. Arch Surg 2008; 143: 12–7.

Mazzocco K, Petitti DB, Fong KT, Bonacum D, Brookey J, Graham S, Lasky RE, Sexton JB, Thomas EJ. Surgical team behaviors and patient outcomes. Am J Surg doi:10.1016/j.amjsurg.2008.03.002.

Rothmund M, Schrappe M, Conen D, Hansen S, Hofinger G, Karschti A, Kolpatzik K, Lechler B, Lessing C, Marienfeld S, Mundt F, Petry M, Sause L für das Aktionsbündnis Patientensicherheit e.V. Handlungsempfehlungen zur Eingriffsverwechselung in der Chirurgie. Chir Mitteilungen 2006; 37–9.

Shojania KG, Ranji SR, McDonald KM, Grimshaw JM, Sundaram V, Rushakoff RJ, Owens DK. Effects of quality improvement strategies for type 2 diabetes on glycemic control. A meta-regression analysis. JAMA 2006; 296: 427–40.

16.7 Organisatorische Umsetzung von Risikomanagement

16.7.1 Verantwortung der Führung

Die Einführung eines Risikomanagements (RM) und die Verbesserung der Patientensicherheit stellen eine Entscheidung von strategischer Bedeutung dar und erfordern eine dezidierte Planung mit langfristiger Perspektive. Die Führungsebene kann durch das Angehen dieser Thematik erhebliche Fortschritte auf dem Gebiet der Organisationskultur erwarten, muss aber bereit sein, das Thema in seinem ganzen Umfang glaubwürdig zu vertreten. Im Einzelnen sind folgende Punkte relevant:

- **Authentizität:** Bei keinem anderen Thema sind die Mitarbeiter derart misstrauisch, dass es sich nur um eine formale Initiative handeln könnte, aus der keine realen Verbesserungen resultieren. Die Führung muss daher die Verbesserung der Patientensicherheit sichtbar und glaubwürdig zu ihrer Sache machen.
- **Erfolgsorientierung:** Ein sinnvolles Risikomanagement trägt zur Stärkung der Organisation bei und fördert deren Überleben.
- **Öffentlichkeit:** Das Ansprechen des Themas im Inneren muss von einem veränderten Auftreten in der Öffentlichkeit begleitet sein, innere und äußere Kommunikation sind gut aufeinander abzustimmen. Dies gilt vor allem, wenn schwerere Ereignisse auftreten.
- **Mitarbeiterorientierung:** Von den Mitarbeitern wird viel verlangt, wenn sie trotz ihrer Befürchtung von disziplinarischen Sanktionen bei der Analyse von Fehlern und Ereignissen mitarbeiten sollen. Es müssen daher sichtbare Strategien zur Motivation und zum Schutz der Mitarbeiter eingeleitet werden.

- **Verantwortung:** Trotz des System Approach ist die individuelle Verantwortung nicht aufgehoben, im Gegenteil wird sie auf die Gesamtheit des jeweiligen Prozesses ausgedehnt. Dieses Führungsproblem muss von den Leitungsebenen gemeistert werden.
- **Handlungslegitimation:** Die Führung muss dafür sorgen, dass im Bezug auf das Thema Patientensicherheit alle Teile der Organisation optimal zusammenarbeiten und dieses Thema als handlungsleitend ansehen.
- **Sicherheitskultur:** Aus dem Risikomanagement und der Verbesserung der Patientensicherheit resultieren im Laufe der Zeit Werte und Normen, die auch offiziell Eingang in das Leitbild der Organisation Eingang finden müssen.

16.7.2 Definition und Konzept

Im Allgemeinen und nicht unzutreffenderweise wird Risikomanagement als ein Bestandteil des Qualitätsmanagement-Konzeptes im Gesundheitswesen angesehen und ist insofern dem rein haftungsrechtlichen Verständnis entwachsen, unter dem dieser Begriff Mitte der 1990er Jahre in Deutschland vor allem im Krankenhausbereich eingeführt wurde. Allerdings ist festzuhalten, dass das betriebswirtschaftliche Verständnis von Risk Management noch weit umfassender ist. Er bezieht sich hier auf die Gesamtheit der Risiken, mit denen sich ein Unternehmen auseinanderzusetzen hat, wobei der Begriff „Risiko“ als Gefahr verstanden wird, einen Schaden, Verlust oder ein Nichteintreten eines möglichen Gewinns zu erleiden (Holzbaur 2001). Zu unterscheiden sind Finanzrisiken, Betriebsrisiken und Rechts- bzw. Haftungsrisiken. Finanzrisiken beschreiben alle mit Finanzströmen zusammenhängenden Risiken (z.B. Ausfall- oder Liquiditätsrisiken), Rechts- oder Haftungsrisiken etwa die Produkthaftung oder den Schadensersatz. Das geläufige Verständnis des Risikos im Gesundheitswesen, nämlich das Auftreten von Fehlern bei der Betreuung von Patienten, ist am ehesten als Betriebsrisiko zu klassifizieren. Es geht hier um fehlerhafte technische Systeme, um Fehlverhalten, um fehlende An- und Einweisungen und um fehlerhafte organisatorische sowie Managementstrukturen (Holzbaur 2001).

Vor diesem Hintergrund können 3 Definitionen des Risk Managements unterschieden werden, die von der rein haftungsrechtlichen Sichtweise über die Fokussierung auf das Betriebsrisiko bis zu einem speziellen Managementsystem reichen.

Definitionen von Risk Management

(1) spezielle Managementmethode, die die Situation des Unternehmens hinsichtlich Finanz-, Betriebs- und Haftungsrisiko analysiert und entsprechende Maßnahmen vorschlägt

(2) Managementmethode, die das Ziel hat, in einer systematischen Form Fehler und unerwünschte Ereignisse zu erkennen, zu analysieren und zu vermeiden

(3) Prozessanalyse mit dem Ziel, Risikosituationen mit möglichen haftungsrechtlichen Konsequenzen aufzudecken und zu vermeiden

Für die derzeitige Diskussion im Gesundheitswesen ist die Definition (2) am besten nutzbar; sie legt den Schwerpunkt auf das Betriebsrisiko und somit gleichzeitig auf die Patientensicherheit. Gerade im angloamerikanischen Raum wird Risk Management zunehmend aus der Sicht der Patientensicherheit (Safety) gesehen:

„Risk management is a process for identifying, assessing and evaluating risks which have adverse effects on the quality, safety and effectiveness of service delivery, and taking positive action to eliminate or reduce them.“ (Wilson 1998)

Die Beschränkung auf die rein haftungsrechtliche Betrachtungsweise (Definition 1) engt den Begriff zu sehr ein, da hier lediglich Schäden bzw. das Verschulden im Mittelpunkt stehen.

16.7.3 Vorgehensweise

Die Einführung eines Risikomanagements und Strategien zur Verbesserung der Patientensicherheit können nicht von heute auf morgen „per Beschluss“ eingeführt werden. Es handelt sich stattdessen um einen geplanten organisatorischen Prozess, der in 3 Phasen abläuft:

1. Einführungs- und Pilotierungsphase
2. Umsetzungsphase
3. Etablierung einer sicheren Organisation

Einführungs- und Pilotierungsphase

In der Einführungs- und Pilotierungsphase muss zunächst die Bereitschaft geweckt werden, sich überhaupt mit der Thematik zu beschäftigen. Die Problematik „Fehler und Schäden“ und die hiermit angesprochenen juristischen Probleme stoßen meist zu Beginn auf erhebliche Wissensdefizite und Ressentiments in den betroffenen Berufsgruppen. Es empfiehlt sich daher, in der Einführungsphase Themen anzusprechen, anhand derer man diese Sachverhalte ausführlich diskutieren kann und die für die betroffenen Professionen eine erhöhte Erfüllung ihres Sicherheitsbedürfnisses und somit einen Vorteil versprechen (z. B. „Aufklärung von Patienten vor Eingriffen“). Im weiteren Einführungsprozess müssen auf der Basis entsprechender Beschlüsse der Führungsebene analog zur Projektarbeit die Meinungsführer integriert werden. Vertreter von internen Einrichtungen, die sich mit verwandten Themen beschäftigen, wie z. B. Hygienekommission, Qualitätsmanagement und Controlling, EDV-Kommission, Arzneimittelkommission, Medizinprodukte- und Laborkommission, sollten sorgfältig informiert und eingebunden werden. Es empfiehlt sich, frühzeitig Strukturen für die Koordination dezentraler Aktivitäten (z. B. abteilungsbezogenes CIRS) und für die kontinuierliche Weiterentwicklung der Instrumente zu entwickeln, z. B. eine Risikomanagement-Steuerungsgruppe. In dieser Steuerungsgruppe sollte die Führung vertreten sein, weiterhin juristisches und verwaltungstechnisches, vor allem aber auch medizinisches und pflegerisches Know-how. Diese Gruppe wird idealerweise vom Qualitätsmanagement koordiniert. Zunächst ist eine Bestandsaufnahme der bestehenden Aktivitäten und Informationsquellen über Fehler, Beinahe-Schäden und Schäden durchzuführen. Zum Letzteren eignet sich z. B. eine Analyse der Freitextangaben in der Patientenzufriedenheitsbefragung, dabei ist eine enge Zusammenarbeit mit dem Beschwerdemanagement wichtig. Die Steuerungsgruppe bringt Pilotprojekte zur Einführung eines Critical-Incident-Report-Systems (CIRS) auf den Weg, soweit solche Projekte nicht schon existieren. Weiterhin ist eine frühzeitige Abstimmung mit der Mitarbeitervertretung obligat. Risikomanagement steigert die Patientensicherheit und sichert gleichzeitig das wirtschaftliche Überleben des Krankenhauses. Es muss hervorgehoben werden, dass eine verschärfte Kontrolle oder gar Sanktionierung gerade nicht Absicht eines Risikomanagements ist, sondern dass der Schutz der Mitarbeiter und das Lernen der Organisation im Vordergrund stehen (non-punitive Herangehensweise, s. S. 371).

Umsetzungsphase

Die Umsetzungsphase beginnt mit einer klaren Stellungnahme der Führungsebene z.B. in einer Personalversammlung, die 2 Botschaften beinhaltet, nämlich die Verbesserung der Patientensicherheit als prioritäres Unternehmensziel (i.R. der Qualitätspolitik) und die Grundzüge des non-punitiven Managements. Es wird eine Risikomanagement-Kommission etabliert, deren Kern die Steuergruppe bildet, oder die Aufgaben der Risikomanagement-Kommission werden in die Qualitätsmanagement-Kommission integriert. Instrumente wie CIRS, Prozessanalyse von Schadensfällen und Kommunikationstraining werden eingeführt, ausgewählte Mitarbeiter (insbesondere mit Qualitätsmanagement-Qualifikation) erhalten eine entsprechende Ausbildung. Der Haftpflichtversicherer – soweit vorhanden – wird in die Umsetzung integriert. Daten aus allen sicherheitsrelevanten Bereichen (z.B. Infektionsmanagement, Qualitätssicherung) stehen für das Risikomanagement zur Verfügung und werden entsprechend gesichtet. Immer dann, wenn es notwendig ist, wird eine interdisziplinäre und berufsgruppenübergreifende Perspektive eingenommen. Die Mitarbeiter, die für die Datengenerierung verantwortlich sind, erhalten die Auswertung der Informationen (Lernzyklus auf der Ebene des jeweiligen Meldekreises). Für die zweite Führungsebene (Leitende Ärzte) werden spezielle Trainings angeboten, die sich gezielt mit der Technik des System Approach und den daraus resultierenden Führungsproblematiken (s. S. 392) auseinandersetzen. Informationen aus CIRS und den anderen Informationsquellen werden, koordiniert durch die Risikomanagement-Kommission, in Verbesserungsmaßnahmen umgesetzt, diese Maßnahmen werden adäquat kommuniziert.

Etablierung einer sicheren Organisation

Das Risikomanagement stellt zusammen mit dem Qualitäts- und Infektionsmanagement einen kontinuierlichen Prozess im Sinne einer fortschreitenden Entwicklung der Organisation dar. Aus dem CIRS und anderen Instrumenten sowie aus der Einzelfallanalyse werden Informationen generiert, die zur Verbesserung von Prozessen, Strukturen und Ergebnissen verwendet werden. Die Behandlungsabläufe werden besser standardisiert und spezifiziert, es gibt für alle kritischen Bereiche konsentierte Leitlinien bzw. Behandlungspfade. Allen Mitarbeitern und der Führung ist klar, dass „kleine Fehler“ oder Ungenauigkeiten nicht mehr toleriert werden, sondern Anlass zur kritischen Überprüfung der täglichen Praxis geben müssen. Zur Stabilisierung und zum Monitoring werden Patientensicherheitsindikatoren eingesetzt. Die Öffentlichkeitsarbeit wird auf diese Entwicklung eingestellt; die Organisation stellt sich mit ihren entsprechenden Daten dar und bei schweren Ereignissen wird die Öffentlichkeit selbsttätig informiert. Der Risikobericht wird ebenso wie der Qualitätsbericht Bestandteil des jährlichen Geschäftsberichtes.

16.7.4 Aufbauorganisation und andere Umsetzungsaspekte

Ein Risikomanagement muss organisatorisch zielführend und sinnvoll verankert werden. Die beste Lösung besteht darin, es in Stabsstellenfunktion zusammen mit dem Qualitätsmanagement der Führung direkt zuzuordnen. Es ist sinnvoll, Risiko- und Qualitätsmanagement organisatorisch zu integrieren, um Konkurrenzen auszuschalten, u.U. unter Einbeziehung des Medizin-Controllings. Auf die gute Zusammenarbeit mit der Krankenhaushygiene, der Arzneimittelkommission und anderen Einrichtungen, die der Leistungsgestaltung dienen, ist zu achten. Wie bereits ausgeführt, ist für die Koordinationsaufgaben eine Risikomanagement-Kommission einzurichten, diese kann auch mit der Qualitätsmanagement-

Kommission identisch sein. Für einzelne Instrumente wie die Einführung eines CIRS sollte eine kleine Steuergruppe eingerichtet werden. Die administrativen Daten, die zu Abrechnungszwecken oder zur Dokumentation für die Qualitätssicherung nach § 137 SGB V erhoben werden, müssen zur Verfügung stehen. Gleiches gilt für die Daten zur Dokumentation im Rahmen des Infektionsschutzgesetzes. Eine optimale Integration in die Abrechnungs- und Patientendokumentations-Software ist anzustreben.

Auf der Geschäftsführungs- oder Vorstandsebene sollte eine gemeinsame Verantwortung für Patientensicherheit etabliert sein. Der Träger bzw. die Aufsichtsgremien müssen regelmäßig und spezifisch informiert werden und sollten diese Informationen auch aktiv einfordern.

Spezielle Maßnahmen sollten zum Schutz der Mitarbeiter getroffen werden. Eine unabhängige Betreuungsinstanz mit Schweigerecht („Ombudsmann“) ist eine Einrichtung, die das Vertrauen der Mitarbeiter stärkt und deren Bewältigung eigener sowie beobachteter Fehler verbessert. Vonseiten der Führung muss dafür gesorgt werden, dass nicht nur für Patienten oder Angehörige, sondern auch für Mitarbeiter Hilfs- und Betreuungsangebote im Falle eines katastrophalen Ereignisses zur Verfügung stehen.

16.7.5 Non-punitives Management

Ohne die individuelle Verantwortung der Mitarbeiter für ihre Tätigkeit zu negieren, ist zu betonen, dass Schuldzuweisungen und übereilte Sanktionierung kein probates Mittel darstellen, um zu einer wirksamen Prävention zu kommen. Wie ausgeführt, muss die Organisation bzw. die Klinikleitung sich in ihrem Risikomanagementkonzept vorab entscheiden, ob sie in der Analyse der Fehler und der Identifikation der Ursachen ein übergeordnetes Ziel sieht. Dieses ist nur zu erreichen, wenn die Mitarbeiter sich sicher sein können, dass das Sanktionsbedürfnis der Organisation hinter der Aufklärung der verschiedenen Fehlerschritte zurücksteht. Daher ist ein im Innenraum öffentlich kundgetanes Statement zum Thema Patientensicherheit und Risikomanagement der Unternehmensleitung unabdingbar, indem man sich auf eine non-punitive Vorgehensweise festlegt. Dies umfasst typischerweise die Aussage, dass im Falle unerwünschter Ereignisse und Fehler auf eine betriebsinterne Sanktionierung verzichtet wird, wenn das Ereignis im CIRS gemeldet wird. Straf- oder zivilrechtliche Ansprüche von Patienten können dadurch natürlich nicht vermieden werden.

16.7.6 Spezifische Anforderungen an die Führung

Neben den in den vorhergehenden Abschnitten genannten allgemeinen Grundsätzen existiert ein spezifisches Führungsproblem, das mit dem geschilderten modernen Fehlerverständnis gekoppelt ist: der Widerspruch zwischen System- und individueller Verantwortung. Einerseits ist der System Approach aus Sicht der Fehlerprävention unverzichtbar und von zentraler Bedeutung, ohne diesen Ansatz kann die Tabuisierung des Themas nicht aufgehoben werden. Andererseits kann der Grundsatz der individuellen Verantwortung letztlich nicht relativiert werden, und zwar weder gegenüber der Institution noch gegenüber dem Patienten.

Die Lösung dieses Führungsdilemmas liegt in einem erweiterten Verständnis von Verantwortung. Der Begriff ist zuletzt vom Sachverständigenrat aufgearbeitet worden (Wille et al. 2008, Nr. 692). Unauflösbar ist dieser Konflikt nur im Rahmen einer fragmentierten Verantwortlichkeit, die sich nur auf den „Zuständigkeitsbereich“ im Rahmen des funktionalen, hierarchisch strukturierten Organisationskonzeptes bezieht („Verantwortung endet am Stationsausgang"). Nach diesem Verständnis kann ein Verzicht auf Sanktionierung sogar die Gefahr in sich bergen, zu einer Verminderung von Verantwortung mit einer Zunahme von Fehlern zu führen. Ein Verzicht auf Sanktionen ist nur umsetzbar, wenn er mit einem erweiterten Verantwortungshorizont aufseiten der Mitarbeiter verbunden ist: Die Verantwortung endet nicht an der Stationstür, sondern bleibt für den ganzen Prozess des Transportes des Patienten und der Übernahme in den Funktionsbereich (z.B. Röntgen) erhalten, zumindest in einer supervidierenden Form. Diese prozessorientierte Gesamtverantwortung ist das Ziel der Einwirkung der Führungsebene auf die ihnen unterstellten Mitarbeiter, die während der Einführung eines modernen Risikomanagements notwendig ist. Die jeweiligen Führungskräfte müssen darauf spezifisch vorbereitet werden.

16.7.7 Public Disclosure: Veröffentlichung von Daten zu Fehlern und Komplikationen

Wie in Kapitel 15.4 ausgeführt, versteht man unter Public Disclosure die nicht anonymisierte Veröffentlichung von Fehlern und Komplikationsraten, so wie sie im Qualitätsbericht in kleinen Teilen bereits umgesetzt ist. In Institutionen, insbesondere in Krankenhäusern, besteht gegen die Veröffentlichung oft die Befürchtung, dass mit der Offenlegung dieser Daten die Konkurrenzfähigkeit und die wirtschaftliche Entwicklung negativ beeinflusst werden. Andererseits werden aber auch die positiven Aspekte betont, die auf eine fördernde Wirkung in der öffentlichen Wahrnehmung und eine Verbesserung der Kommunikation mit der Umwelt setzen. Letztlich sprechen die Ergebnisse der Analyse des Sachverständigenrates dafür, die Veröffentlichung von Komplikationsraten positiv zu sehen, insbesondere weil zu erwarten ist, dass Krankenhäuser sich dieses Instrumentes in breitem Umfang bedienen, um zu vermeiden, dass sie am Ende der Ranking-Liste auffallen (Wille et al. 2008, Nr. 685).

Unbestritten ist weiterhin die Wichtigkeit eines gut geplanten Krisenmanagements für den Fall von eingetretenen Schäden. Die Öffentlichkeitsarbeit muss gut koordiniert und offen sein, die Öffentlichkeit darf nicht den Eindruck einer abwehrenden, defensiven oder gar vertuschenden Haltung bekommen. Hierzu müssen bereits im Vorfeld die internen Zuständigkeiten geklärt werden, ein Krisenstab ist einzurichten, allgemein müssen die Verhaltensmaßregeln bekannt sein und akzeptiert werden (z.B. Pressekontakte nur über die Geschäftsleitung oder die Pressestelle).

16.7.8 Sicherheitskultur

Der Begriff der Organisationskultur beschreibt die Werte und Normen, die für eine Organisation handlungsleitend sind (s. Kap. 13). Unter Sicherheitskultur versteht man eine Form der Organisationskultur, die auf die Vermeidung von Fehlern und Schäden ausgerichtet ist und sich der Verbesserung der Patientensicherheit verpflichtet. Der Begriff „Sicherheitskultur" ist dem Terminus „Fehlerkultur" vorzuziehen, da ja nicht Fehler das tragende Element sind, sondern die Optimierung der Sicherheit. Organisationen können in solche unterschieden werden, die fehlergeneigt (error-prone) sind, und solche, die ein hohes Sicherheitsniveau aufweisen (high performing). Die Unterscheidung betrifft folgende Merkmale (Spear u. Schmidhofer 2005):

- fehlergeneigte Organisationen (error-prone)

- schlechtes Design und geringe Spezifikation der Tätigkeiten
- Leitmotiv der Mitarbeit: „*to get the job done*"
- aus Beinahe-Schäden werden keine Konsequenzen gezogen
- Beinahe-Schäden, Fehler und unerwünschte Ereignisse sind häufig

- sicherheitsorientierte Organisationen (high performing)
  - klar strukturierte und spezifizierte Tätigkeiten
  - Probleme und Ereignisse werden sogleich untersucht
  - Abnahme von Beinahe-Schäden und unerwünschten Ereignissen
  - Schäden treten nur selten auf

Mittlerweile sind Instrumente entwickelt worden, mit denen der Stand der Sicherheitskultur in Organisationen des Gesundheitswesens zu messen ist. In einer Analyse mehrerer Studien zu diesem Thema wurden folgende unabhängige Faktoren identifiziert, die mit einer hohen Sicherheitskultur im Zusammenhang stehen (Colla et al. 2005):

- **Leadership:** Die Führung steht sichtbar hinter der Thematik Patientensicherheit und kommuniziert dieses Commitment innerhalb der Organisation.
- **Policies bzw. Procedures:** Die Tätigkeiten und Behandlungsabläufe sind gut spezifiziert (z. B. Leitlinien).
- **Staffing:** Personalausstattung und Personaleinsatz folgen rationalen Kriterien und sind ausreichend.
- **Communication:** Das Thema der Kommunikation als eine der wichtigsten Ursachen von Fehlern und Ereignissen im Gesundheitswesen ist erkannt und wird als Problem aktiv angegangen.
- **Reporting:** Es existieren gezielte und strukturierte Instrumente zum Erkennen von Ereignissen und Rückkopplungsmechanismen sind etabliert.

Literatur

Colla JB, Bracken AC, Kinney LM, Weeks WB. Measuring patient safety climate: a review of surveys. Qual Saf Health Care 2005; 14: 364–6.

Holzbaur U. Management. Ludwigshafen: Kiehl 2001.

Spear SJ, Schmidhofer M. Ambiguity and workarounds as contributors to medical error. Ann Intern Med 2005; 142: 627–30.

Wille E, Scriba PC, Fischer GC, Glaeske G, Kuhlmey A, Rosenbrock R, Schrappe M. Kooperation und Verantwortung. Voraussetzungen für eine zielorientierte Gesundheitspolitik. Gutachten 2007 des Sachverständigenrates für die Begutachtung der Entwicklung im Gesundheitswesen. Bd. I u. II. Baden-Baden: Nomos 2008.

Wilson J. Incident reporting. Br J Nurs 1998; 7: 670–1.

17 Beschwerdemanagement

Monika Ziring

Auch in der Gesundheitsbranche ist das Bewusstsein eingekehrt, dass in Zeiten des immer intensiveren Wettbewerbs eine Unternehmensstrategie absolut notwendig ist, die sich sowohl an Patienten und Angehörigen als auch an Zuweisern und Kostenträgern orientiert. Es vergeht kaum ein Tag im Krankenhaus oder in der Arztpraxis, an dem nicht von den Mitarbeitern beteuert wird, dass besonders die Patienten- und die Angehörigenorientierung im Mittelpunkt all ihrer Bemühung stehen. Die Geschäftsführungen proklamieren nachdrücklich, dass Patienten- und Angehörigenzufriedenheit ebenso wie die „Zuweiserpflege" primäre Unternehmensziele seien. Die aus den Dienstleistungsbranchen bekannten Konzepte zur Kundenorientierung und Kundenbindung wie das „Customer Relationship Management" (CRM) haben Einzug in die deutschen Krankenhäuser, Praxen und Versicherungen gehalten, wenn auch z. T. nur in die Handbücher des Qualitätsmanagements. Ein relevanter Nutzen für das Unternehmen ist allerdings nur dann zu erreichen, wenn alle im Folgenden beschriebenen Aspekte angegangen werden und das Beschwerdemanagement als zentrales Instrument im Gesamtmanagement etabliert wird.

17.1 Kunden im Gesundheitswesen

17.1.1 Personenkreis

Kunden sind Menschen, die Interesse an Dienstleistungen oder Produkten eines Unternehmens oder an deren potenzieller Nutzung haben. Die Annahme, dass im Gesundheitssektor der Begriff „Kunde" immer nur auf den **Patienten** zu übertragen sei, ist aus diversen Gründen zu kurz gedacht. Kunden im Gesundheitsbereich sind bei Weitem nicht nur die Patienten als die direkten Leistungsempfänger, sondern auch deren **Angehörige**, die gerade dann, wenn es um das Äußern von Beschwerden geht, häufig die Interessen des Kranken vertreten, der situationsbedingt u. U. nicht dazu in der Lage ist. Außerdem haben Angehörige eigene Erwartungen an Serviceleistungen des Krankenhauses oder der Arztpraxis, wie z. B. an die Sprechzeiten mit den behandelnden Ärzten oder dem Pflegepersonal oder an die Organisation des Entlassungs- oder Aufnahmeprozesses, um die Begleitung des kranken Angehörigen planen zu können. Vor allem für die Krankenhäuser sind die **Zuweiser** (ambulante Leistungserbringer, niedergelassene Fachärzte, Medizinische Versorgungszentren usw.) wichtige Kunden, weil sie die Patientenzahl in erheblichem Umfang steuern können. Auf dem Gesundheitsmarkt agiert der Patient nicht als souveräner Kunde, sondern seine Entscheidungen werden in erheblichem Maße von seinem Hausarzt oder niedergelassenen Facharzt beeinflusst. Kein Wunder also, dass die Erwartungen und Bedürfnisse der potenziell zuweisenden Hausärzte und potenziell zuweisenden Fachärzte von großem Interesse für die Krankenhäuser sind und sie mehr und mehr als Kunden betrachtet werden.

Die letzten Gesundheitsreformen und Gesetzesänderungen im SGB V (§ 140a ff. SGB V Integrierte Versorgung, Selektives Kontrahieren, § 73b hausarztzentrierte Versorgung, § 73c besondere ambulante Versorgung, Vertragsarztrechtsänderungsgesetz und Wirtschaftlichkeitsstärkungsgesetz) lassen die zentralen Kennzeichen (Fallpauschalierung, Selektives Kontrahieren und Gate-Keeping) einer Managed-Care-Versorgung erkennen: Die sektorale Versorgung (doppelter Vorhalt von Fachärzten) wird also einer regionalen Versorgung weichen, in der ambulante und stationäre Leistungserbringer gemeinsam als Kooperationspartner agieren. Durch gemeinsame Verträge zwischen ambulanten Leistungserbringern, stationären Leistungserbringern und Krankenkassen wird die Krankenversorgung in einer Region sichergestellt. Damit werden die **Krankenkassen** zu Kunden der Leistungsanbieter, weil die Anbieter das gemeinsame Leistungsangebot zu bestmöglichen Preisen veräußern wollen. Neben den z. T. „rituell" ausgehandelten Budgetvereinbarungen zwischen Kostenträgern und Leistungsträgern werden Direktverträge über bestimmte Krankenversorgungs-, Präventions- oder Rehabilitationsleistungen unabhängig von der Versorgungsform (stationär vs. ambulant) an Bedeutung zunehmen. Dabei haben die Krankenkassen, wie alle anderen Kunden auch, Erwartungen, die es bestmöglich zu erfüllen gilt. Wenn im Folgenden vom Kunden die Rede ist, sind also explizit immer alle Kunden (Patienten, Angehörige, Zuweiser, Krankenkassen) des Gesundheitsmarktes gemeint, wenn nicht speziell auf eine Kundengruppe eingegangen wird.

17.1.2 Unzufriedenheit

Entstehung

Unzufriedenheit entsteht durch eine Abweichung zwischen der **Erwartung** und der empfangenen **Leistung**. Je größer die Abweichung, desto größer die **Unzufriedenheit**. Entspricht die empfangene Leistung den Erwartungen, wird das als ein Gefühl der **Indifferenz** empfunden. Überschreitet die Leistung die Erwartung, so tritt **Zufriedenheit** ein.

Erwartung = Leistung = Indifferenz
Erwartungen < Leistung = Zufriedenheit
Erwartung ≠ Leistung = Unzufriedenheit

Für **Vertrauensgüter** wie die **ärztliche Behandlung** gilt: Je unrealistischer die Erwartung ist, desto wahrscheinlicher ist die Entstehung von Unzufriedenheit. Es kommt zu einer Schieflage zwischen dem tatsächlichen Leistungsvermögen und der Erwartung, weil auch durch größte Anstrengung des Leistungserbringers die Erwartung des Kunden nicht erfüllt oder gar übertroffen werden kann. Die Kunden im Gesundheitssektor, vor allem die Patienten, erwarten in erster Linie die korrekte Diagnostik und die erfolgreiche Therapie von Krankheiten, was zunächst einmal keine nicht zu erfüllende Erwartung darstellt. Allerdings existiert nicht zu jeder Krankheit eine erfolgreiche Therapie, was wiederum in die Erwartungshaltung mit einfließen muss, um resultierende Unzufriedenheit zu vermeiden. Es existiert auf dem Gesundheitsmarkt also ein Bereich, in dem die Erwartungen der Kunden und vor allem die der Patienten und Angehörigen an die aktuellen Möglichkeiten adjustiert werden müssen.

Beispiel: Erwartungen

Ein Patient leidet an einer unheilbaren Krankheit. Die empfohlene Therapie ist eine palliative Behandlung. Die *un*adjustierte Erwartung z. B. der Angehörigen an die Therapie wäre die Heilung. Die adjustierte Erwartung der Angehörigen wäre die Symptomlinderung.

Die Erwartung an die Bereiche **Service und Dienstleistung**, die nicht wie Diagnostik und Therapie zu den Vertrauensgütern zählen, bedürfen keiner Adjustierung, sondern können vom Patienten gut beurteilt werden.

So kann ein Patient nicht beurteilen, ob z.B. eine Untersuchung oder Behandlung indiziert ist, wohl aber, ob sie pünktlich durchgeführt wird. Häufig trennen die Kunden aber nicht zwischen Unzufriedenheit über die Serviceleistungen und Unzufriedenheit über die Hauptleistung.

Beispiele: Dienstleistung

Beispiel 1: Die Erwartungen eines Patienten an das Essen werden nicht erfüllt, was Unzufriedenheit hervorruft. Die Unzufriedenheit strahlt auf die Gesamtleistung, also auch auf die medizinischen Leistungen aus.
Beispiel 2: Die Erwartungen eines Zuweisers hinsichtlich der Erreichbarkeit der Ansprechpartner im Krankenhaus werden nicht erfüllt, was ihn unzufrieden macht. Das kann – trotz hoher Zufriedenheit mit der medizinischen Leistung des Krankenhauses – zum Abbruch der Kooperation führen.

Messung

Die Methode der **merkmalsorientierten Messung von Unzufriedenheit** beruht auf der Annahme, dass die Kunden ihre Erwartungen und Wahrnehmungen auf einzelne Qualitätsmerkmale beziehen. Die Summe der Einzelergebnisse zeigt eine globale Zufriedenheit bzw. Unzufriedenheit mit den Leistungen. In den bei dieser Methode üblicherweise verwendeten Fragebögen wird der Kunde gebeten, den Grad der Zufriedenheit für jedes Qualitätsmerkmal einer Leistung auf einer Skala anzugeben. Ein Beispiel hierfür ist die ständige Patientenbefragung im Krankenhaus (s. Abb. 17.1-1).
Zusätzlich kann man den Kunden auffordern, in einer zweiten Skala zu vermerken, für wie wichtig er die einzelnen Merkmale hält. In der Auswertung werden Durchschnittswerte für jedes Qualitätsmerkmal sichtbar, sowohl für die Zufriedenheit als auch für die wahrgenommene Wichtigkeit. Optimalerweise werden die Ergebnisse in den kontinuierlichen Verbesserungsprozess des Unternehmens aufgenommen. Die merkmalsbezogene Methode ist für ein ständiges Monitoring z.B. in den Bereichen Patienten- oder Zuweiserzufriedenheit geeignet. Sie lässt eine longitudinale Betrachtung zu und gewährt damit einen Einblick in die Entwicklung der Zufriedenheit. Außerdem kann sie merkmalsbezogen nach verschiedenen Abteilungen oder Professionen im Unternehmen ausgewertet werden. Das merkmalsorientierte Verfahren birgt aber auch Nachteile, da die gewonnenen Informationen häufig nur ein unvollständiges und abstraktes Bild der Kundenzufriedenheit geben, aus dem sich keine konkreten Maßnahmen zur Kundenbindung ableiten lassen.

Beispiel: Merkmalsorientierte Messung

Der Durchschnittwert zur Zufriedenheit in Bezug auf „Höflichkeit" oder „Kompetenz" ist von 1,5 auf 2 gesunken. Die schlechteren Werte signalisieren, dass Probleme aufgetreten sind, nicht aber welche. Es gibt keine Hinweise darauf, welches Verhalten der Kunde als unhöflich oder inkompetent interpretiert und welche konkrete Begebenheit zur negativen Beurteilung geführt hat.

Das konkrete Erleben des Kunden, z.B. des Patienten, kann in seiner Komplexität nicht vollständig merkmalsgerecht ausgedrückt werden. Deshalb muss die merkmalsorientierte Messung durch ereignisorientierte Methoden ergänzt werden.
Die Methode der **ereignisorientierten Messung** stellt ein sehr aufwendiges, zugleich aber sehr wertvolles Verfahren dar. Die Methode fokussiert auf die **„kritischen Ereignisse"**, d.h. die Vorkommnisse, die vom Kunden als außergewöhnlich **negativ oder positiv** empfunden wurden. Dies sind die

Sehr geehrte Patientin, sehr geehrter Patient: Sagen Sie uns Ihre Meinung !

Bitte beantworten Sie die folgenden Fragen offen und spontan. In den Kästchen am rechten Rand sind Noten von „1" (ja, sehr gut, sehr erträglich, trifft voll zu,...) bis „5" (nein, mangelhaft, unerträglich, trifft überhaupt nicht zu, ...) zu vergeben. Platz für weitere Anregungen finden Sie auf der Rückseite. Geben Sie den ausgefüllten Fragebogen vor Entlassung zurück. Vielen Dank!

Klinikum der Philipps-Universität Marburg

		1	2	3	4	5
1.	Wie war Ihr Eindruck vom fachlichen Können der behandelnden Ärzte ?	☐	☐	☐	☐	☐
2.	Wie empfanden Sie die persönliche Zuwendung des ärztlichen Personals ?	☐	☐	☐	☐	☐
3.	Wie fühlten Sie sich über Behandlungen, Eingriffe und andere oder weitere Behandlungsmöglichkeiten informiert ?	☐	☐	☐	☐	☐
4.	Wurde das von Ihnen erwartete medizinische Ergebnis erreicht ?	☐	☐	☐	☐	☐
5.	Sind Sie mit dem bisherigen Behandlungsverlauf zufrieden ?	☐	☐	☐	☐	☐
6.	Wie wurden Sie auf das vorbereitet, was Sie nach der Behandlung bei uns erwartet ?	☐	☐	☐	☐	☐
7.	Wie war Ihr Eindruck vom fachlichen Können des Pflegepersonals ?	☐	☐	☐	☐	☐
8.	Wie empfanden Sie die persönliche Zuwendung des Pflegepersonals ?	☐	☐	☐	☐	☐
9.	Wie empfanden Sie die Zeitspanne vor operativen Eingriffen ?	☐	☐	☐	☐	☐
10.	Wie fühlten Sie sich bei uns als Mensch verstanden ?	☐	☐	☐	☐	☐
11.	Wie beurteilen Sie Ausstattung und Einrichtung der Zimmer ?	☐	☐	☐	☐	☐
12.	Wie beurteilen Sie die Sauberkeit der Zimmer und Einrichtungen ?	☐	☐	☐	☐	☐
13.	Wie fühlten Sie sich zu Abläufen (z.B. Arztvisiten, Besuchszeiten usw.) informiert ?	☐	☐	☐	☐	☐
14.	Wie bewerten Sie die Organisation der Untersuchungen (Wartezeiten) ?	☐	☐	☐	☐	☐
15.	Wie beurteilen Sie die Qualität der Verpflegung in unserem Haus ?	☐	☐	☐	☐	☐
16.	Wie war Ihr Eindruck vom Empfangs- und Verwaltungspersonal ?	☐	☐	☐	☐	☐
17	Wie bewerten Sie allgemein unsere Auskunftfreundlichkeit und Hilfsbereitschaft ?	☐	☐	☐	☐	☐
18.	Wie kamen Sie in der Klinik mit Schildern und Orientierungshilfen zurecht ?	☐	☐	☐	☐	☐
19.	Welche Gesamtnote (1-5) erhält unser Klinikum aus Ihrer Sicht ?	☐	☐	☐	☐	☐
20.	Würden Sie sich in Zukunft wieder bei uns behandeln lassen	ja ☐			nein ☐	

Station:

Geschlecht: m ◯ w ◯ Alter: ____ J

Abb. 17.1-1a, b Fragebogen des Universitätsklinikums Marburg aus dem Jahr 2005 zur ständigen Patientenbefragung

Ereignisse, die er im Gedächtnis speichert, weitererzählt und überdenkt, wenn er vor der Frage einer neuen Inanspruchnahme der Dienstleistung steht. Dazu kann die **„Critical Incident Technique"** (CIT; Stauss u. Hentschel 1992; Stauss 1994) angewendet werden, in der die Kunden in mündlichen Interviews gebeten werden, ihre besonders positiven oder negativen Erlebnisse zu schildern.

Artikulation

Beschwerden sind **Artikulationen von Unzufriedenheit**, die gegenüber einem Unternehmen mit dem Zweck geäußert werden, auf ein subjektiv als schädigend empfundenes Verhalten des Anbieters aufmerksam zu machen, Wiedergutmachung für erlittene Beeinträchtigung zu erreichen und/oder eine Änderung des kritischen Verhaltens zu bewirken (Wimmer 1985; Stauss 1989). Nicht selten vermeiden Kunden den Begriff „Beschwerde", was bei Patienten durch das Abhängigkeitsverhältnis bedingt ist. Sie kleiden ihre Kritik u.U. in eine höfliche Anfrage oder betonen, dass sie sich auf keinen Fall beschweren möchten, erwarten aber, dass die geschilderten Vorfälle sich nicht wiederholen. Als Beschwerde können nicht nur kritische Einzelereignisse artikuliert werden, sondern auch das gesellschaftspolitische Verhalten des Unternehmens kann Gegenstand einer Beschwerde sein. Der unzufrie-

Weitere Anregungen:

____

Die offene und spontane Beantwortung der umseitigen Fragen soll helfen, Behandlung und Pflege in unserem Haus weiter zu verbessern. Diese Seite können Sie für zusätzliche Anregungen verwenden, z.B. zur Beurteilung unserer Fragebogenaktion. Wenn Sie nichts ausfüllen mögen, geben Sie den Bogen einfach so zurück. Danke fürs Mitmachen!

dene Kunde kann zudem einen indirekten Weg wählen, indem er sich an Drittinstitutionen wendet (z.B. Medien, Verbraucherorganisationen, Schlichtungsstellen).
Alle an der Behandlung, der Pflege und der Administration von Patienten Beteiligten hassen Beschwerden. Keiner möchte in die Situation kommen, von Patienten oder deren Angehörigen kritisiert zu werden. Die Betreffenden fühlen sich auf nicht zutreffende und unzulässige Weise bewertet, zumal gerade dem Patienten und seinen Angehörigen die Kompetenz zur Beurteilung der Leistung weitestgehend abgesprochen wird. Außerdem kosten Patientenbeschwerden Zeit, eine wichtige und knappe Ressource, die im Tagesablauf nicht eingeplant ist und somit eigentlich nicht zur Verfügung steht.

Unternehmerische Herausforderung

Im Zentrum eines ernst gemeinten Kundenbeziehungsmanagements steht das Beschwerdemanagement. Als Teil des Managements stellt es eine unternehmerische Herausforderung dar, die von der Unternehmungsführung angenommen werden muss. Es ist also die Aufgabe der obersten Führung, nach außen und auch nach innen unmissverständlich klarzumachen, dass sie im Beschwerdemanagement ein wesentliches Mittel zur Erreichung der Unternehmensziele sieht. Diese Aufgabe ist nicht leicht, denn trotz aller Bekenntnisse zur Bemühung um Kundenzufriedenheit sind auch die meisten Unternehmen im Gesundheitswesen von einer vorherrschenden Kosten- und Technikorientierung geprägt. Die Konfrontation mit Kundenproblemen gibt nicht nur Anlass zu (immer unbequemen) Veränderungen, sondern auch zum (häufig ungeplanten) Ressourceneinsatz.

Spezielle Problematik des Gesundheitsmarktes

Führungsstruktur

Durch die divisionale Aufbauorganisation (Ärzte, Pflege, Administration) der Krankenhäuser gelingt es dem **Top-Management** nicht immer, eine unmissverständliche gemeinsame Botschaft an alle Mitarbeiter heranzubringen, zumal die Vorstände genau diese 3 Säulen abbilden (Ärztlicher Direktor/in, Kaufmännischer Direktor/in, Pflegedirektor/in) und die Vorstandsvorsitzenden häufig im Nebenamt tätig sind. Die angestrebte Optimierung innerhalb einer Abteilung oder einer Berufsgruppe erschwert den Mitarbeitern die Identifikation mit dem Gesamtunternehmen und den Gesamtunternehmenszielen.

Abteilungshierarchie

Innerhalb einer Abteilung wird der **Chefarzt** als direkter Vorgesetzter mit dem Top-Management verwechselt, obwohl er nicht zwangsläufig die Unternehmensziele und Strategien vertritt, was mit dem schwachen Auftritt des Top-Managements einerseits, aber auch mit dem in Gesundheitseinrichtungen üblichen starken Auftritt der Abteilungsleiter andererseits zu tun hat. Das mittlere Management (Abteilungsleiter, Chefärzte, Pflegedienstleitungen) implementiert nicht selten abteilungsinterne Strategien, Leitbilder oder Qualitätsmanagementsysteme. Auf dieser Führungsebene weicht der Umgang mit Beschwerden dann u. U. von der Gesamtstrategie ab. Beispielweise werden Anreize gesetzt, die der Entwicklung eines sinnvollen Beschwerdemanagements entgegenstehen:

- „Die Zahl der Beschwerden ist zu minimieren!“
- „Unsere Patienten sind zufrieden, weil sich nur wenige beschweren.“
- „Zuweiser, die sich beschweren, sind Gegner.“

Sektorengrenze

Zwischen den **ambulanten** und den **stationären Leistungsanbietern** wird die Behandlung der Patienten noch nicht als „gemeinsame Leistung“ empfunden, sodass es keine gemeinsamen Unzufriedenheitsmessungen gibt. Aktuell finden wir in Deutschland noch eine harte Grenze zwischen den Erlössystemen (Anreizsystemen) der ambulanten und stationären Versorgung. Erst die in der neuen Gesetzgebung verankerten zukünftigen Vertragsmöglichkeiten werden diese Grenze aufweichen.
Eine effiziente Führung, der Abbau von Hierarchien und das Aufweichen der Sektorengrenzen sind die Herausforderungen und gleichermaßen Erfolgsfaktoren für den Aufbau eines relevanten Beschwerdemanagement-Prozesses in einem Unternehmen auf dem Gesundheitsmarkt.

17.2 Internes und externes Kommunikationsmangement

17.2.1 Kunden und Mitarbeiter

Die Etablierung eines Beschwerdemanagements beinhaltet immer ein internes und externes Kommunikationsmanagement. Für die unternehmensinterne Kommunikation bedeutet das, dass die Mitarbeiter wissen, dass sie Beschwerden von Kunden nicht zu vertuschen brauchen. In der internen Wahrnehmung sollen Beschwerden vielmehr der Weiterentwicklung des Unternehmens dienen und zur Kundenbindung beitragen. Beschwerden müssen bei den Mitarbeitern mit positiven Attributen belegt sein, sie müssen als wichtig und unbedingt erwünscht gelten. Aus dieser offenen Kommunikation heraus entsteht für die Mitarbeiter ein hohes Maß an Sicherheit im externen Umgang mit Beschwerden. In einer solchen Kommunikationskultur fällt es leichter Beschwerden, die im Allgemeinen negativ belegt sind, angemessen entgegenzunehmen und zu beantworten. Das ist von großer Bedeutung, weil die Mitarbeiter mit unmittelbarem Kontakt zu dem sich beschwerenden Kunden die erste Chance haben, Unzufriedenheit abzubauen. Auch der Kunde soll wissen, dass Beschwerden erwünscht sind, damit das Unternehmen eine Chance hat, Missstände zu beseitigen. Die Unzufriedenheit beim Kunden sinkt, wenn er eine schnelle und angemessene Reaktion des Unternehmens wahrnimmt.

17.2.2 Empowerment

Unter Empowerment versteht man die Verlagerung von **Entscheidungsrechten** und die Übertragung autonomer **Handlungsspielräume** auf Mitarbeiter unterer Hierarchiestufen (Brymer 1991). Die grundlegende Idee besteht darin, dass schon der erste Ansprechpartner die Fähigkeit und Kompetenz besitzt, das Problem zu lösen, ohne dass ein Vorgesetzter eingeschaltet werden muss, um die Kundenzufriedenheit wiederherzustellen. Dem Kunden soll das Erlebnis erspart bleiben, von Mitarbeitern, die sich als nicht zuständig erklären, an weitere Personen verwiesen zu werden, ohne dass eine unmittelbare Bemühung um die Erledigung des Falles erkennbar wäre.

Beispiel: Empowerment

Das Pflegepersonal kann die – in institutionellen Leitlinien festgelegten – Diagnostik- oder Therapieschritte schon in die Wege leiten, um dem Patienten die Zeit eines unvorhergesehenen Wartens auf den Arzt zu verkürzen: z.B. Anmelden von Röntgenuntersuchungen oder Verabreichung von Schmerzmedikamenten.

Das zentrale Ziel des Empowerments liegt darin, durch die Schnelligkeit der Problemlösung sowohl die **Kundenzufriedenheit** zu erhöhen als auch eine **Prozessverbesserung** und damit eine Kostenreduktion durch Einsparung von Arbeitszeit zu erreichen. Darüber hinaus werden Motivationseffekte beim Personal aufgrund der größeren Verantwortung angestrebt (Brymer 1991; Bowen u. Lawler 1995; Rafiq u. Ahmed 1998).
Man unterscheidet zwischen strukturiertem und flexiblem Empowerment. Während das strukturierte Empowerment auf klar spezifizierten Leitlinien beruht, eröffnet das flexible Empowerment dem Mitarbeiter eigenständig Lösungsvorschläge mit größeren Spielräumen zu machen, was für die Gesundheitsbranche nicht immer umsetzbar ist. So sollen die Mitarbeiter nicht nur ein Standardverhaltensrepertoire situativ handhaben können, sondern auch mit kundenindividuellen Reaktionen die Kundenzufriedenheit erhöhen können.

17.2.3 Anreizsysteme

Die Bereitschaft der Mitarbeiter, ihre Kompetenz eigenständig und dauerhaft einzusetzen, muss durch geeignete Anreizmechanismen unterstützt werden, d.h., kontraproduktive Anreizstrukturen müssen beseitigt und zielorientierte Verhaltensweisen belohnt werden. Für die Belohnung von exzellentem Verhalten steht das gesamte Spektrum der materiellen und immateriellen Anreize zur Verfügung, wie Zuweisung von Prämien bei Übererfüllung von Zielvorgaben oder öffentliche Auszeichnungen und lobende Darstellung in den Unternehmensmedien (z.B.

Mitarbeiterzeitung) für den einzelnen Mitarbeiter oder das gesamte Team. Die Belohnung erfolgt für die Lösung von Beschwerdefällen oder für Kundenlob, nicht für die Reduktion der Anzahl von eingegangenen Beschwerden (s. auch Abschn. 17.2.1).

Wenn die Führung gleichzeitig eine starke Kundenorientierung, die konsequente Kostensenkung und eine Umsatzsteigerung fordert, kann dies die Mitarbeiter hinsichtlich der Kundenzufriedenheit in eine „Zwickmühle" bringen. So führt eine allein produktivitätsorientierte Entlohnung (z. B. viele Patienten in kurzer Zeit mit wenig Personal zu versorgen) dazu, dass Beschwerden nicht gehört oder nicht ernst genommen werden, weil kein Anreiz dazu besteht kostbare Zeit darauf zu verwenden. Die Beschäftigung mit dem Problem bedeutet für den Mitarbeiter im Gegenteil, dass der Zielerreichungsgrad sinkt und man statt eines Bonus eher einen Malus zu erwarten hat.

17.3 Direkter Beschwerdemanagement-Prozess

17.3.1 Beschwerdestimulierung

Der Großteil der unzufriedenen Kunden beschwert sich nicht. Die meisten unzufriedenen Kunden wählen eine andere Reaktionsform, statt sich zu beschweren. Sie reden über ihre negativen Erfahrungen mit Verwandten, Freunden oder Kollegen und entscheiden sich beim nächsten Mal z. B. für ein anderes Krankenhaus (und nicht nur dieser Kunde, sondern alle seine Gesprächspartner auch!). Diese **nicht artikulierten Beschwerden** (Unvoiced Complaints) sind der Grund, warum Beschwerdezahlen nicht zu minimieren, sondern zu stimulieren sind. Das Ziel der Beschwerdeminimierung ist nur dann sinnvoll, wenn man sicher ist, dass sich alle unzufriedenen Kunden beschweren. Nur dann eignet sich die Beschwerdeanzahl als eindeutiger Indikator.

Grundsätzlich soll der unzufriedene Kunde ermutigt werden, sich zu beschweren, und das Unternehmen muss es ihm leicht machen, seine Unzufriedenheit in einer Beschwerde zum Ausdruck zu bringen. Krankenhäuser und Arztpraxen stehen vor der Herausforderung, alle Barrieren zu beseitigen, die verärgerte Kunden an einer Beschwerde hindern. Zudem müssen **Beschwerdekanäle** eingerichtet und dies dem Kunden mitgeteilt werden. Die Bereitschaft, für alle Gründe, die zur Unzufriedenheit geführt haben, einzustehen, muss unmissverständlich signalisiert werden. Als Beschwerdekanäle können dem Kunden mündliche, schriftliche, telefonische und elektronische Beschwerdewege zur Verfügung gestellt werden. Im Kontext der Beschwerdestimulierung muss gewährleistet sein, dass interne beschwerdespezifische Prozesse und Verantwortlichkeiten definiert und eingerichtet werden.

Mit dem Einsatz von beschwerdestimulierenden Maßnahmen ist damit zu rechnen, dass die Anzahl der Beschwerden deutlich ansteigt. Dieser Anstieg darf natürlich nicht als Zunahme von Qualitätsmängeln und steigende Kundenunzufriedenheit interpretiert werden.

17.3.2 Beschwerdeannahme und Kategorisierung

Für die Annahme von Beschwerden sind im Unternehmen klare Verantwortungsstrukturen festzulegen. Alle Mitarbeiter mit Kundenkontakt nehmen Beschwerden entgegen und müssen auf diese Situation vorbereitet werden, zumal die **Entgegennahme von Beschwerden** nicht immer zu ihren Kernkompetenzen gehört. Sie stehen vor der Aufgabe, dem Kunden verständnisvoll zuzuhören und für eine Beruhigung der Situation zu sorgen. Darüber hinaus sollten sie eine möglichst schnelle Problemlösung vornehmen oder mindestens einen adäquaten Prozess auslösen. In dieser Phase sollen standarisiert alle relevanten Informationen über den Beschwerdefall erfasst werden. Kunden wählen für ihre Beschwerde nicht immer den dafür vorgesehenen Kanal. Deshalb bedarf es klarer Regelungen über die **Beschwerdeeingangs-Prozesse**, d.h. für die Wege, die Beschwerden nehmen sollen, die nicht an die unmittelbar dafür vorgesehenen Stellen gerichtet wurden. Um das Verbesserungspotenzial für das gesamte Unternehmen nutzen zu können, muss im Bearbeitungsprozess eine zentrale Zuständigkeit festgelegt werden. Alle Mitarbeiter müssen über diese zentrale Zuständigkeit informiert sein.

Für den Kunden stellt der erste Beschwerdekontakt ein Schlüsselerlebnis dar, bei dem sich je nachdem, ob er Verständnis und Einfühlungsvermögen oder Gleichgültigkeit und Ablehnung erlebt, die Unzufriedenheit abbaut oder noch erheblich erhöht. Aus der dienstleistungsbezogenen Zufriedenheitsforschung ist bekannt, dass vorgelagerte Kontaktsituationen ausstrahlen auf die Wahrnehmung der nachgelagerten Kontakte.

Die **Kategorisierung**, d.h. die eindeutige und konkrete Zuordnung der Beschwerdemeldung zu bestimmten Gruppen oder Problemarten, ist eine schwierige, aber wesentliche Aufgabe des Beschwerdemanagements. Es muss ein entsprechendes Kategoriensystem entwickelt werden, was es möglich macht, die korrespondierenden Beschwerdebearbeitungs-Prozesse in Gang zu setzen. Zunächst müssen Kategorien aus der Kundensicht definiert werden, um sie dann später im zweiten Schritt in interne Kategorien einordnen zu können.

Beispiel: Kategorisierung von Beschwerden

Das Krankenhaus beauftragt eine externe Firma mit der Reinigung der Patientenzimmer. Ein Patient beschwert sich beim Pflegepersonal über die Reinigungskraft. Aus Kundensicht fällt die Beschwerde in die Kategorie Service bzw. Dienstleistung des Krankenhauses, im Beschwerdemanagement des Krankenhauses fällt die Beschwerde in die interne Kategorie „Beschwerden über externe Zulieferer oder Subunternehmer" und sollte einen entsprechenden Bearbeitungsprozess in Gang setzten.

17.3.3 Beschwerdebearbeitung

Die Bearbeitung von Beschwerden stellt einen Prozess dar. Für die optimale Gestaltung dieser Prozesse sind standardisierte, in Algorithmen festgelegte Prozessschritte notwendig. Eine grobe Einteilung der Vernetzung der einzelnen Prozessschritte zeigt Abbildung 17.3-1.

Die Zuordnung zu einem geeigneten Beschwerdebearbeitungs-Prozess kann unter unterschiedlichen Gesichtspunkten festgelegt werden, z.B. nach regionalen Zuständigkeiten oder fachlicher Kompetenz.

17.3.4 Problem der Aufbauorganisation in deutschen Krankenhäusern

Durch die **divisionale Organisation** der Krankenhäuser entstehen zum Teil undurchlässige Grenzen zwischen den Berufsgruppen (Pflege, Ärzte, Verwaltung), was im Extremfall den Aufbau eines berufgruppenbezogenen Beschwerdemanagements bedeutet, ähnlich dem sektorbezogenen (ambulant, stationär) oder dem abteilungsbezogenen Beschwerdemanagement (Innere Medizin,

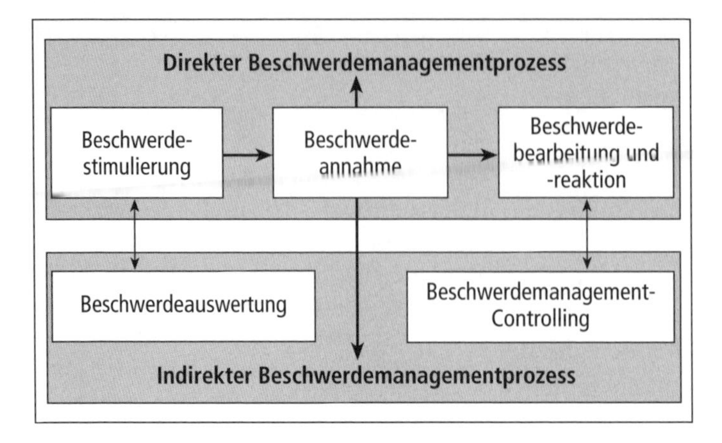

Abb. 17.3-1 Der zentrale Verantwortliche für die Beschwerdebearbeitung bildet die Nahtstelle zwischen dem Beschwerdeeingang und dem Beschwerdemanagement (nach Stauss u. Seidel 1996).

Chirurgie, Anästhesie usw.). Erfolg versprechend für den kontinuierlichen Verbesserungsprozess sind im Wesentlichen nur die in Querschnittsstrukturen organisierten und den gesamten Behandlungsprozess betrachtenden Beschwerdemanagement-Systeme.

Beispiel: Abgrenzungen versus Querschnittsstrukturen

Ein Patient beschwert sich beim Chirurgen über die lange Wartezeit in der anästhesiologischen Prämedikationsambulanz, die wiederum entstanden ist, weil der zuweisende niedergelassene Arzt den Patienten nicht angemeldet und keine Vorbefunde mitgegeben hat. Gleichzeitig lobt der Patient die termingerechte zügige Behandlung in der Chirurgie, ist aber mit der pflegerischen Betreuung und dem Essen unzufrieden. Im ungünstigsten Fall hat das Krankenhaus einen abteilungsspezifischen, innerhalb der Berufsgruppen organisierten, die Sektorengrenze nicht überschreitenden Beschwerdemanagement-Prozess implementiert, der in diesem Beispiel dazuführen würde, dass der Chirurg keine weiteren Schritte einleitet (s. auch Abschn. 17.4.2 nicht registrierte Beschwerde, Eisbergphänomen). Das Krankenhaus hat somit keine Chance, die Zusammenarbeit zwischen dem niedergelassenen Arzt und der Prämedikationsambulanz zu verbessern, die Berufsgruppe Pflege bekommt kein Feedback, die Küche wird nicht informiert usw. Im Optimalfall aber würde die Beschwerde direkt standardisiert erfasst und zentral bearbeitet, sodass alle am Behandlungsprozess Beteiligten davon profitieren können.

17.4 Indirekter Beschwerdemanagement-Prozess

17.4.1 Beschwerdeauswertungen

Der Bereich der Beschwerdeauswertung stellt die erste Stufe des indirekten Beschwerdemanagements dar. Die für die Auswertung erforderlichen Prozessschritte können ohne direkten Kontakt zum Kunden bzw. Beschwerdeführer durchgeführt werden. Je präziser und konsequenter die Auswertung erfolgt, desto mehr entscheidungsunterstützende Informationen können vom Beschwerdemanagement an das Top-Management gehen. Man unterscheidet dabei die quantitative von der qualitativen Beschwerdeauswertung.

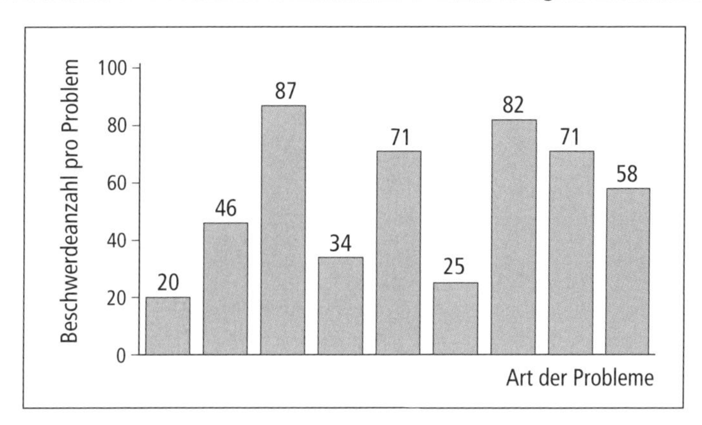

Abb. 17.4-1 Zeitraumbetrachtung, z. B. über 1 Jahr

Für die **quantitative Auswertung** eignen sich einfache Zeitraumbetrachtungen (s. Abb. 17.4-1), die Zeitverlaufsauswertungen (s. Abb. 17.4-2) und Periodenvergleiche (s. Abb. 17.4-3).

Etwas differenzierter ist der Ansatz der **Frequenz-Relevanz-Analyse** von Beschwerden (**FRAB**). Er beruht auf der Grundüberlegung, dass ein Problem umso dringlicher der Aufmerksamkeit des Managements bedarf, je häufiger es auftritt und je ärgerlicher bzw. bedeutsamer dessen Auftreten vom Kunden empfunden wird (Stauss 2000), und ob die Ursachen der kritisierten Problematik vom Unternehmen (z. B. vom Krankenhaus) beeinflussbar waren (Zonder 2007). Für die Analyse sind somit 2 Informationen erforderlich:

- Daten zur Häufigkeit des Problemauftretens (**Frequenz**)
- Informationen darüber, für wie bedeutsam der Kunde das Problem erachtet und wie beeinflussbar es vom Unternehmen eingestuft wird (**Relevanz**)

Im Gegensatz zur Erhebung der Frequenz (einfaches Zählen der Beschwerden zu einem Problem) benötigt man für die Erhebung der Relevanz zusätzliche Angaben der Kunden (wie z. B. Grad der Verärgerung), die man aus naheliegenden Gründen nicht direkt abfragen kann, sondern bei denen eine Fremdbewertung der Problemrelevanz durch die Mitarbeiter im Beschwerdekontakt erfolgen muss. Bezüglich der Beeinflussbarkeit durch das Unternehmen müssen intern Gewichtungen erarbeitet werden.

Beispiel: Relevanzeinschätzung

Die Gmünder Ersatzkasse (GEK) nutzt die Frequenz-Relevanz-Analyse seit vielen Jahren erfolgreich für Analyse- und Controlling-Zwecke. Die Einschätzung der Relevanz hinsichtlich der Beeinflussbarkeit erfolgt nach intern erarbeiteten Gewichtungen. So werden beeinflussbare Ursachen wie „Schlechte Beratung“

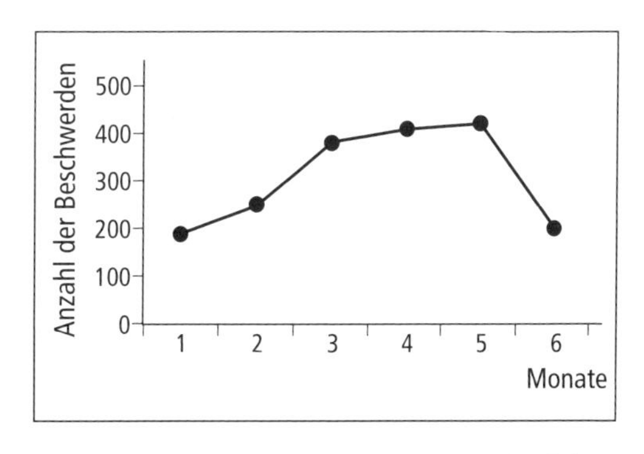

Abb. 17.4-2 Auswertung der Beschwerdehäufigkeit

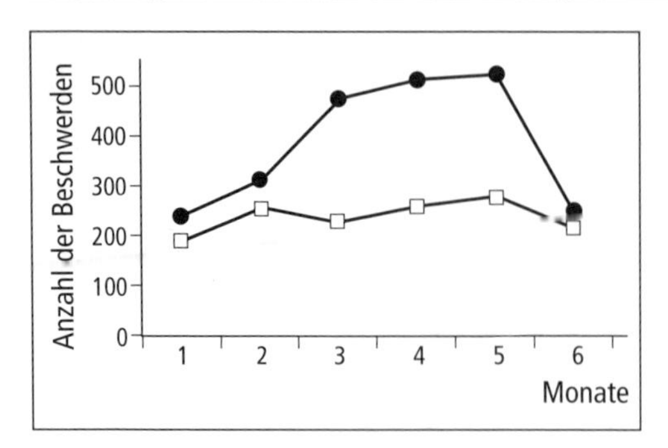

Abb. 17.4-3 Periodenvergleich

mit einem Faktor 6 gewichtet, während nicht beeinflussbare Ursachen wie „Behandlung wird nicht bezahlt" (Krankenkassen sind Unternehmen in einem stark regulierten Umfeld) nur mit 1 gewichtet werden (s. Abb. 17.4-4).

Ausgehend von der Anzahl (Frequenz) und der Gewichtung (Relevanz) wird im Rahmen der FRAB gemäß der folgenden Formel ein **Wert** gebildet, der die Bedeutung der Kritik an einem Problem im Hinblick auf die vom Kunden wahrgenommene Gesamtproblematik zum Ausdruck bringt (vgl. Zonder 2007).

$$\frac{\text{Anzahl Beschwerden zu einer Problemart} \times \text{Gewichtung}}{\text{Anzahl aller Beschwerden} \times \text{durchschnittliche Gewichtung}} \times 100$$

An dem ermittelten Wert lässt sich unmittelbar ablesen, welche Prozesse bzw. Dienstleistungen die Versicherten in der betrachteten Periode als besonders problematisch ansehen. Die GEK hat somit einen Überblick über die Rangreihung der von den Kunden wahrgenommenen und von der GEK beeinflussbaren Probleme. Erhält beispielweise das Thema „Auszahlung von Krankengeld" über alle Fachbereiche den höchsten Wert, so ist aus Sicht der Versicherten eine Verbesserung erforderlich. Bei Bedarf werden noch weitere Analysen angestellt, um die richtigen Veränderungs- bzw. Verbesserungsmaßnahmen einzuleiten.

Die quantitativen Beschwerdeanalysen müssen sorgfältig interpretiert werden, weil sie innerbetriebliche Schwachstellen aufdecken, in der Regel aber keine eindeutigen Hinweise auf die Mängelursache geben. Es bedarf daher einer **qualitativen Auswertung,** deren Zweck darin besteht, die diagnostizierten Probleme unter Verwendung spezieller Instrumente im Hinblick auf ihre Ursachen zu analysieren. Im Zentrum solcher qualitativer Beschwerdeanalysen stehen detaillierte **Untersuchungen von Einzelfällen** (s. S. 397 ereignisorientierte Messmethode, CIT). Zur systematischen Analyse dieser Fälle eignet sich z.B. das Instrument des **Ursache-Wirkungs-Diagramms** (Fischgräten- oder Ishikawa-Diagramm, s. S. 322).

beeinflussbare Ursachen	schlechte Beratung = 6 schlechte Bearbeitung = 5 schlechte Begründung = 3
nicht beeinflussbare Ursachen	unerfüllbarer Kinderwunsch = 2 Fehler liegt beim Kunden = 1 Fehler liegt bei Dritten = 1

Abb. 17.4-4 Gewichtungen in der Frequenz-Relevanz-Analyse (nach Zonder 2007)

17.4.2 Beschwerdemanagement-Controlling

Controlling ist eine Managementfunktion, die bezogen auf das Gesamtziel des Unternehmens Planung, Koordination, Steuerung und Überwachung sicherstellt. Wenn Kundenzufriedenheit und Kundenorientierung als unternehmerische Ziele ernst genommen werden, so muss konsequenterweise das Controlling auf das Beschwerdemanagement ausgedehnt werden.
Die wesentlichen Aufgaben des Beschwerdemanagement-Controllings bestehen in der Aufbereitung und Analyse der im Beschwerdemanagement-Prozess erhobenen Daten, um eine fundierte Basis für eine Entscheidungsfindung zu schaffen. Darüber hinaus müssen entscheidungsrelevante Daten über Effektivität und Effizienz des Beschwerdemanagements selbst geliefert werden.

Evidenz-Controlling

Das Evidenz-Controlling ermittelt das Ausmaß, mit dem das Beschwerdemanagement in der Lage ist, die Kundenunzufriedenheit zu erfassen. Konkret hat das Evidenz-Controlling die Aufgabe, den Umfang der Nicht-Artikulation und Nicht-Registrierung von Beschwerden aufzudecken und daraus Schlussfolgerungen für das Beschwerdemanagement zu ziehen.
Die Tatsache, dass sich nur ein Teil der unzufriedenen Kunden beschwert, wird als **Eisbergphänomen** bezeichnet. Diese Nicht-Artikulation bedeutet, dass die eingehenden, bearbeiteten und ausgewerteten Beschwerden nicht den Umfang der tatsächlichen Kundenunzufriedenheit darstellen, sondern nur die „Spitze des Unzufriedenheits-Eisbergs" sind. Neben den nicht artikulierten Beschwerden kommen noch die nicht registrierten Beschwerden vor, die ebenfalls Teil des nicht sichtbaren Eisberganteils sind (s. auch Beispiel S. 404) hinzu. Nur 10–60 % (abhängig von der Branche) der Beschwerden werden bei dezentralen Kontaktstellen registriert (Goodman et al. 2000). Ein großer Teil der Unzufriedenheitsbekundung bleibt dem zentralen Beschwerdemanagement und damit dem Top-Management verborgen. Die Phänomene Nicht-Artikulation und Nicht-Registrierung müssen durch Beschwerdestimulierung auf der einen Seite und interne Maßnahmen zur Verbesserung der Beschwerdebearbeitung auf der anderen Seite angegangen werden. Die Daten für die Berechnung der Nicht-Artikulations- und Nicht-Registrierungs-Quoten werden durch Kundenbefragungen ermittelt, wenn möglich werden die herkömmlichen regelmäßigen Kundenzufriedenheitsbefragungen um Fragen zum Beschwerdeverhalten ergänzt.

Kosten-Nutzen-Controlling

Um beurteilen zu können, inwiefern der Beschwerdemanagementprozess wirtschaftlich gestaltet ist und einen Beitrag zum Unternehmenserfolg leistet, werden Kosten-Nutzen-Analysen durchgeführt. Die im Unternehmen festgelegten Erfolgsziele (im Allgemeinen Gewinn und Rentabilität) bestimmen den Grad der anzustrebenden Wirtschaftlichkeit. Diese wichtige und notwendige Kennzahl zum Beschwerdemanagement ist in der Gesundheitsbranche nicht einfach zu ermitteln. Die monetäre Bewertung der eingesetzten Mittel, wie Personal- und Sachkosten, kann zwar relativ einfach durchgeführt werden, die monetäre Bewertung der erzielten Ergebnisse, wie z. B. zusätzlich generierte Umsätze, ist häufig nicht möglich, ähnlich wie in Wirtschaftlichkeitsanalysen zum Qualitäts- oder Risikomanagement. Leider werden die durch das Beschwerdemanagement initiierten Veränderungs- bzw. Verbesserungsmaßnahmen nicht auf der Leistungsseite dieser Abteilungen „verbucht", sondern der entstehende Aufwand als reine „Overhead-Kosten" außerhalb der

Wertschöpfungskette betrachtet, was wiederum eine Erklärung dafür sein könnte, dass nur wenige professionelle Beschwerdemanagements in Gesundheitseinrichtungen existieren.

17.4.3 Beschwerde-Reporting

Beschwerdemanagement ohne aktives und regelmäßiges Reporting ist sinnlos. Die Berichte über beschwerderelevante Sachverhalte an definierte unternehmensinterne Zielgruppen sind unerlässlich. Es muss sich dabei zum einen um die primären und wesentlichen Ergebnisse der Beschwerdeauswertung handeln, zum anderen müssen Informationen zur Effizienz und Effektivität des Beschwerdemanagements selbst gegeben werden. Neben der aktiven Berichterstattung (**Informations-Push**) müssen auch weitere interne Anforderungen erfüllt werden (**Informations-Pull**), d. h., es müssen Sonderauswertungen bereitgestellt oder die Möglichkeit zum unmittelbaren Zugriff auf die Daten geboten werden, um eigenständig Auswertungen durchführen zu können.

Die **Definition der Zielgruppen** dieser Berichte ist ein wesentlicher Schritt. Die Information der Unternehmensleitung als zentraler Auftraggeber versteht sich von selbst. Im Grundsatz müssen alle Mitarbeiter mit Kundenkontakt (je nach Arbeitsplatz mit Patienten, Angehörigen, Zuweisern oder Krankenkassen) informiert werden. Ein hohes Maß an Transparenz eröffnet die Chance, Verbesserungspotenziale aufzudecken, die in der Prozessanalyse bisher verborgen geblieben sind, und sorgt dafür, dass die Mitarbeiter über „den Tellerrand hinausschauen" können. Zentrale Unternehmensbereiche wie Qualitätsmanagement, Medizin-Controlling, Controlling, Marketing, Organisationsentwicklung sowie Personalmanagement und -entwicklung sind zur optimalen Aufgabenerfüllung auf ein permanentes Kunden-Feedback angewiesen.

Wesentlich ist auch die Entscheidung, **welche Inhalte in welcher Form mit welchem Detaillierungsgrad** berichtet werden. Die Form und der Detaillierungsgrad sind optimalerweise mit der Zielgruppe abgestimmt und werden je nach Ergebnis und Bedarf angepasst. Im besten Fall erfolgt das Beschwerde-Reporting gemeinsam mit dem Reporting der üblichen Kennzahlen (z. B. für das Krankenhaus: Fallzahl, Verweildauer, Case-Mix-Index, Bettenauslastung, Deckungsbeiträge, Qualitätsindikatoren) oder im Rahmen einer Balanced Score Card.

17.5 Organisatorische Aspekte

17.5.1 Zentrales, dezentrales und duales Beschwerdemanagement

Beim rein **zentralen Beschwerdemanagement** werden sämtliche Aufgaben allein von einer zentralen Einheit wahrgenommen. Alle Kunden werden konsequent an die zentrale Stelle verwiesen bzw. dezentral eingehende Beschwerden werden unmittelbar an die zentrale Einheit weitergeleitet (verhindert Empowerment, s. Abschn. 17.2.2). Ein rein **dezentrales Beschwerdemanagement** bearbeitet alle Beschwerdefälle eigenständig dezentral, alle zentral eingehenden Beschwerden werden an die zuständige Einheit weitergeleitet und alle Beschwerdeführer an die dezentrale Einheit verwiesen. Beide Organisationsformen vereinfachen den komplexen Vorgang jedoch zu sehr, denn gerade im Umgang mit Patienten und Angehörigen erfordern viele Situationen ein **duales Beschwerdemanagement**, bei dem die Bearbeitung eines Problems mit zentralen und dezentralen Einheiten erfolgt.

Die Entscheidung über die aufbauorganisatorische Gestaltung des Beschwerdemanagements wird zudem von den spezifischen Rahmenbedingungen, wie z.B. der Größe des Unternehmens, beeinflusst.

Beispiel: Organisation des Beschwerdemanagements

Ein Krankenhaus mit 200 Betten, ca. 5 000 stationären Behandlungsfällen im Jahr, mit 4 klinischen Fachabteilungen und insgesamt ca. 100 Mitarbeitern benötigt eine andere Organisation des Beschwerdemanagements als eine Universitätsklinik mit 1 000 Betten und ca. 40 000 Behandlungsfällen im Jahr, mit 20 klinischen Fachabteilungen und insgesamt 1 500 Mitarbeitern.

Das kleine Krankenhaus stellt im übertragenen Sinne einen kleinen Dienstleistungsbetrieb mit einem begrenzten Leistungsangebot und einem bekannten Kundenspektrum (feste Zuweiser, Patienten aus der Region) dar. Es wäre ausreichend, die beschwerdebezogenen Zuständigkeiten für die Mitarbeiter im Kundenkontakt bzw. der Geschäftsführung (je nachdem, wo sich der Kunde beschwert) festzulegen. Für ein Großunternehmen, wie ein Universitätsklinikum mit breitem Leistungsangebot über viele Sparten verteilt, das evtl. sogar an verschiedenen geografischen Standorten vertreten ist und mit vielen Kooperationspartnern (unterschiedliche wechselnde Zuweiser, großes Einzugsgebiet der Patienten nicht nur aus der Region) zusammenarbeitet, stellt die Organisation des Beschwerdemanagements eine viel komplexere Aufgabe dar. Für Krankenhausketten ist die Situation vergleichbar mit dem Franchisesystem, wo beim Franchisegeber wie auch beim Franchisenehmer ein hohes Interesse an einer einheitlichen Umsetzung der Beschwerdepolitik besteht, um negative Ausstrahlungseffekte auf andere Systemmitglieder zu verhindern. Trotzdem agieren hier aber unabhängige Unternehmen, die unterschiedliche Beschwerdemanagement-Organisationsformen haben können. Aus anderen Dienstleistungsbranchen (z.B. Restaurantbetrieben) weiß man, dass die von der Zentrale vorgegebenen „Leitfäden zur Organisation des Beschwerdemanagements" Maßnahmen aufzeigen, die die durchgängigen Qualitätsstandards und das einheitliche Auftreten der „Marke" gewährleisten.
Es erscheint also auch für die Gesundheitsbranche wenig sinnvoll, nur eine spezifische organisatorische Lösung als optimal anzusehen. Gesundheitsleistungen werden in der Regel im direkten Kontakt mit dem Kunden erbracht. Aufgrund der Beteiligung der Kunden an der Leistungserstellung hat der Kunde die Gelegenheit, Beschwerden unmittelbar gegenüber dem Kontaktpersonal zu äußern, und vielfach ergibt sich die Chance, das Problem sofort aus der Welt zu schaffen. Daher sollte die Möglichkeit der dezentralen Beschwerdelösung genauso vorgesehen sein wie die Möglichkeit der zentralen Beschwerde. Beide Möglichkeiten lösen in einem funktionierenden Beschwerdemanagement einen Beschwerdemanagement-Prozess aus (s. auch Abschn. 17.3.3).

17.5.2 Einordnung des Beschwerdemanagements

Stabsstelle

In vielen Krankenhäusern wird eine Stabsstelle eingerichtet, die direkt der Unternehmensführung untersteht. Als Vorteil werden vor allem die funktionale Unabhängigkeit und die kommunikative Nähe zur Geschäftsführung gesehen. Dieser kurze Kommunikationsweg gewährleistet gerade auch die Übermittlung strategischer Informationen und dokumentiert den hohen Wert, der dem Beschwerdemanagement beigemessen wird, was wiederum die informelle Autorität einer Stabsstelle stärkt. Die funktionale Unabhängigkeit erleichtert es dem Bereich, erforderliche Kontakte und Verbindungen zu unterschiedlichen Abteilungen und Hierarchiestufen aufzunehmen und zu halten. Eine unabhängige Stabsstelle kann innovative Vorschläge machen, die von den Abteilungen als „Beratung" angenommen werden und als „eigene Konzepte" umgesetzt werden können. Der Nachteil der Stabslösung liegt darin, dass Stäbe kein Weisungs- und kein Entscheidungsrecht gegenüber der Linie haben und nicht über Sanktionsmöglichkeiten verfügen. Es ist deshalb nicht sichergestellt, dass die entsprechenden Abteilungen das aufbereitete Wissen aus dem Beschwerdemanagement auch nutzten.

Linienfunktion

Wird der Bereich Beschwerdemanagement als Linienfunktion konzipiert, stellt sich die Frage der inhaltlich hierarchischen Zuordnung. Eine in deutschen Krankenhäusern immer häufiger zu findende Variante ist die Einrichtung eines Kundenbeziehungsmanagements, das neben den direkt unter dem Top-Management angesiedelten Hauptorganisationseinheiten wie Personalmanagement, Finanzmanagement, Material- und Beschaffungsmanagement positioniert wird und eine Beschwerdemanagement-Abteilung beinhaltet. Diese Änderungen oder Ergänzungen im Organisationsaufbau entstehen häufig aus der Erkenntnis, dass die Notwendigkeit zu einer umfassenden Kundenbetreuung in einem Kundenbeziehungsmanagement stetig wächst und das Beschwerdemanagement nur ein „Puzzleteil" in einem sehr interaktiven Komplex darstellt. Die Vorteile einer solchen organisatorischen Lösung liegen darin, dass der Abteilung Beschwerdemanagement eindeutig Verantwortung für die Erreichung der definierten Ziele gegeben werden kann und die strategische Verankerung im Kundenbeziehungsmanagement auch institutionell abgesichert ist. Ein möglicher Nachteil liegt in der fehlenden Akzeptanz bei den klinischen Abteilungen, die durch ihren engen Kontakt zum Kunden naturgemäß einen starken Einfluss im Kundenbeziehungsmanagement haben und behalten wollen, was den Bereich Beschwerdemanagement behindern könnte.

Matrixorganisation

Die konsequenteste Umsetzung eines Kundenbeziehungsmanagements ist die Matrixorganisation, in der für jede Abteilung unterschiedliche organisatorische Verantwortlichkeiten für ihre spezifischen Kundengruppen bestimmt werden und von Kundenbeziehungsmanagern koordiniert werden. Der Kundenbeziehungsmanager der Abteilung kommuniziert und arbeitet in einer das gesamte Unternehmen vernetzenden Matrix mit allen anderen Kundenbeziehungsmanagern zusammen. Der Vorteil liegt, wie bei allen Matrixorganisationen, in dem sehr hohen Informationsniveau, das durch die multiplen Kommunikationsstrukturen aufgebaut wird. Ein Nachteil ist das hierfür erforderliche hohe Maß an Kooperationsbereitschaft zwischen den Abteilungen, was nicht immer vorausgesetzt werden kann.

Profitcenter

Das Machtpotenzial des Beschwerdemanagements innerhalb eines Unternehmens kann erheblich gestärkt werden, wenn es gelänge, den Bereich als Profitcenter zu konzipieren. Auf diese Weise könnte das Beschwerdemanagement seine unternehmerische Relevanz – nämlich den Gewinnbeitrag – zum Ausdruck bringen. Allerdings ist es strittig, ob das Profitcenter-Konzept überhaupt auf die Bereiche des Beschwerdemanagements anwendbar ist. Meistens handelt es sich bei den Beschwerdemanagement-Bereichen um interne Dienstleister, deren Dienstleistung oft nicht aktiv nachgefragt und noch seltener intern verrechnet wird. Der schwer quantifizierbare Erfolg des Beschwerdemanagements ist im Wesentlichen nur über nicht ökonomische Zielgrößen wie Kundenzufriedenheit, Kundenloyalität oder vermiedene Umsatzverluste darstellbar (s. auch S. 407 Kosten-Nutzen-Controlling).

17.6 Technische Aspekte

17.6.1 Einsatz einer Beschwerdemanagement-Software

Software ersetzt niemals ein Managementkonzept. Leider kommt es aber immer wieder dazu, dass die Einführung von Beschwerdemanagement-Konzepten als reines Softwareprojekt missinterpretiert wird. Dies lässt sich auch bei der Einführung von CIRS-Software (CIRS = Critical Incident Report System) zur Unterstützung des Risikomanagements beobachten.

Das Angebot von IT-Programmen ist vielfältig: Von einfachen Lösungen zur isolierten Beschwerdeannahme bis hin zum integrativen Customer-Relation-Management gibt der Markt alles her. Die Entscheidung der Verantwortlichen für eine EDV-Unterstützung des Beschwerdemanagements und die Auswahl der Software sollten immer in ein umfassendes EDV-Konzept integriert sein. Sie ist abhängig von der Anzahl der Beschwerden, von der Komplexität des Beschwerdeaufnahme- und Beschwerdebearbeitungs-Prozesses, von der Heterogenität der angebotenen Leistungen und der Heterogenität der Kundengruppen sowie den Anforderungen an die Auswertung, an das Controlling und an das Reporting. Grundsätzlich müssen Redundanzen in der Dokumentation und Auswertung immer vermieden werden, um unnötige Personalbindung zu vermeiden.

17.6.2 Internet als Kommunikationsplattform der Kunden

Wo früher die Presse, Radio und Fernsehen die wichtigsten Medien für Krankenhäuser und Arztpraxen waren, sind heute ganze Internetforen voll mit Erfahrungsberichten von Patienten und Angehörigen, sodass man von einer elektronischen Kunde-zu-Kunde-Kommunikationsplattform sprechen kann. Ähnlich den Hotelbewertungen der Urlauber, wie sie die Reiseunternehmen auf ihren Webseiten anbieten, stellen Patienten ihre Zufriedenheits-, häufiger allerdings ihre Unzufriedenheitsäußerung zur Krankenhausbehandlung ins Internet. Das bietet den Leistungsanbietern einerseits die Chance, auf Beschwerden einzugehen, die während des Klinikaufenthaltes nicht artikuliert und nicht registriert wurden, anderseits können eventuelle Zufriedenheitsbekundungen auch ihren Platz im Marketingkonzept des Unternehmens finden oder zur Mitarbeitermotivation beitragen. Für die Zukunft ist zu erwarten, dass Krankenhäuser oder regionale Gesundheitsversorger ihren Kunden eigene Kunde-zu-Kunde-Kommunikationsplattformen auf ihren Internetseiten anbieten.

17.7 Studienergebnisse zum Beschwerdemanagement in Deutschland

Für den Gesundheitsmarkt fehlt bisher das empirisch abgesicherte Wissen darüber, welchen Stellenwert, welchen Realisierungsgrad und welche Professionalität das Beschwerdemanagement in deutschen Gesundheitsunternehmen erreicht hat. Branchenübergreifende Ergebnisse zum „State of the Art" des Beschwerdemanagements wurden 2003 von Stauss und Schöler in der Beschwerdemanagement-Excellence-Studie veröffentlicht. Das wesentliche Ergebnis der Studie ist die Erkenntnis, dass sich das Beschwerdemanagement in deutschen Unternehmen durchgesetzt hat und ihm ein strategischer Stellenwert eingeräumt wurde. Beschwerden werden nicht mehr als lästiges Übel, sondern ganz überwiegend als Chance für Qualitätsverbesserung und Kundenbindung angesehen. Trotz dieser großen Akzeptanz fällt die Unterstützung durch das Top-Management jedoch nicht konsequent aus. Nur 21 % der Befragten bestätigten die volle Anerkennung der Arbeit des Beschwerdemanagements, nur 40 % der Führungskräfte nehmen sich Zeit für die Lektüre von Kundenbeschwerden. Nach Auskunft der Beschwerdemanagern sind die Auswertungen der Beschwerdeinformationen noch zu selten Gegenstand der Diskussionen in Führungskreisen, so dass das Management keine umfassenden Kenntnisse über Beschwerdegründe und -ursachen hat. Zusammenfassend war festzustellen, dass die Aufgaben des direkten Beschwerdemanagement-Prozesses zunehmend professionell realisiert wurden, demgegenüber zeigte sich, dass es Umsetzungsdefizite in allen Bausteinen des indirekten Beschwerdemanagements gab. Diese Ergebnisse wurden Fürst (2003) und in einer Studie der Unternehmensberatungsfirma Materna (2005), im Kern bestätigt.

17.8 Zusammenfassung

Beschwerdemanagement ist der Kern eines umfassenden Kundenbeziehungsmanagements. Ohne Beschwerdemanagement können Unternehmensziele wie „gute Kundenorientierung" oder „hohe Kundenzufriedenheit" nicht konsequent umgesetzt werden. In der Gesundheitsbranche stellen die divisionale Aufbauorganisation der Krankenhäuser, die z.T. sehr speziellen Führungsstrukturen (Vorstandsvorsitzende im Nebenamt) wie auch die Sektorengrenzen (ambulant – stationär) und die starke Berufsgruppenzugehörigkeit (Pflege – Ärzte) eine große Herausforderung für das Top-Management bei der Einführung und Umsetzung eines wirksamen Beschwerdemanagements dar. Ein externes wie internes Kommunikationsmanagement ist dabei unverzichtbar. Auf dem Gesundheitsmarkt sind nicht nur die Patienten als Kunden zu bezeichnen, sondern auch Angehörige, Zuweiser und Krankenkassen. Die Kundenzufriedenheit sinkt, wenn die empfangenen Leistungen nicht den Erwartungen entsprechen. Im Gesundheitsbereich müssen die Kundenerwartungen an die Möglichkeiten adjustiert werden. Eine geringe Anzahl an Beschwerden ist kein aussagefähiger Indikator für Kundenzufriedenheit.

Die wertvollste, aber auch aufwendigste Methode zur Messung der Kundenzufriedenheit ist die ereignisorientierte Messung mittels der Critical Incident Technique. Einfacher und schnell umsetzbar sind die merkmalsorientierten Messungen, z.B. mittels einer ständigen Patientenbefragung im Krankenhaus. Allerdings beschwert sich nur ein Teil der unzufriedenen Kunden und nur ein Teil der Beschwerden wird vom Unternehmen registriert. Dieses Phänomen der Nicht-Artikulation und Nicht-Registrierung bezeichnet man als Eisbergphänomen. Es muss durch Evidenz-Controlling minimiert werden, d.h., es muss ermittelt werden, in welchem Ausmaß das Beschwerdemanagement in der Lage ist, die Kundenunzufriedenheit zu erfassen.

Ein funktionierendes Beschwerdemanagement arbeitet prozessual, dabei wird der direkte vom indirekten Beschwerdemanagement-Prozess unterschieden. Dem direkten

Prozess werden die Beschwerdestimulierung, -annahme, -bearbeitung und die erste Reaktion darauf zugeordnet, der indirekte Beschwerdemanagement-Prozess umfasst Beschwerdeauswertung, -Controlling und -Reporting.

Die differenzierteste Auswertung von Beschwerden ist die FRAB (Frequenz-Relevanz-Analyse von Beschwerden). Ein Beschwerdemanagement ohne regelmäßiges Reporting ist sinnlos. Optimalerweise sind Inhalte, Form und Detaillierungsgrad mit den Zielgruppen abgestimmt.

Die Organisation des Beschwerdemanagements kann zentral, dezentral oder dual erfolgen. Erfolg versprechend sind die Beschwerdemanagements, die in eine Kundenbeziehungsmanagement-Abteilung eingeordnet sind, aber auch Stabs- und Matrixorganisationen sind möglich.

Die IT-Unterstützung des Beschwerdemanagements soll in ein umfassendes IT-Konzept eingebunden sein. Defizite im Gesamtkonzept des Beschwerdemanagement-Prozesses können durch die Softwareunterstützung nicht ausgeglichen werden. Die Etablierung eines Beschwerdemanagements ist kein Softwareprojekt.

In naher Zukunft ist mit immer mehr Kunde-zu-Kunde-Kommunikationsplattformen im Internet zu rechnen, in denen z.B. Patienten oder ihre Angehörigen Beschwerden über Ärzte oder Krankenhäuser äußern. Bisher liegen ausschließlich branchenübergreifende Ergebnisse aus Beschwerdemanagement-Studien aus deutschen Unternehmen vor. Zum Stellenwert oder Realisierungsgrad des Beschwerdemanagements in deutschen Gesundheitseinrichtungen fehlen die empirisch abgesicherten Ergebnisse.

Literatur

Bowen DE, Lawler EE. Empowering service employees. Sloan Manage Rev 1995; 36: 73–84.

Brymer RA. Employee empowerment: a guest-driven leadership strategy. Cornell Hotel Restaur Adm Q 1991; 32: 58–68.

Goodman JA, O'Brien P, Segal E. Turning CFOs into quality champions. Qual Prog 2000; 33: 47–54.

Homburg Ch, Fürst A. Beschwerdemanagement in deutschen Unternehmen: eine branchenübergreifende Erhebung des State of Practice. Mannheim: Universität Mannheim 2003.

Materna GmbH. Aktuelle Trends im Beschwerde-Management in deutschen Unternehmen. Dortmund: Materna 2005.

Rafiq M, Ahmed PK. A customer-oriented framework for empowering service employees. J Serv Mark 1998; 12: 379–96.

Stauss B. Beschwerdepolitik als Instrument des Dienstleistungsmarketing. J Absatz Verbraucherforsch 1989; 35: 41–62.

Stauss B. Der Einsatz der „Critical Incident Technique" im Dienstleistungsmarketing. In: Tomczak T, Belz Ch (Hrsg). Kundennähe realisieren. Ideen – Konzepte – Methoden – Erfahrungen. St. Gallen: Thexis 1994; 233–50.

Stauss B. „Augenblicke der Wahrheit" in der Dienstleistungserstellung – ihre Relevanz und ihre Messung mit Hilfe der Kontaktpunkt-Analyse. In: Bruhn M, Stauss B (Hrsg). Dienstleistungsqualität: Konzepte – Methoden – Erfahrungen. 3. Aufl. Wiesbaden: Gabler 2000; 321–40.

Stauss B, Hentschel B. Messung von Kundenzufriedenheit. Marktforsch Manage 1992; 36: 115–22.

Stauss B, Schöler A. Beschwerdemanagement Excellence: State-of-the-Art und Herausforderungen der Beschwerdemanagement-Praxis in Deutschland. Wiesbaden: Gabler 2003.

Stauss B, Seidel W. Beschwerdemanagement: Fehler vermeiden, Leistung verbessern, Kunden binden. München, Wien: Hanser 1996.

Wimmer F. Beschwerdepolitik als Marketinginstrument. In: Hansen U, Schoenheit I (Hrsg). Verbraucherabteilungen in privaten und öffentlichen Unternehmungen. Frankfurt/M. u.a.: Campus 1985; 225–54.

Zonder J. Die Anwendung der Frequenz-Relevanz-Analyse bei der Gemünder Ersatzkasse. In: Stauss B, Seidel W. Beschwerdemanagement – unzufriedene Kunden als profitable Zielgruppe. München: Hanser 2007; 289–91.

18 Markenmedizin

Heinz Lohmann

Der Gesundheitsmarkt ist traditionell stark segmentiert. Es existieren tiefe Gräben zwischen den einzelnen Teilbereichen des Systems. Praxen und Krankenhäuser repräsentieren genauso stark abgeschottete eigene Welten wie die Rehabilitationskliniken, die Apotheken und andere Gesundheitsanbieter auch. Die immer stärkere Spezialisierung der Medizin in den vergangenen Jahrzehnten macht es allen Beteiligten schwer, sich in diesem Dickicht zurechtzufinden. Zudem macht die fast undurchschaubare Reglementierung den Kranken eine optimierte Nutzung der Institutionen so gut wie unmöglich. Auch die professionellen Akteure sind in der Regel überfordert, wenn sie die komplexen diagnostischen und therapeutischen Strukturen für ihre Patienten erschließen wollen. Alle Beteiligten sind also weitgehend nach wie vor auf sich gestellt. Sie können in aller Regel nicht auf eine systematische Bewertung von medizinischem Handeln zurückgreifen. Schon gar nicht stehen ihnen Aussagen zur Ergebnisqualität zur Verfügung. Das Geschehen ist überwiegend intransparent. Auch erste Ergebnisse der Versorgungsforschung, die in der Gesundheitswirtschaft seit Längerem und in der Öffentlichkeit aktuell stärker propagiert wird, ändern im Grundsatz diese Einschätzung nicht (Schwartz u. Scriba 2006). Allerdings ist in letzter Zeit Bewegung in die Diskussion gekommen: Der Druck auf den Gesundheitsmarkt vor dem Hintergrund des allgemeinen gesellschaftlichen Wandels beginnt nachhaltig zu wirken.

18.1 Wandel durch Wettbewerb

Der Gesundheitssektor ist bisher weitgehend von den allgemeinen gesellschaftlichen Veränderungen verschont geblieben; nun aber ergibt sich im Zuge der zahlreichen Reformen und Gesetzesänderungen sowie aus volkswirtschaftlichen Erwägungen zunehmend die Notwendigkeit einer wirtschaftlichen und marktorientierten Leistungserbringung. Viele Betroffene erfahren die umfänglichen gesetzgeberischen Aktivitäten der vergangenen Jahrzehnte als dramatischen Wandel. So führte die Umstellung der Finanzierungsstrukturen auf ein preisorientiertes Entgeltsystem ab 2004 zu einer neuen Marktdynamik und infolgedessen zu einem verschärften Verdrängungswettbewerb, mit dem einige Marktteilnehmer nicht umgehen konnten. Im Krankenhaussektor z. B. führten regionale Kapazitätsüberschüsse in den letzten Jahren zu einem deutlichen Bettenabbau sowie zu Schließungen von nicht wettbewerbsfähigen Krankenhäusern.
Wichtig ist aber auch: Eine stabile Gesellschaft braucht Finanzierungslösungen für die Menschen, welche die Kosten der modernen Medizin nicht aus eigener Kraft bewältigen können. Das Solidaritätsprinzip in der Gesundheitsversorgung ist ein zentraler Eckpfosten der entwickelten Industriegesellschaften. Die steigende Nachfrage nach Gesundheitsdienstleistungen für alle Bürger kann aber weiterhin nur dann befriedigt werden, wenn Diagnostik und Therapie für alle bezahlbar bleiben. Deshalb ist das Thema Ökonomie in den letzten Jahren in den Fokus der öffentlichen Auseinandersetzung

gerückt. Nur wenn die Produktivität des Systems gesteigert wird, kann der selbst gesetzte Anspruch erfolgreich realisiert werden, Menschen auch dann in existenzieller Bedrohung Hilfe zu leisten, wenn sie dazu finanziell selbst nicht in der Lage sind. Die Rationalisierungsreserven lassen sich – das haben viele andere Gesellschaftsbereiche gezeigt – letztlich über Wettbewerb heben (Laimböck 2009).

18.2 Gesundheitssektor als Markt

Selbst wenn der neue Wettbewerb einigen Akteuren Schwierigkeiten bereitet, bietet er ebenso Expansionsmöglichkeiten. 2007 wurden in der deutschen Gesundheitswirtschaft 60 Mrd. Euro Umsatz durch private Nachfrage getätigt (Kartte u. Neumann 2007). Immer mehr Menschen arbeiten in dieser Branche: 4,4 Mio. Beschäftigte sind es gegenwärtig. Kein Wirtschaftzweig ist derzeit so erfolgreich. Auch sind die „Kunden" bereit, vermehrt Eigenleistungen zu erbringen. Bereits 900 Euro geben Erwachsene jedes Jahr aus ihrem privaten Portemonnaie für Gesundheit aus – seit Langem mit steigender Tendenz. Und jüngste Umfragen zeigen ganz deutlich: Sie würden noch 30 % mehr ausgeben, wenn es interessante Produkte und Dienstleistungen gäbe.

Innovative Unternehmer und Manager scheinen große Chancen zu haben, die sie realisieren können, wenn sie die Zeichen der Zeit verstehen und konsequent handeln. Dabei kann die Gesundheitswirtschaft auf die Erfahrungen aus anderen Branchen zurückgreifen. Konzepte und Projekte lassen sich übertragen, denn die kulturellen Besonderheiten der Gesundheitsbranche machen lediglich eine umfassende Adaption erforderlich, erzwingen jedoch keine grundsätzliche Neuentwicklung. Doch die meisten Akteure tun sich schwer, neben anderen notwendigen Änderungen im Management die anderswo bewährten Instrumente einzusetzen, um ihre eigene Position zu festigen oder zu verbessern. Die Gründe dafür liegen in der noch vorhandenen Produktorientierung, die durch eine Marketingorientierung ersetzt werden muss. Die Unternehmensentscheidungen sollten auf den Markt, also auf den Patienten oder Kunden ausgerichtet sein (Homburg u. Krohmer 2006). Marketing wird verstanden als die geplante Nutzung von Marketinginstrumenten zur Verbreitung der komparativen Konkurrenzvorteile (KKVs), also der wichtigen und wahrnehmbaren Wettbewerbsvorteile, welche aus der Unternehmersicht dauerhaft und ökonomisch sinnvoll zu realisieren sind.

18.3 Definition

Während das traditionelle Marketing sich hauptsächlich auf den Einsatz der Marketinginstrumente konzentriert (**Transaktionsansatz**), international unter der Bezeichnung „4Ps" bekannt (Product, Price, Place, Promotion), wird für den Gesundheitsbereich die aktive Gestaltung dauerhafter Beziehungen zu den Anspruchsgruppen im Mittelpunkt stehen (**Beziehungsansatz**). Wenn ein Patient mit einer Gesundheitsdienstleistung zufrieden ist, wird er den Anbieter weiterempfehlen und auch selbst wiederkommen. Wenn das Angebot qualitativ hochwertig bleibt und das Unternehmen als nach seiner Philosophie einheitlich handelnd wahrgenommen wird, bekommt es eine Identität, eine Corporate Identity. Wird diese auch durch das Unternehmen gepflegt und kommuniziert, entstehen eine stabile Wahrnehmung des Akteurs mit seinen Unterscheidungs- und Alleinstellungsmerkmalen und insbesondere das spezielle Verspre-

chen des Unternehmens als Marke (Meffert et al. 2005).
Marken sind ein wesentlicher Wettbewerbsfaktor und in der Industrie wie auch im Konsumgüterbereich ist die ökonomische Relevanz einer Marke unbestritten. Markenbildung im Sinne von Markenmedizin ist auch für die Gesundheitswirtschaft eine Möglichkeit, sich vom Wettbewerb zu differenzieren und wirtschaftlich zu profitieren. Der Begriff „Marke" wird von Burmann et al. (2003) folgendermaßen definiert:

> Eine Marke ist ein Bezug oder ein Vorstellungsbild zu einem Angebot in Form von spezifischen Merkmalen (Qualität, Innovation etc.), der dafür sorgt, dass sich dieses Angebot gegenüber anderen Angeboten, welche dieselben Basisbedürfnisse erfüllen, aus Sicht relevanter Zielgruppen nachhaltig differenziert.

In der kosmetischen und pharmazeutischen Industrie wird dies schon lange praktiziert. Ein gutes Beispiel für eine gelungene Markenbildung ist die Marke „Nivea". Das Produkt hat heute einen sehr hohen Bekanntheitsgrad, ist positiv belegt und hat deshalb eine gute Marktstellung. Seit 1911 auf dem Markt und seit 1925 kontinuierlich in ihrem blau-weißen Erscheinungsbild gepflegt, ist dies eine der am konsequentesten geführten Marken im Sinne der Corporate Identity (Langenscheidt 2007). Das erlaubte es der Firma Beiersdorf AG, sie in den vergangenen Jahrzehnten zur Dachmarke einer ganzen Serie von Produkten für die Reinigung und Pflege des gesamten Körpers zu machen (Markenerweiterung), welche alle von dem positiven Vorstellungsbild der Kunden für die eigentliche Hautpflegecreme profitieren (Meyer 2008).
Der **Markenkern** (die Kerneigenschaften bzw. Leistungen einer Marke) kann ganz unterschiedliche Ausprägungen haben. In der Frage an den Apotheker „Haben sie Aspirin auch von Ratiopharm?" wird dies anhand zweier weiterer gut eingeführter Marken deutlich. Der Name des weltweit meistgekauften ASS Präparates der Bayer AG steht für Tradition und Qualität, der Markenkern von Ratiopharm ist das Versprechen von gleicher Wirkung bei geringerem Preis. Auch Institutionen wie Krankenhäuser können Marken sein, wie die einst als Pesthaus gegründete Berliner Charité, die für hohe wissenschaftliche Kompetenz und moderne Behandlungsmethoden steht. Das Versprechen einer besseren Behandlung, eines besseren Service wird für Patienten durch den (Marken-)Namen symbolisiert (Deichsel 2006).
Um diese Konzepte für die gesamte Gesundheitsbranche übertragbar zu machen, um Markenmedizin zu schaffen, sollten jedoch einige Besonderheiten im Gesundheitssektor bedacht werden (Seidel-Kwem et al. 2004).

18.4 Der Patient – ein Kunde?

Natürlich kann man z.B. ein Patient-Arzt-Verhältnis nicht mit einem Kunden-Anbieter-Verhältnis aus anderen Wirtschaftbereichen gleichsetzen, da die besondere psychologische Situation eine andere Art von Vertrauensverhältnis bedingt. Aber die traditionell eher ungleichgewichtige und uninformierte Position des Patienten ändert sich im Wandel der Gesellschaft. Niemals zuvor hatte Gesundheit einen so hohen Stellenwert (Statistisches Bundesamt 2008). Das Gesundheitsbewusstsein in der Bevölkerung steigt, ebenso der Bedarf an Informationen. Gesundheit im Sinne von Arbeitsfähigkeit wird auch als wirtschaftliches Gut erkannt, Krankheit kostet den Patienten wirklich Geld. So haben sich die Bundesbürger ihre Gesundheit in den vergangenen Jahren deutlich mehr kosten lassen, als die durchschnittlichen Einkommenssteigerungen hergaben. Eigenverantwortung und Prävention nehmen zu, Patienten informieren sich immer aktiver. Mithin ist die Betrachtung des Patienten als informierter, kritischer Kunde gerade im Sinne einer Markenmedizin sinnvoll.

Zwar wird bei den Angeboten der Preis eine Rolle für die Entscheidung des Kunden spielen, aber die Qualität eine noch größere. Denn die Qualität im Gesundheitswesen spiegelt sich für den Patienten bzw. Kunden in der tatsächlichen Erhaltung oder Wiederherstellung seiner Gesundheit. Es ist gut, dass auch eine Reihe von Krankenkassen die medizinische Leistung im Kassenwettbewerb um Versicherte noch vor der Höhe der Beitragssätze als entscheidendes Erfolgskriterium erkennt (Klusen u. Straub 2003). Die Kassen sind deshalb schrittweise bereit, außerhalb des tradierten Systems der kollektiven Absprachen mit Leistungsanbietern Einzelverträge im Rahmen der Integrierten Versorgung nach § 140 SGB V oder Strukturverträge nach § 73 SGB V abzuschließen. Diese Behandlungsleistungen unterscheiden sich von der überkommenen „einheitlichen und gemeinsamen“ medizinischen Allgemeinversorgung und sind deshalb wettbewerbs- und marketingtauglich.

18.5 Ziele der Markttransparenz

Eine der Voraussetzungen für einen produktiven Marktwettbewerb und für die Etablierung von Marken ist eine vorhandene Transparenz des Marktes und seiner Produkte, welche im Gesundheitssektor bisher nicht vorhanden war. Um den Konsumenten eine bewusste Entscheidung auch auf dem Gesundheitsmarkt zu ermöglichen, muss deshalb das bisherige, für den Patienten nicht bewertbare System durch mehr Transparenz aufgebrochen werden. Schon in der Vergangenheit gab es erste Bemühungen durch entsprechende Veröffentlichungen. Die Entscheidung des potenziellen Kunden (im Sinne des Nachfragers nach einer bestimmten Behandlung) basiert auf eigenen Erfahrungen, Empfehlungen aus dem Freundeskreis, von anerkannten Experten, oft auch auf nachvollziehbaren, von einer neutralen Instanz bereitgestellten Fakten, denen er vertrauen kann (z. B. Stiftung Warentest). Inzwischen existieren deshalb eine Reihe von Klinikführern, Übersichten ambulant tätiger Ärzte, vereinzelt mit Rankings, und eine Fülle von Informationen verschiedener Intensität im Internet. Auch ist die Publikation bisher interner Qualitätsberichte mittlerweile verpflichtend. Allerdings reicht dies noch nicht aus, es sollte für alle Bereiche des Gesundheitsmarktes eine für den Kunden messbare Leistungsdarstellung erfolgen.

Ein modernes Gesundheitsunternehmen nutzt die Chancen der Corporate Communication, um sich bekannt zu machen, die eigenen Leitbilder darzustellen und nicht zuletzt die eigenen Stärken hervorzuheben. Dabei sind auch die Offenheit und das Überzeugungspotenzial des Unternehmens beim Marktauftritt wichtige Faktoren und somit für die Akzeptanz eines Angebotes gerade im Gesundheitsmarkt signifikant (Meffert et al. 2005).

18.6 Komplexleistungen bieten Nachvollziehbarkeit

Produktinformationen lassen sich bei materiellen Gütern natürlich leichter darstellen als bei Dienstleistungen. Schwieriger noch ist dies bei dem „Produkt“ Krankenbehandlung, da es ein Bündel von Dienstleistungen beinhaltet. Bisher werden fast ausschließlich Teilleistungen angeboten, die erst durch aufwendige Verknüpfungen zu einer Gesamtbehandlung zusammengefügt werden müssen. Das Gesamtangebot zu verstehen, ist insbesondere angesichts der bisherigen Intransparenz im System für alle Beteiligten, aber natürlich besonders für die Patienten nur schwer möglich. Dies verhinderte in der Vergangenheit weitgehend die Entstehung von Marken. Zudem ist die überkommene Art der medizinischen Leistungserbringung unter qualitativen und erst recht wirtschaftlichen Gesichtspunkten nicht effektiv (Knieps 2008). Menschen, speziell ältere Menschen, erwarten zunehmend kompakte, nachvollziehbare Gesundheitsangebote, die auf einem strukturierten Prozess beruhen, denn sie suchen – wie in jedem anderen Konsum- und Investitionsbereich ihres Lebens – nach Orientierung und Sicherheit. Hier ergibt sich eine gute Möglichkeit, Marken anzubieten, Markenmedizin zu etablieren. Diese Entwicklung ist während der vergangenen Jahre in vielen anderen Branchen in gleicher Weise abgelaufen. Der Gesundheitsmarkt nähert sich der Einführung von Komplexleistungen, aber mit großer Zurückhaltung (Amelung et al. 2009).

Bedenken gegen Pauschalangebote gab es auch in anderen Branchen bei ihrer jeweiligen Einführung. Ein häufig vorgetragenes Argument war, die Individualität bleibe auf der Strecke. In den verschiedenen Branchen sind identische Argumentationsmuster zu erkennen. Als in den 1950er Jahren in Deutschland die ersten Reiseveranstalter Pauschalarrangements anboten, gab es große Zweifel, ob es sich dabei um ein Erfolg versprechendes Geschäftsmodell handele. Viele Menschen waren der Meinung, dass so etwas Persönliches wie ein Urlaub nur als individuell strukturiertes Angebot verkäuflich sei. Die Erfahrungen der vergangenen Jahrzehnte haben das Gegenteil eindrucksvoll bewiesen. Heute ist die All-inclusive-Reise weit verbreitet und ein ausgesprochenes Erfolgskonzept. Allerdings ist das Angebot inzwischen außerordentlich differenziert und bietet trotz größter Standardisierung eine Fülle von individuellen Wahlmöglichkeiten. Widerlegt ist auch längst das Vorurteil, eine Pauschalreise biete keinen persönlichen Service. Das Gegenteil ist richtig: Weil der Grad der Standardisierung so hoch ist und die Abläufe technisch in umfassender Weise gestützt werden, können die Beschäftigten in der Touristikbranche auf die Kundenwünsche in viel höherem Maße eingehen. Sie werden von Routineanforderungen durch die genormten Prozesse entlastet. Dieses gilt insbesondere dann, wenn bei Angeboten für ältere Menschen die Aufmerksamkeit der Servicekräfte überdurchschnittlich gefordert wird.

In der Reisewirtschaft selbstverständlich sind die unterschiedlichen Preissegmente, in denen Reisen offeriert werden. Die Kataloge von Veranstaltern enthalten für alle Bevölkerungsgruppen inhaltlich und finanziell differenzierte Angebote.

18.7 Behandlungslösungen durch Leistungsverträge

Die Organisation und Struktur der Tourismusbranche hat für die Gesundheitswirtschaft Modellcharakter. Natürlich ist es erforderlich, diese Erfahrungen, wie diejenigen aus anderen Wirtschaftbereichen überhaupt, entsprechend anzupassen, um sie für den Einsatz im Gesundheitssektor tauglich zu machen. Ein weiterer Grund dafür ist der bisher geltende allgemeine Grundsatz „einheitlich und gemeinsam" für die Leistungsbeziehungen im Gesundheitssystem. Diese Regelung hat zu vielfältigen Fehlsteuerungen geführt. Erst die Verantwortung der einzelnen Akteure für ihre jeweiligen Entscheidungen bereitet den Boden für die Übernahmen bewährter Anreizsysteme der Wirtschaft. Dazu zählt ein neues Vertragssystem,

das auf einer klaren Definition der Leistungen beruht. In Deutschland ist mit der Etablierung der Methodik der Diagnostic Related Groups eine wesentliche Voraussetzung dafür realisiert worden. Diese Methodik und geplante Behandlungsabläufe stellen die Basis zur Entwicklung von „Behandlungslösungen" dar. Die Leistungsdefinition wird auf der Basis optimierter betriebswirtschaftlicher Instrumente durch eine realistische Preiskalkulation ergänzt.
Beide Elemente sind konstitutiv für ein Vertragssystem. Dabei kann auf die Erfahrungen mit Verträgen auf Basis der Integrierten Versorgung aufgebaut werden. In Leistungsverträgen werden hierbei jeweils der medizinische Inhalt geregelt, die ablauforganisatorische Durchführung festgelegt, ggf. bei Eignung eine Gewährleistung vereinbart, zusätzliche Leistungsverpflichtungen festgeschrieben, die Unterbringungs- und Verpflegungsleistungen definiert sowie die Preise und Rabatte bestimmt. Ambulante, stationäre, rehabilitative und pflegerische medizinische Hilfen sowie Medikamente einerseits und die Versorgung mit sonstigen Medizinprodukten andererseits werden dabei in Leistungspaketen (s. Abb. 18.7-1) zusammengefasst.

18.8 Qualität durch Markenmedizin

Leistungspakete, also komplexe pauschale Behandlungslösungen, könnten künftig in „Gesundheitskatalogen (s. Abb. 18.8-1) zusammengefasst werden. Die Offerten können, wie in der Touristikbranche, in der Ausgestaltung differenzieren und somit verschiedene Nachfragergruppen ansprechen. Diese Entwicklung ist eine Antwort auf die Diversifizierung der Nachfrageseite. Eine Studie von Roland Berger Strategy Consultants (Kartte u. Neumann 2007) konnte 5 repräsentative Typen von Konsumenten ausmachen, deren Gesundheitsverhalten sich in allen Alters-, Einkommens- und Bildungsschichten widerspiegelt. Diese Konsumenten stellen unterschiedliche Anforderungen an die Leistungspakete, die von einer Grundbehandlungslösung für Sparsame über eine Zweitmeinungsgarantie zu allen Diagnosen für Vorsichtige bis hin zum besonderen Restaurant-Service für Anspruchsvolle reichen.
Die differenzierte tarifliche Ausgestaltung der Angebote von Krankenkassen, teilweise in Kombination der gesetzlichen und der privaten Versicherungen, ermöglicht eine zunehmende Auffächerung der Gesund-

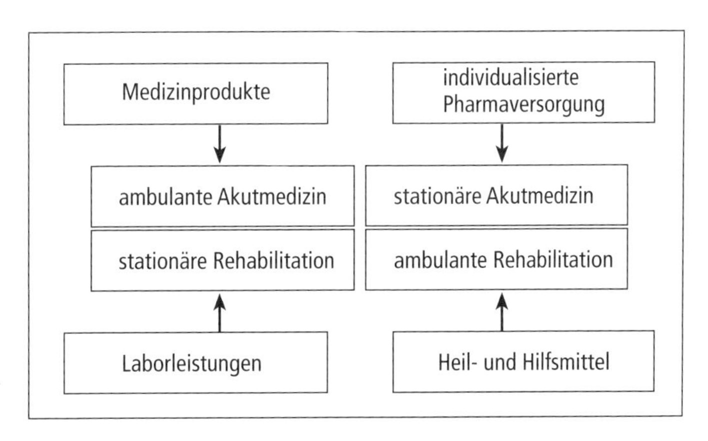

Abb. 18.7-1 Medizinisches Leistungspaket

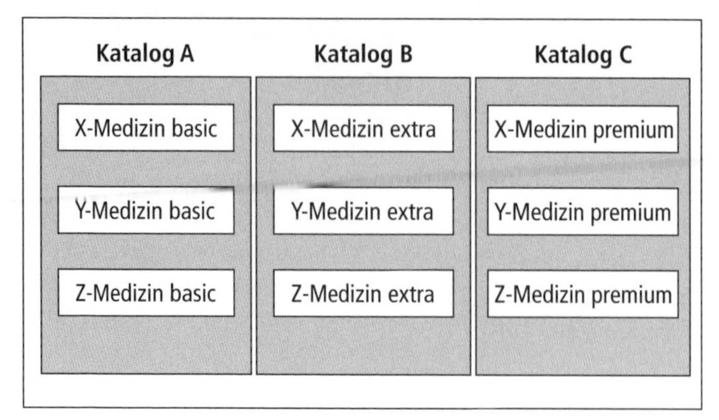

Abb. 18.8-1 „Gesundheitskataloge"

heitsangebote. Für einige Krankenkassen bedeutet das, dass sie sich langfristig auf bestimmte Versichertengruppen ausrichten und somit im Kassenwettbewerb mit unterschiedlichen Leistungsversprechen hervortreten können.

Interessierte Unternehmen der Gesundheitswirtschaft – auf der Nachfrage- wie auf der Angebotsseite – unterstützen nachhaltig den eingeleiteten Umstieg vom Budget- zum Vertragssystem. Die Partner der Gesundheitswirtschaft wirken dabei in neuen Formen der Kooperation zusammen, um Synergien und Optimierungspotenziale zu nutzen. Die vielfältigen Innovationschancen aller beteiligten Akteure bieten eine Basis für erfolgreiches Handeln.

Mehr und mehr strukturierte Medizin sichert eine gleichbleibende Qualität und ermöglicht damit die Abgabe eines Leistungsversprechens im Rahmen des sich verbreitenden Vertragssystems. Nicht mehr die Institution – die Praxis bzw. das Krankenhaus – oder die Arztpersönlichkeit sind die Auswahlkriterien der Patienten oder ihrer Krankenkassen. Die Medizin rückt vielmehr als Behandlungslösung ins Zentrum des Gesundheitsmarktes. Sie kann sich damit mittelfristig zur Marke weiterentwickeln (Lohmann 2006). Markenmedizin setzt strukturierte Prozesse bei der Erbringung von Behandlungslösungen voraus. Darum sind verschiedene methodische und technologische Ansätze unabdingbar.

Die Gewinnung von strategischen Systempartnern der Medizin ist der entscheidende Erfolgsfaktor des Wandels. Angesichts der Komplexität der Strukturen und Prozesse in der Gesundheitswirtschaft ist dabei wiederum das jeweilige informationstechnologische Konzept ein zentraler Faktor. IT ist die technische Basis von Markenmedizin, ansonsten sind erfolgreiche Systempartnerschaften zwischen den verschiedenen Akteuren aus Industrie, Service und Medizin nicht denkbar.

Strukturierte Medizin wird nachhaltig nur funktionieren, wenn sie als ein untrennbarer Teil einer Systempartnerschaft gestaltet werden kann und deshalb alle Beteiligten diese Art der Leistungserbringung als persönlich entlastend, mehr noch als Optimierung des eigenen Tuns erleben. Markenmedizin ist zwar zunächst auf die Nachfrage ausgerichtet, hat aber zugleich eine wichtige, nach innen – auf die Leistungserbringer selbst gerichtete – Funktion beim Umbau des Systems. Sie ermöglicht den Konsens der Beteiligten, da die Optimierung der Patientenbehandlung eine gemeinsame Verständigungsebene bildet.

18.9 Gesundheitscenter ermöglichen Systempartnerschaften

Der globale Wettbewerb hat viele andere Wirtschaftsbereiche zu tief greifenden Veränderungen gezwungen. Die Automobilbranche etwa musste schon vor rund 2 Jahrzehnten schmerzhaft zu der Erkenntnis gelangen, dass nur der, der herausragende Autos produziert, sie auch verkaufen kann. Die Werkhallen penibel zu putzen, reicht nicht. Genauso wenig ist die Organisation bester Reinigungstechnik ein ausschlaggebender Grund, die Leistungen eines Gesundheitsanbieters in Anspruch zu nehmen. Der Wettbewerb wird letztlich über die Qualität der Medizin entschieden. Alles andere sind, vor dem Hintergrund der geschilderten Veränderungen, insbesondere der zunehmenden Transparenz der medizinischen Angebote, zwingende Voraussetzungen, die erfüllt sein müssen, um künftig überhaupt eine Chance im Überlebenskampf zu haben. Bisherige Sanierungs- und Modernisierungsprogramme im Gesundheitssystem beziehen sich aber ganz wesentlich auf medizinferne Bereiche. Der Nachholbedarf gegenüber anderen Branchen der Volkswirtschaft beim infrastrukturellen Service und der technischen Ausstattung hat die letzten 15 Jahre geprägt. Das Management der Medizin ist bisher nur am Rande in den Veränderungsprozess einbezogen worden. Insbesondere die institutionelle Begrenzung der bisherigen Ansätze hat verhindert, dass die gesamte Behandlung eines Patienten und ihr Erfolg ins Zentrum der Optimierungsstrategie gerückt werden konnten. Die Manager haben sich bisher im Wesentlichen um das „Drumherum“ und nicht so sehr um die Optimierung des „Eigentlichen“ gekümmert.

Medizin ist heute interdisziplinär, interprofessionell, IT- und insgesamt technikbasiert sowie kapitalabhängig. Die Organisation der Medizin beruht aber immer noch auf den Prinzipien des ausgehenden 19. Jahrhunderts. Der naturwissenschaftlich gebildete Therapeut mit seinem Patienten stellt das überkommene Leitmotiv dar. Deshalb existieren in unserem Gesundheitssystem nach wie vor vorwiegend Einzelpraxen, Einzelkrankenhäuser mit Fachabteilungen, Rehabilitationseinrichtungen und Pflegebetriebe. Diese Sektorisierung ist für die aktuelle innovative Medizin außerordentlich hemmend. Neue Medizin erfordert neue, zukunftsweisende Arbeitsformen. Deshalb müssen die Struktur der Medizinangebote durch Konzentration und die Prozesse durch Patienten- und nicht weiterhin Institutionenorientierung gestaltet werden. Dabei ist es insbesondere wichtig, die Medizin in der Fläche über „Portale“ mit den Kompetenzzentren in den Metropolen zu verbinden. Es geht darum, die Errungenschaften moderner Technologie, wie die Telemedizin, zu nutzen, um dezentrale diagnostische Zentren mit zentralen Hochleistungseinrichtungen zusammenzuführen. Die Hochleistungsdiagnostik der modernen Medizin erhält damit eine Chance auch außerhalb der großen Städte.

Der Wandel von der Institutionen- zur Prozessorientierung erfordert ein „Zusammenrücken“ der Angebotsstrukturen auf dem Gesundheitsmarkt. Die Vielfältigkeit der Leistungsanbieter führte bisher zu einer Zersplitterung der Angebote. Allerdings entwickeln sich Krankenhäuser in letzter Zeit immer mehr zu Orten umfassender Gesundheitsangebote aller Art. Die dort tätigen Betriebe sind als Beteiligungsgesellschaft des Klinikums oder unternehmerisch eigenständig tätig. Sie nutzen ihre Räumlichkeiten auf der Basis von unterschiedlich ausgestalteten Mietverhältnissen. Die begonnene Entwicklung wird in den kommenden Jahren schnell voranschreiten. Stichworte dazu sind u.a.: Patientenhotels, Facharztkliniken, Ärztehäuser, Medizinische Versorgungszentren, Diagnostik-Center, Spezialkliniken, Wellness-Center, Tagungszentren, Gesundheitsmalls.

Je nach geografischer Lage entstehen mit einem unterschiedlichen Angebotsportfolio ausgestattete Gesundheitscenter. Sie werden in Zukunft systematisch von Investoren und Entwicklern projektiert, geplant, gebaut und betrieben werden. Es ist nicht Erfolg versprechend, wenn Krankenhäuser weiterhin Immobilien- und Vermietungsgeschäfte, Planungs- und Bauaufgaben sowie vielfältige Managementfunktionen neben ihrem Kerngeschäft wahrnehmen. Sinnvoll ist es, zu einer Professionalisierung dieser Aktivitäten zu gelangen und eine entsprechende strategische Partnerschaft für das Gesundheitscentermanagement einzugehen. Auch hier vollzieht der Gesundheitssektor Erfolgsmodelle nach, die in anderen Wirtschaftbereichen inzwischen weit verbreitet sind. Es ist allerdings noch Entwicklungsarbeit notwendig, wie sie in anderen Branchen bereits vor etlichen Jahren stattgefunden hat. Am Ende stehen systematisch geplante Gesundheitscenter (s. Abb. 18.9-1). Ein Centermanagement der Betriebsgesellschaft sichert anschließend den Betrieb und versorgt die Mieter mit verschiedensten Services durch Systempartner. Die Gesundheitsanbieter treten zunehmend als Filialunternehmen von medizinischen Vollversorgern auf und mieten sich in diesen neue Strukturen entsprechende Flächen für ihren Bedarf.

Die bisher trennenden Sektorengrenzen werden durch die Strukturierung der Medizin überwunden. Eine Basis dazu liefert auch das Gesundheitscenter. Durch die Nähe der Akteure zueinander wird die systematische Zusammenarbeit erst ermöglicht. Zudem haben die Nachfrager die Wahl zwischen verschiedenen Markenmedizin-Anbietern.

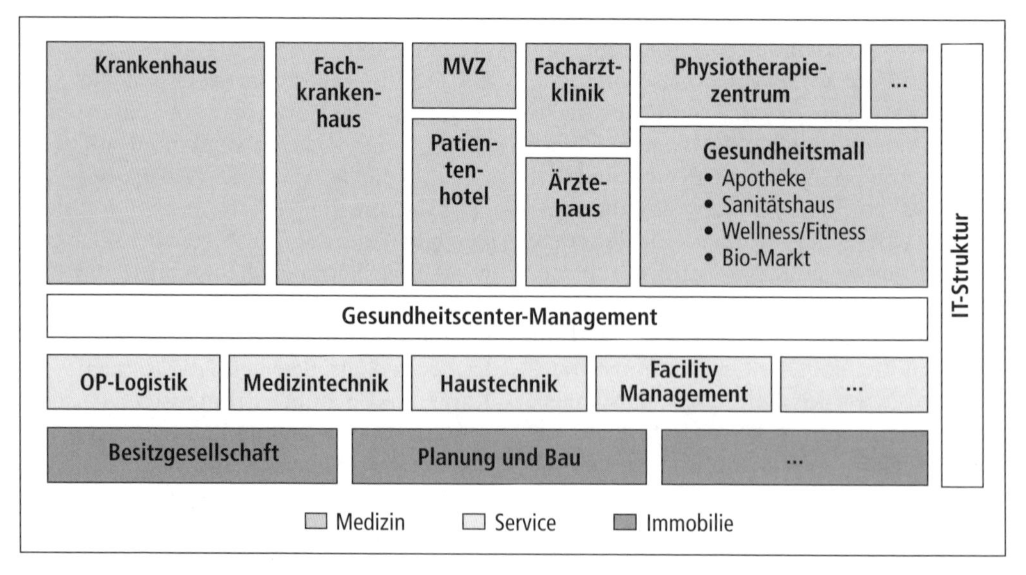

Abb. 18.9-1 Struktur eines Gesundheitscenters (MVZ = Medizinisches Versorgungszentrum, OP = Operation)

18.10 Gute Medizin zu bezahlbaren Preisen

Von den Auswirkungen der gesellschaftlichen Umbrüche sind aktuell alle Bereiche erfasst. Deutlich wird, dass Wandel immer auch mit Ängsten verbunden ist. Im Gesundheitssektor ist dieses Phänomen besonders ausgeprägt zu beobachten. Zu lange waren die Gesundheitsbetriebe und -einrichtungen vom allgemeinen Wandel abgekoppelt. Sie wurden in ihrem „Schutzgebiet“ konserviert. Umso heftiger werden die dramatischen Veränderungen jetzt als Bedrohung empfunden. Die Reaktionen darauf sind wie erwartet: Es wird an die Politik appelliert, der Gesetzgeber soll Schutz vor den Folgen der Umbrüche gewähren. Dabei ist es klar, dass die gegenwärtigen gesetzlichen Regelungen nicht wirklich weiterhelfen. Es geht vielmehr darum, in einer Gesellschaft mit steigender Nachfrage nach Gesundheitsleistungen und knappen Mitteln aus dem Sozialtransfer den Zugang zur modernen Medizin weiterhin zu ermöglichen. Menschen, die nicht in der Lage sind, diese Medizin aus eigenen Einkünften zu finanzieren, müssen einbezogen sein. Am Beginn des 21. Jahrhunderts geht es um die Sicherung der humanen Gesellschaft. Deshalb müssen sich die Menschen, auch gerade die Akteure der Gesundheitswirtschaft, auf den Wandel einstellen. Sie müssen zu innovativen Gestaltern werden, wollen sie nicht von den Veränderungen überrollt werden. Die Lage dafür ist im Gegensatz zu anderen Branchen nicht schlecht.

Die gute Botschaft der Gesundheitswirtschaft ist, dass die Nachfrage nach Gesundheitsleistungen steigt. Nicht zu Unrecht richten sich die Wachstumshoffungen der Volkswirtschaft deshalb auf sie. Jobmotoren sind gefragt und werden von der Politik mit Wohlwollen registriert. Die Erwartungen sind dabei durchaus realistisch und nachhaltig, begründet durch die Demografie und die Innovationskraft der Medizin (Eberstadt u. Groth 2008). In dieser Situation spielen Entwicklung und Umsetzung geeigneter Betriebsziele eine entscheidende Rolle. Deshalb ist es unerlässlich, die Zeichen der Zeit zu erkennen und umgehend zu einer Neuorientierung zu kommen. Wer heute den notwendigen Paradigmenwechsel verlangsamt, behindert die Hebung der Produktivitätsreserven und gefährdet das Ziel, gute Medizin zu bezahlbaren Preisen zu erreichen. Deshalb sind innovative Gesundheitsanbieter gefordert, initiativ zu werden und die Politik zu mehr Mut aufzufordern, die notwendigen gesetzgeberischen Schritte zu wagen. Es geht darum, nicht durch immer mehr Paragraphen die Unternehmen zu lähmen, sondern durch Gestaltungsräume die unternehmerische Kraft im Wettbewerb zu aktivieren (Oberender u. Zerth 2003).

Die Markenmedizin, z.B. auf der Basis von Gesundheitscentern, ist ein innovatives, Erfolg versprechendes Modell. Sie ist geeignet, Antworten auf die Herausforderungen des gesellschaftlichen Umbruchs am Beginn des 21. Jahrhunderts zu geben. Ökonomie muss die Humanität nicht gefährden – im Gegenteil. Wichtig ist allerdings, den sich in den nächsten Jahren noch verschärfenden Wandel mit einem intensiven ethischen Diskurs zu verbinden. Ethik ist im Kern der Ausgleich von Existenz- und Gedeihensbedingungen. Für den Gesundheitssektor heißt das, dass der ethische Diskurs sich insbesondere mit den Interessen der Patienten und der Versicherten beschäftigen muss (Wehkamp 2004). Gerade im Gesundheitsmarkt lassen sich Geschäfte nur machen, wenn eine Vertrauensbasis vorhanden ist. Der Erfolgsfaktor ist die Medizin im Interesse der Patienten. Sie gehört deshalb ins Zentrum aller Bemühungen.

Literatur

Amelung VE, Deimel D, Reuter W, Rooij N van, Weatherby JN. Managed Care in Europe. Berlin: MWV 2009.

Burmann C, Blinda L, Nitschke, A. Konzeptionelle Grundlagen des identitätsbasierten Markenmanagements. In: Burmann C (Hrsg). Arbeitspapier Nr. 1 des Lehrstuhls für innovatives Markenmanagement (LiM) der Universität Bremen. Bremen: Fachbereich Wirtschaftswissenschaften 2003.

Deichsel A. Markensoziologie. Frankfurt/M.: Deutscher Fachverlag 2006.

Eberstadt N, Groth H. Die Demographiefalle – Gesundheit als Ausweg für Deutschland und Europa. Stuttgart, New York: Thieme 2008.

Homburg C, Krohmer H. Marketingmanagement. Wiesbaden: Gabler 2006.

Kartte J, Neumann K. Der zweite Gesundheitsmarkt – die Kunden verstehen, Geschäftschancen nutzen. Berlin: Roland Berger Strategy Consultants 2007.

Klusen N, Straub C (Hrsg). Bausteine für ein neues Gesundheitswesen – Technik, Ethik, Ökonomie. Baden-Baden: Nomos 2003.

Knieps F. Die Perspektiven für das Gesundheitswesen. Monit Versorgungsforsch 2008; 1: 24–8.

Laimböck M. Die Zukunft des österreichischen Gesundheitssystems. Wettbewerbsorientierte Patientensteuerung im internationalen Vergleich. Wien, New York: Springer 2009.

Langenscheidt F (Hrsg). Deutsches Markenlexikon. Köln: Dt. Standards Ed. 2007.

Lohmann H. Neupositionierung der Gesundheitsanbieter – DRG als Basis für Markenmedizin. In: Rebscher H (Hrsg). Gesundheitsökonomie und Gesundheitspolitik im Spannungsfeld zwischen Wissenschaft und Politikberatung. Heidelberg, München, Landsberg, Berlin: Economica 2006; 759ff.

Meffert H, Burmann C, Koers M (Hrsg). Markenmanagement – identitätsorientierte Markenführung und praktische Umsetzung. Wiesbaden: Gabler 2005.

Meyer H (Hrsg). Marken-Management 2008/2009. Frankfurt/M.: Deutscher Fachverlag 2008.

Oberender PO, Zerth J. Bayreuther Manifest. Der Weg in ein freiheitliches Gesundheitswesen. Bayreuth: P.C.O. 2003.

Schwartz FW, Scriba PC. Versorgungsforschung und ihre gesundheitspolitische Bedeutung. In: Rebscher H (Hrsg). Gesundheitsökonomie und Gesundheitspolitik im Spannungsfeld zwischen Wissenschaft und Politikberatung. Heidelberg, München, Landsberg: Economica 2006; 469 ff.

Seidel-Kwem B, Ludwig UA, Finsterbusch J (Hrsg). Medizin-Menschen-Marken-Marketing für die Gesundheitswirtschaft. Vision Gesundheit, Bd. 4. Hrsg. Lohmann H, Wehkamp KH. Wegscheid: WIKOM 2004.

Statistisches Bundesamt. Erhebung über das Gesundheitswesen. Statistisches Jahrbuch 2008 für die Bundesrepublik Deutschland, Kap. Gesundheit. Wiesbaden: Destatis 2008.

Wehkamp KH. Die Ethik der Heilberufe und die Herausforderungen der Ökonomie. Berlin: Humanitas 2004.

IV Evidence-based Medicine

19 Einführung und Begründung

Matthias Schrappe und Karl W. Lauterbach

19.1 Ursprung und methodische Voraussetzungen

Evidence-based Medicine (EbM) hat als Methode einer transparenten Darstellung, Bewertung und Synthese der Wissensbasis medizinischer Vorgehensweisen die Entwicklung der medizinischen Wissenschaft und der Gesundheitsversorgung in den letzten 20 Jahren deutlich verändert. Seit der Gründung der Cochrane Collaboration in Großbritannien im Jahr 1992 hat sich EbM international zu einem Standard entwickelt, der die Behandlung individueller Patienten und die Nutzung von Informationen im institutionellen oder gesundheitspolitischen Rahmen betrifft, gleichzeitig aber Gegenstand zahlreicher Kontroversen ist.

Die Wurzeln von Evidence-based Medicine sind vielfältig. Das Bedürfnis nach einer besseren Absicherung klinischer Entscheidungen durch eine korrekte Berücksichtigung des wissenschaftlichen Erkenntnisstandes spielte eine wichtige Rolle. Paradoxerweise bestand das Problem primär nicht in einem Mangel an Fachliteratur und wissenschaftlichen Studienergebnissen, sondern in einem kaum zu überblickenden Überangebot an Information, insbesondere durch die elektronischen Medien. Weiterhin wiesen Einzelstudien häufig divergierende oder gar widersprüchliche Ergebnisse auf, sodass Methoden der transparenten Wissenssynthese notwendig wurden. So war es für die Entwicklung von Leitlinien notwendig, zu nachvollziehbaren Empfehlungen zu kommen. Dort, wo der Wissensstand klare Verhältnisse erkennen ließ, waren in der klinischen Versorgung Qualitätsdefizite vorhanden, die auf eine mangelnde Umsetzung der wissenschaftlichen Erkenntnisse zurückgingen. Zwar wurden Experten- und Konsensuskonferenzen immer häufiger abgehalten, jedoch kamen auch diese zu widersprüchlichen Empfehlungen und waren oft nicht hinreichend geschützt vor externer Einflussnahme. Auch die grundsätzliche Übertragbarkeit der wissenschaftlichen Information auf die Anwendung im klinischen Alltag musste in vielen Fällen in Zweifel gezogen werden, wenn in den Studien Einschlusskriterien verwendet wurden, die den Patientencharakteristika in der Versorgung nicht entsprachen.

Die Entwicklung der EbM wäre jedoch ohne mehrere neue methodische Techniken nicht möglich gewesen (Tab. 19.1-1). In erster Linie ist die Methodik des Systematischen Reviews und der Metaanalyse zu nennen, mit deren Hilfe Einzelstudien korrekt und nachprüfbar zusammengeführt werden können (s. Kap. 21). Der systematisierte Zugriff auf elektronische Datenbanken zur Literatursuche ist die unverzichtbare Voraussetzung zur Sammlung und Identifizierung klinischer Studien zu einem definierten Problem und stellt die technische Grundlage für die Durchführung von Metaanalysen mit Verarbeitung großer Datenmengen dar. Die Klinische Epidemiologie umfasst die Anwendung epidemiologischer und analytischer Prinzipien auf medizinische Fragestellungen und komplexe Versorgungsprobleme (s. Kap. 2.2). Die Versorgungsforschung beschreibt die Übertragung der unter experimentellen Bedingungen gewonnenen Erkenntnisse (Efficacy, absolute Wirksamkeit) auf den klinischen Versorgungsalltag (Effectiveness, relative Wirksamkeit; s. Kap. 3) und thematisiert hiermit

Tab. 19.1-1 Ursprung und methodische Voraussetzungen von Evidence-based Medicine

Ursprung der EbM
• Überfluss an wissenschaftlicher Information • unklare Validität von Studien und widersprüchliche Studienergebnisse • Qualitätsdefizite trotz eindeutigen Wissensstandes • Reviews und Konsensuskonferenzen mit fraglicher Repräsentativität • höhere methodische Anforderungen an Studien – erschwerte Beurteilbarkeit • fragliche Übertragbarkeit von Studienergebnissen auf den klinischen Alltag
Methodische Voraussetzungen für die Entwicklung von EbM
• Entwicklung des Systematischen Reviews • Entwicklung der Technik der Metaanalyse • elektronische Literaturdatenbanken zur Literatursuche • Datenverarbeitung als Voraussetzung der Literatursynthese • Herausbildung der Disziplin der Klinischen Epidemiologie • rationale Ressourcenallokation als Postulat und Forderung der Politik • erleichterte Kommunikation durch das Internet • umfassende internationale Kooperation

die Differenz zwischen dem Stand der aktuellen wissenschaftlichen Erkenntnisse und den nachweisbaren Defiziten in der Versorgung (sog. Effectiveness Gap). Auf der politischen Ebene wurde rasch die Option erkannt, durch EbM Argumente für eine rationale Verteilung der Ressourcen und für die Weiterentwicklung der Gesundheitssysteme zu gewinnen (s. Kap. 4 zu Evidence-based Health Care). Letztlich spielte die zunehmende internationale Kooperation eine große Rolle, die zur Formulierung der Vision führte, dass in globaler Arbeitsteilung eine valide und methodisch nachprüfbare Aufarbeitung des medizinischen Wissenstandes zu erreichen sei (s. Kap. 21.3 zu den Grundgedanken der Cochrane Collaboration; Bero u. Rennie 1995).

19.2 Definition

Der Begriff „Evidence-based Medicine" (EbM) leitet sich von dem Begriff „Evidence" ab, der in erster Näherung im Sinne von „Nachweis" verstanden werden kann (s. u.). EbM beschreibt eine Methode wissenschaftlicher Erkenntnis, die definierte Kriterien für die Wertung von wissenschaftlichen Studien sowie Techniken zu deren Synthese umfasst, Hinweise für die Übertragung auf die klinische Praxis gibt und die Präferenzen der Patienten angemessen berücksichtigt. Dabei bezeichnet der Terminus „Evidence-based Medicine" ausschließlich die Methode, die nicht gleichbedeutend ist mit der unmittelbaren Patientenbehandlung (Evidence-based Practice), sondern den wissenschaftlichen Hintergrund strukturiert und diskutiert und den Zugang für die Umsetzung schafft. Zutreffend wäre daher durchaus auch der Begriff „Evidence-based Decision Making" (Anonymous 1994), gerade da der Verweis auf die Medizin fälschlicherweise Anlass zu weiteren berufsgruppenspezifischen Deutungen wie „Evidence-based Dentistry" oder „Evidence-based Nursing" gibt. Ähnlich ist Evidence-based Health Care nicht mit einer „evidenzgestützten Gesundheitspolitik" identisch, sondern hält ein dem Health Technology Assessment (HTA) verwandtes Methodenarsenal vor, das die Wissensbasis für Management- oder politische Entscheidungen aufarbeitet (s. Kap. 4).

Evidence-based Medicine ist eine klinisch-epidemiologische Methode zur Entscheidungsfindung.
Evidence-based Practice ist die auf EbM basierende Gesundheitsversorgung des individuellen Patienten oder von Patientengruppen.

Um sich der Definition von EbM weiter zu nähern, ist zunächst der **Begriff der „Evidence“** zu klären. Die Interpretation als „Nachweis“ im Sinne von „Proof“ gibt ein sehr einengendes Verständnis wieder. Von Jenicek (2006) werden die folgenden 2 Definitionen angeboten.

Definitionen des Begriffs „Evidence“
(1) „A fact or body of facts on which a proof, belief or judgement is based. Evidence does not mean certainty. Rather, it represents an available proof with varying degrees of certainty.“
(2) „Any data or information, whether solid or weak, obtained through experience, observational research or experimental work (trials). This data or information must be relevant to the understanding of the problem (case) or to the clinical decisions.“

Die zweite Definition ist später veröffentlicht worden als die erste und fasst den Begriff sehr weit; „Evidence“ wäre hier statt mit „Nachweis“ eher mit „Informationsgrundlage unterschiedlicher Wertigkeit“ zu übersetzen. Dieses Verständnis hat in der aktuellen Diskussion breite Anerkennung gefunden.
Davon abzugrenzen ist der Begriff der **Evidenz**, der eher die unmittelbar einleuchtende augenscheinliche Beweisführung ausdrückt als die naturwissenschaftlich abgesicherte Erkenntnis, also die unmittelbare, mit besonderem Wahrheitsanspruch auftretende, intuitive Einsicht bezeichnet (Brockhaus 2000). Jedoch hat sich im deutschen Sprachgebrauch der Begriff „evidenzbasierte Medizin“ durchgesetzt, sodass der Begriff „Evidenz“ hier im Sinne einer Homonymie neben der genuinen Bedeutung verwendet wird.
Auch bei der **Definition von EbM** ist eine Entwicklung abzusehen, die einerseits das Spektrum der zu berücksichtigenden Evidence betrifft, andererseits die Beteiligung der Patienten mit ihren Präferenzen aufnimmt.
(1) Eine frühe Definition von Rosenberg und Donald (1995 bezieht sich vor allem auf die systematische Informationsgewinnung und -interpretation.

„Evidence-based medicine is the process of systematically finding, appraising, and using contemporaneous research findings as the basis of clinical decisions.“

(2) In der klassischen Definition von Sackett et al. (1996) wird auf die Verfügbarkeit der aktuellen, „besten“ Evidence Bezug genommen und außerdem die klinische Erfahrung mit einbezogen.

„Evidence-based medicine is the conscientious, explicit, and judicious use of current best evidence in making decisions about the care of individual patients. The practice of evidence-based medicine means integrating individual clinical expertise with the best available external clinical evidence from systematic research.“

(3) In der weiteren Entwicklung wurden auch die Patientenpräferenzen in die Definition von EbM integriert (Jenicek 2006).

„Evidence-based medicine is a practice of medicine based on the integration of the best research evidence with clinical expertise and patient values."

Somit ergeben sich die folgenden 5 definitorischen Elemente.

- **Explizite Darstellung der Entscheidungsgrundlagen:** Evidence-based Medicine ist eine Methode, die Grundlagen medizinischer Entscheidungen *erkennbar offenzulegen*, damit sie hinsichtlich der individuellen Patientenversorgung und der Ausbildung genutzt und mitgeteilt werden können.

- **Systematische Generierung der externen Information:** Die externe Information wird in einer nachvollziehbaren Art und Weise umfassend aus dem verfügbaren Wissen extrahiert, sodass dieser Prozess jederzeit wiederholt werden kann. Das verfügbare Wissen ist nicht absolut, sondern nimmt einen kontextbezogenen Umfang an.

- **Beurteilung der Validität und Wertung für Entscheidungssituation (Appraisal):** Die externe Information wird nicht nur identifiziert, sondern nach wissenschaftlich erarbeiteten Kriterien hinsichtlich ihrer internen und externen Validität beurteilt (Rating) und bezüglich der Empfehlungen für die konkrete klinische oder anderweitige Entscheidungssituation gewichtet (Grading).

- **Kombination der externen Information mit der klinischen Erfahrung:** Analog der Vorgehensweise von Sackett et al. (1996) wird dabei die beste verfügbare *externe Information* (z.B. Studien) mit der vorhandenen internen Information (z.B. klinische Erfahrung) kombiniert. Die interne Information ist essenziell, da sie gewährleistet, dass die externe Information auf die jeweilige Behandlungssituation angepasst wird. Bei der externen Information kann es sich sowohl um Einzelstudien als auch um Synthesen von Studien handeln, bei Letzteren unterscheidet man systematisch erarbeitete Reviews (sog. Systematische Reviews, s. Kap. 21.1) und Metaanalysen (s. Kap. 21.2).

- **Einbeziehung der Patientenpräferenzen:** Die nachvollziehbare Informationsgewinnung soll den Patienten zur aktiven Beteiligung an den Entscheidungen befähigen und nicht zu einer Verstärkung der Informationsasymmetrie zwischen Behandler und Patient führen. So sind relative Risikoangaben zu meiden und durch absolute Risikodifferenzen zu ersetzen; die Darstellung von Therapiechancen durch die Number Needed to Treat (NNT; s. Kap. 20.1) ermöglicht dem Patienten eine Einschätzung seiner Optionen.

19.3 Anwendungsbereiche

Evidence-based Medicine wird heute in mehreren Bereichen der Gesundheitsversorgung und Ausbildung genutzt. In jedem Anwendungsbereich sind charakteristische Aufgabenstellungen vorhanden und Instrumente zu verwenden[1].

19.3.1 Patientenversorgung

Der Einsatz in der Patientenversorgung stellt den historischen Ursprung der Evidence-

[1] Zum Verständnis und zur Anwendung von EbM sind in den letzten Jahren mehrere Artikelserien erschienen (Zusammenstellung s. http://southmed/usouthal.edu/library/ebmarticles.htm), z.B. die Serie „Users' Guide to Medical Literature" im JAMA, „Analysing the Gap between Research and Practice" im BMJ oder „Transferring Evidence from Research into Practice" des ACP Journal Club.

based Medicine dar. Diese Anwendungsform bezieht sich auf die klinische Behandlungssituation und versteht sich als effektive Methode zur Abbildung des „best available", also der besten verfügbaren wissenschaftlichen Wissens auf die Therapie des individuellen Patienten. Sie versteht sich als Synthese der vorhandenen klinischen Erfahrung (interne Information) mit der verfügbaren externen Information und nicht als „elitäre" Herangehensweise, die sich lediglich randomisierter Studien bedient. Im Vorgehen wird besonderer Wert gelegt auf:

- die Erarbeitung der entscheidenden diagnostischen und therapeutischen Fragestellung
- die Methode zu deren Beantwortung
- die Beurteilung der internen Validität der identifizierten Studienergebnisse
- die Abschätzung der Übertragbarkeit der dabei gewonnenen Informationen auf die Behandlungssituation (externe Validität)

Die Umsetzung des so gewonnenen Wissens in die Praxis wird z.B. in evidenzbasierten Leitlinien zusammengefasst (s. Kap. 22). Diese Leitlinien stellen z.B. die medizinische Basis für Disease-Management-Programme dar, die mit ihrem systematischen Ansatz zu einer effizienten Versorgung beitragen sollen (Lauterbach et al. 2002).

19.3.2 Lehre und Ausbildung

In modernen Ausbildungskonzepten steht die Vermittlung von prozessualem, auf die Arbeitsmethodik statt ausschließlich auf Faktenwissen ausgerichtetem Wissen im Vordergrund, nicht nur bei der studentischen Ausbildung (Evidence-based Medical Education), sondern auch bei der Weiter- und Fortbildung von Ärzten und der Ausbildung der anderen Gesundheitsberufe. Diese Herangehensweise beginnt mit dem Training, exakte Fragestellungen zu formulieren, die den Ausgangspunkt für eine Suche nach Information bilden. Gute Kenntnisse in den Grundlagen für die Planung klinischer Studien – neben Therapiestudien auch Studien zu diagnostischen Verfahren und Prognosen – sind die Voraussetzung. Man wird natürlich mit dem Wunsch nach „quick and easy answers" konfrontiert werden, ebenso mit der Notwendigkeit, für dieses Training überzeugte Kliniker und Angehörige anderer Berufsgruppen zu finden, die die Idee an jüngere Mitarbeiter weitergeben (Evidence-Based Medicine Working Group 1992).

19.3.3 Wissenschaftliche Entwicklung

Abgesehen davon, dass die Evidence-based Medicine und die Klinische Epidemiologie selbst ein attraktives wissenschaftliches Arbeitsfeld darstellen, kommt der EbM eine wichtige Funktion in der klinischen Forschung zu. Indem sie den aktuellen Stand der wissenschaftlichen Erkenntnis beschreibt und wertet, werden gut begründete wissenschaftliche Fragestellungen generiert, für die die verfügbare Evidence noch nicht ausreicht, um in der klinischen Praxis Anwendung zu finden. Gleichzeitig sollte kontrollierten, insbesondere randomisierten Studien stets ein Systematischer Review vorausgehen, um zu vermeiden, dass Patienten u.U. zu Placebo randomisiert werden, obwohl die Fragestellung in der Gesamtsicht der vorhandenen Studien bereits beantwortet ist. Dabei muss den nachfolgend erläuterten Forderungen Genüge getan werden.

■ **Zutreffende Wiedergabe des Wissensstandes:** Damit der Transfer in die klinische Praxis möglich ist und die Erarbeitung neuer Fragestellungen nicht zu falschen Schlüssen führt, müssen die Validität der verwendeten klinischen Studien und die Methodik von deren Synthese dem Stand der wissenschaftlichen Erkenntnis entsprechen.

■ **Vollständigkeit des Wissensstandes:** Nicht nur aus gesundheitspolitischer Sicht, sondern auch aus Gründen der Ethik und der internen Entwicklung der medizinischen Wissenschaft ist es unabdingbar, dass eine Sichtung des präexistenten Wissenbestandes vor der Einleitung von neuen Studien stattfindet. Das aktuell erarbeitete Wissen muss vollständig und nicht selektiv in die Entscheidungsfindung mit einfließen. Für die wissenschaftliche Entwicklung heißt dies, dass alle vorliegenden Forschungsergebnisse in die Planung neuer Ansätze mit einbezogen werden. Nicht valide Ergebnisse (s. S. 436) müssen ausgeschlossen werden.

■ **Zeitnähe:** Es gibt viele Beispiele für einen inakzeptabel großen zeitlichen Abstand zwischen dem Zeitpunkt, an dem die vorliegenden Studien eine sichere Aussage zu einem Thema zulassen, und der Umsetzung in die klinische Praxis. Dieses Problem wird z. B. im Symbol der Cochrane Collaboration dargestellt, in der eine Metaanalyse zur Cortisongabe bei Frühgeborenen mit dem Ziel der Lungenreifung schematisch wiedergegeben wird: Eine rechtzeitige Metaanalyse vorausgesetzt, hätte man diese Therapie ca. 9 Jahre und 7 randomisierte, kontrollierte Studien früher in die Routinebehandlung übernehmen können, als es letztlich geschehen ist. Daraus ergeben sich Konsequenzen für die folgenden 3 Bereiche:

- Eine grundsätzlich als wirksam erkannte Behandlung wird den Patienten vorenthalten.
- Patienten werden weiter in Studien gegen Placebo oder gegen Standardtherapie randomisiert, obwohl die „experimentelle" Therapie bereits als überlegen erkannt ist.
- Die wissenschaftliche Entwicklung wird verzögert, da Ressourcen weiterhin in Bereichen verausgabt werden, die bei der Berücksichtigung des aktuellen Wissensstandes als abgeklärt gelten müssten.

Vor dem Hintergrund dieser Aspekte kann Evidence-based Medicine als Methode verstanden werden, den Stand der Wissenschaft zuverlässig und zeitnah zu beschreiben und die wichtigsten, am meisten Erfolg versprechenden Forschungstendenzen in der Entwicklung der Fachdisziplinen zu identifizieren. Dies hat einerseits wichtige ethische Implikationen, andererseits resultiert hieraus die Pflicht aller Sponsoren und Forscher, ihre Studien unabhängig vom Ergebnis zu publizieren. Die in der Diskussion befindlichen nationalen Studienregister, die diesen Zugang erleichtern, haben hier eine zentrale Funktion.

19.3.4 Internes Qualitätsmanagement

Die aktuelle Gesetzgebung hat einen tiefgreifenden Strukturwandel im Gesundheitswesen eingeleitet, der nicht nur im Krankenhaussektor, sondern auch im Bereich der ambulanten Medizin zu deutlichen Veränderungen geführt hat. In mehreren Kliniken wird bereits in Form interner Leitlinien oder Behandlungspfade an solchen Konzepten gearbeitet, die insbesondere der DRG-Einführung und der Kosten- sowie Erlössteuerung dienen (s. Kap. 22.4). Evidence-based Medicine ist ein Mittel, die Erarbeitung von internen Leitlinien abzusichern, den Konsensusprozess effektiv zu gestalten und eine hohe Akzeptanz dieser Leitlinien zu erreichen. Der Strukturwandel geht aber darüber hinaus: In der integrierten Versorgung und in populationsbezogenen Versorgungskonzepten steht die Erarbeitung von sowohl fach- als auch sektorübergreifenden Standards und Leistungsangeboten im Vordergrund. Sobald diese an die Vergütung gekoppelt sind, werden sie eine sehr viel höhere Verbindlichkeit aufweisen, als es bis jetzt der Fall ist.

19.3.5 Gesundheitspolitik und Gesellschaft

Aus Sicht der Gesundheitspolitik besteht ein großes Interesse daran, auf einem wissenschaftlichen Konsens basierende Kriterien und Richtlinien für die Versorgung vorzugeben, insbesondere für Bereiche, in denen eine Unter-, Fehl- und Überversorgung vermutet wird. Ganz allgemein ist bekannt, dass sich entgegen dem aktuellen Wissensstand Behandlungsformen in der klinischen Praxis halten, die einer kritischen Überprüfung nicht standhalten (Wang et al. 1999). In den Reformen der letzten Jahre ist dem Gemeinsamen Bundesausschuss (GBA) eine zentrale Stellung zugewiesen worden, zunehmend wird hier der Begriff der Evidence-based Health Care (EbHC) verwandt (s. Kap. 4). Verwandt und auch auf identischer Methodik basierend ist die Methode des Health Technology Assessments (HTA), die als Grundlage politischer Entscheidungen Techniken und Verfahren bewertet (s. Kap. 23).

19.4 Methodik

Um den geschilderten Aufgaben gerecht zu werden, wurde eine mittlerweile weit entwickelte und validierte Methodik erarbeitet, auf die hier zusammenfassend eingegangen werden soll. Weitere Informationen finden sich in den folgenden Kapiteln.

19.4.1 Fragestellung

Entscheidendes Element der Evidence-based Medicine ist die Identifikation einer adäquaten Fragestellung, sowohl in der klinischen Praxis und der Wissenschaft als auch im institutionellen Zusammenhang. In der Ausbildung stellt diese Zugangsweise die Grundvoraussetzung für die Vermittlung der Kenntnisse zur Literaturrecherche und zur Wertung der identifizierten Wissensbasis dar. Auch im Review-Verfahren bei wissenschaftlichen Publikationen spielt die Angabe einer exakten Fragestellung in den entsprechenden Empfehlungen (z.B. CONSORT-Statement) eine zentrale Rolle.

19.4.2 Rating von Studien

Um die interne Validität von Studien zu überprüfen, hat man formalisierte Instrumente

Tab. 19.4-1 Älteres Rating-Instrument mit 8 Kriterien (Score-Bildung nicht vorgesehen)

Älteres Rating-Instrument mit 8 Kriterien (Score-Bildung nicht vorgesehen)
1. clear definition of **aims**
2. description of intervention package and design sufficiently detailed to allow **replication**
3. inclusion of a **randomly allocated control group** or a comparison group demonstrated to be equivalent to the experimental group(s) on sociodemographic and outcome variables
4. provision of data on **numbers of participants** recruited to experimental and control groups
5. provision of **pre-intervention** data for experimental and control groups
6. provision of **post-intervention** data for experimental and control groups
7. **attrition rates** reported for experimental and control groups
8. findings reported for **each outcome measure** as described in the aims of the study

geschaffen, die die Kriterien zusammenfassend aufführen und z. T. auch Scores bilden. Diese Instrumente haben den Vorteil, dass sie den Vorgang der Validitätsprüfung von Studien vereinheitlichen, besser erlernbar machen und auch eine gewisse Vergleichbarkeit gewährleisten. Ein älteres Rating-Instrument ist in der Tabelle 19.4-1 aufgeführt.

Allerdings sind einige Einschränkungen zu beachten:

- Ältere Rating-Instrumente weisen einen „Ceiling-Effekt" auf, d. h., sie können vor dem Hintergrund einer sich langsam verbessernden Qualität von klinischen Studien nicht mehr genügend diskriminieren (vgl. Kap. 20.1).

Tab. 19.4-2 „Gebrauchsanweisung" für die 8 Kriterien von Tab. 19.4-1

„Gebrauchsanweisung" für die 8 Kriterien von Tab. 19.4-1
1. „Fragestellung klar formuliert"
a) Inhalt der Fragestellung: Hier ist sowohl auf die Definition der Patientenpopulation als auch auf die Schilderung der Intervention und des primären Endpunktes zu achten. Diese Angaben sollten in koherenter Form dargelegt sein. (Beispiel: Die Aussage „Die effektivität der Intervention a wird untersucht" reicht nicht, da zwar die Intervention genannt ist, aber nicht das Patientenkollektiv und der Endpunkt, an dem die Effektivität gemessen wird.)
b) Die Fragestellung sollte sich im typischen Fall am Ende der Einleitung befinden, ersatzweise innerhalb der Einleitung genannt sein.
2. „Replikation"
Die Studienintervention und der Aufbau der Studie sollten so geschildert sein, dass Letzterer wiederholt werden kann. Dieses Kriterium beinhaltet Aspekte der externen Validität und erfragt nicht nur die Verfügbarkeit der Intervention, sondern auch die Übertragbarkeit des untersuchten Patientenkollektivs.
3. „Patientenzuordnung"
Es wird hier nicht nach der doppelblinden, sondern nur nach der durchgeführten Randomisation gefragt, alternativ kann eine nichtrandomisierte Kontrollgruppe vorhanden sein. Die Vergleichbarkeit der Gruppen muss anhand der soziodemografischen Variablen und der Komorbiditätsvariablen dargelegt sein.
4. „Anzahl der Teilnehmer"
Nach einer moderneren Fassung sollten nicht nur die Anzahl der Patienten in den Therapiearmen, sondern auch weitere Charakterisika (Geschlecht usw.) angegeben werden.
5. „Preinterventions-Daten"
Die für die Beantwortung der Studienfragen relevanten Parameter sollten berichtet werden, wie sie vor der Intervention vorlagen.
6. „Postinterventions-Daten"
Das unter Punkt 5 Gesagte gilt auch für den Zustand nach der Intervention.
7. „Studienabbrecher"
Dies sind grundsätzlich alle Patienten, die nach der Randomisation nicht weiter behandelt und in die Studienauswertungen einbezogen wurden. Dieses Intention-to-treat-Prinzip besagt darüber hinaus eine genaue Schilderung der eingeschlossenen, randomisierten, behandelten und letztlich ausgewerteten Patientenkollektive.
8. „Befunde und Schlussfolgerungen"
Die Ergebnisse sollten alle in der Fragestellung genannten Fragen beantworten. Darüber hinaus ist zu fordern, dass die Schlussfolgerungen sich aus den Ergebnissen ableiten lassen.

- In der praktischen Arbeit mit Rating-Instrumenten ist ein „Shift" zu beobachten, d.h., man interpretiert die einzelnen Kriterien nicht identisch (im Zeitvergleich) bzw. übereinstimmend (im Personenvergleich). Es ist daher bei jedem Thema festzulegen, wie man die einzelnen Kriterien interpretiert. Ein doppeltes Rating durch 2 Personen ist empfehlenswert. Als Beispiel sei auf die Tabelle 19.4-2 verwiesen, wo eine operationalisierte Interpretation der 8 Kriterien des genannten Instrumentes gegeben wird.
- Unterschiedliche Rating-Instrumente kommen nicht unbedingt zu gleichen Ergebnissen (Jüni et al. 1999). Es ist daher notwendig, ein Rating-Instrument auszuwählen, das der jeweiligen Thematik angepasst ist.

19.4.3 Systematische Literatursuche

Wie in Kapitel 21 weiter ausgeführt, ist die Zusammenstellung der in einen Systematischen Review oder eine Metaanalyse einfließenden Literatur von besonderer Wichtigkeit. Da in den elektronischen Datenbanken nicht alle Literatur enthalten ist (insbesondere nicht englischsprachige Literatur ist unterrepräsentiert), wird z.B. mit der Methode des Handsearchings versucht, alle randomisierten Studien zu lokalisieren. Außerdem wird der Technik der Literatursuche in den elektronischen Datenbanken größere Beachtung geschenkt.

19.4.4 Explizite Wertung der Entscheidungsgrundlagen

Einer der Eckpfeiler der EbM-Methodik ist die Wertung der Entscheidungsgrundlagen bei der Erstellung von Reviews oder Emp-

Tab. 19.4-3 Wertung der wissenschaftlichen Absicherung von Empfehlungen zu Diagnostik und Therapie: Evidence-based Medicine als Instrument des Qualitätsmanagements

Categories for strength of each recommendation (LaForce 1987)	
key	**category**
A	good evidence to support a recommendation for use
B	moderate evidence to support a recommendation for use
C	poor evidence to support a recommendation for or against
D	moderate evidence to support a recommendation against use
E	good evidence to support a recommendation against use
AHCPR[1]-Categories for quality of evidence on which recommendations are made (Clancy 1997)	
key	**type of evidence**
Ia	evidence obtained from meta-analysis of randomized controlled trials
Ib	evidence obtained from at least one randomized controlled trial
IIa	evidence obtained from at least one well-designed controlled study w/o randomization
IIb	evidence obtained from at least one other type of well-designed quasi-experimental study
III	evidence obtained from well-designed non-experimental studies (comparative, correlation or case studies)
IV	evidence obtained from expert committee reports or opinions and/or clinical experiences of respected authors

1 AHCPR = Agency for Health Care Policy and Research

fehlungen bzw. Leitlinien. Dieser Vorgang wird als „Appraisal" oder „Grading" bezeichnet und beinhaltet eine explizite Darstellung der vorhandenen wissenschaftlichen Entscheidungsgrundlage. Damit steht die Evidence-based Medicine im Gegensatz zu der impliziten Verfahrensweise bei klassischen Lehrbüchern oder Experten- bzw. Konsensuskonferenzen. Ein viel verwendetes Grading-Instrument wird in der Tabelle 19.4-3 dargestellt.

19.5 Gegenstand, Studientypen und Vorgehen

Evidence-based Medicine bezieht sich historisch auf klinische Einzelstudien zur Effektivität therapeutischer Verfahren. Auch die Cochrane Collaboration beschränkte sich lange auf diesen Studientyp. Allerdings sind ebenso für Studien zur Evaluation diagnostischer Verfahren, Beobachtungsstudien, Präventionsstudien und Kosten-Effektivitäts-Studien Rating-Systeme zu einer kritischen methodischen Überprüfung aufgebaut worden, die eine reproduzierbare Evaluation der internen Validität ermöglichen. Auf Bias-Formen, die für diese Studientypen charakteristisch sind, wird in den nachfolgenden Kapiteln näher eingegangen.

Eine grundlegende Erkenntnis, die in diesem Evaluationsprozess bei Therapiestudien gewonnen werden konnte, ist der inverse Zusammenhang zwischen der Qualität einer Studie und dem zu erwartenden beobachtbaren Unterschied beider Therapiearme. Studien schlechterer methodischer Qualität neigen dazu, die Größe des beobachteten Unterschiedes zu überschätzen, während Studien besserer Qualität zu einer realistischeren Einschätzung kommen. Dieser Zusammenhang ist bislang nur für Therapiestudien und diagnostische Studien sowie für Metaanalysen therapeutischer Evaluationsstudien erarbeitet worden.

Das praktische Vorgehen bei der Evaluation von Studienergebnissen ist bei den unterschiedlichen Studientypen jedoch gleich und verläuft in 4 Schritten:

1. Wie auf Seite 433 ausgeführt, steht am Anfang der Evaluation die Klärung der **Fragestellung**. Die Fragestellung sollte Angaben enthalten über die untersuchte Patientenpopulation, die durchgeführte Intervention und den primären Endpunkt, an dem die Effektivität der Intervention gemessen wird (vgl. Tab. 19.4-2). Diese Angaben sollten in kohärenter Form, am ehesten am Ende der Einleitung, dargestellt sein, um zu vermeiden, dass der Leser die Angaben im gesamten Text suchen muss, ohne letztlich sicher zu sein, dass er die tatsächliche Fragestellung wirklich identifiziert hat.
2. Es schließt sich die Überprüfung der **internen Validität** an, wozu ein geeignetes Rating-System Verwendung finden kann. Die Einschlusskriterien der untersuchten Studienpopulation und die Bildung der Kontrollgruppe sind hier die entscheidenden Elemente.
3. Nach Abschluss dieses Vorgangs ist die **externe Validität** der Studie zu überprüfen. Hiermit ist die Übertragbarkeit aus dem Setting des Studienaufbaus in die klinische Realität gemeint. Bekannt ist, dass im Studienzusammenhang gesehene Zusammenhänge und Ergebnisse bei der Übertragung in die klinische Praxis an Ausprägung verlieren. Für die Bedürfnisse der klinischen Praxis ist die externe Validität durch die Fragen zu klären, ob und inwieweit das untersuchte Patientenkollektiv mit dem behandelten Kollektiv identisch ist.
4. Letztlich bleibt die Qualität der **statistischen Bearbeitung** und der **Darstellung** zu evaluieren. Die unabhängige statistische Auswertung ist als ein maßgebliches

Qualitätskriterium im therapeutischen Bereich anerkannt. Die Qualität der Darstellung der Studienmethodik und -ergebnisse steht mit der methodischen Qualität der Studie in einem empirisch nachweisbaren Zusammenhang (Huwiler-Müntener et al. 2002). Diese Erkenntnis ist insofern wichtig, als dass in der Praxis der Evidence-based Medicine der veröffentlichte Status der Studien die Basis für die Evaluation der methodischen Qualität darstellt.

19.6 Fazit

Seit Beginn der Einführung von Evidence-based Medicine sieht diese sich zahlreichen kritischen Stellungnahmen gegenüber, auf die abschließend eingegangen werden soll.
Eines der häufigsten Argumente hebt hervor, dass sich nur ein kleiner Teil der klinischen Entscheidungen „durch Evidence-based Medicine abbilden lässt". Die Angaben über den Prozentsatz der Entscheidungen, die durch EbM abgesichert sind, liegen zwischen 20 und 80 %. Wichtig ist in diesem Zusammenhang der Rückgriff auf die Definition von Evidence-based Medicine; durch das definitorische Element der „besten verfügbaren externen Informationen" (Sackett et al. 1996) wird klargestellt, dass nicht ein elitäres, absolutes Maß angelegt wird, sondern dass die Absicherung durch EbM je nach Situation und Vorhandensein wissenschaftlicher Erkenntnis vorgenommen werden soll.
Ein anderes Argument speziell aus dem ärztlichen Bereich besagt, es gebe keinen strukturellen Unterschied zwischen Evidence-based Medicine und der „konventionellen guten Versorgung (Medizin)": Das Missverständnis liegt darin, dass Evidence-based Medicine als Methode in keiner Weise implizieren will, dass die Praktizierung der „besten Medizin" nicht schon immer das Ziel der medizinischen Tätigkeit war. Es handelt sich lediglich um ein Instrument, um die Entscheidungsgrundlagen nach einem systematischen Verfahren transparent zu machen. Wie zu Beginn des Kapitels (S. 427 ff.) ausgeführt, stellt diese explizite Vermittlung der Entscheidungsgrundlagen das konstituierende Element von Evidence-based Medicine dar.
Der Vorwurf, bei der Evidence-based Medicine handele es sich um „Kochbuch-Medizin", wird häufig im Zusammenhang mit der Befürchtung erhoben, es ginge ausschließlich um die Einsparung finanzieller Ressourcen, ohne die qualitätssteigernden Wirkungen der Evidence-based Medicine zu berücksichtigen. Die Zukunft wird zeigen, inwieweit die einzelnen Berufsgruppen Evidence-based Medicine als Instrument verstehen lernen, um sich bei der Formulierung und Vermittlung eines rationellen Leistungsangebotes als aktive und ihrer Entscheidungsgrundlagen sichere Verhandlungspartner darzustellen.
Auf das Argument, Evidence-based Medicine hemme den Innovationsprozess, wird ausführlich im Kapitel 4 zu Evidence-based Health Care eingegangen. Hier ist zunächst auf mehrere Aspekte hinzuweisen:

- Die vorliegenden Erkenntnisse deuten darauf hin, dass die Transformation von der wissenschaftlichen Erkenntnis in die klinische Routine eher zu lange dauert und hierdurch Qualitätsdefizite auftreten (Antman et al. 1992).
- Liegen Studien vor, die einen Nutzen für die Patienten erweisen, und sind diese durch das Institut für Qualität und Wirtschaftlichkeit im Gesundheitswesen (IQWiG) begutachtet, muss über den Gemeinsamen Bundesausschuss rasch über die Aufnahme in den Leistungskatalog der gesetzlichen Krankenversicherung entschieden werden.
- Sind die wissenschaftlichen Studien, die die Wirksamkeit der innovativen Metho-

de beweisen, jedoch noch nicht abgeschlossen, ist die Fortsetzung der Studien dringend anzuraten, insbesondere, um die Patienten vor dem Risiko zu schützen, das vom Einsatz unbewiesener Behandlungsmethoden ausgeht.
- Werden zugelassene Medikamente in einem anderen Indikationsgebiet eingesetzt als demjenigen, das der Zulassung entspricht (sog. Off Label Use), müssen hierzu ebenso Studien durchgeführt werden, um Patienten vor unbekannten Risiken zu schützen.
- Der wichtigste Aspekt besteht jedoch darin, dass vor Initiierung neuer Studien eine gründliche Begutachtung des aktuellen Kenntnisstandes gefordert werden sollte, wozu man sich der Methodik von EbM bedienen muss.

In den letzten Jahren – 15 Jahre nach der Einführung der EbM – hat die Diskussion allerdings ein höheres Niveau erreicht und stellt in ernst zu nehmender Weise noch einmal die theoretischen Grundannahmen und die definitorische Stringenz der Evidence-based Medicine infrage. Folgende Punkte werden kritisch angesprochen (Jenicek 2006):
- **positivistischer Erkenntniszugang:** EbM betont den naturwissenschaftlichen Zugang zur Behandlungssituation. Die kommunikativen und interpersonellen, individuellen Faktoren werden vernachlässigt.
- **paternalistische Überhöhung:** EbM vergrößert die Informationsasymmetrie zwischen Arzt bzw. Therapeut und Patient.
- **mangelnde Übertragbarkeit auf die klinische Praxis:** Die Erkenntnisse der EbM sind an streng selektierten Patientengruppen gewonnen und sind daher auf die klinische Alltagspraxis nicht übertragbar (mangelnde externe Validität).

Wie auf Seite 429 ausgeführt, heben das Konzept und die Definition von EbM hervor, den Begriff der Evidence weit zu fassen und gerade nicht „weichere" Informationsquellen auszuschließen, die Patienten gerade durch EbM besser zu informieren und die externe Validität (Übertragbarkeit) explizit zu diskutieren. Trotzdem ist es sinnvoll, diese Argumente in der Diskussion der nächsten Jahre zu beachten. Wahrscheinlich wird es notwendig sein, die auf die Klinische Epidemiologie zurückgehende Methodik der EbM durch methodische Aspekte aus dem Gebiet der Versorgungsforschung zu ergänzen und die Präferenzen von Patienten, Gemeinschaften und Bevölkerung, kurzum die Angemessenheit von Methoden und Verfahren, in den Evaluationsprozess mit einzubeziehen.

Literatur

Anonymous. Evidence-based care: 1. Setting priorities: how important is the problem? CMAJ 1994; 150: 1249–54.

Antman EM, Lau J, Kupelnick B, Mosteller F, Chalmers TC. A comparison of results of meta-analyses of randomized control trials and recommendations of clinical experts. Treatment for myocardial infarction. JAMA 1992; 268: 240–8.

Bero L, Rennie D. The Cochrane Collaboration. Preparing, maintaining, and disseminating systematic reviews of the effects of health care. JAMA 1995; 274: 1935–8.

Brockhaus 2000. CD-Version. Mannheim: Bibliographisches Institut 1999.

Clancy CM. Ensuring health care quality: an AHCPR perspective. Agency for Health Care Policy and Research. Clin Ther 1997; 19: 1564–71.

Evidence-Based Medicine Working Group: Evidence-based medicine. A new approach to teaching the practice of medicine. JAMA 1992; 268: 2420–5.

Huwiler-Müntener K, Jüni P, Junker C, Egger M. Quality of reporting of randomized trials as a measure of methodologic quality. JAMA 2002; 287: 2801–4.

Jenicek M. Evidence-Based medicine: fifteen years later. Golem the good, the bad, the ugly in need of a review? Med Sci Monit 2006; 12: RA241–51.

Jüni P, Witschi A, Bloch R, Egger M. The hazards of scoring the quality of clinical trials for meta-analysis. JAMA 1999; 282: 1054–60.

Lauterbach KW, Stock S, Redaèlli M, Kühn M, Lüngen M. Disease Management – theoretische Einführung und praktische Anwendung. Stuttgart: Kohlhammer 2002.
Rosenberg W, Donald A. Evidence Based medicine: an approach to clinical problem-solving. BMJ 1995; 310: 1122–6.
Sackett DL, Rosenberg WMC, Gray JA, Haynes RB, Richardson WS. Evidence Based medicine: What it is and what it isn't. BMJ 1996; 312: 71–2.
Wang EEL, Einarson TR, Kellner JD, Conly JM. Antibiotic prescribing for Canadian preschool children: evidence of prescribing for viral respiratory infections. Clin Infect Dis 1999; 29: 155–60.

20 Methodik

Guido Büscher, Andreas Gerber, Nicole Heussen, Ralf-Dieter Hilgers, Walter Lehmacher und Matthias Schrappe

20.1 Studien zur klinischen Effektivität

Ralf-Dieter Hilgers
und Nicole Heussen

Die Bewertung der Qualität einer klinischen Studie ist von zentraler Bedeutung, wenn man die Ergebnisse für seine Patienten nutzbar machen oder eine Synergie der Ergebnisse mehrerer Studien bilden möchte. Für die Analyse der Qualität einer Studie sind methodische Kenntnisse der Studienplanung und -durchführung unerlässlich, die im folgenden Abschnitt besprochen werden. Dabei stehen die von der Cochrane Collaboration als Goldstandard im medizinischen Erkenntnisprozess bewerteten **randomisierten klinischen Studien** im Mittelpunkt der Betrachtung. In diesem Zusammenhang wird insbesondere auf die Begriffe der **internen** und **externen Validität** von Studienergebnissen eingegangen.
Es schließt sich die Diskussion von **Bewertungssystemen** an, wobei zwischen subjektiven und objektiven Systemen unterschieden wird.

20.1.1 Methodische Aspekte klinischer Studien

Fragestellung

Am Anfang einer Studie steht eine medizinisch bedeutsame Frage, die den Aufwand der klinischen Studie rechtfertigt. Die Übersetzung der Frage basierend auf der Wahl eines **Zielkriteriums** in eine wissenschaftliche **Hypothese** bildet den Ausgangspunkt der Studienplanung.

Zielkriterium

Die präzise Definition des Zielkriteriums ist sowohl für die Auswertung einzelner wie auch für die Kombination der Ergebnisse mehrerer Studien unverzichtbar. Das Zielkriterium, mit dem z.B. die Wirkung einer Therapie beurteilt wird, sollte ein von den medizinischen Fachdisziplinen anerkanntes Merkmal darstellen, welches es gestattet, die Relevanz für den Patienten in geeigneter Weise zu beschreiben. Für einige Krankheitsbilder finden sich in der Literatur Richtlinien zur Wahl solcher Kriterien, wie etwa die „Schmerzfreie Gehstrecke" bei Patienten mit peripheren Verschlusskrankheiten. Dennoch werden in manchen Situationen Surrogatkriterien gewählt, die einfacher, in kürzerer Zeit oder kostengünstiger als das eigentliche Zielkriterium erhoben werden können. So muss etwa bezüglich des Auftretens von Herzinfarkten nach lipidsenkender Medikation von einer langen Nachbeobachtungsdauer ausgegangen werden. Um die dadurch entstehenden hohen Studienkosten sowie eine möglicher Weise hohe Zahl von Drop-outs bei der Studiendurchführung zu vermeiden, bietet es sich an, statt des interessierenden klinischen Zielkriteriums einen Laborparameter wie etwa den Cholesterinwert zu betrachten. Für solche Surrogatkriterien muss jedoch von einer eingeschränkten Übertragbarkeit der Ergebnisse auf die klinische Situation ausgegangen werden, denn das eigentliche Ziel einer Studie zu Lipidsenkern sollte die Vermeidung von Infarkten und nicht die durch die Einnahme erzielte Senkung des Lipidspiegels sein, was nur indirekt mit der Vermeidung von Infarkten in Verbindung steht.

Hypothese

Die Fragestellung wird anhand des gewählten Zielkriteriums in eine wissenschaftliche Hypothese übersetzt, die mithilfe eines statistischen Signifikanztests zu prüfen ist. Diese Hypothese sollte im Vorfeld der eigentlichen Studiendurchführung formuliert und in einem Prüfplan festgehalten werden. Diese *A-priori*-Festlegung ist notwendig, um subjektive Einflüsse zu vermeiden, die durch die Kenntnis der Daten bei der statistischen Analyse der Studienergebnisse entstehen. Der Prüfplan ist darüber hinaus vor der Datenerhebung einer externen Prüfstelle wie etwa der Ethikkommission vorzulegen.
Hinsichtlich der Formulierung der zu prüfenden **Hypothese** unterscheidet man zwischen 1- und 2seitiger Fragestellungen. Eine **2-seitige Fragestellung**, die entsprechend den internationalen Richtlinien (Lewis et al. 1995) der Regelfall sein sollte, liegt dann vor, wenn das Ziel der Studie in dem Nachweis eines Unterschiedes zwischen 2 Therapien besteht, ohne dass man vorab ausschließen möchte, dass eine Behandlung der anderen gegenüber überlegen sein könnte. Beispiele sind der Vergleich zweier aktiver Behandlungen oder der Vergleich eines Verumpräparates mit einem Placebo, wobei im letzteren Fall ein negativer Effekt der Verumbehandlung nicht ausgeschlossen werden kann. Demgegenüber liegt eine **1-seitige Fragestellung** vor, wenn das Ziel der Studie im Nachweis der Überlegenheit einer Therapie gegenüber einer anderen Therapie besteht. Eine solche Formulierung ist im Rahmen der klinischen Forschung nur sinnvoll, wenn der Nachweis der Überlegenheit auch Handlungskonsequenzen hat. Ein Beispiel für eine 1-seitige Fragestellung ist der Vergleich einer aktiven Substanz mit einem Placebo, wobei ein Scheitern des Wirksamkeitsnachweises der aktiven Substanz die Einstellung weiterer Versuche zur Folge hat.

Durchführung, Analyse und Berichterstellung

Das Anliegen eines Autors beim Erstellen des Berichtes über eine Studie in Form einer wissenschaftlichen Veröffentlichung sollte es sein, dass die Studienergebnisse nachvollzogen werden können. Dem Wunsch nach einer möglichst effizienten Präsentation der Information seitens der Leser steht die Realität einer kaum einheitlichen Form der Beschreibung von Studienergebnissen gegenüber. Deshalb gab es in den letzten Jahren vermehrt Bestrebungen zur Vereinheitlichung der Präsentation. Bei den Empfehlungen zu Studienberichten kann zwischen formalen und inhaltlichen Aspekten unterschieden werden. Den **formalen Aspekten** ist der Aufbau der Publikation (International Committee 1982, 1988) sicherlich ebenso zuzurechnen wie die geeignete Präsentation der Studienergebnisse (vgl. Mosteller et al. 1980), die statistische Auswertung (vgl. Bailar u. Mosteller 1988; Gardner u. Altman 1986; Simon 1986) und die Verwendung einer einheitlichen Notation (vgl. ISO 1979). Diese Vorschläge spiegeln sich auch in der Forderung nach der Erstellung sog. **„Structured Abstracts“** (Hopewell et al. 2008) wider. Anhand strukturierter Abstracts wird ein vereinheitlichter kurzer Überblick über die Studienergebnisse in zusammenfassender Form bereitgestellt (vgl. Tab. 20.1-1). Empfehlungen zur Struktur und Art der Publikation in Form einer standardisierten Berichterstellung für randomisierte kontrollierte Studien werden durch das von Begg et al. 1996 vorgeschlagene und 2001 von Moher et al. überarbeitete **CONSORT-Statement** (CONSORT = Consolidated Standards of Reporting Trials) nahegelegt (vgl. Abb. 20.1-1, 20.1-2).

Interne und externe Validität

Ein erster Ansatz zur Bewertung der Qualität von Studienergebnissen wird sich mit der Analyse der internen und externen Validität der Studie beschäftigen.
Die **interne Validität** beschreibt, in welchem Ausmaß die Ergebnisse einer Studie für die zu untersuchenden Umstände korrekt sind. Damit wird zum Ausdruck gebracht, wie sicher sich der beobachtete Therapieunterschied auf die unterschiedlichen Behandlungen zurückführen lässt. Dementsprechend bezieht sich die interne Validität auf die Verlässlichkeit der Ergebnisse im Kontext der jeweiligen Studienbedingungen. Im Gegensatz dazu beschreibt die **externe Validität**, in welchem Ausmaß die Resultate der Studie eine korrekte Basis für Verallgemeinerungen bilden und damit eine Übertragbarkeit in die Praxis erlauben. Eine hohe interne Validität ist Vorbedingung für eine gute externe Validität.
Offensichtlich hängt die interne Validität der Studienergebnisse entscheidend von der Vermeidung systematischer Fehler ab. Dies betrifft vor allem die Auswahl der Patienten, die zu einem **Selection-Bias** führen kann, die Behandlung der Patienten, bei der ein **Performance-Bias** auftreten kann, das Vorkommen von unvollständigen Beobachtungen, was sich im **Attrition-Bias** niederschlägt, und die Bewertung der Messung des Zielkriteriums, bei der ein **Detection-Bias** entstehen kann.

Tab. 20.1-1 Notwendige Informationen für den Kliniker zur Bewertung von Artikeln mit hoher Relevanz und Qualität (Quelle: Hopewell et al. 2008)

Item	Description
Title	Identification of the study as randomised
Authors*	Contact details for the corresponding author
Trial design	Description of the trial design (eg, parallel, cluster, non-inferiority)
Methods	
Participants	Eligibility criteria for participants and the settings where the data were collected
Interventions	Interventions intended for each group
Objective	Specific objective or hypothesis
Outcome	Clearly defined primary outcome for this report
Randomisation	How participants were allocated to interventions
Blinding (masking)	Whether or not participants, care givers, and those assessing the outcomes were blinded to group assignment
Results	
Numbers randomised	Number of participants randomised to each group
Recruitment	Trial status
Numbers analysed	Number of participants analysed in each group
Outcome	For the primary outcome, a result for each group and the estimated effect size and its precision
Harms	Important adverse events or side-effects
Conclusions	General interpretation of the results
Trial registration	Registration number and name of trial register
Funding	Source of funding

* For conference abstracts.

Publikationsabschnitt		Beschreibung	Erwähnt auf Seite:
Titel und Zusammenfassung	1	Zuordnung zu Therapiegruppen (z. B. „randomisierte Verteilung", „randomisiert" oder „randomisierte Zuweisung")	
Einleitung			
Hintergrund	2	Wissenschaftlicher Hintergrund und Begründung der Studie	
Methoden			
Probanden/Patienten	3	Einschlusskriterien der Probanden/Patienten, Studienorganisation und Ort der Studiendurchführung (z. B. im Krankenhaus oder nicht stationär)	
Intervention/Behandlung	4	Präzise Angaben zu den geplanten Interventionen jeder Gruppe und zur Durchführung	
Ziele	5	Genaue Ziele, Fragestellung und Hypothesen	
Ergebnisse	6	Klar definierte primäre und sekundäre Zielkriterien und ggf. alle zur Optimierung der Ergebnisqualität verwendeten Methoden (z. B. Mehrfachbeobachtungen, Training der Prüfer)	
Fallzahlbestimmung	7	Wie wurden die Fallzahlen bestimmt und, falls notwendig, Beschreibung von Zwischenanalysen und Kriterien für einen vorzeitigen Studienabbruch	
Randomisierung			
• Erzeugung der Behandlungsfolge	8	Methode zur Generierung der zufälligen Zuteilung, einschließlich aller Einzelheiten (z. B. Block-Randomisierung, Stratifizierung)	
• Geheimhaltung der Behandlungsfolge (allocation concealment)	9	Durchführung der Zuteilung (z. B. nummerierte Behälter; zentrale Randomisierung per Fax/Telefon); Angabe, ob Geheimhaltung bis zur Zuteilung gewährleistet war	
• Durchführung	10	Wer führte die Zuteilung durch, wer nahm die Probanden/Patienten in die Studie auf und wer teilte die Probanden/Patienten den Gruppen zu?	
• Verblindung	11	Waren a) die Probanden/Patienten und/oder b) diejenigen, die die Intervention/Behandlung durchführten und/oder c) diejenigen, die die Zielgrößen beurteilten verblindet oder nicht verblindet? Wie wurde der Erfolg der Verblindung evaluiert?	
• Statistische Methoden	12	Statistische Methoden zur Bewertung des primären Zielkriteriums; weitere Analysen, wie z. B. Subgruppenanalysen und adjustierte Analysen	
Ergebnisse			
Ein- und Ausschlüsse	13	Anzahl der Studienteilnehmer für jede Behandlungsgruppe, die a) gemäß Randomisierung gebildet wurde b) tatsächlich die geplante Behandlung/Intervention erhalten hat c) die Studie protokollgemäß beendete d) in der Analyse des primären Zielkriteriums berücksichtigt wurde (Darstellung im Flussdiagramm empfohlen); Beschreibung von Protokollabweichungen mit Angabe von Gründen	
Aufnahme/Rekrutierung	14	Nähere Angaben über den Zeitraum der Studienaufnahme der Probanden/Patienten und der Nachbeobachtung	
Patientencharakteristika zu Studienbeginn *(baseline data)*	15	Demografische und klinische Charakteristika aller Gruppen	
Anzahl der ausgewerteten Probanden/Patienten	16	Anzahl der Probanden/Patienten (Nenner) in jeder Gruppe, die in die entsprechende Analyse eingeschlossen wurde, und Angabe, ob es sich dabei um eine „Intention-to-Treat"-Analyse handelt; wenn möglich, Angabe der Ergebnisse in absoluten Zahlen (z. B. 10 von 20, nicht 50 %)	
Ergebnisse und Schätzmethoden	17	Zusammenfassung der Ergebnisse aller primären und sekundären Zielkriterien für jede Gruppe und die geschätzte Effektgröße sowie ihre Präzision (z. B. 95-%-Konfidenzintervall)	
Zusätzliche Analysen	18	Angabe von weiteren Tests, insbesondere von Subgruppenanalysen und adjustierten Analysen (mit Erklärung, ob sie vorher geplant waren oder nachträglich durchgeführt wurden)	
Unerwünschte Wirkungen	19	Angabe aller wichtigen unerwünschten Wirkungen oder Nebenwirkungen innerhalb jeder Behandlungsgruppe	
Diskussion			
Interpretation	20	Interpretation der Ergebnisse unter Berücksichtigung der Studienhypothesen, möglicher Ursachen von Verzerrungen („Bias") sowie von Problemen durch multiples Testen und multiple Zielkriterien	
Generalisierbarkeit	21	Generalisierbarkeit der Studienergebnisse (externe Validität)	
Bewertung der Evidenz	22	Allgemeine Interpretation der Ergebnisse unter Berücksichtigung des aktuellen Forschungsstandes und anderer Publikationen zur untersuchten Fragestellung	

Abb. 20.1-1 CONSORT-Statement (Quelle: Türp et al. 2003)

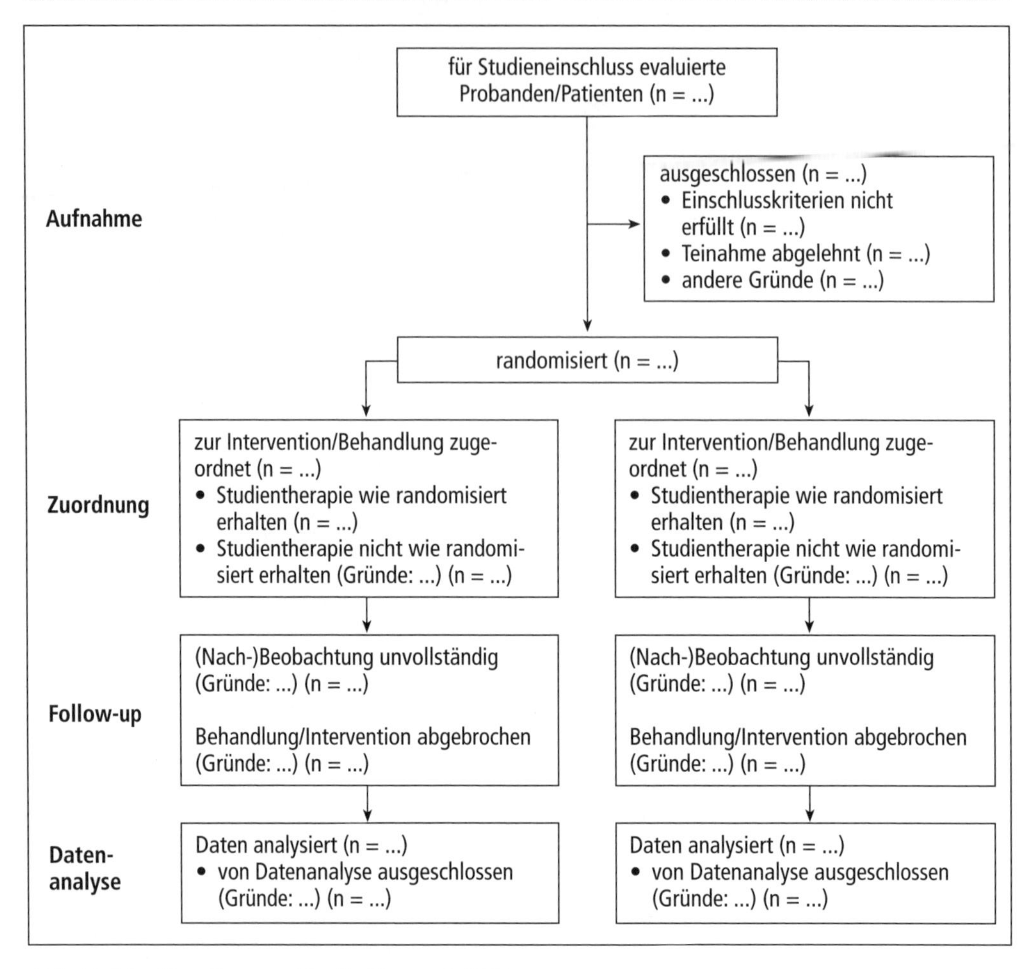

Abb. 20.1-2 Flussdiagramm (Quelle: Türp et al. 2003)

Diese systematischen Fehlerquellen werden im Folgenden eingehend diskutiert.

Der Prozess der Patientenauswahl legt die Betrachtung von 4 Populationen nahe. Zunächst lassen sich die Ergebnisse einer Studie lediglich auf die Population der **eingeschlossenen Patienten** anwenden. Die eingeschlossenen Patienten bilden eine Untergruppe der für die Teilnahme an der Studie **geeigneten Patienten**. Geeignet, aber nicht in die Studie eingeschlossen, sind Patienten, die die Teilnahme an der Studie ablehnen. Selbstverständlich sollte beschrieben werden, inwiefern die Nichtteilnahme mit der Behandlung in Zusammenhang steht. Unterschiede zwischen der Population geeigneter und teilnehmender Patienten sind deshalb genau zu untersuchen, da sowohl die interne als auch die externe Validität einer Studie davon beeinflusst wird. Quantifizieren lässt sich dieser Unterschied anhand der **Teilnehmerrate**, die sich aus der Division der Anzahl der eingeschlossenen Patienten durch die Anzahl der geeigneten Patienten ergibt.

Die geeigneten Patienten stellen eine Untergruppe der **Ziehpopulation** (Population,

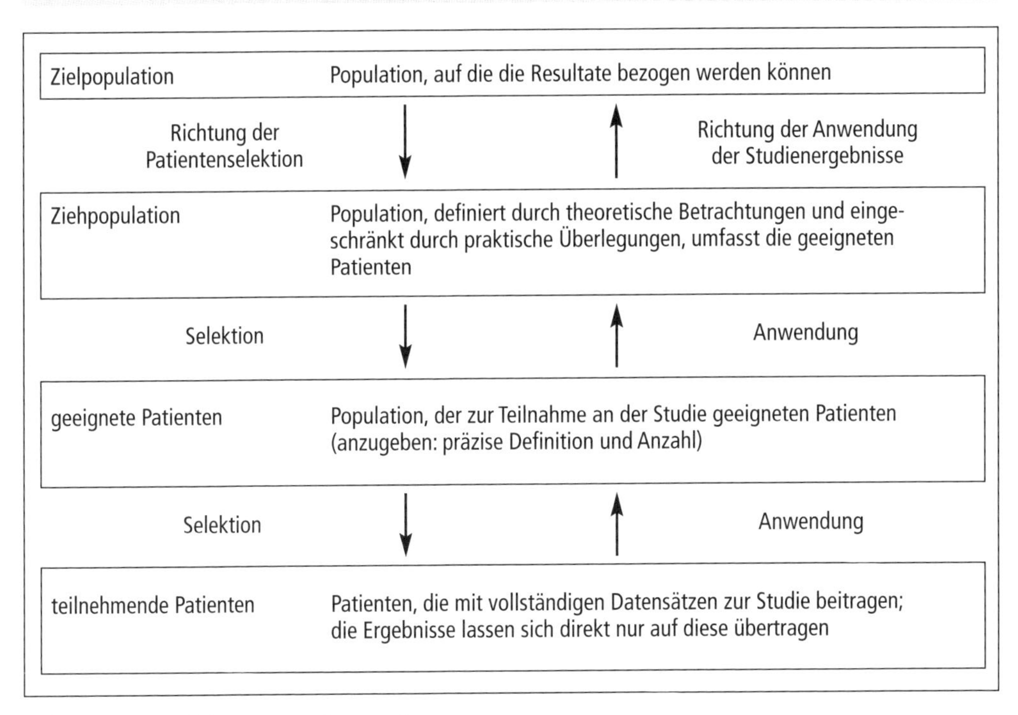

Abb. 20.1-3 Selektionsprozess einer Studie

aus der die Stichprobe gezogen wird) dar. Diese wird durch praktische Überlegungen definiert und kann aus den Patienten einer Klinik oder Arztpraxis bestehen. Damit die Studie jedoch praktische Relevanz gewinnt, müssen die Studienergebnisse auch auf andere Patienten übertragbar sein, etwa alle Patienten, die zukünftig unter Routinebedingungen behandelt werden. Diese Gruppe wird **Zielpopulation** genannt (vgl. Guyatt et al. 1993, 1994).

Dabei ist zu beachten, dass die Übertragbarkeit auf Routinebedingungen durchaus problematisch sein kann. Denn der Wunsch nach moderaten Patientenzahlen führt häufig zu restriktiven Ein- und Ausschlusskriterien, woraus homogenere Patientengruppen resultieren. Dies geht jedoch zulasten der Repräsentativität der Stichproben. Andererseits stehen die Ein- und Ausschlusskriterien mit den Studienpopulationen auch insofern in Zusammenhang, als dass durch die Einschlusskriterien die Zielpopulation beschrieben wird, welche sich aufgrund praktischer Erwägungen, die in Form der Ausschlusskriterien formuliert werden, auf die Ziehpopulation reduziert. In der Abbildung 20.1-3 sind die 4 Populationen dargestellt. Unter dem Gesichtspunkt der Patientenselektion ergeben sich also 4 ineinander enthaltene Patientengruppen, unter dem Gesichtspunkt der Anwendung der Studienresultate 4 erweiterte Populationen.

Üblicherweise werden die Ergebnisse einer Studie nicht ausschließlich auf die Patienten einer einzelnen Klinik angewendet. Vielmehr kann die Zielpopulation auch aus Patienten einer anderen geografischen Region bestehen. Um die Zielpopulation bereits in der Durchführungsphase besser modellieren zu können, werden **Studien** heute oft **multizentrisch** durchgeführt. Bei diesem Studientyp werden Patienten nach demselben Prüfplan von mehreren Ärzten in unterschiedlichen Kliniken zeitgleich rekrutiert, behandelt und die Behandlungsergebnisse nachverfolgt. Die Vorteile einer solchen Studienanlage bestehen etwa in der breiteren Basis der Studienergebnisse durch die Einbeziehung mehrerer Ärzte bzw. von Patienten aus verschiedenen Regionen. Darüber hinaus darf erwartet werden, dass eine größere Anzahl von Patienten innerhalb einer kürzeren Zeit rekrutiert werden kann. Dies ist gerade bei seltenen Indikationen bedeutsam. Demgegenüber sind die größere Variabilität, die schwierigere Standardisierung sowie die aufwendigere Logistik als Nachteile multizentrisch durchgeführter Studien zu nennen.

Eine Studie wird geringen Wert haben, wenn man annehmen muss, dass sich die auf den teilnehmenden Patienten beruhenden Studienergebnisse nicht auf die geeigneten Patienten übertragen lassen. Verweigern beispielsweise viele Patienten die Teilnahme an der Studie, führen neben den im Studienprotokoll beschriebenen Ausschlusskriterien weitere Gründe zum Ausschluss von Patienten oder liegen für viele Patienten nach dem Eintritt in die Studien keine weiteren Informationen vor, so werden die beiden Populationen stark voneinander abweichen. Entsprechend den Empfehlungen der internationalen Richtlinien sollte sich die statistische Auswertung der Hauptzielgröße stets auf die Population der eingeschlossenen Patienten beziehen (Lewis et al. 1995).

Selektionskriterien, die zu einer sehr eingeschränkten bzw. atypischen Patientengruppe führen, wirken einer Verallgemeinerung der Studienresultate entgegen und beeinträchtigen insofern die externe Validität. Die Selektion beeinflusst aber auch die interne Validität, wenn sich die Behandlungsgruppen hinsichtlich ihrer Ausgangssituation oder in anderen relevanten Faktoren unterscheiden, die Auswirkungen auf den Therapieeffekt haben. Besonderes Augenmerk ist dabei solchen Selektionseffekten zu schenken, die auf subjektive Einflüsse, etwa ärztliche Entscheidungen, zurückzuführen sind. Die Erhaltung der internen Validität ist eine der wichtigsten Anforderungen an ein Studiendesign. Die besseren Studiendesigns sind solche, in denen die Selektionskriterien in gleicher Weise angewendet werden und den gleichen Effekt auf jede der zu vergleichenden Behandlungsgruppen haben. Dies lässt sich dadurch umsetzen, dass ein Patient erst in die Studie aufgenommen wird, nachdem seine Eignung zur Studienteilnahme festgestellt wurde und er sein Einverständnis zur Teilnahme an der Studie erklärt hat. In diesem Fall erfolgt die Selektion mit bzw. unmittelbar vor der Therapiezuweisung. Die Faktoren, die die Teilnahme beeinflussen, wirken bei dieser Vorgehensweise vor der Therapiezuweisung, sodass von einer ähnlichen Struktur der Behandlungsgruppen ausgegangen werden kann. Da die Selektionskriterien auf die Behandlungsgruppen in der gleichen Art wirken, ist zwar die interne Validität unbeeinflusst, die externe Validität eines solchen Studienablaufs kann jedoch, wie bereits erwähnt, durch restriktive Ein- und Ausschlusskriterien sowie durch die Forderung nach dem Einverständnis vor der Therapiezuweisung beeinträchtigt sein.

Selection-Bias

Der Einfluss der Selektion der Studienteilnehmer auf das Resultat der statistischen Analyse wird als Selection-Bias beschrieben und äußert sich vor allem in der unterschiedlichen Ausgangssituation der zu vergleichenden Patientengruppen. Diese Unterscheide können sich in beobachteten und unbeobachteten Variablen ausdrücken. In diesem Zusammenhang ist zunächst an unterschiedliche Auswahlmechanismen zwischen den Behandlungsgruppen zu denken. So führt eine Zuweisung der leichten Fälle zur einen und der schweren Fälle zur anderen Behandlungsgruppe zu einer Verzerrung der Studienergebnisse. Für die Beschreibung der möglichen Inhomogenität der Patientengruppen werden häufig die demografischen und anamnestischen Daten der Patienten in tabellarischer Form gegenübergestellt. Die Methode der Wahl zur Vermeidung dieser Art von systematischer Verzerrung ist die **Randomisierung**, sie wird als der Qualitätsgarant für die interne Validität angesehen.

Randomisierung

Als Randomisierung bezeichnet man die Zuteilung der Behandlung zum Patienten aufgrund eines Zufallsmechanismus, sodass jedem geeigneten Patienten eine der zu vergleichenden Behandlungen zufällig zugewiesen wird. Dadurch wird garantiert, dass zum einen für jeden Studienpatienten die gleiche Chance der Zuweisung zu einer der Behandlungsgruppen, zum anderen die Unabhängigkeit der Zuweisung zu den Behandlungsgruppen für verschiedene Patienten besteht.

Bei der Durchführung der Randomisierung erweist es sich als essenziell, die zuzuteilende Behandlung bis zur Zuweisung selbst geheim zu halten (Concealment). Denn ohne eine adäquate Geheimhaltung können Zuweisungsfolgen aufgedeckt werden (Concealment-Bias) und damit zu unterschiedlichen Vergleichsgruppen führen (Selection-Bias). Ein Beispiel dafür ist das vorzeitige Öffnen eines Randomisierungsumschlags. Daher muss bei der Publikation der Studienergebnisse nicht nur über die Art der Randomisierungsprozedur, sondern auch über eventuell aufgetretene Abweichungen und Unregelmäßigkeiten bei der Durchführung der Randomisierung berichtet und das dadurch möglicherweise entstandene Bias diskutiert werden.

Zur **Durchführung der Randomisierung** existiert eine Reihe von Verfahren (Rosenberger u. Lachin 2002), wobei das Prinzip der vollständig zufälligen Zuteilung der Behandlungszuweisung häufig zugunsten gleich großer Behandlungsgruppen eingeschränkt wird. Die randomisierte Zuteilung lässt tendenziell erwarten, dass die resultierenden Behandlungsgruppen bezüglich der Verteilung der Ausgangscharakteristika ähnlich sind. Dennoch können Unterschiede zwischen den Gruppen beobachtet werden, die in einigen Fällen sogar substanziell sind. Manchmal können in solchen Fällen Faktoren (Confounder) identifiziert werden, die den Effekt eines interessierenden Faktors „Behandlungsgruppe“ auf das Zielkriterium überlagern. Confounder sollten im Rahmen der statistischen Analyse (z.B. Kovarianzanalyse) berücksichtigt werden. Darüber hinaus können die geeigneten Patienten hinsichtlich der Kategorien des im Voraus bekannten stärksten Confounders stratifiziert werden und die Randomisierung entsprechend innerhalb dieser Kategorien erfolgen. Das Konzept der Kombination von Stratifizierung und Randomisierung nennt man **stratifizierte Randomisierung**. Es wird häufig bei Multicenterstudien angewendet, wobei die Zentren den Stratifizierungsfaktor bilden.

Performance-Bias

Bestehen Unterschiede hinsichtlich der Betreuungs- oder Behandlungsgleichheit, so spricht man von einem Performance-Bias. So führt die Anwendung einer effektiven Begleitmedikation in der Placebogruppe zum Überschätzen des Therapieeffektes in dieser Gruppe. Wird andererseits diese Begleitmedikation bei den Patienten der Therapiegruppe nicht angewendet, so könnte ein wahrer Therapieunterschied in der Studie leicht übersehen werden. Wie alle anderen systematischen Fehler ist auch das Performance-Bias in der Publikation zu diskutieren. Es ist offensichtlich, dass die Ergebnisse einer unter solchen variablen Therapiebedingungen durchgeführten Studie nur schwer in Therapieempfehlungen umsetzbar sind.

Detection-Bias

Unterschiede bei der Messung des Endpunktes können zu einem falsch-positiven Analyseergebnis führen und äußern sich bei der Analyse als Detection-Bias. Offensichtlich sind Endpunkte wie der Tod eines Patienten wenig von Detection-Bias betroffen, da das Messergebnis nicht subjektiv beeinflussbar ist. Häufig werden in der Medizin jedoch Endpunkte gewählt, die durch subjektive Einflüsse verzerrte Ergebnisse liefern, wie etwa die Erfassung des Visus bei einem Patienten. Wenn die Behandlung des Patienten bekannt ist, könnten die Visusergebnisse der favorisierten Behandlung aufgrund des subjektiven Einflusses besser ausfallen. In solchen Fällen ist die Untersucher-zu-Untersucher-Variabilität abzuschätzen und darüber hinaus zu diskutieren, in welchem Verhältnis der beobachtete Therapieunterschied zu dieser Variabilität steht. Die Methode der Wahl zur Vermeidung des Detection-Bias (vgl. Feinstein 1977), welcher von Sackett (1979) als **„Unmasking Bias"** bezeichnet wurde, ist die **Verblindung**.

Verblindung

Man spricht von einem **einfachblinden** Versuch, wenn entweder nur der behandelnde Arzt oder nur der Patient die angewendete Behandlung nicht kennt. Als **doppelblind** bezeichnet man einen Versuch, bei dem der Arzt und der Patient die angewendete Behandlung nicht kennen. Bei einem **dreifachblinden** Versuch kennt auch der analysierende Statistiker die Behandlung nicht. Die internationalen Richtlinien (Lewis et al. 1995) empfehlen eine doppelblinde Versuchsanlage, die sicherlich bei Medikamentenstudien am ehesten zu realisieren ist, gegebenenfalls unter Einsatz von **Double-Dummy-Technik**. Beim Vergleich zweier Operationsverfahren kann eine doppelblinde Versuchsanlage durch ein zentrales Endpunktkomitee oder durch unabhängige Monitore, die die Messung des Zielkriteriums vornehmen, annähernd realisiert werden.

Attrition-Bias

Eine weitere Möglichkeit der Verzerrung bei der Analyse von Studienergebnissen besteht im Attrition-Bias, das durch Unterschiede in der Protokollkonformität entsteht. Solche Unterschiede können etwa dadurch bedingt sein, dass bei einigen Patienten die durch die Randomisierung zugewiesene Behandlung nicht angewandt wurde oder dass Patienten vorzeitig aus der Studie ausgeschieden sind. Problematisch ist dies vor allem, wenn unterschiedliche Häufigkeiten bezüglich der Protokollkonformität zwischen den Behandlungsgruppen beobachtet werden. Haben nicht alle Patienten die Studie protokollgerecht beendet, so ist es im Rahmen von Wirksamkeitsnachweisen unzulässig, die statistische Analyse lediglich auf der Basis der Patienten durchzuführen, die die Studie protokollgerecht abgeschlossen haben. Denkbar wäre etwa, dass im Rahmen einer placebokontrollierten, 2-armigen Therapiestudie in der unwirksam behandelten Placebogruppe die Daten von Patienten mit gutem Ergebnis und in der Verumgruppe die Daten von Patienten mit schlechtem Ergebnis fehlen. Dies führt zu einer Unterschätzung des Therapieergebnisses in der Placebogruppe bzw. zu einer Überschätzung des Therapieergebnisses in der Verumgruppe und damit insgesamt zu einer Überschätzung des Therapieeffektes. Dies macht deutlich, dass der Grad der Verzerrung in Abhängigkeit von den Anteilen unvollständiger Beobachtungen in der Publikation zu diskutieren ist.

Analysepopulationen

Eine angemessene statistische Analyse zum Nachweis einer Wirksamkeitsüberlegenheit in Therapiestudien basiert zunächst auf den Ergebnissen der durch die Randomisierung definierten Behandlungsgruppen (**„Full Analysis Set“**; vgl. Lewis et al. 1995). Dabei setzten sich die Vergleichsgruppen entsprechend dem **Intention-to-Treat-Prinzip** aus allen randomisierten Patienten zusammen. Zu beachten ist, dass es nur sehr wenige Fälle gibt, in denen ein Ausschluss von Patienten aus dem Full Analysis Set gerechtfertigt erscheint (etwa: Verletzung eines „wichtigen“ Einschlusskriteriums, unbehandelte Patienten, Fehlen aller Daten nach der Randomisierung). Der Einfluss solcher Fälle auf die Ergebnisse sollte jedoch ggf. im Rahmen einer **Sensitivitätsanalyse** kritisch beleuchtet werden.

Darüber hinaus wird zuweilen auch das **„Per Protocol Set“** als Basis für die Auswertung betrachtet. Dabei handelt es sich um diejenigen Patienten des Full Analysis Sets, die protokollgerecht behandelt worden sind. Dies können beispielsweise alle Patienten mit vorhandenem Messwert des Zielkriteriums oder korrekt angewendeter Behandlung sein. Die Gegenüberstellung der beiden Analyseergebnisse, basierend auf dem Full Analysis Set und dem Per Protocol Set, sollte gleichgerichtete Aussagen liefern. An dieser Stelle sei darauf hingewiesen, dass die Wahl der geeigneten Auswertepopulation eng mit Formulierung der Hypothese verknüpft ist. Die vorstehenden Ausführungen gelten für den Nachweis der Überlegenheit einer Therapie gegenüber einer anderen. Soll die Gleichwertigkeit (Äquivalenz) zweier Therapien nachgewiesen werden – falls etwa belegt werden soll, dass 2 Operationsverfahren hinsichtlich des Visusergebnisses (LogMAR-Skala) ein Jahr nach der initialen Operation sich um nicht mehr als 3 Zeilen unterscheiden –, so muss die statistische Analyse anhand der Per-Protocol-Population erfolgen. Soll andererseits im Rahmen der Studie die Nicht-Unterlegenheit einer Behandlung gegenüber einer anderen Behandlung nachgewiesen werden, so ist eine **„hybride Auswertepopulation“** für die statistische Analyse zu verwenden (Sanchez 2006).

20.1.2 Bewertungssystem

Neben Empfehlungen zur Erstellung von Publikationen wurden auch Systeme zur formalen Bewertung von Studien entwickelt. Meist basieren diese Systeme auf einem Anforderungskatalog, der mindestens die in den vorherigen Abschnitten besprochenen Aspekte enthält. Dabei muss jedoch angemerkt werden, dass nicht die Bewertung der medizinischen Relevanz der Fragestellung, sondern vielmehr die Bewertung der formalen Beschreibung, der methodischen Qualität der Planung, Durchführung und Auswertung der Studie im Mittelpunkt steht. Darüber hinaus fließen die klinischen Konsequenzen in die Bewertung ein.

Allgemein sind die Nachteile solcher Rating- oder Score-Systeme darin zu sehen, dass die Bewertung insofern einschränkend ist, als dass die Rating-Systeme sich lediglich auf spezielle Studientypen oder spezielle medizinische Fachdisziplinen beziehen und sich vor allem auf die Bewertung der internen Validität konzentrieren. Auch die Objektivität implizierende Zuordnung einer Bewertungszahl scheint vielfach nicht problemadäquat. So ist es nicht verwunderlich, dass selbst die Cochrane Collaboration ihrer Bewertung klinischer Studien bisher kein solches formales Score-System zugrunde legt. Andererseits besteht ein breiter Konsens über die grundsätzlichen Anforderungen an eine qualitativ hochwertige Studie, die sich sowohl in formalen als auch in den subjektiven Bewertungssystemen niederschlagen.

Grundsätzlich kann zwischen subjektiven und objektiven Bewertungssystemen unterschieden werden. **Subjektive Bewertungssysteme** können sowohl unsystematisch als auch systematisch sein. Der Vorteil einer unsystematischen, nicht auf einem vorher festgelegten Fragenkatalog basierenden Bewertung ist sicherlich die Flexibilität, der Nachteil ist in einer hohen Variabilität der Bewertung durch unterschiedliche Personen, die die Bewertung vornehmen, zu sehen. Systematische, also auf einem festgelegten Fragenkatalog mit freien Antworten basierende Bewertungen weisen zwar eine geringere Variabilität zwischen den Gutachtern auf, sind jedoch unflexibler. Allerdings bleibt auch bei diesen Systemen, selbst wenn die möglichen Antworten in Form von 2- oder 3-stufigen Auswahlen vorgegeben werden, die Frage nach der Gesamtbewertung offen.

Objektive Bewertungssysteme basieren auf subjektiven Bewertungssystemen mit einem festen Fragenkatalog, wobei den Antworten Punktzahlen zugewiesen werden. Meist sind solche Score-Systeme einfach und zeichnen sich durch eine breite Anwendbarkeit aus. Sie sind jedoch wenig spezifisch für spezielle Fragestellungen. Als Vorteil mag zwar erscheinen, dass, ausgehend von den unterschiedlich gewichteten Einzelbewertungen, eine Gesamtbewertung auf der Basis der Summe der Punkte erfolgen kann, jedoch muss gerade dieses Vorgehen auch kritisch gesehen werden. Es stellt sich beispielsweise die Frage, ob der methodische Mangel einer nicht erfolgten Verblindung, der zu einem Punktabzug führt, durch andere Punkte („gute Präsentation") ausgeglichen werden kann.

Dennoch werden solche Systeme, wenn sie auch sehr ausführlich sind, häufig verwendet, wie man an den nahezu 360 Literaturzitaten der Arbeit von Chalmers (1981) sehen kann. Ein Beispiel für einen sehr einfachen, aber plausiblen Score schlagen Evans und Pollock (1985) vor (vgl. Abb. 20.1-4). Die Zahlen neben den Kästchen innerhalb der Abbildung 20.1-4 geben für jede Frage lediglich die relative Wertigkeit wider.

20.1.3 Zusammenfassung

Aspekte der Planung, Durchführung und Auswertung klinischer Studien wie Standardisierung, Selektion, Randomisierung und Verblindung sowie interne und externe Validität tragen wesentlich zur Qualität einer klinischen Studie bei. Im Mittelpunkt einer Studienbewertung sollte daher die Analyse der verschiedenen möglichen Fehlerquellen stehen, wobei der Heterogenität zwischen den Gruppen eine besondere Beachtung zu schenken ist. Fehlerquellen bestehen häufig in der unzureichenden Einhaltung oder Beschreibung der Randomisierung, in der mangelhaften Definition der Messgröße und Messmethode, der fehlenden Standardisierung der Messmethode, der ungenügenden Einhaltung von Verblindungstechniken und der Missachtung unterschiedlicher Drop-out-Raten. Eine qualitativ hochwertige statistische Aufbereitung der Daten enthält auch eine Bewertung der Ergebnisse auf der Basis von Sensitivitätsanalysen.

Literatur

Bailar JCD, Mosteller F. Guidelines for statistical reporting in articles for medical journals. Amplifications and explanations. Ann Intern Med 1988; 108: 266–73.

Begg C, Cho M, Eastwood S, Horton R, Moher D, Olkin I, Pitkin R, Rennie D, Schulz KF, Simel D, Stroup DF. Improving the quality of reporting of randomized controlled trials – the CONSORT statement. JAMA 1996; 276: 637–9.

Chalmers J. A method for assessing the quality of a randomized control trial. Control Clin Trials 1981; 18: 415–23.

Evans M, Pollock AV. A score system for evaluating random control clinical trials of prophylaxis of abdominal surgical wound infections. Br J Surg 1985; 72: 256–60.

Design and conduct		
Is the sample defined?	2	☐
Are exclusions specified?	2	☐
Are known risk factors recorded?	3	☐
Are therapeutic regimens defined?	5	☐
Is the experimental regimen appropriate?	5	☐
Is the control regimen appropriate?	5	☐
Were appropriate investigations carried out?	2	☐
Are end points defined?	5	☐
Are end points appropriate?	5	☐
Have number required been calculated?	2	☐
Was patient consent sought?	1	☐
Was the randomization blind?	3	☐
Was the assessment blind?	4	☐
Were additional treatments recorded?	4	☐
Were side effects recorded?	2	☐
Analysis		
Withdrawals: are they listed?	3	☐
is their fate recorded?	4	☐
are there fewer than 10 %	4	☐
Is there a comparability table?	3	☐
Are risk factors stratified?	3	☐
Is the statistical analysis of proportions correct?	3	☐
Is the statistical analysis of numbers correct?	3	☐
Are confidence intervals reported?	2	☐
Are values of both tests statistic and probability given?	1	☐
In negative trials is the Type II error considered?	4	☐
Presentation		
Is the title accurate?	2	☐
Is the abstract accurate and helpful?	3	☐
Are the methods reproducible?	3	☐
Are the sections clear-cut?	2	☐
Can the raw data be discerned?	2	☐
Are the results credible?	3	☐
Do the results justify the conclusions?	3	☐
Are the references correct?	2	☐

Abb. 20.1-4 Score-System (nach Evans u. Pollock 1985)

Feinstein AR. Clinical Biostatistics. St. Louis: Mosby 1977.

Gardner MJ, Altman DG. Confidence intervals rather than P values: estimation rather than hypothesis testing. BMJ 1986; 292: 746–50.

Guyatt GH, Sackett DL, Cook DJ. User's guide to the medical literature. How to use an article about therapy or prevention. JAMA 1993; 270: 2598–601.

Guyatt GH, Sackett DL, Cook DJ. User's guide to the medical literature. II: How to use an article about therapy or prevention. B. What were the results and will they help me in caring for my patients? JAMA 1994; 271: 59–63.

Hopewell S, Clarke M, Moher D, Wager E, Middleton P, Altman DG, Schulz KF for the CONSORT Group. CONSORT for reporting randomised trials in journal and conference abstracts. Lancet 2008; 371: 281–3.

International Committee of Medical Journal Editors. Uniform requirements for manuscripts submitted to biomedical journals. Ann Intern Med 1982; 96: 766–71.

International Committee of Medical Journal Editors. Uniform requirements for manuscripts submitted to biomedical journals. Ann Intern Med 1988; 108: 258–65.
International Organization for Standardization Statistical Methods (ISO). Handbook on International Standards for Statistical Methods (ISO Standards Handbook 3). Geneva: ISO 1979; 287–8.
Lewis JA, Jones DR, Röhmel J. Biostatistical methology in clinical trials – a European guideline. Stat Med 1995; 14: 1655–7.
Moher D, Schulz KF, Altman DG for the CONSORT Group. The CONSORT statement: revised recommendations for improving the quality of reports of parallel-group randomised trials. Lancet 2001; 357: 1191–4.
Mosteller F, Gilbert JP, McPeek B. Reporting standards and research strategies for controlled trials. Control Clin Trials 1980; 1: 37–58.
Rosenberger WF, Lachin JM. Randomization in Clinical Trials. New York: Wiley 2002.
Sackett DL. Bias in analytical research. J Chronic Dis 1979; 32: 51–63.
Sanchez M, Chen X. Choosing the analysis population in non-inferiority studies: per protocol or intent-to-treat. Stat Med 2006; 25: 1169–81.
Simon R. Confidence intervals for reporting results of clinical trials. Ann Intern Med 1986; 105: 429–35.
Türp J, Antes G, Falck-Ytter Y. Das CONSORT-Statement. Dtsch Zahnärztl Z 2003; 58: 320–2.

20.2 Diagnostische Evaluationsstudien und Studien zur Evaluation von Screening-Verfahren

Matthias Schrappe
und Walter Lehmacher

Diagnostische Evaluationsstudien und Studien zur Evaluation von Screening-Verfahren sind erst in den letzten Jahren in den Mittelpunkt der EbM-Diskussion gerückt (Bossuyt et al. 2003). Ebenso wie bei Therapiestudien unterscheidet man die Bewertung von Einzelstudien und die Evaluation von Metaanalysen zu diagnostischen Verfahren. Die Prüfung der Fragestellung steht am Anfang, ihr folgen die Prüfungen der internen Validität, der externen Validität, der Darstellung der Studienergebnisse und der Statistik (zu den statistischen Verfahren s. Kap. 2.1, S. 14 ff., sowie Knottnerus 2002).

20.2.1 Fragestellung und Studientypen

Die Fragestellung sollte am Ende der Einleitung in kohärenter Form das untersuchte Patientenkollektiv, das experimentelle Testverfahren und den Referenztest sowie den primären Endpunkt nennen. Der Endpunkt hängt vom gewählten Studientyp ab: Vergleicht man einen experimentellen Test und einen Referenztest sequenziell hinsichtlich ihrer Sensitivität bei der Feststellung einer definierten Diagnose in einem Studienkollektiv, stellt die Diagnose den Endpunkt der Studie dar; das Therapieergebnis ist nicht Gegenstand der Studie (s. Abb. 20.2-1). Dieser Studientyp ist der häufigste: Der „neue" Test (z. B. Troponin H beim Myokardinfarkt) wird mit dem Referenztest (z. B. Koronarangiographie) in seiner Fähigkeit verglichen, einen Myokardinfarkt richtig zu diagnostizieren (Sensitivität) bzw. richtig auszuschließen (Spezifität; s. dazu Kap. 2.2, S. 17 f.). In vielen Fällen wird der experimentelle Test (z. B. Positronenemissionstomographie [PET] zur Diagnostik der mediastinalen Lymphknotenmetastasen beim nichtkleinzelligen Bronchialkarzinom, in Abb. 20.2-1: Test 1) mit dem bislang gängigen Verfahren (CT-Diagnostik des Mediastinums, Test 2) verglichen, der Referenztest („Goldstandard") ist die Operation mit histologischer Untersuchung der entnommenen Lymphknoten. Ein nicht seltener methodischer Fehler besteht darin, dass der Test 2 als Goldstandard verwendet und die Operation nicht bei allen Patienten durchgeführt wird (Verification-Bias).

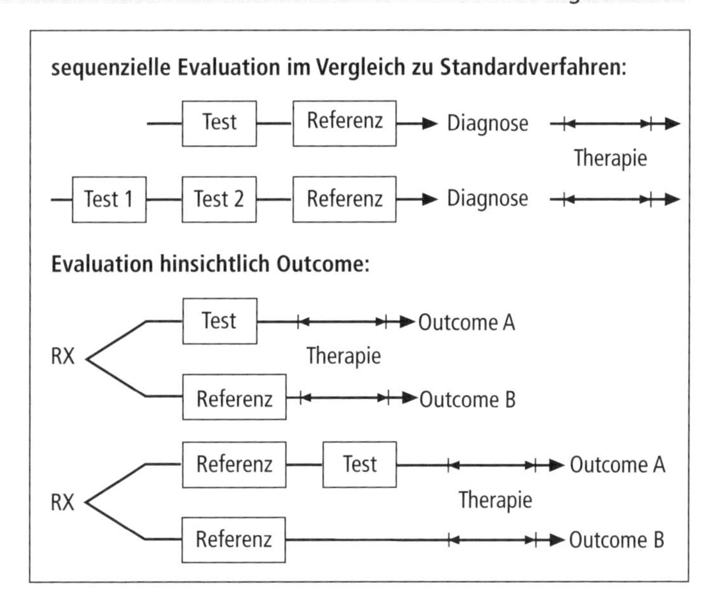

Abb. 20.2-1 Studientypen bei diagnostischen Evaluationsstudien

Sehr viel komplexer sind Studien mit einem parallelen Design, die das Therapieergebnis als Endpunkt verwenden, das nach gestellter Diagnose erreicht wird – aus klinischer Sicht und Patientensicht der relevantere Endpunkt. Hier sind randomisierte Designs möglich, wobei sowohl die Möglichkeit besteht, die Durchführung des experimentellen Tests gegen die Durchführung des Referenztests zu randomisieren, als auch die, in einem Arm den experimentellen Test plus Referenztest, im anderen Arm nur den Referenztest durchzuführen (s. Abb. 20.2-1). Auf diese Weise kann der therapeutische Nutzen beschrieben werden, den der Patient durch den zusätzlich durchgeführten „neuen" Test zu erwarten hat. Es kann sich aber auch herausstellen, dass der experimentelle Test nur dazu führt, dass z. B. die Diagnose früher im Krankheitsverlauf gestellt wird, die Dauer des Gesamtverlaufs jedoch nicht verändert wird, da lediglich die Zeit nach der Diagnosestellung verlängert wird (zum Leadtime-Bias s. S. 456).

20.2.2 Interne Validität von diagnostischen Studien und Screening-Studien

Die bereits in Kapitel 20.1 beschriebenen Bias-Formen Selection-, Attrition- und Performance-Bias sind bei diagnostischen Studien und Screening-Studien ebenfalls zu beachten. Das **Selection-Bias**, das die Auswahl der Patienten beschreibt, ist bei den sequenziellen ebenso wie bei den parallelen Designs wichtig, da bei diagnostischen Studien Verzerrungen in der Patientenauswahl bzw. bei der Zuordnung auf die Studienarme in gleicher Weise möglich sind wie bei Therapiestudien. Bei sequenziellen Studien steht vor allem die konsekutive Rekrutierung von Patienten im Mittelpunkt (s. Tab. 20.2-1). Auch ist auf die Verblindung von Arzt und Patient, die Aufrechterhaltung der Verblindung über die Studiendauer (Concealment) und die blinde statistische Auswertung zu achten.

Auch das **Attrition-Bias** (unvollständige Beobachtung der eingeschlossenen Patienten) spielt bei diagnostischen Studien eine oftmals unterschätzte Rolle. Auch bei diesen Studien muss – insbesondere bei parallelen Designs – auf die komplette Beschreibung der eingeschlossenen Patienten geachtet werden. Das **Performance-Bias** (nicht im Studienprotokoll vorgegebene Begleittherapie) hat bei diagnostischen Studien eine etwas geringere Bedeutung als bei Therapiestudien, es spielt hier nur bei parallelen Designs mit therapeutischen Endpunkten eine Rolle.

Für diagnostische Evaluationsstudien sind 4 weitere Bias-Formen charakteristisch.

Das wichtigste Bias ist das **Verification-Bias**, das vorliegt, wenn die Durchführung des Referenztests durch das Ergebnis des experimentellen Tests beeinflusst wird. Dieses Bias läge vor, wenn im o. g. Beispiel der PET-Diagnostik beim nichtkleinzelligen Bronchialkarzinom nur dann operativ der Lymphknotenstatus (Referenztest) erhoben würde, wenn die PET bereits einen positiven Befund erbracht hat – falsch-negative PET-Befunde können auf diese Weise nicht erhoben werden. Man unterscheidet das komplette Verification-Bias, bei dem der Referenztest bei mehr als 10% der Patienten nicht angewendet wurde, vom partiellen Verification-Bias, bei dem dies bei weniger als 10% der Patienten der Fall ist. Weiterhin wird als Sonderform das differenzielle Verification-Bias dann als gegeben angesehen, wenn bei parallelen Designs in beiden Armen unterschiedliche Bestätigungstests zur Anwendung kommen (z. B. Sigmoidoskopie in Arm A und Koloskopie in Arm B).

Das **Spektrum-Bias** bezieht sich auf die Beobachtung, dass neue diagnostische Methoden anfangs an Patientenkollektiven untersucht werden, in denen die Erkrankung sehr häufig ist, und es daher sehr wahrscheinlich ist, dass die Methode die Diagnose richtig vorhersagt (hohe Vortestwahrscheinlichkeit). Diese klinische Situation ist aber nicht identisch mit der Situation, in der die Methode später eingesetzt werden wird. Die PCR auf M. tuberculosis im Ziehl-Neelsen-positiven Sputumpräparat weist eine hohe Sensitivität und Spezifität auf, sie ist jedoch klinisch eher bei Ziehl-Neelsen-negativen Materialien notwendig, wo die PCR allerdings eine sehr viel geringere Sensitivität hat und kaum zur Diagnosestellung beiträgt.

Das **Work-up-Bias** liegt vor, wenn die Zuordnung unklarer Befunde – von denen bei den meisten diagnostischen Verfahren ausgegangen werden muss – nicht eindeutig festgelegt ist. Werden derartige Befunde in der Auswertung als richtig-positive Ergebnisse gewertet, steigt die Sensitivität des Verfahrens an, werden sie dagegen als richtig-negative Ergebnisse gewertet, steigt die Spezifität.

Die vierte Form ist das **Reviewer-Bias**, von dem man dann spricht, wenn die Auswertung oder Beurteilung des Testergebnisses durch die Kenntnis des Ergebnisses des Referenztests beeinflusst werden kann. Man unterscheidet hier das Test-Reviewer-Bias, das vorliegt, wenn bei der Durchführung des experimentellen Tests das Ergebnis des Referenztests bekannt ist, von dem Diagnostic-Reviewer-Bias, bei dem dies bei der Beurteilung des Testergebnisses bzw. bei der Diagnosestellung der Fall ist.

Weitere Diskussionen dieser Aspekte finden sich bei Guyatt u. Rennie (2002), Irwig et al. (2002), Sackett u. Haynes (2002) sowie Deeks (2001).

20.2.3 Rating-Systeme und der Zusammenhang zwischen Studienqualität und Ergebnis

Auch bei Evaluationsstudien zu diagnostischen Verfahren hat man Score-Systeme zum Rating dieser Studien entwickelt. Allerdings ist die Evaluation dieser Instrumente noch nicht so weit fortgeschritten, dass analog zur Situation bei den Therapiestudien diejenigen Charakteristika der Studienqua-

lität herausgearbeitet werden konnten, die am weitestgehenden mit der Studienqualität assoziiert sind. In Tabelle 20.2-1 werden hier 3 der wichtigsten Instrumente vergleichend aufgeführt.
Hinsichtlich der Gewichtung von Empfehlungen (Grading), die auf der Basis eines methodischen Reviews von diagnostischen Studien erarbeitet werden (z.B. für die Erstellung von Leitlinien), kann man sich am Vorschlag von McAlister et al. (1999) orientieren (s. Tab. 20.2-2).
Eines der Grundpostulate der EbM, nämlich der inverse Zusammenhang von Studienqualität und Effektmaß, konnte in einzelnen Studien auch für diagnostische Evaluationsstudien nachgewiesen werden (Lijmer et al. 1999).

Tab. 20.2-1 Drei Rating-Systeme zu diagnostischen Evaluationsstudien

Jaeschke et al. (1994)	Vamvakas (1998)	Lijmer et al. (1999)
(1) Was there an independent, blind comparison with a reference standard? (2) Did the patients sample include an appropriate spectrum of patients to whom the diagnostic test will be applied in clinical practice? (3) Did the results of the test being evaluated influence the decision in sufficient detail to permit replication? (4) Are likelihood ratios for the test results presented or data necessary for their calculation included? (5) Will the reproducibility of the test results and its interpretation be satisfactory in my setting? (6) Are the results applicable to my patients? (7) Will the results change my management? (8) Will patients be better off as a result of the test?	(1) Was the reference test used definitive? (2) Was the reference test used independent of the test under evaluation? (3) Were all enrolled subjects – or a randomly selected subset of patients – subjected to testing by the reference test? (4) Did the enrolled subjects represent a consecutive series or a randomly selected study population? (5) Were any patients withdrawn from the analysis, following their enrolment in the study, because of equivocal tests results or any other reason? (6) Did the performance of the index and reference tests conform to the standard of practice? (7) Was the uncertainty surrounding the calculated estimates of sensitivity and specificity of the test communicated to the reader? (8) Was the cutoff point used for interpreting the results of the test as positive clinically appropriate, and/or was the threshold value varied within a clinically relevant range? (9) Was the clinical setting in which the test was evaluated adequately described?	(1) relevante klinische Studienpopulation vs. Case-Control-Studie (2) konsekutiver Einschluss der Patienten (3) Verification-Bias: Referenztest nicht durchgeführt, komplettes Verifications-Bias bei > 10 %, kein Referenztest, partielles (< 10 %) und differenzielles Verification-Bias (unterschiedliche Referenztests in beiden Armen) (4) blinde Testinterpretation hinsichtlich Ergebnis des Referenztests (5) prospektives vs. retrospektives Studiendesign (6) Details des experimentellen Tests angegeben (7) Details des Referenztests angegeben (8) Details der Studienpopulation angegeben

Tab. 20.2-2 Levels der Evidenz (mod. nach dem Schema von McAlister et al. 1999)

Level	Kriterien
1	unabhängiger, blinder Vergleich mit dem Referenztest an einer adäquaten, konsekutiv rekrutierten Studienpopulation
2	wie (1), aber nicht konsekutiv rekrutiert oder an kleiner Studienpopulation (Selection-Bias)
3	Referenztest nicht bei allen Patienten durchgeführt (Verfication-Bias)
4	Referenztest nicht unabhängig oder blind durchgeführt (Reviewer-Bias)
5	Expertenmeinung

20.2.4 Berichte von Studien

Analog dem CONSORT-Statement zum Berichten der Ergebnisse randomisierter klinischer Studien wurde das STARD-Statement (STARD = Standards for the Reporting of Diagnostic Accuracy Studies; Bossuyt et al. 2003) publiziert, das Richtlinien zur nachvollziehbaren Veröffentlichung von Studien über diagnostische Tests enthält.

20.2.5 Evaluation von Screening-Verfahren

Screening-Verfahren sind diagnostische Methoden, die bei Populationen mit einem definierten Krankheitsrisiko, jedoch ohne individuellen Krankheitsverdacht durchgeführt werden. Studien zur Evaluation von Screening-Verfahren sind in diesem Sinne Sonderfälle diagnostischer Evaluationsstudien. Die Bias-Formen von Screening-Studien sind bis auf die folgenden beiden Formen, das Leadtime- und das Lengthtime-Bias, mit denen von Diagnostikstudien identisch.

Das **Leadtime-Bias** geht davon aus, dass sich durch die frühere Diagnose die Dauer bis zum nächsten klinischen Endpunkt zwar verlängert, die Gesamterkrankungsdauer jedoch konstant bleibt. Typisch ist der Befund, dass der Übertritt in das nächsthöhere Krankheitsstadium oder die Überlebenszeit vom Diagnosezeitpunkt aus länger ist als ohne Anwendung des Screening-Verfahrens (durch das Screening wird die Diagnose früher als üblich gestellt, mit der Therapie kann früher begonnen werden), das Gesamtüberleben – vom angenommenen Zeitpunkt des Krankheitsbeginns aus gesehen – verändert sich jedoch nicht. In einem solchen Fall verschiebt das Screening die Diagnose lediglich zeitlich nach vorn.

Das **Lengthtime-Bias** ist mit dem Leadtime-Bias verwandt und bezieht sich darauf, dass durch ein Screening langsam progrediente Erkrankungen mit guter Prognose mit einer höheren Wahrscheinlichkeit erkannt werden

Tab. 20.2-3 Bei Screening-Methoden sind richtig-positive und falsch-negative Testbefunde mit und ohne Therapieoption zu unterscheiden (nach Barratt et al. 1999).

	Referenztest		
	positiv		negativ
experimenteller Test positiv	richtig + mit Therapieoption	„richtig" + ohne Therapieoption	falsch +
experimenteller Test negativ	falsch – mit Therapieoption	„falsch" – ohne Therapieoption	richtig –

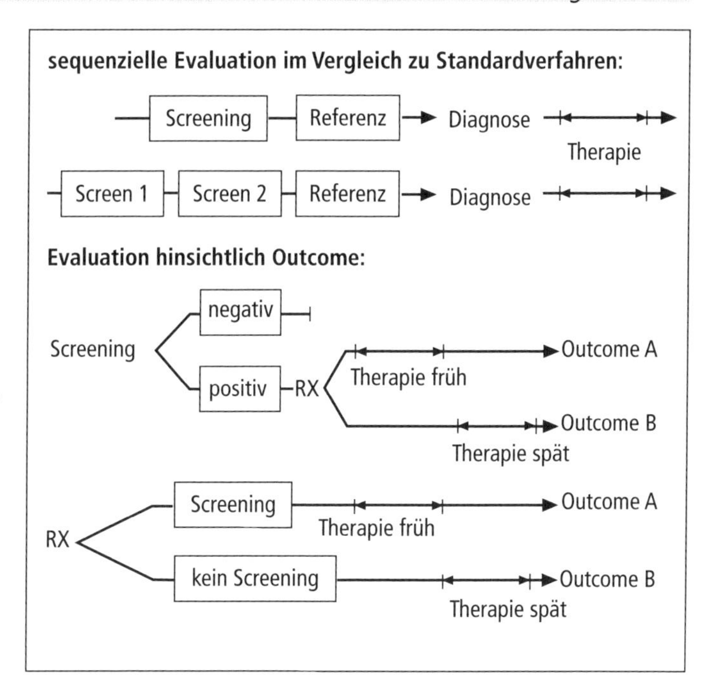

Abb. 20.2-2 Studiendesigns zur Evaluation von Screening-Methoden. Wie bei diagnostischen Studien sind sequenzielle und parallele Designs zu unterscheiden. Bei parallelen, kontrollierten Designs kann die Randomisation nach und vor Einsatz des Screening-Verfahrens stattfinden (mod. nach Barratt et al. 1999).

als rasch progrediente Erkrankungen, die eine schlechte Prognose aufweisen. Das Screening führt daher zu einer Selektion von Patienten mit günstiger Prognose, sodass insgesamt die Prognose positiv beeinflusst zu sein scheint.

Studien zur Evaluation von Screening-Methoden sind insbesondere bei Erkrankungen, bei denen ein positiver Befund (noch) keine therapeutische Konsequenz hat (sog. „inconsequential Disease"), schwierig zu gestalten (Barratt et al. 1999). Die 4-Felder-Tafel bei diagnostischen Methoden ist bei Screening-Verfahren um 2 Felder zu erweitern, was diesem Umstand Rechnung trägt (s. Tab. 20.2-3). Natürlich gibt es die Möglichkeit, die experimentelle Screening-Methode und den Referenztest sequenziell zu testen (wie in Abb. 20.2-1 oben), man beobachtet jedoch auf diese Weise nur die Fähigkeit des Tests, die Erkrankung oder den Risikofaktor zu erkennen, und gewinnt keine Erkenntnisse über den Einfluss auf den Krankheitsverlauf. Zu diesem Zweck muss ein kontrolliertes Design gewählt werden, das grundsätzlich in 2 Varianten Verwendung findet. Man kann entweder nur Patienten mit positivem Screening-Ergebnis beobachten und randomisieren, um in Arm A sofort mit einer Therapie zu beginnen, während in Arm B das Screening-Ergebnis nicht verwendet wird und man mit der Therapie erst zu dem Zeitpunkt beginnt, an dem die Erkrankung auch mit den Standardverfahren erkannt wird (s. Abb. 20.2-2 oben). Im anderen Fall randomisiert man die Patienten in eine Gruppe mit Screening und eine andere Gruppe, die kein Screening erhält, und vergleicht das Outcome hinsichtlich relevanter Therapieendpunkte über einen längeren Zeitraum (s. Abb. 20.2-2 unten; Barratt et al. 1999).

20.2.6 Anwendung in der Differenzialdiagnostik und in der Erstellung von Leitlinien

Bei der Anwendung von diagnostischen Verfahren und Screening-Verfahren in der klinischen Praxis sind folgende 3 Situationen zu unterscheiden (Richardson et al. 1999):

A. Der Test ist negativ, weitere Diagnostik ist nicht notwendig.
B. Der Test ist positiv, weitere Diagnostik ist notwendig, eine Therapieindikation ist jedoch (noch) nicht gegeben.
C. Der Test ist positiv, die Therapieindikation ist gegeben, weitere Diagnostik erübrigt sich.

Fall A und Fall C sind vergleichsweise einfach zu handhaben und zu interpretieren, im Fall B (das „differenzialdiagnostische Setting") sind jedoch weitere Überlegungen notwendig, da mehrere Diagnosen infrage kommen. Meist unterscheidet man eine Hauptverdachtsdiagnose von weiteren Verdachtsdiagnosen. Für die Bestätigung der Hauptverdachtsdiagnose benötigt man ein Verfahren mit höherer Spezifität, d.h. wenig falsch-positiven Ergebnissen. Falls man ein Verfahren mit 100%iger Spezifität zur Hand hat, kann man die Diagnostik zu diesem Zeitpunkt abbrechen, wenn das Ergebnis positiv ausfällt. Falls man jedoch die anderen Verdachtsdiagnosen weiterverfolgen muss, wählt man hier Verfahren mit hoher Sensitivität, man präferiert also Verfahren, bei denen wenig falsch-negative Ergebnisse zu erwarten sind (man möchte nicht „auf die falsche Fährte gelockt" werden).

Sensitivität und Spezifität hängen für jeden Test in einem charakteristischen Maß voneinander ab. Diese Beziehung ist durch die **Likelihood Ratio (LR)** zu beschreiben:

$$LR^{+} = \frac{\frac{rp}{(rp + fn)}}{\frac{fp}{(fp + rn)}} = \frac{\text{Sensitivität}}{1 - \text{Spezifität}}$$

Die LR^{+} beschreibt also das Verhältnis der Wahrscheinlichkeit eines positiven Testergebnisses bei Patienten *mit* der Erkrankung zu der Wahrscheinlichkeit in der Gruppe *ohne* die Erkrankung (Fletcher u. Fletcher 2007). Analog ist definiert:

$$LR^{-} = \frac{1 - \text{Sensitivität}}{\text{Spezifität}}$$

Die Anwendung der Likelihood Ratio in der klinischen Praxis ist jedoch dadurch limitiert, dass die Zugehörigkeit des Patienten zu der Gruppe mit oder ohne Erkrankungen verständlicherweise noch nicht bekannt ist. Gerade bei der Erstellung von Leitlinien und Behandlungspfaden, in denen man differenzialdiagnostische Abläufe für größere Patientenkollektive zu standardisieren versucht, ist dies von Bedeutung. Man versucht zu diesem Zweck, die Abläufe in binäre Schritte zu zerlegen (z.B. unter Verwendung eines Algorithmus), als deren Ergebnis jeweils 2 Untergruppen gebildet werden, die sich möglichst deutlich hinsichtlich der Wahrscheinlichkeit unterscheiden, in der die „gesuchte" Erkrankung vorliegt. Wäre diese Wahrscheinlichkeit in beiden Gruppen gleich hoch, hätte die Diagnostik keinen Wert. Mit anderen Worten: Ein diagnostisches Verfahren, das in der durch die Leitlinie beschriebenen differenzialdiagnostischen Situation sinnvoll ist, soll hinsichtlich der Posttestwahrscheinlichkeiten (Nachtest-Odds) gut diskriminieren, die Wahrscheinlichkeit der Erkrankung soll in der Subgruppe mit positivem Testergebnis sehr viel höher sein als in der Subgruppe mit negativem Testergebnis:

$$\text{Nachtest-Odds}^{+} = \frac{rp}{fp} = \frac{PW^{+}}{1 - PW^{+}}$$

$$\text{Nachtest-Odds}^{-} = \frac{fn}{rn} = \frac{1 - PW^{-}}{PW^{-}}$$

Man kann diesen Ausdruck auch als Verhältnis der Posttestwahrscheinlichkeiten beschreiben. Am Beispiel des HFE-Screenings auf Hämochromatose bedeutet dies, dass man durch eine vorgeschaltete Bestimmung des Serum-Ferritins 2 Untergruppen bildet, bei denen die Wahrscheinlichkeit des Vorliegens einer Hämochromatose sehr wahrscheinlich ist (Ferritin > 500 µg/l) bzw. weniger wahrscheinlich ist (Ferritin < 500 µg/l). Die HFE-Diagnostik kann man in der ersten Subgruppe mit hoher Vortestwahrscheinlichkeit empfehlen, in der zweiten Subgruppe erscheint sie u.U. nicht notwendig.
Weitere Beispiele finden sich bei Steffen et al. (2008) und Speicher (2001).
Eine weitere Kenngröße zur Interpretation des Screening-Effekts ist in Analogie zur NNT (Number Needed to Treat) bei Therapiestudien die Number Needed to Screen (NNS), welche angibt, wie viele Personen gescreent werden müssen, um ein „Ereignis" zu vermeiden (Rembold 1998).
Die GRADE-Arbeitsgruppe (GRADE = Grades of Recommendation, Assessment, Development and Evaluation) hat in ihrem Konzept zur Bewertung von Empfehlungen auch zu diagnostischen Tests Stellung genommen; dabei wird besonders der Nutzen für die Patienten berücksichtigt und nicht nur die „Surrogat-Endpunkte" der Genauigkeit des Tests (vgl. Schünemann 2008).

Literatur

Barratt A, Irwig L, Glasziou P, Cumming RG, Raffle A, Hicks N, Gray JAM, Guyatt GH. Users' guide to the medical literature. XVII: How to use guidelines and recommendations about screening. JAMA 1999; 281: 2029–34.

Bossuyt PM, Reitsma JB, Bruns DE, Gatsonis CA, Glasziou PP, Irwig LM, Lijmer JG, Moher D, Rennie D, de Vet HCW for the STARD steering group: Towards complete and accurate reporting of studies of diagnostic accuracy: the STARD initiative. BMJ 2003; 326: 41–4.

Deeks JJ. Systematic reviews of evaluation of diagnostic and screening tests. BMJ 2001; 323: 157–62.

Guyatt G, Rennie D (eds). Users' Guide to the Medical Literature. Chicago: AMA Press 2002.

Fletcher RH, Fletcher SW. Klinische Epidemiologie. Bern: Huber 2007.

Irwig L, Bosuyt P, Glasziou P, Gasonis C, Lijmer J. Designing studies to ensure that estimates of test accuracy are transferable. BMJ 2002; 324: 669–71.

Jaeschke R, Guyatt GH, Sackett DL and the Evidence Based Medicine Working Group: How to use an article about a diagnostic test. JAMA 1994; 271: 389–91, 703–7.

Knottnerus A (ed). The Evidence Base of Clinical Diagnosis. London: BMJ Books 2002.

Lijmer JG, Mol BW, Heisterkamp S, Bonsel GJ, Prins MH, van der Meulen JHP, Bossuyt PMM. Empirical evidence of design-related bias in studies of diagnostic tests. JAMA 1999; 282: 1061–6.

McAlister FA, Straus SE, Sackett DL on behalf of the CARE-COAD1 Group. Why we need large, simple studies of the clinical examination: the problem and a proposed solution. Lancet 1999; 354: 1721–4.

Rembold CM. Number needed to screen: development of a statistic for disease screening. BMJ 1998; 317: 307–12.

Richardson WS, Wilson MC, Guyatt GH, Cook DJ, Nishikawa J for the Evidence-Based Medicine Working Group. User's guide to the medical literature XV: How to use an article about disease probability for differential diagnosis. JAMA 1999; 281: 1214–9.

Sackett DL, Haynes RB. The architecture of diagnostic research. BMJ 2002; 324: 539–41.

Schünemann HJ et al. for the GARDE Working Group. Grading Quality of Evidence and Strength of Recommendations for Diagnostic Tests and Strategies. BMJ 2008; 336: 1106–10.

Speicher CE. Evidenzbasierte Labordiagnostik. Bern: Huber 2001.

Steffen HM, Griebenow R, Meuthen I, Schrappe M, Ziegenhagen DJ. Internistische Differentialdiagnostik. Stuttgart, New York: Schattauer 2008.

Vamvakas EC. Meta-analyses of studies of the diagnostic accuracy of laboratory tests. A review of the concepts and methods. Arch Pathol Lab Med 1998; 122: 675–86.

20.3 Beobachtungsstudien

Nicole Heussen
und Ralf-Dieter Hilgers

Nach Cochran (1965) zielen Beobachtungsstudien auf den Nachweis einer Ursache-Wirkungs-Beziehung in den Fällen, in denen kontrollierte Experimente nicht durchführbar sind. Dies bedeutet, dass in den gewohnten Behandlungsablauf nicht eingegriffen wird und damit eine zufällige Zuteilung der zu vergleichenden Prozeduren bzw. Behandlungen zu den Patienten nicht möglich ist. Gegenstand von Beobachtungsstudien ist also die Erhebung bzw. die Registrierung ausgewählter Merkmale.
Im Folgenden wird zunächst auf die Zielsetzung und klinische Fragestellung eingegangen, die einer Beobachtungsstudie zugrunde liegt. Danach werden verschiedene Typen von Beobachtungsstudien vorgestellt. Dabei werden mögliche Fehlerquellen (**Bias**) diskutiert und Möglichkeiten der Fehlerkorrektur, insbesondere bei der statistischen Analyse, aufgezeigt.

20.3.1 Zielsetzung und Fragestellung

Beobachtungsstudien können unter dem Begriff „nicht randomisierte Studien“ subsumiert werden. Aufgrund der fehlenden Randomisierung sind sie anfällig für eine Vielzahl von Bias-Quellen. Insofern stellt sich die Frage, warum Forscher in einigen Situationen auf die scheinbar schwächere Methodik der Beobachtungsstudien zurückgreifen und worin die Vorteile dieser Studientypen bestehen. Dazu ist einerseits festzustellen, dass Beobachtungsstudien in der Regel mit einem gegenüber randomisierten Studien deutlich geringeren Aufwand verbunden sind, sodass diese Studientypen in frühen Stadien des Forschungsprozesses bedeutsam sind. Andererseits hängt die Wahl des Studientyps aber primär von der Fragestellung ab. So lässt sich offensichtlich die Frage nach einem Zusammenhang zwischen der Asbestemission und dem Auftreten von Lungenkrebs kaum im Rahmen einer randomisierten Studie erklären.
Liegt das Ziel in der Ermittlung der Häufigkeit einer Krankheit (**Prävalenz**), so benötigt man eine repräsentative Stichprobe aus einer Grundgesamtheit, die im Rahmen einer Querschnittstudie erhoben werden. Ein andere Fragestellung mag hingegen in der Evaluation eines diagnostischen Tests, also der Ermittlung der Sensitivität und der Spezifität bestehen, was im Rahmen einer Fall-Kontroll-Studie erhoben werden kann. Fall-Kontroll-Studien beantworten jedoch auch Fragen nach der Assoziation zwischen einer Ursache und der Wirkung. Um jedoch einen strengen Ursache-Wirkungs-Nachweis zu führen, benötigt man Informationen über die Chronologie, welche sich erst im Rahmen einer Kohortenstudie ermitteln lassen. Diese Aspekte werden nach der detaillierten Besprechung der Studientypen nochmals aufgegriffen.

20.3.2 Studientypen

Beobachtungsstudien werden in der patientenorientierten medizinischen Forschung häufig verwendet. Das generelle Vorgehen dieser Studien besteht darin, auf der Basis von Stichproben Schlüsse über eine größere Population zu erhalten. Dabei bezeichnet das Wort **„Population“** im statistischen Sinne eine unendliche Menge von Individuen, über die man Vorhersagen treffen möchte. Da diese Population in ihrer Gesamtheit nicht beobachtet werden kann, betrachtet man üblicherweise Stichproben, d. h., man wählt zufällig eine Gruppe von Individuen aus dieser Population.
In der medizinischen Forschung sind Zufallsstichproben jedoch selten. Üblicherwei-

se bestehen die **Stichproben** in der medizinischen Forschung aus einer Teilmenge von Patienten einer Klinik oder eines Krankenhauses. Die Repräsentativität einer solchen Stichprobenziehung ist unter anderem dadurch beeinträchtigt, dass sich der Verlauf einer Erkrankung in verschiedenen Krankenhäusern wegen verschiedener Umgebungen und genetischer Ausprägungen der lokalen Populationen unterschiedlich darstellen wird. Darüber hinaus ist zu beachten, dass die meisten klinischen Studien in sehr restriktiven Populationen durchgeführt werden (vgl. S. 447 Randomisierung). Extremfälle selektierter Stichproben stellen die Case Reports (Fallbeschreibung) und Case Series (Fallstudien) dar.

Die Art der Stichprobenziehung definiert die im Folgenden beschriebenen Studientypen.

Querschnittstudie

Wird eine Stichprobe von Individuen aus einer Population zu einem Zeitpunkt untersucht, so spricht man von einer Querschnittstudie (Cross-Sectional Study). Ziel einer solchen Studie kann zum Beispiel die Ermittlung der Häufigkeiten von Krankheiten (Prävalenz) sein. Häufig werden dann neben der interessierenden Erkrankung gleichzeitig potenzielle Risikofaktoren beobachtet.

Um die für eine Querschnittstudie notwendige Stichprobe aus einer Population zu erhalten, müssen die Individuen zufällig aus der Population ausgewählt werden. **Zufallsziehungen** stellen sicher, dass sich keine Unterschiede zwischen der Stichprobe und der zugrunde liegenden Population, etwa hinsichtlich der Altersverteilung oder anderer Merkmale, ergeben. Somit können die Methoden der Wahrscheinlichkeitsrechnung zur Analyse der Daten verwendet werden. Nachteilig dabei ist, dass eine Liste der Individuen der Population vorliegen muss. Dies ist sicher gerade in Fällen größerer Populationen, etwa der Menge der Einwohner in Deutschland, problematisch.

Wenn keine Gesamtliste der Population vorliegt, aber Listen größerer „Einheiten" von Individuen der Population, dann lässt sich eine Zufallstichprobe auch auf der Basis sog. **Cluster** erzielen. Dabei könnte zunächst eine Zufallstichprobe der Einheiten (Cluster) gezogen und dann alle Mitglieder dieser Einheiten beobachtet werden. Diese Art der Stichprobenziehung bedarf allerdings einer speziellen statistischen Stichprobenplanung und Auswertung.

Besteht das Ziel einer Untersuchung in der Bestimmung der Prävalenz einer Erkrankung, etwa der Häufigkeit von Lungenkrebs in Deutschland, so benötigt man für Deutschland Angaben über den Umfang der Gesamtbevölkerung sowie die Anzahl der Lungenkrebskranken. Dabei sollte die Datenerhebung zu einem fest vorgegebenen Zeitpunkt erfolgen, da sich nicht nur die Zahl der Erkrankten, sondern auch die Zahl der Einwohner Deutschlands ständig ändert. Aus praktischen Gründen oder um Zeittrends zu kompensieren, kann es jedoch sein, dass die Erfassung der Krankheitshäufigkeit nicht zu einem Zeitpunkt erfolgt, sondern über ein Zeitintervall, etwa ein Jahr. Entsprechend resultiert dann statt der Punktprävalenz eine Periodenprävalenz. Obschon die Durchführung der Studie über eine (fixe) Zeitperiode praktische Vorteile aufweist, ergeben sich bei der Berechnung der Periodenprävalenz einige Probleme. Einerseits ist die Frage nach der Behandlung von Neuerkrankung im Zeitintervall zu beantworten und andererseits die Frage nach der Behandlung der dynamischen Zusammensetzung der Population.

Wenn die Prävalenz der Lungenkranken nicht in der Gesamtbevölkerung, sondern unter den Rauchern und Nichtrauchern interessiert, so sollte eine modifizierte Form der Stichprobengewinnung verwendet werden. Man teilt dann die Population in Rau-

cher und Nichtraucher auf; die Zufallsziehung erfolgt aus den so gebildeten Gruppen. Wird ein solches Vorgehen gewählt, also die gleichzeitige Erhebung der „Exposition" und der Erkrankung, ist jedoch zu beachten, dass eine zeitliche Abfolge des Auftretens der Faktoren nicht nachgewiesen werden kann. Insofern ist die Aussage lediglich assoziativ und kann etwa durch die Angabe von Odds Ratios beschrieben werden.
Ein bekanntes Beispiel für eine bevölkerungsbasierte Querschnittstudie ist die Million Women Study (Million Women Study Collaborative Group 1999). Hierbei sollten im Rahmen eines Screenings in England in den Jahren 1996–2000 alle Frauen erfasst werden, die eine Hormonersatztherapie verwenden.
Offensichtlich ist eine Querschnittstudie problematisch, wenn eine seltene Krankheit erforscht werden soll. Beachtet man, dass bei Krankheiten mit einer Prävalenz von 1 : 1 000 mindestens 3 000 Personen in die Untersuchung einbezogen werden müssen, um mit 95%iger Sicherheit mindestens einen Erkrankten zu beobachten, so ist es offensichtlich, dass man bei seltenen Erkrankungen sehr große Fallzahlen in eine solche Studie einbeziehen muss.

Fall-Kontroll-Studie

Ein Studientyp, der sich gerade für die Untersuchung seltener Erkrankungen oder Krankheiten mit langer Latenz eignet, ist die Fall-Kontroll-Studie. Hierbei liegen etwa in einer Klinik Daten zu einer Gruppe von Erkrankten (**Fälle**) vor. Für diese Fälle wird dann retrospektiv das Vorliegen einer Exposition ermittelt und den analogen Daten einer oder mehrerer **Kontrollgruppen** gegenübergestellt.
Ausgehend vom Vorliegen der Erkrankung wird also nach den Ursachen gesucht. Insofern liegt die Aussage einer Fall-Kontroll-Studie in der Beschreibung einer Assoziation zwischen Studienfaktor und Krankheit. Problematisch ist die Wahl einer geeigneten Kontrollgruppe.
Hierbei greift man zuweilen auch auf sog. historische Kontrollgruppen zurück. Soll etwa die Frage des Auftretens einer nosokomialen Infektion nach dem Einsatz eines neuen Operationsverfahren betrachtet werden, so läge es nahe, als Kontrollgruppe eine Gruppe von Patienten auszuwählen, die vor der Umstellung der Operationsmethode behandelt wurden. So ist allerdings nicht auszuschließen, dass die Kontrollgruppe und die Gruppe neuer Patienten sich systematisch unterscheiden, z. B. durch unterschiedliche Stadien der Erkrankung aufgrund veränderter Diagnostik oder veränderter Zuweisungsströme. Darüber hinaus können der Umfang und die Qualität der Dokumentation unterschiedlich sein. Diese und viele andere Gründe führen dazu, das in Studien mit historischen Vergleichsgruppen mehr statistisch signifikante Resultate beobachtet werden als in Studien mit randomisierter Behandlungszuteilung (s. Sacks u. Chalmers 1982). Es ist bekannt, dass historischen Kontrollgruppen zu optimistischeren Beurteilungen des Therapieerfolges führen. Um hier zu einer Bias-reduzierten Bewertung zu gelangen, können Matching-Strategien oder stratifizierte Analysen hilfreich sein.
Beim **Matching** werden zunächst Kriterien definiert, die einen unmittelbaren Einfluss auf die Assoziation zwischen der Erkrankung und der „Exposition" haben. So verwenden Doll und Hill (1950) in ihrer Fall-Kontroll-Studie zum Nachweis der Assoziation zwischen Lungenkrebs und Rauchen die Kriterien Alter und Geschlecht, um Lungenkrebsfälle und Kontrollen zu matchen. Sie wenden dabei die Methode des individuellen Matchings (1 : 1) an, bei der zu jedem Fall eine Kontrolle gleichen Alters und Geschlechts gesucht wird. Bei der statistischen Analyse ist dann darauf zu achten, dass die resultierenden Stichproben aufgrund der

Ähnlichkeit als „abhängig" betrachtet werden.
Es sei angemerkt, dass ein individuelles Matching auf der Basis einer Variablen mit einer großen Zahl von Ausprägungen problematisch sein kann. Ein alternatives Vorgehen besteht darin, mehrere Kontrollen zu einem Fall (1 : m-Matching) auszuwählen. Verwendet man das Alter als Matching-Variable, so entspräche in diesem Fall das mittlere Alter der m Kontrollen dem Alter des gematchten Falls.
Ist ein individuelles Matching nicht möglich, so besteht die Möglichkeit des sog. Verteilungs-Matchings oder Häufigkeits-Matchings (Frequency Matching), bei dem das Ziel lediglich darin besteht, eine Übereinstimmung der Alters- und Geschlechtsverteilung in den beiden Gruppen zu erzielen. Eine solche Fall-Kontroll-Studie wird mit einer geschichteten Analysetechnik ausgewertet, bei der die Analyse in jeder durch die Matching-Variable definierten Kategorie erfolgt oder aber mittels eines logistischen Regressionsmodells, bei dem die Matching-Variable in die Analyse mit eingeht. Auf stratifizierte Auswertungen wird bei der Besprechung von Kohortenstudien noch einmal eingegangen.
Rosenbaum (1995) beschreibt eine Vielzahl unterschiedlicher Matching-Strategien.
Es sei angemerkt, dass Matching keine umfassende Sicherheit gegen ein Bias liefert, denn das Matching in einer Variablen garantiert nur die Vergleichbarkeit der Gruppen hinsichtlich dieser Variablen. Deshalb stellt sich insbesondere die Frage, nach welchen Kriterien gematcht werden soll. Naheliegend wäre es, nach möglichst vielen Variablen zu matchen, was jedoch in praktischen Situationen das Auffinden geeigneter Kontrollen nahezu unmöglich macht.
Kritisch anzumerken ist, dass die Interpretation von Fall-Kontroll-Studien problematisch sein kann. Einerseits ist die Auswahl der Kontrollen ein häufiger Ankerpunkt für Kritik an der Validität der Studienergebnisse. Denn häufig werden wegen der leichten Verfügbarkeit Kontrollgruppen aus anderen Abteilungen einer Klinik gewählt. Dabei ist zu beachten, dass diese Klinikpopulation sicherlich nicht der allgemeinen Population entspricht. Andererseits liegt es durch den retrospektiven Charakter der Studie nahe, dass die Erinnerung der befragten Individuen nicht reliabel ist. In praktischen Situationen ist häufig zu beobachten, dass die Fälle sich besser an Ereignisse erinnern als die Kontrollen, ein Phänomen, das man als Recall-Bias bezeichnet.
Positiv ist sicherlich, dass dieser Studientyp effizient durchzuführen ist. Deshalb werden Fall-Kontroll-Studien in einem frühen Stadium des Erkenntnisprozesses häufig zur Hypothesengenerierung eingesetzt.

Kohortenstudie

Sowohl die Querschnittstudie als auch die Fall-Kontroll-Studie erlauben nicht den Nachweis eines strengen Ursache-Wirkungs-Prinzips. Dies liegt vor allem daran, das man eine zeitliche Abfolge der Ereignisse, d.h. ein Auftreten der Krankheit als Folge zeitlich nach der Ursache, nicht beobachten kann. Dazu müsste man mit Gruppen von Individuen starten, die sich durch das Vorliegen oder Nichtvorliegen einer Exposition unterscheiden und zu Beginn der Untersuchung krankheitsfrei sind. Diese Gruppen beobachtet man über einen festen Zeitraum und registriert die neu auftretenden Krankheitsfälle (inzidente Fälle). Dieser Studientyp wird Kohortenstudie genannt.
Offensichtlich kann man durch ein solches Vorgehen dem Wunsch nach einem Aufdecken einer zeitlichen Abfolge Rechnung tragen, da zunächst die Exposition vorliegt und in der Folge das Auftreten der Erkrankung beobachtet wird. Dadurch erlaubt dieser Studientyp die Schätzung der **Inzidenz**, also die Schätzung der Zahl der Neuerkrankungen pro Zeitintervall.

Für praktische Anwendungen ist zu beachten, dass eine Kohortenstudie sehr aufwendig sein kann, insbesondere wenn die zu untersuchende Erkrankung selten ist oder eine lange Latenzzeit aufweist. Dann sind große Kohorten oder lange Nachbeobachtungszeiten notwendig. Dabei stellen Drop-outs ein besonderes Problem bei langen Nachbeobachtungszeiten dar. Insgesamt erweisen sich Kohortenstudien als sehr kostspielig im Vergleich zu Querschnitt- oder Fall-Kontroll-Studien, sie werden deshalb häufig erst im fortgeschrittenen Stadium des Erkenntnisprozesses oder bei medizinisch besonders wichtigen Fragen eingesetzt.

Kohortenstudien eignen sich natürlich auch für den Nachweis der Wirksamkeit einer neuen gegenüber einer alten Therapie. Hierbei werden die Kohorten aus den beiden Therapiegruppen gebildet. Beobachtet wird dann das Auftreten eines klinischen Ereignisses, etwa das Auftreten eines Rezidivs nach Chemotherapie.

Problematisch an diesem Studiendesign ist, dass die Strukturgleichheit der beiden Behandlungsgruppen nicht gesichert werden kann. Um das erwartete Bias auf die Studienergebnisse zu minimieren, gibt es 2 grundsätzlich unterschiedliche Vorgehensweisen, nämlich die Randomisierung und die Stratifizierung.

Bei der **Randomisierung** werden die Studienteilnehmer den Behandlungen zufällig zugeteilt. Es resultiert der Spezialtyp einer Kohortenstudie, die randomisierte klinische Studie, die ausführlich im Kapitel 20.1 besprochen wurde.

Bei der **Stratifizierung** ist man bestrebt, das Bias im Analyseschritt zu eliminieren. Dazu identifiziert man zunächst diejenigen erklärenden Variablen, für die ein Bias auf die Studienergebnisse erwartet werden kann. Im statistischen Modell zur Beschreibung des Zusammenhangs der Behandlung mit dem Erfolgskriterium werden diese erklärenden Variablen dann mit aufgenommen. Ist die Zahl der Variablen groß im Verhältnis zum Stichprobenumfang, so werden die im statistischen Modell einzuschließenden erklärenden Variablen durch spezielle Selektionsverfahren ausgewählt (Ulm et al. 1989).

Ein bekanntes Beispiel für eine Kohortenstudie ist die Framingham Heart Study (Dawber et al. 1951), in der nach kardiovaskulären Risikofaktoren gesucht wird.

20.3.3 Vergleichende Bewertung und Grenzen der Aussagen

Die Frage nach der Evidenz der Aussagen von Beobachtungsstudien ist eng verbunden mit den Bias-Typen, die sich durch die verwendete Art der Stichprobenziehung ergeben. Neben den bereits im Kapitel 20.1 besprochenen Bias-Arten, wie Selection-Bias, Performance-Bias, Detection-Bias und Attrition-Bias, sollen im Folgenden einige spezielle Aspekte dieser Bias-Arten sowie einige für Beobachtungsstudien spezifische Formen des Bias besprochen werden. Das Verständnis dieser möglichen Fehlerquellen hilft bei der Bewertung der internen und externen Validität der Studie.

Die Ergebnisse der vorher beschriebenen Beobachtungsstudien können durch die Auswahl der Studienteilnehmer verzerrt werden (Selection-Bias), etwa wenn Patienten ihre Behandlung selbst auswählen oder wenn die Behandlung auf der Basis von Patientencharakteristiken wie Schweregrad der Erkrankung zugewiesen wird. Diese Art des Selection-Bias bezeichnet Berger (2005) als „First Order Selection Bias".

Eine Beobachtungsstudie liefert für den Vergleich zweier Bedingungen, etwa zweier Behandlungen, verzerrte Ergebnisse, falls die Behandlungs- und die Kontrollgruppe sich vor der Behandlung derart unterscheiden, dass das Behandlungsergebnis beeinflusst wird. Dabei spricht man von einem **Overt Bias**, wenn man den Unterschied in den Daten sehen kann, etwa in der Form, dass im Rahmen einer Studie zur Verbesserung des Visus die Patienten der Behandlungsgruppe schlechtere Ausgangsvisuswerte aufweisen als die Patienten der Vergleichsgruppe. Von einem **Hidden Bias** spricht man, wenn die Information über den Ausgangsvisus in den Daten nicht verfügbar ist. Offensichtlich kann das Ausmaß eines Overt Bias im Rahmen einer statistischen Analyse, etwa durch eine Stratifizierung, kompensiert werden. Dabei wird im statistischen Modell, welches zur Bewertung des Zusammenhangs aufgestellt wurde, die entsprechende Variable – im obigen Fall der Ausgangswert – als erklärende Variable mit aufgenommen, um einen „adjustierten" Behandlungsschätzer zu erhalten. Ein solches Vorgehen ist aber offensichtlich nicht möglich, um den Einfluss eines Hidden Bias zu reduzieren. Rosenbaum (1995) diskutiert die Möglichkeiten der Bewertung eines Hidden Bias. Eine Möglichkeit, das Ausmaß von Hidden Bias abzuschätzen, besteht darin, mehrere Kontrollgruppen zu betrachten. Dann wird man das Ausmaß von beobachteten Unterschieden zwischen den Ergebnissen der verschiedenen Kontrollgruppen als Hidden Bias interpretieren. Andererseits kann das Hidden Bias zwischen der Behandlungs- und Kontrollgruppe auch in einer anderen Ergebnisvariablen abgeschätzt werden, etwa wenn bekannt ist, dass diese Ergebnisvariable nicht durch die Behandlung beeinflusst wird. Ebenso mögen statistische Methoden, wie Sensitivitätsanalyse und Matching-Techniken, hilfreich sein, um ein Hidden Bias zu erkennen.

Um den Einfluss verschiedener Effekte auf die Resultate der Studie zu untersuchen, etwa den Effekt fehlender Messwerte, wird man eine **Sensitivitätsanalyse** durchführen. Diese lässt sich dadurch charakterisieren, dass eine Grenzbetrachtung der Ergebnisse erfolgt, z.B. wenn der Einfluss verschiedener Ersetzungsstrategien für fehlende Messwerte auf die Studienergebnisse untersucht wird. Durch die Anwendung solcher Techniken, für die es keine allgemeingültigen Verfahrensregeln gibt, lassen sich die Validität der Studienergebnisse sowie der Einfluss verschiedener Bias-Quellen abschätzen.

Ähnlich wie sich bei randomisierten klinischen Studien ein internationaler Qualitätsstandard für die Berichtserstellung zu solchen Studien (CONSORT-Statement) etabliert hat, wurde unter dem Titel „Strengthening the Reporting of Observational Studies in Epidemiology" (STROBE) eine Standardisierung der Berichtserstellung zu Beobachtungsstudien angestrebt. 2007 wurde das Statement in mehreren Zeitschriften publiziert, es liegt mittlerweile in mehreren Sprachen vor. Begleitet wird die Textform von Checklisten zu Querschnitts-, Fall-Kontroll- und Kohortenstudien. Die Checklisten beschreiben Aspekte, die in einer Publikation zu einem der obigen Studientypen enthalten sein sollen. Gegliedert sind die Checklisten in die Bereiche Titel und Abstract, Einleitung, Methoden, Resultate und Diskussion. Besondere Erwähnung findet auch die Betrachtung der Fallzahlplanung, ein Punkt, dem in vielen Beobachtungsstudien wenig Aufmerksamkeit geschenkt wird. Darüber hinaus sollte die Diskussion möglicher Bias-Quellen ein wesentlicher Aspekt der Publikation sein. Durch STROBE erhält der Anwender, aber auch der Leser medizinischer Fachliteratur eine Anleitung zum „Critical Appraisal" von Beobachtungsstudien.

Zusammenfassend kann festgehalten werden, dass wissenschaftlich sorgfältig durchgeführte Beobachtungsstudien einen wesentlichen Bestandteil der patientenorientierten Forschung darstellen und der Stellenwert der Aussagen solcher Studien entscheidend durch eine sorgfältige Planung und Analyse beeinflusst wird.

Literatur

Berger VW. Quantifying the magnitude of baseline covariate imbalances resulting from selection bias in randomized clinical trias. Biom J 2005; 47: 119–27.

Cochran WG. The planning of observational studies of human populations (with discussion). J R Stat Soc [Ser A] 1965; 128: 124–35.

Dawber TR, Meadors GF, Moore FE Jr. Epidemiological approaches to heart disease: the Framingham Study. Am J Public Health 1951; 41: 279–86.

Doll R, Hill B. Smoking and the carcinoma of the lung. BMJ 1950; 30: 739–48.

Million Women Study Collaborative Group. The Million Women Study: design and characteristics of the study population. Breast Cancer Res 1999; 1: 73–80.

Rosenbaum PR. Observational Studies. New York: Springer 1995.

Sacks H, Chalmers TC. Sensitivity and specifity of clinical trials: randomized vs historical controls. Ann Intern Med 1982; 143, 233–40.

Ulm K, Schmoor C, Sauerbrei W, Kemmler G, Aydemir Ü, Müller B, Schumacher M. Strategien zur Auswertung einer Therapiestudie mit der Überlebenszeit als Zielkriterium. Biom Inform Med Biol 1989; 20: 171–205.

20.4 Gesundheitsökonomische Evaluation

Andreas Gerber und Guido Büscher

Ebenso wie für die Durchführung und Publikation von Beobachtungsstudien (s. Kap. 20.3) haben sich auch für die Durchführung von Kosten-Effektivitäts-Analysen Standards etabliert (z.B. Hannoveraner Konsens für Deutschland: v.d. Schulenburg et al. 2007). Im internationalen Bereich wurde darüber hinaus eine Vielzahl pharmakoökonomischer Leitlinien, d.h. Leitlinien speziell für die gesundheitsökonomische Evaluierung von Arzneimitteltherapien, vorgestellt. Eine Übersicht findet sich bei der International Society of Pharmacoeconomics and Outcomes Research (ISPOR 2009). Diese Standards geben Antwort auf folgende Fragen:

- Können sich Kosten-Nutzen-Verhältnisse je nach eingenommener Perspektive der Untersuchung unterscheiden?
- Wie geht man mit Kosten und Nutzen um, die in verschiedenen Jahren anfallen?
- Wie bereitet man unsichere Daten auf?
- Wie ist der ideale Zeithorizont?
- Wie sollten gesundheitsökonomische Analysen bewertet werden?

20.4.1 Perspektiven

Jede gesundheitsökonomische Evaluation erfordert eine Perspektive, aus der Kosten und Nutzen gemessen werden. Perspektive meint in diesem Zusammenhang, dass verschiedene Akteure des Gesundheitswesens abweichende Interessen an Kostenarten oder auch Nutzenarten haben. Eine Krankenkasse wird sich beispielsweise in der Regel nicht dafür interessieren, ob ihre Versicherten je nach Therapiealternative nach einer Behandlung für 3 oder 5 Tage arbeitsunfähig erklärt werden. Der Arbeitgeber hingegen dürfte aus seiner Sicht sehr wohl an diesem Kostenunterschied Interesse haben, wenn er die Lohnkosten fortzuzahlen hat.

Die Wahl der Perspektive entscheidet also darüber, welche Kosten- und Nutzenkomponenten in die Analyse eingehen. So wären z.B. Veränderungen bei Rentenzahlungen für eine Krankenkasse ohne Belang. Es sollte stets dargestellt werden, welche Perspektive eingenommen wurde, und begründet werden, warum die entsprechende Sicht gewählt wurde.

Die meisten Analysen werden aus der Sicht der Gesellschaft durchgeführt. Diese Perspektive wird meist empfohlen, da sie am umfassendsten ist und auch andere Perspektiven mit abdeckt. Weitere Perspektiven sind z.B. die der Sozialversicherungen, der Krankenhäuser, der niedergelassenen Ärzte, der Patienten oder einer Krankenkasse.

20.4.2 Bewertung von Produktivität: Humankapital oder Friktionskosten

Indirekte Kosten können wesentliche Anteile an den Gesamtkosten einer Intervention ausmachen. Unter **indirekten Kosten** versteht man im Allgemeinen die verlorene Produktivität, die für die Gesellschaft eine Einbuße darstellt. Indirekte Kosten fallen bei vielen Erkrankungen und Interventionen an. Ihre Abschätzung ist für die Durchführung einer Analyse aus gesellschaftlicher Perspektive unerlässlich. Dabei haben sich 2 Verfahren etabliert, die im Grunde auch verschiedene ökonomische Grundhaltungen abbilden.

Der **Humankapitalansatz** ist vorwiegend an die Kosten-Nutzen-Analyse im engeren Sinne (Cost-Benefit Analysis) gebunden. Heute wird er zu einer generellen Abschätzung der indirekten Kosten durch Arbeitsausfall auch in der Kosten-Nutzwert-Analyse (Cost-Utility Analysis) herangezogen und häufiger eingesetzt als der sog. Friktionskostenansatz. Um den Ausfall an Produktivität bestimmen zu können, wird mithilfe des Humankapitalansatzes der Wert des menschlichen Lebens nach seinem Wertschöpfungspotenzial geschätzt, das in der Regel einem auf dem Arbeitsmarkt erzielten Erwerbseinkommen entspricht. Die ganze Phase der Krankheit oder des frühzeitigen Versterbens wird angesetzt als Ausfallzeit, welche mit dem nicht erwirtschafteten Verdienst bewertet wird. Vereinfacht wird zumeist ein durchschnittliches Bruttoeinkommen angesetzt, da nicht das Einkommen eines jeden Studienteilnehmers ermittelt werden kann bzw. dies Verzerrungen gegenüber der von der Erkrankung betroffenen Allgemeinbevölkerung aufweisen kann.

Dieses Vorgehen ist problematisch, da viele Personen kein Erwebseinkommen erzielen, z.B. Rentner und Kinder. Erkrankungen in diesen Patientengruppen würden somit keine indirekten Kosten generieren. Außerdem gab es bis vor kurzem für bestimmte Arbeiten keine marktgerechte Bewertung, z.B. Haushaltsarbeit oder häusliche Kindererziehung, auch wenn die Theorie vorsieht, dass ein Verlust des potenziell erzielbaren Lohns anzusetzen wäre. Würde man für den Lohn eines zu Hause bleibenden Elternteils den Lohn einer Haushaltshilfe ansetzen, würde man die Arbeit des Elternteils wahrscheinlich falsch zu niedrig ansetzen, wenn diese Person gleichzeitig ihre Kinder fördert, Hausaufgaben betreut etc., sodass der exakte Lohn schwer ermittelbar sein dürfte. Generell dürfte es schwierig sein, den von der Gesellschaft erlittenen Produktivitätsverlust aufgrund einer Erkrankung ohne Verzerrungen über den Humankapitalansatz zu quantifizieren. Ein sog. perfekter Markt, auf dem das Einkommen gleich der Produktivität ist und der somit eine Abschätzung der Produktivitätseinbußen für alle Bevölkerungsgruppen erlaubt, existiert nicht.

Außerdem werden die Kosten aus Sicht der praktischen Betriebswirtschaftlehre im Humankapitalansatz überschätzt. Denn der Humankapitalansatz bildet nicht realistisch ab, dass Arbeiten von Kollegen übernommen werden oder bei längerer Abwesenheit eine neue Person eingestellt und eingearbeitet werden kann. Bei kurzen Krankheitsepisoden wiederum kann die ausfallende Person möglicherweise selbst vor- und nacharbeiten. Genau dies wird im **Friktionskostenansatz** (Koopmanshap et al. 1995) berücksichtigt. Im Prinzip begrenzt dieser Ansatz die Produktionsausfälle auf einen Zeitraum, ab dem die Beschäftigung durch Ersatz aufgefangen werden kann. Dies erfordert jedoch Daten über die verschiedenen Phasen eingeschränkter Produktivität. Auch wird implizit die Annahme getroffen, dass es verfügbare Arbeitskräfte im Markt gibt bzw. Reserven im Unternehmen zur Kompensation. Während also der Humankapitalansatz vom perfekten (Arbeits-)Markt ausgeht, beruft sich der Friktionskostenansatz darauf, dass der (Güter-)Markt nicht perfekt ist.

20.4.3 Diskontierung

Diskontierung (Abzinsung) als das „Gegenteil" von Verzinsung sollte für jede Investition berechnet werden, wenn längere Zeiträume betrachtet werden und Kosten und Nutzen über verschiedene Jahre verstreut anfallen. Für die Kosten leuchtet dies unmittelbar und intuitiv ein: Legt man heute 1 000 Euro bei einem Zinssatz von 5 % an, so stehen im folgenden Jahr mit der Rendite 50 Euro mehr zur Verfügung. Das bedeutet, dass den Kosten in Höhe von 1 050 Euro im kommenden Jahr heute eine Belastung von 1 000 Euro gegenübersteht. Weinstein und Stason (1977) argumentieren, dass man für dieselbe Menge Geld zu verschiedenen Zeiten auch dieselbe Menge an Gesundheit kaufen können sollte. Nutzen muss nach dieser Argumentation ebenfalls diskontiert werden, und zwar mit derselben Rate. Wie Keeler und Cretin (1983) weiter nachgewiesen haben, würde eine geringere Diskontierung für den Nutzen als für die Kosten (im Extremfall gar keine Diskontierung des Nutzens) das Kosten-Nutzen-Verhältnis einer Intervention allein durch Verschiebung in die Zukunft verbessern. Denn die Kosten würden sich mit jeder weiteren Verschiebung in die Zukunft verringern, der Nutzen hingegen identisch bleiben, sodass sich das Kosten-Nutzen-Verhältnis einer Intervention umso besser darstellt, je länger deren Start verschoben würde.

Dennoch herrscht Dissens, ob **Diskontierung** auch **empirisch begründet** werden kann. Generell herrscht oftmals Unbehagen darüber, dass ein Lebensjahr in der Zukunft (beispielsweise in der nächsten Generation) weniger Wert haben soll als ein Lebensjahr in der Gegenwart (s. Debatte bei Roberts et al. 2008). Auch besteht Dissens, ob konstante Diskontierungen oder aber höhere Raten in den ersten Jahren angesetzt werden sollen. Damit werden zeitlich stark verzögerte Effekte einer Präventionsmaßnahme z. B. nicht so stark abgezinst. Gerade bei Präventionsmaßnahmen zeigt sich, dass die Diskontierung des Nutzens deren Kosteneffektivität stark mindert.

Die angemessene **Höhe der Diskontierungsrate** zu bestimmen, ist schließlich ein weiterer Streitpunkt. Eine marktübliche Diskontrate (beispielsweise für Darlehen) würde damit begründet, dass zunächst eine Investition für das Gesundheitsprogramm getätigt werden muss (die Ausgaben für das Programm). Die Verfechter der gesundheitsökonomischen Evaluation und des objektiven Utilitarismus möchten oftmals lieber eine gesellschaftlich bestimmte eigenständige Rate, die sog. Social Rate, bestimmen.

Die Wahl der Form und Höhe der Diskontierung ist nicht nur ein theoretisches Problem, sondern kann Auswirkungen auf die Wahl zweier verschiedener Maßnahmen haben, die sich darin unterscheiden, wann deren Nutzen eintrifft, z. B. Impfung gegen Grippe mit sofortiger Wirkung vs. Impfung gegen Hepatitis B mit Wirkung in vielen Jahren (Beispiel aus Roberts et al. 2008). Daher sollte dokumentiert werden, wie und mit welchen Begründungen diskontiert wurde, insbesondere auch, ob Kosten oder Nutzen einbezogen wurden.

20.4.4 Modellierung

Für gesundheitsökonomische Bewertungen müssen Daten, die nicht empirisch erhoben werden können, in Modellrechnungen geschätzt werden. So kann es nötig werden, z. B. die Sterblichkeit über den Nachbeobachtungszeitraum von Studien hinaus zu schätzen. Manchmal ist der gemessene Nutzen kein Zielparameter, sondern nur ein Zwischenergebnis (etwa die Blutdrucksenkung als beobachtetes Kriterium für die zukünftige Vermeidung von Schlaganfällen). Der eigentliche Zielparameter muss dann per Modellierung hergeleitet werden, z. B. in Markov-Modellen. So kann bei der Primärprävention der koronaren Herzkrankheit gemessen werden, wie sich die Cholesterinwerte durch die Einnahme von Statinen verändern. Anschließend muss mithilfe von Risikogleichungen wie der Framingham-Formel (Anderson et al. 1990) abgeschätzt werden, wie sich das Risiko verändert, einen Herzinfarkt zu erleiden.

20.4.5 Zeitraum

Gesundheitsökonomische Analysen beschränken sich auf einen festgelegten Untersuchungszeitrahmen. Er sollte so gewählt werden, dass möglichst **alle für die Auswertung relevanten Effekte** berücksichtigt werden können. Damit können wenige Wochen bis zu lebenslangen Zeiträumen zu wählen sein, wenn z. B. präventive Maßnahmen für Kinder und Jugendliche evaluiert werden sollen (vgl. v.d. Schulenburg et al. 2007). Für die Prävention sog. atopischer Erkrankungen (Neurodermitis, Asthma etc.) beispielsweise können mehrere Horizonte gewählt werden, wenn die Daten nur bis zu einem bestimmten Zeitraum vorliegen, z. B. bis zur Pubertät, bis ins Erwachsenenalter, bis zur Rente.

Allerdings wird es schwierig, verschiedene Maßnahmen zu vergleichen, deren gesundheitsökonomische Evaluation völlig **unterschiedliche Zeithorizonte** umfasst. Die Argumentation, hier müssten alle Maßnahmen auf einen Lebenszeithorizont berechnet werden, ist kritisch zu sehen, da die Ausdehnung auf lange Zeiträume auch die Unsicherheit in der Aussage deutlich erhöhen kann, wenn nur Surrogatparameter gemessen worden sind.

20.4.6 Unsicherheit

Bei der Analyse ist es wichtig, dass Unsicherheiten der Ergebnisse herausgestellt werden. Man unterscheidet Parameterunsicherheiten und Modellunsicherheiten. Unter **Parameterunsicherheiten** wird verstanden, dass Größen wie die Diskontierungsrate, Kosten und Wahrscheinlichkeiten nicht genau bekannt sind oder variieren. Gründe dafür sind z. B. Messungenauigkeiten, geografische oder zeitliche Variation, unterschiedliche Werte in der Literatur oder unterschiedliche Ansichten von Experten. **Modellunsicherheiten** bedeuten, dass Ergebnisse davon abhängen, wie die zusammengetragenen Informationen miteinander verknüpft werden. So würden z. B. nicht alle Gesundheitsökonomen denselben Entscheidungsbaum aufstellen, um eine Fragestellung zu beantworten.

Sowohl Modell- als auch Parameterunsicherheiten können dadurch entstehen, dass eine zugrunde liegende Studie einen zu kurzen Nachbeobachtungszeitraum vorsieht. Dadurch kann die Datenlage nicht ausreichend sein, um über den zukünftigen Verlauf von Krankheitskosten Aussagen zu treffen. Es ist oft unklar, wie sich die Interventionsmaßnahme auf andere als die zu behandelnde Krankheit auswirkt. Die Entscheidung, wie mit derartigen Zukunftskosten verfahren werden soll, kann besser begründet werden, indem im Zuge einer Sensitivitätsanalyse unterschiedliche Annahmen über Folgekrankheiten getroffen werden.

Es gibt unterschiedliche Möglichkeiten, **Sensitivitätsanalysen** durchzuführen. So besteht z. B. die Möglichkeit, nur einen Parameter (univariate Sensitivitätsanalyse) oder mehrere Parameter gleichzeitig zu verändern (multivariate Sensitivitätsanalyse). Zunächst beschreiben wir das Vorgehen einer **univariaten Sensitivitätsanalyse.** Bei dieser Methode wird ein Bereich festgelegt, in dem der Parameter variieren soll, z. B. die Wahrscheinlichkeit, dass ein verordnetes Medikament wirkt, sei nicht exakt 0,8, sondern es ist anzunehmen, dass dieser Wert im 95-%-Konfidenzintervall von 0,67 bis 0,93 liegt. Die Festlegung dieses Bereiches sollte idealerweise auf empirischen Daten (Evidenz) oder nachvollziehbaren Schätzungen basieren, die sich an der Realität orientieren. Wahrscheinlichkeiten sind bspw. auf den Bereich von 0 bis 1 beschränkt. Trotzdem bietet sich für Wahrscheinlichkeiten in der Anwendung ein schmalerer Korridor an. So ist für eine Spezifität eines klinischen Tests nur selten der volle Bereich von 0 bis 1 realistisch. Im Idealfall wird der Bereich für einen Parameter durch ein Konfidenzintervall abgegrenzt.

Ist der entsprechende Bereich festgelegt, sollte entschieden werden, für wie viele Werte in diesem Intervall das Modell berechnet werden soll. Im angenommenen Beispiel würden nur Werte für eine Wahrscheinlichkeit von 0,67, 0,8 und 0,93 berechnet. Die Überlegung, ob noch weitere Werte betrachten werden sollten, ist abhängig von der Größe des Entscheidungsbaums und der praktischen Durchführung der Berechnung (Computer oder Papier). Je mehr einzelne Berechnungen durchgeführt werden, desto länger dauert die Berechnung, aber desto genauer ist auch das Ergebnis. Für die weitere Beschreibung des Verfahrens betrachten wir nur den Fall, dass die Analyse für die Werte 0,67, 0,8 und 0,93 durchgeführt werden soll. Auf diese 3 Werte wird nun das **Roll-Back-Verfahren** (s. Kap. 6.1) angewandt. Der Einfachheit halber gehen wir davon aus, dass der zugehörige Baum auf 2 Entscheidungsmöglichkeiten beruht (A und B) und nur den Nutzen betrachtet. Wir erhalten somit einen zu erwartenden Nutzen für die Entscheidung A bei einer angenommenen Wahrscheinlichkeit von 0,67, bei einer Wahrscheinlichkeit von 0,8 usw. Es lässt sich die in Tabelle 20.4-1 wiedergegebene Übersicht aufstellen.

Üblicherweise werden solche Ergebnisse als Diagramm dargestellt (s. Abb. 20.4-1). Die Werte zwischen den eingetragenen Punkten sind nicht bekannt und werden mittels linearer Interpolation geschätzt. Dies bedeutet, dass die Punkte linear miteinander verbunden werden. Je größer der Abstand zwischen den Punkten ist, desto größer ist die Gefahr, dass die lineare Interpolation eine schlechte Approximation liefert. Betrachtet man die Abbildung 20.4-1, sieht man, dass die Gerade für die Entscheidung B anders verlaufen würde, wenn nur durch die Werte 0,67 und 0,93 eine Gerade gezeichnet würde. Der Knick bei 0,8 wäre nicht erkennbar.

Zur Interpretation der Abbildung 20.4-1 gehen wir davon aus, dass der Nutzen maximiert werden soll. Dann gilt für den Bereich > 0,67 und < 0,8, dass der zu erwartende Nutzen bei der Entscheidung B größer ist als der Nutzen von A. Hat die Wahrscheinlichkeit einen Wert von 0,8, ist der Nutzen gleich groß und zwischen 0,8 und 0,93 ist der Nut-

Tab. 20.4-1 Nutzenberechnung

	0,67	0,8	0,93
Entscheidung A	1	3,25	4
Entscheidung B	3	3,25	3

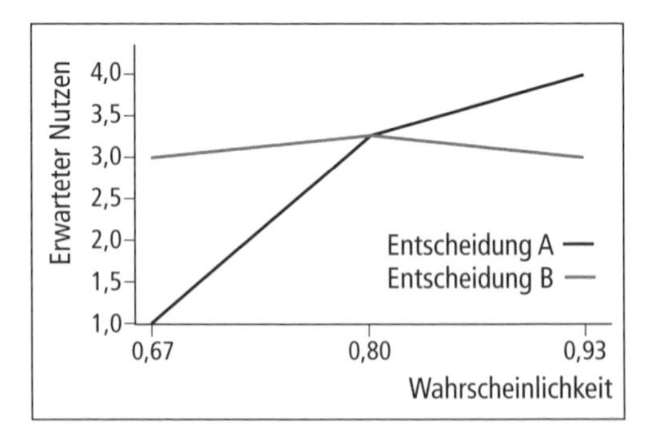

Abb. 20.4-1 Diagrammdarstellung der Nutzenbewertung

zen für A größer. Es findet ein Wechsel in der Entscheidung statt. Man sagt, der Parameter der Wahrscheinlichkeit für die Wirkung des Medikamentes ist **sensitiv**. Das bedeutet, die Entscheidung für A oder B hängt von der Wahrscheinlichkeit der Wirkung des Medikamentes ab.

Bei einer **multivariaten Sensitivitätsanalyse** werden mehrere Parameter gleichzeitig variiert. Dies lässt sich in der in Abbildung 20.4-1 gezeigten Form nicht mehr darstellen. Im Fall von 2 Parametern wird die in Abbildung 20.4-2 wiedergegebene Form verwendet. Dies ist aus praktischen Gründen kaum per Hand durchzuführen und erfolgt mittels eines Computerprogramms. In der dunkelgrau hinterlegten Fläche wird die Entscheidung A, in der hellgrau hinterlegten Fläche die Entscheidung B getroffen.

Bei 3 zu variierenden Parametern wird für jede mögliche Ausprägung des dritten Parameters eine Abbildung wie für 2 Parameter erstellt. Dies ist in Abbildung 20.4-3 gezeigt. Sollen noch mehr Parameter variiert werden, ist dies in einer entsprechenden Darstellung kaum zu bewältigen, da die Abbildung 20.4-3 für jede Ausprägung des vierten Parameters erzeugt werden müsste. In einem

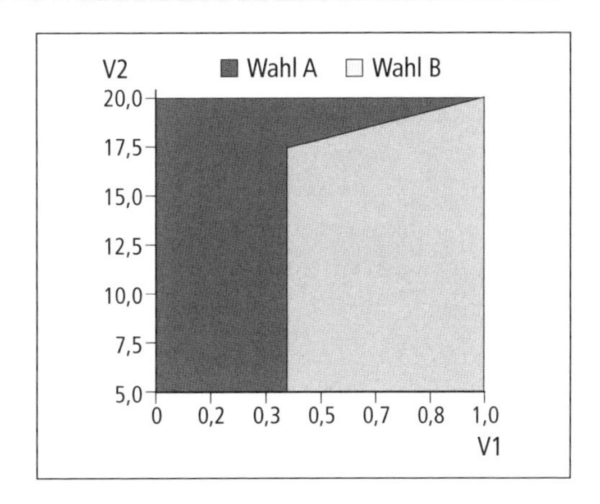

Abb. 20.4-2 Multivariate Sensitivitätsanalyse mit 2 Variablen V1 und V2

solchen Fall werden sog. Tornado-Diagramme erzeugt.

Bei einem **Tornado-Diagramm** wird für jede zu variierende Variable im Modell eine **Extremwertanalyse** (sog. Best- und Worst-Case-Szenarien) durchgeführt. Es wird z. B. der Nutzen berechnet, den man mindestens erreicht (Worst Case), bzw. den Nutzen, den man maximal erreichen kann (Best Case). Die Variablen werden nach der Breite ihrer Intervalle in der Extremwertanalyse

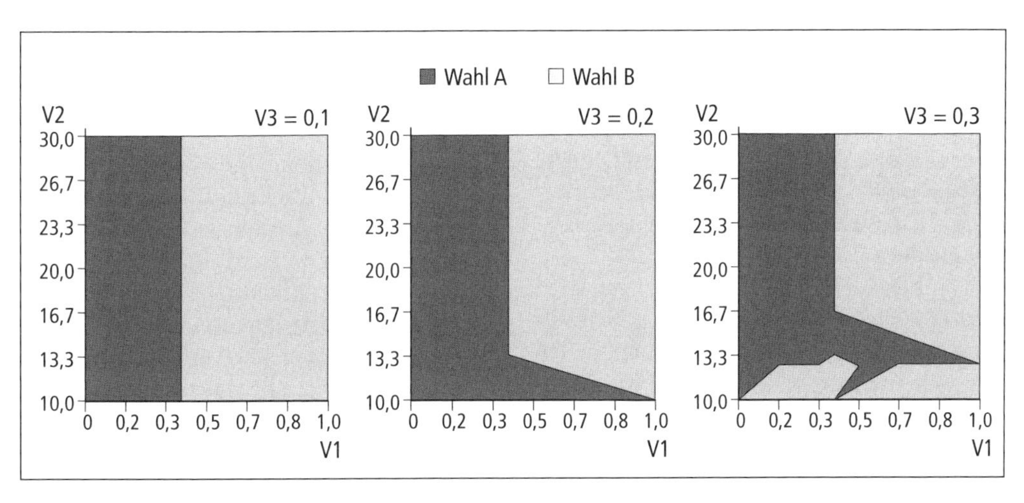

Abb. 20.4-3 Multivariate Sensitivitätsanalyse mit 3 Variablen V1, V2 und V3

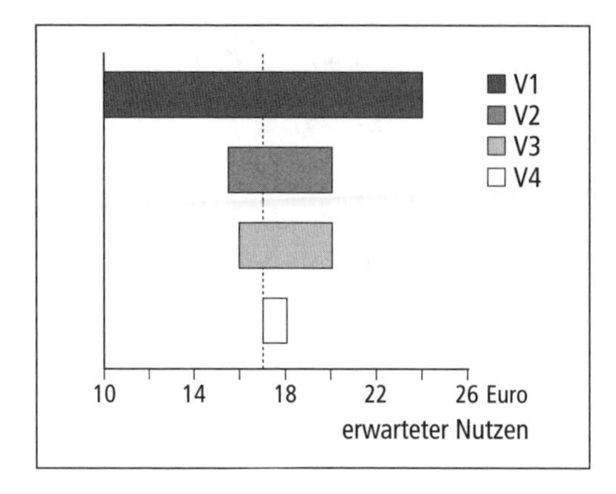

Abb. 20.4-4 Tornado-Diagramm für die Variablen V1 bis V4

absteigend geordnet; ein Balken der entsprechenden Größe wird in ein Diagramm eingezeichnet. Somit liegen die Variablen mit einem breiten Intervall oben im Diagramm und die Variablen mit einem kleinen Intervall unten. In Abbildung 20.4-4 sind entsprechende Intervalle dargestellt. Je breiter der Balken wird, desto stärker ist der Einfluss dieser Variable auf das Modell. Ist eine Variable sensitiv, wird dies im Tornado-Diagramm durch einen Balken an der Stelle eingetragen, wo die Entscheidung kippt.
Die Wahl des Wertes eines sensitiven Parameters muss mit Bedacht erfolgen, da von der Wahl dieses Wertes die Entscheidung zugunsten der Wahl A oder B abhängt. Für nicht sensitive Parameter trifft dies nicht zu. Sie beeinflussen nur die Stärke der Ausprägung z.B. des Nutzens, jedoch nicht die Entscheidung.
Neben der univariaten und multivariaten Sensitivitätsanalyse gibt es die sog. **Schwellenwert-Sensitivitätsanalysen**, bei denen ermittelt wird, an welchem Punkt die Entscheidung kippt. In Abbildung 20.4-1 ist dies der Schnittpunkt, in Abbildung 20.4-2 die Linie zwischen den beiden schraffierten Flächen.

Im Rahmen einer **probabilistischen Sensitivitätsanalyse** (auch **Monte-Carlo-Simulation** genannt) werden keine Werte für eine Sensitivitätsanalyse vorgegeben (wie im Beispiel der Abbildung 20.4-1 die Werte 0,67, 0,8 und 0,93), sondern Verteilungen. In dem Beispiel wäre etwa davon auszugehen, dass die Wirkung des Medikamentes betaverteilt ist. Mithilfe der Annahme der Verteilung werden dann für eine große Anzahl an Durchläufen (z.B. 10 000) Zufallszahlen mit der entsprechenden Verteilung gezogen. Anstelle der 3 Berechnungen wie bei Abbildung 20.4-1 werden 10 000 solcher Modelle berechnet.
In bestimmten Fällen kann es sinnvoll erscheinen, Analysen getrennt für bestimmte Subgruppen in der Gesamtpopulation durchzuführen. So ist es denkbar, dass ein Medikament A in der Altersklasse der 0- bis 15-Jährigen einen Nutzen gegenüber einer Alternative hat, bei den 16- bis 30-Jährigen jedoch kein Nutzen besteht. Stollenwerk (2006) z.B. weist nach, dass ein Screening auf koronare Herzkrankheit für 30-Jährige nicht, für 45- und 60-Jährige aber kosteneffektiv ist bei einer Zahlungsbereitschaft von 50 000 Euro pro QALY.

20.4.7 Bewertung gesundheitsökonomischer Studien: Qualitätssicherung

Vor der Umsetzung in die Praxis müssen gesundheitsökonomische Evaluationen bewertet werden. Ein Automatismus, nach dem sich aus den Ergebnissen einer Studie zwingend auch eine (politische) Handlung ableiten ließe, existiert nicht. Ursachen liegen darin, dass Studien aufgrund unterschiedlicher Methoden, aber auch unterschiedlicher Qualität in der Durchführung nicht miteinander vergleichbar sind und zudem den politischen Kontext einer Entscheidung nicht abbilden können (s. auch Kap. 4). Es wurden Kriterien (sog. Checklisten) entwickelt, die Gesundheitsökonomen bei der Erstellung von Analysen und Entscheidungsträgern bei der Bewertung der Studien helfen sollen (Evers et al. 2005; Chiou et al 2003; O'Brien 1997; Drummond et al. 1996; Weinstein et al. 1996). Als wesentliche Kriterien werden die Transparenz der Darstellung, die Vergleichbarkeit und die Qualität der Durchführung angesehen. Spezielle Kriterien werden an die Bewertung gesundheitsökonomischer Studien über Kinder und Jugendliche angelegt (Ungar u. Santos 2005, Nujiten 2004).

Literatur

Anderson KM, Odell PM, Wilson PWF, Kannel B. Cardiovascular disease risk profiles. Am Heart J 1990, 121: 293–8.

Chiou CF, Hay JW, Wallace JF, Bloom BS, Neumann PJ, Sullman SD, Yu HAT, Keeler EB, Henning JM, Ofman JJ. Development and validation of a grading system for the quality of cost-effectiveness studies. Med Care 2003; 41: 32–44.

Drummond MF, Jefferson TO on behalf of the BMJ Economic Evaluation Working Party. Guidelines for authors and peer reviewers of economic submissions to the BMJ. BMJ 1996; 313: 275–83.

Evers S, Goossens M, de Vet H, van Tulder M, Ament A. Criteria list for assessment of methodological quality: consensus on health economic criteria. Int J Technol Assess Health Care 2005; 21: 240–5.

International Society of Pharmacoeconomics and Outcomes Research (ISPOR). Pharmaceconomic Guidelines Around the World. http://www.ispor.org/peguidelines/index.asp (15. November 2009).

Keeler EB, Cretin S. Discounting of life-saving and other nonmonetary effects. Manage Sci 1983: 29: 300–6.

Koopmanshap MA, Rutten FH, van Ineveld BM, van Roijen L. The friction cost method for measuring indirect cost of disease. J Health Econ 1995; 14: 171–89.

Nujiten M. Are the Health Economic Guidelines Suitable for the Assessment of New Drugs in Children's Diseases? ISPOR Connections 2004-1. MEDTAP International, Amsterdam. http://www.medtap.com/Publications/ (15. Dezember 2004).

O'Brien BJ, Heyland D, Richardson WS, Levine M, Drummond MF for the Evidence-based Working Group. User's guides to the medical literature. XIII: How to use an article on economic analysis of clinical practice. B. What are the results and will they help in caring for my patients? JAMA 1997; 277: 1802–6.

Roberts M, Hsiao W, Berman P, Reich MR. Getting Health Reform Right. A Guide to Improving Performance and Equity. Oxford, New York: Oxford University Press 2008.

Schulenburg JM v d, Greiner W, Jost F, Klusen N, Leidl R, Mittendorf T, Rebscher H, Schöffski O, Vauth C, Volmer T, Wahler S, Wasem J, Weber C und die Mitglieder des Hannoveraner Konsens. Deutsche Empfehlungen zur gesundheitsökonomischen Evaluation – dritte und aktualisierte Fassung des Hannoveraner Konsens. Gesundh ökon Qual manag 2007; 12: 285–90.

Stollenwerk B. Ein Markov-Modell zur Ermittlung der Kosten-Nutzen-Relation von Risikoscores zur Prognose der koronaren Herzkrankheit. Diss. Univ. Dortmund 2006.

Ungar WJ, Santos MT. Quality appraisal of pediatric health economic evaluations. Int J Technol Assess Health Care 2005; 21: 203–10.

Weinstein MC, Stason WB. Foundations of cost-effectiveness analysis for health and medical practices. N Engl J Med 1977; 296: 716–21.

Weinstein MC, Siegel JE, Gold MR, Kamlet MS, Russell LB for the Panel on Cost-Effectiveness in Health and Medicine. Recommendations of the Panel on Cost-Effectiveness in Health an Medicine. JAMA 1996; 276: 1253–8.

21 Systematischer Review, Metaanalyse und Cochrane Collaboration

Elfriede Bollschweiler und Stefan Sauerland

21.1 Systematischer Review

Elfriede Bollschweiler

Das Lesen und Verstehen wissenschaftlicher Fachliteratur ist für viele Ärzte eine alltägliche Herausforderung. Sei es, dass neue Erkenntnisse für die eigene Routine in Diagnose und Therapie im Sinne der evidenzbasierten Medizin nutzbar gemacht werden sollen oder dass Studienergebnisse benötigt werden, um eigene Fragestellungen zu bearbeiten oder ein wissenschaftliches Projekt zu betreuen. Findet man zu seiner Fragestellung einen „Systematischen Review", so ist die Aufgabe der Literatursuche erfolgreich beendet – unter der Voraussetzung, dass dieser Review nach den entsprechenden Kriterien erfolgt ist. Es zeigt sich nämlich, dass eine unsystematisch erstellte Übersichtsarbeit und medizinische Lehrbücher, in denen Meinungen von Autoren und Studieninterpretationen vermischt werden, häufig eine einseitige Gewichtung der Evidenz von Studienergebnissen vornehmen.

Ein **Systematischer Review** ist eine Übersicht zu einer klar formulierten Fragestellung, bei der systematisch und anhand expliziter Kriterien relevante Literatur identifiziert, selektiert und bewertet wird und einer qualitativen und eventuell auch einer quantitativen Analyse (Metaanalyse) unterzogen wird. Das Ausführen eines solchen Reviews ist mindestens so aufwendig wie die Durchführung einer guten Studie und sollte daher gut geplant sein. Man kann den Ablauf in 3 Phasen unterteilen, die sich aus verschiedenen Einzelschritten zusammensetzen:

- Stadium I: Planung
- Stadium II: Durchführung
- Stadium III: Publikation

21.1.1 Stadium I: Planung des Reviews

Schritt 0: Ist der Review überhaupt erforderlich?

Nach einer groben Literaturübersicht sollte man sich die Frage stellen, ob überhaupt der Aufwand für die Erstellung eines Reviews sinnvoll ist.

Schritt 1: Proposal für den Review

Ausgangspunkt für die klar zu definierende Fragestellung ist das klinische Problem. Bei der **Problemformulierung** sollten 4 Punkte abgefragt werden:

- Patientengruppe
- interessierende Intervention
  - Therapie
  - Diagnostik
  - Prognose
  - Risiko
- Vergleich zur festgelegten Intervention
- Ziele, die mit der Intervention erreicht werden sollen

Schritt 2: Erstellung eines Review-Protokolls

Ebenso wie bei der Erstellung eines Studienprotokolls müssen die exakte Fragestellung und der genaue Ablauf des Review-Prozesses vor Beginn der eigentlichen Durchführung schriftlich niedergelegt werden. Es ist einleuchtend, dass eine im ersten Schritt eher ungenaue Situationsbeschreibung aufgegliedert werden muss in präzise beantwortbare Fragen, um auf der wissenschaftlichen Seite fündig zu werden. Am Beispiel des Systematischen Reviews zur Frage „Ist die Cholezystektomie ein Risikofaktor für die Entstehung eines Kolonkarzinoms?" ist eine mögliche Definition der Haupt- und Nebenfragestellung dargestellt.

Beispiel: Studienprotokoll

- Hauptfragestellung: Wird das Risiko, an einem kolorektalen Karzinom zu erkranken, durch die Cholezystektomie erhöht?
- Nebenfragestellungen: Gibt es Risikounterschiede zwischen Frauen und Männern, an einem kolorektalen Karzinom bzw. einem Karzinom im Bereich des Kolons oder Rektums zu erkranken? Wird das Risiko, an einem Karzinom im Bereich des rechten Hemikolons zu erkranken, nach Cholezystektomie erhöht?

21.1.2 Stadium II: Durchführung des Reviews

Schritt 3: Literatursuche

Für die Erstellung eines Systematischen Reviews führt man am besten eine computerunterstützte Literaturrecherche in den verschiedenen medizinischen Datenbanken durch. Zuerst empfiehlt es sich, die **Cochrane Database of Systematic Reviews (CDSR)** nach einem schon vorhandenen Review zum Thema zu durchsuchen. Ein Cochrane-Review fasst alle zu einer therapeutischen Fragestellung relevanten Studien zusammen. Die Reviews entstehen formal und strukturell standardisiert und gehören inhaltlich in der Regel zu den Arbeiten mit den höchsten wissenschaftlichen Evidenzgraden.

Die am meisten verwendete Datenbank ist Medline (verantwortlich: National Library of Medicine, NLM). Dabei ist allerdings zu beachten, dass Medline einige Defizite hat, sodass eine Literatursuche häufig nur ein unvollständiges Ergebnis bringt. Speziell für den europäischen Raum und für pharmazeutische Studien ist die Datenbank Embase (Elsevier Verlag) ein mindestens ebenbürtiges Angebot. Andere bekannte Quellen für die Literatursuche sind der Index Medicus, Current Contents und der Science Citation Index. Die Selektivität einzelner Datenbanken und die mangelnde Benutzerfreundlichkeit lassen für eine umfassende Suche den Rückgriff auf eine Institution wie das DIMDI (Deutsches Institut für Medizinische Dokumentation und Information, Köln) geraten erscheinen. Dort kann ein großer Teil der existierenden Datenbanken (zurzeit etwa 70 mit ca. 105 Mio. Dokumenten) in einem integrierten Verfahren durchsucht werden. In den meisten Fällen wird aber eine Handsuche unerlässlich sein, um die Vollständigkeit der Publikationen gewährleisten zu können.

Schritt 4: Literaturauswahl

Bei der vorläufigen und rationellen Durchsicht wissenschaftlicher Arbeiten hinsichtlich ihres Nutzens für die eigene Informationsgewinnung ist es sinnvoll, zunächst die Überschrift hinsichtlich der Themenauswahl zu überprüfen. Dann sollte man den Blick sowohl auf den Autor und die Institution als auch auf die Reputation der Zeitschrift richten. Im nächsten Schritt ist zu prüfen, ob das Abstract Informationen über Methoden und Ergebnisse liefert, und schließlich, ob diese tatsächlich zur eigenen Fragestellung passen. Erst wenn dieser vorläufige Bewertungsprozess zu einem positiven Ergebnis kommt, sollte man sich der

aufwendigen Mühe unterziehen, die gesamte Publikation kritisch im Detail auszuwerten (Hong et al. 2002).
Die vollständige Aufarbeitung einer wissenschaftlichen Publikation ist ein Mehrschrittprozess auf unterschiedlichen Ebenen:

- Methoden: richtig bzw. falsch
- Rückschlüsse: logisch richtig bzw. falsch
- Relevanzbewertung: richtig bzw. falsch
- Anwendbarkeit: Stimmt die Patientenpopulation der Studie mit der eigenen Patientengruppe überein?

Schwere, den Sinn der Antwort verfälschende Fehler müssen daher zum Ausschluss einer Arbeit führen.

Fehlerquellen der Literaturauswahl

Eine Reihe von Verzerrungen kann schon in diesem Stadium der Arbeit auftreten und das Endergebnis verfälschen. Daher sollen an dieser Stelle die wichtigsten Bias-Formen erläutert werden.

Publication-Bias

Das Publication-Bias beschreibt die Tatsache, dass z.B. Therapiestudien, die keinen statistisch signifikanten Unterschied der verglichenen Interventionen, also nur einen kleinen oder keinen Therapieeffekt finden, nicht oder nur mit Verzögerung und z.T. nur als Abstract publiziert werden. Man kann entsprechend dem Zeitpunkt des Entstehens verschiedene Formen des Publication-Bias unterscheiden:

- Das **Prepublication-Bias** geschieht im Ablauf der Studie, verursacht durch den Untersucher, den Sponsor usw., der erfolgreich sein will.
- Das **Publication-Bias im engeren Sinne** basiert auf der Annahme oder der Ablehnung eines Manuskripts und ist beeinflusst durch das Studienergebnis. Aus der Sicht des Herausgebers eines Journals kann es verschiedene Gründe hierfür geben:
  - Bias, das aufgrund einer Vermutung von enttäuschten Autoren entsteht (negatives Ergebnis oder Ablehnung des Manuskripts)
  - Bias, das durch die Politik des Journals entsteht
  - Bias, das durch die Form des Manuskripts und die Interpretation der Arbeit selbst entsteht
- Das **Postpublication-Bias** erfolgt durch die Interpretation und die Zusammenstellung von Reviews und Metaanalysen.

Durch den Wunsch der Autoren und insbesondere der Zeitschriften, nur erfolgreiche Arbeiten zu veröffentlichen (Positive-Result-Bias), können die Ergebnisse der Zusammenfassung in eine Richtung verfälscht sein. Wie groß dieser Einfluss tatsächlich ist, lässt sich nur schwer abschätzen. Umfrageergebnisse lassen vermuten, dass 18 % aller randomisierten klinischen Studien nicht publiziert sind. Aber wahrscheinlich ist der Fehler größer. Man kann diese Bias-Form vermeiden, indem alle durchgeführten Studien, ob publiziert oder nicht, in die Analyse integriert werden. Die genannten Vorgehensweisen werden heute erleichtert durch die Auflage der meisten Journale, nur solche Studien zu publizieren, die in einem klinischen Studienregister angemeldet worden sind. Beispiele für solche Register sind *Current Controlled Trials* oder *Clinical Trials.gov*.

Language-Bias

Das Language-Bias folgt einem ähnlichen Mechanismus. Therapiestudien, die einen signifikanten Unterschied zwischen den verglichenen Therapien belegen, werden häufiger in englischsprachigen Zeitschriften veröffentlicht. Diese internationalen Zeitschriften sind in großen Datenbanken besser repräsentiert und die Studien aus diesen Zeitschriften sind besser verfügbar.

Retrieval-Bias

Das Retrieval-Bias beschreibt die Tatsache, dass aufgrund schlechter Indexierung in elektronischen Datenbanken auch Studien, die in diesen Datenbanken enthalten sind, nicht sicher aufgefunden werden. Einige Studien belegen, dass selbst komplexe Medline-Suchstrategien nur ca. 50% aller zu einer Fragestellung interessierenden Arbeiten identifizieren.
Sackett (1979) beschreibt weitere Faktoren, die die Auswahl der Studien beeinflussen. Sucht man Studien anhand von zitierten Arbeiten in einzelnen Publikationen, kann die Sammlung der Arbeiten durch das **Citation-Bias** oder auch **One-sided-Reference-Bias** beeinflusst werden, also durch die Vorliebe der Autoren, sich auf solche Arbeiten zu beschränken, die ihre Aussagen unterstützen.
Es ist wichtig, über diese Fehlermöglichkeiten informiert zu sein, um sie durch geeignete Studienplanung zu verhindern und, wenn sie nicht vermeidbar oder schon aufgetreten sind, deren Einflüsse zu berechnen und die Ergebnisse entsprechend zu bewerten.

Schritt 5: Überprüfung der Studienqualität

Für die Erstellung eines Systematischen Reviews sind die Bewertung der wissenschaftlichen Qualität der Arbeiten und die Beurteilung der möglichen Einflussfaktoren auf die Auswahl der eingeschlossenen Arbeiten von großer Bedeutung. Während es oftmals intuitiv oder anhand der oben aufgeführten Kriterien offensichtlich erscheinen mag, dass eine bestimmte Studie von schlechter methodischer Qualität ist, ist es doch äußerst komplex, diese Intuition in ein valides Bewertungssystem zu übersetzen. Darüber hinaus ist es sehr schwierig zu beurteilen, ob tatsächlich die Methodik der Studie oder nur die Darstellung der Studie von schlechter Qualität ist. Daher gibt es inzwischen eine ganze Reihe von Bewertungssystemen, die versuchen, anhand von Ranking-Verfahren die Studien zu beurteilen. Ein System für die Beurteilung der Qualität von randomisierten kontrollierten Prüfungen ist in Kapitel 20.1 dieses Buches aufgeführt).
Es ist nachgewiesen, dass sich das Ergebnis einer Metaanalyse von „signifikant" auf „nicht signifikant" ändern kann durch den Ein- bzw. Ausschluss einer Studie. Der **Minimierung eines solchen Review-Bias** sollte größte Aufmerksamkeit geschenkt werden. So kann z.B. eine Person, die nicht an der endgültigen Entscheidung beteiligt ist, die geeigneten Arbeiten auswählen, bevor 2 unabhängige Beurteiler die methodische Qualität beurteilen und über den Einschluss einer Studie entscheiden. Unterschiede in der Beurteilung können im Review dargestellt und diskutiert werden.
Nach welchen Kriterien eine Beurteilung erfolgen soll, hängt eng mit der Frage zusammen, ob es sich um Therapiestudien, diagnostische Tests, eine Prognosebeurteilung oder eine Risikobeurteilung handelt. In einer Folge von Artikeln sind die Einzelfragen von der „Evidence-Based Medicine Working Group" der McMaster University (Kanada) behandelt worden und in der Zeitschrift JAMA fortlaufend seit 1993 unter dem Titel „Users' guides to the medical literature" publiziert worden. Auf der Basis dieser Arbeiten sollen hier kurz die wichtigsten Gesichtspunkte dargestellt werden.

Therapiestudien

Bevor die Ergebnisse einer Studie als valide (gültig) akzeptiert werden (Guyatt et al. 1993, 1994), sollte zunächst deren Methodik überprüft werden. Hierzu ist ein Vorgehen in 2 Schritten sinnvoll. Folgende Fragen sind zu beantworten:

- Ist in der vorliegenden Studie die Zuordnung der Patienten in die Therapiegruppe zufällig erfolgt, d.h. durch Randomisierung?
- Wurden die Daten aller Patienten, die in die Studie aufgenommen wurden, in den Schlussfolgerungen der Studie angemessen berücksichtigt?

Wenn beide Fragen zu verneinen sind, ist die Validität dieser verfügbaren Evidenzquelle sicher begrenzt. Bei positiver Antwort kann in einem zweiten Schritt die für die Bewertung zusätzlich notwendige Information eingeholt werden.
Schlüsselfragen für Therapiestudien sind:

- Hat eine randomisierte Zuteilung zu den Gruppen stattgefunden?
- Wurde die Intention-to-treat-Analyse angewendet?
- Sind alle Daten der zugeteilten Patienten in die Auswertung eingegangen?
- Ist ein Outcome von allen Patienten angegeben?
- Waren Patienten und Untersucher bei der Studie verblindet?
- Sind die Gruppen vergleichbar?
- Ist ein identisches Vorgehen bei der Begleittherapie gesichert?

Diagnostische Tests

Ziel eines diagnostischen Tests ist es, den wahren Zustand, z.B. eine Erkrankung, zu erkennen. Um sicherzugehen, dass dieser auch vom Test erfasst wird, muss jedes Testergebnis mit einem **Goldstandard** verglichen werden. Als Goldstandard (Golden Standard) wird eine Methode bezeichnet, die die Erkrankung oder die Abwesenheit einer Erkrankung zuverlässig beschreibt, z.B. eine Autopsie oder Biopsie. In der Regel sind diese Verfahren in der täglichen Praxis aber nicht verfügbar oder zu aufwendig (Jaeschke et al. 1994a, 1994b).

Schlüsselfragen für diagnostische Tests sind:

- Was wurde als Goldstandard angegeben?
- Wurde der Goldstandard valide und blind bestimmt?
- Wurde die Studienpopulation klinisch adäquat gewählt?
- Beeinflusst das Testergebnis die weitere Diagnostik?
- Ist die Testdurchführung hinreichend detailliert beschrieben?
- Ist der Test reproduzierbar?

Studien zur Prognose

Prognosestudien können sowohl spezielle Therapiestudien als auch epidemiologische Studien sein, deren Endpunkt die Prognose (Überleben, rezidivfreies Intervall usw.) ist. Das Studiendesign für Prognosestudien kann mit dem Einschluss all der Patienten beginnen, die beobachtet werden sollen und deren Outcome nach der geplanten Zeitspanne gemessen wird. Diese Form der Studie nennt man auch Kohortenstudie. Die andere Möglichkeit, eine Prognosestudie durchzuführen, ist die Fall-Kontroll-Studie. Hierbei werden die Patienten mit und ohne den zu vergleichenden Outcome-Parameter – Fälle und Kontrollen – bezüglich ihres Krankheitsverlaufes in der Anamnese untersucht. Zunehmend werden aber auch andere Outcome-Parameter, wie z.B. Lebensqualität, als Bewertungskriterien verwendet. Eine Studie, die einen neuen molekularbiologischen Marker als signifikanten Prognosefaktor beschreibt und dabei keine TNM-Klassifikation in der Überlebensstatistik mit berücksichtigt, ist in dieser Form nicht verwertbar. Kriterien für die Studienplanung und -interpretation hinsichtlich der Prognoserelevanz von molekularen oder biologischen Markern in der Onkologie wurden aus der Sicht von verschiedenen Experten zusammengestellt (Bollschweiler et al. 2003).

In allen Studienformen ist eine adäquate statistische Auswertung, die eine Kontrolle bzw. Darstellung der Zufallsvariabilität des Ergebnisses (Konfidenzintervall) beinhaltet, von großer Wichtigkeit (Laupacis et al. 1994).

Schritt 6: Datenextraktion

Die Datenextraktion aus den einzelnen Studien sollte anhand eines im Studienprotokoll aufgeführten Erhebungsbogens erfolgen, um eine systematische und vollständige Datensammlung zu ermöglichen.

Schritt 7: Zusammenführen der Daten

Ob eine statistische Analyse der vorhandenen Daten möglich und sinnvoll ist, muss anhand des vorliegenden Datenmaterials entschieden werden. Die Zusammenführung der wichtigsten Einzeldaten kann insgesamt erfolgen. Sinnvoll ist es, für unterschiedliche Studientypen (prospektiv, retrospektiv usw.) und für spezielle Gruppierungen getrennte Auswertungen durchzuführen (Stroup et al. 2000).

21.1.3 Stadium III: Publikation und Verbreitung der Ergebnisse

Schritt 8: Form der Publikation

Die Präsentation der gefundenen Ergebnisse ist von entscheidender Bedeutung, da hiervon die Veröffentlichung und damit die Weiterverbreitung abhängt. Die Gliederung der Arbeit entspricht den allgemeinen Kriterien für die Publikation einer Studie (Titel, Abstract, Haupttext, Danksagung, Interessenkonflikte, Literatur und Anhang). Besonders sollte hier aber auf die für den Systematischen Review wichtigen Punkte im Hauptteil hingewiesen werden (s. Tab. 21.1-1).

Tab. 21.1-1 Vorgehen bei der Publikation eines Systematischen Reviews

- Hintergrund
- getestete Hypothese
- Review-Methoden
  - Datenquellen und Suchstrategie
  - Studienauswahl (Einschluss- und Ausschlusskriterien)
  - Methode der Studienbewertung
  - Datenextraktion
  - Datenzusammenführung
- Details der ein- und ausgeschlossenen Studien
- Ergebnisse des Reviews
- Diskussion
- Schlussfolgerungen
  - Empfehlungen für das Gesundheitssystem
  - Folgerungen für die weitere Forschung

21.1.4 Zusammenfassung

Der Systematische Review ist dort von entscheidender Bedeutung, wo es in der Literatur zahlreiche Arbeiten mit unterschiedlichen Ergebnissen gibt. Die Erstellung eines solchen Systematischen Reviews erfordert ebenso viel Arbeit wie die Durchführung einer guten klinischen Studie und sollte daher sorgfältig geplant werden. Für die Weiterverbreitung der gefundenen Ergebnisse ist eine saubere Publikation erforderlich, damit sie den Review-Kriterien guter Journale entspricht und damit auch anderen Benutzern zugänglich gemacht werden kann.

Literatur

Bollschweiler E, Schneider PM, Mönig SP, Altendorf-Hofmann A, Mansmann U, Lehmacher W, Schlag PM, Merkel S, Hohenberger W, Izbicki JR, Hermanek P, Hölscher AH. Prognoserelevanz von biologischen und molekularen Markern in der Onkologie – Kriterien für Studienplanung und -interpunktion. Chirurg 2003; 74: 139–44.

Guyatt GH, Sackett DL, Cook DJ. Users' guides to the medical literature. II. How to use an article about therapy or prevention. A. Are the results of the study valid? JAMA 1993; 270: 2598–601.

Guyatt GH, Sackett DL, Cook DJ. Users' guides to the medical literature. II. How to use an article about therapy or prevention. B. What were the results and will they help me in caring for my patients? JAMA 1994; 271: 59–63.
Hong D, Tandan V, Goldsmith C, Simunovic M for the Evidence-Based-Surgery Working Group. Users' guide to surgical literature: how to use an article reporting population-based volume-outcome in relationships in surgery. Can J Surg 2002; 45: 102–15.
Jaeschke R, Guyatt GH, Sackett DL and the Evidence-Based Medicine Working Group. How to use an article about a diagnostic test. JAMA 1994a; 271: 389–91.
Jaeschke R, Guyatt GH, Sackett DL and the Evidence-Based Medicine Working Group. How to use an article about a diagnostic test. JAMA 1994b; 271: 703–7.
Laupacis A, Wells G, Richardson WS, Tugwell P for the Evidence-Based Medicine Working Group. Users' guides to the medical literature. V. How to use an article about prognosis. JAMA 1994; 272: 234–7.
Sackett DL. Bias in analytic research. J Chron Dis 1979; 32: 45.
Stroup DF, Berlin JA, Morton SC, Olkin I, Williamson GD, Rennie D, Moher D, Becker BJ, Sipe TA, Thacker SB. Meta-analysis of observational studies in epidemiology: a proposal for reporting. Meta-analysis Of Observational Studies in Epidemiology (MOOSE) group. JAMA 2000; 283: 2008–12.

21.2 Metaanalyse

Stefan Sauerland

21.2.1 Typen von Übersichtsartikeln

Der Umfang der medizinischen Literatur macht es dem Leser heute unmöglich, zu einem definierten Themengebiet die komplette Primärliteratur zu überblicken. Daher verlässt man sich immer mehr darauf, dass das relevante Wissen in Form von Übersichtsartikeln zusammengefasst wird. Hierbei unterscheidet man entsprechend der historischen Entwicklung folgende Typen von Übersichtsartikeln (Reviews):

- **Der traditionelle, narrative Review:** Hier beschreibt ein Autor (oder Autorenteam) auf der Basis der ihm bekannten Literatur den Stand des Wissens. Solche Artikel unterliegen einer Selektion der Literatur und sind oft subjektiv geprägt (Barnes u. Bero 1998).
- **Der Systematische Review:** Auf der Basis einer systematischen Literatursuche wird der aktuelle Wissensstand zusammengetragen und interpretiert. Diese Reviews sind weniger anfällig für Verzerrungen und Subjektivität (s. hierzu Kap. 21.1)
- **Die Metaanalyse:** Hierbei werden (wie beim Systematischen Review) alle relevanten Originalarbeiten gesucht, darüber hinaus werden jedoch die Ergebnisse dieser Einzelstudien mit statistischen Methoden zusammengefasst.

Als Leser kann man die traditionellen Reviews schnell ausgrenzen, indem man nach einem Methodikteil sucht. Nur Systematische Reviews und Metaanalysen verfügen nämlich über einen Methodikteil, in dem die Literatursuche etc. beschrieben ist.
Da Systematische Reviews einen relativ neuen Publikationstyp in der medizinischen Literatur mit rasch zunehmender Bedeutung repräsentieren, ist es dann notwendig, Reviews guter und schlechter Qualität möglichst schnell unterscheiden zu können. 1999 wurde für das Publizieren von Metaanalysen das **QUOROM-Statement** vorgeschlagen (QUOROM = Quality of Reporting of Meta-Analyses; Moher et al. 1999). Hierin wird detailliert festgelegt, welche methodischen Details eine Metaanalyse berichten sollte. Das QUOROM-Statement behandelt aber nur das adäquate Berichten einer Metaanalyse, die Korrektheit der Methodik an sich wird dort nicht beurteilt. Somit ist das QUOROM-Statement primär für Autoren und Herausgeber relevant.

21.2.2 Checklisten

Um die inhaltlich-methodische Qualitätsbewertung von Metaanalysen zu standardisieren, sind verschiedene Checklisten vorgeschlagen und erprobt worden. Derzeit existieren 2 validierte Bewertungsinstrumente:

- **OQAQ** (Overview Quality Assessment Questionnaire), das aus 10 Items besteht (Oxman u. Guyatt 1991) und später um weitere 5 Items erweitert wurde (McAlister et al. 1999)
- **AMSTAR** (A Measurement Tool to Assess Systematic Reviews), bei dem aus 11 Items ein Summenscore berechnet wird (Shea et al. 2007)

Während das OQAQ-Instrument die Berichts- und die Methodikqualität noch etwas vermengt, versucht die AMSTAR-Checkliste (s. Abb. 21.2-1) allein die Methodik zu bewerten. Im Folgenden werden die 3 zentralen Problemfelder einer Metaanalyse dargestellt: Literatursuche, Heterogenität und Sensitivitätsanalyse.

	Item	Ja	Nein	Unklar	Nicht zutreffend
1	Folgt der Systematische Review einer *A-priori*-Planung?	☐	☐	☐	☐
2	Erfolgten Studienauswahl und Datenextraktion in Duplikatur?	☐	☐	☐	☐
3	Wurde eine umfassende Literatursuche durchgeführt?	☐	☐	☐	☐
4	Wurde der Publikationsstatus (z. B. graue Literatur) als Einschlusskriterium definiert?	☐	☐	☐	☐
5	Gibt es eine Liste der ein- und auch ausgeschlossenen Studien?	☐	☐	☐	☐
6	Werden die Charakteristika der eingeschlossenen Studien dargestellt?	☐	☐	☐	☐
7	Wurde die wissenschaftliche Qualität der eingeschlossenen Studien bewertet und berichtet?	☐	☐	☐	☐
8	Fand die wissenschaftliche Qualität der eingeschlossenen Studien adäquate Berücksichtigung bei der Formulierung der Schlussfolgerungen?	☐	☐	☐	☐
9	War es methodisch korrekt, dass und wie die Studienergebnisse statistisch aggregiert wurden?	☐	☐	☐	☐
10	Wurde der mögliche Einfluss von Publikations-Bias untersucht?	☐	☐	☐	☐
11	Ist es möglich, dass Interessenskonflikte die Ergebnisinterpretation beeinflusst haben?	☐	☐	☐	☐

Abb. 21.2-1 AMSTAR-Checkliste zur Überprüfung der Qualität von Systematischen Reviews (nach Shea et al. 2007).

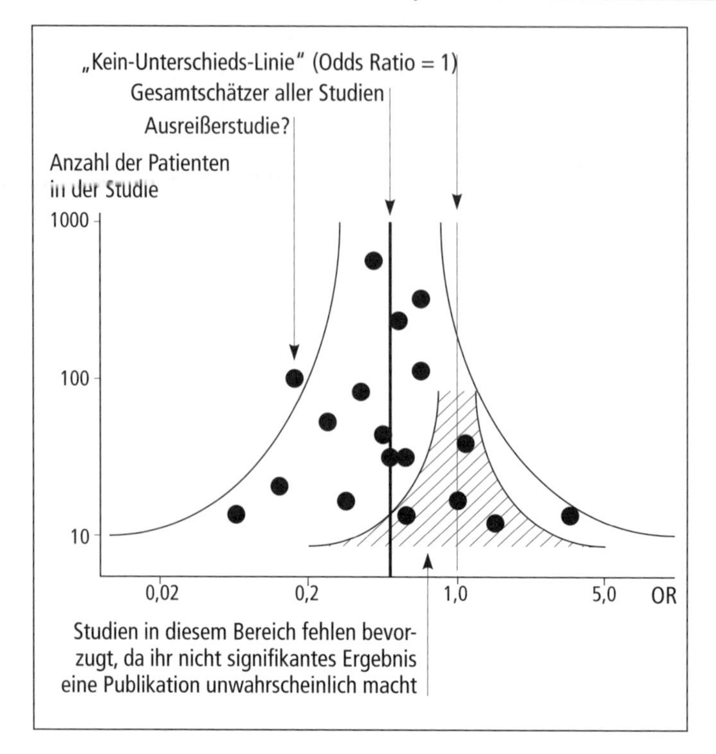

Abb. 21.2-2 Im Funnel Plot werden Studiengröße und Studienergebnis gegeneinander aufgetragen. Er beruht auf der Annahme, dass kleine, nicht signifikante Studien mit höherer Wahrscheinlichkeit in einer Metaanalyse fehlen. Hierdurch entstände ein „schiefes" Bild.

21.2.3 Literatursuche

Ein Review ist *per se* eine retrospektive Studie, die keine Patienten, sondern Studien analysiert. Damit läuft auch ein Review Gefahr, verfälschte Ergebnisse durch Manipulationen *a posteriori* zu liefern. Um dem vorzubeugen, sollte ein Review (wie eine klinische Studie auch) eine definierte Fragestellung nach einem prospektiven Protokoll zu beantworten suchen (Punkt 1 in Abb. 21.2-1). Abweichungen von diesem Protokoll und Post-hoc-Analysen – speziell Subgruppenanalysen – sollten als solche deklariert werden. Auch das exakte Festlegen der Ein- und Ausschlusskriterien ist wichtig. Idealerweise prüfen dann gleich 2 Experten unabhängig voneinander die infrage kommenden Studien (Punkt 2 in Abb. 21.2-1). Gute Metaanalysen beschreiben solche Verfahren und berichten oft auch über die **Konkordanz der Literaturauswahl** (Kappa-Statistik). Wesentliche ausgeschlossene Studien sollten mit einer Begründung des Ausschlusses zitiert werden, damit der Leser bei Interesse nachvollziehen kann, inwieweit sich die Ergebnisse der Metaanalyse durch das Einbeziehen dieser Studien verändert hätten. Entsprechend QUOROM sollte der Ein- und Ausschluss von Studien in einem Flussdiagramm dargestellt werden.

Die Literatursuche ist die Achillesferse eines Systematischen Reviews (s. auch Kap. 21.1). Gerade in diesem Bereich wird oft nur sehr oberflächlich gearbeitet, um Zeit und Kosten zu sparen. Dennoch kann nur bei einer umfassenden Literatursuche davon ausgegangen werden, dass ein **Publikations-Bias** vermieden wurde. Abzulehnen ist insbesondere eine Suche nach relevanten Studien allein in Medline oder allein nach englischsprachigen Arbeiten. Es konnte gezeigt werden, dass Autoren aus nicht englischsprachigen Ländern signifikante Ergebnisse bevorzugt in angloamerikanischen Zeitschriften publizieren, sodass die nicht signifikanten Ergebnisse dann in deutschen, französischen oder auch spanischen Zeitschriften „verschwinden" (Egger et al. 1997b). Da Medline seinen Schwerpunkt auf angloamerikanische Journale legt, führt also eine unvollständige Literatursuche tendenziell zu einer Überschätzung des Therapieeffektes. Eine gute Metaanalyse nennt daher mindestens 2 elektronische Literaturdatenbanken, die durchsucht wurden. Bei komplexeren Fragestellungen sollte der Autor einer Metaanalyse auch die Schlagwörter („MeSH") seiner Literatursuche angeben.

Da jedoch auch die beste Literatursuche keine unpublizierten Studien finden kann, wird in einer qualitativ hochwertigen Metaanalyse der Einfluss von Publikationsverzerrung auch grafisch oder quantitativ untersucht. Hier bietet sich der **Funnel Plot** an („Trichtergrafik", s. Abb. 21.2-2). Zeigt sich im Funnel Plot ein asymmetrisches Bild, muss das Ergebnis der Metaanalyse sehr vorsichtig interpretiert werden, weil offenbar nicht alle durchgeführten Studien in die Analyse eingeflossen sind (Egger et al. 1997a). Der Funnel Plot prüft, ob große und kleine Studien etwa zu denselben Ergebnissen kommen, und ist daher nur anwendbar, wenn mehr als 10 Studien überhaupt vorhanden sind. Auch das QUOROM-Statement verlangt, dass die Ergebnisse einer Metaanalyse zumindest in irgendeiner Form auf Publikationsverzerrung geprüft werden.

21.2.4 Heterogenität

Einer der Standardvorwürfe gegenüber der Metaanalyse ist, dass sie „Äpfel mit Birnen vergleiche", und damit zu ungerechtfertigten Simplifikationen neige. Tatsächlich gibt es viele Situationen, in denen die vorhandenen Primärstudien so verschieden sind, dass eine Metaanalyse zwar technisch durchführbar, inhaltlich aber fragwürdig ist. Die Primärstudien können sich hierbei klinisch (Pati-

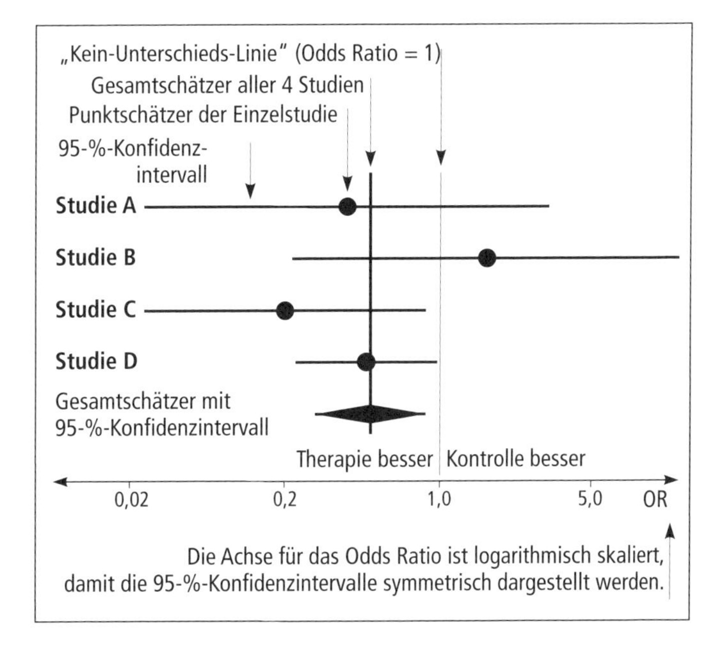

Abb. 21.2-3 Der Forest Plot dient dazu, die Ergebnisse der Primärstudien und der Metaanalyse übersichtlich darzustellen. Konfidenzintervalle zeigen an, inwieweit die Ergebnisse signifikant sind. Der Ursprung des Namens „Forest Plot" erklärt sich aus der baumartigen Struktur der Grafik.

entenkollektiv, Intervention, Vergleichstherapie etc.) und methodisch (Studiendesign, Verblindung, Definition und Messung der Zielgrößen, Nachuntersuchungszeitraum etc.) unterscheiden. Gute Metaanalytiker verzichten bei starker Heterogenität darauf, ihren Systematischen Review durch eine ungerechtfertigte Metaanalyse zu diskreditieren.

Neben inhaltlichen Überlegungen kann man Heterogenität auch statistisch erfassen. Hierbei wird in der statistischen Maßzahl I^2 ermittelt, inwieweit alle Primärstudien derselben Grundgesamtheit entstammen. Man spricht von **mittelstarker** bzw. **sehr starker Heterogenität**, wenn I^2 über 50 % bzw. über 75 % liegt. Sofern dieser Test nicht angegeben ist, kann auch ein Blick auf den **Forest Plot** (s. Abb. 21.2-3) helfen. Wenn im Forest Plot die Studien mit ihren 95-%-Konfidenzintervallen einander nicht überlagern, so spricht dies für eine heterogene Studienpopulation.

Methodisch einwandfreie Metaanalysen untersuchen die Heterogenität in ihren Daten mit verschiedensten Methoden. Es ist hierbei wichtig, zu verstehen, dass Heterogenität nicht in jedem Fall eine Metaanalyse verhindern muss. Oft kann erst durch das Untersuchen der Heterogenität ein völlig neuer Aspekt der Fragestellung aufgedeckt werden.

21.2.5 Sensitivitätsanalysen

Sämtliche Techniken, die den Einfluss der verschiedenen Fehlerquellen auf das Ergebnis einer Metaanalyse untersuchen, werden unter dem Begriff Sensitivitätsanalyse zusammengefasst. Hiermit wird die **Robustheit der Metaanalyse** überprüft. Besonders wichtig sind Sensitivitätsanalysen bei Vorliegen heterogener Primärstudien, weil sie dann die Heterogenität eventuell aufklären können. Wiederum sollte sowohl der Einfluss klinischer als auch methodischer Aspekte auf die Metaanalyse überprüft werden.

Hierfür ist es meist am einfachsten, die Primärstudien in 2 Gruppen aufzuteilen, z.B. Studien mit hoher versus niedriger Medikamentendosis oder Studien an Männern versus Frauen. Die Ergebnisse werden dann verglichen. Entscheidend ist, ob sich die Ergebnisse zwischen beiden Subgruppen unterscheiden. Weniger relevant dagegen ist, ob die Ergebnisse innerhalb der Subgruppen signifikant bleiben, denn meist wird allein wegen der nun geringeren Fallzahl in den Subgruppen keine Signifikanz mehr erreicht.

Eine Alternative zur Einteilung der Primärstudien in Gruppen bietet die **Metaregression**, bei die Studienergebnisse gegenüber einer kontinuierlichen Einflussvariable (z.B. Alter der Patienten) aufgetragen werden.

Um den Zusammenhang zwischen Studienmethodik und Studienergebnis zu prüfen, verwendet die Sensitivitätsanalyse hier oft die in Kapitel 20.1 beschriebenen **Qualitätskriterien klinischer Therapiestudien**. Hierzu zählen speziell die „wasserdichte" Randomisation (also mit verdeckter, d.h. nicht vorhersehbarer Therapiezuweisung), die verblindete Erhebung der Zielkriterien und die möglichst vollständige Analyse aller randomisierten Patienten (Intention-to-Treat-Analyse). Das Verwenden summarischer Qualitäts-Scores für die Sensitivitätsanalyse ist dagegen aufgegeben worden (Jüni et al. 1999). Da es empirische Belege dafür gibt, dass Studien mit einer schlechten Randomisation den wahren Therapieeffekt um bis zu 40 % überschätzen (Schulz et al. 1995), sollte jede Metaanalyse die Randomisationsqualität hinterfragen. Dies bezieht oft das Kontaktieren der Studienautoren mit ein.

Beispiel: Sensitivitätsanalyse

Das mammographische Screening gesunder Frauen zur Reduktion der Brustkrebsmortalität wurde in 8 randomisierten

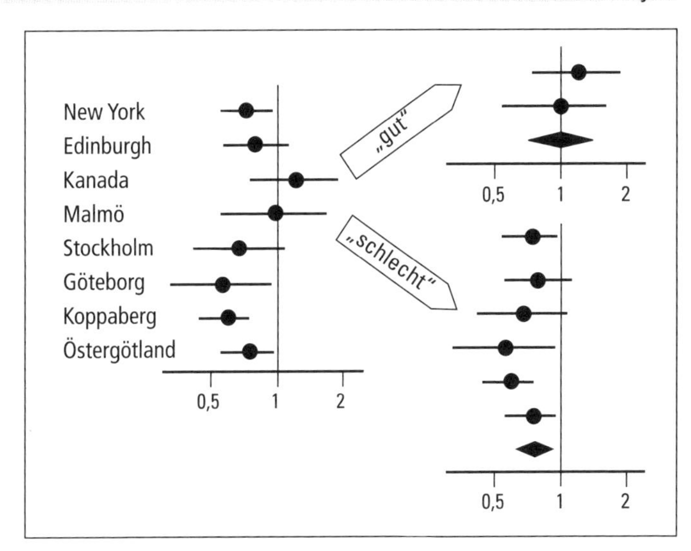

Abb. 21.2-4 Beispiel einer Sensitivitätsanalyse zur Effektivität des mammographischen Brustkrebs-Screenings (Gøtzsche u. Olsen 2000)

Studien getestet (s. Abb. 21.2-4). Eine Metaanalyse dieser Studien mit insgesamt über 300 000 Probandinnen erscheint nicht gerechtfertigt, da Heterogenität vorliegt. Gøtzsche und Olsen (2000) überprüften daher die methodische Qualität der Primärstudien. In nur 2 der 8 Studien waren die Patientinnen beider Gruppen wirklich gleichartig bei Studienbeginn und die Studien berichteten über konstante Probandenzahlen. Wenn man nun methodisch einwandfreie und fragwürdige Studien voneinander getrennt in einer Sensitivitätsanalyse betrachtet, ergeben sich ganz unterschiedliche relative Risiken: 1,04 (95-%-KI 0,84–1,27) gegenüber 0,75 (0,67–0,83). Die Autoren schlussfolgern, dass die Vorteile des mammographischen Screenings nur durch die Schwächen der Studien vorgegaukelt wurden und dass das Screening keinen realen Vorteil bietet.

Eine Sensitivitätsanalyse darf aber nicht mit einer Subgruppenanalyse verwechselt werden. Methodisch fragwürdig ist es insbesondere, wenn eine Metaanalyse einen signifikanten Effekt in einer Subgruppe von Studien findet und dann hieraus eine therapeutische Effektivität begründet. Gerade wenn mehrere, nicht *a priori* definierte Sensitivitäts- oder Subgruppenanalysen durchgeführt werden, müssen deren Ergebnisse als explorativ, nicht aber als konfirmativ gewertet werden.

21.2.6 Zusammenfassung

Das Erstellen und Beurteilen von Metaanalysen ist eine anspruchsvolle und zeitaufwendige Aufgabe, die jedoch aufgrund der großen Zahl von Primärstudien immer wichtiger wird. Neben den 3 Hauptproblemen der Metaanalyse – Publikationsverzerrung, Heterogenitäts- und Sensitivitätsanalyse – gibt es zahlreiche weitere kritische Aspekte. Um eine Metaanalyse umfassend zu beurteilen, ist detailliertes Wissen erforderlich (Egger et al. 2001). Die hier vorgestellte Checkliste kann hierbei hilfreich sein.

Literatur

Barnes DE, Bero LA. Why review articles on the health effects of passive smoking reach different conclusions. JAMA 1998; 279: 1566–70.
Egger M, Davey Smith G, Altman DG. Systematic Reviews in Health Care. London: BMJ Publishing Group 2001.
Egger M, Davey Smith G, Schneider M, Minder C. Bias in meta-analysis detected by a simple, graphical test. BMJ 1997a; 315: 629–34.
Egger M, Zellweger-Zahner T, Schneider M, Junker C, Lengeler C, Antes G. Language bias in randomised controlled trials published in English and German. Lancet 1997b; 350: 326–9.
Gøtzsche PC, Olsen O. Is screening for breast cancer with mammography justifiable? Lancet 2000; 355: 129–34.
Jüni P, Witschi A, Bloch R, Egger M. The hazards of scoring the quality of clinical trials for meta-analysis. JAMA 1999; 282: 1054–60.
McAlister FA, Clark HD, Walraven C van, Straus SE, Lawson FM, Moher D, Mulrow CD. The medical review article revisited: has the science improved? Ann Intern Med 1999; 131: 947–51.
Moher D, Cook DJ, Eastwood S, Olkin I, Rennie D, Stroup DF, for the QUOROM Group. Improving the quality of reports of meta-analyses of randomised controlled trials: the QUOROM statement. Lancet 1999; 354: 1896–900.
Oxman AD, Guyatt GH. Validation of an index of the quality of review articles. J Clin Epidemiol 1991; 44: 1271–8.
Schulz KF, Chalmers I, Hayes RJ, Altman DG. Empirical evidence of bias. Dimensions of methodological quality associated with estimates of treatment effects in controlled trials. JAMA 1995; 273: 408–12.
Shea BJ, Bouter LM, Peterson J, Boers M, Andersson N, Ortiz Z, Ramsay T, Bai A, Shukla VK, Grimshaw JM. External validation of A Measurement Tool to Assess Systematic Reviews (AMSTAR). PLoS ONE 2007; 2: e1350.

21.3 Cochrane Collaboration

Stefan Sauerland

Um den aktuellen Wissensstand zu einem Therapie- oder Diagnoseverfahren zusammenzufassen, sind systematische Übersichtsarbeiten und Metaanalysen ein wichtiges Instrument. Diese Erkenntnis erscheint uns heute vielleicht naheliegend, ist jedoch gerade erst 30 Jahre alt. Sie ist eng verknüpft mit dem Namen des englischen Epidemiologen Archibald Cochrane (1909–1988). Schon früh wies Cochrane in einem viel zitierten Buch die Mediziner auf die immer größer werdende Kluft zwischen Forschung und Praxis hin (Cochrane 1972). Er hatte beobachtet, dass bei vielen medizinischen Entscheidungen oft das Studienwissen außer Acht gelassen wurde, weil die medizinische Literatur zu umfangreich und komplex geworden war. 1979 schrieb Cochrane:

„Es ist sicherlich ein großes Versäumnis unseres Berufsstandes, dass wir keine kritische Zusammenfassung aller randomisiert kontrollierten Studien organisiert haben, die nach Fachgebiet oder Subspezialisierung geordnet ist und regelmäßig aktualisiert wird." (Cochrane 1979)

Seine Idee fiel auf fruchtbaren Boden. In Oxford begann eine Gruppe von Medizinern und Methodikern damit, auf dem Gebiet der Geburtshilfe zu den wichtigsten Fragen alle randomisierten Studien zusammenzutragen und in Form von Metaanalysen zusammenzufassen (Chalmers et al. 1989). Cochrane lobte dieses Pilotprojekt noch kurz vor seinem Tode als einen Meilenstein der medizinischen Forschung. Aus einer dieser Metaanalysen wurde später das Logo der Cochrane Collaboration entwickelt (s. Abb. 21.3-1).

21.3.1 Gründung, Ziel und Organisation

Gefördert vom englischen Gesundheitssystem, wurde im Oktober 1992 das erste Cochrane Centre in Oxford eröffnet. Da man nun alle Bereiche der medizinischen Versorgung bearbeiten wollte, wurde schnell klar, dass dies nur mit einer internationalen Zusammenarbeit vieler Forscher über viele Jahre möglich sein würde. So gründeten 77 Personen aus 11 Ländern ein Jahr später die Cochrane Collaboration. Die Cochrane Collaboration ist seitdem stetig angewachsen. Sie ist ein internationaler Verbund, der frei ist von finanziellen Interessen. Ihr erklärtes Ziel ist das Erstellen, Aktualisieren und Verbreiten von systematischen Übersichtsarbeiten zu Fragen der Gesundheitsversorgung (Antes et al. 1999).

Die organisatorische Gliederung der Cochrane Collaboration ist auf wenige Ebenen beschränkt. Unter der Führung einer gewählten Steering Group sind vor allem die Review Groups und die Cochrane Centres das Herzstück der Organisation. Die momentan gut 50 Review Groups koordinieren die Erstellung von Systematischen Reviews zu definierten Krankheitsbildern oder Organsystemen. Ähnlich einer wissenschaftlichen Zeitschrift gibt es jeweils einen Koordinator der Review Group mit einem kleinen Stab von Experten, dazu eine Gruppe von Editoren, die die Cochrane Reviews prüfen, und schließlich die Reviewer selbst, die zu einer einzelnen wissenschaftlichen Fragestellung eine systematische Übersicht erstellen. Während der Kern der Review Group, die sog. Editorial Base, meist an einem einzigen Ort lokalisiert ist, können die Reviewer aus allen Teilen der Welt stammen und sogar international kooperieren. Hierbei werden fast ausschließlich elektronische Kommunikationswege benutzt. In diesem Zusammenhang sollte erwähnt werden, dass die Cochrane Collaboration jedermann offensteht, der meint, zu diesem Unternehmen etwas Sinnvolles beitragen zu können. Ein spezielles Aufnahmeverfahren, ein Mitgliedsausweis, ein Mitgliedsbeitrag oder andere Charakteristika klassischer medizinischer Gesellschaften existieren nicht.

Die Cochrane Centres bündeln und koordinieren die auf nationaler Ebene verfügbare

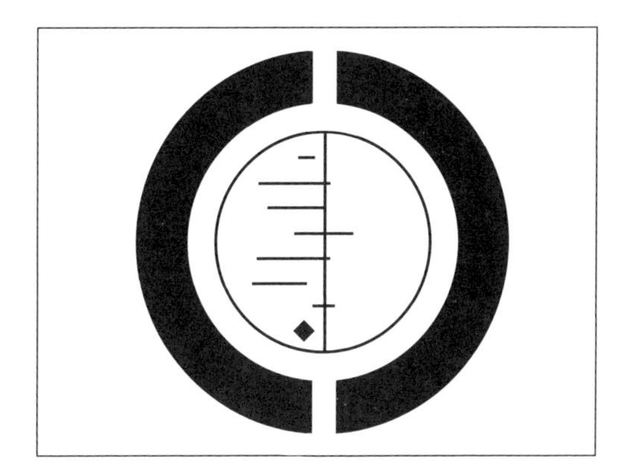

Abb. 21.3-1 Logo der Cochrane Collaboration: 2 C umrahmen eine Metaanalyse.

Unterstützung. Oft betreuen sie nicht ein Land allein, sondern zusätzlich einige weitere Länder, die noch nicht über eine solche Struktur verfügen. So wurde Deutschland früher vom niederländischen Cochrane Centre mitbetreut. Eine der Aufgaben eines Cochrane Centres ist der Informationsaustausch zwischen den verschiedenen Reviewern und das Gewinnen und Betreuen neuer Reviewer. Wenn z. B. ein englischer Reviewer zu einer Studie eines deutschen Autors weitere Angaben benötigt, kann er das **deutsche Cochrane Centre in Freiburg** um Hilfe bitten. Auch findet hierüber ein interdisziplinärer Ideenaustausch deutscher Cochrane-Mitglieder statt. Die Kurse der Cochrane Centres sind eine gute Basis für diejenigen, die eine systematische Übersichtsarbeit beginnen wollen. Eine weitere Aktivität, die speziell vom deutschen Cochrane Centre betrieben wird, ist das Durchsuchen der deutschsprachigen Fachzeitschriften per Hand nach kontrollierten klinischen Studien.

Neben den genannten Gruppen gibt es weitere kleinere Elemente innerhalb der Cochrane Collaboration, die sich speziell um Literatursuche, statistische Methoden, Computer-Software, Einbeziehung von Patienten in Systematische Reviews oder gruppenübergreifende Abstimmungsprobleme kümmern. Hierbei steht jedoch stets der Cochrane Review im Zentrum des gemeinsamen Bemühens.

21.3.2 Der Cochrane Review

Mit der Verbreitung der Metaanalyse als eigenständiger wissenschaftlicher Methode hatten auch viele methodisch unerfahrene Forscher metaanalytische Techniken angewandt, ohne diese wirklich zu beherrschen. Es bestand die Gefahr, dass die Metaanalyse durch die Publikation von immer mehr methodisch schlechten Analysen diskreditiert würde. So kam es beispielsweise vor, dass 2 Metaanalysen zur selben Fragestellung zu unterschiedlichen Ergebnissen kamen. Um solche Probleme und überflüssige Mehrarbeit zu vermeiden sowie um allgemeine methodische Standards für Metaanalysen zu

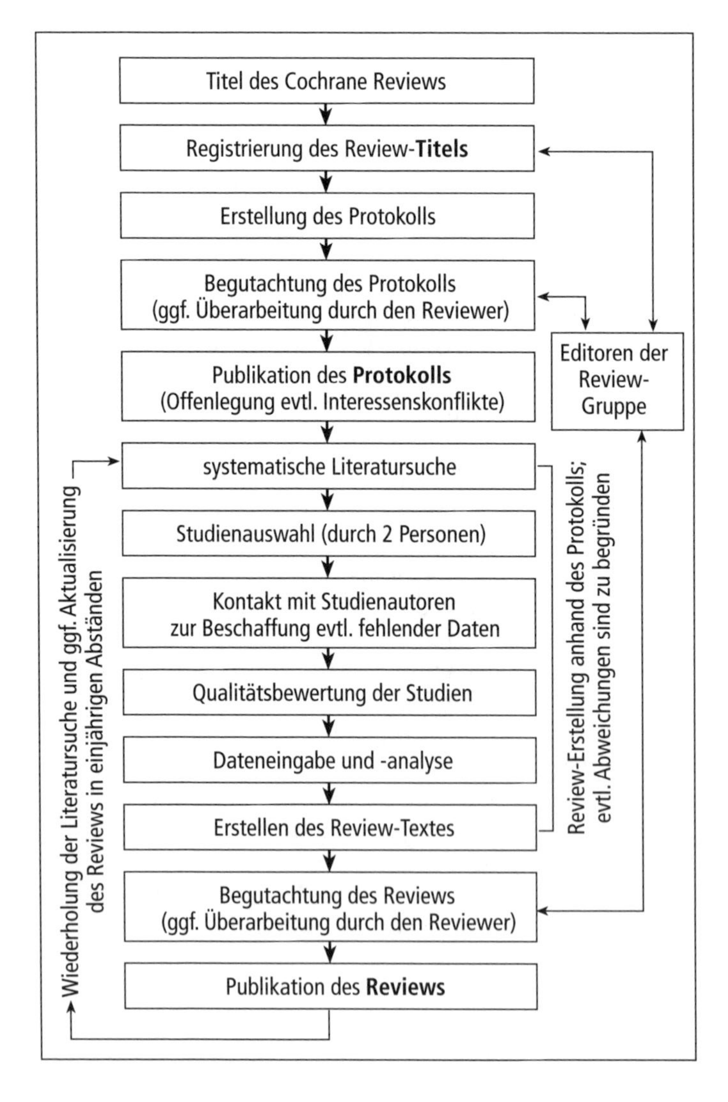

Abb. 21.3-2 Schritte zur Erstellung eines Cochrane Reviews

etablieren, wurden innerhalb der Cochrane Collaboration Standardschritte zur Erstellung einer systematischen Übersicht festgelegt. Der Erfolg dieser Arbeit sind qualitativ hochwertige Reviews (Olsen et al. 2001), die in ihren Schlussfolgerungen oft sehr viel vorsichtiger sind als konventionelle Reviews (Tricco et al. 2009).
Da die grundsätzlichen Schritte eines Systematischen Reviews bereits in anderen Kapiteln erläutert sind, sollen hier nur kurz die **Besonderheiten eines Cochrane Reviews** herausgehoben werden (s. Abb. 21.3-2). Als ersten Schritt zu einem Cochrane Review lässt der Autor seine Fragestellung durch die zuständige Review Group registrieren. Hierdurch wird verhindert, dass ein zweiter Autor zur selben Thematik einen Review beginnt. Danach wird ein Protokoll des Reviews erstellt, in dem alle Schritte der geplanten Arbeit detailliert beschrieben sind. Dieses Protokoll wird dann von meist 2 Experten in einem Peer-Review-Verfahren geprüft und muss ggf. revidiert werden. Durch dieses Festlegen der Methodik noch vor Beginn des eigentlichen Reviews soll verhindert werden, dass die Methodik später rückwirkend modifiziert wird, um vielleicht die Ergebnisse in eine bestimmte Richtung zu verfälschen.
Ein so genehmigtes Review-Protokoll erscheint bereits in der Cochrane Library, obwohl der Autor zu diesem Zeitpunkt erst beginnt, die Studien zusammenzutragen. Besonderes Augenmerk legt die Cochrane Collaboration auf eine umfassende Literatursuche (vgl. Kap. 21.2.3). Neben den Standarddatenbanken, wie z.B. Medline und Embase, müssen Cochrane Reviewer oft auch **Spezialdatenbanken**, wie z.B. CINAHL (zur Krankenpflege), Lilacs (Lateinamerika) oder AIDSLine, prüfen und darüber hinaus die nicht hierin indexierten Zeitschriften und Kongress-Abstracts per Hand durchforsten. Diese Handsuche stellt eine wichtige Aktivität innerhalb der Cochrane Collaboration dar und es wurden bereits über 20 000 kontrollierte Studien gefunden, von denen die Hälfte in Medline nicht verzeichnet war (McDonald et al. 2002).
Um die sichere Handhabung der komplexen statistischen Methoden zu gewährleisten, die in einer Metaanalyse angewandt werden, hat ein spezielles Team innerhalb der Cochrane Collaboration eine Computer-Software entwickelt, die alle Schritte eines systematischen Reviews unterstützt. Dieses Programm **„ReviewManager“**, kurz „RevMan“ genannt, ist kostenfrei erhältlich und kann ebenfalls via Internet heruntergeladen werden. In dem Programm stehen mehrere statistische Maßzahlen und Modellierungen sowie Grafiken, z.B. der Funnel Plot, zur Verfügung. Die Version 5 erlaubt neben der Metaanalyse von Therapiestudien nun auch das Aggregieren von Sensitivitäts- und Spezifitätsdaten aus Diagnosestudien. Zu dem Programm existiert ein Handbuch, das als Leitfaden zur Erstellung eines Cochrane Reviews sehr empfohlen werden kann.
Sobald der Review dann fertiggestellt ist, wird er abermals durch die Gutachter der Review Group geprüft. Danach wird er in der Cochrane Library elektronisch publiziert und ist danach auch in Medline indexiert. Cochrane Reviews sind meist sehr umfangreich, weil z.B. auch sämtliche ausgeschlossenen Studien benannt werden müssen. Auch wird eine laienverständliche Zusammenfassung der Ergebnisse verlangt.
Selbst wenn ein Review fertig ist, haben die Autoren die Aufgabe, die Literatur zu ihrem Thema kontinuierlich im Hinblick auf neue Studien durchzusehen. Daneben werden die Kommentare der Leser gesammelt. Sobald dann entscheidende neue Daten verfügbar sind, ergibt sich die Notwendigkeit, den Review zu aktualisieren und Kommentare zu erwidern. **Aktualisierte Reviews** werden in der Cochrane Library speziell markiert. Bei nicht aktualisierten Reviews wird angegeben, ob zumindest die neuere Literatur ge-

prüft wurde oder ob das Review tatsächlich veraltet ist. Sofern eine größere Veränderung des Reviews erfolgte, erscheint ein Cochrane Review dann doppelt in Medline.

21.3.3 Die Cochrane Library

Die Cochrane Library (s. Tab. 21.3-1) enthält primär die **Cochrane Reviews**, wie bereits oben beschrieben. Dieser Teil der Cochrane Library ist Medline-indexiert und hat im Jahr 2008 erstmals einen Impact Factor erhalten, der mit 4,654 erfreulich hoch ausgefallen und im Jahr 2009 sogar auf 5,182 angestiegen ist. Da immer noch nicht zu allen medizinischen Fragestellungen Cochrane Reviews existieren, sind in einer zweiten Datenbank **Systematische Reviews und Metaanalysen** gesammelt, die nicht aus der Cochrane Collaboration stammen. Die meisten der hier enthaltenen Zitate haben eine Qualitätsbewertung durch das Centre for Reviews and Dissemination durchlaufen und sind als strukturierte Abstracts in dieser Datenbank aufgenommen.
Daneben gibt es eine dritte wichtige Datenbank, die Referenzen zu kontrollierten klinischen Studien enthält. Der Vorteil dieses **Studienregisters** ist, dass hier nur die für den Kliniker relevanten Studien verfügbar sind, dies aber in höchster Vollständigkeit. So enthält das Controlled-Trials-Register keine tierexperimentellen oder Laborstudien, keine Editorials, Fallserien oder Fallberichte. Dafür sind die über die Handsuche gefundenen kontrollierten Studien hier vorhanden, sodass diese Datenbank für viele Fragestellungen gegenüber Medline vorzuziehen ist.
In **weiteren Datenbanken** der Cochrane Library sind schließlich Artikel zur Methodik, HTA-Berichte und gesundheitsökonomische Evaluationen gesammelt, die jedoch wiederum nur als Abstract-Zitat verzeichnet sind. Die Cochrane Library wird seit einigen Jahren vom Wiley-Verlag vertrieben. Über das Internet und in Medline können kostenfrei nur die Abstracts der Cochrane Reviews eingesehen werden. Mehrere Ärztekammern haben aber für ihre Mitglieder landesweite Lizenzen angeschafft, sodass in manchen Teilen Deutschlands der Zugang zur Cochrane Library einfach ist. Auch eine Mitgliedschaft im Deutschen Netzwerk Evidenzbasierte Medizin beinhaltet einen Volltextzugang zur Cochrane Library, was damit der derzeit für Privatpersonen der billigste Zugangsweg ist.

Tab. 21.3-1 Die Inhalte der Cochrane Library (Stand Januar 2009)

Datenbank	Umfang	Inhalt
Cochrane Reviews	7591	Fertiggestellte Cochrane Reviews im Volltext
Other Reviews	9403	Abstracts von anderen systematischen Reviews und Metaanalysen, z.T. mit Kommentierung durch Cochrane Reviewer
Clinical Trials	564387	Abstracts von kontrollierten, meist randomisierten Studien
Methods Studies	11257	Abstracts von methodischen Artikeln zum Thema Metaanalyse
Technology Assessments	7591	Abstracts von HTA-Berichten
Economic Evaluations	24432	Abstracts von gesundheitsökonomischen Evaluationsstudien
Cochrane Groups	94	Informationen zu den Review- und Methodikgruppen der Cochrane Collaboration

21.3.4 Zusammenfassung

Systematische Übersichtsarbeiten und Metaanalysen sind eine wichtige Informationsquelle für medizinische Entscheidungen. Mit der Cochrane Collaboration wurde der Versuch unternommen, bei der Erstellung solcher Arbeiten methodische Fehler weitestgehend auszuschließen. Zwar hat die Cochrane Collaboration immer noch nicht alle medizinischen Fragen bearbeiten können, dennoch zeigen die kontinuierlichen Fortschritte an, dass es sich lohnt, die Cochrane Library als zentrale Informationsquelle zu nutzen und sich eventuell selbst bei der Erstellung von Cochrane Reviews zu engagieren.

Literatur

Antes G, Bassler D, Galandi D. Systematische Übersichtsarbeiten. Ihre Rolle in einer Evidenz-basierten Gesundheitsversorgung. Dtsch Ärztebl 1999; 96: A616–22.

Chalmers I, Enkin M, Keirse MJNC. Effective Care in Pregnancy and Childbirth. Oxford: Oxford University Press 1989.

Cochrane AL. Effectiveness and Efficiency – Random Reflections on Health Services. Cambridge: Nuffield Provincial Hospitals Trust 1972.

Cochrane AL. 1931–1971: A critical review with particular reference to the medical profession. In: Office of Health Economics (ed). Medicines for the Year 2000. London: Office of Health Economics 1979: 1–11.

McDonald S, Lefebvre C, Antes G, Galandi D, Gøtzsche P, Hammarquist C, Haugh M, Jensen KL, Kleijnen J, Loep M, Pistotti V, Rüther A. The contribution of handsearching European general health care journals to the Cochrane Controlled Trials Register. Eval Health Prof 2002; 25: 65–75.

Olsen O, Middleton P, Ezzo J, Gøtzsche PC, Hadhazy V, Herxheimer A, Kleijnen J, McIntosh H. Quality of Cochrane reviews: assessment of sample from 1998. BMJ 2001; 323: 829–32.

Tricco AC, Tetzlaff J, Pham B, Brehaut J, Moher D. Non-Cochrane vs. Cochrane reviews were twice as likely to have positive conclusion statements: cross-sectional study. J Clin Epidemiol 2009; 62: 380–6.

22 Leitlinienentwicklung

Elfriede Bollschweiler, Ina Kopp, Matthias Schrappe und Stephanie Stock

22.1 Nationale und klinikinterne Leitlinien

Elfriede Bollschweiler

Nachdem vor allem in den USA, Kanada und Großbritannien schon seit vielen Jahren Leitlinien in der Medizin zum Einsatz kommen, sind in Deutschland erst in den letzten 10 Jahren vermehrte Anstrengungen zu ihrer Erstellung erkennbar. Im Zuge der Gesundheitsreform 2000 wurde nun im § 137e Abs. 3 Sozialgesetzbuch V (SGB V) festgeschrieben, dass der Koordinierungsausschuss auf der Basis evidenzbasierter medizinischer Leitlinien Kriterien für Über-, Unter- und Fehlversorgung festzulegen hat. Im Weiteren sind Ärzte und Krankenhäuser verpflichtet, Kriterien für die indikationsbezogene Notwendigkeit und Qualität der diagnostischen und therapeutischen Leistungen, die im Rahmen der Krankenhausbehandlung durchgeführt werden, zu erarbeiten bzw. zu beachten (§ 137 Abs. 1). Dies geschieht unter der Devise, die Sicherung und Weiterentwicklung der Qualität bei der ärztlichen Leistungserbringung in allen Tätigkeitsfeldern gesetzlich zu verankern. Die Notwendigkeit für die Medizin wird dabei vorrangig mit dem Ziel einer „Vermeidung von Überfluss und Defiziten" begründet, um „das Notwendige zu ermöglichen". Die Begriffe „Überfluss" und „Defizit" schließen die Variabilität ein, die in der Medizin möglich ist. Richtig angewendet können Leitlinien so die ärztliche Versorgung der Bevölkerung verbessern, ohne dass sich die Kosten erhöhen.

22.1.1 Definition

Leitlinien in der Medizin definieren das „Standardvorgehen" zu einer Fragestellung. Entsprechend der Definition von Field und Lohr (1990) besteht ihr wesentlicher Inhalt darin, systematisch entwickelte Informationen oder auch Instruktionen durch Angehörige des Fachgebietes über diagnostische und therapeutische Verfahren bei bestimmten Krankheitsbildern, über die anerkannte Behandlungsmethode und ihre Durchführung zu geben, die an andere Ärzte gerichtet sind, aber auch Patienten ansprechen können. Aus dieser Sicht heraus sind Leitlinien zunächst nichts Neues, denn medizinische „Standards" beschreiben ein Vorgehen, das in der Gesellschaft unter Berücksichtigung der wichtigsten Gesichtspunkte akzeptiert ist, und spielen eine wesentliche Rolle für die Kosten im Gesundheitswesen. Sie formulieren den Leistungs- und Qualitätsstandard der verschiedenen Versorgungsstufen bis zur ambulanten Primärversorgung.

22.1.2 Evidenzbasierte Leitlinien

Gerade aber in der Art und Weise, wie heute Leitlinien entstehen können, also wie der Leistungs- und Qualitätsstandard definiert wird, liegt der Unterschied zu früheren Formen der Vorgaben für medizinisches Handeln. Während bisher medizinische Entscheidungen aus der Erfahrung sog. „medizinischer Schulen" getroffen wurden und auch noch werden, ist es heute möglich, durch schnellere Kommunikationsmöglichkeiten (Literaturrecherche in Datenbanken etc.) Informationen zu einer Fragestellung

zu finden, zu sichten und bei der Erarbeitung von Leitlinien zu berücksichtigen. Die evidenzbasierte Medizin (EbM) hat eine Methodik erarbeitet, diese Studien im Hinblick auf ihre Aussagekraft zu untersuchen und zu **Systematischen Reviews bzw. Metaanalysen** zusammenzufassen (s. Kap. 21.1 u. 21.2).
Evidenzbasierte Medizin sollte eine Denk- und Arbeitsrichtung sein, die die für den Patienten jeweils beste wissenschaftliche Evidenz unter Integration klinischer Kenntnisse über die jeweilige Behandlung mit einbezieht. EbM richtet sich außer an Patienten auch an die verschiedenen Institutionen des Gesundheitswesens, die Kostenträger und die Politik. In der Tabelle 22.1-1 ist das Spektrum der verschiedenen Studienformen und Evidenzstufen von Leitlinien dargestellt. Die zu verwendende Evidenzstufe kann eine einzelne Meinung wiedergeben oder bis zu einer komplexen Metaanalyse und Entscheidungsanalyse reichen. Der entscheidende Unterschied zu dem bisherigen Lehrbuchstandard ist dabei die explizite Nennung des Evidenzniveaus (sog. **Grading**).

22.1.3 Ziele und Zielgruppe

Die Ziele von Leitlinien können sehr unterschiedlich sein, z. B.:

- Verbesserung der Versorgung
- Verminderung der Varianz von Diagnostik oder Therapie
- Ressourcensteigerung
- Ausbildung und Kompetenzsteigerung
- Beschreibung des Status quo

Welche Ziele mit der Leitlinie verfolgt werden sollen, ist vor der Erstellung genau zu definieren.
Für die Verbreitung und Anwendung einer Leitlinie ist die Gruppe der Anwender und der Verantwortlichen wichtig. Auf nationaler Ebene sind die wissenschaftlichen Fachgesellschaften bzw. die von ihnen beauftragten Kommissionen, die im konkreten Fall formalisierte Konsensfindungsmethoden benutzen, geeignete Verantwortungsträger. So erstellte Leitlinien können durch lokalen Zuschnitt den jeweiligen Gegebenheiten vor Ort angepasst werden.
In Deutschland ist in erster Linie die **Arbeitsgemeinschaft der Wissenschaftlichen Medizinischen Fachgesellschaften (AWMF)** für diese Erstellung zuständig. In der AWMF sind 157 Fachgesellschaften vertreten, die für die fachspezifischen Belange zuständig sind. Das Konzept der AWMF besteht in einem 3-Stufen-Plan, ausgehend von einer ständigen Entwicklung und kontinuierlichen Weiterentwicklung von Leitlinien:

Tab. 22.1-1 Wertung der wissenschaftlichen Absicherung für klinische Leitlinien; entsprechend „AHCPR-Categories for Quality of Evidence"

Ia	Evidenz basiert auf einer Metaanalyse oder mehreren randomisierten, kontrollierten Studien.
Ib	Evidenz basiert auf mindestens einer kontrollierten, randomisierten Studie.
IIa	Evidenz basiert auf mindestens einer kontrollierten oder randomisierten Studie mit gutem Studiendesign.
IIb	Evidenz basiert auf mindestens einer quasi-experimentellen Studie mit gutem Studiendesign.
III	Evidenz basiert auf einer nicht experimentellen (Vergleichs-, Korrelations- oder Fall-Kontroll-)Studie mit gutem Studiendesign.
IV	Evidenz basiert auf publizierten Ergebnissen von Konsensuskonferenzen mit erfahrenen Experten oder Meinungen und/oder klinischer Erfahrung von angesehenen Persönlichkeiten.

AHCPR = Agency for Health Care Policy and Research

- Stufe 1: S1-Leitlinie, von Expertengruppe erstellt
- Stufe 2: S2-Leitlinie, formale Konsensusfindung
- Stufe 3; S3-Leitlinie, systematische Erstellung

Als Beispiel sei hier die S3-Leitlinie „Kolorektales Karzinom" (Fertigstellung 08/2008 – gültig bis 09/2012) genannt, in der das Standardvorgehen für die Diagnostik, die Therapie in Abhängigkeit vom Tumorstadium und die Nachsorge dargestellt wird. Hier haben die verschiedenen Fachgesellschaften (Deutsche Krebsgesellschaft, Deutsche Gesellschaft für Chirurgie, Internisten usw.) in Konsensusverfahren die Vorgehensweisen abgestimmt. Nationale Leitlinien stellen sehr hohe Anforderungen an die inhaltliche Qualität und die Ausarbeitung. Erfahrungen aus den USA haben gezeigt, dass eine evidenzbasierte Leitlinie ca. 1 Mio. Dollar Kosten verursachen kann.
Ein anderer Ansatz sind die Mitte des Jahres 2002 vom Bundesministerium für Gesundheit (BMG) verkündeten Versorgungsleitlinien für chronische Erkrankungen im Rahmen der „Disease-Management-Programme" (s. hierzu Kap. 22.2).
Abzugrenzen von **nationalen Leitlinien** sind **krankenhausinterne Leitlinien**, die enger auf die Bedürfnisse einer einzelnen Institution zugeschnitten sind und in diesem Rahmen ein wichtiges Steuerungsinstrument darstellen. Bei der Erarbeitung von internen Leitlinien kommen fachspezifische Gesichtspunkte ebenso zur Geltung wie solche der interdisziplinären Zusammenarbeit, der organisatorischen Umsetzung und der innerbetrieblichen Ressourcenverteilung. Die Motivation zur Erstellung klinikinterner Leitlinien kann zusätzlich darin bestehen, gegenüber Verhandlungspartnern und Patienten darzulegen, dass man einen nachvollziehbaren und konsistenten Standard zu bieten beabsichtigt (Woolf et al. 1999).
Die **krankenhausinternen Leitlinien** sind in solche Leitlinien zu unterteilen, die sich besonders auf die Schnittstellen zwischen Abteilungen und/oder Berufsgruppen beziehen, und in Leitlinien, die sich auf die Behandlung eines Patienten beziehen, also eine fallbezogene Darstellung bevorzugen (sog. Behandlungspfade oder Clinical Pathways).
Eine Untergruppe von den klinikinternen Leitlinien stellen die **abteilungsspezifischen Leitlinien** dar, die Abläufe für eine Betriebseinheit organisieren. Sie können ebenso einen medizinischen wie organisatorischen Inhalt haben, die Gruppe der Anwender ist aber meist weniger vielfältig. Bei der Frage, welche Leitlinie die größere Verbindlichkeit hat, ist für den medizinischen Bereich die Leitlinie aus der Organisationseinheit bindender, da die Verantwortung für die Ausführung von organisatorischen Abläufen und medizinischen Entscheidungen dem Klinikchef obliegt. Allerdings werden bei vernünftiger Bearbeitung der Leitlinien hier keine Probleme entstehen, da in die Erstellung von Klinikleitlinien meist die nationalen Leitlinien mit einfließen.

22.1.4 Medikolegale Aspekte

Leitlinien geben in definierten Situationen einen **Handlungsspielraum** (Korridor) vor und unterscheiden sich dadurch von Richtlinien und Empfehlungen. Ein Abweichen von einer Leitlinie ist möglich, muss aber im Einzelfall begründet werden. Richtlinien müssen angewendet werden, Empfehlungen geben eine Handlungsoption wieder (Weissauer 1997).
Fahrlässig im Sinne der zivilrechtlichen Haftung (§ 276 BGB) handelt, wer im Rechtsverkehr die erforderliche Sorgfalt außer Acht lässt. Die fachspezifische Sorgfalt orientiert sich an der Facharztqualität, somit sind Leitlinien der Fachgesellschaften anerkannte

standardisierbare Behandlungsmethoden und Behandlungsabläufe.
Leitlinien geben somit Sicherheit, wenn man sich an sie hält. Wenn der Arzt sich nicht an die Leitlinie hält, gerät er in Rechtfertigungszwang. Es besteht die Gefahr der Beweislastumkehr, da der Arzt nachweisen muss, dass es einen berechtigten Grund gab, von der Leitlinie abzuweichen. Somit können die Leitlinien als **mittelbare Verrechtlichung der Medizin** angesehen werden.
Während nationale Leitlinien durchaus eine Gefahr darstellen, da sie die ärztliche Behandlungsfreiheit einschränken können, sind klinikinterne Leitlinien geradezu ein Muss, da sie geeignet sind, Organisationsverschulden zu vermeiden (Ulsenheimer u. Biermann 2008).

22.1.5 Form der Leitlinien

Die Darstellung von Leitlinien kann in verschiedenen Formaten erfolgen, z. B. als Prosatext, Tabellen, Checklisten oder als klinische Algorithmen. Für eine grafische Form sprechen die bessere Verständlichkeit und die Einarbeitung in computerisierte Abläufe. Das Wort „Algorithmus" kommt vom Namen des persischen Mathematikers und Astronomen Al Khwarizimi, der ungefähr in der Zeit von 780 bis 850 lebte. Ein **klinischer Algorithmus** ist ein schrittweises Verfahren, das mit logischen (Wenn-dann-)Bedingungen klinische Probleme in endlich vielen Schritten löst. Die Darstellung klinischer Algorithmen erfolgt in einem einvernehmlich festgelegten grafischen Format.
Es gibt eine standardisierte Nomenklatur für die Darstellung klinischer Algorithmen (s. Abb. 22.1-1). Der Beginn eines klinischen Algorithmus ist ein medizinisches Ausgangsproblem (klinischer Zustand) in einem abgerundeten Rechteck. Diagnostische und therapeutische Entscheidungen

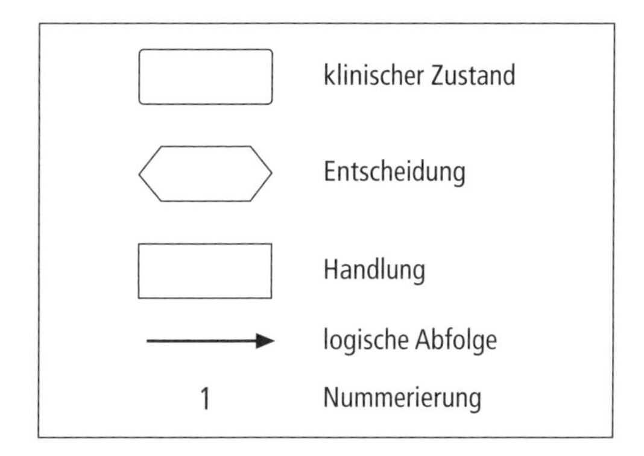

Abb. 22.1-1 Darstellungsformen für klinische Algorithmen

werden als Sechseck, Handlungen (auch das Ende des Algorithmus) als Rechteck dargestellt. Die einzelnen geometrischen Formen werden als Knoten bezeichnet, gemäß der logischen Abfolge mit Pfeilen verbunden und von oben nach unten in bestimmter Reihenfolge nummeriert. Als Ausgänge von Entscheidungsknoten sind lediglich die beiden Möglichkeiten „ja" und „nein" erlaubt. Wenn es notwendig erscheint, die Tatsache abzubilden, dass es in der klinischen Realität noch mehrere abgestufte Möglichkeiten gibt, muss der Algorithmus an dieser Stelle detaillierter gefasst werden.

22.1.6 Arbeitschritte zur Leitlinienerstellung

Für die Erstellung einer Leitlinie sind folgende 6 Hauptschritte von Bedeutung:

- Definition der Fragestellung und des primären Ziels
- Festlegung der Konsensusmethode
- Erstellung des Algorithmus bzw. schriftliche Fassung
- Bewertung der Leitlinie
- Implementierung
- Überprüfung des Erfolgs

■ **Definition der Fragestellung und des primären Ziels:** Wer sind die beteiligten Personen? Sind es Kliniker oder Nichtkliniker? Für welche Patientengruppe soll der Algorithmus gelten? Welche Patientengruppe soll explizit ausgeschlossen werden? Welche Einrichtungen werden diese Leitlinien benutzen können?

■ **Festlegung der Konsensusmethode:** Es gibt verschiedene Möglichkeiten, zu einer wissenschaftlich fundierten Einigung zu kommen. Ein Beispiel ist das „Clinical Efficacy Assessment Project" des American College of Physicians zur Erstellung von Leitlinien. Hier führen Methodiker ein Literatur-Review durch, und zwar mit einem Background-Review, Statements über die Fakten, Beschreibung der verwendeten Methoden und (als Zusammenfassung) Tabellen mit Ergebnissen und Empfehlungen. Danach erstellen Praktiker auf der Basis des Literatur-Reviews ein Ergebnispapier. Beide Berichte werden an alle relevanten Disziplinen verschickt. Es erfolgt dann eine Veröffentlichung in „Annals of Internal Medicine".

Eine andere Methode ist der „Nominale Gruppenprozess", der zuerst in „Harvard Community" erfolgreich durchgeführt wurde. Hier wird eine Arbeitsgruppe aus den wichtigsten Fachvertretern gebildet. Der Gruppenleiter der Arbeitsgruppe erstellt einen „Seed Algorithmus", d.h. einen Vorentwurf für das Problem, und sucht die wichtigste Literatur heraus. Beides verteilt er an die Gruppe, in der der Vorschlag diskutiert und weiter ausgearbeitet wird.
Bei der Delphi-Methode kann der Konsensus entweder durch einen Gruppenprozess oder durch einen Literatur-Review erarbeitet werden. Die daraus entstandenen Ergebnisse werden durch übergeordnete Fachleute unter Zuhilfenahme von Ranking-Listen bewertet. Die einzelnen Methoden sind unterschiedlich aufwendig. Für die Arbeit in der Klinik ist der „Nominale Gruppenprozess" am schnellsten zu realisieren (Kopp et al. 2007).

■ **Erstellung des Algorithmus bzw. schriftliche Fassung:** Zu den Vorarbeiten für die Erstellung des Algorithmus gehören die Problemdefinition, Differenzialdiagnosen, die Festlegung der Reihenfolge des Ablaufs, Therapiespezifikation, Definition des Endpunktes und zusätzliche Anmerkungen. In der schriftlichen Fassung sind aufzuführen: Ziel der Leitlinie, Hintergrundinformationen, Definition, Allgemeines, gewählter Algorithmus, Einschränkungen, offen stehende Probleme, Literatur, Datum der Verabschiedung durch die Leitlinienkonferenz (LL-Konferenz), Datum der Wiederaufnahme durch die LL-Konferenz und – im Anhang – die Zusammensetzung der Arbeitsgruppe sowie der Review-Prozess des Leitlinienentwurfs (Royal et al. 1996).

■ **Bewertung der Leitlinie:** Die Arbeit mit Leitlinien ist ein relativ neues Arbeitsfeld und es ist klar, dass in der Phase, als Leitlinien für die Entwicklung von Leitlinien erstellt wurden, die Qualität der Leitlinie nicht immer den gewünschten Level erreichte. Wenn aber Leitlinien als Vorgaben für die Gesundheitsversorgung der Bevölkerung angewendet werden sollen, so wird eine bessere Absicherung erwartet. Dass bisher auch die in der internationalen Literatur veröffentlichten Leitlinien noch erhebliche Mängel aufweisen, zeigt eine Arbeit in JAMA, in der 279 Leitlinien, die zwischen 1985 und 1997 erstellt worden waren, bewertet wurden. Nur 33 % konnten die wissenschaftliche Evidenz nachweisen und nur 50 % der Arbeiten erfüllten die Anforderungen an die korrekte Erstellung (Shaneyfelt et al. 1999). Selbst wenn die Anforderungen an klinikinterne Leitlinien nicht so streng zu stellen sind, ist es auch hier ratsam, die Qualität anhand von Qualitätskriterien zu überprüfen.

Die Bundesärztekammer und die Kassenärztliche Bundeskammer haben eine entsprechende Checkliste veröffentlicht (Bundesärztekammer 1998).

■ **Implementierung:** Leitlinien in den klinischen Alltag zu implementieren, stößt auf die verschiedensten Schwierigkeiten. Schon die Zusammensetzung der Arbeitsgruppe, die die Leitlinien erarbeitet (Opinion Leader), und die anwenderfreundliche Darstellung des Algorithmus sind Teile der Implementierung. Man unterscheidet die Distribution (Verteilung) und die Verankerung. Die traditionelle Form der Verbreitung ist die Verteilung als Schriftstück. Hier entstehen die bekannten Probleme, dass die richtige Version auch im rechten Moment zur Verfügung stehen muss. Die andere Form der Verbreitung, die Darstellung im Internet, wird zunehmend angewendet. Die Implementierung der Leitlinie in den klinischen Alltag (Verankerung) ist der kritische Punkt im Ablauf der Leitlinienerstellung, hieran entscheidet sich der Erfolg der Qualitätssicherungs-Maßnahme.

■ **Überprüfung des Erfolgs:** Zu den Grundprinzipien der Qualitätssicherung gehört die zeitgerechte Überprüfung der eingeleiteten Qualitätssicherungs-Maßnahme. Zielkriterien für die Effektivitätsüberprüfung sind:

- Compliance
- klinische Effektivität bezüglich der definierten primären Endpunkte
- klinische Effektivität bezüglich sekundärer Endpunkte
- Kosten

Der Wert einer Leitlinie hängt von der erfolgreichen Einführung in den klinischen Alltag ab.
Als Ursachen für ein Fehlschlagen der Leitlinienumsetzung (Barriers to Implementation) werden zahlreiche Möglichkeiten diskutiert (Bungart et al. 2000). Auch heute zeigt sich, dass die Probleme bei der Einführung von Leitlinien nach wie vor existieren.

22.1.7 Zusammenfassung

Leitlinien haben die Aufgabe, das umfangreiche Wissen (wissenschaftliche Effizienz und Praxiserfahrung) zu Versorgungsproblemen verständlich zusammenzufassen. Sinnvoll angewendet sind sie ein nützliches Werkzeug im medizinischen Qualitätsmanagement. Das Ziel von nationalen Leitlinien muss sein, den einzelnen Arzt und den Patienten gut zu informieren. Dadurch sind die Anforderungen an die Qualität solcher Leitlinien besonders hoch. Klinikinterne Leitlinien müssen zusätzlich zu der bestmöglichen Evidenz auch die strukturellen Gegebenheiten des eigenen Krankenhauses berücksichtigen. Große Anstrengungen sind noch erforderlich, um die Leitlinien tatsächlich in den klinischen Alltag zu integrieren. Hier können im Computer verfügbare Darstellungen von Leitlinien, die sich direkt am Fall orientieren, eine Verbesserung der ärztlichen Compliance bringen.

Literatur

Bundesärztekammer (Hrsg). Checkliste: Methodische Qualität von Leitlinien. Dtsch Ärztebl 1998; 95: A 2576–9.

Bungart TJ, Gahli WA, Theo KK, McAlister FA, Tsuyuki RT. Why do patients with atrial fibrilation not receive warfarin? Arch Int Med 2000; 160: 41–6.

Field MJ, Lohr KN (eds). Committee to Advise the Public Health Service on Clinical Practice Guidelines, Directions of a New Program. Washington, DC: National Academy Press 1990.

Kopp IB, Selbmann HK, Koller M. Konsensusfindung in evidenzbasierten – vom Mythos zur rationalen Strategie. ZaeFQ 2007; 8995.

Royal H, Pierson R, Fletcher J, Dillehay G. Guidelines for guidelines development. J Nucl Med 1996; 37: 878–81.

Shaneyfelt TM, Mayo-Smith MF, Rothwangl J. Are guidelines following guidelines? JAMA 1999; 281: 1900–5.
Ulsenheimer K, Biermann E. Leitlinien – medicolegale Aspekte. Anäst Intensivmed 2008; 49: 105–6.
Weissauer W. Leitlinien wissenschaftlicher Fachgesellschaften – aus rechtlicher Sicht. Deutsche Gesellschaft für Chirurgie-Mitteilungen 1997; 5: 393–4.
Woolf SH, Grol R, Hutchinson A, Eccles M, Grimshaw J. Potential benefits, limitations, and harms of clinical guidelines. BMJ 1999; 318: 527–30.

22.2 Nationales Programm für Versorgungsleitlinien und Disease-Management-Programme

Stephanie Stock

Evidenzbasierte Leitlinien genießen international einen hohen Grad an Anerkennung und sind inzwischen als fester Bestandteil von Entscheidungs- und Versorgungsprozessen auf allen Ebenen des Gesundheitswesens etabliert (Weinbrenner u. Ollenschläger 2008). Im klinischen Alltag beeinflussen sie den Ablauf von Diagnostik und Therapie und werden zunehmend auch zur Information von Patienten eingesetzt.

Als der Gesetzgeber am 1. Juli 2002 strukturierte Behandlungsprogramme für chronisch Kranke, sog. **Disease-Management-Programme**, per Rechtsverordnung in Kraft setzte, wurde im Gesetzestext die Verfügbarkeit von evidenzbasierten Leitlinien als wichtiges Kriterium für die Auswahl einer Erkrankung zum Aufbau nationaler Disease-Management-Programme festgeschrieben (§ 137f SGB V). Für die ersten beiden Krankheitsbilder, für die Programme aufgelegt werden konnten, Diabetes mellitus Typ 2 und Brustkrebs, wurden die inhaltlichen und organisatorischen Anforderungen vom Koordinierungsausschuss unter Einbeziehung externen Sachverstandes in kurzer Zeit erarbeitet und vom Bundesministerium für Gesundheit und Soziale Sicherung (BMGS) in einer rechtlich verbindlichen Form erlassen. Medizinische Inhalte und organisatorische Aspekte sorgten in der Anlaufphase der Programme für heftige Diskussionen zwischen medizinischen Experten, Fachgesellschaften und der Selbstverwaltung (Rabbata 2002). In der Folge wurden nicht nur die zeitlichen Vorgaben bei der Formulierung der Anforderungen an neue Programme entzerrt und die organisatorischen Anforderungen z. B. durch verminderte Dokumentationspflichten reduziert, sondern auch sichergestellt, dass die Fachöffentlichkeit in geeigneter Form am Beratungsprozess teilnehmen konnte. Um an der Diskussion um die inhaltlichen Eckpunkte der Disease-Management-Programme aktiv mitwirken zu können, gründete die Bundesärztekammer das **„Nationale Programm für Versorgungs-Leitlinien bei der Bundesärztekammer"** (NPL; Ollenschläger et al. 2006).

22.2.1 Nationales Programm für Versorgungsleitlinien

Zielsetzung

Das Projekt „Nationales Programm für Versorgungs-Leitlinien bei der Bundesärztekammer" (NPL) wurde beim 105. Deutschen Ärztetag zur Prüfung der Institutionalisierung angenommen. Das Programm wird von der Bundesärztekammer (BÄK), der Arbeitsgemeinschaft der Wissenschaftlichen Medizinischen Fachgesellschaften e.V. (AWMF) und der Kassenärztlichen Bundesvereinigung (KBV) gemeinsam getragen. Die Koordination, Redaktion und Pflege der **Nationalen Versorgungsleitlinie** (NVL) wird durch das Ärztliche Zentrum für Qualität in der Medizin (ÄZQ) in enger Zusammenarbeit mit der Leitlinienkommission der AWMF durchgeführt. Ziel der Kooperation ist die Entwicklung und Implementierung von Versorgungsleitlinien für Erkrankungen mit hoher Prävalenz als Basis für bereichs- und sektorenübergreifende Versorgungskonzepte wie z.B. die Disease-Management-Programme oder Verträge der Integrierten Versorgung (Ollenschläger u. Kopp 2007). Diese „Praxisleitlinien" legen einen Schwerpunkt auf Empfehlungen zu Schnittstellen zwischen verschiedenen Sektoren und unterschiedlichen Disziplinen sowie Gesundheitsfachberufen. Ziel der NVL ist es sicherzustellen, dass die Definition von Behandlungsempfehlungen innerhalb der Disease-Management-Programme ärztliche Aufgabe bleibt und Leitlinien innerhalb der Programme den Charakter von Empfehlungen behalten. Keinesfalls sollen sie als Richtlinien die Basis für externe Prüfroutinen oder die Rechtsprechung werden. Stattdessen sollen die Qualitätsindikatoren der NVL-Leitlinien verbreitet und möglichst flächendeckend implementiert werden. Durch eine Berücksichtigung von NVL-Empfehlungen in der ärztlichen Aus-, Fort- und Weiterbildung sowie durch eine Verankerung der NVL-Qualitätsindikatoren im Qualitätsmanagement kann eine flächendeckende Implementierung einer hohen Behandlungsqualität unterstützt werden.

Definition

Aufgrund ihrer Zielsetzung weicht die Definition der NVL von den etablierten Leitliniendefinitionen ab. Gemäß der 3. Auflage des Methodenreports der Träger des NPL handelt es sich bei einer NPL-Versorgungsleitlinie um „systematisch entwickelte Entscheidungshilfen über die angemessene ärztliche Vorgehensweise bei speziellen gesundheitlichen Problemen im Rahmen der strukturierten medizinischen Versorgung" (Weinbrenner et al. 2007). Damit sind NVLs Orientierungshilfen im Sinne von Handlungs- und Entscheidungskorridoren, von denen in begründeten Fällen abgewichen werden kann oder sogar muss. Die Versorgungsleitlinie ist weder als Anleitung für eine falsch verstandene „standardisierte Medizin" (sog. Kochbuchmedizin) zu verstehen noch stellt sie die Meinungen einzelner Fachexperten dar. Vielmehr handelt es sich bei der Leitlinie um den nach einem definierten, transparent gemachten Vorgehen erzielten Konsens multidisziplinärer Expertengruppen zu bestimmen Vorgehensweisen in der Medizin. Grundlage dieses Konsenses ist die „systematische Recherche und Analyse der Literatur" (AWMF u. ÄZQ 2001; ÄZQ et al. 2008). Aus dieser Definition ergeben sich 3 wichtige Punkte in der Umsetzung der NVL:

- Die Entscheidung darüber, ob den Empfehlungen der Nationalen Versorgungsleitlinie gefolgt werden soll oder nicht, bleibt beim Arzt.
- Aus dem Anspruch der Nationalen Versorgungsleitlinie, sektor- und disziplinübergreifend Behandlungsempfehlungen auszusprechen, ergibt sich die Notwendigkeit, die NVL an regionale Gegebenheiten anzupassen.
- Durch die Formulierung von Handlungskorridoren wird verhindert, dass die NVL als Richtlinie angewandt wird, deren Nichteinhaltung sanktioniert werden kann.

Dessen ungeachtet spricht die NVL als Adressaten explizit Vertragsverantwortliche von Strukturierten Behandlungsprogrammen und Integrierten Versorgungsverträgen sowie Kostenträger an. Die NVL kann in diesem Rahmen als Basis für Therapieziele, Qualitätsmanagement und Prüfroutinen zur Qualitätssicherung herangezogen werden.

Methodik

Die Erstellung einer Versorgungsleitlinie erfolgt im **Konsensusprozess**. Für jede NVL wird ein spezifischer Zeit- und Finanzierungsplan erstellt, der alle wichtigen Aktivitäten enthält. Bei der Erstellung der NVL werden die wesentlichen internationalen Konzepte und Methodikanforderungen berücksichtigt, so z. B. das **Internationale Leitliniennetzwerk G-I-N**, die **Leitlinienempfehlungen des Europarates**, die **Beurteilungskriterien für Leitlinien der BÄK und KBV**, das **Leitlinienmanual der AWMF und ÄZQ**, die **Empfehlungen des Deutschen Leitlinien-Clearing-Verfahrens** sowie das **deutsche Leitlinienbewertungsinstrument DELBI** (ÄZQ 2008). Inhaltlich wird auf bereits existierende evidenz- und konsensbasierte Leitlinien zurückgegriffen. Die Empfehlungen der unterschiedlichen Leitlinien werden in einem Abstimmungsprozess zusammengeführt und ggf. modifiziert, indem die Empfehlungen der einzelnen Leitlinien einander gegenübergestellt und mit der zugrunde liegenden Evidenz in der Literatur verknüpft werden. Dazu wird die beste verfügbare Evidenz aus Leitlinien, Systematischen Reviews, Metaanalysen und Originalarbeiten systematisch aufgearbeitet und zusammengestellt. Schlüsselempfehlungen einer Leitlinie werden mit **Evidenzgraden** versehen und in eine graduierte Empfehlung entsprechend der internationalen **GRADE**-Arbeitsgruppe (GRADE = Grading of Recommendations, Assessments, Development and Evaluation) überführt (s. Tab. 22.2-1). Der Zusammenhang zwischen Empfehlung und zugehöriger Evidenz wird exakt dokumentiert. Dazu wird die Evidenz hinsichtlich ihrer methodischen Qualität bewertet (vgl. Kap. 22.3.2), in Evidenztabellen zum jeweiligen Kapitel der Leitlinie dargestellt und der Inhalt der Empfehlung aus der bewerteten und dargelegten Evidenz abgeleitet. Werden Empfehlungen aus anderen evidenzbasierten Leitlinien übernommen, so müssen die zugrunde liegende Evidenzstärke sowie die Ableitung der Empfehlung aus der Evidenz analog zu dem oben skizzierten Verfahren ausgewiesen sein. Im nächsten Schritt wird die Empfehlung hinsichtlich der klinischen Anwendbarkeit und der Aussagefähigkeit der methodisch aufgearbeiteten Evidenz mit den „Grades" aus Tabelle 22.2-1 bewertet (Graduierung) sowie die methodische Qualität der berücksichtigten Literatur für die Evidenzstärke und die Graduierung getrennt dargestellt.

Neben den betroffenen Leistungsträgern sind auch Patienten und Leitliniennutzer in die Erstellung involviert (Ollenschläger et al. 2007). Der Abstimmungsprozess zwischen diesen Personengruppen wird durch neutrale Experten moderiert. Die Verbreitung der Versorgungsleitlinien erfolgt über das Deutsche Ärzteblatt, Fachzeitschriften und das Internet. Zur Implementierung werden leitlinienbasierte Qualitätszirkel und Fortbildungsprojekte durchgeführt. Die regelmäßige und bei Bedarf zeitnahe Aktualisierung der Empfehlungen soll eine kontinuierliche Akzeptanz und Aktualität der Versorgungsleitlinien garantieren.

Tab. 22.2-1 Graduierung der Empfehlungen in NVL-Verfahren (Quelle: ÄZQ et al. 2008)

Empfehlungsgrad	Beschreibung	Symbol
A	starke Empfehlung	↑↑
B	Empfehlung	↑
0	offen	↔

Beteiligte

Wie beschrieben werden die Nationalen Versorgungsleitlinien in einem interdisziplinären Prozess erarbeitet. Die ÄZQ koordiniert das Verfahren im Auftrag der Projektträger BÄK, AWMF und KBV. Patienten werden im Rahmen des Patientenforums der BÄK eingebunden. Die Kosten des Programms teilen sich die beteiligten Fachgesellschaften, die BÄK, die AWMF sowie die

KBV. Die Zusammensetzung der leitlinienspezifischen Arbeitsgruppe soll jeweils multidisziplinär sein und möglichst Vertreter aller Adressaten enthalten.

22.2.2 Disease-Management-Programme (DMPs)

Definition und Zielsetzung

Die Ursprünge des Begriffs „Disease Management" liegen im Umfeld des amerikanischen Managed-Care-Konzepts. Im Vordergrund steht die Optimierung der Versorgung, indem Prozesse für definierte Patientenpopulationen auf der Managementebene standardisiert werden (Stock et al. 2005). Je nach Programmträger und Ausrichtung des Gesundheitssystems können Disease-Management-Programme unterschiedliche Ziel-setzungen haben. Entsprechend variiert beispielsweise die Bandbreite von US-amerikanischen Programmen von einer Kostensenkung bei Hochrisikogruppen bis zur Qualitätsverbesserung der Versorgung von Patientenpopulationen mit chronischen Krankheiten. Konsequenterweise gibt es bis heute keine einheitliche, international akzeptierte und wissenschaftlich gesicherte Definition von Disease Management in der Literatur. Im Mittelpunkt fast aller Definitionen steht heute eine integrierte, populationsbezogene und strukturierte Versorgung. In frühen Publikationen umfasste Disease Management oftmals auch einzelne Interventionen innerhalb eines Sektors, wie z. B. die Etablierung von Patientenpfaden im Krankenhaus zur Senkung von Wiedereinweisungsraten von Patienten mit Herzinsuffizienz. Mit fortschreitender Entwicklung der Programme fokussierten sich diese stärker auf die Sekundärprävention ausgewählter Patientenpopulationen und kombinierten eine Vielzahl von Interventionen (Stock et al. 2006; Gillespie u. Rossiter 2003; Bodenheimer et al. 2002). Entsprechend dem Grundverständnis von Disease Management, dass die Versorgung ausgewählter Patientenpopulationen sektorübergreifend strukturiert und anhand von Algorithmen gemanagt werden sollte, wandelte sich der Versorgungsprozess von **„reaktiv"** zu **„proaktiv"** (s. Tab. 22.2-2).

In einem proaktiven Versorgungsprozess wird durch die Standardisierung der Prozesse die Versorgung gleichberechtigt durch eine Krankheitsepisode, den Patienten oder definierte Algorithmen ausgelöst.

Die Ziele von DMPs sollten immer im Kontext des jeweiligen Gesundheitssystems betrachtet werden. Der deutsche Gesetzgeber nennt im SGB V als Ziele für die Programme in der Gesetzlichen Krankenversicherung „die Verbesserung von Behandlungsablauf und Qualität der medizinischen Versorgung für chronisch Kranke" (§ 137f SGB V; vgl. Busse 2004). Kostensenkung bzw. Kostenneutralität ist kein explizites Ziel des Gesetzgebers in Deutschland. Die Genese der Programme ist auf dem Boden des Gutachtens des Sachverständigenrats für die Konzertierte Aktion im Gesundheitswesen (SVR) zur Bedarfsgerechtigkeit und Wirtschaftlichkeit zu sehen (SVR 2000/2001). Im Rahmen dieses Gutachtens befragte der SVR alle Organisationen, die sich mit der gesundheitlichen Versorgung von Patienten, Versicherten und Bürgern in Deutschland befassen. In der Analyse kommt der SVR zu der Schlussfolgerung, dass in Deutschland in der Versorgung chronisch Kranker ein Nebeneinander von Über-, Unter- und Fehlversorgung besteht. Unter anderem werden die folgenden Punkte angesprochen:

- Dominanz der akutmedizinischen Versorgung mit einer Vernachlässigung von Prävention und Rehabilitation
- mangelnde Einbindung von chronisch kranken Patienten in die Therapieplanung und das Management ihrer Erkrankung

Tab. 22.2-2 Reaktive vs. proaktive Versorgungsformen

Reaktive, traditionelle Versorgung	Proaktive Versorgung im Disease Management
Einzelfallmanagement von Krankheitsepisoden	populationsbezogenes Management durch Standardisierung von Prozessen auf übergeordneter Ebene; Einzelfallmanagement im Rahmen der strukturierten Prozessvorgaben
Arzt an der Spitze des Versorgungsteams	Arzt im Zentrum eines interdisziplinären Teams
Auslösung des Versorgungsprozesses und des Versorgungsinhalts durch akute Krankheitsepisode bzw. Patient	Auslösung des Versorgungsprozesses und des Versorgungsinhaltes durch Patient, Krankheitsepisode, Versorgungsalgorithmus oder Qualitätssicherungsmaßnahmen
Qualitätssicherung und Steuerung beziehen sich in erster Linie auf Prozesse	Qualitätssicherung und Steuerung beziehen sich auf Prozesse und Outcomes

- Vernachlässigung von Prävention
- Vernachlässigung der Rehabilitation
- unzureichende Schulung der Patienten
- Mangel an integrierten Versorgungsstrukturen
- Abweichen von den Grundsätzen einer evidenzbasierten Versorgung

Diese Ergebnisse und Forderungen des Sachverständigenrats-Gutachtens schlagen sich in den gesetzlichen Grundlagen der Disease-Management-Programme nieder.

Gesetzliche Grundlagen

Die Implementierung der Programme erfolgte mit dem Gesetz zur Reform des Risikostrukturausgleichs in der Gesetzlichen Krankenversicherung vom 10. Dezember 2001. Anforderungen an die Programme sind in § 137f–g SGB V geregelt. Die inhaltlichen Anforderungen an die Programme werden vom Gemeinsamen Bundesausschuss (GBA) in Gremien, denen auch externe Experten angehören, erarbeitet, dem Bundesministerium für Gesundheit (BMG) empfohlen und von der Regierung in einer Rechtsverordnung erlassen. Die Operationalisierung der Programme erfolgt, indem die Inhalte der Rechtsverordnung von den Krankenkassen in Verträgen mit den Leistungserbringern umgesetzt werden. Das Bundesversicherungsamt (BVA) prüft die Verträge hinsichtlich ihrer Übereinstimmung mit den gesetzlichen Anforderungen und erteilt die Akkreditierung. Erst mit der Akkreditierung erhalten die Krankenkassen für ihre in DMPs eingeschriebenen Versicherten die Managementpauschale bzw. die höheren Abschlagszahlungen aus dem Risikostrukturausgleich (RSA). Inzwischen sind 22 400 DMPs vom BVA zugelassen bzw. wiederzugelassen worden (Stand 31.03.2009; s. http://www.bundesversicherungsamt.de).

Finanzierung

Vor der Verknüpfung der DMPs mit dem Risikostrukturausgleich (RSA) hatten die Krankenkassen keinen Anreiz, gutes Versorgungsmanagement für chronisch Kranke anzubieten, da unter dem damaligen RSA chronisch Kranke ungünstige Versicherungsrisiken waren, die i.d.R. einen negativen Deckungsbeitrag aufwiesen – deren Leistungsausgaben also höher waren als die Abschlagszahlung, die die Krankenkasse aus dem RSA für sie erhielt. Mit der Verknüpfung der DMPs mit dem RSA werden chronisch Kranke, die in ein DMP eingeschrieben sind, in eigenen Ausgleichsgruppen erfasst (Stock et al. 2007). Krankenkassen, die diese Patienten versichern, erhalten jetzt höhere Ausgleichszahlungen und damit einen Anreiz, strukturiertes Versorgungsmanagement für chronisch Kranke anzubieten. Diese Art der Finanzierung hat sich ab dem 1. Januar 2009 geändert: Die Zuweisung höherer standardisierter Leistungsausgaben aus dem RSA für eingeschriebene Versicherte entfällt. Stattdessen erhalten die Krankenkassen zur Förderung der DMPs für jeden eingeschriebenen Versicherten eine Programmkostenpauschale. Diese umfasst die Kosten für medizinisch notwendige Aufwendungen wie Dokumentations- und Koordinationsleistungen. Zusätzlich können die erhöhten Verwaltungskosten für DMPs bei der Ermittlung der standardisierten allgemeinen Verwaltungskosten eingerechnet werden. Diese werden zukünftig ebenfalls per RSA ausgeglichen.

Evaluation und erste Ergebnisse

Die gesetzlich vorgeschriebene Evaluation der DMPs sieht eine Bewertung von Effektivität und Kosten der Programme vor. Die Evaluationskriterien wurden vom BVA erlassen, das auch die Evaluation durch externe Sachverständige in Zusammenarbeit mit den Krankenkassen veranlasst. Die Ergebnisse der Evaluation sind die Basis für die Wiederzulassung der Programme. Inzwischen liegen erste Ergebnisse zu den DMPs vor. Im DMP Diabetes mellitus Nordrhein beispielsweise konnten im Qualitätssicherungsbericht 2006 von den patientenbezogenen Qualitätszielen die meisten vollständig oder annähernd erreicht werden. Erste vorläufige Ergebnisse der ELSID-Studie (ELSID = Evaluation of a Large Scale Implementation of Disease Management Programmes) zu Diabetes mellitus wiesen eine signifikante Senkung der Sterblichkeitsrate bei den DMP-Teilnehmern im Vergleich zu den Nichtteilnehmern nach.

Literatur

Arbeitsgemeinschaft der Wissenschaftlichen Medizinischen Fachgesellschaften (AWMF), Ärztliche Zentralstelle Qualitätssicherung (ÄZQ). Das Leitlinien-Manual von AWMF und ÄZQ: Entwicklung und Implementierung von Leitlinien in der Medizin. Z Arztl Fortbild Qualitatssich 2001; 95 (Suppl 1): 1–84.

Ärztliches Zentrum für Qualität in der Medizin (ÄZQ), Bundesärztekammer (BÄK), Kassenärztliche Bundesvereinigung (KBV), Arbeitsgemeinschaft der Wissenschaftlichen Medizinischen Fachgesellschaften (AWMF) (Hrsg). Programm für Nationale VersorgungsLeitlinien. Methoden-Report. 3. Aufl., V.1.3 – Stand 23. April 2008. http://www.versorgungsleitlinien.de/methodik/reports (15. November 2009).

Bodenheimer T, Wagner EH, Grumbach K. Improving primary care for patients with chronic illness. JAMA 2002; 288: 1775–9.

Busse R. Disease management programs in Germany's statutory health insurance system. Health Aff (Millwood) 2004; 23: 56–67.

Gillespie UL, Rossiter LF. Medicaid disease management programs: findings from three leading US state programs. Dis Manage Health Outcomes 2003; 11: 345–61.

Rabbata S. Bedenkenträger. Dtsch Ärztebl 2002; 99: A-893.

Ollenschläger G, Kopp I. Nationale Versorgungsleitlinien von BÄK, AWMF und KBV. Eine Zwischenbilanz. Med Klin (Munich) 2007; 102: 383–7.

Ollenschläger G, Kopp I, Lelgemann M, Sänger S, Heymans L, Thole H, Trapp H, Lorenz W, Selbmann HK, Encke A. Nationale Versorgungsleitlinien von BÄK, AWMF und KBV. Hintergrund, Methodik und Instrumente. Med Klin (Munich) 2006; 101: 840–5.

Ollenschläger G, Kopp I, Lelgemann M, Sänger S, Klakow-Franck R, Bibis B, Gramsch E, Jonitz G. Das Programm für Nationale Versorgungsleitlinien von BÄK, AWMF und KBV. Bundesgesundheitsbl – Gesundheitsforsch – Gesundheitsschutz 2007; 50: 368–76.

Sachverständigenrat für die Konzertierte Aktion im Gesundheitswesen (SVR). Gutachten des Sachverständigenrats für die Konzertierte Aktion im Gesundheitswesen 2000/2001. Bedarfsgerechtigkeit und Wirtschaftlichkeit. Bd. III: Über-, Unter- und Fehlversorgung. http://www.svr-gesundheit.de. (15. November 2009)

Stock S, Redaèlli M, Lauterbach KW (Hrsg). Disease Management als Grundlage integrierter Versorgungsstrukturen. Stuttgart: Kohlhammer 2005.
Stock S, Redaèlli M, Lauterbach KW. Population-based disease management in the German statutory health insurance. Implementation and preliminary results. Dis Manage Health Outcomes 2006; 14: 5–12.
Stock S, Redaèlli M, Lauterbach KW. Disease management and health care reforms in Germany – does more competition lead to less solidarity? Health Policy 2007; 80: 86–96.
Weinbrenner S, Lelgemann M, Ollenschläger G, Kleudgen S, Niederstadt C, Thole H, Sänger S, Zorn U, Selbmann H-K, Kopp I. Der Methodenreport 2007 des Nationalen Programms für VersorgungsLeitlinien – Hintergrund und Inhalt. Z ärztl Fortbild Qual Gesundhwes 2007; 101: 269–81.
Weinbrenner S, Ollenschläger G. Guidelines as basis for future-oriented health care management. Bundesgesundheitsbl – Gesundheitsforsch – Gesundheitsschutz 2008; 51: 558–64.

22.3 Leitlinien der Wissenschaftlichen Medizinischen Fachgesellschaften in der AWMF

Ina Kopp

Leitlinien sind fester Bestandteil des Qualitätsmanagements im Gesundheitswesen und können zu besseren Versorgungsergebnissen beitragen (Grimshaw et al. 2004; Hepner et al. 2007; s. auch Kap. 22.1 u. 22.2). Leitlinienautoren haben die Aufgabe, auf der Basis des bestverfügbaren Wissens zu definieren, was optimale Versorgungsqualität bedeutet, unter Abwägung von Nutzen und Schaden alternativer Vorgehensweisen sowie unter Berücksichtigung der Bedürfnisse und Einstellungen der Patienten (AWMF u. ÄZQ 2005). Als Hilfe für konkrete Entscheidungssituationen im Versorgungsablauf werden klare Handlungsempfehlungen ausformuliert. Dadurch unterscheiden sich Leitlinien von systematischen Literaturübersichten.

Leitlinien stehen in engem Verhältnis zu gesellschaftlichen, ethischen und politischen Rahmenbedingungen und sind daher nicht ohne Weiteres von einem Sozialsystem oder einem Land zum anderen übertragbar. In Deutschland hat die Arbeitsgemeinschaft der Wissenschaftlichen Medizinischen Fachgesellschaften (AWMF) seit 1995 auf Anregung des damaligen Sachverständigenrats für die Konzertierte Aktion im Gesundheitswesen (SVR) ein System zur Unterstützung der Leitlinienarbeit ihrer inzwischen über 150 Mitgliedsgesellschaften aufgebaut (Lorenz 1999; Kopp et al. 2005). Dabei wurde eine beständige Kooperation mit dem Ärztlichen Zentrum für Qualität in der Medizin (ÄZQ) und der Austausch mit anderen relevanten Institutionen wie der Bundesgeschäftsstelle Qualitätssicherung (BQS) etabliert. Die AWMF ist zusammen mit der Bundesärztekammer (BÄK) und der Kassenärztlichen Bundesvereinigung (KBV) Träger des Programms für Nationale Versorgungsleitlinien (NVL; s. Kap. 22.2). Gemeinsam mit der Deutschen Krebshilfe (DKH) und der Deutschen Krebsgesellschaft (DKG) trägt sie das Leitlinienprogramm Onkologie. Vorrangiges Ziel von Leitlinien aus Sicht der AWMF ist die Wissensvermittlung, die eine Brücke schlagen soll zwischen verfügbarer Evidenz und Patientenversorgung im Alltag, damit Qualitätsverbesserungen erreicht werden können (s. Tab. 22.3-1).

22.3.1 Leitliniensystem der AWMF

Die Entwicklung und Pflege von Leitlinien, die höchsten methodischen Anforderungen gerecht werden, ist mit immensem zeitlichem, finanziellem, personellem und methodischem Aufwand verbunden. Der wissenschaftliche Fortschritt erfordert zudem periodische Überarbeitungen und Korrekturen einzelner Leitlinien, aber auch der methodischen Vorgehensweisen bei der Leitlinienentwicklung. Leitlinien von nationaler Gültigkeit benötigen daher in allen „Lebensstadien" (Planung/Themenauswahl, Entwicklung, Verbreitung, Implementierung, Evaluierung und Fortschreibung) selbst ein Qualitätsmanagement (Selbmann 1997).

Die Entwicklung von Leitlinien im System der AWMF erfolgt durch die Mitgliedsgesellschaften. So bleiben die über die AWMF publizierten Leitlinien – wenn nicht anders vereinbart – Eigentum der Fachgesellschaften bzw. der Autoren. Die für eine kontinuierliche Verbesserung der Leitlinienqualität erforderliche Organisationsstruktur innerhalb der Fachgesellschaften stellen eigene Leitlinienkommissionen und/oder Leitlinienbeauftragte bereit. Diese sind Ansprechpartner für Leitliniengruppen der eigenen und anderer Fachgesellschaften im Rahmen der Zusammenarbeit sowie nach extern für die AWMF. Die AWMF unterstützt die Leitlinienentwicklung strukturell durch die „Ständige Kommission Leitlinien". Diese setzt sich zusammen aus Vertretern des Präsidiums und der Geschäftsstelle der AWMF, Leitlinienberatern der AWMF, Vertretern der Fachgesellschaften sowie externen Mitgliedern bzw. Experten (z.B. Vertreter von BÄK, ÄZQ, Deutscher Krankenhausgesellschaft, Cochrane Collaboration; s. www.awmf-online.de).

Zu den Aufgaben der AWMF im Leitliniensystem gehören vor allem (Selbmann und Kopp 2006):

- Bereitstellung von aktuellen Leitlinien und Informationen zu laufenden, bei der AWMF angemeldeten Leitlinienprojekten im Internet (Leitlinienregister unter www.awmf-leitlinien.de)
- Vorbereitung der Implementierung hochwertiger Leitlinien in das Gesundheitssystem
- Evaluierung von Leitlinien in der praktischen Anwendung
- Bereitstellung eines Regelwerkes zur Erstellung und Wartung hochwertiger Leitlinien
- Förderung von Leitlinienkompetenzen in den Fachgesellschaften (Bereitstellung von Publikationen und Hilfen zur Methodik im Internet, Leitlinienkonferenz, Ausbildung von Leitlinienberatern, Workshops für Leitlinienentwickler)
- aktive Unterstützung von Leitliniengruppen (Beratung, Moderation, Vermittlung von Methodikern)
- Förderung der fachgesellschaftsübergreifenden, interdisziplinären und interprofessionellen Leitlinienarbeit

Ausgangspunkt für Interventionen ist die Erfassung des „Ist-Zustands" durch Befragungen der Fachgesellschaften, z.B. zur Feststellung des Bedarfs an Leitlinien (prioritäre Themen) und zu Barrieren gegen die Leitlinienentwicklung (Lorenz 2001). Im Rahmen des internen Qualitätsmanagements wird zudem stichprobenartig die methodische Qualität von Leitlinien im Register der AWMF evaluiert (Kopp et al. 2005).

Tab. 22.3-1 Ziele von Leitlinien aus der Sicht der Arbeitsgemeinschaft der Wissenschaftlichen Medizinischen Fachgesellschaften (AWMF)

- Verbesserung der Versorgungsqualität
- Vermittlung von Wissen an die im Gesundheitssystem Tätigen und die Patienten
- Strukturierung und Unterstützung von Entscheidungen in der medizinischen Versorgung auf rationaler, wissenschaftlich fundierter Basis
- Stärkung des Patienten als Partner im Entscheidungsprozess
- angemessene Nutzung begrenzter Ressourcen durch Vermeidung unnötiger diagnostischer und therapeutischer Verfahren
- Benennung von Wissenslücken zur Unterstützung klinischer Forschung

22.3.2 Methodische Qualität der Leitlinien

Die S-Klassifikation

Um auf einen Blick den methodischen Hintergrund einer Leitlinie transparent zu machen, hat die AWMF die Stufenklassifikation (S-Klassifikation) von Leitlinien eingeführt (Lorenz 1999; Selbmann u. Kopp 2006; s. Tab. 22.3-2). Die **S1-Klasse** bilden Handlungsempfehlungen von Experten, die vom Vorstand einer Fachgesellschaft in Auftrag gegeben und verabschiedet werden; da ein systematischer Entwicklungsprozess fehlt, werden sie nicht mehr als Leitlinien im eigentlichen Sinne bezeichnet. Leitlinien, die entweder nur auf einer strukturierten Konsensfindung eines repräsentativen Gremiums (Experten, Anwender und Patienten) oder ausschließlich auf einer systematischen Analyse der wissenschaftlichen Belege (Evidenz) beruhen, werden der **S2-Klasse** zugeordnet. Die Evidenzbasierung ist maßgeblich für die wissenschaftliche Legitimation einer Leitlinie. Die Legitimation für die Umsetzung (Implementierung) ist hoch, wenn eine strukturierte Konsensfindung durch ein repräsentatives Gremium für ihre Relevanz und Akzeptanz in der Praxis spricht. Die **S3-Leitlinien** stellen in dieser Hinsicht die Spitzenprodukte dar.

Detaillierte Anforderungen an die methodische Qualität von Leitlinien werden heute international in einheitlicher Weise definiert (AGREE Collaboration 2003). Als Weiterentwicklung des früheren Leitlinienmanuals von AWMF und ÄZQ sind sie für den deutschen Raum in Form einer kommentierten Checkliste publiziert, dem **Deutschen LeitlinienBewertungs-Instrument** (DELBI; s. Tab. 22.3-3). DELBI unterscheidet 8 übergeordnete Bereiche (Domänen), denen insgesamt 34 spezifische Kriterien zugeordnet sind (AWMF u. ÄZQ 2005). DELBI soll Leitlinienanwendern und Interessierten helfen, Leitlinien einer methodischen Überprüfung zu unterziehen. Leitlinienautoren sollten sich an DELBI orientieren, um sicherzustellen, dass ihre Leitlinien den internationalen methodischen Standards entsprechen und ihre Adressaten überzeugen.

Tab. 22.3-2 Stufenklassifikation von Leitlinien der Arbeitsgemeinschaft der Wissenschaftlichen Medizinischen Fachgesellschaften (AWMF) (nach Lorenz 1999; Selbmann u. Kopp 2006)

Bezeichnung		Charakteristika	Wissenschaftliche Legitimation der Methode	Legitimation für die Umsetzung
S1	Handlungsempfehlungen von Experten	• selektierte Entwicklergruppe • keine systematische Evidenzbasierung • keine strukturierte Konsensfindung	gering	gering
S2k	konsensbasierte Leitlinien	• repräsentative Entwicklergruppe • keine systematische Evidenzbasierung • strukturierte Konsensfindung	gering	hoch
S2e	evidenzbasierte Leitlinien	• selektierte Entwicklergruppe • systematische Evidenzbasierung • keine strukturierte Konsensfindung	hoch	gering
S3	evidenz- und konsensbasierte Leitlinien	• repräsentative Entwicklergruppe • systematische Evidenzbasierung • strukturierte Konsensfindung	hoch	hoch

Umsetzung der DELBI-Kriterien

Für die Praxis der Leitlinienentwicklung können die DELBI-Kriterien auf die 5 entscheidenden Phasen im Leben einer Leitlinie abgebildet und abgearbeitet werden (s. Abb. 22.3-1).

1. Planung und Organisation der Leitlinienentwicklung

Zu Beginn bedarf es der Feststellung, ob überhaupt und in welchem Umfang ein Bedarf für eine Leitlinie besteht, welche konkreten Ziele mit ihrer Einführung erreicht werden könnten und welche Adressaten angesprochen werden sollen. Kriterien für die Auswahl eines **Leitlinienthemas** sind vor allem ein Verbesserungspotenzial hinsichtlich der Versorgungsqualität und relevante, vermeidbare Unterschiede in der Versorgungsroutine (BÄK et al. 2008). Entsprechend den als Adressaten genannten Disziplinen, Berufsgruppen und Patienten wird dann das **Leitliniengremium** zusammengesetzt. Es ist belegt, dass multidisziplinär zusammengesetzte Gruppen qualitativ hochwertigere Ergebnisse von höherer Akzeptanz produzieren als homogene Gruppen (Hofmann, zit. in Delbecq et al. 1975). Um eine **redaktionelle Unabhängigkeit** der Leitlinie zu gewährleisten, muss die Finanzierung offengelegt werden und jedes Mitglied des Leitliniengremiums seine möglichen Interessenkonflikte darlegen. Nach dem Regelwerk der AWMF muss ein Leitlinienprojekt im AWMF-Register öffentlich **angemeldet** werden. So soll der Austausch zwischen Leitliniengruppen zur Vermeidung widersprüchlicher Inhalte und die Kontaktaufnahme durch noch nicht beteiligte, interessierte Gruppen ermöglicht werden. Mit der Anmeldung ist ein **Beratungsangebot** durch die AWMF verbunden.

Tab. 22.3-3 Anforderungen an die methodische Qualität von Leitlinien (Quelle: Kopp 2008)

DELBI – Deutsches LeitlinienBewertungs-Instrument (www.delbi.de)
8 Domänen/34 Kriterien der methodischen Qualität
• Geltungsbereich und Zweck (3 Kriterien) • Beteilung von Interessengruppen (4 Kriterien) • methodologische Exaktheit der Leitlinienentwicklung (7 Kriterien) • Klarheit und Gestaltung (4 Kriterien) • Anwendbarkeit (3 Kriterien) • redaktionelle Unabhängigkeit (2 Kriterien) • Anwendbarkeit im deutschen Gesundheitssystem (7 Kriterien) • methodologische Exaktheit der Leitlinienentwicklung bei Verwendung bereits existierender Leitlinien (5 Kriterien)

2. Methodische Qualität der Leitlinienentwicklung

Im Kontext der Leitlinienarbeit bedeutet **Evidenzbasierung** die systematische Recherche, Auswahl und Bewertung der Literatur zu relevanten klinischen Fragestellungen, die vom Leitliniengremium gestellt und durch Leitlinienempfehlungen beantwortet werden sollen. Dieser Prozess ist aufwendig und sollte gut geplant werden. Um Doppelarbeit zu vermeiden, ist es sinnvoll, zuerst international nach Leitlinien zum gleichen Thema zu suchen und zu prüfen, ob einzelne Empfehlungen daraus übernommen bzw. adaptiert werden können. Die Auswahl von **Leitlinien als Quellen** richtet sich in der Praxis nach der Aktualität, der Übertragbarkeit auf das deutsche Gesundheitssystem und der methodischen Qualität gemäß der Bewertung nach DELBI. Einzelne Empfehlungen können auch allein auf der Basis des Expertenkonsenses ausgesprochen werden (z. B. Empfehlung zur Anamneseerhebung und klinischen Untersuchung vor weiterer Diagnostik).

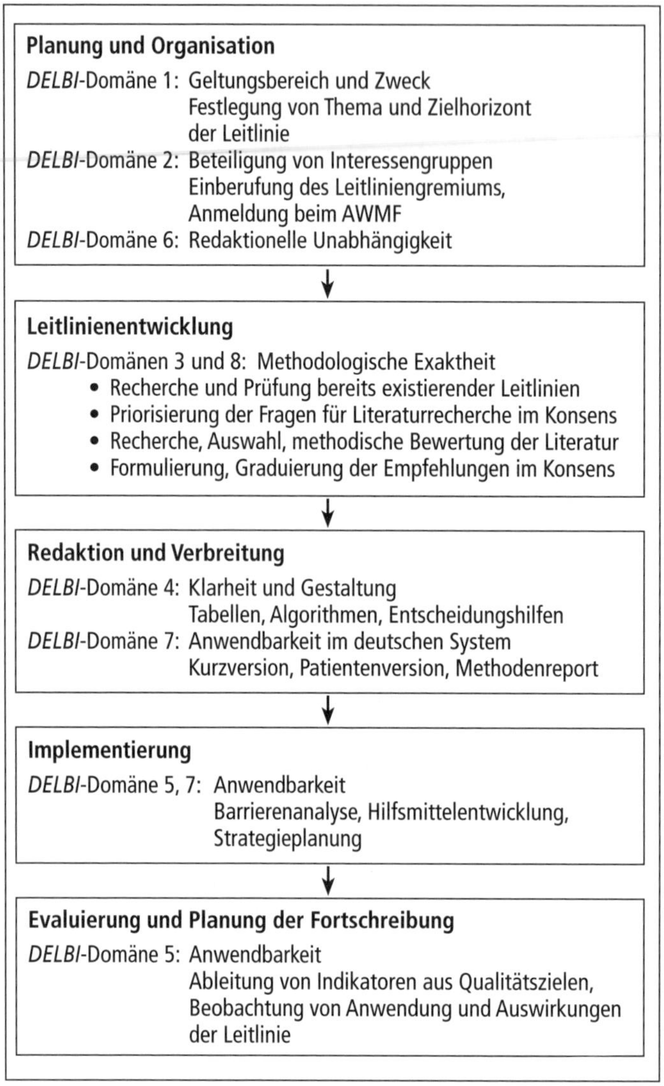

Planung und Organisation

DELBI-Domäne 1: Geltungsbereich und Zweck
Festlegung von Thema und Zielhorizont der Leitlinie

DELBI-Domäne 2: Beteiligung von Interessengruppen
Einberufung des Leitliniengremiums, Anmeldung beim AWMF

DELBI-Domäne 6: Redaktionelle Unabhängigkeit

↓

Leitlinienentwicklung

DELBI-Domänen 3 und 8: Methodologische Exaktheit

- Recherche und Prüfung bereits existierender Leitlinien
- Priorisierung der Fragen für Literaturrecherche im Konsens
- Recherche, Auswahl, methodische Bewertung der Literatur
- Formulierung, Graduierung der Empfehlungen im Konsens

↓

Redaktion und Verbreitung

DELBI-Domäne 4: Klarheit und Gestaltung
Tabellen, Algorithmen, Entscheidungshilfen

DELBI-Domäne 7: Anwendbarkeit im deutschen System
Kurzversion, Patientenversion, Methodenreport

↓

Implementierung

DELBI-Domäne 5, 7: Anwendbarkeit
Barrierenanalyse, Hilfsmittelentwicklung, Strategieplanung

↓

Evaluierung und Planung der Fortschreibung

DELBI-Domäne 5: Anwendbarkeit
Ableitung von Indikatoren aus Qualitätszielen, Beobachtung von Anwendung und Auswirkungen der Leitlinie

Abb. 22.3-1 Umsetzung der DELBI-Kriterien: 5 Phasen im Leben einer Leitlinie (nach Kopp et al. 2007a)

Es hat sich bewährt, in einem ersten formalen Konsensusverfahren im gesamten Leitliniengremium einzugrenzen, für welche Fragestellungen eine eigene **Literaturrecherche** sinnvoll und erforderlich ist. Dabei sollte auch *a priori* festgelegt werden, welche Zielgrößen bzw. Studienendpunkte aus Sicht des Leitliniengremiums entscheidungsrelevant sind, um die Auswirkungen einer Intervention im Kontext der jeweiligen Fragestellung zu beurteilen (**Outcome-Analyse**; vgl. Lorenz et al. 1999; Koller et al. 1999; Nies et al. 2001; GRADE 2004). Das Spektrum umfasst objektive, vom Arzt zu erfassende Endpunkte (z.B. Mortalität, Morbidität, Nebenwirkungen) und subjektive, vom Patienten berichtete Endpunkte (z.B. Lebensqualität, Zufriedenheit, Präferenzen). Die Abwägung relevanter erwünschter und unerwünschter Effekte (**Nutzen-Risiko-Abwägung**) alter-

nativ zur Verfügung stehender Interventionen ist Grundlage für die Formulierung von Empfehlungen.
Im Rahmen der systematischen Recherche, Auswahl und Bewertung der Literatur sollten dann dargelegt werden (s. auch Kap. 19–21):

- Suchbegriffe, Suchzeitraum, abgefragte Datenbanken, ggf. weitere Quellen (z. B. Handsuche)
- eventuell getroffene Einschränkungen (z. B. hinsichtlich der Publikationssprache, Studientyp)
- Zahl gefundener und im Volltext bewerteter Quellen (bei Abweichungen, z. B. durch Ausschlüsse nach Durchsicht der Abstracts, Angabe der Gründe bzw. Ausschlusskriterien)
- Charakteristika, methodische Stärken und Schwächen sowie Ergebnisse der Studien in Form von Evidenztabellen

Abschließend wird die **Stärke der Evidenz** (auch: „Level of Evidence" oder „Evidenzgrad") dargelegt, die mit der methodischen Validität der Studien korrespondiert. Dies soll dem Leser einen Eindruck von der Verlässlichkeit der Studien vermitteln, die der Formulierung einer Leitlinienempfehlung zugrunde gelegt wurden. Auf dieser Basis werden die **Leitlinienempfehlungen** formuliert und mit einem **„Empfehlungsgrad"** verknüpft. Die Stärke einer Empfehlung korrespondiert mit dem Ergebnis der Beurteilung der Aussagefähigkeit und Anwendbarkeit der methodisch aufgearbeiteten Evidenzen, im Englischen auch „Considered Judgement" genannt. Konkret sind dabei vor allem folgende Aspekte zu berücksichtigen:

- Konsistenz der Studienergebnisse
- klinische Relevanz der Studienendpunkte und der Effektstärken
- Nutzen-Risiko-Abwägung (Ausmaß erwünschter bzw. unerwünschter Effekte)
- Übertragbarkeit der Studien (Möglichkeit der Extrapolation auf erweiterte Patientenzielgruppen, zu erwartende Effektstärken im Alltag)
- Umsetzbarkeit der Empfehlungen (Bedarf an Strukturen und Ressourcen)
- Präferenzen der Patienten
- ethische Verpflichtungen (z. B. Handlungsbedarf bei mangelnder Datenlage)

Diese Beurteilung enthält explizit und implizit wertende Elemente und erfolgt im **Konsensusverfahren** durch das gesamte Leitliniengremium. Durch sie können sich Unterschiede in der „Evidenzlage" und der Empfehlung bzw. Empfehlungsstärke ergeben. Um die Leitlinie vertrauenswürdig zu machen, sollten solche Unterschiede aber offen erklärt und im Einzelnen begründet werden. Um Verzerrungen durch unerwünschte Einflüsse im Rahmen der Gruppendiskussion zu minimieren, sollen in diesem Schritt formale, strukturierte Konsensustechniken (Nominaler Gruppenprozess, Delphi-Technik, Konsensuskonferenz) eingesetzt werden (Black et al. 1999; Kopp et al. 2007b). Abstimmungsverläufe und Ergebnisse sind dabei ebenso zu dokumentieren wie Bereiche, in denen kein Konsens erzielt wurde, und ggf. Minderheitsmeinungen.
Die Verwendung quantitativer entscheidungsanalytischer Modelle kann bei der Nutzen-Risiko-Abwägung zwischen alternativen Interventionen als Ausgangspunkt für die Formulierung von Leitlinienempfehlungen hilfreich sein (s. auch Kap. 20.4).

3. Redaktion und Verbreitung

Leitlinienempfehlungen sollten eindeutig sein und attraktiv präsentiert werden. Die Leitlinie sollte den Ablauf der medizinischen Versorgung logisch nachvollziehen und die in wichtigen Entscheidungssituationen benötigten Informationen und Handlungsempfehlungen schnell erkennbar machen.

Dazu empfiehlt sich die Verwendung einer Wenn-dann-Logik, ausgehend von einem spezifischen Problem bzw. einer Fragestellung (**klinischer Algorithmus**; Margolis u. Cretin 1999). Die formale Darstellung eines klinischen Algorithmus als Flussdiagramm erleichtert die Implementierung von Leitlinien (Society for Medical Decision Making 1992; Schoenbaum u. Gottlieb 1990).
Leitlinien sollten in verschiedenen anwendergerechten **Formaten** verbreitet werden:

- Langfassungen mit Hintergrundinformationen, Evidenztabellen und einem Leitlinienreport, der die methodische Vorgehensweise nachvollziehbar macht
- Kurzversionen für die schnelle Information und Eignung zum Abdruck in Fachzeitschriften
- Praxishilfen, z.B. Fortbildungsmaterialien, Kitteltaschenversionen, Praxisposter
- Patientenversionen in laienverständlicher Sprache

Die **Publikation im AWMF-Register** erfordert die Überlassung zumindest einer Langfassung. Die Nutzung der AWMF-Leitlinien-Seite im Internet ist unentgeltlich und nimmt kontinuierlich zu (derzeit ca. 600 000 Zugriffe monatlich, Suchmaschinen nicht eingeschlossen). Außerdem stellt die AWMF die Leitliniendateien zur Integration in Krankenhausinformationssysteme und Klinik-Intranets unentgeltlich zur Verfügung.

4. Implementierung

Leitlinien können nur dann wirksam werden, wenn die in ihnen enthaltenen Empfehlungen auch in den Praxisalltag Eingang finden und umgesetzt (implementiert) werden. Implementierung bedeutet, den Transfer von Handlungsempfehlungen in individuelles Handeln bzw. Verhaltensänderungen von Ärzten und Patienten zu gewährleisten. Dabei sind Vorbehalte gegenüber der Anwendung von Leitlinien berücksichtigen, aber auch organisatorische **Barrieren**, die eine Umsetzung von Leitlinienempfehlungen erschweren, sowie strukturelle, personelle und damit mögliche finanzielle Auswirkungen der Leitlinienumsetzung. Solche Barrieren sollten identifiziert und Lösungswege gesucht und angeboten werden. Auch sollten Vorschläge zur **Leitlinienanpassung an lokale Verhältnisse** (s. Kap. 22.1 u. 22.4) erarbeitet und Anknüpfungsmöglichkeiten an existierende Projekte des Qualitätsmanagements und der Versorgungsforschung (s. Kap. 3 u. 15) geprüft werden. Unterstützend wirken die Öffentlichkeitsarbeit und spezifische Interventionen (Margolis u. Cretin 1999, Grimshaw et al. 2004), vor allem elektronische Entscheidungshilfen (Electronic Decision Support).

5. Evaluierung und Planung der Fortschreibung

Eine Leitlinie erfährt ihre Existenzberechtigung letztlich nur dann, wenn sie umgesetzt wird und durch ihre Befolgung die erwarteten gesundheitlichen Resultate auch tatsächlich erzielt werden können (Field u. Lohr 1990). Die Fortschreibung und Aktualisierung von Leitlinien sollte nicht nur entsprechend der Fortentwicklung wissenschaftlicher Erkenntnisse, sondern auch entsprechend den Ergebnissen aus der Evaluierung der Leitlinienanwendung geplant werden.
Zur Überprüfung des Umsetzungsgrades und der Auswirkungen von Leitlinien eignen sich **Qualitätsindikatoren**, die aus Leitlinienempfehlungen mit hohem Evidenz- und Empfehlungsgrad abgeleitet werden (s. Tab. 22.3-4). Auch hierbei ist methodische Sorgfalt notwendig und anerkannte Gütekriterien für Qualitätsindikatoren sind zu beachten (Reiter et al. 2007).

Tab. 22.3-4 Von der Leitlinienempfehlung zum Qualitätsindikator (Quelle: Kopp et al. 2007a)

Leitlinienempfehlung	Qualitätsziel	Indikator (Referenzbereich)	Ist-Wert 2005
Prädiktiver Faktor für die Vorhersage eines Therapieeffektes einer Hormontherapie ist der Östrogen-/Progesteronrezeptorstatus. Beim invasiven Mammakarzinom ist in der Primärdiagnostik der Hormonrezeptorstatus zu bestimmen. Evidenzstärke 1a, Empfehlungsgrad A	immer immunhistochemische Hormonrezeptoranalyse (Östrogen und Progesteron) bei invasivem Mammakarzinom (Prozessqualität)	Anteil Patientinnen mit Hormonrezeptoranalyse unter allen Patientinnen mit invasivem Mammakarzinom > 95 %	95,82 %

22.3.4 Fazit

Die Leitlinienkommission der AWMF versucht Methoden und Wissen bereitzustellen, um die Qualität der Leitlinien zu optimieren und das Vertrauen in sie zu steigern. Um den Nutzen einer Leitlinie beurteilen zu können, wird man letztlich ihre methodische Qualität, die Richtigkeit der Einführungsentscheidung, die Verbreitung, die Umsetzung und ihre Auswirkungen auf Strukturen, Prozesse und Ergebnisse der Versorgung gemeinsam bewerten müssen.

Literatur

AGREE Collaboration. Development and validation of an international appraisal instrument for assessing the quality of clinical practice guidelines: the AGREE project. Qual Saf Health Care 2003; 12, 18–23.

Arbeitsgemeinschaft der Wissenschaftlichen Medizinischen Fachgesellschaften (AWMF), Ärztliches Zentrum für Qualität in der Medizin (ÄZQ). Deutsches Instrument zur methodischen Leitlinien-Bewertung (DELBI). Fassung 2005/2006. ZaeFQ 2005; 99: 468–519. Online-Version mit Addendum 2008: http://www.delbi.de (15. November 2009).

Black N, Murphy M, Lamping D, McKee M, Sanderson C, Askham J, Marteau T. Consensus development methods: a review of best practice in creating clinical guidelines. J Health Serv Res Policy 1999; 4: 236–48.

Bundesärztekammer (BÄK), Arbeitsgemeinschaft der Wissenschaftlichen Medizinischen Fachgesellschaften (AWMF), Kassenärztliche Bundesvereinigung (KBV). Nationales Programm für VersorgungsLeitlinien. Methoden-Report. 3. Aufl., Version 1.3, April 2008. http://www.versorgungsleitlinien.de/methodik/reports (15. November 2009).

Delbecq AL, Van de Ven AH, Gustafson DH. Group Techniques for Program Planning. Glenview, ILL: Scott, Foresman & Co. 1975.

Field MJ, Lohr KN. Clinical Practice Guidelines – Directions for a New Program. Washington, DC: National Academy Press 1990.

GRADE Working Group. Grading quality of evidence and strength of recommendations. BMJ 2004; 328: 1490–8.

Grimshaw JM, Thomas RE, MacLennan G, Fraser C, Ramsay CR, Vale L, Whitty P, Eccles MP, Matowe L, Shirran L, Wensing M, Dijkstra R, Donaldson C. Effectiveness and efficiency of guideline dissemination and implementation strategies. Health Technol Assess 2004; 8: iii–iv, 1–72.

Hepner KA, Rowe M, Rost K, Hickey SC, Sherbourne CD, Ford DE, Meredith LS, Rubenstein LV. The effect of adherence to practice guidelines on depression outcomes. Ann Intern Med 2007; 147: 320–9.

Koller M, Heitmann K, Kussmann J, Lorenz W. Symptom reporting in cancer patients. II: Relations to social desirability, negative affect, and self-reported health behaviors. Cancer 1999; 86: 1609–20.

Kopp I. Grundsätze der Erstellung und Handhabung von Leitlinien – ein Update. Radiologe 2008; 48: 1015–21.

Kopp I, A. Encke A, Hartig S, Müller W, Lorenz W. Zur Empirie hochwertiger Leitlinien im System der AWMF: gibt es sie und wie viele? DGCH Mitteilungen 2005; 1: 21–9.

Kopp I, Lelgemann M, Ollenschläger G. Evidenzbasierte Medizin und Leitlinien. In: Kunz R, Ollen-

schläger G, Raspe H, Jonitz G, Donner-Banzhoff N (Hrsg). Lehrbuch Evidenzbasierte Medizin in Klinik und Praxis. 2. Aufl. Köln: Deutscher Ärzte-Verlag 2007a.
Kopp I, Selbmann HK, Koller M. Konsensusfindung in evidenzbasierten Leitlinien – vom Mythos zur rationalen Strategie. Z ärztl Fortbild Qual Gesundhwes 2007b; 101: 89–95.
Lorenz W. Richtlinienpapier: Was sind Leitlinien? DGCH Mitteilungen 1999; 4: 288–90.
Lorenz W. Leitlinien in der AWMF: neue Strategie. DGCH Mitteilungen 2001; 4: 253–57.
Lorenz W, Troidl H, Solomkin JS, Nies C, Sitter H, Koller M, Krack W, Roizen MF. Second step: testing – outcome measurements. World J Surg 1999; 23: 768–80.
Margolis CZ, Cretin S. Implementing Clinical Practice Guidelines. Chicago: AHA Press 1999.
Nies C, Celik I, Lorenz W, Koller M, Plaul U, Krack W, Sitter H, Rothmund M. Outcome nach minimal-invasiver Chirurgie. Qualitative Analyse und Bewertung der klinischen Relevanz von Studienendpunkten durch Patient und Arzt. Chirurg 2001; 72: 19–29.
Reiter A, Fischer B, Kötting J, Geraedts M, Jäckel WH, Barlag H, Döbler K. QUALIFY: ein Instrument zur Bewertung von Qualitätsindikatoren. Bundesgeschäftsstelle für Qualitätssicherung (BQS) (Hrsg). 2007. http://www.bqs-online.com/publik/leistungen/qualify (15. November 2009).
Schoenbaum SC, Gottlieb LK. Algorithm based improvement of clinical quality. BMJ 1990; 301: 1374–6.
Selbmann HK. Leitlinien in der Gesundheitsversorgung: Vorträge und Berichte von der WHO-Konferenz zu Leitlinien in der Gesundheitsversorgung. Klinische Leitlinien und Qualitätsmanagement. Schriftenreihe BMG. Baden-Baden: Nomos 1997.
Selbmann HK, Kopp I. Leitlinien im Gesundheitswesen: Kompetenzen und Zuständigkeiten der AWMF. Forum DKG 2006; 5: 5–8.
Society for Medical Decision Making Committee on Standardization of Clinical Algorithms. Proposal for clinical algorithm standards. Med Decis Making 1992; 12: 149–54.

22.4 Institutionelle Leitlinien

Matthias Schrappe

Leitlinien spielen eine zentrale Rolle in der institutionellen Umsetzung des Strukturwandels und in der Konzeptentwicklung einer zukünftigen, regional organisierten Gesundheitsversorgung. Historisch gewann die Diskussion um Leitlinien in Deutschland als Antwort auf die aufkommende Qualitätsfrage und einen zunehmenden Kostendruck Anfang der 1990er Jahre an Aktualität. In der Folge stand die Verweildauerverkürzung durch die DRGs im Vordergrund und derzeit dreht sich die Diskussion um die mit Leitlinien verbundene Verbesserung der Patientensicherheit und die Versorgung der älter werdenden Bevölkerung, die an chronischen und multiplen Erkrankungen leidet. Zusammenfassend sind folgende Gründe für die Entwicklung und Nutzung von Leitlinien zu nennen:

- Leitlinien sind ein wichtiges Instrument des **Qualitätsmanagements** zur Umsetzung von Verbesserungsmaßnahmen.
- Leitlinien stellen ein zentrales Instrument zur Steigerung der **Patientensicherheit** dar.
- Leitlinien verbessern die **Aus-, Fort- und Weiterbildung**, indem sie für die häufigen Krankheitsbilder in ihrem typischen Verlauf Anhaltspunkte für Diagnostik und Therapie geben.
- Leitlinien nutzen das auf die **evidenzbasierte Medizin** aufbauende Wissen und machen es für die Alltagsversorgung zugänglich.
- Leitlinien sind ein wichtiger Ansatzpunkt für das **Controlling** und erlauben den Einsatz der Prozesskostenrechnung.
- Nur durch den Einsatz von Leitlinien kann die **Integrationsleistung** aufgebracht werden, um die innerhalb der Institutionen und zwischen den Einrichtungen des Gesundheitswesens herr-

schende hochgradige Arbeitsteilung zwischen Fachdisziplinen und Berufsgruppen zu bewältigen.
- Leitlinien sind ein wichtiges Instrument, um auf regionaler Ebene die notwendige Koordination in der Gesundheitsversorgung von Populationen herzustellen, bei denen die Behandlung von **chronischen und Mehrfacherkrankungen** im Vordergrund steht.

Trotz oder gerade wegen ihrer Bedeutung sind Leitlinien auch in den letzten Jahren Gegenstand heftiger Kontroversen gewesen. Die Argumentation lautet meist, dass Leitlinien nicht der individuellen Behandlungssituation gerecht würden. In der letzten Zeit spielt außerdem das Argument der mangelnden externen Validität bei multimorbiden Patienten eine wichtige Rolle (Boyd et al. 2005).

22.4.1 Definition und Systematik

Leitlinien sind einer inhaltlichen und einer entscheidungsanalytischen Definition zugänglich. Die **inhaltliche Definition** ist am weitesten verbreitet und wird von Field und Lohr (1990) so formuliert:

> „Systematically developed statements who assist practitioner and patient decisions about appropriate health care for specific clinical circumstances."

In der Ausführung dieser Definition haben Leitlinien also folgende Eigenschaften:
- **Evidenzbasierung:** Sie sind systematisch unter Einbeziehung der relevanten wissenschaftlichen Evidenz erarbeitet, die anhand von nachvollziehbaren Kriterien identifiziert wurde („systematically developed statements").
- **fachliche Akzeptanz:** Leitlinien sind zusätzlich zur wissenschaftlichen Evidenz auch fachlich akzeptiert („about appropriate health care").
- **Patientenpräferenzen:** Leitlinien müssen nicht nur den Präferenzen der behandelnden Ärzte, sondern auch denen der Patienten entsprechen („who assist ... patient decisions").

Der Begriff der Leitlinie ist daher dem Begriff des Standards, der aus dem sozialrechtlichen Zusammenhang stammt, verwandt:

„Dem Standard entspricht ein ärztliches Handeln, das nach medizinisch-wissenschaftlicher Erkenntnis und/oder Erfahrung innerhalb der Profession akzeptiert ist." (Hart 2005a)

Die **entscheidungsanalytische Definition** setzt an der Funktion der Leitlinie bei der Entscheidungsfindung an. Eine Leitlinie ist ein aus binären Entscheidungen aufgebautes Instrument zur Identifikation von Patientenuntergruppen, in denen jeweils die beiden Nachtestwahrscheinlichkeiten in Untergruppe A und B möglichst stark voneinander und von der Vortestwahrscheinlichkeit abweichen und sich somit in diesen beiden Untergruppen ein unterschiedliches Vorgehen entweder im diagnostischen oder therapeutischen Prozedere ergibt (s. Abb. 22.4-1). Ein Schritt der Leitlinie ist umso sinnvoller, je stärker er zwischen der Nachtestwahrscheinlichkeit von A und B differenziert; liegt diese in einer der beiden Untergruppen bei 100 %, so kann die Leitlinie in diesem Arm als Algorithmus meist beendet werden. Der betreffende Entscheidungsschritt wäre im Sinne des Algorithmus nutzlos, wenn die Nachtestwahrscheinlichkeit in beiden Untergruppen gleich ist.
Leitlinien werden in übergeordnete und institutionelle Leitlinien eingeteilt. Der Begriff der „internen Leitlinie" ist heute nicht mehr

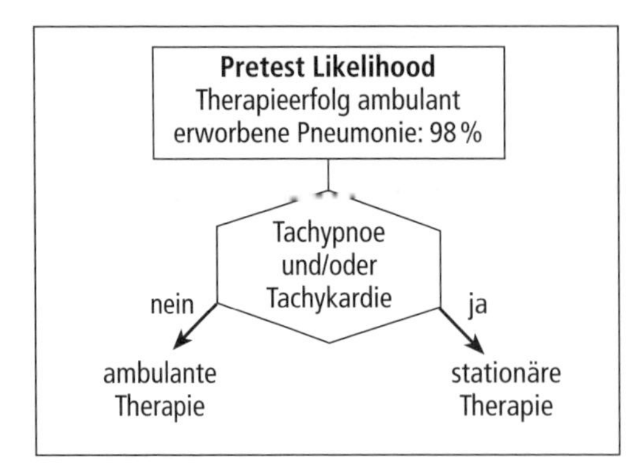

Abb. 22.4-1 Leitlinien bestehen aus binären Entscheidungsschritten, die zu Untergruppen führen, welche wiederum deutlich unterschiedliche Nachtestwahrscheinlichkeiten aufweisen. In dem Beispiel ist angenommen, die Sterblichkeit bei Pneumonie betrage 98 %, daher ist die Sterblichkeit durch den Test „Tachypnoe und/oder Tachykardie" in den 2 Untergruppen mit ca. 10 % (stationäre Therapie) und 0,1 % (ambulante Therapie) sehr unterschiedlich, sodass die stationäre Einweisung bzw. die ambulante Behandlung gerechtfertigt erscheint.

sinnvoll, da sich die Anwendung vom Krankenhaus auf ambulante und Rehabilitationseinrichtungen sowie deren Kooperationen verlagert hat und es mehr auf die institutionenübergreifende und populationsbezogene Sichtweise ankommt. Die Systematik unterscheidet folgende Formen:

- übergeordnete Leitlinien im nationalen und internationalen Rahmen
  - sozialrechtlich relevante Leitlinien
  - Leitlinien der Fachgesellschaften
- institutionelle Leitlinien
  - schnittstellenbezogene Leitlinien
  - Behandlungspfade

Übergeordnete Leitlinien sind meist diagnoseorientiert, müssen die Erkrankung umfassend beschreiben, eingehend durch EbM absichern und umfassend konsentieren (s. Kap. 19). **Sozialrechtlich relevante Leitlinien** sind eine Besonderheit des deutschen Gesundheitswesens, weil sie als Anforderung an die Disease-Management-Programme und somit als Kriterium für die entsprechende Auswahl des Gemeinsamen Bundesausschusses (GBA) Aufnahme in das Sozialgesetzbuch V gefunden haben (§ 137f SGB V). Die **Leitlinien der Fachgesellschaften** (s. Kap. 22.3) sind im Leitlinienregister der Arbeitsgemeinschaft der Medizinisch-Wissenschaftlichen Fachgesellschaften (AWMF) zusammenfassend dargestellt und je nach Grad der EbM-Absicherung in die Klassen S1 bis S3 eingeteilt.

Die institutionellen Leitlinien basieren auf den übergeordneten Leitlinien und werden entsprechend dem institutionellen Regelungsbedarf auf die jeweilige Einrichtung zugeschnitten (sog. Tailoring). **Schnittstellenbezogene Leitlinien** adressieren dabei mehrere Abteilungen betreffende Querschnittsprobleme, während Behandlungspfade (Critical oder Clinical Pathways) fallbezogen sind und den Behandlungsablauf entsprechend der Ausgangsdiagnose beschreiben. Aus Sicht des Qualitätsmanagements haben meist die schnittstellenbezogenen Leitlinien die höchste Priorität, da die Probleme der Behandlung typischerweise in der Kooperation mehrerer Fachdisziplinen bzw. Berufsgruppen auftreten. Klassische Beispiele sind:

- Schmerztherapie
- Ernährungsbehandlung
- Nutzung der unterschiedlichen bildgebenden Verfahren
- präoperative Diagnostik
- Behandlung typischer Begleiterkrankungen wie Diabetes mellitus in der perioperativen Phase
- Diagnostik und Therapie nosokomialer Infektionen
- Thomboseprophylaxe und -therapie
- Antikoagulation bei Eingriffen

Behandlungspfade erlangen im Allgemeinen im Zusammenhang mit der DRG-Einführung große Aktualität, insbesondere wegen der angestrebten Verweildauerverkürzung und der notwendigen Integration der ambulanten und rehabilitativen Behandlungsabläufe. Sie lassen sich in Anlehnung an Seyfarth-Metzger und Vogel (2002) definieren als:

> Institutionelle Leitlinie, die den Behandlungsablauf, der für die Mehrzahl der Patienten mit der entsprechenden Diagnose zutreffend ist, berufsgruppenübergreifend vom Beginn bis zum Abschluss der Behandlung beschreibt und die für den Krankenhausaufenthalt bzw. für die transsektorale Behandlungskette anfallenden Leistungen und Ressourcen prozessbezogen darstellt.

Behandlungspfade sind häufig konkreter als die schnittstellenbezogenen Leitlinien und im Übrigen ein unverzichtbarer Bestandteil eines erfolgreichen Controlling-Ansatzes, da sie ausgehend von der Aufnahmediagnose (nicht von der zur Abrechnung führenden Diagnose, die am Ende der Behandlung kodiert wird) eine Kalkulation des Aufwandes erlauben. Die Arbeit mit Behandlungspfaden akzentuiert also den Aufnahmeprozess und die prästationären Behandlungsschritte, die im Rahmen der DRG-Einführung auch aus anderen Gründen in den Vordergrund rücken (z.B. Abklärung der stationären Behandlungsnotwendigkeit). Sie bedienen sich modular der schnittstellenbezogenen Leitlinien, soweit interdisziplinäre Querschnittsthemen angesprochen werden, sodass häufige Probleme wie die Antikoagulation bei Eingriffen aller Art nicht bei jedem Pfad einzeln diskutiert und konsentiert werden müssen. Es ist aus diesem Blickwinkel sinnvoll, sehr früh mit der Erstellung schnittstellenbezogener Leitlinien zu beginnen, damit sie bei der Konsentierung der Behandlungspfade bereits vorliegen (s. Abb. 22.4-2).

Schnittstellenbezogene Leitlinien und Behandlungspfade stellen auf die Institution zugeschnittene Empfehlungen zur Gestaltung der Behandlung dar. Allerdings weisen auch sie noch einen hohen Verallgemeinerungsgrad auf und bedürfen daher einer Anpassung auf die Arbeitsabläufe an den einzelnen Arbeitsplätzen, wie z.B. auf der Station oder in dem spezifischen Funk-

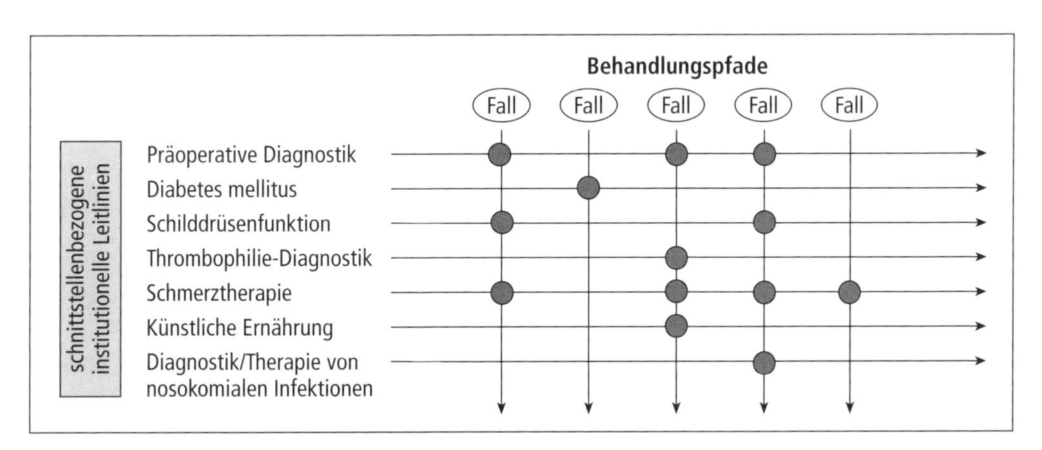

Abb. 22.4-2 Schnittstellenbezogene Leitlinien stellen Module für die Behandlungspfade dar, soweit von diesen interdisziplinäre Querschnittsprobleme betroffen sind.

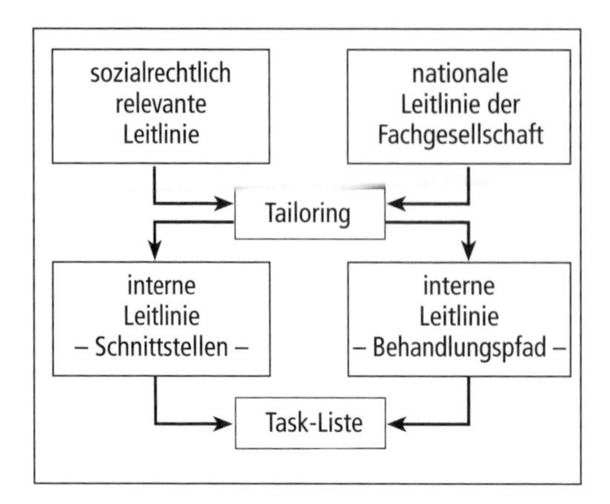

Abb. 22.4-3 Zusammenhang zwischen übergeordneten Leitlinien, institutionellen Leitlinien und Task-Listen

tionsbereich. Hierzu muss man die institutionellen Leitlinien in sog. Task Lists übersetzen, die aus der Perspektive der Arbeitsorganisation vor Ort die Planung diagnostischer oder therapeutischer Maßnahmen erlauben. Diese Perspektive umfasst nicht nur die momentanen Aufgaben, sondern auch die kurz- und mittelfristig zu planenden Behandlungsschritte (z.B. Terminanmeldung einer Kernspin-Untersuchung an Tag 4 des Aufenthaltes bereits am Aufnahmetag) (s. Abb. 22.4-3). Diese Task-Listen können auch komplexe Probleme wie die Steigerung der Patientensicherheit in der operativen Medizin zum Gegenstand haben (s. z.B. die Checkliste „Safe Surgery" der WHO [Haynes et al. 2009]).

22.4.2 Konzept

Das Konzept der institutionellen Leitlinien basiert auf dem individuellen und organisatorischen Lernen als Grundlage für eine anhaltende Verhaltensänderung. Es wird vorausgesetzt, dass Wissen (Knowledge) allein noch keine ausreichende Grundlage für eine Änderung der Behandlungsabläufe darstellt, sondern dass über eine polyvalente Intervention, die an verschiedenen Ansatzpunkten greift, auch die Ebene der Einstellung (Attitude) erreicht werden muss, um das Verhalten (Behaviour) wirksam zu beeinflussen (Cabana et al. 1999). Über den Prozess der Erarbeitung und Implementierung der Leitlinie (s. S. 520) wird neben der Ebene des Wissens und Könnens direkt auch die Ebene der Einstellungen angesprochen, insbesondere wenn die Institution als Ganzes oder bestimmte Abteilungen in ihrer Gesamtheit an der Erstellung und Umsetzung mitwirken und die Ziele der Leitlinien diskutieren.
Im Gesundheitswesen sind verschiedene Interventionsmöglichkeiten etabliert und meist in angloamerikanischen Ländern auf ihre Wirksamkeit hin untersucht worden (Grol und Grimshaw 2003). Man unterscheidet folgende Ansätze:

- auf professioneller Ebene
- auf organisatorischer Ebene
- Ansätze, die die Patienten aktiv mit einbeziehen

Die **professionell orientierten Ansätze** versuchen, kognitive Instrumente mit solchen der professionellen Motivation zu verbinden (mod. n. Greco u. Eisenberg 1993):

- **kognitive Ebene:** Fort- und Weiterbildung (Education), insbesondere gezielte Ansprache von Meinungsführern
- **Feedback:** zeitnahe Rückmeldung der Daten und Ergebnisse an die Handlungsverantwortlichen vor Ort
- **Partizipation:** Beteiligung der Handlungsverantwortlichen und Entscheider bei der Erstellung der Leitlinie
- **Kompetenzsteigerung:** Nutzung und Verbreiterung der individuellen und organisatorischen Wissensbasis
- **administrative Rules:** verpflichtende Anweisungen, die die Wirksamkeit verstärken, aber die vorgenannten Interventionen nicht ersetzen können

- **finanzielle Anreize:** Incentives und Penalties, die die externe Motivation verstärken können

Einzelmaßnahmen (z.B. klassische Fort- und Weiterbildung) sind zwar wichtige Bestandteile einer erfolgreichen Intervention, als alleiniges Vorgehen jedoch nur wenig wirkungsvoll. Am meisten Erfolg versprechen kombinierte Vorgehensweisen, bei denen möglichst viele Interventionsebenen sinnvoll miteinander verknüpft sind und sich gegenseitig verstärken (Doig et al. 2008). Ein interdisziplinäres und multiprofessionelles Herangehen steigert die Wirksamkeit der Maßnahmen weiter (Leape et al. 1992).

Organisatorische Ansätze sehen weniger den einzelnen Arzt und die einzelne Pflegekraft im Mittelpunkt, sondern verstehen ein Nichtbefolgen einer Leitlinie als Systemversagen, das auf eine mangelnde Organisation des Behandlungsprozesses und auf Defizite im Bereich der Organisationskultur zurückgeht. Es ist daher diesen Ansätzen gemeinsam, dass die Leitungsebenen der Organisation aktiv mit einbezogen sind, sich für die Leitlinie einsetzen und das organisatorische Umfeld schaffen, um einer Leitlinie zur Durchsetzung zu verhelfen. Die Leitungsebene muss den finanziellen Aufwand für die Erstellung und Implementierung der Leitlinie mit dem Nutzen der Leitlinie und dem Nutzen einer alternativen Ressourcennutzung abgleichen. Hierbei ist zu berücksichtigen, dass Leitlinien und andere präventiv angelegte Interventionen (z.B. auch zur Steigerung der Patientensicherheit) aus dieser Perspektive deswegen so ungünstig erscheinen, weil der Aufwand sofort anfällt und der Nutzen erst später und auch nur als statistische Größe zutage tritt, während andere Innovationen (z.B. die Etablierung einer neuen Behandlungsmethode) ihren Nutzen sogleich erweisen, die unerwünschten Wirkungen in diesem Fall jedoch erst später auftreten (Cook et al. 2004). Ein strategisch denkendes Management muss diesen Tatbestand berücksichtigen.

Die **patientenbezogenen Ansätze** gehen von der Definition der Leitlinie als Unterstützung nicht nur für die behandelnden Personen, sondern auch für Patienten aus. Wenn Patienten aufgrund von Leitlinien in einer entsprechend auf ihre Bedürfnisse zugeschnittenen Form informiert werden, sind sie in der Lage, deren Einhaltung zu überprüfen bzw. auch ein Verlassen der Leitlinie einzufordern. Patientenbezogene Ansätze stehen im Mittelpunkt der Anreizsysteme im Zusammenhang mit dem sog. Qualitätswettbewerb (s. Kap. 15.4), bei denen Patienten nach ausführlicher Information diejenigen Leistungserbringer verstärkt aufsuchen, die gemäß Qualitätsindikatoren die beste Versorgung anbieten. Diese Ansätze sind außerdem durch die Thematik der Patientensicherheit in den Mittelpunkt gerückt. Viele Empfehlungen erfordern die aktive Mitwirkung der Patienten (z.B. Empfehlungen zur Vermeidung von Eingriffsverwechselungen, s. Kap. 16).

22.4.3 Methodik der Leitlinienerstellung

Die Methodik der Erstellung institutioneller Leitlinien ist in den letzten 15 Jahren in mehreren Übersichten und Stellungnahmen umfassend dargestellt worden (Davies et al. 1994). Nationale, übergeordnete Leitlinien müssen an die **lokalen Verhältnisse** angepasst werden (Tailoring); lokal bereits bestehende Vorarbeiten und Erfahrungen sollten in jedem Fall einbezogen werden, da dies die Akzeptanz erhöht. Es ist sinnvoll, einen transparenten Kriterienkatalog für das Vorgehen zugrunde zu legen. In der Rangfolge ihres Stellenwertes werden folgende Kriterien einbezogen:

1. Beurteilung der Wirksamkeit diagnostischer oder therapeutischer Maßnahmen
2. Toxizität
3. organisatorische Umsetzbarkeit der Leitlinienempfehlungen
4. Verfügbarkeit spezifischer Informationen (z.B. Drug Monitoring, bei Antibiotika: mikrobiologische Resistenzdaten)
5. Kosten

Es ist sinnvoll, die Wirksamkeit an die erste Stelle zu setzen, da sie den Kern der institutionellen Leistungsfähigkeit darstellt und anders die Kooperation der für die Behandlung verantwortlichen Berufsgruppen nicht zu erreichen wäre. Nur in Ausnahmefällen erscheint es diskutierbar, aus finanziellen Gründen unterlegene Verfahren anzuwenden.
Um die Kriterien für das Tailoring von institutionellen Leitlinien zu nutzen, muss man sich vergewissern, dass die zugrunde liegenden übergeordneten Leitlinien den notwendigen methodischen Anforderungen genügen. Man setzt dabei Bewertungsinstrumente wie das DELBI-Verfahren (Deutsches Instrument zur methodischen Leitlinien-Bewertung) ein, das von der AWMF und dem Ärztlichen Zentrum für Qualität in der Medizin (ÄZQ) herausgegeben worden ist (AWMF u. ÄZQ 2008) und auf dem AGREE-Instrument beruht (AGREE Collaboration 2001). Das DELBI-Instrument enthält 8 Domänen mit insgesamt 34 Kriterien:

- Geltungsbereich und Zweck
- Beteiligung von Interessengruppen
- methodologische Exaktheit der Leitlinienentwicklung
- Klarheit und Gestaltung
- Anwendbarkeit
- redaktionelle Unabhängigkeit
- Anwendbarkeit im deutschen Gesundheitswesen
- methodologische Exaktheit der Leitlinienentwicklung bei Verwendung existierender Leitlinien

Ein weiteres Thema, das immer eine zentrale Rolle spielt, ist die Diskussion über mögliche **medizinrechtliche Konsequenzen** der Leitlinienerstellung (Hurwitz 1999). Der frühere „Lehrbuchstandard“ wird mehr und mehr abgelöst durch ein Geflecht von teils widersprüchlichen Leitlinien, die auch in den elektronischen Medien verfügbar sind und zudem einem zeitlich sehr raschen Umsatz unterliegen (Hart 2005b). Bei Nichtbefolgen einer bestehenden Leitlinie ist im zivilrechtlichen Bereich zwar grundsätzlich die Gefahr der Beweislastumkehr nicht auszuschließen, allerdings haben Leitlinien sowohl im nationalen als auch internationalen Rahmen nur selten eine juristisch relevante Rolle gespielt. Für den Arzt resultiert hieraus jedoch die Notwendigkeit, den jeweils aktuellen und in Leitlinien niedergelegten Wissensstand nachzuvollziehen, was in Deutschland auch berufsrechtlich verankert ist. Außerdem sollte er auch ein u. U. gebotenes Nichtbefolgen einer Leitlinie mit den entsprechenden Gründen dokumentieren. Darüber hinaus erfordert die zunehmende Arbeitsteilung und Spezialisierung der Medizin eine geregelte Absprache über die Fachgrenzen hinaus, anderenfalls wäre eine kohärente Patientenversorgung in Gefahr, was wiederum rechtliche Risiken birgt (z.B. Organisationsverschulden).
Bei der internen Veröffentlichung und Implementierung der Leitlinie ist es sinnvoll, die Ziele der Leitlinie(n), die Kriterien und die juristische Einschätzung der Bedeutung von Leitlinien in einer Präambel oder einem Geleitwort zusammenfassend darzustellen. Weiterhin sollte hier ausgeführt werden, dass Leitlinien einen Empfehlungscharakter aufweisen und die individuelle Therapieentscheidung nicht ersetzen. Die Sitzungen der jeweiligen Projektgruppen sind öffentlich, neue Leitlinienprojekte werden in Form einer Rumpfleitlinie von klinischen Experten vorgestellt, sodass als Ergebnis dieser ersten Diskussion der Auftrag an die Arbeitsgrup-

pe genau formuliert werden kann. Hierbei werden im institutionellen Kontext folgende Grundsätze beachtet:

- Die Erstellung von institutionellen Leitlinien ist aufwendig und muss daher auf Probleme beschränkt bleiben, die einer **dringlichen Regelung** bedürfen.
- Die regelungsbedürftigen Probleme werden einem transparenten **Priorisierungsverfahren** unterworfen.
- Es werden in erster Linie Aspekte behandelt, bei denen innerhalb der Projektgruppe **Unsicherheit oder Dissens** besteht. Diagnostische und therapeutische Strategien, die allgemein bekannt und generell akzeptiert sind, bedürfen nicht der zeit- und personalintensiven Bearbeitung durch eine Leitlinienerstellung.
- **Ist- und Soll-Analyse** werden getrennt durchgeführt, dabei ist immer mit einer expliziten Darstellung des Ist-Zustandes zu beginnen.
- Der Schwerpunkt liegt auf **interdisziplinären** Problemen. Fachspezifische Vorgehensweisen unterstehen zunächst der Verantwortung der entsprechenden Fächer, soweit sie nicht die Abläufe anderer Fächer berühren.
- Die Einrichtungsleitung achtet darauf, dass entsprechend den Grundsätzen des Qualitätsmanagements alle an der Problematik beteiligten Institutionen und alle interessierten Mitarbeiter **beteiligt** werden, dass die Leitungsebene die Erstellung einer Leitlinie initiiert und autorisiert und dass die Ergebnisse vor der Abstimmung in den zuständigen Gremien und der Geschäftsführung allen Mitarbeitenden zur Zustimmung vorgelegen haben.
- Für alle fertiggestellten Leitlinien wird auf Vorschlag der Arbeitsgruppe ein **Gültigkeitszeitraum** individuell festgelegt, nach dem die Leitlinie neu diskutiert werden muss.

Die wichtigste methodische Regel besteht in der Trennung von Ist- und Soll-Analyse. Es ist anzuraten, anders als in der Literatur häufig empfohlen, nicht zuerst ein Text zu erstellen, der dann in einem zweiten Arbeitsschritt in einen Algorithmus überführt wird, sondern primär von einem **Algorithmus, dargestellt als Flussdiagramm,** auszugehen, das analog zur Prozessanalyse auf binären Ja-nein-Fragen basiert. Die Moderation der Projektgruppen sollte z.B. durch geschulte Mitarbeiter des Qualitätsmanagements geschehen. Die Moderation und die Entwicklung des Algorithmus haben den Vorteil der Anschaulichkeit sowie einer straffen Diskussionsführung; alle Mitglieder der Arbeitsgruppe können den Diskussionsprozess in jedem Stadium nachvollziehen. Hierdurch wird auch die Umsetzung in eine computergestützte Version erleichtert. Parallel wird von jeder Sitzung ein Protokoll geführt, das dann zusammen mit dem Algorithmus Grundlage der schriftlichen Version der Leitlinie ist.

Eine wichtige Rolle spielt die **Absicherung** der erarbeiteten Leitlinien, da fachlich unrichtige Leitlinien eine große Gefahr darstellen und außerdem die Instrumentalisierung von Leitlinien für Partialinteressen verhindert werden muss. Für nationale Leitlinien wird daher gefordert, dass alle Empfehlungen hinsichtlich des Grades ihrer Absicherung gekennzeichnet werden (Ollenschläger et al. 1998). Dieses Vorgehen kommt für krankenhausinterne Leitlinien nur begrenzt infrage, da der damit verbundene Arbeitsaufwand und somit die Kosten sehr hoch sind. Man beschränkt die Evidence-based-Medicine-adäquate Absicherung daher auf solche Teilschritte der Leitlinie, bei denen ein Konsens nicht durch den normalen Diskussionsprozess herzustellen ist. Hierzu wird die in die kontrovers geführte Diskussion eingebrachte Literatur auf ihre Wertigkeit hin überprüft. Damit wird nicht nur eine wissenschaftliche Absicherung der Empfehlung erreicht, sondern auch eine Versachlichung der Diskussion. Mögliche persönlichkeits- und interessenbedingte Hindernisse in der Gruppenarbeit können wirksam gedämpft werden. Zusätzlich erlaubt es dieses Vorgehen, in Ausnahmefällen **auch Minderheitsmeinungen** unter Kennzeichnung als „Meinung respektierter klinischer Experten" („Grad-IV-Empfehlung") in der Leitlinie zu belassen, um die Kooperation der betreffenden Kollegen für die weitere Arbeit nicht zu gefährden. Das verwendete Bewertungssystem sollte sowohl Angaben über die Richtung der Empfehlung (Pro und Contra) als auch Angaben über den Grad der Absicherung dieser Empfehlung enthalten, so wie es das GRADE-Instrument vorsieht (Grades of Recommendation, Assessment, Development and Evaluation, http://grade-workinggroup.org; s. Kunz et al. 2008).

Tab. 22.4-1 Schritte einer Implementierung von klinikinternen Leitlinien

(1) Themenspezifizierung und Autorisierung
(2) Zusammenstellung der Arbeitsgruppe (!)
(3) Klärung der Rahmenbedingungen der Implementierung (organisatorisch, finanziell)
(4) Identifikation der wichtigsten Hindernisse
(5) Disseminierung („Verteilung") der Leitlinie • Kitteltaschen-Buch • Vorstellung in den Abteilungen bzw. Kliniken (z. B. im Jour fixe) • Intranet-Version • Computer-assisted Order Entry (CPOE)
(6) Verankerung der Leitlinie • Zielgruppe • Meinungsführer • professionelle Kompetenzsteigerung • Planung des Feedback • Beteiligung der Betroffenen • administrative Unterstützung
(7) Planung der Wirksamkeitsüberprüfung

22.4.4 Implementierung institutioneller Leitlinien

Die Implementierung ist der kritische Schritt, der in den meisten Fällen unterschätzt und häufig auch bei der Ressourcenzuteilung nicht adäquat berücksichtigt wird (Davis u. Taylor-Vaisey 1997). Die Implementierung beginnt mit der Autorisierung und der adäquaten personellen Zusammenstellung der entsprechenden Arbeitsgruppe, in der wichtige Meinungsträger aus allen beteiligten Abteilungen und Hierarchiestufen beteiligt sein sollten. Der interdisziplinäre Charakter der Arbeitsgruppenzusammensetzung ist sehr wichtig, da nur so die Verbesserung der interdisziplinären Absprache umgesetzt werden kann und die Vielfalt der medizinischen, aber auch organisatorischen Absprachehindernisse und Unklarheiten zur Sprache kommt. Dieses Phänomen ist auch empirisch untersucht (Leape et al. 1992).

Die zentralen Schritte der Implementierung (s. Tab. 22.4-1) sind die Disseminierung (Verteilung) und die Verankerung (Thomson et al. 1995), beide werden häufig miteinander verwechselt. Die **Disseminierung** umfasst streng genommen nur die Verteilung, geht dabei aber bis zur Vorstellung in den Abteilungskonferenzen. Dabei zeigt sich wiederum die Notwendigkeit, in großen Kliniken über einen abteilungs- bzw. klinikübergreifenden Jour fixe zu verfügen, bei denen für alle Mitarbeiter relevante Fragen besprochen werden können und wo es die Möglichkeit gibt, zentrale Dinge wie Leitlinien z. B. zur präoperativen Diagnostik vorzustellen und zu diskutieren.

Die **Verankerung** geht über die Disseminierung hinaus und sollte die Haltungs- und Einstellungsebene erreichen. Hier spielt die gemeinsame Erfahrung der Leitlinienerarbeitung eine entscheidende Rolle, insofern ist die große Bedeutung der Arbeitsgruppen-Zusammensetzung auch aus dieser Sicht verständlich. Die formellen und informellen Meinungsführer (Opinion Leader) müssen mit einbezogen werden: Die Tatsache, dass die Beteiligung an der Leitlinienerstellung zu einem Zugewinn an professioneller Kompetenz führt, kann dafür kaum überschätzt werden. Die im Ergebnis formulierten Leitlinien sollten zeitnahe an die operative Ebene zurückgekoppelt werden, damit der Erfolg der Maßnahme bekannt wird. Die schriftlichen Versionen der Leitlinien werden zusammen mit der zitierten Literatur z. B. im „Kitteltaschenformat" an alle Ärzte verschickt. Die schriftlichen Versionen enthalten den Text der Leitlinien, der das Ziel, den wissenschaftlichen Hintergrund und vor allem die einzelnen Entscheidungsschritte sowie die Namen der Mitarbeiter in den einzelnen Arbeitsgruppen, die Sitzungstermine und das Datum der nächsten Überarbeitung umfasst. Weiterhin enthalten die schriftlichen Versionen einen Algorithmus in der gängigen Darstellungsweise.

Durch Interventionsstudien konnte die Wirksamkeit von solchen „gebündelten" Maßnahmen eindruckvoll belegt werden (Doig et al. 2008):

- **Peer-nominated Peer Leaders:** Aus den Teams werden nach einer strukturierten Methode Opinion Leader identifiziert, die Ziel eines Targeted-Education-Ansatzes (s. S. 516) sind.
- **Educational Outreach Visits and Guideline Initiation:** Die Leitlinie wird durch externe Experten den Teams vorgestellt.
- **Academic Detailing:** Zusammen mit Early Adopters wird Teammitgliedern, die der Leitlinie skeptisch gegenüberstehen, eine Diskussion auf akademischem Niveau, gestützt auf wissenschaftliche Studien und Metaanalysen, angeboten.
- **Active and Passive Reminders:** Die behandelnden Ärzte und Pflegekräfte werden aktiv durch Studienmitarbeiter angesprochen und passiv an die Leitlinieninhalte erinnert (z. B. durch Plakate).
- **Timely Audit and Feedback:** Die Ergebnisse der eigenen Station und von Vergleichsstationen werden zeitnahe und direkt rückgekoppelt.
- **In-Servicing:** Es werden kontinuierlich Fortbildungen angeboten, die die Leitlinieninhalte verstärken.

Die Disseminierung und Verankerung von Leitlinien kann erheblich durch die Integration in die Krankenhaus-Informationstechnologie (Intranet) gefördert werden (Kuperman u. Gibson 2003). Die Forderung nach Computer-assisted-Physician-Order-Entry-Systemen (CPOE-Systemen) spielt auch unter dem Aspekt der Patientensicherheit eine große Rolle und wird z. B. von der Leapfrog-Initiative in den USA von jedem Krankenhaus gefordert. Zu unterscheiden sind folgende Ebenen:

- **Bereitstellung** der Leitlinie über das Intranet
- **automatischer Aufruf** der Leitlinie bei Eingabe der Aufnahmediagnose
- **Einbeziehung** der Leitlinie in den Behandlungsablauf durch aktive Verknüpfung mit spezifischen Behandlungsschritten

Die erste Ebene beschränkt sich rein auf die Dissemination und hat erfahrungsgemäß wenig Auswirkungen, da die Datei der Leitlinie jeweils speziell aufgerufen werden muss, was zudem häufig noch einen Programmwechsel erfordert. Die zweite Ebene stellt bereits eine deutlich aktivere Intervention dar, weil die Krankenhaus-IT eine existierende Leitlinie vorschlägt und direkt zur Verfügung stellt. Allerdings ist hier noch keine direkte Steuerungswirkung vorhanden, um Qualitäts- oder Sicherheitsdefizite zu beheben oder ein besseres Kostenbewusstsein zu erreichen. Hierzu muss die Leitlinie in den Behandlungsablauf integriert sein, sodass bei definierten Behandlungsschritten eine jeweils leitlinienadäquate Behandlung

vorgeschlagen und bei Abweichung von der Leitlinie, die ja durchaus notwendig sein kann, eine Begründung eingefordert wird.
Bei der Integration der Leitlinien in den Behandlungsprozess sind mehrere Gesichtpunkte zu beachten:

- Die Leitlinie sollte **nicht alle Behandlungsschritte** abbilden, weil dies erstens zu komplex (wenngleich technisch machbar) wäre und es zweitens zu einer Informationsüberflutung der behandelnden Ärzte und Pflegenden kommen würde.
- Die IT-gestützte Leitlinie sollte sich daher auf die **wichtigsten Entscheidungsschritte** des Leitlinienalgorithmus beschränken, bei denen eine Intervention z. B. wegen einer Patientensicherheitsproblematik dringend geboten erscheint (z. B. Nichtbeachtung einer vorliegenden Niereninsuffizienz bei der Medikamentendosierung).
- Die Krankenhaus-IT muss möglichst homogen sein und sollte möglichst **keine Subsysteme** aufweisen, da sonst der Austausch von Befunden in verwertbarer Form sehr erschwert wird (Schnittstellen zwischen Subsystemen), sodass z. B. der Laborwert bei der Medikamentenanordnung nicht als numerischer Wert vorliegt.
- Die Leitlinie sollte den **realen Behandlungsablauf** auswerten können, sodass der Ist-Zustand in der Behandlung intern zu diskutieren ist.
- Die Leitlinie sollte die Möglichkeit der **Freitexteingabe** bieten, um zum einen den eventuellen Grund für die Abweichung dokumentieren zu können und zum anderen die Leitlinie fortlaufend zu bearbeiten und zu verbessern.

22.4.5 Kalkulation und Controlling

Leitlinien und spezielle fallbezogene Behandlungspfade sind unverzichtbare Instrumente nicht nur zur Steuerung hinsichtlich Qualität und Sicherheit, sondern auch hinsichtlich der Kosten und Erlöse. Durch Behandlungspfade wird eine Kostenträgerrechnung im Sinne eines Prozesskostenansatzes möglich (Rieben et al. 2003), ohne die eine Abrechnung nach DRG für ein Krankenhaus nur unter der Bedingung denkbar ist, dass man über die einzelnen Diagnosen und Behandlungen hinsichtlich ihres Aufwandes und Deckungsbeitrages keine spezifischen Informationen zur Verfügung hat. Auch bei transsektoralen und populationsbezogenen Versorgungskonzepten ist eine Kostenträger- bzw. Prozesskostenrechnung unumgänglich, um den Aufwand zutreffend kalkulieren zu können.
In der praktischen Umsetzung liefern die Behandlungspfade für eine bestimmte Patientenzahl mit definierter Aufnahmediagnose die notwendige Standardisierung, um den Aufwand zu kalkulieren. Dabei führt jede Aufnahmediagnose potenziell zu mehreren abrechnungsrelevanten Diagnosen (DRGs), die die Erlöse repräsentieren. Wichtig ist der Hinweis, dass Behandlungspfade nicht die Kalkulation auf der Basis von DRGs erlauben, sondern von der Aufnahmediagnose ausgehen. Die schnittstellenbezogenen Leitlinien stellen als Module den Aufwand für bestimmte charakteristische Behandlungssituationen dar, wie z. B. Diabetes mellitus (als Nebendiagnose) bei Patienten mit einer Hüftoperation.
In diesem Zusammenhang ist hervorzuheben, dass Leitlinien durchaus auch zur Darstellung des Leistungsspektrums nach außen geeignet sind, indem man gegenüber Verhandlungspartnern, Zuweisern, Patienten und Öffentlichkeit darlegt, dass man einen nachvollziehbar hohen und konsistenten Qualitätsstandard bietet.

22.4.6 Organisatorische Umsetzung und Management

Der Einsatz von institutionellen Leitlinien stellt für Leistungserbringer und ihre Kooperationspartnerschaften eine strategische Entscheidung dar, die 2 Ziele verfolgt:

- Qualitätsverbesserung und Patientensicherheit als Unternehmensziel
- Grundlegung für einen Controlling-Ansatz aus Kostenträgerperspektive

Aus diesem Grunde muss der Einführung von institutionellen Leitlinien eine bewusste Führungsentscheidung vorausgehen, die

- die strategische Bedeutung im Innenraum kommuniziert,
- die Unterstützung durch die Führung klarstellt,
- Strukturen zur Umsetzung schafft und
- deutlich macht, dass die entwickelten Leitlinien und Pfade von der Geschäftsführung beschlossen und als verbindlich angesehen werden.

In der Umsetzung sind zunächst Strukturen zu schaffen, die die Erstellung der Leitlinien koordinieren. Dies kann durch die Einrichtung einer Leitlinienkommission geschehen (Halber et al. 2002), durch Integration dieser Aufgabe in die Qualitätsmanagement-Kommission (Seyfarth-Metzger und Vogel 2002) oder durch eine Arbeitsgruppe „Klinische Prozesse" (Schnabel et al. 2003). Da es in erster Linie um abteilungsübergreifende Probleme geht, ist die Bildung einer solchen übergreifenden Struktur unerlässlich.
Bei der Arbeit mit krankenhausinternen Leitlinien (ebenso bei Leitlinien in integrierten Versorgungsformen) sind 2 Prinzipien zu beachten:

- Die Analyse der medizinischen Entscheidungsabläufe erfolgt nach den gleichen Regeln wie die **Prozessanalyse** ablauforganisatorischer Probleme mit einem interdisziplinären und berufsgruppenübergreifenden Ansatz.
- Bei der Erarbeitung von internen Leitlinien werden medizinische Gesichtspunkte (Effektivität, Toxizität etc.) immer **als Einheit** mit Fragen der interdisziplinären Zusammenarbeit, der Zusammenarbeit der Berufsgruppen, mit der organisatorischen Umsetzung der Leitlinien (organisatorische Machbarkeit) und der innerbetrieblichen Ressourcenverteilung (Finanzierbarkeit) gesehen.

Aus diesen Grundsätzen wird klar, dass die Arbeit mit internen Leitlinien in mehrfacher Hinsicht in das Qualitätsmanagement eines Krankenhauses integriert ist. Die meisten der in Tabelle 22.4-2 zusammengestellten Aufgaben des Qualitätsmanagements weisen Bezüge zu internen Leitlinien auf. Die Geschäftsführung muss darauf achten, dass die Verbindungen zum Medizin-Controlling, zur Abrechung und zur IT-Abteilung arbeitsfähig sind, weil sonst die Implementierung und Auswertung nicht möglich ist.

22.4.7 Compliance und Effektivität

Die Wirkung von institutionellen Leitlinien ist sehr viel besser untersucht und liegt auf einem höheren Niveau als die Wirksamkeit übergeordneter Leitlinien (Grol u. Grimshaw 2003). Ein Teil der Untersuchungen basiert auf der alleinigen Einführung von Leitlinien bzw. Pfaden zu einem klinischen Problem, ein anderer Teil nutzt Leitlinien als Bestandteil eines Maßnahmen-Bundles, zu dem auch team- und organisationsorientierte Ansätze gehören (Doig et al. 2008). Leitlinien werden auch auf der Basis der daraus entwickelten Task Lists untersucht, was in vielen Fällen eine sehr hohe Praxisrelevanz ergibt (Lingard et al. 2008).
Für die Abschätzung der Wirksamkeit einer Leitlinie stehen mehrere Endpunkte zur Ver-

Tab. 22.4-2 Die Mehrzahl der Aufgaben des internen Qualitätsmanagements (QM) hat Bezug zur Leitlinienerstellung.

Aufgabenstellung des QM	Bezug zu internen Leitlinien
Ablauforganisation	Leitlinien werden organisatorisch umgesetzt
Risk Management und Patientensicherheit	Leitlinien verringern die Gefahr von Organisationsversagen und Komplikationen
Qualität der Leistungserbringung	Qualität ist gleichzeitig Ausgangspunkt und Ziel der Leitlinienerstellung
Struktur der Leistungserbringung	Leitlinien zielen auf eine Verbesserung der interdisziplinären und berufsgruppenübergreifenden Zusammenarbeit
Evidence-based Medicine	interne Leitlinien werden abgesichert, soweit notwendig
Public Relations und Marketing	Qualität der Leistungserbringung wird dargestellt
Corporate Identity und Leitbildentwicklung	Leitlinien fördern das gemeinsame Verständnis des gemeinsam erbrachten Leistungsangebotes
Ausbildung	Einarbeitung von Mitarbeitern wird erleichtert; Fortbildung fokussiert auf die zentralen Fragen der Zusammenarbeit

fügung (Worall et al. 1997). Die **Compliance** der Zielgruppe, insbesondere der Ärzte, ist der einfachste Endpunkt und bemisst sich anhand von Befragungen über den Grad der Kenntnis oder über die Nutzung einer Leitlinie (z. B. Zählung der Nutzer einer Intranet-Seite). Allerdings ist durch die Compliance noch keine Aussage über **inhaltliche Auswirkungen** einer Leitlinie gemacht, die ja das entscheidende Ziel einer Leitlinienimplementierung darstellt. Diese Wirkungen sind in distinkte und globale Endpunkte zu unterteilen. Erstere bezeichnen klinisch oder finanziell relevante Einzelschritte des Ablaufs, den man durch die Leitlinie zu verändern versuchte. Es handelt sich hier meist um bestimmte Verordnungsweisen, während die globalen Auswirkungen einer Leitlinie durch die Mortalität der betroffenen Patienten oder die Gesamtkosten eines Behandlungsablaufes beschrieben werden. Ein Beispiel ist die Versorgung von Patienten mit geringgradigem Schädel-Hirn-Trauma, bei der die Raten von intrakraniellen Blutungen oder von Todesfällen globale Endpunkte darstellen, während die Durchführung einer (normalerweise überflüssigen) Röntgenaufnahme des Schädels bei anschließend durchgeführter Computertomographie als einfacher distinkter Endpunkt zu verstehen wäre.

22.4.8 Ausblick: institutionelle Leitlinien in der Praxis

Die weitere Entwicklung auf dem Gebiet der institutionellen Leitlinien wird sich auf 4 Hauptfragen konzentrieren. Die erste und wichtigste Frage betrifft weiterhin die **Implementierung**, eine Frage, die untrennbar mit dem ärztlichen Professionalismus verbunden ist. Unabhängig davon, ob man die ärztliche Erfahrung oder den wissenschaftlichen Zugang als maßgeblich ansieht, gibt es einen latenten Widerspruch zwischen der Erstellung bzw. dem Handeln nach Leitlinien und dem ärztlichen Professionsverständnis (Timmermans u. Mauck 2005). Dies gilt, obwohl

- in zahlreichen wichtigen, forschungsaktiven Fächern die Arbeit mit Leitlinien längst zum alltäglichen Standard gehört und dort auch nicht angezweifelt wird

(z.B. Onkologie, Infektiologie, Chirurgie),
- Leitlinien einen nachgewiesen positiven Effekt auf die Qualität und die Sicherheit der Patientenbehandlung haben,
- Leitlinien einen positiven Effekt auf die Ausbildung von ärztlichem Nachwuchs haben und
- ohne Leitlinien bzw. Behandlungspfade eine Weiterentwicklung bzw. ein Bestehen der Organisationen im Gesundheitswesen kaum möglich erscheint.

Der zweite Punkt, der bei jeder Leitlinie eine zentrale Rolle spielt, ist die **inhaltliche Absicherung** der Leitlinien. Alle Beteiligten, in erster Linie der Patient, aber auch Arzt und Krankenhaus können erhebliche Nachteile durch Leitlinien erleiden, die inhaltlich unrichtig oder ungenau sind und die Relevanz bestimmter Verordnungsweisen nicht richtig einschätzen. Die Methodik der Evidence-based Medicine ist an dieser Stelle die adäquate Antwort. Deren Praktikabilität kann nur dann in Frage gestellt werden, wenn man nicht erkennt, dass krankenhausinterne Leitlinien anderen Gesetzmäßigkeiten unterliegen als „nationale" Leitlinien. Interne Leitlinien werden problemorientiert eingesetzt und eine Absicherung nach Maßgabe der Evidence-based Medicine kann auf diejenigen Fragen konzentriert werden, bei denen Widersprüche innerhalb des Hauses bestehen oder sich Widersprüche zu „nationalen" Leitlinien, etwa von Fachgesellschaften, zeigen.

Allerdings hat sich in den letzten Jahren eine neue Dimension in dieser Diskussion ergeben, indem die Behandlung von **chronisch Kranken mit mehreren Erkrankungen** in den Mittelpunkt gerückt ist. In mehreren Studien wurde aufgezeigt, dass bei multimorbiden Patienten die Befolgung der entsprechenden Leitlinien zu einer relevanten Fehlversorgung führen würde (Boyd et al. 2005; Durso 2006). Der Grund liegt darin, dass die Leitlinien für Einzelerkrankungen konzipiert sind und nicht in Rechnung stellen, dass Patienten gleichzeitig eine Behandlung für mehrere Erkrankungen erhalten könnten. Die interne Validität der jeweiligen Leitlinie mag also hervorragend gewesen sein, die externe Validität bleibt aber hinter den Anforderungen zurück. Hier gibt es mehrere Optionen der weiteren Entwicklung:

- Erarbeitung von speziellen „Multimorbiditäts-Leitlinien", die vor allem die Priorisierung der jeweils relevantesten Therapieziele zum Gegenstand haben und die Aussagen der „Einzelerkrankungs-Leitlinien" relativieren
- Erarbeitung von Behandlungsclustern, die die einzelnen Leitlinien bestehen lassen, sie aber nur punktuell nach Maßgabe von Score-Systemen für den jeweiligen Erkrankungszustand nutzen

Beiden Entwicklungen ist die Einbeziehung der Perspektive der Evidence-based Health Care (s. Kap. 4) gemeinsam; die Versorgungsforschung muss hier die EbM als wissenschaftliche Absicherung ergänzen.

Im Zusammenhang mit diesem Punkt steht die vierte Herausforderung, nämlich die Nutzung von Leitlinien bzw. Patientenpfaden in der **transsektoralen und populationsbezogenen Versorgung** (Managed Care, Integrierte Versorgung, Disease Management). Man kann davon ausgehen, dass Leitlinien wegen der Alterung der Bevölkerung und des regional unterschiedlich ausgeprägten Rückgangs der Einwohnerzahl ein entscheidendes Instrument zur Koordination der Behandlung auf regionaler Basis darstellten werden. Da in diesen Fällen nicht nur verschiedene Versorgungssektoren miteinander kommunizieren müssen, sondern auch Angehörige verschiedener Berufsgruppen und Disziplinen („multiprofessionelles ambulantes Team"), und da die Multimorbiditätsproblematik (s. S. 513) zum Alltag gehören wird, ist die Erstellung von Leitlinien hier viel komplexer und schwieriger, als man es im institutionellen Kontext sonst vorfindet. Allerdings ist nicht davon auszugehen, dass die zukünftigen Entwicklungen und Anforderungen *ohne* entsprechende Leitlinien und eine Weiterentwicklung dieses wichtigen Instruments zu bewältigen sein werden.

Literatur

AGREE Collaboration: AGREE Instrument. Appraisal of Guidelines for Research and Evaluation. Version in Deutscher Sprache. AGREE Collaboration September 2001.

AWMF, ÄZQ. Deutsches Instrument zur methodischen Leitlinien-Bewertung (DELBI). Fassung 2005/2006 und Domäne 8 (2008), www.delbi.de.

Boyd CM, Darer J, Boult C, Fried LP, Boult L, Wu AW. Clinical practice guidelines and quality of care for older patients with multiple comorbid diseases. Implications for pay for performance. JAMA 2005; 294: 716–24.

Cabana MD, Rand CS, Powe NR, Wu AW, Wilson MH, Abboud P-AC, Rubin HR. Why don't physicians follow clinical practice guidelines? A framework for improvement. JAMA 1999; 282: 1458–65.

Cook DJ, Montori VM, McMullin JP, Finfer SR, Rocker GM. Improving patients' safety locally: changing clinician behaviour. Lancet 2004; 263: 1224–30.

Davies J, Freemantle N, Grimshaw JM. Implementing clinical practice guideline: can guidelines be used to improve clinical practice? Eff Health Care 1994; 8: 1–7.

Davis DA, Taylor-Vaisey A. Translating guidelines into practice. A systematic review of theoretic concepts, practical experience and research evidence in the adoption of clinical practice guidelines. CMAJ 1997; 157: 408–16.

Doig GS, Simpson F, Finfer S, Delaney A, Davies AR, Mitchell I, Dobb G, for the Nutrition Guidelines Investigators of the ANZICS Clinical Trial Group. Effect of evidence-based feeding guidelines on mortality of critically ill adults. JAMA 2008; 300: 2731–41.

Durso SC. Using clinical guidelines designed for older adults with diabetes mellitus and complex health status. JAMA 2006; 295: 1935–40.

Field MJ, Lohr KN (eds). Committee to advise the public health service on clinical practice guidelines, Institute of Medicine. Clinical practice guidelines, directions of a new program. Washington, DC: National Academy Press 1990.

Greco PJ, Eisenberg, JM. Changing physicians' practices. N Engl J Med 1993; 329: 1271–4.

Grol R, Grimshaw J. From best evidence to best practice: effective implementation of change in patients' care. Lancet 2003; 362: 1225–30.

Halber M, Palm S, Pritzbuer E v, Schrappe M. Klinikinterne Leitlinien: aktueller Stand, Methodik und Perspektiven. Erfahrungen der Kölner Leitlinien-Konferenz. Gesundh ökon Qual manag 2002; 7: 220–4.

Hart D. Leitlinien und Haftungsrecht. Inkorporation, Rezeption und Wissensbasis in Wissenschaft und Praxis. In: Hart D (Hrsg). Klinische Leitlinien und Recht. Reihe Gesundheitsrecht und Gesundheitswissenschaften, Bd. 8. Baden-Baden: Nomos 2005a; 81–103.

Hart D. Vom Standard zur Leitlinie: Bewertungszusammenhänge im Medizin- und Gesundheitsrecht. KritV 88; 2005b: 155–76.

Haynes AB, Weiser TG, Berry WR, Lipsitz SR, Breizat A-HS, Dellinger EP, Herbosa T, Joseph S, Kibatala PL, Lapitan MCM, Merry AF, Moorthy K, Reznick RK, Taylor B, Gawande AA, for the Safe Surgery Saves Lives Study Group. A surgical safety checklist to reduce morbidity and mortality in a global population. N Engl J Med 2009; 360: 491–9.

Hurwitz B. Legal and political considerations of clinical practice guidelines. BMJ 1999; 318: 661–4.

Kunz R, Burnand B, Schünemann HJ. Das GRADE-System. Ein internationaler Ansatz zur Vereinheitlichung der Graduierung von Evidenz und Empfehlungen in Leitlinien. Internist (Berl) 2008; 49: 673–80.

Kuperman GJ, Gibson RF. Computer physician order entry: benefits, costs, and issues. Ann Intern Med 2003; 139: 31–9.

Leape LL, Park RE, Kahan JP, Brook RH. Groupe judgments of appropriateness: the effect of panel composition. Qual Assur Health Care 1992; 4: 151–9.

Lingard L, Regehr G, Orser B, Reznick R, Baker GR, Doran D, Espin S, Bohnen J, Whyte, S. Evaluation of a preoperative checklist and team briefing among surgeons, nurses, and anesthesiologists to reduce failures in communication. Arch Surg 2008: 143; 12–7.

Ollenschläger G, Helou A, Kostovic-Cilic L, Perleth M, Raspe HH, Rienhoff O, Selbmann HK, Oesingmann U. Checklist for methodological quality of guidelines. A contribution to quality

promotion of medical guidelines. Z Arztl Fortbild Qualitatssich 1998; 92: 191–4.
Rieben E, Müller HP, Holler T, Ruflin G. Pfadkostenrechnung als Kostenträgerrechnung. Landsberg: Ecomed 2003.
Schnabel M, Kill C, El-Sheik M, Sauvageot A, Klose KJ, Kopp I. Von der Leitlinie zum Behandlungspfad. Chirurg 2003; 74: 1156–66.
Seyfarth-Metzger I, Vogel S. Patientenpfade – interdisziplinäre Rahmenbedingungen und Erfahrungen. In: Hellmann W (Hrsg). Klinische Pfade. Konzepte, Umsetzung, Erfahrungen. Landsberg: Ecomed 2002; 19–37.
Thomson R, Lavender M, Madhok R. How to ensure that guidelines are effective. BMJ 1995; 311: 237–42.
Timmermans S, Mauck A. The promises and pitfalls of evidence-based medicine. Health Aff (Millwood) 2005; 24: 18–28.
Worall G, Chaulk P, Freake D. The effects of clinical practice guidelines on patient outcomes in primary care: a systematic review. CMAJ 1997; 156: 1705–12.

23 Health Technology Assessment (HTA) und seine Rolle in der Versorgungsforschung

Alric Rüther und Hans-Peter Dauben

Entscheidungen in Medizin, Gesundheitsmanagement und Gesundheitspolitik verlangen wissenschaftliche Grundlagen, die aktuell, qualitätsgesichert und zielführend sind. Dies ist besonders wichtig im Hinblick auf die steigenden ökonomischen Zwänge, die einer optimalen gesundheitlichen Versorgung entgegenzustehen scheinen. Zugleich müssen die durch die Begriffe „Über-, Unter- und Fehlversorgung" beschriebenen Probleme reduziert werden. Unabhängig davon sollen ethische, soziale und juristische Aspekte von medizinischen Verfahren in die Entscheidung zur gesundheitlichen Versorgung der Bevölkerung mit einbezogen werden. Zudem werden **qualitätsgesicherte Entscheidungen** erschwert durch eine kontinuierlich steigende Flut wissenschaftlicher Informationen von oft zweifelhafter Evidenz und Objektivität, beispielsweise bei intransparenten Beziehungen zwischen Wissenschaft und interessierten Kreisen aus Industrie und Politik. Darüber hinaus mangelt es an standardisierten Vorgehensweisen zur schnellen und dynamischen Versorgung mit validen Informationen für aktuelle Fragestellungen.

Wenn sich darin auch alle Experten einig sind, geht es doch um die Frage, wie das Ziel einer validen Informationsversorgung zu erreichen ist. Das Konzept der evidenzbasierten Medizin (EbM) richtet sich an die in der direkten Patientenversorgung Tätigen als primäre Zielgruppe und stellt diesen Hilfsmittel zur sach- und fachgerechten Lösung der patientenbezogenen, individuellen Probleme am Krankenbett zur Verfügung.

Allerdings sind die übergreifenden Anforderungen der gesundheitlichen Versorgung der Bevölkerung und die Deckung des Informationsbedarfs zu gesundheitspolitischen Fragestellungen nicht die primären Zielsetzungen der EbM. Als Alternative und Erweiterung wurde daher in den letzten 30 Jahren das Konzept des Health Technology Assessments (HTA) entwickelt, das auf der Grundidee der evidenzbasierten Medizin beruht und als Instrument einer transparenten, zielführenden und umfassenden Beratung von Politik und Entscheidungsträgern im Gesundheitswesen eingesetzt wird.

23.1 Definition

Health Technology Assessment (HTA; übersetzt etwa: „Bewertung medizinischer Technologien und Verfahren") hat seinen Ursprung in den 1970er Jahren, als mit Blick auf steigende Kosten und die häufig unklare wissenschaftliche Basis vieler medizinischer Verfahren Bedenken gegenüber der Leistungsfähigkeit der Gesundheitsversorgung laut wurden. Im Bestreben, Gesundheitsleistungen zu evaluieren, wurden transparente standardisierte Qualitätskriterien formuliert, um Informationen zu medizinischen Verfahren zu identifizieren, zu sammeln und zu bewerten. Aus diesen Bestrebungen heraus entwickelte sich unter anderem HTA als Instrument zur Ermittlung der **wissenschaftlichen Grundlage für gesundheitspolitische Entscheidungen**, z. B. für Entscheidungen zur Kostenübernahme durch die gesetzliche Krankenversicherung (GKV). Ziel von HTA ist es, durch die Erstellung transparenter, objektiver Antworten auf aktuelle wissenschaftliche Fragestellungen die Entscheidungen im Sinne einer Verbesserung des Gesundheitszustandes der Bevölkerung zu unterstützen. Aus diesem Grund werden nicht nur medizinisch-wissenschaftliche Ergebnisse zur Bewertung herangezogen, sondern auch ethische, gesundheitsökonomische, soziale, gesellschaftspolitische und rechtliche Auswirkungen integriert.

Health Technology Assessment ist ein Konzept, das eine enge Kooperation verschiedener wissenschaftlicher Disziplinen mit Bezug zur Gesundheitsversorgung, zur Medizin, zur Gesundheitsökonomie und zu ethischen Fragestellungen erfordert. Deutlich wird dies bereits durch die Verwendung des Begriffs „Technology". In Anlehnung an den angloamerikanischen Sprachgebrauch bezieht sich „Technology" nicht nur auf medizinisch-technische Geräte und Großtechnologien, sondern umfasst alle medizinische Verfahren und Methoden in den Bereichen Prävention, Diagnostik, Therapie und Rehabilitation sowie deren Management und Strukturierung innerhalb eines Gesundheitssystems. **HTA-Themen** behandeln beispielsweise technische Verfahren (z. B. Positronenemissionstomographie, PET), diagnostische Verfahren (z. B. Screening bei Mammakarzinom), spezifische Therapieformen (z. B. Akupunktur), aber auch übergeordnete Prozesse (z. B. Rehabilitation). Die ungeheure Menge potenziell zu bewertender Verfahren und Technologien und die daraus resultierende Mannigfaltigkeit gesundheitspolitischer Fragestellungen verlangen nach strukturierten, standardisierten Prozessen. Die Bedeutung der HTA-Produkte hinsichtlich der Entscheidungsfindung erfordert Transparenz und Objektivität. Diese gewährleisten die notwendige Ergebnisqualität und Akzeptanz. Die Prozessschritte müssen jedoch genügend Flexibilität ermöglichen, um den unterschiedlichen Anforderungen der Analyse von verschiedenen Technologien gerecht werden zu können. Die Erfahrungen aus der Entwicklung des HTA-Konzeptes zeigten die Notwendigkeit, folgende **Prozessschritte** zu definieren:

- Prioritätensetzung: Identifizierung der zu evaluierenden Technologien (Themenfindung), Festlegung von Relevanz, Diffusionsgrad der Technologie
- Formulierung einer gesundheitspolitischen Fragestellung, Identifikation von Entscheidungsbedarf
- Formulierung einer präzisen wissenschaftlichen Fragestellung (**PICO-Schema**)
- Ermittlung der verfügbaren wissenschaftlichen Evidenz (zur Beurteilung von Sicherheit und Risiken, Wirksamkeit und Notwendigkeit, Kosten, sozialen und ethischen Aspekten etc.)
- bei Bedarf: Erhebung zusätzlicher Primärdaten
- Analyse und Synthese (z. B. Metaanalyse) der verfügbaren Evidenz unter Einsatz standardisierter Verfahren
- Interpretation, Schlussfolgerung, Bewertung und Empfehlungen mit direktem Bezug zur Fragestellung
- Dissemination der Ergebnisse
- Kontrolle im Hinblick auf die Notwendigkeit von Aktualisierungen bei der Weiterentwicklung der wissenschaftlichen Erkenntnisse

Das Ergebnis der kontinuierlichen **Kontrolle der Aktualität** des wissenschaftlichen Inhaltes in einem Bericht wird zusammen mit etwaigen neuen politischen Anforderungen idealerweise wieder in den Priorisierungsprozess eingebracht, womit der Zyklus erneut beginnt. Dieser Zyklus hat sich international als Standard etabliert

23.2 Vielfalt von HTA-Produkten

Die sog. **Dimensionen** eines HTA-Produktes beinhalten medizinische, ökonomische, sozialwissenschaftliche, ethische und juristische Daten. Unter den **medizinischen Daten** werden dabei auch eventuell vorhandene spezifische Informationen zur technischen Sicherheit und zur Zulassung zusammengefasst. **Juristische Daten** umfassen demgegenüber in der Regel übergeordnete Informationen zur Implementierung der Technologie im Gesundheitsmarkt. Als Gesundheitsmarkt wird nicht nur das Gesundheitssystem angesehen, sondern auch die Bereiche des sog. „freien Marktes" mit allen Angeboten zur Verbesserung der Gesundheit im Wellnessbereich, den alternativen Verfahren der Gesundheitsversorgung oder den Bereichen medizinischer Versorgung, die in die Leistungen der gesetzlichen Krankenversicherung in Deutschland nicht eingeschlossen sind.

Die Produkte des HTA-Konzeptes sind geprägt durch die spezifischen Fragestellungen. Daher kann sowohl die Tiefe der wissenschaftlichen Bearbeitung als auch die Breite der eingeschlossenen Dimensionen themen- und fragestellungsbedingt sehr stark variieren.

Der sog. **vollständige HTA-Bericht** kann als das umfassendste HTA-Produkt angesehen werden. Er zeichnet sich in der Regel sowohl durch eine Darstellung aller Dimensionen als auch durch eine umfassende Bearbeitung jeder Dimension aus. Derartige vollständige HTA-Berichte sind jedoch relativ selten. Grund ist vor allem der hohe Zeit- und Ressourcenaufwand für die Erstellung. Häufiger kommen HTA-Produkte zum Einsatz, die vor dem Hintergrund einer spezifischen Fragestellung die HTA-Dimensionen in Anzahl und Tiefe unterschiedlich berücksichtigen (z.B. 72-Stunden-Produkte, Mini-HTA-Berichte, dimensionsspezifische Berichte).

23.3 HTA-Bericht als Werkzeug für die gesundheitspolitische Beratung

Entsprechend der auf Seite 529 beschriebenen Vorgehensweise im HTA-Konzept enthält ein HTA-Bericht unter Berücksichtigung der jeweiligen technologieabhängigen Spezifikationen idealerweise folgende Aspekte:

- medizinische Wirksamkeit und Notwendigkeit (mod. nach JCAHO 1990):
  - generelle medizinische Wirksamkeit (Efficacy-Idealbedingungen)
  - Wirksamkeit unter Alltagsbedingungen (Effectiveness)
  - Angemessenheit für ein Kollektiv (Appropriateness)
  - Zugangsmöglichkeit zu einem Verfahren (Accessibility)
  - Akzeptanz eines Verfahrens durch ein Kollektiv (Acceptability)
  - Kontinuität der Gesundheitsversorgung (Continuity)
- Sicherheit: Analyse von Qualitätssicherung und -kontrolle, aber auch technische Sicherheit
- Gesundheitsökonomie: Analyse von Kosten (direkt/indirekt) und Nutzen medizinischer Verfahren (Efficiency)
- soziale, rechtliche und ethische Implikationen
- epidemiologische Aspekte: z.B. Diffusion, Bedarfsschätzung
- Empfehlungen, Identifikation etwaigen Forschungsbedarfs

Zur **Evaluation** werden standardisierte wissenschaftliche Verfahren herangezogen. Diese entsprechen den Prinzipien der Vorgehensweise in der EbM, werden jedoch im Einzelfall durch die spezifischen wissenschaftlichen Anforderungen der einzelnen beteiligten Wissenschaftsbereiche hinsichtlich der zu verwendenden Methoden ergänzt. In der Regel werden in der täglichen HTA-Arbeit 3 Vorgehensweisen angewendet:

- **Primärstudienauswertung**
- **Auswertungen von systematischen Übersichtsarbeiten** (z. B. nach den Regeln der Cochrane Collaboration) bei etablierten Verfahren, wobei im Rahmen der Bewertung in der Regel Aktualisierungen notwendig sind
- **konsensorientiertes Vorgehen** bei unzureichender Literaturlage bzw. im Rahmen spezifischer Wissenschaftskonzepte, z. B. in der Sozialmedizin oder der Ethik

Grundsätzlich gilt: Für die Bewertung einer Technologie ist die **beste und notwendige wissenschaftliche Evidenz** heranzuziehen. Die Bewertung der Qualität und der Bedeutung der vorhandenen Evidenzlage für die Entscheidungsfindung ist ein gesonderter Schritt innerhalb des HTA-Prozesses.

Im Fokus eines HTA-Berichts liegt der **Entscheidungsbedarf einer aktuellen Situation**. Aus diesem Grund werden neben der EbM-orientierten fachlichen Bewertung eines Verfahrens lokale Einflüsse und Auswirkungen (auf nationaler, regionaler oder örtlicher Ebene) einbezogen. Diese Einflüsse sind bedingt durch unterschiedliche kulturelle Akzeptanz von Technologien, durch unterschiedliche Arbeitsorganisation und Gesundheitsinfrastrukturen oder durch unterschiedliche ökonomische Gegebenheiten. Selbst medizinische Erkenntnisse können z. B. in unterschiedlichen Regionen zu unterschiedlichen Stellungnahmen führen.

Jeder HTA-Bericht ohne direkten Bezug zum deutschen Gesundheitssystem muss deshalb vor diesem Hintergrund und vor dem aktuellen Entscheidungshintergrund neu bewertet werden. Daraus folgt, dass selbst die Einschätzung der medizinischen Wirksamkeit (Efficacy) einer Screening-Untersuchung beispielsweise aus einem australischen HTA-Bericht, basierend auf der Synthese der internationalen wissenschaftlichen Literatur, aufgrund der unterschiedlichen Wirksamkeit unter Alltagsbedingungen, der gesundheitsökonomischen und kulturellen Betrachtungen nur eingeschränkt von den australischen Verhältnissen (Versicherungssystem, Versorgungsdichte etc.) auf Deutschland übertragen werden kann.

Mit der Zielsetzung, durch die Beratung an der Verbesserung des Gesundheitszustandes der Bevölkerung teilzunehmen, sind **gesundheitspolitische Versorgungsfragen** ein wesentlicher Tätigkeitsbereich der HTA-Evaluationen. Damit gehören sowohl die Entscheidungsträger innerhalb des deutschen Gesundheitssystems auf politischer Ebene oder auf administrativer staatlicher Seite als auch die Vertreter der Selbstverwaltung zur primären **Zielgruppe eines HTA-Berichts**. Daneben nehmen zunehmend die Entscheidungsträger auf industrieller Seite und aufseiten der Anbieter von Dienstleistungen die Bedeutung von HTA-Berichten innerhalb ihres Entscheidungsprozesses positiv wahr. Eine Zusammenfassung des wissenschaftlichen Teils des HTA-Berichts ist idealerweise auf die Sprache und das Sachverständnis dieser Zielgruppe abgestimmt. Die Anpassung an das zielgruppenorientierte Sprachverständnis innerhalb eines HTA-Berichts mit verständlichen Zusammenfassungen (Zusammenfassung = Summary, wissenschaftliche Zusammenfassung = Executive Summary) und zusätzlichen fachspezifischen Abschnitten innerhalb einer klaren Struktur schmälert nicht die wissenschaftliche Qualität. Aus diesem Grund können HTA-Berichte nicht nur zur Entscheidungsfindung, sondern auch als Quelle wissenschaftlicher Informationen für in der Krankenversorgung tätige Berufsgruppen dienen sowie von Patienten und medizinischen Laien oder der Gesundheitsindustrie genutzt werden.

23.4 HTA und EbM: 2 ungleiche Schwestern?

HTA und EbM, oft im gleichen Atemzug genannt, sind 2 Konzepte, die sich der gleichen wissenschaftlichen Mittel bedienen, sich jedoch in ihrer Ausrichtung wesentlich unterscheiden.

Die Grundprinzipien des EbM-Konzeptes,

- systematische Gewinnung externen validen Wissens,
- strukturierte Anwendung des Wissens im klinischen Alltag,
- kritische Aufarbeitung der eigenen Ergebnisse im Umgang mit dem Patienten,
- kritischer Umgang mit wissenschaftlicher Literatur,
- kontinuierlicher Gebrauch wissenschaftlich gesicherter Erkenntnis (Evidenz) bei der Entscheidungsfindung im medizinischen Alltag und
- kontinuierliche Evaluation des eigenen medizinischen Handelns,

wurden im Rahmen der Entwicklung des HTA-Konzeptes übernommen und auf dessen spezifische Anforderungen hin weiterentwickelt.

EbM steht für die Anwendung wissenschaftlicher Erkenntnisse in der klinischen Routineversorgung. Das EbM-Konzept bietet Instrumentarien, um vorhandene Evidenz auf der Basis transparenter wissenschaftlicher Prozesse für den klinischen Entscheidungsprozess bereitzustellen. Die Adaptation an das konkrete Patientenproblem ist die Aufgabe des Mediziners mit seiner klinischen Erfahrung in Zusammenarbeit mit dem Patienten (s. Abb. 23.4-1).

Die Arbeiten unter dem HTA-Konzept sehen ihre Aufgaben darin, die Entscheidungsvorgänge im Gesundheitswesen durch systematische Evaluation medizinischer Technologien zu unterstützen. Sie orientieren sich daher an den konkreten institutionellen oder systembezogenen Problemen und verpflichten sich den Prinzipien der evidenzbasierten Medizin (vgl. Abb. 23.4-1). Das wis-

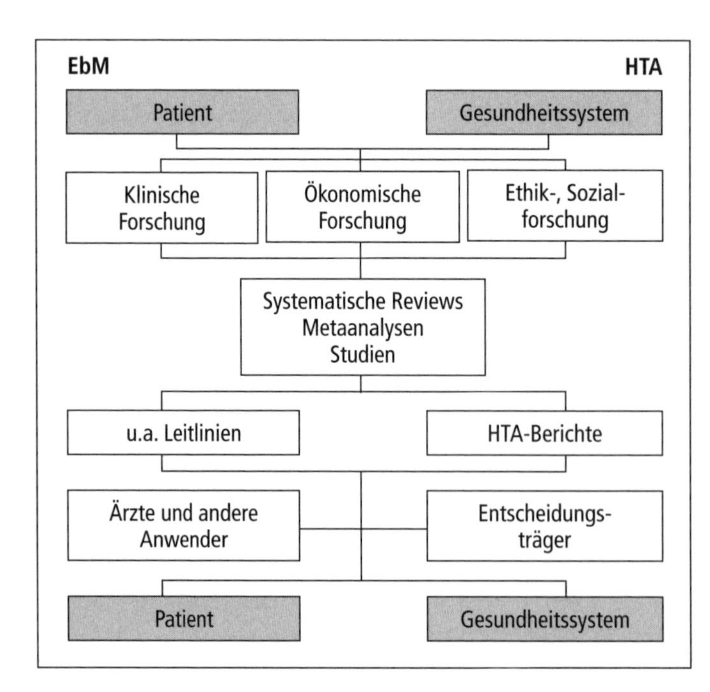

Abb. 23.4-1 Wechselbeziehungen zwischen Evidence-based Medicine (EbM) und Health Technology Assessment (HTA)

senschaftliche Vorgehen greift auf die gleichen standardisierten Methoden zurück, wie sie auch im Rahmen der EbM angewendet werden. Durch ihre fachliche Tiefe und ihre fachübergreifende Breite sind HTA-Produkte eine wesentliche Grundlage für die Entwicklung von Leitlinien in der Medizin, aber auch für die Entwicklung von Patienteninformationen können HTA-Berichte wesentliche Aspekte beinhalten.

Ausgehend von den individuellen Anforderungen eines Patienten, dient EbM zur Lösung des individuellen Problems. HTA zielt primär auf Fragestellungen des Systems und der Organisation. Beide Konzepte bedienen sich der gleichen wissenschaftlichen Standards. Zur Lösung der jeweiligen Fragestellung können somit problemlos auch Ergebnisse und Grundlagen des jeweils anderen Konzeptes herangezogen werden.

In diesem Zusammenhang ist ein kurzer Ausblick zu den **Leitlinien** sinnvoll: Als systematisch entwickelte Entscheidungshilfen im Hinblick auf eine angemessene Vorgehensweise bei gesundheitlichen Problemen stellen Leitlinien einen wesentlichen Teil des für die Durchführung des EbM-Konzeptes notwendigen externen Wissens bereit. Leitlinien bedürfen im medizinischen Alltag stets der Adaptation an die lokalen Gegebenheiten. Üblicherweise werden sie für die lokalen Standards (z. B. für ein Krankenhaus) durch einen Konsensusprozess zwischen Experten und Betroffenen unter Einbezug externer wissenschaftlicher Evidenz entwickelt. Leitlinien haben nicht den anweisenden Charakter von Richtlinien. Sie sind vielmehr Orientierungshilfen (Handlungskorridore), von denen in begründeten Fällen abgewichen werden kann oder muss. Aufgrund ihres Entstehungsprozesses geben Leitlinien den aktuellen **Versorgungsstandard** im jeweiligen Geltungsbereich wieder. Das gilt für begrenzte, krankenhausinterne Leitlinien genauso wie für große nationale evidenzbasierte S3-Leitlinien höchster Qualität (z. B. die Nationalen Versorgungsleitlinien in Deutschland). Der Begriff „Versorgungsstandard“ darf dabei nicht unbedingt mit dem aktuellen Stand der Wissenschaft gleichgesetzt werden. Es handelt sich vielmehr um den Standard, der im Geltungsbereich der Leitlinie angewendet wird bzw. werden kann. Diese Größe und deren Vergleich zum wissenschaftlichen Standard sowie weiteren Parametern der Versorgung ist eine wesentliche Grundlage für Untersuchungen zur Versorgungsqualität.

Diese Adaptierung vorhandener Evidenz an die spezifischen Anforderungen und Problemstellungen kennzeichnet dabei die Entwicklung sowohl von HTA-Produkten als auch von Leitlinien.

23.5 HTA in Deutschland

Im Vergleich zu internationalen Aktivitäten rückte HTA in Deutschland erst spät in das Zentrum des Interesses. Nationale HTA-Programme oder -Strukturen in Europa existieren seit Mitte der 1980er Jahre in Dänemark, England, Frankreich, Italien, Norwegen, Schweden und Spanien. In einigen anderen Ländern, wie z. B. den Niederlanden und der Schweiz, gibt es intensive HTA-Aktivitäten. 1985 wurde die International Society of Technology Assessment in Health Care (ISTAHC) als interdisziplinäre Fachgesellschaft gegründet. Aus ISTAHC entstand 2003 „Health Technology Assessment international“ (HTAi). Diese Gesellschaft stellt mit über 2 000 Mitgliedern in 35 Ländern ein wichtiges internationales Forum für die Diskussion von HTA dar. 1993 entstand das Internationale Netzwerk der von öffentlicher Hand finanzierten HTA-Organisationen (International Network of Agencies for HTA, INAHTA) mit dem Ziel, die internationale Zusammenarbeit der HTA-Organisationen zu verbessern. INAH-

TA hat zurzeit 46 Mitgliedsorganisationen aus 27 Ländern.
Die Europäische Union hat bereits früh begonnen, die Aktivitäten der Mitgliedsländer zu untersuchen und zu fördern. Das zentrale Interesse lag darin, Bedingungen und Methoden eines EU-weiten Austausches und einer Zusammenarbeit herauszufinden. Dies mündete zuletzt 2005 in ein 3-jähriges Projekt für den Aufbau eines EU-weiten HTA-Netzwerkes (EUnetHTA). An diesem Projekt waren neben 25 EU-Mitgliedsländern auch die Schweiz und Norwegen sowie Kanada beteiligt. Dadurch sollte von vornherein die internationale Anbindung gewährleistet werden. Das Projekt endete 2009 mit der Gründung eines permanenten EUnetHTA-Netzwerkes[1].

In Deutschland startete Ende 1995 das Projekt „Aufbau einer Datenbasis ‚Evaluation medizinischer Verfahren und Technologien' (Health Technology Assessment) in Deutschland" (Auftragnehmer: Abteilung Epidemiologie, Sozialmedizin und Gesundheitssystemforschung der Medizinischen Hochschule Hannover, Leitung: Prof. Schwartz) mit dem Ziel, Möglichkeiten und Auswirkungen von HTA in Deutschland zu untersuchen. Nach einer Bestandsaufnahme internationaler HTA-Aktivitäten steht seit 1997 die Erstellung von HTA-Berichten im Mittelpunkt der Arbeit. Daraus sind ca. 30 Berichte zu diagnostischen und therapeutischen Technologien erschienen (Volltext via Internet, kostenfrei: www.dimdi.de; in Buchform: Nomos Verlagsgesellschaft, Baden-Baden, E-Mail: nomos@nomos.de). Parallel wurden beim Deutschen Institut für Medizinische Dokumentation und Information (DIMDI), einer Behörde des Bundesgesundheitsministeriums, mit einem vom Ministerium geförderten Projekt die Grundlagen für ein Informationssystem „Bewertung medizinischer Verfahren und Technologien" in Deutschland geschaffen. Das GKV-Gesundheitsreformgesetz 2000 schließlich integrierte die Gedanken der EbM und des HTA in gesetzliche Vorgaben. Es regelte z. B. die Entwicklung und Betrieb des Informationssystems beim DIMDI als Grundlage für Entscheidungen der Selbstverwaltung im Zusammenhang mit Verfahren der gesetzlichen Krankenversicherung (GKV [Art. 21 GMG]). Parallel dazu wurden die Bundesausschüsse neu organisiert (für die ambulant-ärztliche und die zahnärztliche sowie die Krankenhausversorgung) und mit einer gemeinsamen Geschäftsführung über einen Koordinierungsausschuss versehen (§ 137e GMG). Dieser Ausschuss sollte zusätzlich Entscheidungen auf der Basis evidenzbasierter Leitlinien treffen. Das DIMDI richtete in diesem Zusammenhang – vergleichbar zu den übrigen europäischen

1 Die weitere Entwicklung des Netzwerkes ist insoweit von besonderem Interesse, weil die Projektmitglieder neue methodische Ansätze entwickelt haben. Die Vorstellung, große und umfassende HTA-Berichte als gemeinsame Produkte zu verfassen, wurde verlassen. Die Erfahrung zeigte, dass nationale, regionale oder lokale Bedingungen und Anforderungen nicht von derartigen Berichten abgedeckt werden können. In den meisten Fällen bedarf es einer umfangreichen und aufwendigen Anpassung bzw. Ergänzung. Aus diesem Grund wurde das „Core Model" entwickelt. Ziel ist es, für wesentliche Teile eines HTA-Berichtes standardisierte Vorgehensweisen zu etablieren. Nach diesen Standards erstellte HTA-Elemente werden als „Core-Elemente" (Kernelemente) bezeichnet. HTA-Berichte können Core-Elemente enthalten, müssen es aber nicht. Jede Agentur kann nun entscheiden ob, welche bzw. wie viele dieser Elemente in eigene HTA-Berichte integriert werden sollen. Die Ausrichtung auf die eigenen speziellen Anforderungen geschieht sozusagen um die Core-Elemente herum. Mit diesem System hofft man eine hohe Flexibilität und die zielgerechte Erstellung von HTA-Berichten mit einer möglichst weit gehenden Verringerung des Aufwands und Ressourcenverbrauchs kombinieren zu können. Zum Redaktionsschluss dieses Buches lagen die ersten HTA-Berichte vor, die nach dem Core-System entstanden waren.

Organisationen – mit der Deutschen Agentur für HTA beim DIMDI (DAHTA) eine HTA-Einheit im Geschäftsbereich des Bundesgesundheitsministeriums ein.
In den folgenden Jahren stellte sich heraus, dass die Akzeptanz von HTA-Produkten zu einem erheblichen Anstieg der Nachfrage nach HTA-Berichten führte. Diese konnten durch die zur Verfügung stehenden Kapazitäten nicht befriedigt werden. Im Gesetz zur Modernisierung der gesetzlichen Krankenversicherung 2003 (GKV-Modernisierungsgesetz; GMG) entwickelte der Gesetzgeber die Strukturen weiter. Koordinierungs- und Bundesausschüsse wurden zur Vereinfachung der Organisation und der Entscheidungswege zum Gemeinsamen Bundesausschuss (GBA) zusammengefasst (§ 91 GMG). Diesem wurde mit dem Institut für Qualität und Wirtschaftlichkeit im Gesundheitswesen (IQWiG) eine unabhängige Organisation zur Seite gestellt, die eine objektive wissenschaftliche Grundlage für Entscheidungen des GBA liefern konnte (§ 139a GMG). Durch die Etablierung eines zusätzlichen, auf die Belange des GBA und der Selbstverwaltung ausgerichteten Instituts konnten die öffentlichen Anforderungen weitaus besser erfüllt werden.
Die DAHTA betreibt im Selbstverständnis einer Behörde einen **öffentlichen Themenfindungsprozess**, der prinzipiell jedem Bürger die Möglichkeit gibt, HTA-Themen anzuregen. Daraus entwickelte sich eine breite Vielfalt von HTA-Berichten, die von medizinischen Verfahren (wie „Dekubitusprophylaxe") bis hin zu methodischen Abhandlungen (wie „Pharmacogenomics-Bias") reichen. Eine direkte und zügige Unterstützung der Entscheidungsprozesse des GBA ist durch die Etablierung des IQWiG sichergestellt. Auftraggeber des IQWiG ist per Gesetz der Gemeinsame Bundesausschuss oder das Bundesministerium für Gesundheit. Als Einrichtung der Stiftung für Qualität und Wirtschaftlichkeit im Gesundheitswesen ist das IQWiG aber ein von den gesundheitspolitischen Entscheidungsgremien **unabhängiges Institut**. Darüber hinaus hat das IQWiG ergänzende Aufgaben, wie den Aufbau eines Informationssystems evidenzbasierter Patienteninformation oder die Bewertung evidenzbasierter Leitlinien für Disease-Management-Programme (DMPs; weitere Informationen s. www.iqwig.de).

23.6 Ausblick

Die Weiterentwicklung der wissenschaftlich orientierten Informationskultur im Sinne einer **evidenzbasierten Entscheidungsfindung** hat das HTA-Konzept zu einem wesentlichen Träger und Mittler im Gesundheitssystem gemacht. Deutschland hat diese Philosophie in seine Gesundheitssystemstrukturen integriert und damit auch eine internationale Zusammenarbeit in diesem Bereich forciert.
Es zeigt sich, dass die Konzepte EbM und HTA einander nicht behindern. Sie ergänzen sich gegenseitig auf vielen Ebenen (vgl. Abb. 23.4-1). Die Verzahnung beider Konzepte ist in Deutschland sicher noch nicht optimal gelöst. Auch sind noch Bereiche der frühzeitigen Technologiebegleitung im Sinne eines ausgedehnten Monitorings von Technologien zu regeln. Aber auch hier sind derzeit Gruppen und Institutionen mit der Entwicklung von entsprechenden Methoden und Produkten beschäftigt (z. B. EuroScan – http://www.euroscan.bham.ac.uk/). Die große Anzahl von Netzwerken und Organisationen, die sich mit diesen Themen beschäftigen, wie z. B. der Verein zur Förderung der Technologiebewertung (www.health-technology-assessment.de), das Netzwerk EbM (www.ebm-netzwerk.de), die Deutsche Gesellschaft für Sozialmedizin und Prävention (DGSMP), die Deutschen Gesellschaft für Medizinische Informatik, Biometrie und

Epidemiologie (GMDS), die Gesellschaft für Versorgungsforschung sowie die HTA-Einrichtungen beim IQWiG und beim DIMDI, zeigt die Bedeutung, die beiden Konzepten beigemessen wird. Ergänzend wirkt die zunehmende wissenschaftliche Anerkennung von systematischen Übersichtsarbeiten und HTA-Produkten, die im Vergleich zur Primärstudie bisher eher abwertend beurteilt wurden. So können deutlich mehr Wissenschaftler zur aktiven Mitarbeit bewegt werden.

Für professionell in der Patientenversorgung Tätige bieten HTA-Produkte Entscheidungsunterstützung in der Organisation und der Qualitätssicherung im Krankenhaus. Neben der medizinischen Effektivität können gerade die sozioökonomischen und ethischen Bewertungen eine große Hilfe in der Diskussion um effektive und bezahlbare Behandlungsverfahren sein. Ebenso ist zu erwarten, dass im Bereich Qualitätsmanagement, beispielsweise in der Diskussion um den Einsatz leitliniengestützter Programme oder den Aufbau von Strukturen zur Versorgung chronisch Kranker, von den Ergebnissen aus HTA-Arbeiten profitiert werden kann.

Zusammenfassend gesagt, besitzt das HTA-Konzept ein hohes Potenzial, medizinische und politische Entscheidungen zu unterstützen. Systematisch erstellte HTA-Berichte sind kein Produkt eines politischen Informationsmonopols, sondern ein Werkzeug für eine evidenzbasierte Medizin und ein stärker evidenzbasiertes Gesundheitssystem.

Weiterführende Informationen zu HTA finden sich unter folgenden Internetadressen:

- Institut für Qualität und Wirtschaftlichkeit im Gesundheitswesen (IQWiG): www.iqwig.de
- Deutsche Agentur für HTA des Deutschen Instituts für Medizinische Dokumentation und Information (DAHTA@DIMDI): www.dimdi.de (Link: HTA)
- International Network of Agencies for Health Technology Assessment (INAHTA): www.inahta.org
- Europäisches Netzwerk für HTA (EUnetHTA): www.eunethta.net
- Health Technology Assessment international (HTAi): www.htai.org
- Verein zur Förderung der Technologiebewertung (www.health-technology-assessment.de) (z.B. HTA-Curriculum, Online-Schulung HTA)
- Deutsches Netzwerk Evidenzbasierte Medizin: www.ebm-netzwerk.de

Weiterführende Literatur

Gray M. Evidence-Based Health Care and Public Health. 3rd ed. Churchill Livingstone Elsevier 2009.

Jonsson E, Banta D, Henshall C, Sampietro-Colom L (eds). European Collaboration for Health Technology Assessment – developing an assessment network. Int J Technol Assess Health Care 2002; 18: 213–459.

Perleth M, Busse R, Gerhardus A, Lühmann D. Health Technology Assessment: Konzepte, Methoden, Praxis für Wissenschaft und Entscheidungsfindung. Berlin: MWV 2008.

Sachverzeichnis

C

F

G

H

I

L

M

N

Q

R

S

T

U

Z